中文翻译版　原书第 2 版

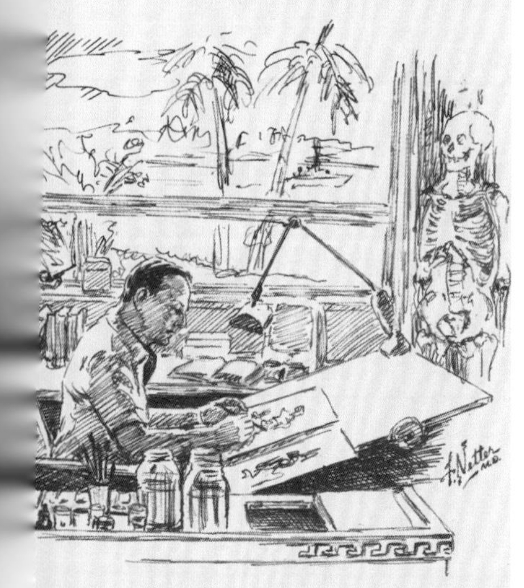

# 奈特绘图版医学全集

## 第 1 卷：生殖系统

# The Netter Collection of Medical Illustrations

## VOLUME 1: Reproductive System


原著者　Roger P. Smith　Paul J. Turek

绘　图　Frank H. Netter　Carlos A.G. Machado

主　译　刘朝晖　梁旭东

副主译　张　岱　肖云翔



科 学 出 版 社

北 京

图字：01–2016–9589

## 内 容 简 介

作者以通俗易懂的形式，简明扼要地介绍了人体生殖系统器官的正常解剖、生理与异常状态下的相关改变及主要疾病临床表现、诊断和治疗等关键知识，内容包括生殖道发育与性腺间功能的相互关系、阴茎与男性会阴、阴囊与睾丸、精囊与前列腺、精子与射精、外阴、阴道、子宫与宫颈、输卵管、卵巢、卵子和生殖、妊娠、乳腺等，并配以形象逼真、高度概括的绘图，将深奥的基础科学与临床医学融会贯通，瞬间使人领悟奇妙的人体结构和机体功能，以及疾病发生机制和临床表现的原由。本书实现了“医学与艺术”、“理论与临床”、“专业与科普”的三大完美结合，是一部具有五十多年沉淀和辉煌的经典著作，既可作为医学院校学生和中青年医务人员的教科书，亦可作为医学爱好者、患者及青少年医学科普教育读物。

图书在版编目（CIP）数据

奈特绘图版医学全集：原书第 2 版 . 第 1 卷，生殖系统 /（美）史密斯（Roger P. Smith）等主编；刘朝晖，梁旭东主译 .—北京：科学出版社，2017.3

书名原文：The Netter Collection of Medical Illustrations Volume 1: Reproductive System

ISBN 978-7-03-051451-6

Ⅰ . 奈… Ⅱ . ①史… ②刘… ③梁… Ⅲ . ①医学－图集 ②泌尿生殖系统－图集 Ⅳ . ① R–64 ② R322.6–64

中国版本图书馆 CIP 数据核字 (2017) 第 003492 号

责任编辑：黄建松 董 林 / 责任校对：何艳萍
责任印制：肖 兴 / 封面设计：吴朝洪

The Netter Collection of Medical Illustrations: Reproductive System, Volume 1, 2/E

ISBN-13: 978-1-4377-0595-9
本书由中国科技出版传媒股份有限公司（科学出版社）进行翻译，并根据中国科技出版传媒股份有限公司（科学出版社）与爱思唯尔（新加坡）私人有限公司的协议约定出版。
奈特绘图版医学全集—第 1 卷：生殖系统（原书第 2 版）（刘朝晖 梁旭东 主译）
ISBN: 978-7-03-051451-6

3 Killiney Road
#08-01 Winsland House I
Singapore 239519
Tel: (65) 6349-0200
Fax: (65) 6733-1817


科 学 出 版 社 出版
北京东黄城根北街 16 号
邮政编码：100717
http://www.sciencep.com

北京利丰雅高长城印刷有限公司 印刷
科学出版社发行 各地新华书店经销
*
2017 年 3 月第 一 版 开本：889 × 1194 1/16
2017 年 3 月第一次印刷 印张：21 1/2
字数：710 000
定价：130.00 元
（如有印装质量问题，我社负责调换）

# 系列丛书介绍

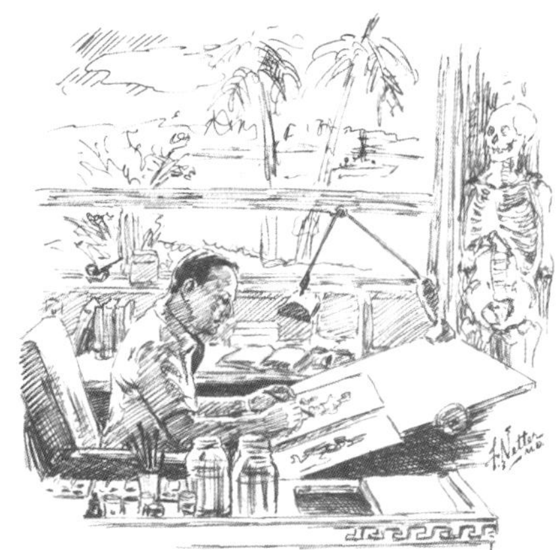

自画像：Frank Netter 博士在工作

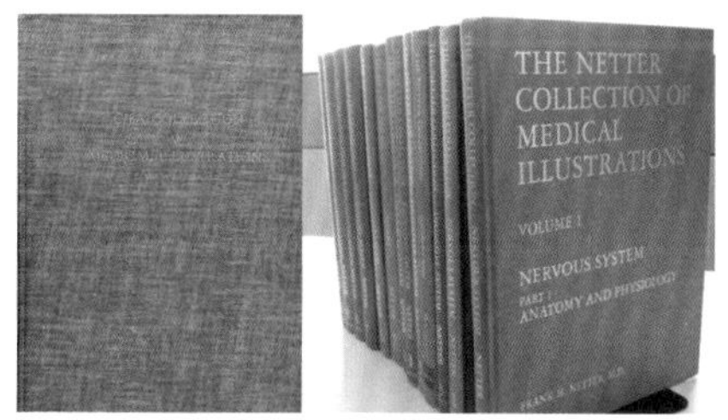


单行本被称为“蓝书”，为第 2 版 *the Netter Collection of Medical Illustrations* 奠定了基础，后者又被昵称为“绿书”

Frank H. Netter 博士很好地诠释了医生、艺术家和教育家的区别，然而更为重要的是，他将这三者融为一体。Netter 图谱基于人体构造的精细研究，同时又被注入了 Netter 博士在医学认识方面独特而广博深入的理念。他总是说：“无论图片画得如何绚丽，如果偏离了它的医学价值，那么这就是一个毫无意义的画册。”所以准确阐释是它的终极目标。Netter 博士面临的最大挑战就是他在艺术享受和结构明示两者间找到了很好的平衡。该系列图谱的第 1 版单行本于 1948 年面世，由 CIBA 医药出版公司出版发行，该图谱充分地显示了他辛勤工作的结果以及因此获得的成就。又由于这本书的成功，在随后的四十多年间，Netter 博士一共有多达 8 本图册相继问世，从而构成了系列丛书，每一本介绍了一个人体系统。

本系列丛书第 2 版修订时，仍然沿用伟大的 Frank H.Netter 博士作品风格，并邀请了世界知名院校中熟悉出版技术和放射成像技术工作且处于领导地位的医生及教育家参与新版的编写和绘制，同时也让之前参与编写绘制的一些艺术家为新版图谱补充绘制了图片。在经典的绿色封面内，读者将可以看到数以百计的原创人体结构作品以及与之匹配的、翔实的、专业的、最新的医学信息。

诺华公司选择 Carlos Machado 博士作为 Netter 博士的继任者，他延续了 Netter 作品集的艺术风格。Carlos Machado 博士说：“16 年来，在为 Netter 博士的 *Atlas of Human Anatomy* 以及其他 Netter 作品再版编辑过程中，我发现我所面对的任务是如何想方设法地延续他的传奇，去理解他的理念，使用他所喜好的方法去再版他的作品。”

尽管随着时代的发展，医学在专业词汇、临床应用、研究方法等方面有了很大的进步，但是很多东西仍然保留了原有的样子。患者仍是患者，教师也还是教师。半个世纪以来，Netter 博士自己所说的那些图片（他总是谦虚地称之为图片而非画作）也仍然以优美的、细致入微的方式向所有阅读它的医学生及医生们提供了医学知识的营养并引领医学实践的方向。

之前的版本是所有编辑、作者或者以其他方式参与其中的人们（尤其是 Netter 博士）共同努力的结果。Netter 博士也因为他的工作而留在所有认识他的人们心中。在令人兴奋的第 2 版问世之前，我们特别向为本书修订付出大量心血的作者、编辑、顾问和艺术家们，以及 Elsevier 出版公司全体人员表示感谢，是你们的付出使得这本不朽的著作继续成为当今临床医生和医学生们可靠的教科书。

Carlos Machado 博士为第 2 版第 2 卷内分泌系统分册创作全新的插图

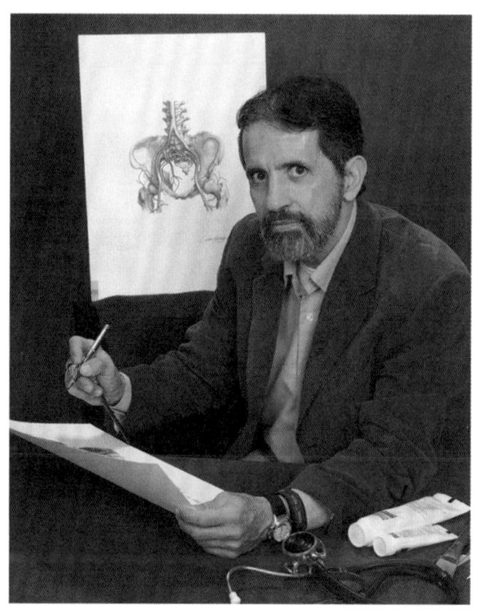

Carlos Machado 博士的工作照

# 译者名单

（以姓氏笔画为序）


王　威　王业成　刘　菲　刘朝晖　米　兰

米　悦　李　奎　肖云翔　张　岱　陈　施

陈代晖　范　宇　尚　鹊　胡　君　贺欣然

徐万东　黄　艳　梁旭东　曾浩霞　樊　庆

# 作者介绍

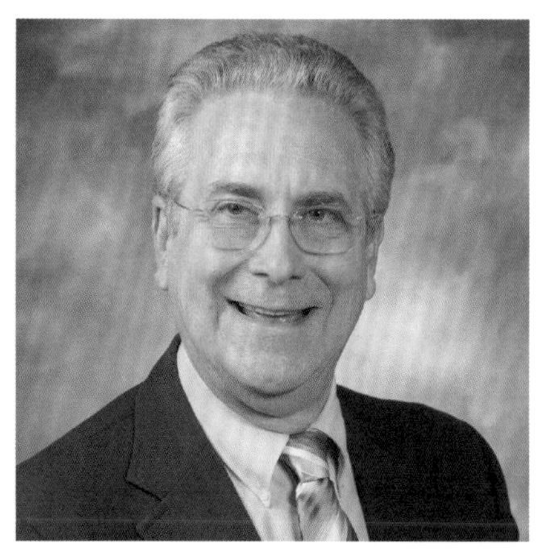

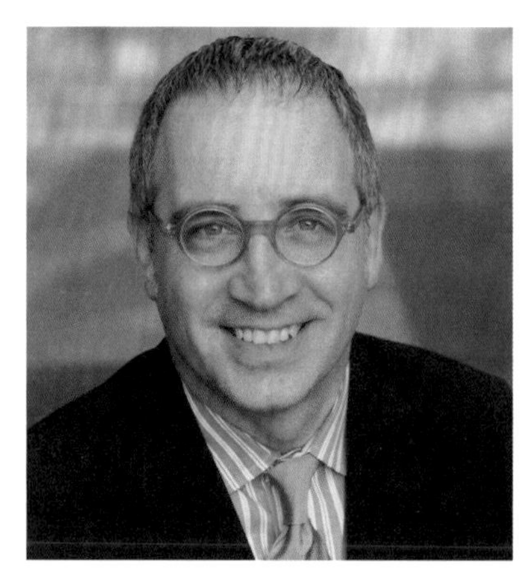

Roger P. Smith　医学博士，印第安纳大学医学院临床妇产科系主任，妇产科临床 Robert Munsick 荣誉教授，临床医学教学主任。尽管他的简历里记录了他所发表的 90 多篇论文，主编或参与撰写了 80 多部书或章节，他仍然称自己为临床医生。Smith 博士在普渡大学获得学士学位，在芝加哥西北大学度过了他的医学见习、实习（普通外科）和住院医师（妇产科）时期。在伊利诺伊州 Urbana 的 Carle 医院接受了十年时间的培训，1985 年进入佐治亚医学院并成为妇产科的主任，1999 年转到密苏里堪萨斯城市大学攻读副博士学位并担任住院医师培训部主任。

Paul J. Turek　医学博士，美国外科医师协会会员，在旧金山 Turek 医院担任领导职务。该医院以新技术治疗男性疾病为主。2008 年从加州大学旧金山分校退休前，担任泌尿学医学教育基金会主席，泌尿外科、妇科、产科和生殖医学科教授。在加州大学旧金山分校期间，管理一个强有力的男性学科委员会，主管医学生书记处，编写了国家医学生泌尿外科的课程并建立了 PROGENI 项目，这是一项关于遗传性不孕症的研究项目。Turek 博士就读于耶鲁大学，在斯坦福大学开始医学生生涯，并于 1983 年毕业。在宾夕法尼亚大学进行泌尿外科住院医师训练，在贝勒医学院学习微创手术辅助生殖技术。主笔或参与写作了超过 200 篇关于遗传性不孕症、干细胞在肿瘤和精子生成中的基础、男性疾病流行病学等方面的论文或者专著。此外，他出版了许多关于微创手术、男性生殖医学方面手术技术的革新和发展的书。他现在是美国泌尿学会的成员、美国男科学会成员、美国外科医师协会成员、英国皇家医学会成员、法国国际泌尿协会成员。

# 原著者名单


*Editor by*

## Roger P. Smith, MD

Robert Munsick Professor of Clinical Obstetrics and Gynecology
Director, Medical Student Education
Director, Division of General Obstetrics and Gynecology
Indiana University School of Medicine
Indianapolis, Indiana

## Paul J. Turek, MD

Director, The Turek Clinic
Former Professor and Endowed Chair
University of California, San Francisco
San Francisco, California

### *Illustrations by*

*Frank H. Netter, MD, and Carlos A.G. Machado, MD*

**CONTRIBUTING ILLUSTRATORS**

John A. Craig, MD
James A. Perkins, MS, MFA
Kristen Wienandt Marzejon, MS, MFA
Tiffany S. DaVanzo, MA, CMI

### *Advisory Board*

**Donald R. Coustan, MD**
Professor of Obstetrics and Gynecology
Warren Alpert Medical School of Brown University
Attending Maternal-Fetal Medicine Specialist
Division of Maternal-Fetal Medicine
Women & Infants Hospital of Rhode Island
Providence, Rhode Island

**Keith Hansen, MD**
Professor and Chair
Sanford School of Medicine
University of South Dakota
Health Science Center
Sioux Falls, South Dakota

**Herbert B. Peterson, MD, FACOG**
Kenan Distinguished Professor and Chair
Department of Maternal and Child Health
UNC Gillings School of Global Public Health
Professor, Department of Obstetrics and Gynecology
UNC School of Medicine
The University of North Carolina at Chapel Hill
Chapel Hill, North Carolina

**James D. Brooks, MD**
Associate Professor of Urology
Stanford University School of Medicine
Stanford, California

**Ates¸ Kadıoğlu, MD**
Professor, Department of Urology
Istanbul University
Istanbul, Turkey

**Christopher J. Kane, MD**
Professor of Surgery, Chief of Urology
University of California San Diego
San Diego, California

**Santos Guzmán López, MD**
Jefe del Depto. de Anatomía
Universidad Autónoma de Nuevo León
Fac. de Medicina
Monterrey, Nuevo Leon, Mexico

**Tom F. Lue, MD, DSc (Hon), FACS**
Professor and Vice Chair of Urology
Emil Tanagho Endowed Chair of Clinical Urology
University of California San Francisco
San Francisco, California

**Robert D. Oates, MD**
Professor of Urology
Program Director, Urological Residency
Boston University School of Medicine
Boston Medical Center
Boston, Massachusetts

# 前　言

*“如何接纳和吸收新的知识并且以更容易理解、更具有吸引力、更具教育意义的形式将其呈现而使得重点和要点显而易见，这显然是一种挑战，而更重要的是无论通过何种出版形式，细节内容都应该更容易为读者所掌握。”*

Frank H. Netter，MD
1954 年《奈特绘图版医学全集：生殖系统》

无论是过去的还是现在的医学生，没有人不会关注集艺术家和外科医师于一身的 Frank Netter 博士主编的、杰出的医学绘图系列丛书，这是一套介绍奇妙的人体结构和机体功能，以及疾病发生机制和临床表现的系列丛书。从创立者 Frank Netter 博士开始，至交到继任者 Carlos Machado 博士以及其他怀有杰出才能的医学绘图者手中的这五十多年，一代又一代的医学生及临床医师们都从阅读该系列丛书中获取了大量的医学知识和信息。对于我们这代人来说，它是医学院入学时，父母送给我们第一本教科书般的专业书，而且一直珍藏至今。

该系列图谱在过去的 56 年里印刷了 19 次，但是从未进行过较大规模的修订。编写这样一部经典著作展示了 Netter 博士伟大的工作和他的远见卓识。怎敢轻言对这样一部著作进行修改？另一方面，从该系列丛书的第一本问世以来的五十多年里，医学科学飞快发展，医学影像技术是全新的而且是前所未有的，如何将医学知识准确传递给读者？在 Netter 博士工作基础上把握好医学或者艺术方面修改的度是我们修订这部著作的亮点所在，这有点类似去修补达·芬奇的画作或者翻译纳博科夫的小说。为了保证与 Netter 博士的著作理念一致，我们在关于说明、临床应用方面都遵从了前部著作的风格，以图代言。

我们希望这部修订后的著作仍能像上版那样有价值而成为读者的珍宝，即便它只是浩瀚医书大海中的一滴水。同时，也请大家为这部精美、奇妙、复杂且富有艺术气质的伟大著作再注青春活力而庆祝吧！

**Roger P. Smith, MD**
**Kansas City, Missouri**
**Paul J. Turek, MD**
**San Francisco**
**November 2010**

# 第 1 版创作者的介绍

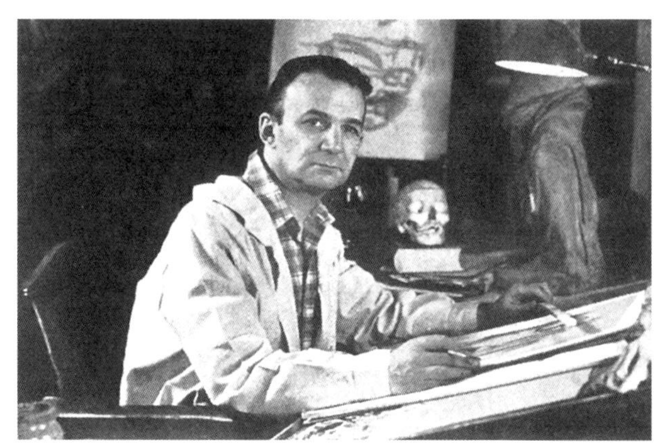

在过去的 12 年里，我很荣幸地获得了整理 Netter 博士为第 1 版著作所绘制的近 600 幅图片的机会，那期间我当过筹备小组成员，也跟随我的老师们参加并旁听过编写会议，还做过手稿或者画稿的核稿员，最后成为这部丛书的编写者。因此我曾有无数次的机会联系或者接触到 Frank Netter 博士，所以我想我有资格在这里来说一说关于他和他的艺术的一些事。

Netter 博士挥毫泼墨的艺术功底以及医学专业水准无需多讲，因为他的这些画作本身就是最好的例证。这些画作向读者反映出的并不仅仅是创作者大量的研究工作以及让这些成果形象生动地跃然纸上的艺术修养，更多的是呈现了他所认识的解剖和临床病理问题以及他对很多事物本质认识的理念。简单而苍白地去描述这部作品会让人感觉似乎它的存在只不过是一个幸运的奇迹，然而事实上，更应该说的是作者的绘画艺术天赋成就了它。

Netter 博士从来就不满足于仅仅通过铅笔或者相机之类的工具简简单单的记录自然，他的创作灵感更多地来源于完整的观察、严密的思考、科学理论推理及实践。他从不允许自己走什么捷径，所以他对脑海中的印象需要经历反复的推敲和论证，经常推倒再重新来过，画作里对细节的描述几乎面面俱到。所有的已出版的图册或者其他形式的发行物，尤其是在过去 25 年里连续再版的书籍，无一例外他都反复地阅读、审查、再审查，并做了仔细的比较。这有点像是教室里老师对学生的要求，但是我们的这位“学生”是以其宽广的视野以及丰富的阅历去完成这项任务，尤其关注的是我们人体构造的形成与其功能二者间的关系。

正如在会议中参会者所看到的那样，尽管对科学真理的好奇心驱动着他对感兴趣的事物孜孜不倦地探寻，但他首先是一名拥有着时刻探寻真理、揭示事物本质的冲动的医学家，其次才是释放自己源源不断的艺术创造力的艺术家。也正因为此，Netter 博士在他的作品里向读者形象生动地传递了丰富且饱满的知识，而不是只简单枯燥地描述着一个又一个的细节。其中，有些画作直观到一目了然。然而，尽管如此，并不会降低著作的学术水准及其影响力，因为在他所著的图集中，Netter 博士倾注了所有的心血去刻画每一幅美丽的图片，尽可能地详解一个器官无论在正常时候还是疾病状态下的结构和功能的相互联系。这样一来，每个实例（如某些疾病），不再是孤立的描述，而是成为有机整体，是一个完整而翔实的故事。

Netter 博士常常沉浸于这种“研究时间”之中，注意力如此集中以至于似乎与世隔绝，有时候这种状态对于他身边的人包括编辑来说，犹如一段“苦旅”。但是，当他找到解开一道难题的钥匙时，他又会立刻着手开始解下一道难题，永不停歇。没有什么事情、什么人能转移他的注意力。新题立项的启动常常就在第一次专家会议上开始。会上章节大纲基本成形，预先拟定配图的数目以及顺序，但是，最终的结果往往是图片的数量和顺序与最初的设定大相径庭。标本和切片总是需要反复的检查核对。此时 Netter 博士总是在一旁认真地审阅或者倾听。会上很少能看到 Netter 博士会写下任何的记录，但如果一旦写了点什么，那一定是他的草稿图。他在阅读中也常会这样，别人看书都会写摘要或者做笔记，Netter 博士则只用铅笔画些草图。

后续的会议每间隔一两个月召开一次，Netter 博士在此期间一定是博览群书，查遍资料。每次会议的主题都与第一次有很大不同。他常会在下一次例会时带来大量的手绘图稿，而其内容在专业角度极具准确性，也因此证明了他的努力和辛勤，其他专家对他的敬佩和信任也油然而生。他与其他专家良好而亲密的人际关系一部分来自他的专业水平以及敏锐的思维，不过，在我看来，更多的应是来自他的人格魅力、和蔼可亲的态度以及幽默感。

许多年前，Netter 博士还不知道如何做出自己未来职业的规划，在热爱的医学与极具绘画天赋之间难以取舍。最终，他却将自己的医学梦想和绘画艺术做到了巧妙的融合。从他做出这一决定起，他严肃而认真地将医学与艺术所赋予的责任承担起来，用他毕生的精力去描绘，去阐释人体以及人类疾病的发生、发展，作品给人们的感受是受教育的、易懂的、突破传统的艺术形式。

**E. Oppenheimer, MD**

# 第 1 版介绍

很难说清现代解剖学诞生的具体时间，这就好比很难说清文艺复兴时代开始的具体日期一样。从概念上说，在这个时代我们崇尚回忆，近200年来我们的思维、智能、兴趣在缓慢地改变和发展。现在每个人可以随意表达自己对于科学真理的追求而不用像十五六世纪时候那样。在这个时期内，哲学家、科学家、医学家以及伟大的艺术家不只是对人体的形成以及内部结构感兴趣，更多的是热忱地投身到研究当中去。Andrea del Verrocchio（1435–1488）、Donatello（1386–1466）、Leonardo da Vinci（1452–1519）、Michelangelo Buonarroti（1475–1564）、Raffaello Santi（1483–1520）这些如雷贯耳的名字，这些文艺复兴时期的伟大艺术家，他们都创作了关于人体解剖的画作，他们的动机却很难说清楚，仅仅是源于好奇或者是当时的潮流、科学方面的兴趣，不管是因为什么，他们留给后代大量关于肌肉、骨骼、人体内部结构的画作，不过有一点是可以肯定的，那就是这些作品都不是为解剖学家而作的。此外，这些画家还被委任为医学图片的创作者，这一点很好理解，通过画家的笔了解人体构造，比通过解剖学家的刀以及解剖学家们记录资料所用的拉丁文更加通俗易懂且更受欢迎。在人们解决温饱之后所考虑的第一个问题就是健康，500年前如此，今天更是这样。所以那时候和现在一样常会有关于健康的热点新闻，而写这些东西的人被称为“科普作家”，他们都使用通俗易懂的词汇代替科学家所使用的那些拗口、难记的专业名称，去描述讲解人体功能。

不过达·芬奇却是个例外，他对所有科学领域的亲切感和好奇心让他远胜于同时代的其他人。那时候的杰出画家所绘制的医学图片，几乎没有一个是依据解剖学或者医学科学作画的，哪怕只是一点点兴趣。然而，这种情况从Andreas Vesalius（1514–1564）写了他的《人体构造》一书、弗兰德画家John de Calcar（1499–1546）和Titian的学生（1477–1576）为当时的解剖学家所配制的精美的插图起，就发生了革命性的变化。这是里程碑式的事件，也是人类首次通过画作真实地还原了人体结构。《人体构造》，这部被后人称为Vesalius著作的解剖学经典，成功将科学家与艺术家的梦想交织在了一起。

从生育崇拜开始之时起，人类便对生命的繁衍充满了神秘感，自然有人可能会有这样的倾向，在那个科学发展的年代里，对于生殖道以及生殖过程的研究也会是突飞猛进的发展。但事实上并非如此，在文艺复兴时代，还没有专科化这样的概念。直到Vesaliu及其随后的300多年里，从神话传说认为是生育之神所要求的奉献和牺牲之时起，对于生命繁衍的神秘感一直存在于人类的意识与情感之中，自然有人可能会有这样的倾向，在那个科学发展的年代里，对于生殖道以及生殖过程的研究也会是突飞猛进的发展。发现一一呈现，但是诸多命名仍然是依据当初的发现者的名字而来，比如Gabriello Fallopio（1523–1562）、Thomas Wharton（1614–1673）、Regnier de Graaf（1641–1673）、Anton Nuck（1650–1692）、Edward Tyson（1650–1708）、Caspar Bartholin（1655–1738）、Alexis Littré（1658–1726）、William Cowper（1666–1709）、James Douglas（1675–1742）、Kaspar Friedrich Wolff（1733–1794）、Johannes Müller（1801–1852）等。这些人的名字或者是解剖名称都将会在这部书里出现。而对于生殖系统的解剖、生理以及病理学的关注直到Harvey才开始，他在研究循环系统的同时，革命性地开始了对于生殖医学的研究。

从历史角度看，有如此多的惊喜发现跃入我们的眼帘，仅仅一代人的时间里，无数新异的结果出现，如此多革新性的发现让我们对于生殖系统的生理及病理的概念不断改变。内分泌学的研究成果揭示了垂体和生殖腺的相互关系，以及它们的活动、功能和相应的内分泌产物作用于生殖系统以及身体内的其他系统。也正是基于此结果，伴随出现的就是泌尿生殖系统和妇科疾病的解释，并且出现了相应的医学专门学科。除了内分泌学之外，与此同时我们还亲眼见证了化学疗法的兴起，化疗开创了一个时代，对于先前常见生殖系统疾病的特征、治疗以及预后都是全新的认识。

众所周知，这样的发展并不是一两个天才或者一小群个体才能完成，而是源于无数来自世界各地的科学家的辛勤工作（见前文），同样需要注意的是，如此迅猛的发展速度并不只是局限于生殖系统生理及病理学科，而是各个学科及其分支全面开花的结果。

为什么在这里说这么多脑海中凌乱的思绪，这是因为在准备本书的那一小段闲暇时间里，那些关于早先艺术插图画家的印象占据了我的头脑，而我们的专题近年来的改变又让我在准备新版书以及校对旧图时还会常常想起他们。飞速发展我们的知识结构是我们的责任，同时也给我们带来了巨大的挑战。尽管我通过努力学习分享获得其他医师工作的信息，但是这些实验生物学或者实验医学中的诸多因素或者概念，对我来讲仍然是新鲜的，对现在仍然活跃在一线的医学家来说，我想那也应该是全新的吧？他们可是在我学生时代就在医学研究领域独领风骚的人物。如何接纳和吸收新的知识并且以更易理解、更具吸引力、更具教育意义的形式将其表述而使得要点显而易见，这显然是一种挑战，而更重要的是无论通过何种出版形式，细节内容都应该更容易为读者所掌握。

图片的选择都是基于临床工作中最为重要或者最受关注的内容，我们意图将所有的方面都能介绍到，可是实际工作中我们发现显然这只是我们的美好愿望。知识更新如此之快，来源如此之丰富，化学的、生物的、解剖的、生理的、病理的……要是网罗所有这些数据的话，我们这部书至少将再厚一倍。我们这部书如面面俱到是不是就能更好地帮助学生们或者临床医师答疑解惑呢？这也是各方面所关注的。虽然答案是肯定的，但是客观地说仍然是适度的限制似乎看来会更好一些。实际上我们的书在不断修改，比起最初的设计稿来说增加了大量的内容，主要是增添了很多的诸如“相关的”“汇总的”图片，这都是我们为充实这部书而做的引以为豪的工作。

也正是因为图片数量越来越大，在准备书稿的讨论会上，我们就生殖系统是否应该按照男性、女性分成分册，还是就放在一本书里进行了讨论。最终，我们还是决定将所有的内容都以一部书的形式呈现，因为分册有点违背了我们设想的所谓知识整合的初衷。从经济学角度上来讲，以一本的形式发行对读者来说也更经济实惠。

但是在早年出版的系列图谱中，器官的大体解剖常与之病理状态直接比较，放到整本书来说，我们所做的是系统地分析与阐述器官的解剖关系。换句话说，第 2 章和第 5 章分别从整体上介绍了男性和女性生殖道，也描述了更多的细节，这样的安排是基于教学功能以及逻辑组成考量的。需要说明的是，第 5 章有大量的人员参与工作，而不是像其他章节那样由一个人来完成，每个人都负责生殖系统疾病中自己所专长的那一部分。由于各位作者有强有力的适应能力，有效地避免了由于不同人写作一章节所可能出现的风格不一的问题。有计划的节选图稿避免了相似的图片被重复使用，但你有时也可能会见到相同或者相似的图，甚至看起来是有意为之，这是由于需要从不同角度说明某种疾病。

在第 5 章中，我们也插入了一些当初没有设定的图片，例如，分娩的神经通路，这是女性生殖系统中神经分布相关的内容，也正是我们想要加进去的知识点。在此需要向 Hingson 博士表示感激，是他建议在他的完成稿中加入这部分的图片。

我们选用了 Decker 博士在 *CIBA CLINICAL SYMPOSIA* 杂志上发表的一篇含有阴道镜检查技术的文章插图[4:201(August-Sepetember) 1952]，并采用了他使用的缩略词。与第 10 章和第 12 章介绍阴道镜检查所用的资料是同一来源的。我的阴道镜检查图是通过观察 Decker 医院的实物操作而绘制的，在此由衷地感谢 Decker 博士的包容和协助。

需要特别强调的是，诊疗方面的内容并不能作为相关手术操作的指征，也不能作为对结果评判的参考标准。想以此提高诊断功能是不切实际的，或者仅通过油画刷或者画笔也不能诠释全部的技术细节，更不能把所有可能的诊断都囊括在内，这些都超出了这本书写作的目的，对手术的说明亦是如此。我们在前列腺的章节里使用了 4 幅手术图片，因为我和 Vest 博士相信这样可以满足那些非泌尿科专业医师的需要，同时也向相关患者阐明泌尿科医生治疗建议的缘由。但是对于妇科部分，似乎就不需要这样长篇累牍地去说明与手术技术有关的问题。其实如果在有经验的外科医师的帮助下，艺术家们还是非常愿意通过画作表现手术操作的。可是我却不是很愿意去画手术图，因为这本书的主要目的是让读者去了解和掌握人体解剖以及疾病相关的改变，而不是教人如何去做手术。同样的原因，从这版书中我省去了那些关于产科方面的内容，尽管那些图片是可用的，就像我为 CIBA 的杂志所著的文章及图片[CLINICAL SYMPOSIA 4:215 (October) 1952]。

由于没有生殖器官胚胎发育的基本概念，试图详解以及理解大多数生殖系统的异常和某些病理状态是非常困难的，因此，我们尽可能地加入了许多关于生殖系统或者器官发育的图片。总体上，关于胎儿内外生殖器的形成看起来是有序的。通过这些图，犹如那些简单描述受精卵植入以及胎膜发育的内容，我只想把胚胎发育纷繁复杂的过程向读者做一个简单而清楚的介绍。这些细节在科学方面的重要性毋庸置疑，但是就我所知道的此时此刻，它们并没有引起那些本应该重视这些内容的读者的兴趣。

这么多年后，再提所有这本书成书当初所做的深思和相应的反应已经不可能了，但是我必须向所有参与到这项工作中的专家表达我的感激之情。我完全同意编辑们在前言中所说的，如果没有他们这些人的细致入微而全身心的工作，就不可能有今天这一版书的成形。整个作品中，他们的真知灼见、丰富的经验以及他们所提供的素材都是我创作的无尽源泉。

Vest 博士负责写作了第 1-5 章以及第 16 章，他是我永不改变、永不分开的合作伙伴，已经成为我熟识的但依然非常重要的朋友。这几十年来我非常有幸地从他那里得到了专业方面无私的帮助，此外还有他对事物轻重缓急的理解。Vest 博士撰写的第 3 章中的“精子与射精”是个很复杂的题目，在编写中，我们得到了来自 IOWA 大学的 Warren.O.Nelson 博士的激励和帮助，他提供给我们的不只是他长期以来对人类睾丸解剖、生理和病理研究所获得的高深见解，还提供给我们他精心收藏的大量切片，这些资料信息会融汇在本书显微镜下的图片中。

睾丸衰竭的治疗是一个精细的问

题，这是由于它的病因复杂且没有最终的定论。这个领域内的知识还在翻天覆地地变化着，由于临床治疗都是来源于这些认识所推出的假设，我们在这本书里采用的尽量是原则性的东西，规避了那些存在争议的内容。诚然，我们这本书里关于睾丸衰竭概念的介绍可能不能让所有的研究者都认同，所以读者也应该理解。随着研究的不断进行，还会有新的、层出不穷的，而且还可能是改变今天认知的知识和概念出现。

关于 Vest 博士的章节，我还要感谢 Virginia 大学的 J.E.Kindred 博士，他为我无偿提供了他所画的镜下图片，我采用了其中大多数的细节。

这本书中多达 44 幅图片是来自 Gaines 博士，他也在过去的十年里关注我的工作。在这本书中，他参与了第 6 章、第 7 章以及第 11 章的文字部分。卵巢疾病是最为复杂的章节，内容涉及病理解剖和组织病理学，但是他都做了有机的安排，并注入了翔实的信息。在此，我对他在这一章节中所付出的辛苦和努力表示感谢。毫不夸张地说，在所有的章节里，第 11 章应该说是最重要的，因为在这一章含有太多的囊性疾病和肿瘤性疾病。

1946 年出版的《乳腺大体解剖和病理学》系列丛书，似乎就是为本书的第 13 章所准备的。对整个生殖系统部分就全部完整地做了介绍。我需要对 Geschickter 博士表示感谢，是他在我作画时给予了建议，我欣然接受了关于检查图片和修改文字的提议，除去替换了一张显微镜图片以及省略掉了一张图片外，画作几乎没做什么改动地呈现在这本书里，只是做了点时代性的润色。Geschickter 博士参与了文字部分的审校，这是相当烦琐的一项工作，更需要我表达谢意。

有幸与 Sturgis 博士共事，我永远也不会忘记他给我的激励和益处，一面是他严苛的态度，另一面又是他对整本书的热忱，与他一起工作是相当愉快的事情。与完成精子与射精章节一样，生理性月经的处理也是非常不易的，因为太多不确定的因素还在混淆着清晰的判断，还没有无懈可击的理论。对 Sturgis 博士建设性的贡献我深表钦佩，他对待困难的态度和处理的方法让我受益匪浅，感谢命运让我与他相识。

对 Rubin 博士的敬仰之情要追溯到我学生时代了。在第 9 章，我得到了他和 Novak 博士的帮助，主要的任务以及劳神的细节工作基本上都落在了 Novak 博士的肩上，他坚定的保守性以及机敏的智慧给予了我以及这本书生动的启示。感谢 Novak 博士所做的处理素材和文字部分的工作，因为相比其他章节而言，我们对他所负责的输卵管疾病部分的编排和设计是有不足的，这给他增加了很多麻烦。先天异常（尤其是感染）这些影响女性生殖道的疾病本可以以更有逻辑的方式陈述，但按器官的病理分类是传统的编写方法，如改变则会带来其他一系列的问题，所以只能是妥协。这些工作得到了所有参与的同仁的支持，从而使得工作开展起来显得并不那么困难。

Assali 博士和 Zeek 博士将胎盘的病理以及临床表现作为自己的研究对象，这些内容常不为人所重视。我非常高兴能认识这两位科学家，他们花了几个小时的时间来为我讲解他们的研究内容和研究成果以及这部分学科在整个学界的状况。

诚实地讲，我所画的图片都是很新的研究结果，但也并非是最新的。需要感谢 Mitchell 博士在第 8 章的编写和图片选择过程中给予我们的专业知识的指导。在第 6 章的写作过程中，我们曾一度认为已经完成，但是正是由于他的提醒才让我们发现其实仍有些最新、最前沿的信息我们没有写入，是他帮我们填补了这些缺漏。Mitchell 博士精彩的文笔以及我的配图使这两章达到了我的编写目的——全面、细致。

最后，我想我应该向合作者 Oppenheimer 博士出色的工作以及对我的鼓舞表达深深的谢意。针对这部书，他正式的头衔是编者，然而实际上他远胜于此。他是我的良师益友，是我荣辱与共的好伙伴。他渊博的学识、广博的视野、严谨的治学态度是他战胜一切困难的源泉。

**Frank H. Netter, MD**

（樊 庆 刘朝晖 译）

# 目　录

# 第 1 章

# 生殖道的发生和性腺间功能的相互关系

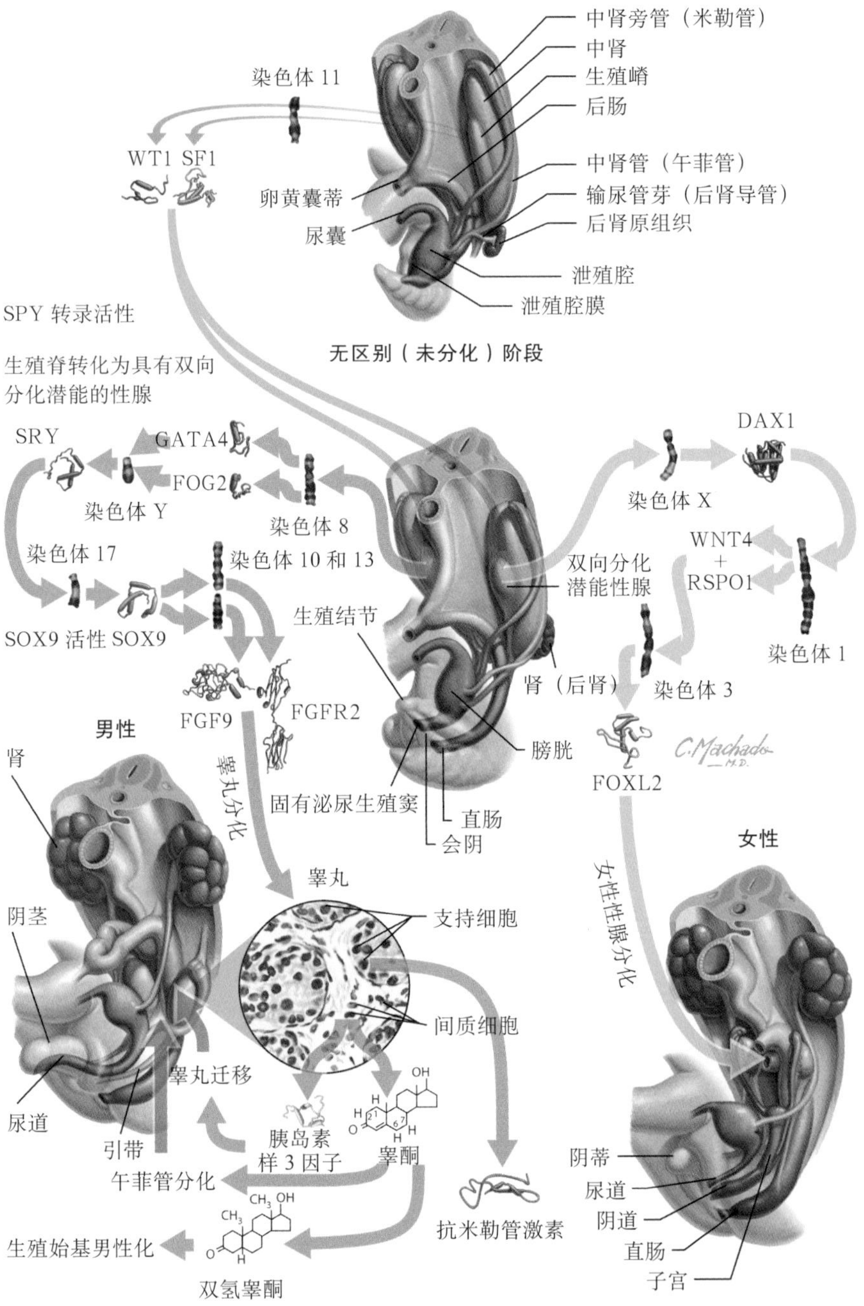

## 一、早期生殖道发生的遗传学和生物学表现



大部分有生命的物种具有某种形式的性别决定系统，驱使该生物性特征的发生和表达。性别决定系统可以由遗传决定，也可以是环境或社会因素作用的结果。人类的性别决定由遗传决定，由特定的基因和染色体管控。目前认为，人类的两条性染色体（X 和 Y）是 3 亿年前由其他非性染色（常染色体）进化而来。人类女性具有两个一样类型的性染色体（XX），而男性具有两个截然不同的染色体（XY）。尽管男性和女性的特征极少同时出现在同一个体上，但可以发现染色体为 XY 的女性和染色体为 XX 的男性。研究这些患者揭示了性别决定基因，如对男性非常重要的在 Y 染色体短臂上的性别决定区域 Y 基因（sex-determining region Y gene，SRY）。*SRY* 基因产生的蛋白内隐藏了一个高迁移率族（high-mobility group box，HMG）序列，该片段是可以扭转 DNA 的高度保守的 DNA 结合度框架。DNA 扭曲效应影响了引导睾丸形成和后续男性表型的基因表达。特别注意的是，核型为 XY 的个体如果 Y 染色体缺乏 *SRY* 基因，表型将为女性。

现在已经很清楚，不是 *SRY* 基因单独作用决定人类性别。其他位置的其他基因对完整的男性性分化也有重要作用。DAX1 是一种核激素受体，可以通过抑制负责诱导睾丸分化的 *SRY* 的下游基因，在组织发生时改变 *SRY* 的活性。第二种基因 *WNT4*，大部分局限在成年人卵巢，可以作为一种“抗睾丸”基因。事实上，这些基因的发现显著改变了性别决定理论。此前认为，*SRY* 基因出现即决定具有双向分化潜能的性腺向男性性腺发育，而女性表型是性腺的“缺失”发展路径。现在很清楚 *WNT4* 和 *DAX1* 等基因可以提前诱导女性性腺发生，*SRY* 表达时亦如此。

一旦性腺的性别已经决定，为保证正常的男性性分化，还必须出现一些其他事件。睾丸内睾丸间质细胞（Leydig 细胞）产生睾酮，这种激素对包括输精管、附睾和由中肾管分化来的精囊等内生殖器的发生至关重要。Leydig 细胞还合成胰岛素样 3 因子，促进经过腹腔的睾丸移动，睾丸开始向阴囊下降。睾酮的一种代谢产物双氢睾酮将生殖器始基男性化，形成阴茎、阴囊和前列腺等外生殖器。此外，随着睾丸的发育，支持细胞开始合成*抗米勒管激素*（anti-müllerian hormone，AMH 或 MIF），可以阻止中肾旁管（米勒管）向子宫和输卵管发育，并帮助早期的生殖细胞在睾丸发育的过程中保持静息状态。这些发育途径中任何一条缺失都会造成出生缺欠或两性混乱。这些发育异常，以前称为*真或假两性畸形*，包括染色体异常、外生殖器性别含混、性表型异常或真两性状态。

## 二、外生殖器的同源性

尽管受精时已经决定了性别，但性别表型是由一个复杂的组织分化过程决定的。这个过程开始于内生殖器增厚或者胚胎体腔表面后部的生殖嵴。在胚胎的第五周，原始生殖细胞自卵黄囊迁移至后面的体壁，诱导中线两侧形成生殖嵴。在此，迁移来的细胞诱导形成未分化的原始性索。

到达的原始生殖细胞发出信号，两套成对的生殖管，中肾管（或称肾管）和中肾旁管或称米勒管也开始发育。中肾是一套优异的排泄结构，由一连串中肾小管组成。这些小管与延伸的中肾管（午非管）相连的，后者一直延伸到尾部，终止在中线两侧的泌尿生殖窦。中肾旁管源于外翻的体腔上皮，在两侧的中肾管侧方发生。头侧方向的开口直接开在腹腔，远端向尾部延伸，在中线的下部融合，形成子宫阴道始基。该隆起称为米勒结节，成为泌尿生殖窦的一部分，将泌尿生殖区域与尾部的其他内脏分开。

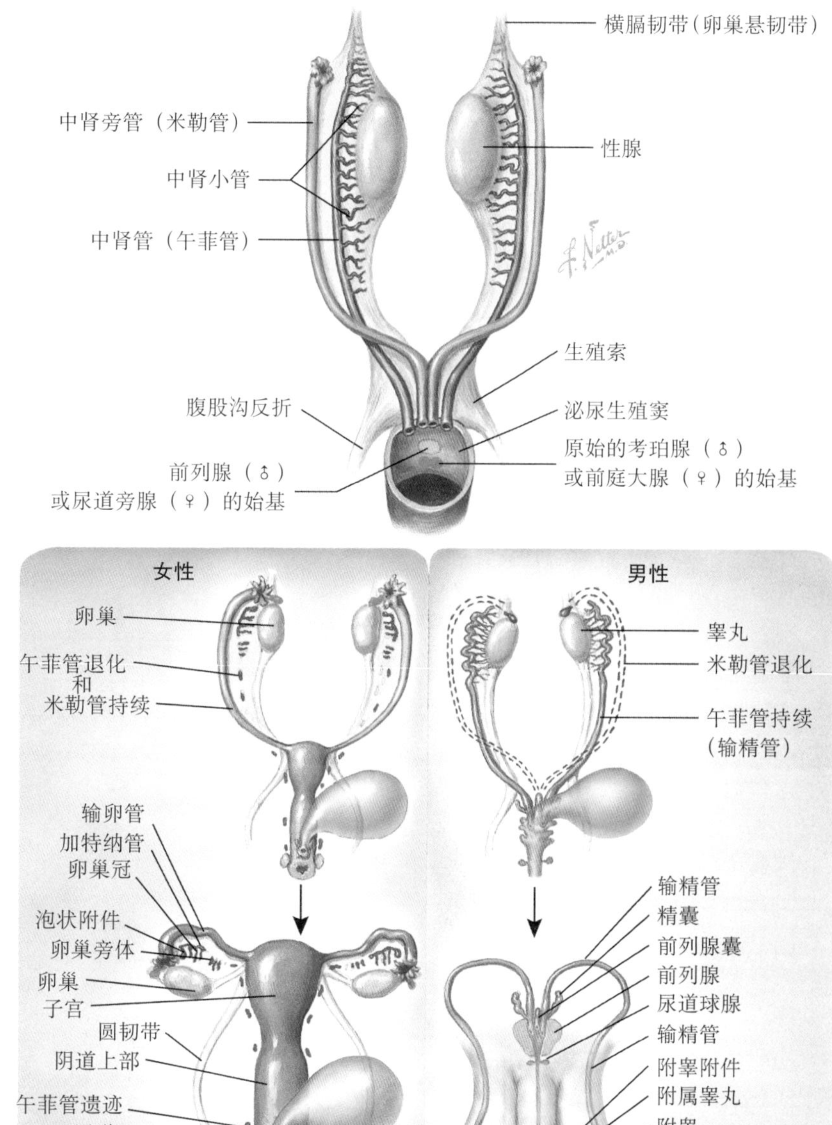


男性原始性索在*SRY*基因的影响下，中肾管（午非管）在发育过程中持续存在。男性支持细胞应答SRY，在发育过程中开始分化，分泌糖蛋白激素——米勒管抑制物（müllerianinhibiting substance，MIS）或抗米勒管激素（AMH），导致中肾旁管（米勒管）在胚胎8～10周迅速退化。米勒管在男性体内的遗迹包括附属睾丸和前列腺囊。女性不表达MIS，因此米勒管持续存在，由于缺乏雄激素，中肾小管和中肾管退化，通常残留于卵巢系膜内的卵巢冠和卵巢旁体囊样结构，以及位于阴道前侧壁的加特纳管囊肿。这些结构能够长大，并出现症状，因此具有临床意义（见专题8-13和专题9-13）。

男性在胚胎9到10周间质细胞分泌的睾酮的影响下，中肾管大部分发育成输精管和附睾的体部、尾部。接近将生成睾丸部位的中肾小管形成附睾头或附睾的头部，与睾丸连接的输出管形成运送精子的导管。头侧的中肾小管形成退化的附睾附属器，尾侧的小管可能发育成残余器官，称为旁睾。精囊萌芽于中肾管远端的末端，由于前列腺和尿道球腺自泌尿生殖窦发育，因此显示出不同的胚胎期起源。在充分发育的男性胚胎中，中肾管（射精管）的开口终止在尿道前列腺部膈上的精阜。

女性胚胎10周时，由于缺乏MIS和雄激素，原始米勒管继续分化，其靠上的部分形成输卵管。在这些导管的尾侧末端，导管连接、融合形成的结构通常称为子宫阴道管，最终将发育成子宫和大约4/5阴道。剩余的远端阴道由泌尿生殖窦后部称为窦阴道球的一对增厚结构形成，阴道板的起源还不清楚。

性别含混可以是米勒管或午非管退化不完全的结果，如子宫腹股沟疝、米勒管持续存在综合征。后者是MIS缺乏或者受体异常导致的，在表型正常的男性体内米勒管持续存在。由于米勒管将睾丸束缚在腹腔，限制其向阴囊的正常下降，该疾病通常在婴儿疝或睾丸未下降手术探查中被诊断。午非管退化不全的遗迹可以在完全发育后的女性体内存在。男性前列腺的遗迹在女性为尿道旁管（见专题7-5）。此外，男性的考珀腺与女性的前庭大腺（Bartholin腺）同源（见专题6-16）。

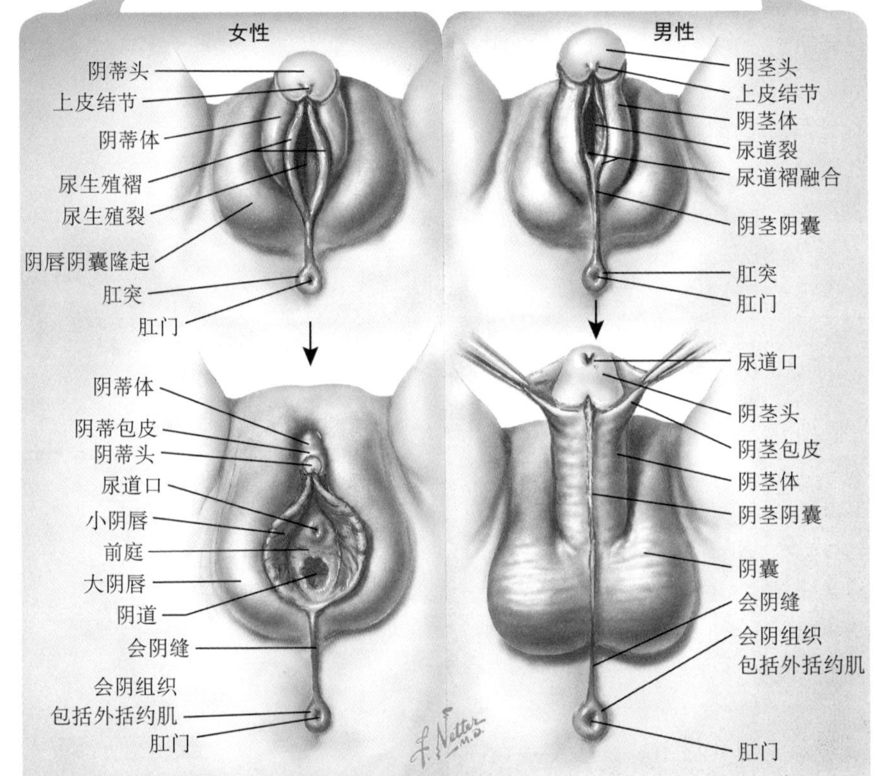


## 三、内生殖器的同源性

在胚胎 9 周之前，男性和女性胚胎具有由泌尿生殖窦形成的相同的外生殖器。在这个分化阶段，外生殖器由尿道沟上方的生殖结节构成。在其侧方是尿道褶或称尿生殖褶。更外侧是阴唇阴囊隆起或称皱褶。图中显示了这些结构进行男性和女性分化的情况。

膀胱和生殖道在泌尿生殖窦具有共同开口。会阴隔膜将单一的泄殖孔分出泌尿生殖导管后，形成泌尿生殖裂，接着由泌尿生殖裂形成泌尿生殖窦。

在男性分化过程中，生殖结节延伸形成狭长的尿道沟。其末梢部分终止在实性的上皮板（尿道板）上，该板延伸到阴茎头部，并逐渐形成管道。两侧的尿道褶在中线融合是形成尿道阴茎部分的关键步骤。该融合必须在尿道板末梢管道化后才能出现。女性体内原始结构并不延长，尿道褶不在中线融合，而转化为大阴唇。

阴道由邻近米勒结节的泌尿生殖窦憩室发育而来，紧邻米勒管远端末端。人群中大约 4/5 的阴道来源于泌尿生殖窦，1/5 为米勒管来源。由于男性的米勒管结构在阴道憩室形成前已经萎缩，阴道的遗迹通常非常小。两性畸形［原称为假两性畸形，最近命名为*性发育障碍*（*disorders of sexual development*，DSD）］如雄激素不敏感综合征患者阴道憩室的解剖残留可以持续存在，成为有盲端的阴道袋。

在正常女性的发育过程中，阴道由向下生长的结缔组织推进着向尾侧形成。在妊娠 12 周时，出现其自身的与其他组织分开的开口。在女性两性畸形中，阴道隔膜形成不完全，导致泌尿生殖窦持续存在。

男性和女性外生殖器在早孕期的发育非常相似。主要区别是阴道憩室的位置和大小、阴蒂始基大小、尿道褶和阴唇阴囊隆起的融合程度。

### 决定外生殖器分化的因素

与生殖管一样，外生殖器有向女性发育的倾向。生殖道的男性化由雄性激素（主要是来源于胚胎睾丸间质细胞的睾酮）在分化过程中诱导的。比雄激素来源更重要的是激素出现的时机和数量，如先天性肾上腺增生或来源于母体循环的雄激素暴露，均可以造成两性畸形特有的女性生殖系统不同程度的男性化。到胚胎 12 周，由于阴道已经完成了向尾侧迁移，雄激素暴露不再引起尿道和阴唇阴囊皱褶融合。在胚胎期任何时间，甚至出生后，雄激素暴露都将导致阴蒂增生。

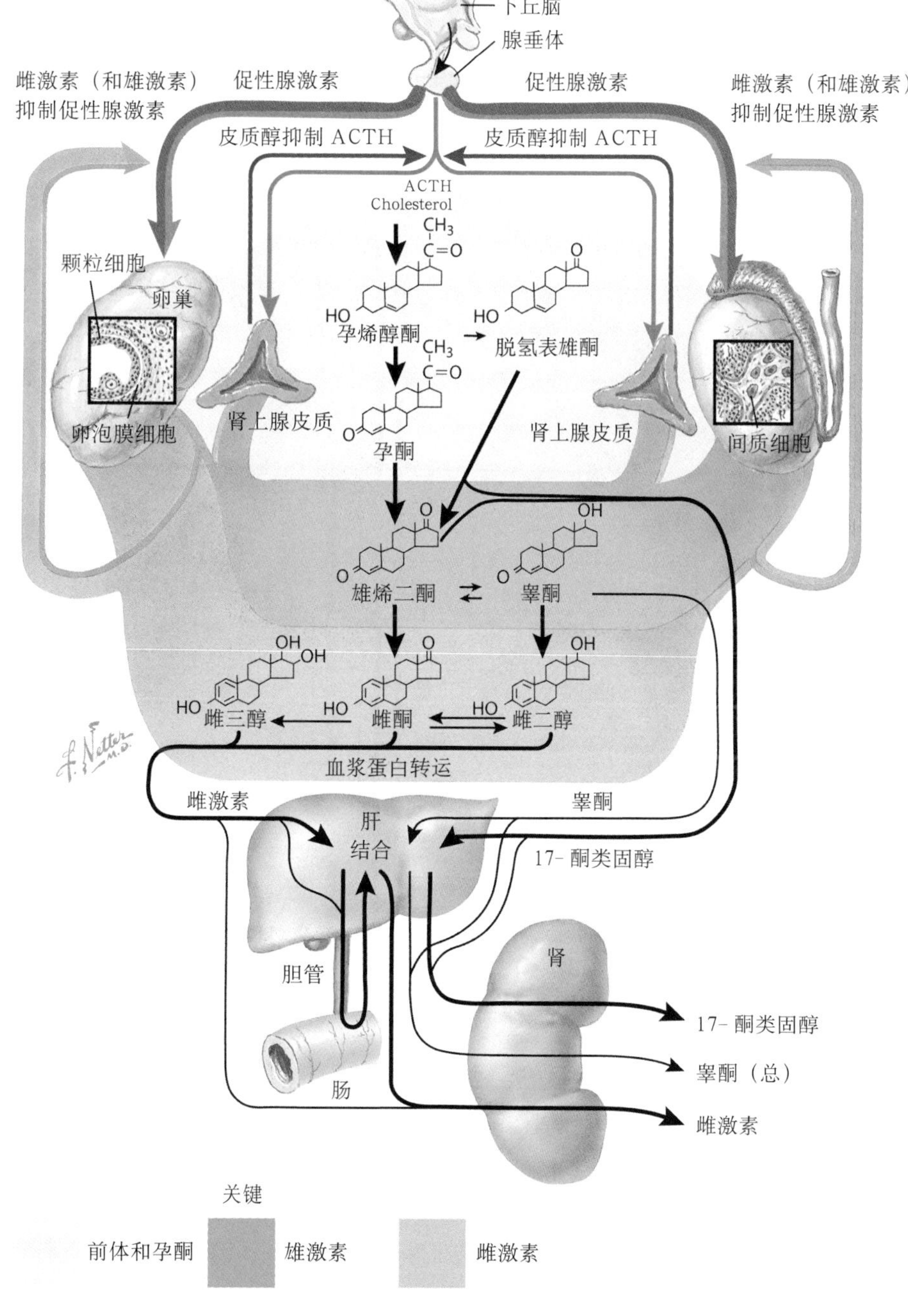


## 四、睾酮和雌激素的合成

三种在垂体前叶调控下产生甾体类激素的腺体与生殖有关，分别是受促肾上腺皮质激素（ACTH）影响的肾上腺皮质、受促性腺激素黄体生成素（LH）影响的卵巢和睾丸。大部分性激素是受到刺激后产生的，胆固醇是其前体。

每个性激素的侧链都来源于由胆固醇降解形成的孕烯醇酮和脱氢表雄酮（DHEA）。在人类，DHEA 是重要的性激素，是包括睾酮、雌激素在内的其他甾体性类激素的前体或激素源。血液中，大部分 DHEA 以其硫酸盐的形式（DHEAS）存在，而不是自由存在。补充 DHEA 通常用于增加肌肉或运动员用于提高成绩，然而随机对照研究发现补充 DHEA 不影响躯体肌肉含量、力量或睾酮水平。孕烯醇酮可以转化为孕酮，孕酮侧链降解转化为雄烯二酮，继而转化为睾酮。后两种激素是睾丸间质细胞的主要产物。雄烯二酮，命名中也带“雄”，是 FDA 禁止的食物添加剂，也被运动员用以提高成绩。卵巢中，卵泡内膜细胞合成雄烯二酮，然后在卵泡颗粒细胞转化为雌酮，同时睾酮在芳香化酶的作用下转化为雌二醇。这些激素构成了卵巢的主要分泌产物。在多囊卵巢综合征患者中，卵巢中睾酮向雌二醇的酶转化减弱，DHEAS 水平升高，导致女性患者出现高雄激素表现。雌三醇是妊娠期雌酮经过胎盘的代谢产物，是女性体内第三种主要雌激素，但其生物活性最低。

每日大约 5% 的睾酮由肾上腺皮质产生。其他由睾丸产生进入循环系统。血浆中，大部分睾酮（98%）与性激素结合球蛋白或白蛋白等蛋白完全结合，其余的睾酮（2%）以游离或未结合状态存在，具有活性。睾酮由肝灭活，经肾以水溶形式排泄。循环中的雌激素具有相似的生物利用情况，同样由血浆蛋白（主要是白蛋白）转运。雌激素在肝失活，通过与葡萄醛酸结合，转化为低活性的代谢产物（雌酮、雌三醇）或氧化为无活性化合物。还有相当多的雌激素在胆汁作用下进行肝肠循环。雌激素、睾酮及其代谢产物最终都通过肾排泄，甾环上存在酮基，主要以 17- 酮类固醇的形式排泄，包括雄烯二酮、雄烯酮、雌酮和 DHEA。

尽管雌孕激素对绝经前女性非常重要，但绝经后女性补充雌孕激素仍存在争议。在包括 15 730 名女性的随机对照实验——女性健康研究（women's health initiative）中，由于发现在补充激素组风险（包括卒中、血栓、乳腺癌）超过了益处（降低髋骨骨折和结肠癌风险），因此在开始 5.6 年后提前结束。同样，给达到男性更年期（伴随年龄增加的雄激素缺乏）的老年男性补充睾酮的价值争议更大。还没有进行了足够时间的评价长期随访后的临床结局和事件的大规模随机对照研究。

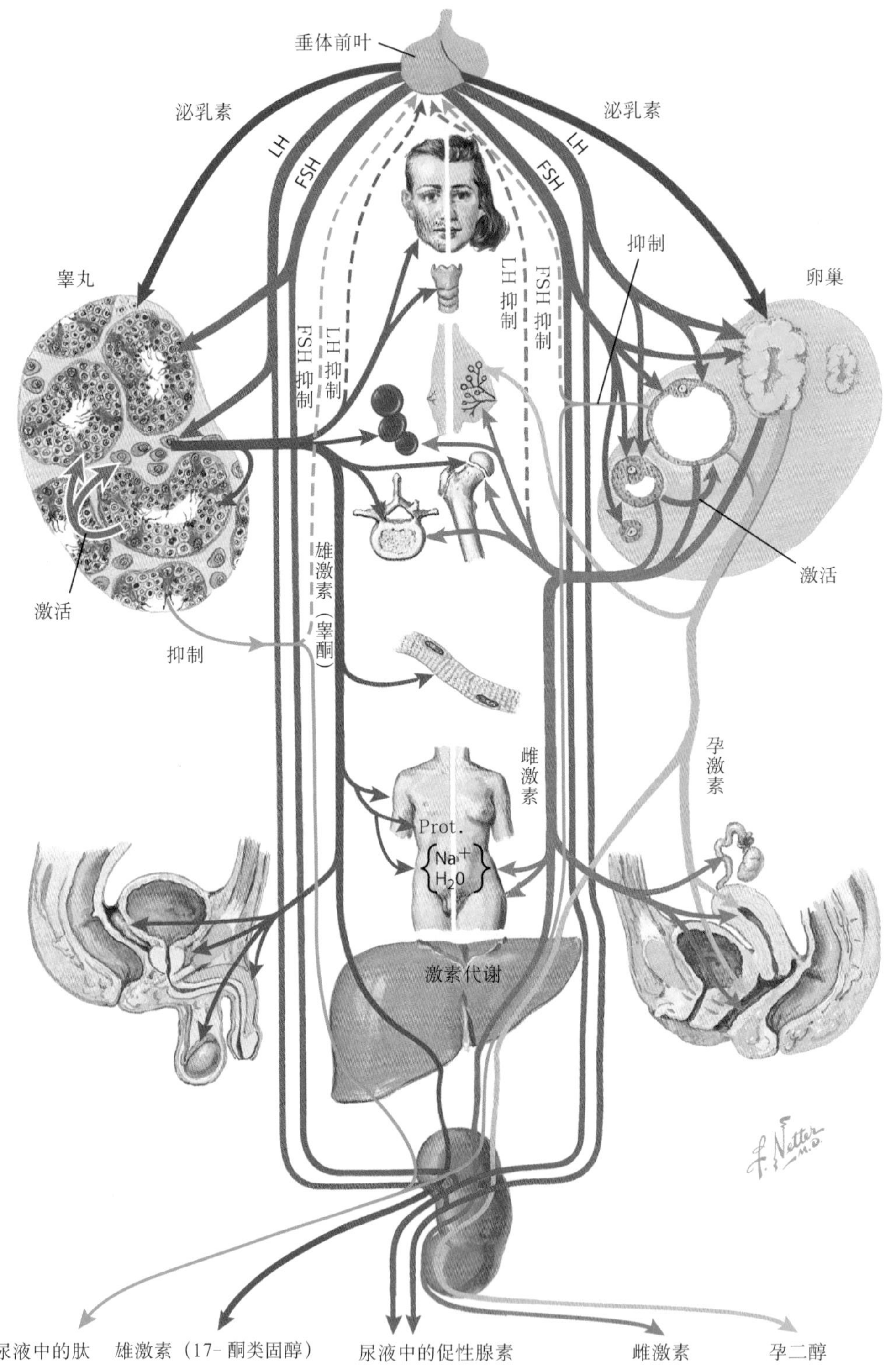


## 五、下丘脑 - 垂体 - 性腺激素轴

在胚胎形成、青春期性成熟和成熟卵巢、睾丸内分泌（激素）、外分泌（卵子、精子）这些性表型发育的过程中，下丘脑 - 垂体 - 性腺（HPG）轴具有基础作用。重要的是，和肾上腺皮质、甲状腺一样，人一生中性腺功能都由腺垂体（垂体前叶）和下丘脑控制。

### （一）激素类型

HPG 轴中存在肽类和甾体类两类激素。肽类激素是小的分泌蛋白，通过细胞膜表面的受体起作用，由包括 cAMP、钙流量或酪氨酸激酶等几种第二信使通路中的一个进行信号传导。多数肽类激素通过诱导不同蛋白磷酸化改变细胞功能。黄体生成素（luteinizing hormone，LH）

和卵泡刺激素（folliclestimulating hormone，FSH）都是肽类激素。与之相对的，甾体类激素由胆固醇衍生而来，不储存在分泌颗粒中。因此，甾体激素的分泌速度直接反映产生速度。这些激素在血浆中通常与转运蛋白结合。由于具有亲脂性，甾体类激素通常具有细胞膜通透性。在与细胞内受体结合后，激素进入到细胞核内的 DNA 识别位点，调控目的基因的转录。与生殖相关的甾体类激素包括雌二醇、睾酮等。

### （二）激素反馈环

正常生育功能依赖于多种激素协同作用，同时这些激素信号必须合理调控。反馈控制是激素调控的重要机制。通过反馈，一种激素可以调节自身或另一种激素的合成和作用。激素在多个位点发挥作用，产生多种应答，从而产生更深入的协同作用。在 HPG 轴中，负反馈主要负责减轻激素扰动，维持动态平衡。

### （三）HPG 轴的激素

作为 HPG 轴的整合中心，下丘脑接收来自大脑中枢多个区域的神经元输入，包括小脑扁桃体、丘脑、脑桥、视网膜和皮质。同时，下丘脑是循环中垂体和性腺激素的脉冲发生器。下丘脑与垂体通过门脉系统和神经通路进行解剖学连接。为避免进入全身循环，门脉系统为下丘脑激素进入腺垂体提供了直接的通道。在下丘脑分泌的激素中，对生殖最重要的是促性腺激素释放激素或称为促 LH 释放激素（GnRH 或 LHRH），是来自视旁核和弓状核的神经细胞体分泌的一种 10 个氨基酸构成的多肽。目前，GnRH 已知的唯一功能是刺激垂体前叶分泌 LH 和 FSH。GnRH 的半衰期是 5~7 min。自然状态下，GnRH 呈脉冲式分泌。这种分泌模式受到多种因素的影响，包括压力、锻炼、节食、高级大脑中枢的输入信号、垂体的促性腺激素和循环中的性腺激素。

垂体前叶腺位于蝶鞍，是 GnRH 的作用点。GnRH 通过钙流量依赖的机制刺激 FSH 和 LH 的产生和释放。这两种肽类激素根据其在女性体内的作用命名，在男性体内同样重要。腺垂体促性腺激素对 GnRH 的敏感性随着患者的年龄和激素水平发生变化。

LH 和 FSH 是调节卵巢和睾丸功能最主要的垂体激素。其糖蛋白由两条多肽链组成，称为 α 和 β 亚单位，每个亚单位由不同基因编码。每种垂体激素的 α 亚单位都与其他垂体激素相同。不同激素的生物和免疫活性由其独有的 β 亚单位决定，两个亚单位都是激素要具有内分泌活性所必需的，与肽亚单位连接的带有唾液酸残基的寡糖，可能是不同激素信号转导和血浆清除率不同的原因。LH 分泌脉冲变化很大，在 24 h 内有 8~16 次，是 GnRH 释放的反应。雌激素和雄激素都能通过负反馈调节 LH 的分泌。FSH 脉冲平均大约 1.5 h 一次。性腺蛋白抑制素抑制 FSH 的分泌。因此 FSH 的分泌相对 GnRH 的分泌具有一定的独立性。激活素结构与性腺多肽类似，尽管其血清浓度难以测定，但能以旁分泌的形式发挥作用，促使 FSH 与卵巢的结合，在男性体内刺激精子生成。

FSH 和 LH 仅作用于性腺。在睾丸内，LH 通过诱导线粒体将胆固醇转化为孕烯醇酮和睾酮，刺激睾丸 Leydig 细胞内类固醇合成。FSH 与睾丸内 Sertoli 细胞和精原细胞膜结合，是发育过程中生精小管生长的主要刺激物，对 Sertoli 细胞分泌的抑制素产生应答。正常情况下，男性每天以不规则的、逐渐衰减的脉冲方式产生 5 g 睾酮。其中大约 2% 是“自由”或未结合的，是有生物活性的部分。其余部分几乎平均地和血中的白蛋白或性激素结合蛋白（sex hormone-binding globulin，SHBG） 结合。睾酮代谢为两种主要活性产物：5α 还原酶作用下产生的双氢睾酮（DHT）和芳香化酶作用下产生的雌二醇。DHT 比睾酮更具有雄激素活性。多数外周组织需要 DHT 产生雄激素作用，但在睾丸和骨骼肌组织中，睾酮不需要转化为 DHT 就能发挥激素活性。睾酮刺激第二性征器官（前列腺、精囊、阴茎和附属腺）的生长和维持。此外，睾酮还是一种合成代谢激素，具有多种非生殖效应。在大脑，睾酮影响性欲、男性攻击性、情绪和非文字记忆、视觉 - 空间能力等认知方面的能力。睾酮增加肌肉生长和力量，刺激肾生成促红细胞生成素。睾酮在骨髓起加速线性生长和促进骨骺闭合的作用。睾酮协助肝产生血浆蛋白，影响男性的外观，包括体毛生长和其他第二性征。

在女性体内，LH 在卵泡期刺激卵泡内膜细胞产生雌激素。月经周期中，雌激素的高峰出现在即将排卵前。FSH 通过排列在窦卵泡周围的颗粒细胞产生形态效应，诱导卵泡发育。这种刺激引导卵泡成熟并排卵。排卵后，卵泡转化为黄体，大部分颗粒细胞和卵泡膜细胞黄素化，同时产生孕激素和雌激素。LH 也影响排卵前的卵泡增长，诱导排卵，刺激月经后半期分泌孕激素的卵泡膜细胞增生，并支持两周后的黄体的发育。在“激素妊娠”期间，孕激素支持早孕期内膜发育，增加宫颈黏液黏稠度预防感染，降低子宫收缩性，在妊娠期抑制泌乳。输卵管、子宫、阴道、外生殖器和乳腺也需要卵巢激素完全发挥作用。有趣的是，卵巢的雌激素和孕激素并不像雄激素那样对肌肉、肾、血液、喉、皮肤、毛发具有明显的生殖作用外的代谢作用。

腺垂体的第三种激素——泌乳素可以影响 HPG 轴。泌乳素是一个大的球蛋白，在女性能够维持月经周期的黄体期，诱导妊娠期和哺乳期乳汁合成。泌乳素在男性体内的作用还不十分清楚，可能能够提高性交后的满意度，诱导射精后出现不应期，还能提高 Leydig 细胞 LH 受体的浓度，维持睾丸内正常的高睾酮浓度。尽管低泌乳素通常不是病理性的，但高泌乳素在男性和女性体内都因为干扰了 GnRH 释放而破坏促性腺激素的脉冲分泌。

## 六、正常青春期

青春期男孩和女孩的最大区别是：①开始的年龄；②相关的主要性激素。女孩开始青春期的年龄平均比男孩早 1—2 岁（女孩平均年龄为 10.5 岁），且完成的时间更短。在出现青春期第一个变化后，女孩约 4 年达到成年身高和性成熟。而男孩在出现第一个可见的青春期变化后，加速慢但持续生长约 6 年。尽管男孩在青春期前平均比女孩矮 2cm，但成年男性比女性高 13cm（5.2 英寸）。女性青春发育起主要作用的是雌激素的一种——雌二醇。雄激素中的睾酮是男性主要的性激素。青春期由 GnRH 脉冲式释放开始的，继而出现促性腺激素（LH 和 FSH）增加，随后出现性激素升高。外源性 GnRH 脉冲可以引起青春期出现，颅内肿瘤可以引起 GnRH 增加，导致早发的青春期。青春期通常在女孩大约 47kg 和男孩大约 55kg 时开始。这种青春期开始时间与体重的相关性，使得瘦素成为引起 GnRH 升高的可能因素。蛋白 Kisspeptin 能够促进激活 GnRH 神经元，触发 GnRH 释放，也与诱导青春期发生有一定相关性。此外，遗传、环境和营养等其他因素也能调控青春期时程。

### （一）女性青春期

女性出现青春期的第一个体征通常是乳晕下出现触痛硬结，称为乳腺初发育，在青春期 Tanner 分期中，属于乳腺发育 2 期（1 期为青春期前的扁平乳腺）。在 6～12 个月，双侧乳腺隆起逐渐柔软，并向乳晕远端扩展（3 期）。再经过 1 年乳腺接近成熟体积和形状，乳晕和乳头形成第二个隆起（4 期）。成熟乳腺乳晕与乳房轮廓连续，隆起消失（5 期）。阴毛通常是青春期的第二个变化，通常在乳腺初发育的几个月后出现，称为阴毛初现。沿阴唇出现几根可见的阴毛为 Tanner 2 期。3 期为阴毛数量增多，不能计数，并出现在整个阴阜，需要经过 6～12 个月。4 期为阴毛浓密，充满整个会阴三角区。5 期阴毛扩展到大腿，有时上延到脐部。在雌激素的作用下，阴道黏膜也发生变化：增厚，并呈深粉色，可以出现发白的阴道分泌物（生理性白带）。在乳腺发育后两年，子宫和卵巢体积增加。卵巢中卵泡增大，卵巢中包含了能被超声检查到的小卵泡。

第一次周期性出血称为月经初潮，一般出现在乳腺发育后两年。美国女性的平均初潮年龄是 11.7 岁。初潮后前两年月经通常不规律。在早期的月经周期中，排卵不一定同时出现，初潮后 1 年内，约 80% 的月经周期是无排卵月经。尽管随着初潮后年龄的增长，排卵出现的比率越来越高，排卵仍不是每个周期必然出现的。有些女孩在初潮后几年月经仍不规律，将可能持续月经不规律、不排卵，并可能出现不孕。

还是在升高的雌激素的作用下，骨盆的下半部分和髋部增厚，形成增大的产道。躯体（特别是乳房、髋部、臀部、大腿、上臂和会阴区域）脂肪比率增加。升高的雄激素改变了汗液中脂肪酸的成分，引起成年人体臭，同时增加了皮肤的油脂（皮脂）分泌。这种变化增加了粉刺出现的机会。

### （二）男性青春期

男性出现青春期的第一个体征通常睾丸增大，称为性腺功能初现。从 1 岁到青春期前，睾丸体积的变化非常小，平均体积为 2～3ml。青春期睾丸体积增大，在 6 年后达到成年人最大体积。18～20ml 是成年人平均睾丸体积，但人种间差异很大。

睾丸的 Leydig 细胞产生睾酮，诱导了大部分性成熟相关变化，并维持性欲。增加的睾丸组织中，大部分是生精小管和 Sertoli 细胞。没有充足的文献说明精子产生和具有生育能力出现的时间，主要原因是射精出现的时间差异很大。多数男孩在青春期开始一年后，晨尿内能检测到精子，最早在 13 岁就可以具有生殖潜能，但完全的生育能力要到 14—16 岁才能具备。

外阴开始发育后很快出现阴毛生长。和女性一样，出现阴毛称为阴毛出现，通常出现在阴茎根部。阴毛生长的 Tanner 分期如前所述，男性和女性的分级方法相同。大约在 Tanner 3 期阴茎开始发育。随着阴毛的出现，机体的其他区域在雄激素的作用下体毛加重（雄激素体毛），发育的顺序如下：腋毛、肛周、上唇、鬓角、乳晕和面部胡须。手臂、腿部、胸部、腹部和后背黑色的毛发逐步变重。体毛出现的时间和数量具有显著的人种差异。

在雄激素的作用下，两性的声音或喉均变化增长。这种变化在男性更明显，由于声带延长和增厚，男性嗓音降低一个八度。早期嗓音的变化常伴随着不稳定的发声方法。多数人的嗓音变化出现在男性青春期的 3 期和 4 期，大约在生长的顶峰时期。平均 15 岁达到成年人嗓音程度，通常在面部毛发发育前数月到数年。

在青春期结束时，成年男性的骨骼密度增高，骨骼肌含量几乎是成年女性的两倍。有些骨骼（如肩膀宽度和下颌骨）显著不成比例地生长，造成男性与女性外观区别明显。中等身材的成年男性肌肉含量大约是中等身材女性的 150%，脂肪含量仅是 50%。肌肉的发育主要在青春期的最后阶段。发育顶峰“力量喷发”在生长高峰后一年出现。同女性一样，升高的雄激素改变了汗液中脂肪酸的成分，引起成年人体臭和粉刺。彻底解决粉刺需要到青春期结束。

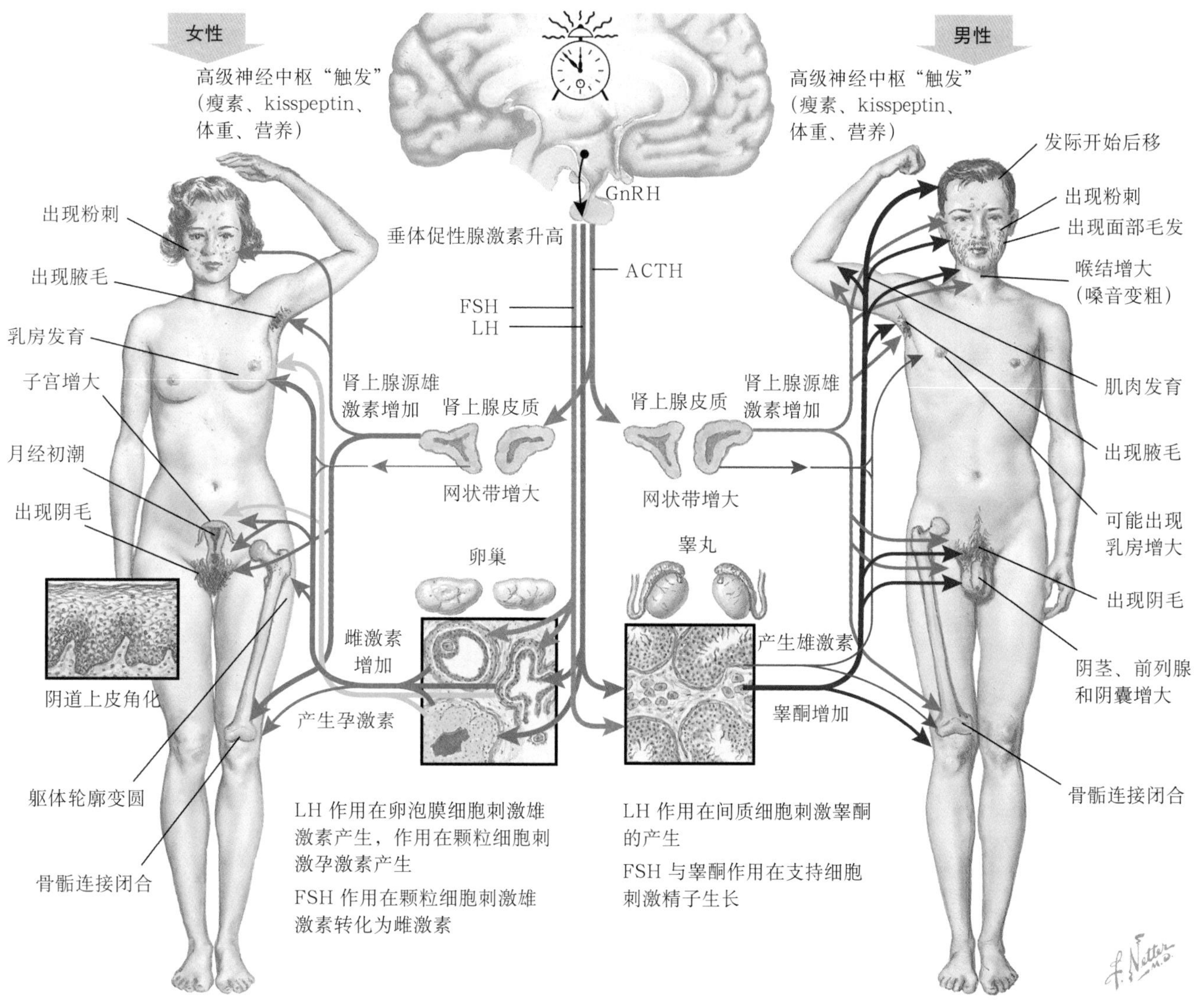
女性
男性
高级神经中枢“触发”
（瘦素、kisspeptin、
体重、营养）
高级神经中枢“触发”
（瘦素、kisspeptin、
体重、营养）
GnRH
垂体促性腺激素升高
ACTH
FSH
LH
出现粉刺
出现腋毛
乳房发育
子宫增大
月经初潮
出现阴毛
阴道上皮角化
躯体轮廓变圆
骨骺连接闭合
肾上腺源雄
激素增加
肾上腺皮质
肾上腺皮质
肾上腺源雄
激素增加
网状带增大
网状带增大
卵巢
睾丸
雌激素
增加
产生孕激素
产生雄激素
睾酮增加
发际开始后移
出现粉刺
出现面部毛发
喉结增大
（嗓音变粗）
肌肉发育
出现腋毛
可能出现
乳房增大
出现阴毛
阴茎、前列腺
和阴囊增大
骨骺连接闭合
LH 作用在卵泡膜细胞刺激雄
激素产生，作用在颗粒细胞刺
激孕激素产生
FSH 作用在颗粒细胞刺激雄
激素转化为雌激素
LH 作用在间质细胞刺激睾酮
的产生
FSH 与睾酮作用在支持细胞
刺激精子生长

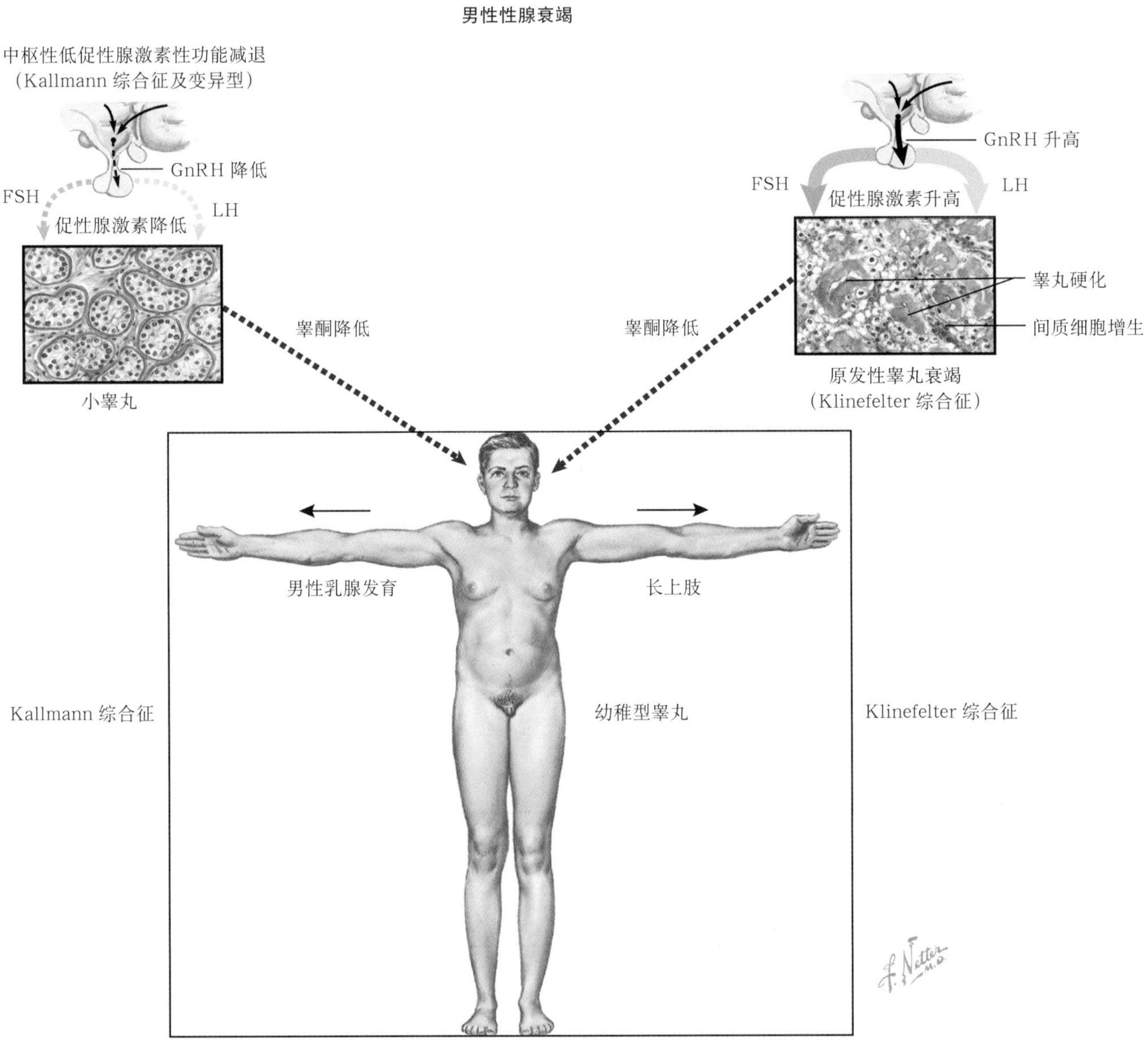

男性性腺衰竭

中枢性低促性腺激素性功能减退
（Kallmann 综合征及变异型）

GnRH 降低

FSH

LH

促性腺激素降低

小睾丸

睾酮降低

GnRH 升高

FSH

LH

促性腺激素升高

睾丸硬化

间质细胞增生

原发性睾丸衰竭
（Klinefelter 综合征）

睾酮降低

男性乳腺发育

长上肢

Kallmann 综合征

幼稚型睾丸

Klinefelter 综合征

## 七、异常青春期

### （一）男性异常青春期

异常青春期通常是由于能够引起表型发生变化的性激素出现的时机或剂量异常引起。如专题 1-5 描述，在芳香化酶的作用下男性体内的雄激素转化为雌激素，因此男性青春期时，出现男性乳腺发育的比例很高（80%）。在低促性腺素性性功能减退症，如典型 Kallmann 综合征及其变异型、Prader-Willi 综合征（专题 1-7）患者中，青春期延迟是由于缺乏 GnRH 刺激。先天性低促性腺素性性功能减退症（idiopathic hypogonadotropic hypogonadism，IHH）或 Kallmann 综合征以性腺功能减退为特征。多数患者出现青春期迟滞，这种情况仅造成不育，不会产生其他严重后果。其他异常包括嗅觉缺失、腭裂、小睾丸等中线畸形。如果不出现嗅觉缺失，称为 IHH。根据血液检测到低总睾酮，伴低 LH、低 FSH，同时泌乳素正常，可进行临床诊断。1/3 的患者具有家族遗传性。X 连锁和常染色体遗传都有报道。在 X 连锁隐性遗传模式中，出现了 *KAL1*（kallman-interval 1）基因缺失。该基因在发育过程中负责 GnRH 和嗅觉神经元向下丘脑视前区迁移。基因缺失的结果是由于睾丸缺乏来自垂体和下丘脑的刺激、功能衰竭以及嗅觉缺失。其他基因突变也与 IHH 有关，包括 X 染色体上的 *Dax1*［与先天性肾上腺增生（CAH）有关］基因、GnRH 受体和 *PC1* 基因（与糖尿病和肥胖有关）。低睾酮一般可通过补充睾酮治疗。由无精子症（射精后无精子）引起的不育在促性腺激素（LH 和 FSH）替代治疗 12～18 个月后，80% 的患者可以在射精时找到精子。

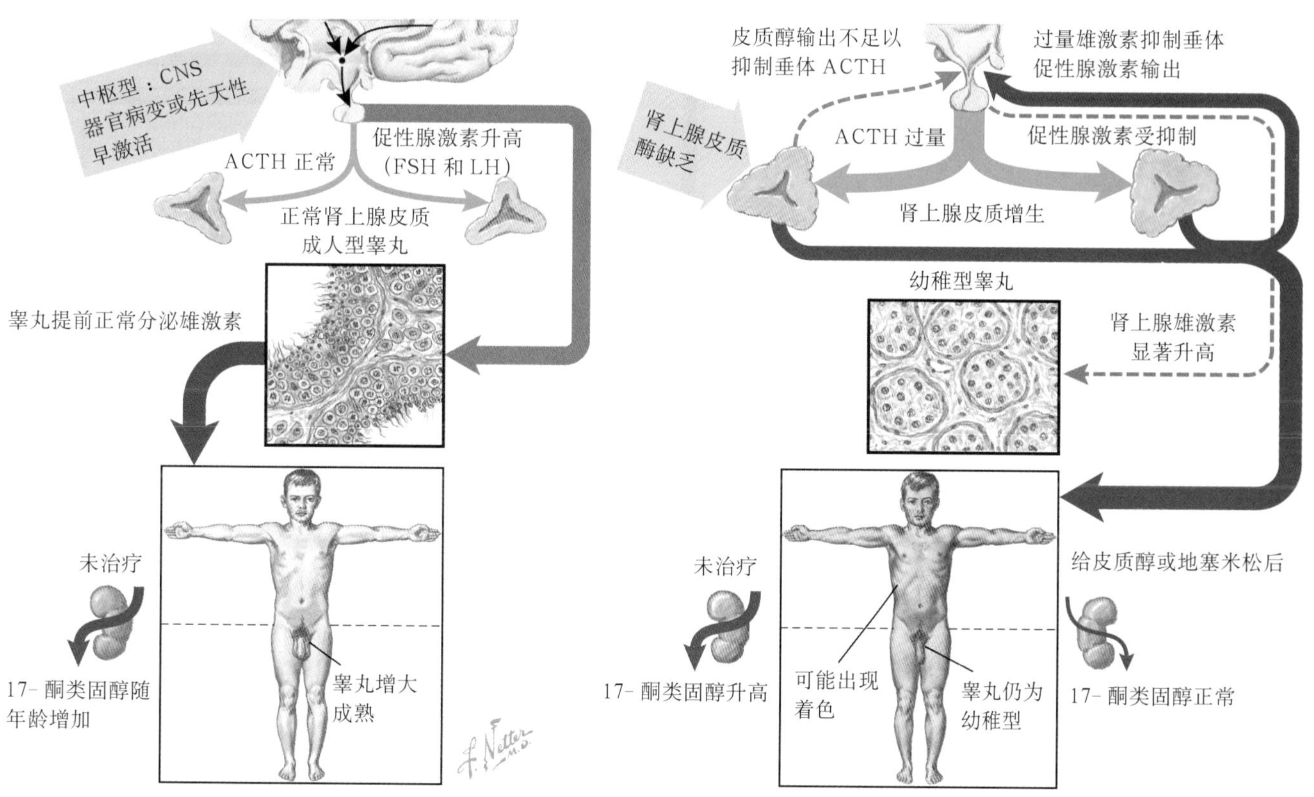


**睾丸原发性衰竭**导致青春期没有充足的睾酮释放，如 Klinefelter 综合征，还可能出现青春期发生的变化延迟或顺序错乱（专题 1-7）。Klinefelter 综合征是一种染色体数目异常，超过 90% 的男性携带多余的 X 染色体（47，XXY），10% 为 XXY/XY 染色体嵌合体。大约一半的 XXY 患者来源于父本。最近的研究显示，这种情况的出现与父亲高龄有关。这一综合征可能表现为青春期延迟、身高增加、智力低下、精索静脉曲张、肥胖、糖尿病、白血病、性腺外生殖细胞肿瘤发生率增加和乳癌（比正常男性高 20 倍）。睾丸活检表现为硬化和透明样变。成年患者通常为睾酮低，LH 和 FSH 明显升高，通常需要睾酮替代治疗。这类患者有自然生育的可能，但只有嵌合体和轻型患者能够如此。XXY 纯合型患者可以通过辅助生育技术获得自己的生物学子女。

**性早熟**即青春期提早出现，在男性有很多可能原因（专题 1-8）。先天型（占 50%）患者青春期以正常形式展开，但开始得早，整个过程压缩到一个短的时段里。尽管在青春期早期，受影响的患者高于同龄人，但骨骺未成熟时关闭，导致成人期身高明显偏低。中枢性青春期提前的原因包括接近第三脑室的颅内肿瘤，如星形细胞瘤、脑膜瘤或松果体瘤，常伴随尿崩症、视野缺失。中枢性病因还可能是颅内血肿等先天性畸形。

其他导致男性青春期提前的病因来源于肾上腺，包括 CAH 和良性或恶性导致男性化的肾上腺肿瘤（专题 1-8 和专题 1-9）。CAH 包括经典型和非经典型两种主要类型。两型中经典型更严重，影响幼儿和新生儿。非经典型病情轻，通常在儿童期晚期或成人期早期发病。婴儿期经典

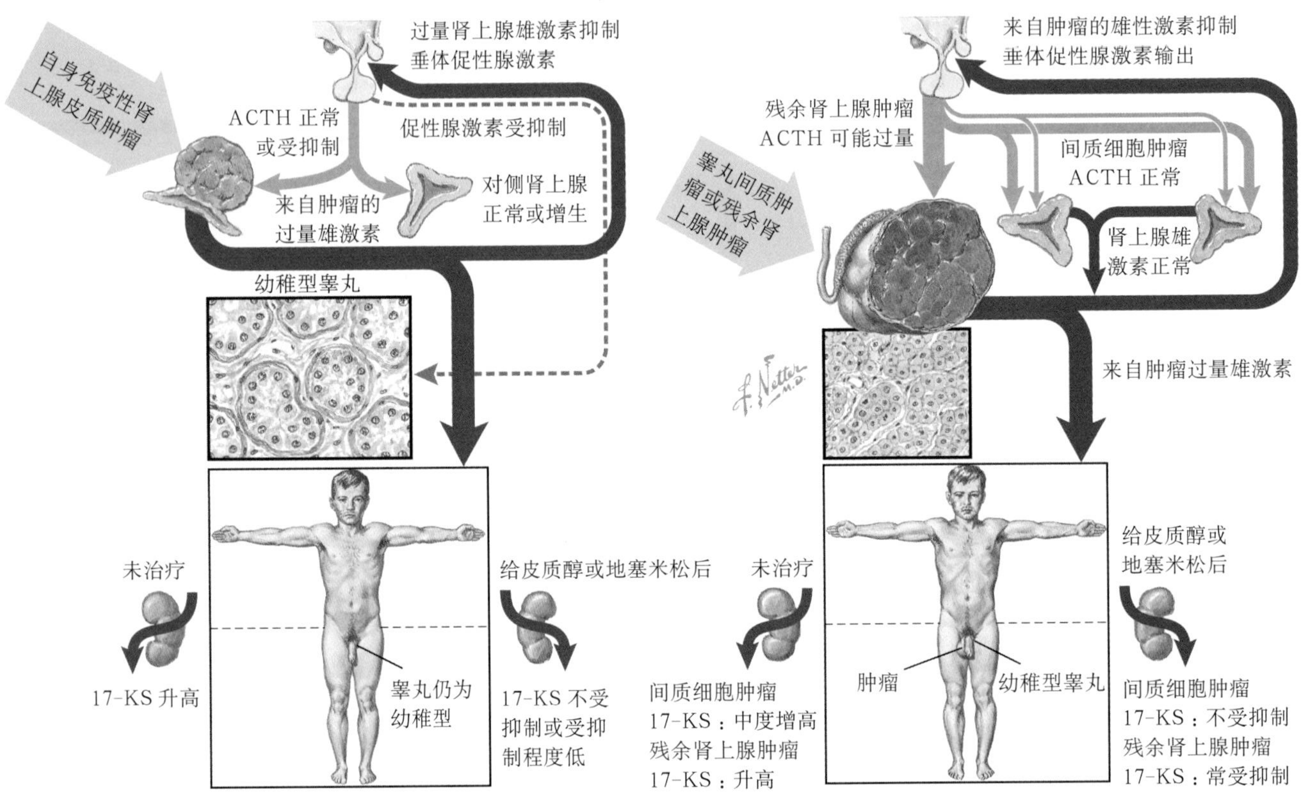


型 CAH 的症状和体征包括男孩阴茎增大（巨生殖器）、无法恢复出生体重、体重减轻、粉刺、脱水、呕吐、阴囊和肛门周围皮肤着色。较大儿童和成年人的经典型 CAH 的症状和体征包括儿童期快速生长、青春期早期出现阴毛、嗓音变低，最终身高低于平均水平和不育。非经典型 CAH 通常表现为儿童期和青春期早期快速生长、严重粉刺、恶心、疲劳、低血压、低骨密度、高胆固醇和肥胖。儿童在患传染病或感冒后恢复很慢。17- 羟孕酮合成皮质醇需要的一种羟化酶缺失是出现 CAH 的根本原因。皮质醇分泌减少，激活垂体分泌过多的 ACTH，引起肾上腺代偿性肥大。此外，大量增加的皮质醇合成前体成为合成雄激素的底物。过多的雄激素导致男性化，同时下调垂体促性腺激素分泌。因此尽管出现其他青春期变化，但阴茎仍较小，维持幼稚型。导致男性化的肾上腺腺瘤或皮质癌引起的性早熟的临床表现与其他原因引起的性早熟相似（专题 1-8）。外源性糖皮质激素不能抑制 17- 酮类固醇分泌是该病与其他病因的鉴别点。

原发性睾丸肿瘤也能导致性早熟（专题 1-9）。由于间质细胞增生，这些肿瘤患者通常在一侧睾丸可触及增大的结节，对侧睾丸萎缩。在该病中，糖皮质激素也不能抑制 17- 酮类固醇，肾上腺外观正常。称为肾上腺剩余的一簇肾上腺细胞随睾丸降入阴囊，具有代谢活性，并介导男性化。由于 CAH 患者过多的肾上腺刺激，肾上腺剩余在这类患者中容易被激活，可以出现睾丸或睾丸周边组织增大。极少见的是阴囊内分泌过量绒毛膜促性腺激素（chorionic gonadotropin，hCG）的畸胎瘤。hCG 与促性腺激素 LH 类似，可以刺激雄性激素的产生。这种肿瘤高度恶性，由于促性腺激素样的刺激，对侧睾丸生长。

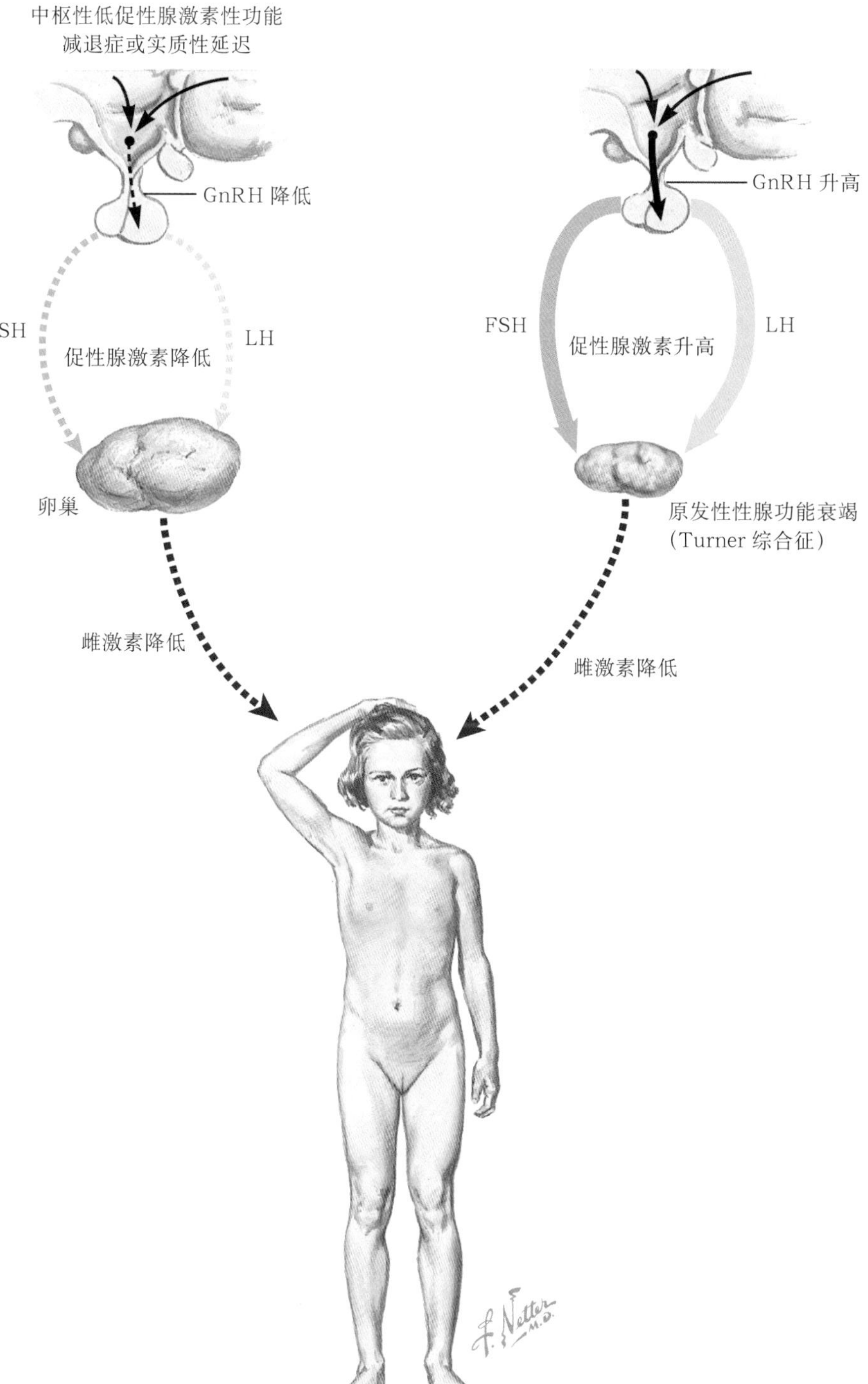


### （二）女性异常青春期

青春期延迟出现数年，出现后一切发生正常，这种延迟称为体质性延迟，通常与厌食、过度运动和慢性肾衰竭、甲状腺功能减退、Cushing 综合征等全身性疾病相关的营养不良有关。生殖系统异常也与青春期延迟有关，如 Kallmann 综合征或 Prader-Willi 综合征、以性腺缺失为特征的 Turner 综合征、与性激素不反应的雄激素不敏感综合征（遗传学为男性）（专题 1-10）。当两个 X 染色体中的一个先天性缺失时出现 Turner 综合征或 Ullrich-Turner 综合征（一种性腺发育不全）。当只有一部分 X 染色体缺失时，可能出现嵌合型 Turner 综合征。由于这一综合征只影响第二个染色体，因此只在女性出现，大约每 2500 个女孩中会出现一个患者，该病具有特征性体格异常，包括身材矮小、胸部增宽、后发际低、耳位低和颈蹼。Turner 综合征女性患者特征性出现性腺功能减退（无工作的卵巢），表现为闭经和不育。其他健康问题包括先天性心脏病、甲状腺功能减退、糖尿病、视力和听力问题以及自身免疫病。还发现了特异性的认知缺陷，即视觉空间、数学和记忆方面存在缺陷。囊性纤维化和 Frasier 综合征是引起青春期延迟的少见情况。

女性性早熟有两种良性亚型：乳腺早发育（良性乳腺生长）和阴毛早出现。前者为仅乳腺组织发育，后者为仅阴毛发育。两者均与儿童期肥胖有关。真性性早熟通常是中枢（神经系统）或卵巢导致的（专题 1-11）。女性肾上腺肿瘤或增生几乎都导致女性男性化，但不出现真性性早熟。先天性性早熟女性比男性常见，表现为身材和骨龄领先、乳腺增大、阴道壁增厚、出现阴毛和粉刺，腋毛很少出现，但出现成年人汗臭。此外，可出现子宫增大，可能有不规则月经。促性腺激素引起的中枢性刺激可产生卵巢大的滤泡囊肿，与卵巢原发肿瘤难以鉴别。罕见先天性性早熟自然恢复。

女性性早熟病因

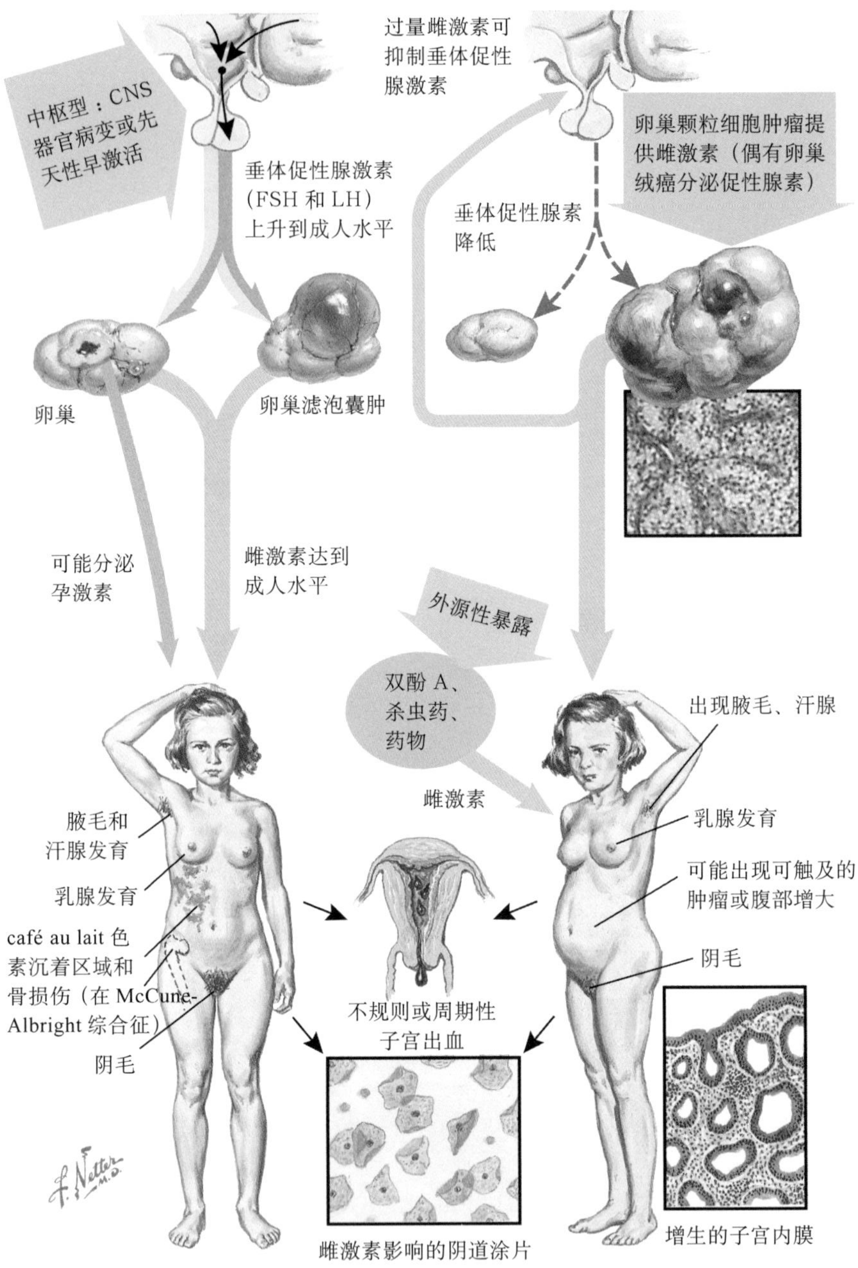

中枢型：CNS器官病变或先天性早激活
垂体促性腺激素（FSH 和 LH）上升到成人水平
过量雌激素可抑制垂体促性腺激素
卵巢颗粒细胞肿瘤提供雌激素（偶有卵巢绒癌分泌促性腺素）
垂体促性腺素降低
卵巢
卵巢滤泡囊肿
可能分泌孕激素
雌激素达到成人水平
外源性暴露
双酚 A、杀虫药、药物
雌激素
腋毛和汗腺发育
乳腺发育
café au lait 色素沉着区域和骨损伤（在 McCune-Albright 综合征）
阴毛
不规则或周期性子宫出血
出现腋毛、汗腺
乳腺发育
可能出现可触及的肿瘤或腹部增大
阴毛
雌激素影响的阴道涂片
增生的子宫内膜

CNS. 中枢神经系统；FSH. 卵泡刺激素；LH. 黄体生成素

**McCune-Albright 综合征**是由 *GNAS1* 基因偶发突变引起的一种特殊形式的中枢性性早熟，与多骨性骨纤维异常增殖症有关。这是一种非代谢性骨骼异常，骨骼出现创伤即会出现畸形和骨折（专题 1-11）。这种疾病性早熟与长骨病损，终止在中线的 café au lait 斑合并出现。常见甲状腺增大伴甲状腺功能亢进。患病女孩额骨、颧骨弓可出现肢端肥大特征、多囊卵巢和多毛，可出现原发性甲状腺功能减退，伴乳腺增大、月经初潮早和泌乳。这些症状可以通过补充甲状腺素恢复，提示垂体促性腺激素过度刺激可能与过量的甲状腺刺激激素（TSH）刺激有关。

卵巢女性化肿瘤是少女性早熟相对常见的原因（专题 1-11）。性索间质肿瘤中的卵泡膜 - 颗粒细胞肿瘤，更常见颗粒细胞肿瘤，由颗粒细胞、卵泡膜细胞和不同含量的成纤维细胞组成。大约 5% 的肿瘤出现在青少年，其余出现在绝经后女性。两种类型肿瘤一般都产生雌激素，产生雌激素通常是早期诊断的原因。卵泡膜细胞瘤几乎都是良性的，预后良好。少见的恶性卵泡膜细胞瘤很可能混合了少量颗粒细胞。这些肿瘤的确切来源不清，目前认为其或者源于生殖嵴的间叶细胞，或者源于中肾或体腔上皮。卵泡膜细胞瘤可以很大，能够触及，并能分泌大量雌激素，引起严重女性化。该病的一些特征，如阴毛和腋毛生长，是相关联的垂体刺激的结果。为治疗这些症状，必须强制切除肿瘤。分泌孕激素的黄体瘤和绒毛膜上皮癌是罕见且恶性度更高的卵巢癌，也可以产生类似症状。摄入的外源性雌激素包括受污染的药物、食物、化妆品或暴露于双酚 A、邻苯二甲酸、雌激素性杀虫剂等内分泌干扰药，可能是一些不明原因性早熟病例的发生原因（专题 1-11）。双酚 A 是一种有机酚类复合物，最初用于制造塑料，已使用超过 50 年，用于制造聚酯、塑化剂、聚碳酸酯和环氧树脂，在婴儿奶瓶、运动器材、医疗和口腔科设备、牙齿填充物和封闭剂、眼镜片、CD 和 DVD、家用电器中均可发现。尽管目前缺乏高水平的在人类中进行的研究，但动物研究显示过量摄入双酚 A 可能引起肛门与生殖道间的距离改变、青春期提前、乳腺组织向癌症方向发展、母性行为降低。邻苯二甲酸是一种广泛使用的烷基芳基脂类化合物，可用作塑料软化剂、香水中的油性添加剂、头发定型剂中的添加剂、润滑剂和木料抛光剂，与女孩乳腺提前发育有关。

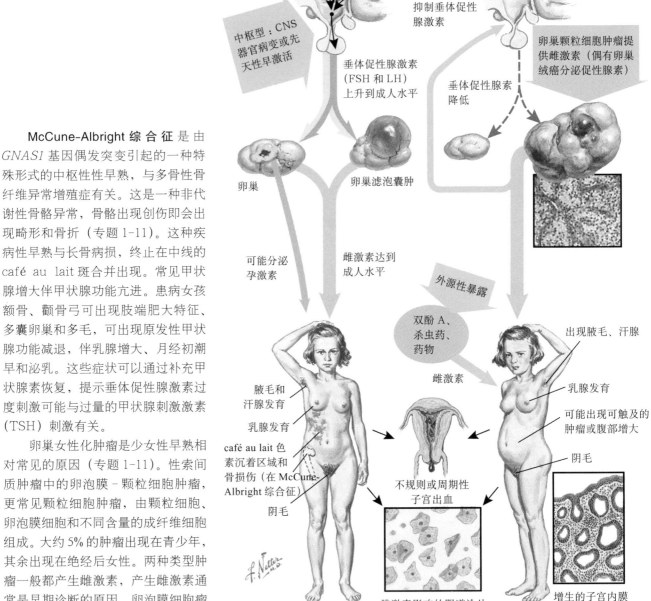

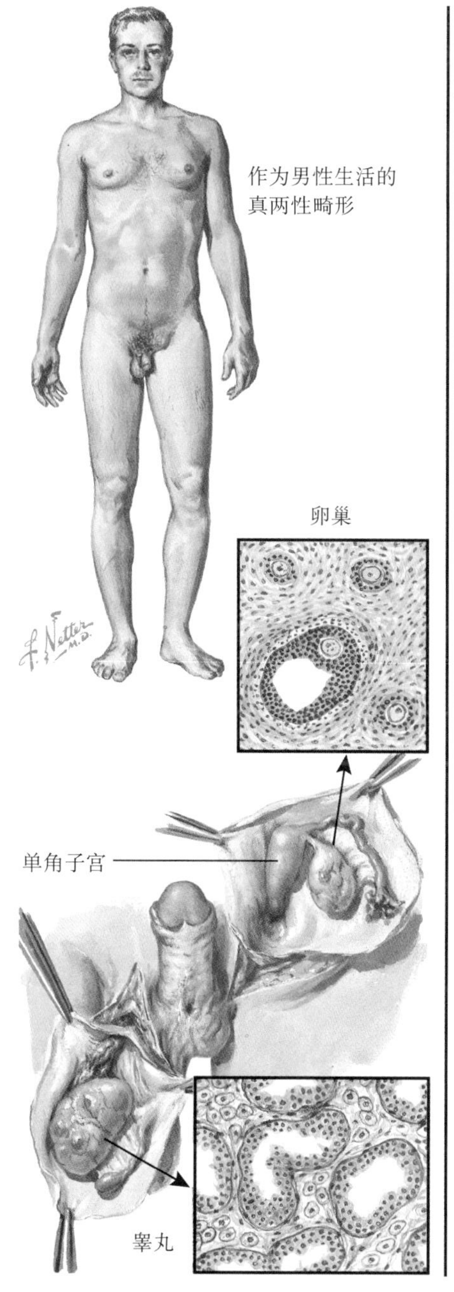


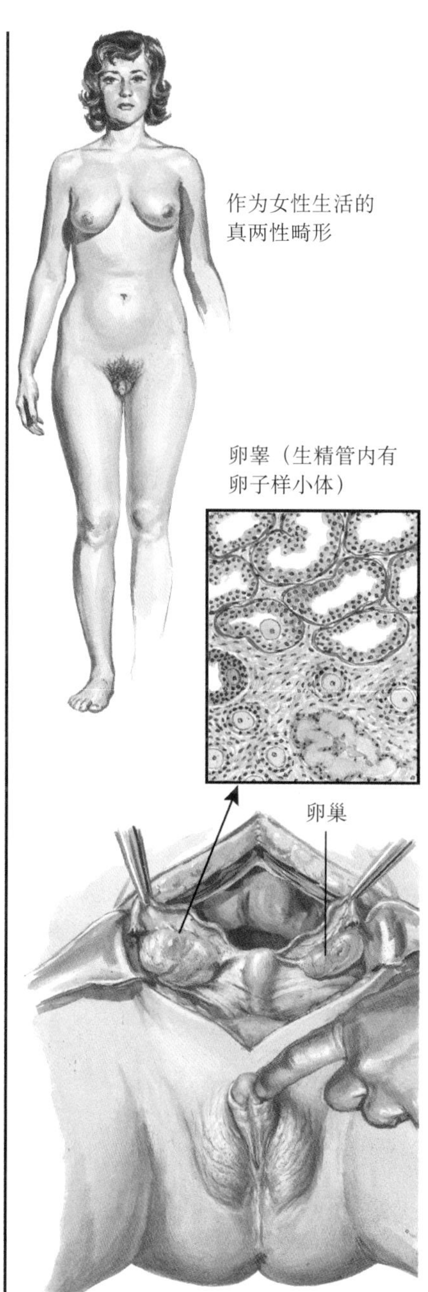


## 八、两性畸形：真两性人

两性畸形指性染色体、外生殖器和（或）第二性征既不是单一的男性也不是单一的女性，两性畸形患者同时具有男性和女性的生物学特征。真正的两性状态（曾称为真两性畸形）非常少见，指不论患者染色体核型，体内同时存在睾丸组织和卵巢组织，可以是一侧为卵巢，另一侧为睾丸，也可以两侧均为卵睾或任何一种并存形式，目前认为这是一种性发育异常。

两性畸形的发病率由其定义决定。大约 1% 的出生婴儿存在一定程度的性别含混。0.1%～0.2% 的新生儿由于性别含混程度重，需要手术修正。当两性畸形的定义限制在性染色体与性表型不相符或性表型不能区分性别时，发病率为 0.018%。真两性畸形非常少见，两种性腺都具有功能更罕见，在核型为 47，XXY；46，XX/46，XY；或 46，XX/47，XXY 的患者中有发现。这种疾病与混合性性腺发育不良组织学差异很大。其可能病因为：①一个未受精卵子分化，随后每个单倍体卵子受精，两个胚胎在发育早期融合。②一个卵子由两个精子受精，然后发生三倍体挽救，形成两倍体胚胎。③两个卵子由两个精子受精，两个合子融合，形成四倍嵌合体。如果一个男性合子和一个女性合子融合，可能形成真两性畸形。④睾丸决定因子——*SRY* 基因表达出现异常或突变。

真两性畸形内生殖器和外生殖器的表型由优势侧性腺预示。在一侧为卵巢、一侧为睾丸的个体中，米勒结构在卵巢侧持续存在，同时在睾丸侧输卵管萎缩，午非管衍生结构充分发育。如果卵巢和睾丸出现在一侧，午非结构的发育程度与睾丸成熟程度成比例。有成熟发育睾丸的患者可以在阴囊发现性腺，米勒管残留程度有一定降低。睾丸完全没有发育的患者，性腺通常位于阔韧带内，紧邻正常子宫。外生殖器通常含混不清，主要由胚胎 8～16 周器官形成时期睾丸样组织产生的睾酮量决定。

青春期和第二性征可以用以反映性腺结构的分化程度，通常患者存在一定程度的男性化。雌激素分泌激活的信号可能包括乳腺增大和月经。为何性腺不能发育到具有完全的生精功能或产生卵子的功能？目前还没有找到确定的原因。当雌激素分泌达到特定量时，抑制卵泡刺激素，从而很难形成生精功能。这些患者的“真正性别”与解剖无关，而是其在社会中最适应的性别。医务界广泛接受需要严肃考虑“性别再分配”手术的必要性和作用（即缺乏必要性）。

## 九、两性畸形：Ⅰ型男性假两性人——性腺

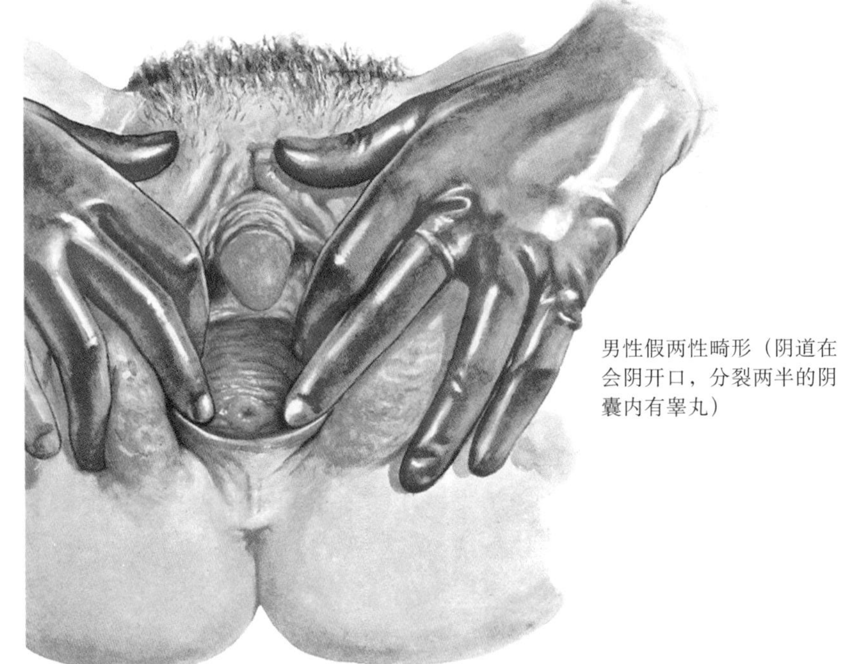

男性假两性畸形（阴道在会阴开口，分裂两半的阴囊内有睾丸）

腹腔睾丸

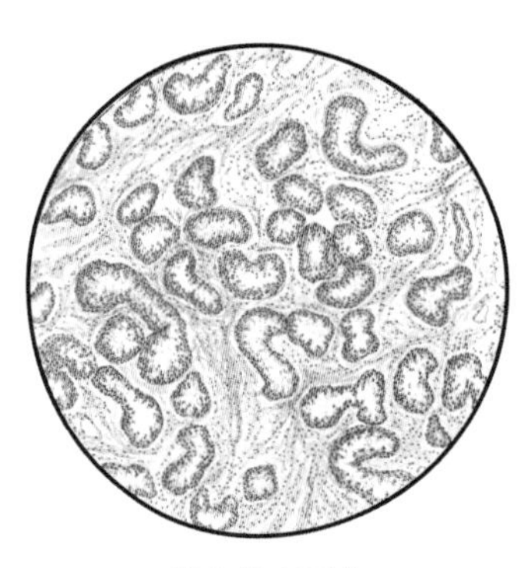

睾丸发育不全
（性腺母细胞瘤高危）

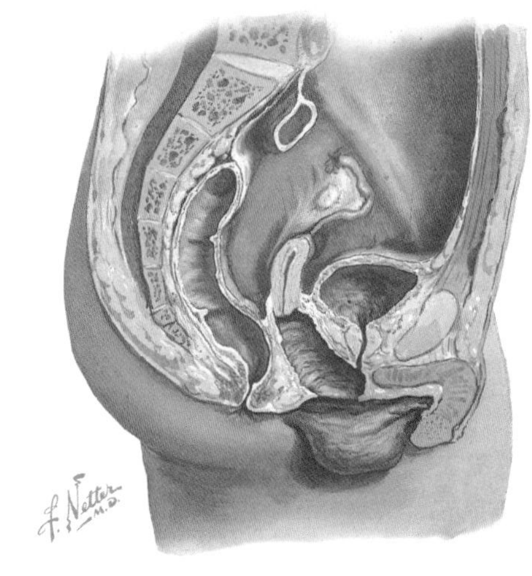

假两性人指患者仅有一种性别的性腺，但生殖器（内生殖器和外生殖器）和第二性征性别表现含混。这种仅单纯根据表型或形态分类，而不考虑遗传学病因的分类方法是一种简单的两性畸形分类法。出现这种发育异常的病因包括：①基因突变；②母体异常激素影响；③来源于胚胎性腺、肾上腺或其他内分泌器官的异常激素影响。异常发育的类型和程度由胚胎期这些因素出现的时间和强度决定。

男性假两性人具有不同程度的女性内生殖器或外生殖器，但性腺为睾丸。尽管遗传学为男性，这类患者通常按照女性养育，青春期出现阴茎、毛发和嗓音的变化常是两性畸形患者进行医疗评估的原因。单纯阴茎尿道下裂是男性假两性畸形最基本的形式。在严重的类型中，米勒结构可以发育到不同程度，多数病例出现分裂的阴囊，作为阴唇皱褶遮住未发育成熟的阴道盲端或充分发育的阴道腔。睾丸可以位于腹腔内的通道内或下降到两半的阴囊中。当婴儿的性别不清时，手术探查和性腺活检明确性别或根据遗传学决定性别都是婴儿期可取的。多数男性假两性人青春期时情感上按照男性发育，这要求临床医生在青春期前实施性别修订的治疗，包括减轻阴茎痛性勃起、缩紧阴茎尿道、睾丸固定以及一些病例需要实施的阴道、子宫和输卵管切除。

轻型的男性假两性人包括Klinefelter综合征（47，XXY；48，XXXY和嵌合体）、Kallmann综合征（促性腺激素释放激素缺乏和嗅觉缺失）、小阴茎和尿道末端下裂。Aphallia病是一种出生缺陷，阴茎或阴蒂先天缺失，属于罕见病，仅见少于100例报道，其病因不明，可能是受孕后3~6周胎儿生殖结节形成失常的结果。其解剖特征为尿道在会阴开口。尽管Aphallia病在男性和女性均可出现，但对男性造成的影响更大，这种患者性别重塑手术的作用存在争议。

男性假两性人可以出现严重的性腺发育不全。“*纯粹性性腺发育不全*”相对于存在性染色体缺失或缩短的病例（如Turner综合征，45，X）指性染色体正常（如46，XX或46，XY）的病例，混合性性腺发育不全指性染色体混合（如46，XY/45，X）。这种病例患者一侧发育为条索状性腺，对侧睾丸部分发育，同时可能出现外阴含混。重要的是，含有Y染色体的细胞形成的条索状性腺很可能发展为癌症，特别是性腺母细胞瘤。Swyer综合征是一种染色体为46，XY的纯粹性性腺发育不全，在早孕期形成不典型的两性性腺，其外生殖器呈女性形态，性腺没有功能，是一种完全性性腺发育不全。部分性性腺发育不全患者睾丸具有功能，但不能达到正常水平，形成外生殖器含混的男性。由于肾上腺分泌少量雄激素，因此大部分患者阴毛的出现不受影响，但阴毛常常比较稀疏。Swyer综合征等完全性性腺发育不全常由于青春期延迟诊断，临床表现为染色体核型为XY，盆腔影像学检查可见子宫（不存在米勒管抑制物），未见卵巢（条索状性腺通常不可见）。乳腺缺失、子宫存在可以排除雄激素不敏感综合征的可能性。

## 十、两性畸形：Ⅱ型男性假两性人——激素

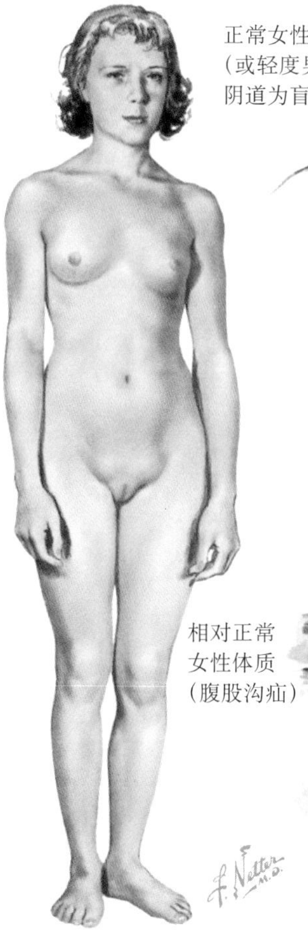

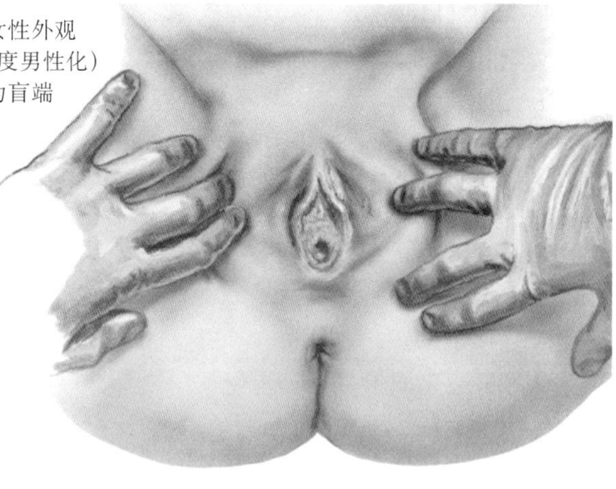

Ⅱ型男性假两性人存在几种以激素混乱引起的性含混为特征的染色体核型正常（46，XY 男性）的性发育异常。雄激素不敏感综合征（androgen insensitivity syndrome，AIS）又称雄激素抵抗综合征，是编码雄激素受体的基因（位于 Xq11-12，X 连锁隐性遗传）突变引起的男性性发育异常。已经报道了超过 100 种雄激素受体突变可以引起 AIS。大部分 AIS 存在不同程度的低男性化和（或）不孕，异常受体的结构和敏感性决定了性别含混的程度。Reifenstein 综合征是一种生殖器明显含混的 AIS，表现为腹腔或阴囊内小睾丸、较正常稀疏的阴毛、青春期男性乳房发育。轻度 AIS 为部分性雄激素受体缺失，可以仅单纯表现为少精子性男性不育。

完全性雄激素不敏感综合征（complete androgen insensitivity syndrome，CAIS，1：20 000 出生婴儿）患者尽管为正常男性核型，但具有完整的女性外观，同时包含未下降的睾丸。由于其外观和外阴的影响，这些患者的性心理为女性。阴蒂和阴道未发育，双合诊检查未及内生殖器（如宫颈、子宫），可以通过腹腔镜检查证实。睾丸可位于腹股沟、下降通道或腹腔内，为典型的未成熟未下降睾丸，恶变风险高（4%～9%），需要进行切除。尽管原发闭经是最常见的表现，但 AIS 就医的原因时常是青春期在腹股沟管内突然出现睾丸。AIS 需要与表现为原发闭经、阴道未发育、缺少内生殖器的 46，XX 女性区分，后者是产生不恰当的 MIS 的结果，称为 *Mayer-Rokitansky-Küster-Hauser*（MRKH）综合征。

正常女性外观
（或轻度男性化）
阴道为盲端

相对正常
女性体质
（腹股沟疝）

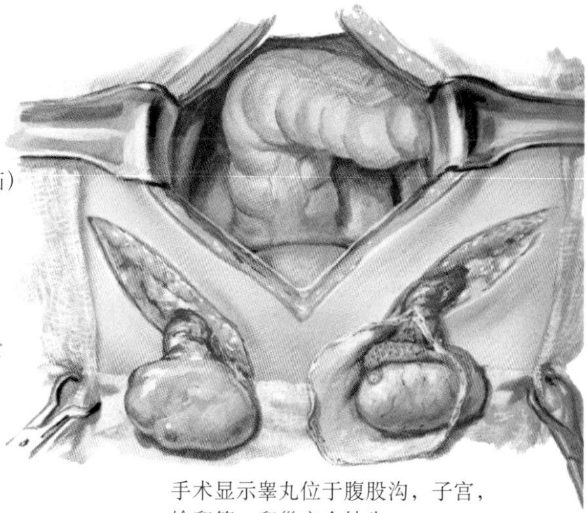

手术显示睾丸位于腹股沟，子宫，输卵管，卵巢完全缺失

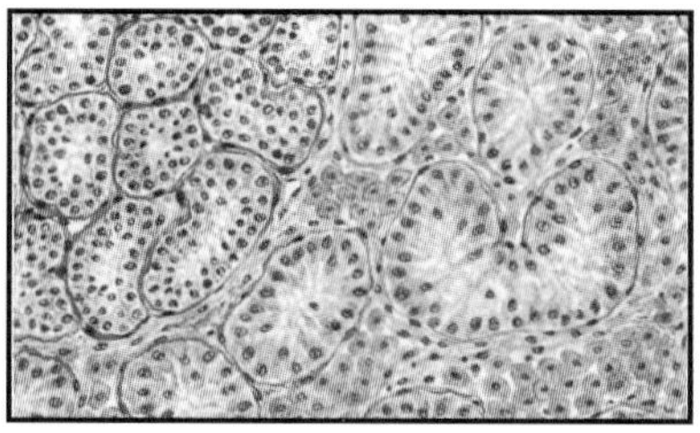

隐睾症经典睾丸切片
（左上角原位瘤变）

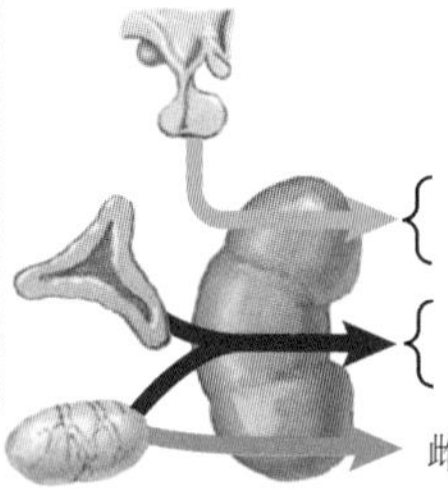

尿促性腺激素正常

17-KS 正常或轻度升高

雌激素（正常女性水平）

另一种疾病，5-α-还原酶缺失（5-ARD）可以出现在核型为正常男性、表型为女性的患者中，其特征是缺乏将睾酮转化为双氢睾酮（DHT）的 5-α-还原酶。DHT 是在发育阶段发育成正常男性外生殖器需要的最主要雄激素，缺乏 DHT 男胎外生殖器发育成女性外观。5-ARD 患者可以表现为正常男性外生殖器、含混生殖器或正常女性外生殖器，其出生时具有睾丸和午非结构，但通常具有女性性特征。由于正常情况下米勒管抑制物由睾丸在胚胎时期产生，因而 5-ARD 患者缺少子宫和输卵管。通常这些患者按照女性长大，具有女性性特征。由于男性青春期的发育主要依赖睾酮而不是 DHT，因此，如果不切除性腺或使用阻断性药物，这些患者青春期时将出现男性化。青春期男性化形成成年期的性特征。表型为女性的患者同样为原发闭经。

5-ARD 患者通常能产生有活性的精子。女性外阴或性别含混的患者倾向于出现小阴蒂或小阴茎。该结构具有射精或勃起的能力，不具备性交能力的患者需要进行辅助生育。

# 十一、两性畸形：女性假两性人

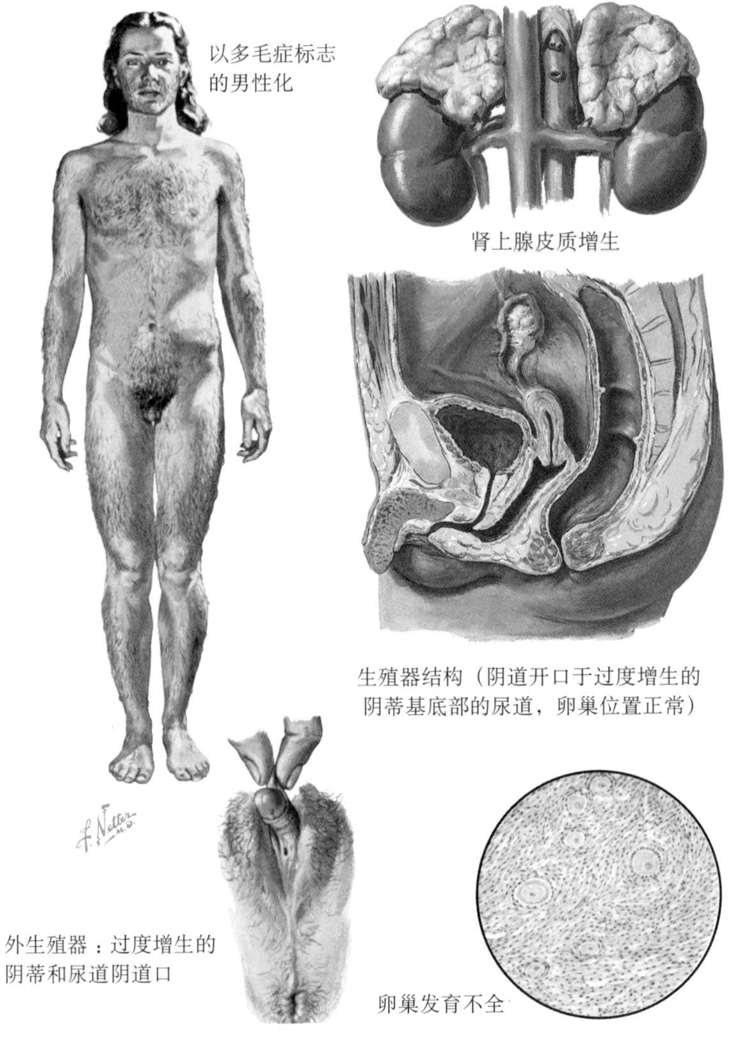


女性假两性人指具有卵巢、但外生殖器为男性的患者。这种性发育异常通常是激素混乱的结果。母体在妊娠期中的易感期使用雄激素或者使用高剂量的具有轻度雄激素作用的某种合成孕激素（孕酮），可以造成胚胎外生殖器男性化或第二性征男性化。用于治疗严重子宫内膜异位症的达那唑是孕烯炔醇酮的衍生物（17α-乙炔睾酮），其是一种具有轻度雄激素作用的性激素。目前在体外受精(IVF)方案中用于妊娠黄体支持和预防早产的孕激素是孕酮、17α-羟基己酸孕酮和地屈孕酮。孕 8 ~ 12 周激素暴露可出现一定程度的泌尿生殖褶融合和阴蒂增大（阴蒂肥大），出生时表现为外生殖器含混。如果在孕 12 周后发生激素暴露，则只出现阴蒂增大。阴蒂增大的女性异常生殖器能够完全消退，这些患者能够正常发育，并具有正常的生育能力。手术纠正阴唇阴囊融合是在需要时可以进行的相对简单的操作。阴蒂肥大的一个罕见病因是 Fraser 综合征，其特征性缺陷包括眼发育不良（隐眼），与可能影响皮肤上皮形成的 *FRAS1* 基因相关。

米勒管发育不全［Mayer-Rokitansky-Küster-Hauser (MRKH) 综合征］是一种以米勒管发育不全为特征的先天性畸形，出现子宫缺失和多种形式的阴道畸形。不同于其他两性畸形的是，MRKH 与男性化不相关，仅出现女性内生殖器缺失。这类女性患者以正常激素水平进入青春期，并发育第二性征，其特征为阴道缩短，可能出现性交困难和疼痛。检查发现宫颈、子宫和阴道完全或部分消失。患者可以通过 IVF 或代孕拥有遗传学后代。MRKH 是第二常见的闭经病因，患者常因为无月经来潮就诊发现。

造成女性性含混最常见的原因是先天性肾上腺增生（congenital adrenal hyperplasia，CAH），一种肾上腺产生异常升高的雄性化激素的内分泌异常。在染色体为女性的患者中，这种疾病可产生轻度男性化（阴蒂肥大）到极具男子气。CAH 涉及一系列介导胆固醇（类固醇）产生皮质醇的酶发生突变的常染色体隐性遗传疾病。大部分病例出现性激素产生过多或缺乏，其中 95% 是 21- 羟化酶缺失导致的。除生殖器含混外，还可以出现由于盐消耗造成的呕吐、提早出现阴毛和儿童期快速生长、早发青春期或青春期障碍，第二性征男性化或青春期月经不规则、无排卵造成的不孕和高血压。

最常见的形式是阴道终止在尿道后部，少见的情况是阴道在会阴开口、尿道口位于阴道前壁。充分发育的阴蒂尿道通常位于阴茎基底部、两个突起的类似分成两半阴囊的大阴唇中间。触诊可扪及超雄作用导致的小（发育不全）子宫和附件。

此外，还可以出现多种第二性征，如肌肉显著生长形成短小结实或魁梧的身材、充分发育的男性外貌。身材的生长在早期加速而骨骺提早闭合，形成骨龄提前，身高低于平均成年人水平。其他男性化的第二性征包括面部、躯干、四肢显著多毛，嗓音低沉，甲状软骨突出。乳腺发育，无月经来潮。男性化的征象通常在 2 岁时开始显现，逐渐明显。尿液中含有异常升高的 17 酮类固醇。肾上腺皮质肿瘤也可以导致第二性征男性化，但肿瘤在出生后出现，此时已经不能引起生殖器含混。皮质醇的释放可以抑制垂体分泌 ACTH，降低增生的肾上腺皮质活性。这种降低很难在肾上腺皮质肿瘤患者中出现，有助于鉴别诊断。患者需要终身使用皮质醇样药物，有些需要进行性矫正手术。疾病控制良好时有生育的可能。

（尚　鹎　刘朝晖　译）

# 第 2 章

# 阴茎和男性会阴

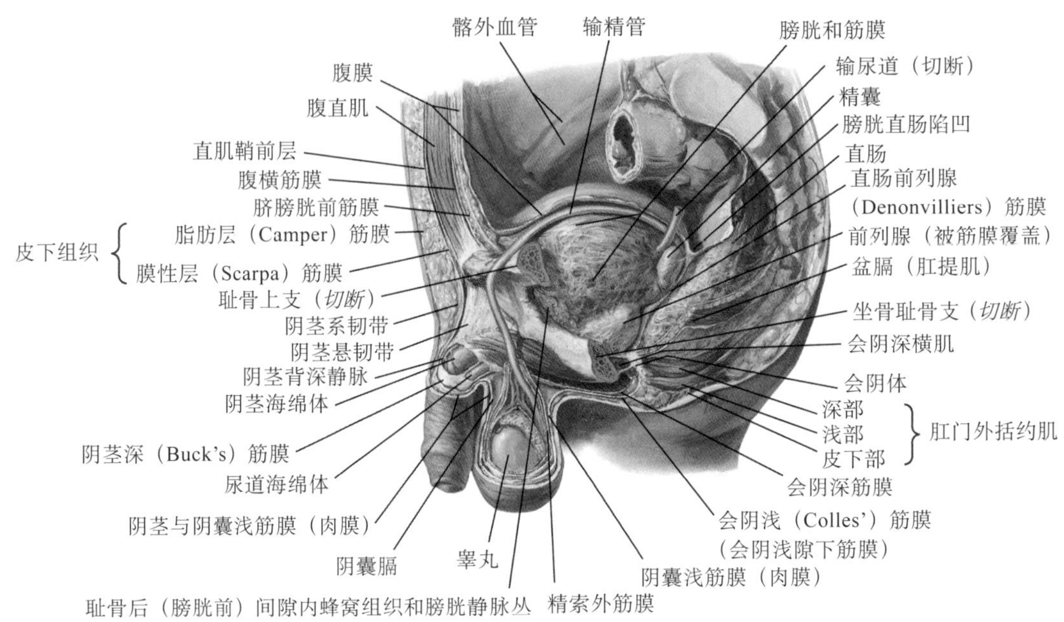


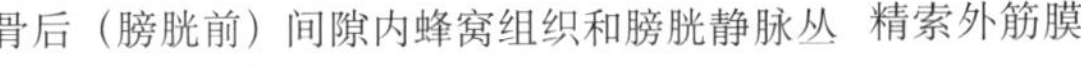


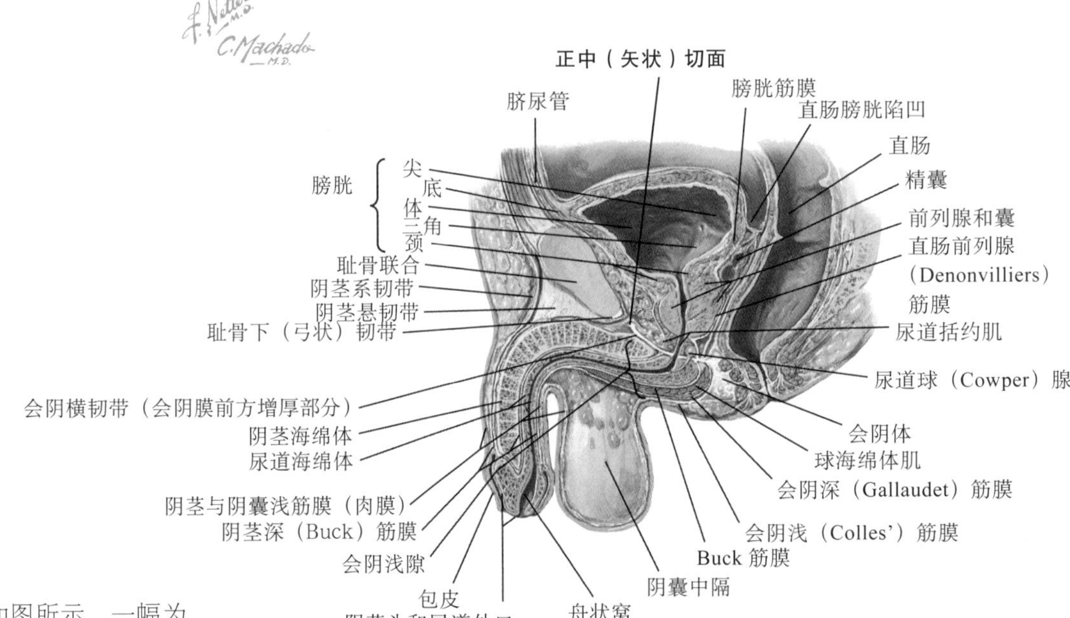


## 一、盆腔结构

男性盆腔结构如图所示，一幅为旁正中位的矢状切面，另一幅为正中位的矢状切面。另一图展示了从*膀胱*至*阴茎末尿道口*的*尿道*完整走行，它通过了*前列腺*和*尿生殖膈*。在旁正中视角，部分骨盆骨骼如髂骨和坐骨已经移除，但左侧*耻骨支*和*坐骨下支*都有显示。软组织部分从旁中线切面视图可以看到*输精管*的走行，起源于阴囊，上升越过耻骨上支，最终至膀胱后表面，越过双侧输尿管（小桥流水）。膀胱作为一个中空的肌性器官，具有多种方向走行的肌纤维，像毛线球一样，可以在*排尿*时实现一致的向心收缩。旁中线视图也显示了所有男性尿生殖器官存在于腹腔外、*腹膜后间隙*，上方表面有腹膜覆盖。两幅图均描述了坐骨海面体肌和球海绵体肌的联系和走行，展示了阴茎系韧带和阴茎悬韧带。

详细的解剖将在其他部分讨论。然而，膀胱下的前列腺和成对的*精囊*结构均在此得到很好展示。腹膜外的位于前列腺膀胱前表面和耻骨联合后方的*任氏间隙*也很好显示。这一腹膜外的潜在间隙中包含了静脉、结缔组织、神经、淋巴组织，下界为尿生殖膈的上表面。前列腺和精囊后表面与*直肠前壁*间被一层明确的纤维组织层（*狄氏筋膜*）分隔，此筋膜覆盖了从*尖部*开始的前列腺后表面，*直肠膀胱陷凹*上覆盖精囊表面。*狄氏筋膜*是手术过程中的重要标记，包括前列腺切除或从前列腺表面分离开直肠肠壁。

尿生殖区的筋膜具有不可忽视的临床意义，它们在维持解剖结构、作为外科手术标记上具有重要作用，此外层面结构间形成的筋膜间隙可以控制渗出物、恶性肿瘤、血或尿液溢出的速度。在下方图片中，这些筋膜层被详细展示。

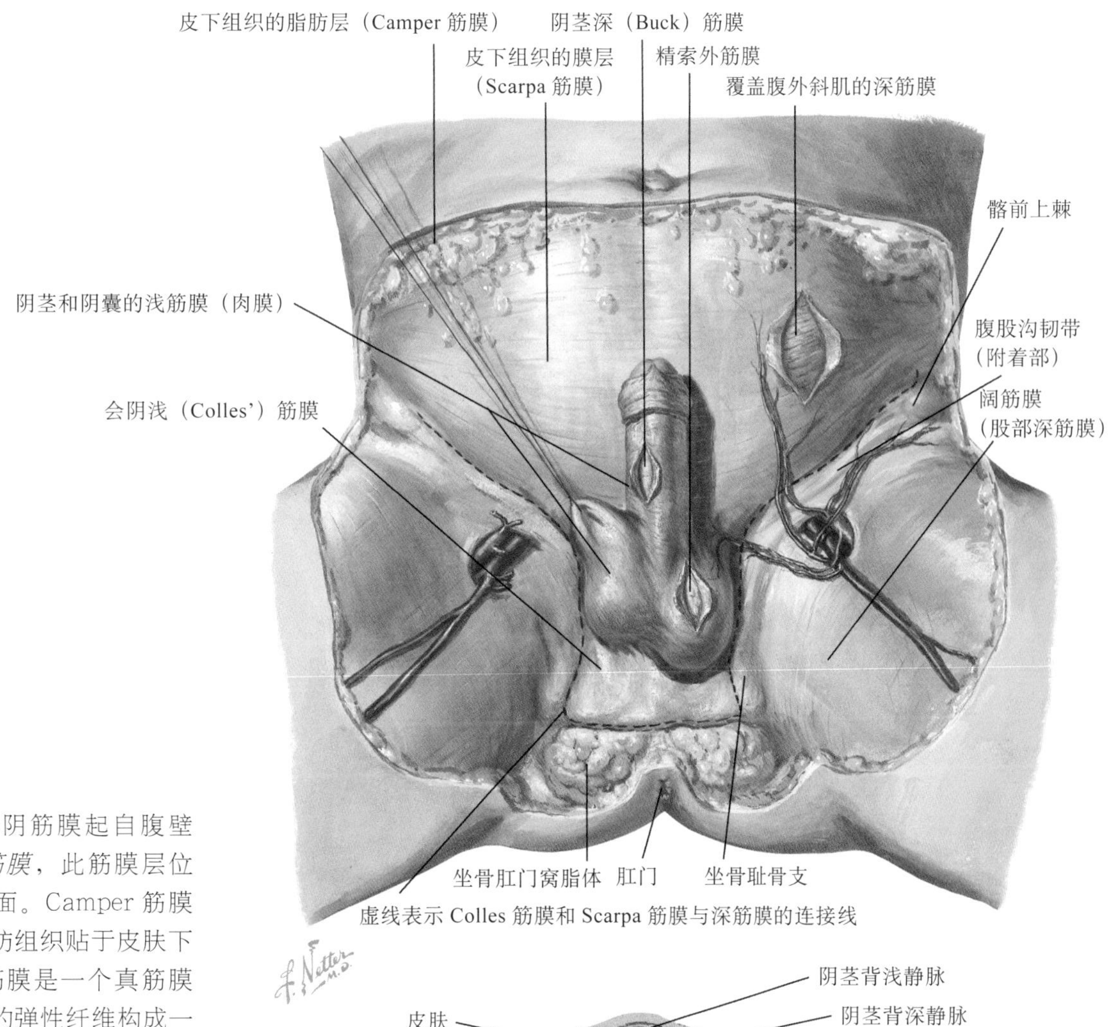


皮肤
肉膜
阴茎深（Buck）筋膜
阴茎海绵体白膜
深筋膜的海绵体间隔
尿道
阴茎背浅静脉
阴茎背深静脉
阴茎外侧浅静膜
阴茎背动脉和神经
阴茎海绵体
阴茎深动脉
尿道海绵体
阴茎海绵体白膜

**阴茎体横断面**

## 二、浅筋膜层

皮下阴囊和会阴筋膜起自腹壁表层筋膜*Scarpa 筋膜*，此筋膜层位于*Camper 筋膜*深面。Camper 筋膜作为一层疏松的脂肪组织贴于皮肤下方。腹部 Scarpa 筋膜是一个真筋膜层，是主要由淡黄的弹性纤维构成一个连续的跨越下腹部的膜状结构。在上腹部，此筋膜则不能被定义为明确的膜状结构，因其与上腹部普通的表层筋膜相混合。在下腹部的侧面，Scarpa 筋膜与*Poupart 韧带*或大腿上部的此韧带下方的*阔筋膜*相连。Scarpa 筋膜绕过腹股沟管外环，向下经阴茎和阴囊至会阴，在会阴区与*尿生殖膈*后下缘相融合。在会阴区，此筋膜侧方与耻骨下支和坐骨上支相连，称作*Colles 筋膜*。因此筋膜围绕阴茎基底部，它接受从阴茎背侧向耻骨联合走行的纤维，形成*悬韧带*。在阴囊，此筋膜因有平滑肌纤维加强而被称作*阴囊肉膜*。

因此，在皮肤深部存在连续的浅筋膜层，从下腹部开始，向下包绕阴茎、阴囊和会阴前半部分。在此筋膜下方是一个潜在的腔隙，液体和分泌物可以在此聚集并且沿着分隔蔓延，在筋膜固定点可致渗出、感染或以形成蝴蝶状变色为特征的脉管外累及。尽管这些分泌物可以自由沿着前腹壁扩展至锁骨，但在未渗透此层筋膜时并不常突破下界。

在阴囊中线，阴囊肉膜的反转形成了*阴囊分隔*，将阴囊腔分隔为两半。解剖学家按照 Colles 筋膜是否向更深处延伸来定义是否存在 Colles 筋膜*主叶*。它越过阴囊腔顶部，形成顶棚结构并且将其从尿生殖囊顶部分离。从*尿道球部*渗出的尿液并不常进入阴囊腔，除非此 Colles 筋膜主叶破损或尿液渗透穿过此结构。然而，在某些人中该筋膜可能存在横向裂缝样开口，此时尿液可进入阴囊。

因 Colles 筋膜主叶靠近阴囊腔上部，它在靠近阴囊前缘处分隔阴囊并且可有部分筋膜延伸至阴囊内（见专题 2-3）。筋膜深层向后走行，深至*球海绵体肌*，会阴区的 Colles 筋膜主叶完全位于球海绵体肌和*坐骨海绵体*肌的表面。Colles 筋膜深叶位于球海绵体肌深方，与浅叶或主叶形成球海绵体肌分隔。

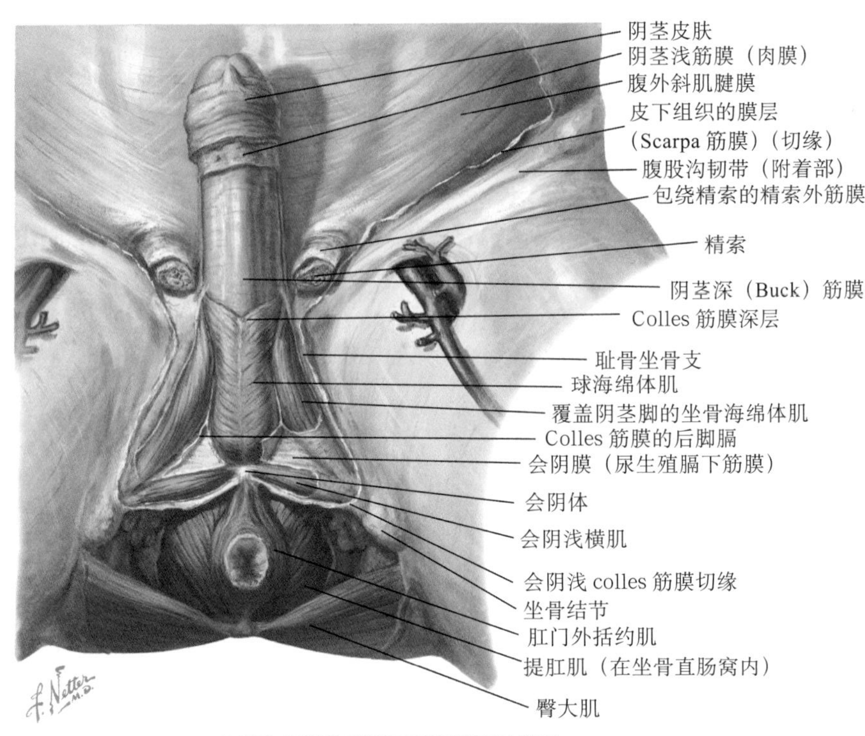


会阴和尿道的筋膜层垂直截面示意图

## 三、深筋膜层

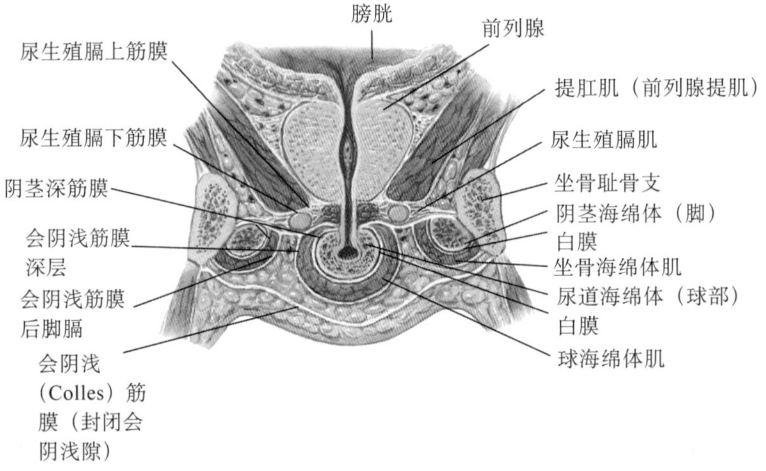


在 *Colles 筋膜*下方的尿生殖三角内存在一个潜在的腔隙，称为*会阴浅间隙*。此间隙深方被*尿生殖膈下筋膜*包围，内有*球海绵体肌*、坐骨海绵体肌和*会阴浅横肌*。此外，*尿道海绵体*球部和*阴茎海绵体脚部*可在此观察到。在此三角区基底中央是*会阴体*、会阴浅间隙和后方相邻的*臀三角*肌肉融合处。

阴茎的深层筋膜（*Buck* 筋膜）是一个独特的结构，它位于 *Colles 筋膜*或叫*浅层肉膜*的深部。*Buck 筋膜*坚韧、致密，呈白色。它作为一个强韧的管状纤维包膜覆盖全部阴茎，与下方直接覆盖成对阴茎海绵体的阴茎*白膜*相邻（见专题 2-2）。Buck 筋膜与覆盖阴茎海绵体和尿道海绵体的白膜不同，尽管二者并不存在易分辨的间隙。靠近每一个海绵体基底部，Buck 筋膜因与白膜融合而逐渐变得不易于分辨。在此处，它与连于*耻骨联合*的阴茎*悬韧带*相连（见专题 2-1）。

Buck 筋膜远端起自阴茎冠状沟并且形成横向的*海绵体间分隔*，将阴茎海绵体分为两部分：背部成对的阴茎海绵体和前侧的尿道海绵体（见专题 2-2，横截面图）。在会阴区，此筋膜通过覆盖 3 个海绵体脚而形成 3 部分。Buck 筋膜覆盖成对的阴茎背侧动脉和神经以及背深静脉（见专题 2-2，横截面图）。在会阴区，Buck 筋膜位于反折的深层 Colles 筋膜下方，包含了球海绵体肌和坐骨海绵体肌（见专题 2-1）。

观察本页横截面图，部分 *Colles 筋膜*（*脚部分隔*）延伸至覆盖球海绵体肌和包括脚部在内的坐骨海绵体肌外表面。如上图所示脚部分隔的切缘围绕坐骨海绵体肌。Colles 筋膜的深层在球海绵体肌远端下方向后延伸也展示在图中。在此处 Colles 筋膜深层也向后沿着阴茎脚和尿道海绵体转向后方。此反折层围绕脚部与 Buck 筋膜相混合。

因此，在尿生殖三角，4 层筋膜覆盖球状海绵体和尿道。第 1 层由 *Colles 筋膜会阴层*延伸至球海绵体肌所构成，第 2 层是 *Colles 筋膜*向球海绵体肌下方*延续的深层结构*，第 3 层是 Buck 筋膜，第 4 层是白膜。仅有 3 层筋膜覆盖全部阴茎脚：覆盖坐骨海绵体肌的*浅层 Colles 筋膜*，此肌肉下方的 Buck 筋膜，以及在白膜表面，与 Buck 筋膜融合的 Colles 筋膜深反折层。

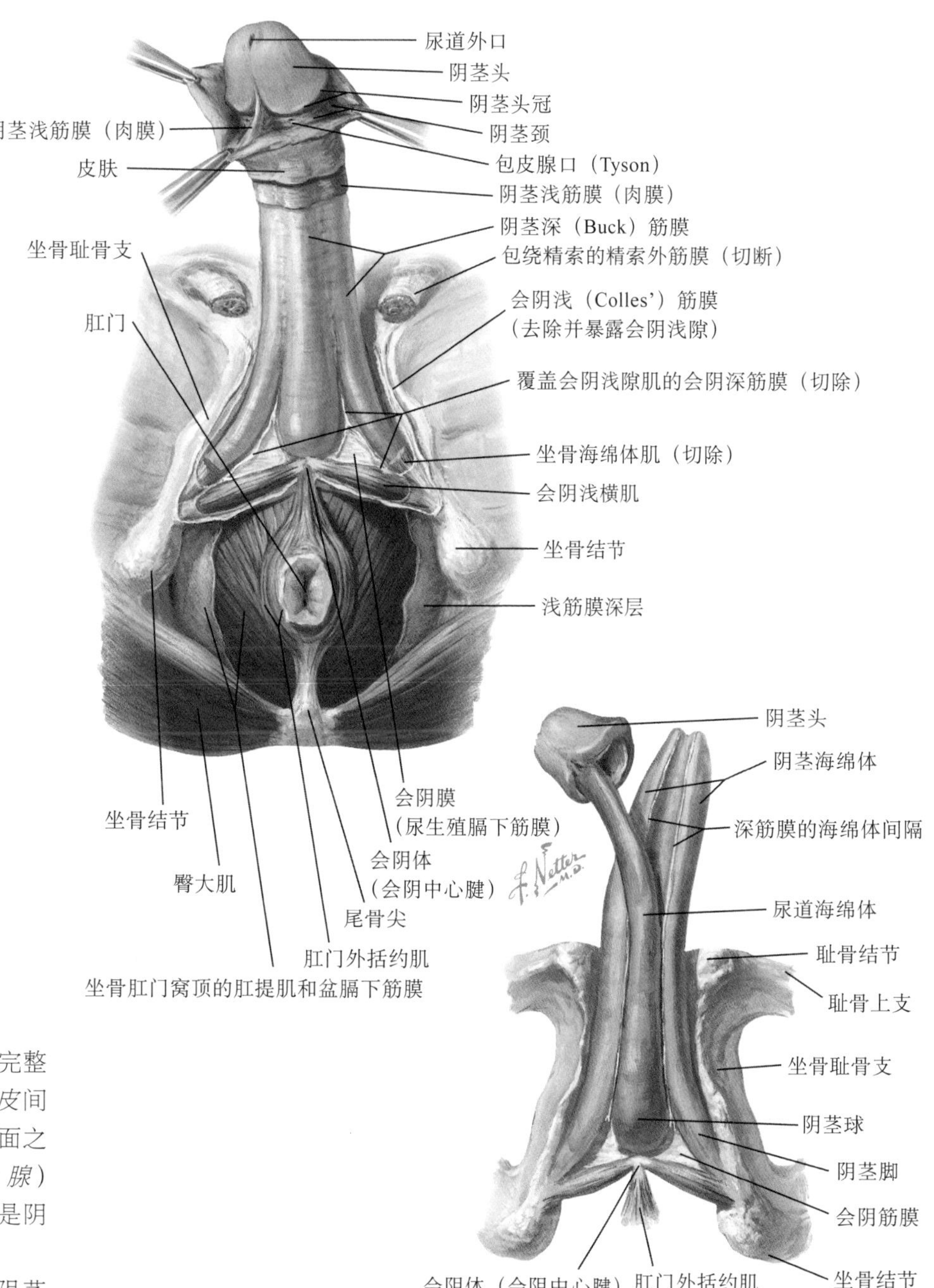


## 四、阴茎筋膜和结构

在此视野中，阴茎远端得到完整显示，包括*阴茎头*、*系带*和与*包皮*间的关系。在阴茎*头冠*与包皮内表面之间的冠状沟内有*包皮腺*（*Tyson 腺*）开口，此腺体可分泌油脂状物，是阴垢的主要成分。

将 *Colles 筋膜*深层和覆盖阴茎体及阴茎脚的球海绵体肌和坐骨海面体肌移开后，Buck 筋膜的真实范围得到显示（见专题 2-3）。除了覆盖尿道海绵体和脚部外，Buck 筋膜将尿道海绵体的球部和双脚固定在*坐骨下支*的耻骨和*尿生殖膈*上。在尿生殖膈后方插入点移除 Colles 筋膜就可以暴露*会阴深横肌*（见专题 2-5）。延伸在球海绵体肌和坐骨海绵体肌之间的 Colles 筋膜脚隔将这部分会阴分割成三部分。*会阴体*是双侧会阴浅横肌和肛门外括约肌前部纤维的附着点。在浅筋膜深层之下是*肛门三角*。这是*盆膈*中较大的部分，包括了*肛提肌*和*坐骨直肠窝*。

专题 2-4 下中，阴茎表面的 Buck 筋膜已经被移除，展示了*尿道海绵体*。尿道海绵体包括尿道和疏松的阴茎头海绵体。阴茎头海绵体像一个帽子戴在*阴茎海绵体*结合部的前端。因此，一对阴茎海绵体在距阴茎前端 1～2 cm 处逐渐消失。在治疗缺血导致的*阴茎持续勃起症*时，可以通过手术使阴茎头海绵体与阴茎海绵体远端相通，将阴茎海绵体内的血液与尿道海绵体混合。在尿道海绵体顶部和阴茎海绵体残端之间存在 Buck 筋膜的*海绵体间隔*（见专题 2-2 的横断面图）。

在 Buck 筋膜下，每一侧阴茎海绵体脚都与耻骨和*坐骨*支紧紧固定。海绵体被厚而坚固的纤维被膜（*白膜*）包裹。白膜包括*深层*和*浅层*纤维。浅层纤维纵向走行并连接双侧海绵体，但是深层纤维呈环形走行并在双侧海绵体临近时形成隔膜。接近阴茎末端时，此隔膜不再完整，允许双侧海绵体在远端互相沟通。

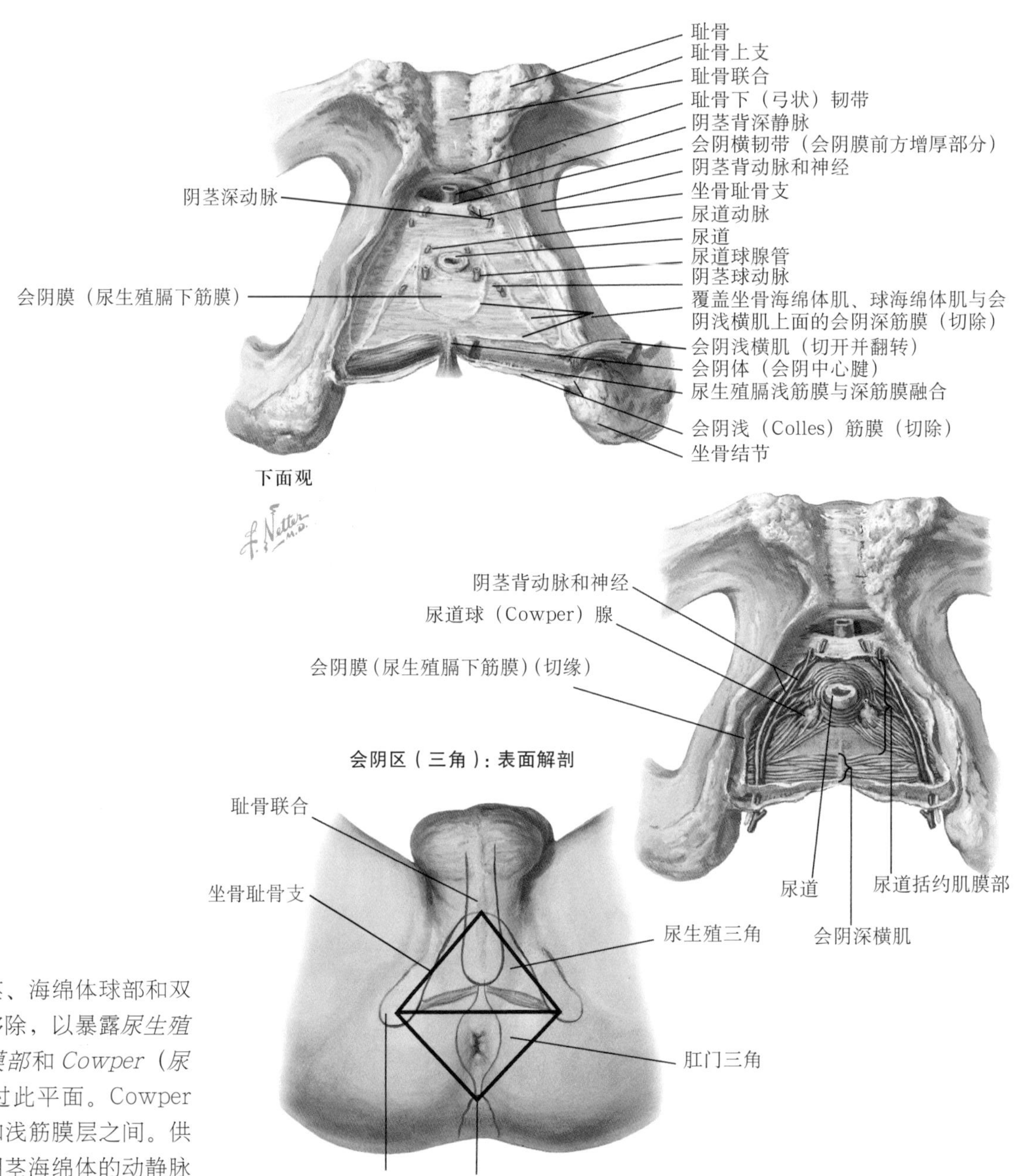


## 五、尿生殖膈

在上图，阴茎、海绵体球部和双海绵体脚已经被移除，以暴露*尿生殖膈*下平面。*尿道膜部*和 Cowper（*尿道球*）*腺*导管穿过此平面。Cowper 腺位于下筋膜层和浅筋膜层之间。供应尿道海绵体和阴茎海绵体的动静脉和支配神经也穿过尿生殖膈的下筋膜层。回流阴茎和海绵体血液的*阴茎背深静脉*通过盆腔*横韧带*上的孔穿过尿生殖膈。盆腔横韧带由尿生殖膈浅层和下层筋膜层融合而成。尿道在通过尿生殖膈后，在尿道海绵体背侧潜入并位于其中。

在中图，尿生殖膈下层筋膜已经被移除。暴露出位于膜间的 Cowper（尿道球）腺和*会阴深横肌*。会阴深横肌位于尿道浅层和下层筋膜之间。前方此肌纤维环绕在*尿道膜部*周围，称作*尿道膜部括约肌*。如果在根治性前列腺切除术时，损伤此肌肉或支配神经会导致尿失禁。

球海绵体、坐骨海绵体和会阴横肌位于*会阴浅层*中（见专题 2-3）。球海绵体肌包裹了阴茎海绵体后部（球部），它的前方纤维包绕了尿道海绵体和双侧阴茎海绵体（见专题 2-3）。它起自*会阴体*并在中线上形成*中缝*。它在排尿时帮助尿道排空并帮助阴茎勃起。

一对纺锤形的坐骨海绵体肌起自*坐骨结节*和*坐骨耻骨支*的内表面。它们覆盖并插入阴茎脚。在按压阴茎脚时，它们可以产生勃起。

会阴浅横肌是起自下、前方坐骨结节的菲薄的肌片。它横向走行并插入中央的会阴体。在此，它们与*肛门外浅括约肌*混合（见专题 2-4）。*阴部神经*的*会阴*支支配这些会阴的肌肉。

在下图显示了将会阴分成前方*尿生殖三角*和后方*肛门三角*的相对解剖标记物。两三角共用*耻骨结节*间的底边。这个底边与会阴横肌的走行平行。尿生殖三角的顶端是*耻骨联合*前方，而肛门三角的顶端是尾椎尖后方。泌尿外科的经会阴根治性前列腺切除术就需要通过肛门三角来完成。

左旁正中切面：侧面观

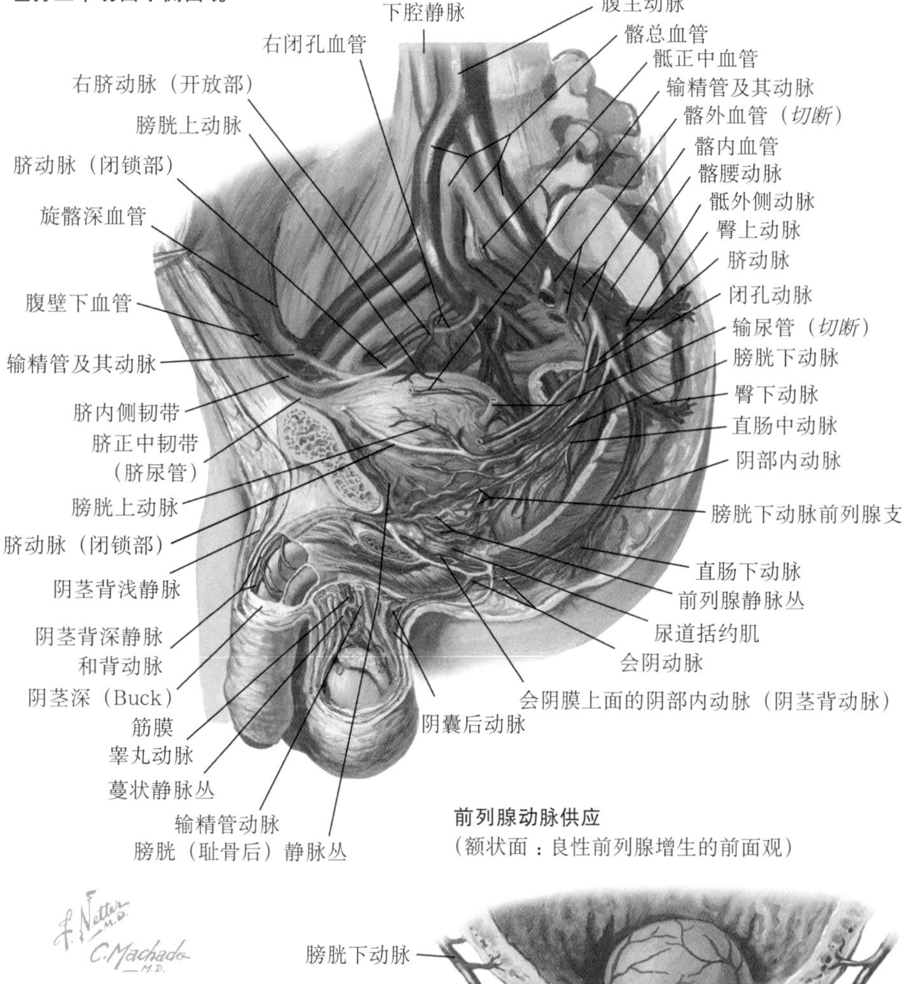

前列腺动脉供应
（额状面：良性前列腺增生的前面观）

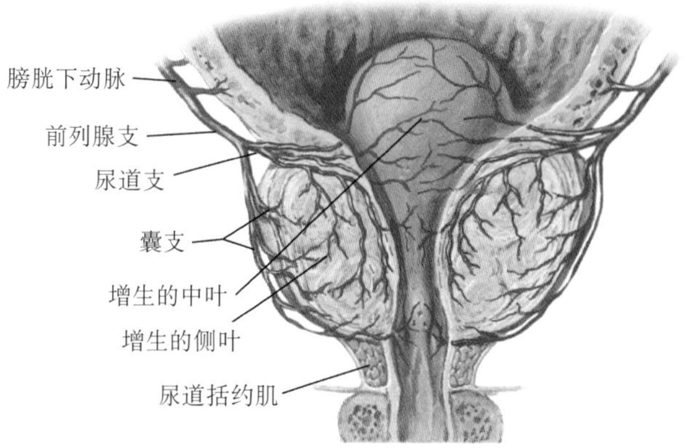

## 六、盆腔的血液供应

髂内（下腹壁）动脉供应大部分盆壁和盆腔器官。由于变异，这些动脉被分成两组主要分支。前支发出如下分支：闭孔动脉、臀下动脉、脐动脉、膀胱上动脉、膀胱中动脉、膀胱下动脉以及供应外生殖器的阴部内动脉。

盆腔的血液供应来自于双侧的各三支动脉并彼此汇合。起自脐动脉的膀胱上动脉供给膀胱顶部。起自髂内动脉或膀胱上动脉分支的膀胱中动脉供给膀胱底部和精囊。作为直肠中动脉的主要分支之一，膀胱下动脉供应膀胱下部、精囊和前列腺。输精管动脉可以源自膀胱上动脉或膀胱下动脉。

阴部内动脉与来自髂内或腹部下动脉的臀动脉伴行，供给外生殖器。血管向下走行并在前方达到梨状肌下缘，坐骨大孔的下部，出盆腔。在这个区域内，阴部内动脉在臀大肌覆盖下的坐骨神经旁走行。此动脉穿过坐骨大孔并进入会阴，最终分成会阴动脉、阴茎深（海绵体）动脉和阴茎背动脉。长期使用自行车会损伤此动脉的阴部内 - 会阴段并导致血管性的勃起功能障碍。在动脉进入会阴后，它向上走行于坐骨直肠窝（Alcock 管）外侧壁并发出直肠下动脉。

前列腺的血供在外科上与“保留神经”的根治性前列腺切除术相关。这种手术尝试分辨并避免损伤保护勃起功能的神经和血管。前列腺的血供来自膀胱下动脉（髂内动脉分支）。直肠中动脉和阴部内动脉也向前列腺尖部发出小分支。在前列腺内部可以见到两组动脉。内组或尿道组供给接近 1/3 的前列腺、尿道和精阜。这些血管在前列腺膀胱连接处穿透前列腺被膜并发出分支进入和供给前列腺外侧叶（用一例前列腺增生的病例来说明）。在腺体内部，它们垂直走向并在膀胱颈左侧七到十一点钟和右侧一到五点处（在膀胱镜内观察）达到尿道腔。在动脉通过这些位置后，它们转向远端并与尿道下的黏膜平行走行，供给前列腺尿道并分支到前列腺组织中。

外侧或包膜动脉组供给 2/3 的前列腺组织。这些血管沿前列腺后外侧走行，在前列腺切除术中可以被辨认，并向腹侧和背侧发出分支供给腺体的外表面。很多分支进入前列腺包膜并与尿道组轻度融合。在前列腺尖部，被膜动脉组向内穿透并供给尿道和前列腺精阜部。

前列腺的静脉血经过耻骨前列腺和膀胱前列腺（阴部）静脉丛回流入膀胱和腹壁下静脉。这种静脉丛在耻骨后、膀胱腹侧和前列腺蔓延，接受阴茎背深静脉和大量前列腺静脉以形成前列腺被膜外的 Santorini 耻骨后静脉丛。在根治性前列腺切除术时，控制静脉丛是减少出血的关键。

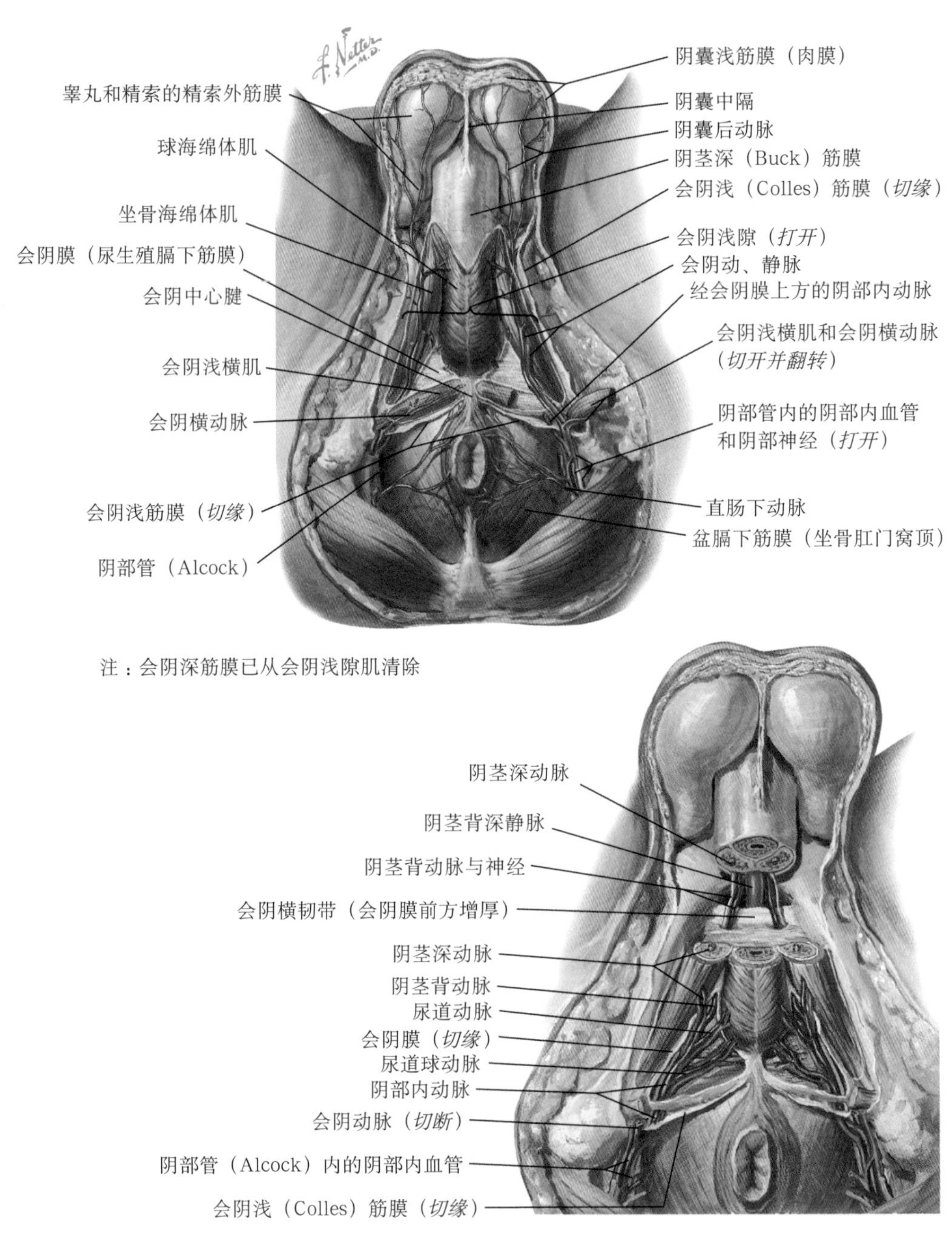


## 七、会阴的血液供应

在 Alcock 管出现后，阴部内动脉发出许多分支。一个是会阴动脉，在会阴的 Colles 筋膜下向前上方走行，在会阴浅横肌上方或下方。这支血管供应尿生殖膈的浅层结构并发出小分支，横向穿过会阴（横向会阴动脉）与对侧动脉融合。会阴动脉在耻骨弓下方继续向前，并供给双侧坐骨海绵体和球海绵体肌。它也向后阴囊表面发出分支。

这些深层或阴茎的海绵体动脉穿过尿生殖膈的下层，斜行进入双侧阴茎脚，并在阴茎海绵体中央走向远端。通常用超声来评估勃起功能障碍的动脉血流情况。阴茎背侧动脉穿入尿生殖膈的下筋膜，就在盆腔横韧带的下方（见专题 2-5），在它横过阴茎悬韧带并在阴茎背侧 Buck 筋膜下向前走行，终止于包皮和阴茎头。成对的阴茎背动脉位于单一的阴茎背静脉和成对的背神经之间。背动脉向下发出分支，通过阴茎白膜进入阴茎海绵体，与海绵体动脉分支汇合。

总体来说，供应内外生殖器的动脉有同名静脉伴行，但是阴茎背动脉例外。皮下背静脉（中部和外侧）接受包皮静脉属支，从远端向耻骨联合走行，终止于阴部外浅静脉，最终汇入股静脉。单支阴茎背深静脉起自阴茎头后槽并回流尿道海绵体和阴茎头的血液。它向后走行于双侧海绵体间的沟中，在两层悬韧带间进入阴茎基底（见专题 2-6）。随后它通过耻骨弓韧带和盆腔横韧带前缘的管（见专题 2-5）。然后背深静脉分支汇入前列腺静脉丛。此薄壁静脉丛与来自膀胱和直肠的类似静脉丛属支相互融合。最终进入髂内静脉。

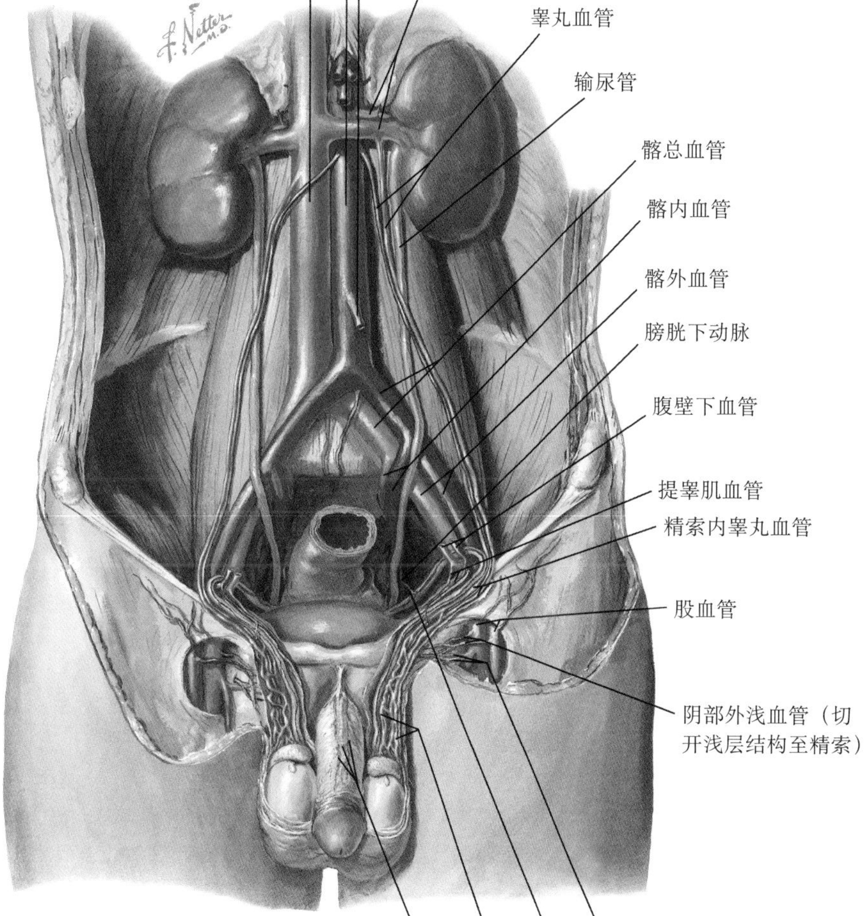

## 八、睾丸的血液供应

精索内动脉起自肾动脉下方的腹主动脉。胚胎学上，睾丸位于第二腰椎旁，并在出生后一周降入阴囊的过程中仍获得血液供应。精索内动脉进入内环口上方的精索并伴行于睾丸静脉（蔓状静脉丛）旁，进入睾丸纵隔。在阴囊蔓状静脉丛下方，精索动脉高度卷曲并在进入睾丸前发出分支。由于精索内动脉与输精管动脉间有广泛的内部联系，即使去除精索内动脉后也可以保证睾丸的生育能力。单支睾丸动脉占 56%，两支的占 31%，三支或更多的占 13%。对于那些单支睾丸动脉的患者，阻断睾丸动脉会导致睾丸萎缩。睾丸动脉穿过睾丸白膜并于后方表面向下走行，穿入间质。各支到输精管的动脉被称作离心动脉，在管间的间隔内走行。离心动脉的分支进一步组装成管间和管周的毛细血管。

输精管动脉起源于膀胱下动脉或膀胱上动脉（见专题 2-6），它供应输精管和附睾的尾部。精索内动脉和输精管动脉在靠近睾丸处汇合。第三支动脉起源于腹壁下动脉的外精索动脉（提睾肌动脉），向外穿出腹股沟内环到达精索。外精索动脉在鞘膜外面形成了一个网状物，与精索内动脉和输精管动脉在睾丸纵隔处汇合。外精索动脉还形成吻合支来供应阴囊壁。

发自睾丸纵隔的精索静脉组成了广泛的蔓状静脉丛。这些静脉逐渐汇合，大约在 60% 的情况下，会在腹股沟管内形成单独的一个静脉干。蔓状静脉丛由三组静脉汇合而成：①从睾丸来源的精索内静脉，与精索动脉伴行到达腔静脉；②输精管静脉伴随输精管到达盆腔静脉；③外精索（提睾肌）静脉沿着精索后缘走行。外精索静脉回流至深、浅腹壁下静脉，然后回流到阴部外浅静脉和阴部深静脉。这些静脉走行的路线与回到睾丸的血流所行路线相同。

右侧的精索内静脉在右侧肾静脉下方斜行注入下腔静脉，而左侧精索内静脉以直角注入左侧肾静脉。左侧精索内静脉没有静脉瓣。95% 的精索静脉曲张发生于左侧的原因源于这种静脉回流方式的差异，而因为腹腔内压力增高所导致的静脉回流阻力增大所占的比例较小。

当精索静脉曲张形成时，精索内静脉的血液逆流。精索静脉结扎术就是结扎除输精管静脉以外的所有静脉，以改善静脉曲张、缓解疼痛或改善睾丸功能。输精管静脉提供了足够的回流通路。经腹膜后通路（帕罗莫式或腹腔镜式）的术式治疗精索静脉曲张后复发率比经腹股沟或腹股沟下的术式要高。因为后者在远端更完全地结扎了所有可疑的静脉。由于在腹肌沟下水平，蔓状静脉丛数目增多，而且睾丸动脉可能缺少充足的侧支供应，所以腹肌沟下水平精索静脉结扎术需要在显微镜下完成。

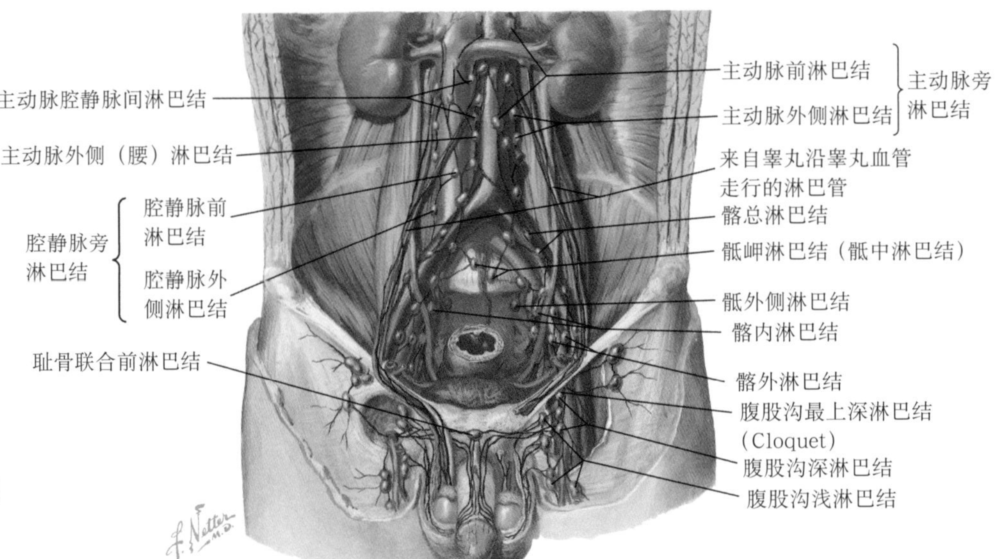


前列腺淋巴引流

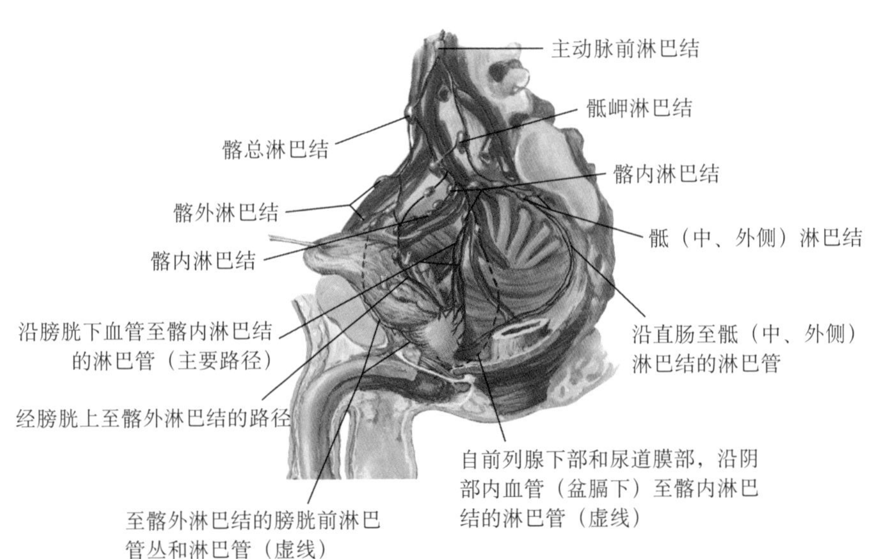


## 九、盆腔和生殖器的淋巴引流

阴囊皮肤有丰富的淋巴网络，它们与阴茎皮肤及包皮的淋巴相汇合。这些淋巴管向外终止于位于浅筋膜下皮下组织中的腹股沟浅淋巴结。这些淋巴结位于普帕尔韧带之下、大隐静脉之上。阴茎和阴囊皮肤的疾病可以进展到位于股阔筋膜下、股三角内、股管内侧的腹股沟深淋巴结。一些来自阴茎皮肤的淋巴可以回流到腹股沟下的位于隐静脉和股静脉汇合处的下方腹股沟深群淋巴结。这群淋巴结中的克洛凯或罗森穆勒淋巴结位于股管外侧。由于浅、深群淋巴结间的相互交通，对于阴茎癌的病人来说检查和切除所有浅群、深群淋巴结是非常重要的。

阴茎头的淋巴引流是沿着系带走行的。它们围绕冠状沟和阴茎背侧的双侧汇合血管，之后与 Buck 筋膜下的阴茎深背静脉伴行。这些淋巴管可能在穿越腹股沟和股管的时候并未穿过淋巴结，最终与位于髂外动脉周围和相应静脉前方的淋巴结相会。阴茎头淋巴可能终止于腹股沟深淋巴结和位于耻骨联合前面的耻骨前淋巴结。

尿道海绵体部的淋巴管沿着冠状沟外走行，与阴茎头的淋巴管伴行，或者穿过直肠的肌肉直接引流到髂外淋巴结。尿道球部和膜部的淋巴管引流伴随阴部内动脉走行，终止于髂内或腹壁下（闭孔）淋巴结，与髂内（下腹）动脉的分支相交，或者终止于髂外淋巴结。

前列腺部位丰富的淋巴和尿道前列腺部的淋巴一样，引流至髂外淋巴结。一些淋巴可能与膀胱下动脉伴行，并终止于髂内或腹壁下（闭孔）淋巴结。在怀疑前列腺癌局部转移时，这两组淋巴结群是经常被清扫的骶淋巴结。仍然有一些淋巴会绕直肠侧方，终止于骶骨凹里靠近骶孔的上缘和骶动脉中外侧的骶前和骶外淋巴结。由于前列腺淋巴引流的多变性，淋巴结清扫的主要目的是诊断而不是治疗。

附睾的淋巴管汇入输精管的淋巴管，一起终止于髂外淋巴结。因为睾丸的淋巴引流随着精索内静脉一起经过腹股沟管到达腹膜后腔隙，所以睾丸肿瘤的这些淋巴结转移意味着附睾可能受累。

睾丸的淋巴管在以一定角度过中线跨越输尿管的时候，来自不同侧的睾丸淋巴管分别终止于各自特定的腹膜后淋巴结。这些淋巴结分布在腔静脉及主动脉分叉处到肾动脉水平之间。右侧睾丸淋巴主要引流到右侧腔静脉旁淋巴结，包括腔静脉前、腔静脉后、腔静脉外和主动脉腔静脉间腹膜后淋巴结。左侧睾丸淋巴主要引流到左侧腔静脉旁淋巴结，包括主动脉前和主动脉后淋巴结。两侧睾丸之间的淋巴存在交通，所以当同侧淋巴结发生阻塞时可出现对侧转移。

## 十、会阴及生殖器的神经分布 1

泌尿生殖系统的器官接受自主和体神经的双重支配。自主神经的传入、传出冲动分布到器官、血管和平滑肌，其特征是存在外周突触。体神经的传入、传出冲动分布到骨骼肌。尽管这两类神经是由脊髓中共同的神经发出，但它们的走行和功能却差异很大。

自主神经系统又可进一步分为交感和副交感神经。交感神经的节前纤维存在于胸髓、腰髓，副交感神经的节前纤维起源于颅内和骶髓。这两类自主神经经过盆腔神经节，进而共同支配盆腔脏器。这种自主神经的分布在此以图表说明，本书中的其他部分将会详细描述各种解剖和功能结合。

副交感纤维发自骶髓 $S_2$ 和 $S_4$ 的前角。在穿过骶孔后，它们（勃起神经）到达盆腔（下腹下）神经丛，随着血管走行到内脏器官，包括降结肠、乙状结肠、直肠、膀胱、阴茎和外生殖器（见表格）。

交感纤维起源于胸腰段的脊髓（$T_{10}$—$L_2$）。它们下行穿过主动脉前丛和腹丛到达骶前区域，在中线形成一个独立的神经丛，通常稍低于主动脉分叉处，被称为上腹下神经丛。在此之下，许多下腹下神经丛的分支和起源于上腹下和下腹下两个神经丛的分支穿行至各盆腔脏器。这些肾上腺素能神经终止于分布到膀胱颈、前列腺、输精管和精囊的节后神经。它们主要与精子运行相关（见表格）。切除这个神经丛或者分离腹交感神经丛通常会引起这些器官的平滑肌的瘫痪。依据损伤程度不同，在临床上可以表现为逆行射精或完全性射精障碍。

支配阴茎的神经起源于体神经的阴部神经（$S_2$—$S_4$）和盆腔自主神经丛。阴部神经与阴部内动脉伴行横穿

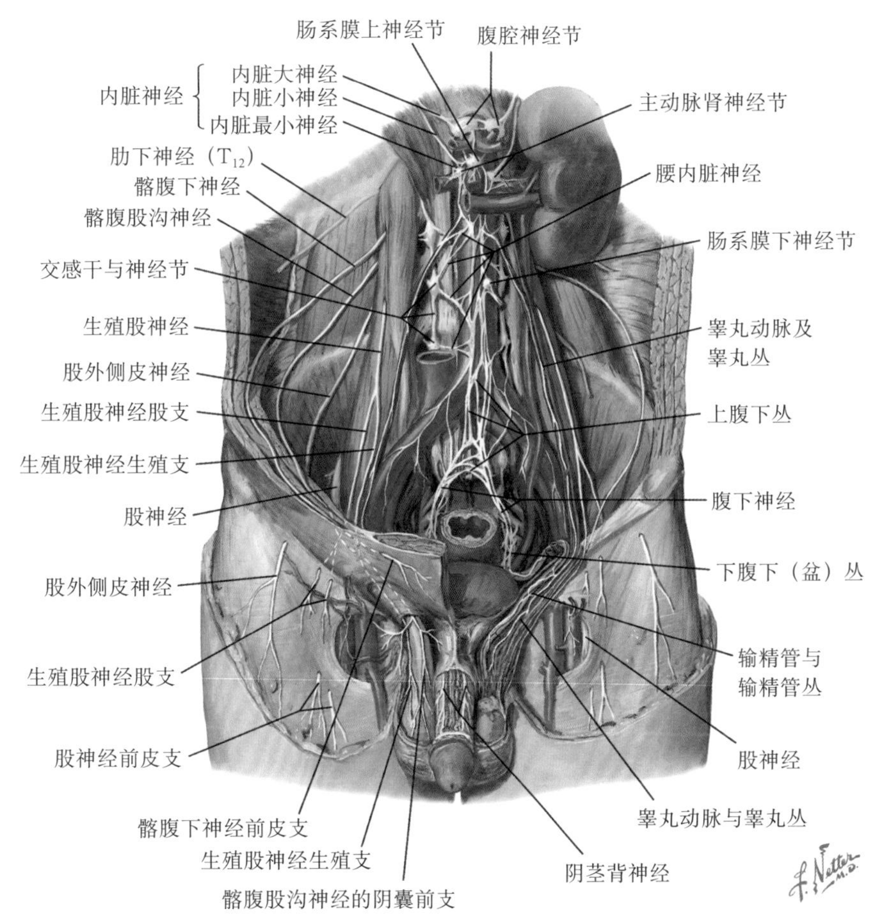


**泌尿生殖器官的自主神经刺激效应**

| 器官 | 交感刺激 | 副交感刺激 |
|---|---|---|
| **膀胱** | | |
| 逼尿肌 | （β）舒张（通常） | 收缩 |
| 三角区和括约肌 | （α）收缩 | 舒张 |
| **输尿管** | | |
| 蠕动和张力 | 增加（通常） | 增加（？） |
| **男性生殖器** | 射精 | 勃起 |

骨盆（见专题 2-6），其器官分布与血管供应的器官相同。会阴分支控制球海绵体肌和坐骨海绵体肌的运动功能，同时还支配包括尿道括约肌（外括约肌）的尿生殖膈肌肉。这些肌肉对于体神经控制射精时的精液排出非常重要。这些神经的感觉分支分布在阴茎皮肤（阴茎背神经）、会阴和阴囊背侧（见专题 2-11）。

盆腔自主神经丛发出的神经还分布在阴茎，并通过海绵体神经支配成对的海绵窦内的平滑肌、海绵体中央动脉和阴茎内的小动脉。因此，副交感神经系统可以控制海绵体血管充盈及阴茎的勃起（见表格）。

盆腔脏器的体神经来自 $T_{12}$—$S_4$ 神经组成的腰骶神经丛，如图左侧所示。髂腹下和髂腹股沟神经均源自 $L_1$ 并分出多个运动分支来支配腹壁肌肉，同时它们的感觉支分布于下腹部和生殖器皮肤。股外侧皮神经和生殖股神经起源于 $L_1$—$L_3$，负责股上部及生殖器侧方的感觉传入。生殖股神经生殖支支配提睾肌和阴囊的肉膜层，并且负责调控提睾肌反射。在睾丸扭转导致的精索肿胀时，提睾肌反射可消失。

## 十一、会阴及生殖器的神经分布 2

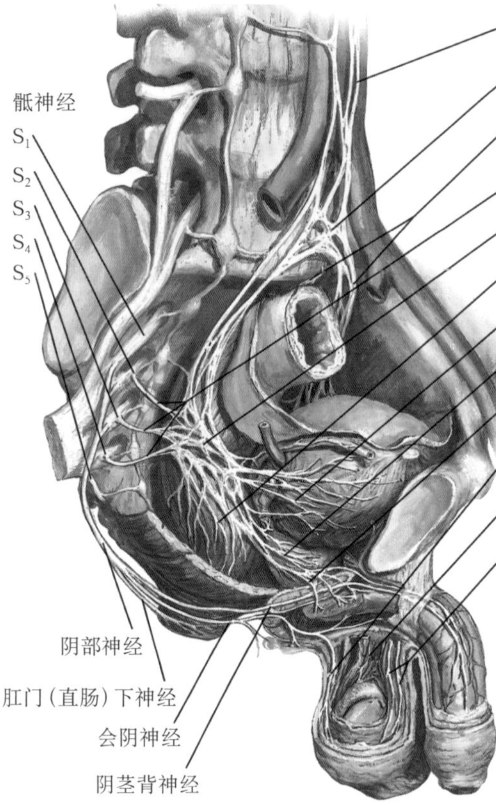

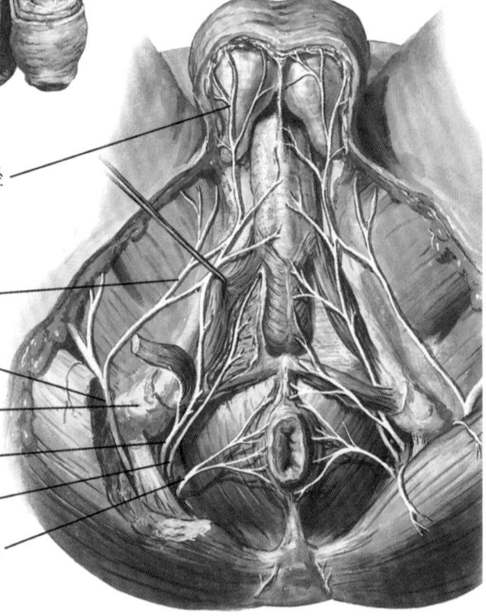

支配阴囊前壁的神经有髂腹股沟神经和腰神经的生殖股神经精索外分支。阴部内神经的会阴浅分支和股后皮神经分支一起共同支配阴囊后壁。阴囊肉膜的非横纹肌是由起自下腹神经丛的自主神经纤维支配的，它们与血管一同到达阴囊。由于神经支配的来源广泛而多变，故局部麻醉很难实现对整个阴囊的麻醉，这点与精索和睾丸不同。

支配精索、附睾、输精管和睾丸的神经沿着精索内动脉或输精管的走行到达这些器官（见专题 2-10）。三股神经汇聚于精索内，共同支配这些器官：第一，上精索神经穿至睾丸下壁，支配睾丸及相关结构，它起源于第 10 胸髓水平，与精索内动脉伴行，穿过主动脉前和肾神经丛；第二，起自上腹下神经丛的中精索神经在腹股沟内环口汇入输精管，主要支配输精管和附睾；第三，精索下神经发自下腹下神经丛，与输精管一同走行，也支配输精管和附睾。

在下图中，注意均起自阴部神经（*上图*）的会阴神经和阴茎背神经，它们正中走行至双侧坐骨结节。会阴动脉和阴茎的动脉与这些神经平行走行。这两支动脉都发自阴部内动脉（见专题 2-7）。最近的研究表明，当男性坐在标准的自行车座上时，会阴部所承受的压力是坐在椅子上所受压力的 8 倍，这会压迫会阴、阴茎背神经或会阴、阴茎背动脉，从而导致会阴部麻木和勃起异常。

球海绵体肌反射指当挤压阴茎头时肛门括约肌反应性收缩。这个反射由阴茎背神经（传入）介导，经过阴部神经，到达直肠下神经（传出）。它反映了脊髓节段 $S_2$—$S_4$ 的完整性。在脊髓损伤的病例中，球海绵体肌反射的消失证明了持续的脊髓休克或者该反射对应节段 $S_2$—$S_4$ 的损伤（马尾损伤）。同样的，球海绵体肌反射的恢复标志是脊髓休克结束。

阴囊区的牵涉痛具有的一定临床意义。总体来说，睾丸、附睾、鞘膜的刺激可以引起局部的疼痛，疼痛可放射至腹股沟内环上方的下腹部。阴囊疼痛很可能是由生殖股神经生殖支（外精索支）传导的。睾丸的牵涉痛可能因腹膜后睾丸起源部位的刺激而由精索上神经传导过来。由于睾丸、肾和肾盂的自主神经均来自肾动脉附近的主动脉前自主神经丛，因此肾结石引起的疼痛可以放射至阴囊。当邻近输尿管上段的生殖股神经受到刺激时也会产生阴囊牵涉痛。

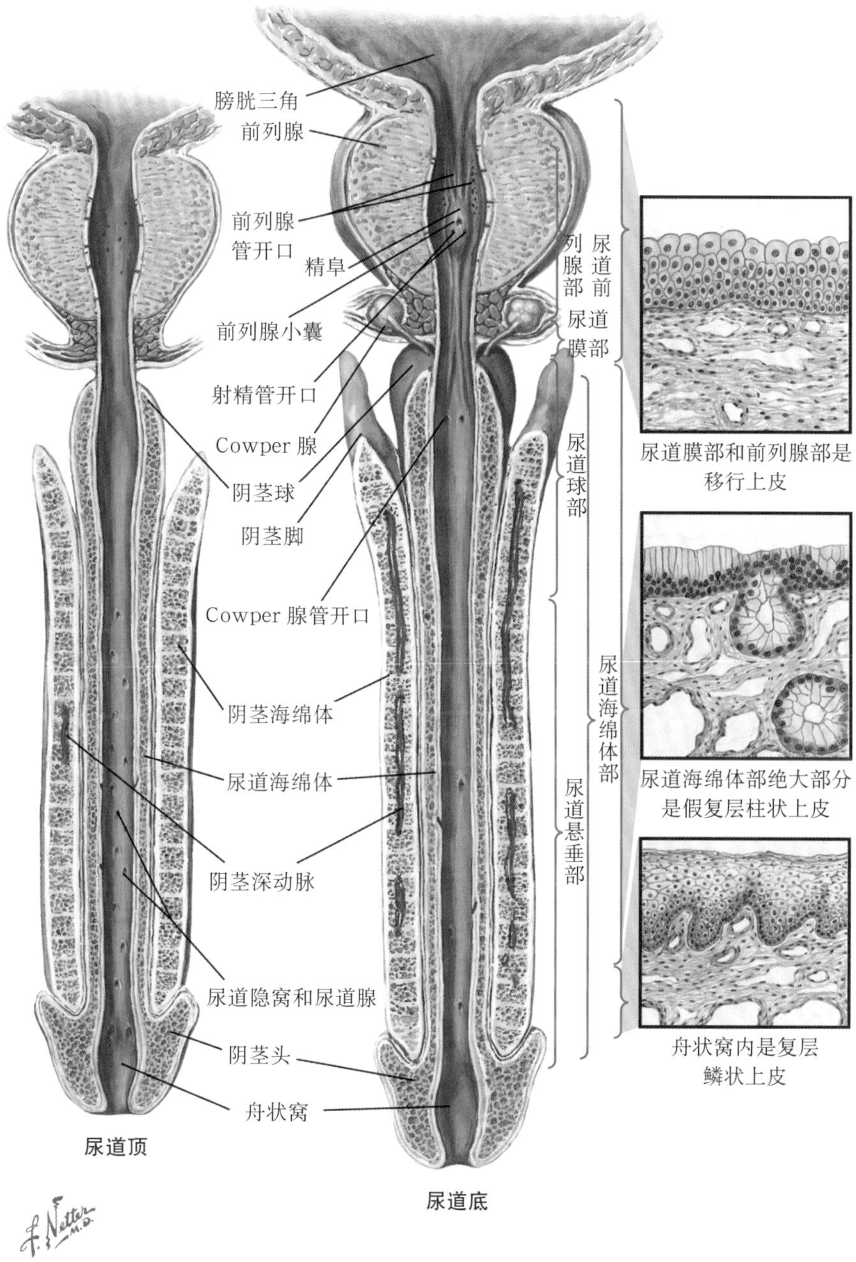

## 十二、尿道和阴茎

图片展示了男性尿道的全程，它横穿了前列腺、盆隔和阴茎。阴茎存在的自然弯曲（见专题 2-1）被除去了。海绵体组织间的筋膜关系在此图中没有重点强调，但在专题 2-2 至专题 2-4 中可以清楚看到。尿道下垂部（或阴茎尿道）和尿道球部通过海绵体中心延伸，称为尿道海绵体。尿道海绵体与一对阴茎海绵体一起构成了阴茎体。这三个海绵体都被一个白膜包裹（见专题 2-3 下部）。尿道海绵体和阴茎海绵体有各自的血液供应，相互之间没有血管融合。但是外伤情况下可发生海绵体间的血管分流。尿道海绵体和阴茎海绵体是由大量静脉窦组成的，在阴茎勃起的时候静脉窦广泛扩张和充血。



不同节段的尿道被覆不同的尿道上皮。膀胱颈到三角韧带（尿道前列腺部）以移行上皮为特征。在尿道膜部（膜部）穿过泌尿生殖膈，上皮变为复层柱状上皮。尿道海绵体部（海绵体部）上皮由假复层和柱状细胞构成。远端，在舟状窝处，上皮细胞实际上是复层鳞状细胞。尿道黏膜周围的固有层由蜂窝组织构成，包括静脉窦、平滑肌束和非横纹肌。

尿道前列腺部的底部含有大量的小孔，它们是前列腺腺体的终末管道。在尿道前列腺部底部还有一个突起，称为精阜或前列腺囊。在这堆组织里有一个前列腺小囊代表双侧苗勒管的末端融合(见专题 1-2)。事实上，前列腺小囊被认为是男性体内残留的女性子宫。前列腺小囊的远端和外侧是成对的射精管的裂隙状开口。射精管开口的堵塞是男性不育的明确病因之一。

尿道海绵体部周围组织中有许多小的分支的管状腺体，腺体上皮包含不规则柱状的黏液分泌细胞。这些 Littré 腺体在尿道海绵体部的顶部比底部分布更多。另外在海绵体部的顶部还发现许多小陷凹，这些陷凹叫作 Morgagni 陷凹，在陷凹里没有 Littré 腺体。在尿道炎的情况下这些陷凹和腺体也会受到慢性感染，导致症状反复和尿道分泌物。

豌豆大小的 Cowper 尿道球腺位于尿道膜部的后外侧，居于泌尿生殖膈内筋膜和尿道括约肌之间（见专题 2-5）。这些腺体的导管大约 1 英寸（1 英寸 =0.0254 米）长，斜行向前，开口于尿道球部的底壁。这些腺体的分泌物在射精过程中参与了精液的组成。

## 十三、勃起和勃起功能障碍

### （一）阴茎勃起

阴茎勃起本质上是一种神经血管现象。在性刺激下，神经冲动促使海绵体神经末梢和阴茎内皮细胞释放神经递质和血管舒张因子，形成勃起。从副交感神经末梢释放的氧化亚氮是阴茎勃起过程中的主要神经递质。在阴茎平滑肌内，氧化亚氮激活鸟苷酸环化酶，增加血管内环鸟苷酸的浓度。环鸟苷酸继而激活鸟苷酸环化酶依赖的蛋白激酶，从而导致钾通道的开放、细胞膜超极化及细胞内钙离子减少。细胞内钙离子浓度降低，引起平滑肌细胞收缩，导致勃起。

在这条信号通路激活之后，正常的勃起还必须经过如下三个步骤：①供应勃起组织的动脉和小动脉的平滑肌是松弛的，这可以导致勃起组织的血流供应成倍增长；②随后，一对阴茎海绵体内的静脉窦平滑肌是松弛的，这样静脉窦就易于快速被充盈和扩张；③最后，位于静脉窦腔和覆盖阴茎海绵体的白膜间的静脉丛被压迫，从而几乎完全堵塞了所有静脉回流通路。这些步骤使血流有效地停留在阴茎海绵体内，使疲软的阴茎抬起至勃起位置（肿胀期）。手淫和性交都能引发球海绵体肌反射（见专题 2-11），从而引起坐骨海绵体肌压迫充血的尿道海绵体。在射精过程中，阴茎海绵体内压力达到几百毫米汞柱（坚硬期）。在坚硬期，血流停止出入。当勃起神经递质停止释放，磷酸二酯酶破坏第二信使，或作为射精过程交感神经放电的结果，阴茎开始消肿。阴茎恢复到疲软位时，环鸟苷酸被 5 型磷酸二酯酶水解成鸟嘌呤核苷酸。目前，三种用于治疗勃起功能障碍的口服处方药都是通过抑制 5 型磷酸二酯酶的活性来发挥作用的。

### （二）勃起功能障碍

勃起功能障碍本质上可以分为精神性和器质性功能障碍。器质性功能障碍病因包括神经源性、激素性、动脉性、静脉性、海绵体性和药物性因素，诸如高血压、血脂异常、缺血性心脏病和糖尿病等，被称作“代谢综合征”的心血管危险因素与广泛的海绵体动脉供血不足相关。事实上，在心脏病发作和卒中的 5～7 年就可能发生严重的勃起功能障碍。常见的精神性病因包括性交焦虑、关系紧张、性欲缺失和显著的精神异常，比如抑郁和精神分裂症。神经源性病因包括帕金森病、阿尔茨海默病、卒中和颅脑创伤。这些神经源性病因都可以通过减少性欲或影响大脑对勃起的控制而引起勃起功能障碍。对脊髓损伤的男性来说，依据病变不同，勃起功能障碍的程度也不一样。激素性病因包括雄激素缺乏引起夜间勃起减少和性欲减低。因为催乳素可以抑制促性腺激素释放激素的分泌，进而导致低促性腺素性功能减退症，所以任何原因引起的高催乳素血症都可以引起性功能障碍。健康的男性随着年龄的增长，性功能也在进行性地下降，比如性刺激和勃起之间的潜伏期延长、勃起硬度降低、射精无力、射精量减少和两次勃起之间的不应期延长。

#### 勃起功能障碍——评估

勃起功能障碍可以是多种疾病表现出的症状，因此，应该进行完整的病史采集（包括医学方面、性生活方面和社会心理方面的）、体格检查和适当的实验室检查。体格检查应该评价乳腺、头发分布、阴茎和睾丸，股动脉和足背动脉搏动，检查生殖器和会阴部的感觉。实验室检查（推荐）包括尿常规、血常规、空腹血糖、血脂谱和睾酮。医生应评估这些结果，并向患者（或其伴侣）询问其目标和偏好，以讨论治疗的选择。应该评估心血管危险因素。如果确实存在心血管危险因素，医生应该给出合适的建议。在大多数情况下，勃起功能障碍可通过全身或局部方法治疗。

## 勃起的化学通路

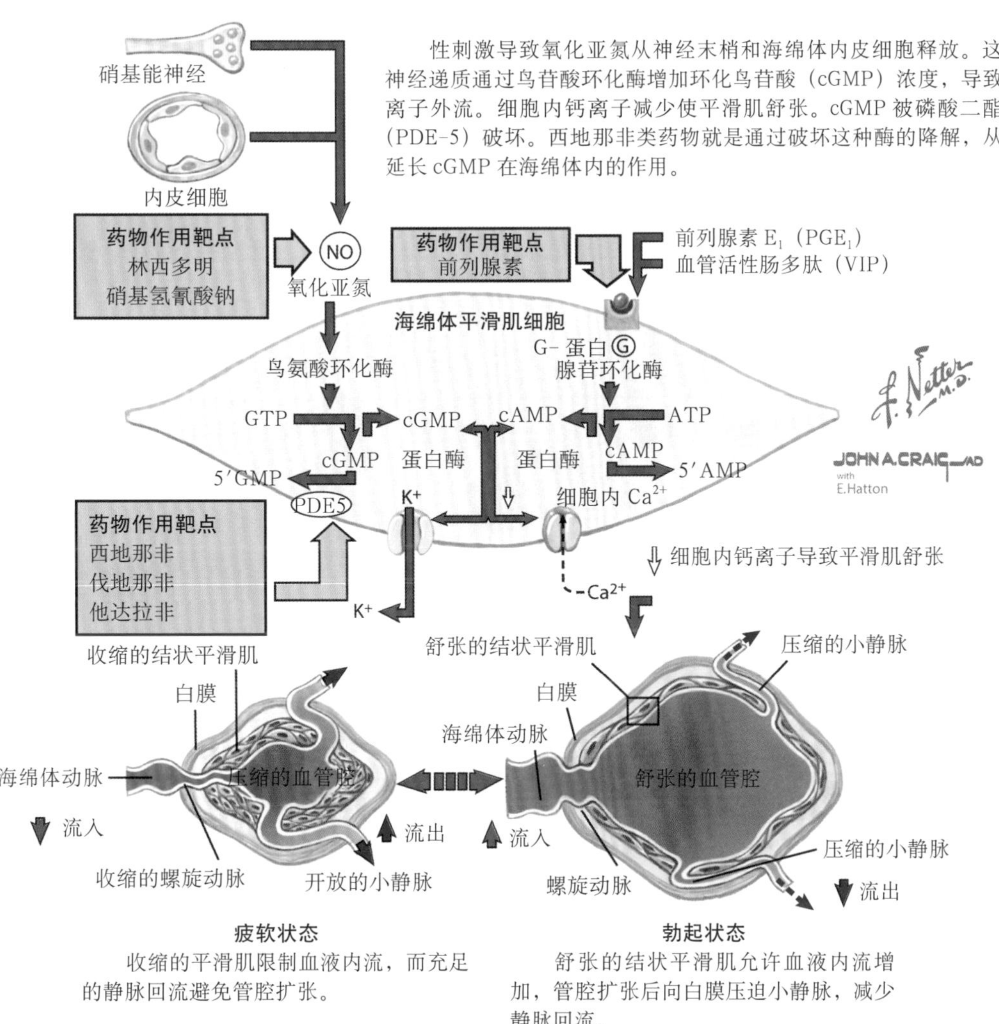


**疲软状态**

收缩的平滑肌限制血液内流，而充足的静脉回流避免管腔扩张。

**勃起状态**

舒张的结状平滑肌允许血液内流增加，管腔扩张后向白膜压迫小静脉，减少静脉回流。

## 勃起功能障碍的相关疾病

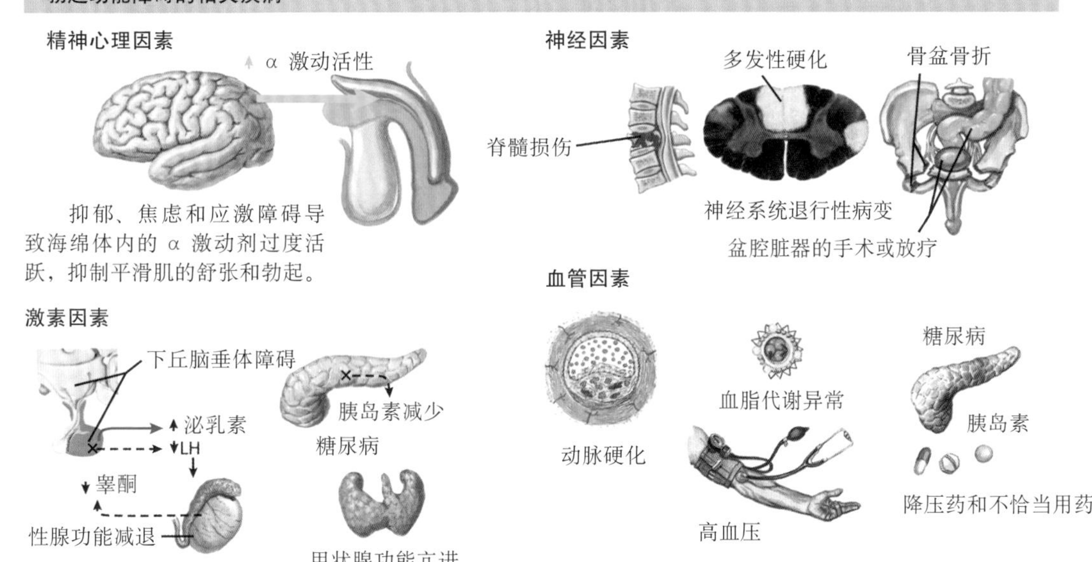

## 十四、尿道下裂和尿道上裂

尿道下裂是男性尿道的一种先天畸形，属于尿道开口位置的异常。不同于正常人尿道开口在阴茎头，尿道下裂的开口可以位于从阴茎头沿着腹侧轴到阴茎与阴囊或会阴交接处连线（尿道沟）上的任何一处。尿道下裂是仅次于隐睾症、发病率第二的男性生殖器先天畸形。但不同国家的发病率差异较大，从最低 1/4000 到最高 1/125。尿道下裂可以单独发生，也可以与其他畸形一起发生。自 1980 年以来，全球尿道下裂的发生率在逐步增加，这归因于辅助生殖技术的广泛应用和内分泌失调。尿道下裂某种程度上代表女性化或男性的假两性畸形（见专题 1-13），它的发生还与性腺功能减退有关。

正常情况下起自阴茎阴囊连接部的生殖褶在尿道沟处联合，而尿道下裂者，生殖器褶（见专题 1-3）不能紧密闭合，因而在正常尿道开口的近端多了一个尿道开口。在尿道下裂的病人中有一半的裂口紧靠正常尿道开口的近端，仍然在阴茎头内，称为阴茎头或Ⅰ度尿道下裂。阴茎或Ⅱ度尿道下裂的病人开口更接近阴茎体。会阴或者Ⅲ度尿道下列的病人，在阴囊和会阴的皮肤可见尿道开口，靠近阴茎柄的近端。

尿道下裂的病人包皮通常都很长，形成一个罩包绕着阴茎头。在多数的情况下，尿道和尿道海绵体不能正常发育，腹侧下表面的纤维条索导致阴茎下弯（阴茎下弯畸形）。在一些睾丸下行不良的情况下，阴囊可能分裂成两半。早期矫正阴茎下弯畸形非常重要，这样可以使得阴茎和海绵体笔直生长。在手术治疗之前，雄激素可能是一种非常有效的辅助治疗药物。包皮环切不应该进行，因为罩形的包皮将来可以成为尿道重建过程中皮瓣组织的来源。

尿道上裂是一种男性尿道罕见畸形，它通常与膀胱外翻相关（外翻 - 尿道上裂复合体）。它的发生率在男性出生时为 1/120 000，在女性出生时为 1/500 000。这种病在阴茎背侧紧靠阴茎头的近端可见尿道口，或者对于完全性尿道上裂的病人，在耻骨联合的下面可见一个开口。尿道上裂是早期胚胎发育时腹盆融合缺陷的一系列表现之一。所有膀胱外翻都会发生尿道上裂，但尿道上裂也单独发生，成为最不严重的（外翻 - 尿道上裂）复合体形式。它的发生是生殖结节原基在妊娠第 5 周时错误迁移至泄殖腔膜导致的结果。

这种病经尿道底壁可在阴茎背侧看见一个衬有黏膜的沟槽，标志着尿道周围腺体的开口（见专题 2-12）。部分的阴茎包皮位于阴茎腹侧。尿道上裂的阴茎倾向于向上弯曲，压迫阴阜。因为尿道外括约肌的形成不完全，大多数完全性尿道上裂病人的尿道膜部和前列腺部是广泛显露的，并经常出现尿失禁。耻骨联合可能正常，或者仅仅是一层纤维条索组织。尿道上裂的起因仍然不是很清楚，但是理论推断与内分泌紊乱、多基因遗传倾向、病毒感染等相关。为控制尿失禁和实现阴茎功能有必要进行尿路重建。

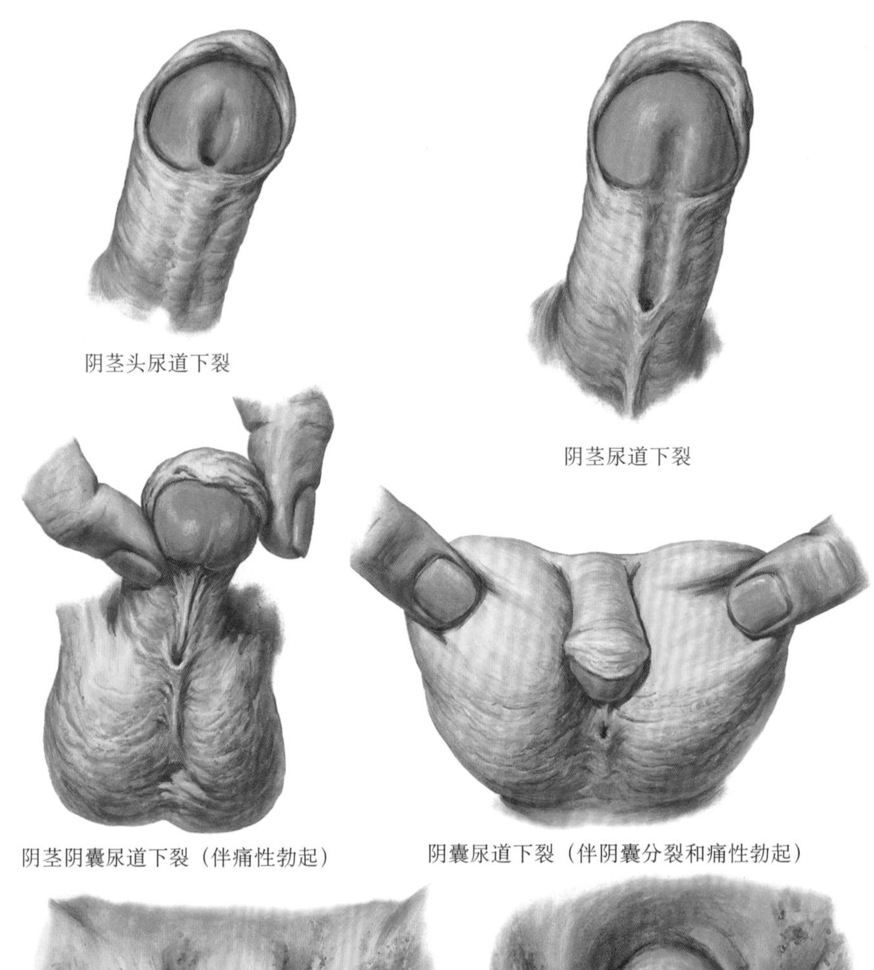

阴茎头尿道下裂

阴茎尿道下裂

阴茎阴囊尿道下裂（伴痛性勃起）

阴囊尿道下裂（伴阴囊分裂和痛性勃起）

阴茎尿道上裂

完全性尿道上裂

## 十五、先天性瓣膜形成和囊肿

先天性后尿道瓣膜形成是后尿道的严重畸形。起源于精阜的黏膜薄层褶皱，延伸到尿道侧面，在尿道中形成了一面“风帆”。尿流充盈在“风帆”里，引起慢性梗阻。这会导致代偿性膀胱增生，并最终引起双侧肾积水。发生下列情况时需考虑先天性尿道瓣膜形成：排尿困难、遗尿、难治性脓尿、复发性尿路感染或者肾功能不全。诊断先天性后尿道瓣膜形成比较困难，因为在膀胱镜逆行观察时，这些瓣膜很难被观察到（这些瓣膜是柔软的）。静脉膀胱尿道造影检查最容易做出诊断。通过经尿道的方法，这些瓣膜褶皱可以切除或者电烧掉，以完全解除尿路梗阻。然而，肾功能不全经常是不可逆转的。

外生殖器先天性囊肿相对罕见。这些囊肿单发或者多发，经常沿着从阴茎系带到阴囊的阴茎正中缝分布，可出现在任意位置。触诊时它们是位于皮肤下面的自由移动的、质硬、圆形肿物。

内生殖器的囊肿可发生在尿道膜部的 Cowper 腺体，也可发生在精阜（苗勒管囊肿）。发生在精阜的囊肿是苗勒管的残端（见专题 1-12），可以很大、向后突出到前列腺和精囊，或占据直肠前壁和膀胱后壁和前列腺之间的空隙。尽管大多数囊肿很小（几厘米），有的囊肿也可以接近橘子的大小或者表现为腹部的大包块。通常在精阜，有一个颈部或者通道与囊肿相通。不同于正中线的苗勒管囊肿，Wolffian 囊肿或射精管囊肿经常位于任意一侧射精管外侧。每一种囊肿都可以导致射精管梗阻，可表现为射精量少和无精子症。可以通过经尿道囊肿去顶术治愈这些囊肿。

有的时候 Wolffian 和 müllerian（苗勒氏）管囊肿可表现出除不育以外的其他症状。间断血性尿道分泌物、排尿困难、直肠胀满感或者性交困难，包括血精（精液里有血）或性交不快（高潮痛）等症状并非不常见。确诊可以通过经直肠超声，它可以显示囊肿与扩张的精囊（宽度 >1.5 cm）或者扩张的射精管（宽度 >2.3 mm）的密切关系。复杂的辅助检查比如基于尿动力学评价膀胱功能的相同概念、射精管动力压力测定可以明确射精管部分梗阻的病例的精囊存在机械性梗阻。

其他的先天性畸形（没有图示）很罕见。先天性尿道憩室位于三角韧带到阴茎头的腹侧尿道。这些憩室很少发展到可以堵塞尿道的大小。这与因为狭窄和肿瘤导致的获得性尿道憩室相似。先天性尿道外口狭窄引起排尿困难和尿道外口的小溃疡。未发现的尿道硬化或狭窄可能导致排空困难、膀胱炎和肾盂肾炎。治疗需要抗生素和尿道扩张，或尿道外口成形术。尿道缺如或闭锁是极其罕见的，但可能与膀胱将尿通过脐尿管排入脐或直肠的畸形有关。先天性尿道直肠瘘、尿道膜部和直肠间的交通是极其罕见的，并常与肛门闭锁相关。

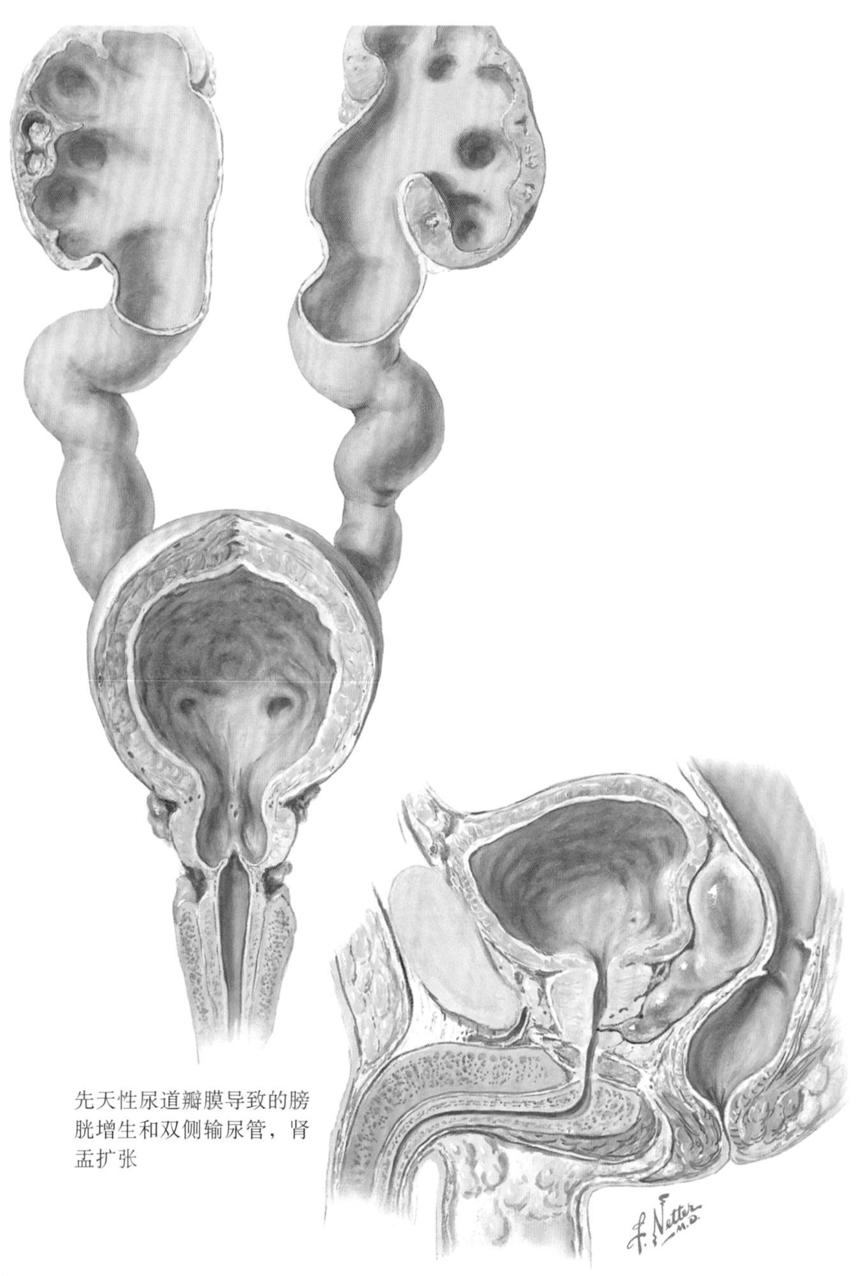

先天性尿道瓣膜导致的膀胱增生和双侧输尿管，肾盂扩张

先天性苗勒管囊肿

## 十六、尿道畸形和精阜异常

憩室是尿道腔外翻，在前、后尿道均有发生。它们可能是先天性或获得性的。先天性的最常发生在阴茎尿道。憩室进一步可分为真、假（假憩室）两种。真性憩室是在发生时逐渐形成的，憩室黏膜与尿道黏膜连续。假性憩室因为新生物或炎症而形成，憩室壁与尿道壁不连续。炎症破坏了真性憩室的连续性，使得两种憩室的鉴别存在困难。假性获得性憩室可能因为外科的经尿道脓肿引流而上皮化，变成真性憩室。脊髓损伤患者经常可以发现获得性尿道憩室，他们通常因长期留置导尿发生无痛、未察觉的尿道周围脓肿。这些憩室在发病时为假性，但是上皮化后转变为真性。获得性假性憩室常出现于器械性损伤的后尿道，而先天性憩室大都位于先天性前尿道的腹侧。

排尿困难（尿痛）或反复的泌尿系感染是最常见的症状。另外，多数病人有排尿时会阴、阴囊或阴茎下方肿物随排尿逐渐消失的病史。如果观察到或触诊发现憩室样肿物，应疑为本病。本病需要用尿道镜或顺行或逆行尿道造影确诊。憩室很少是无症状的。最好完整切除并进行尿道重建。

副尿道或重复尿道是极罕见的，并且胚胎学起源不明。它们终止于盲端，常深 3～10 mm（不完全型，Effman Ⅰ型），但是也可以更长，与尿道相通（完全型，Effman Ⅱ型）。它们可以与真尿道相同，常位于真尿道腹侧（尿道下裂）。当发生于真尿道背侧时，它被称作尿道上裂副尿道。最常见的尿道重复是 Y 形，正常尿道外口与会阴尿道外口同时存在。这些副结构中的炎性深处潴留可以反复引起脓肿形成和间断的脓性分泌物。感染的异常尿道需要完全袋状成形术或切除以根治慢性炎症。

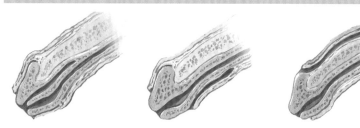

在所有年龄段均可发现精阜异常。精阜标志着苗勒管的末端融合（见专题 2-12），位于尿道底壁的近尿道外括约肌处。目前已知这个结构的唯一功能是在射精时引流精液。雌激素可以引起先天性精阜增生。青少年的精阜可以显著增大并阻塞前列腺尿道。尿路梗阻症状比如发生尿痛、尿频，直到发展成充盈性尿失禁。在这个年龄段，这种尿失禁可能被误诊为良性遗尿。严重的时候，这种梗阻引起的后向压力可能引起肾损害，尤其是出现泌尿系感染的时候。经尿道切除组织学正常但增大的精阜通常可治愈本病，但肾损害不可逆。

精阜炎常常由慢性前列腺炎、尿道炎或精囊炎引起。通常可以见到单支血管的增粗或充血，伴或不伴水肿。慢性呈现腺样和囊样表现。成年人的精阜炎可引起异常性交症状，比如射精痛或血精，也可以引起排尿症状，比如尿频尿急。射精管可能阻塞，导致精囊扩张并伴下腰、会阴、睾丸和直肠的放射痛。通常用尿道经诊断，针对梗阻或炎症进行治疗。

尿道憩室（其他位置用虚线显示）

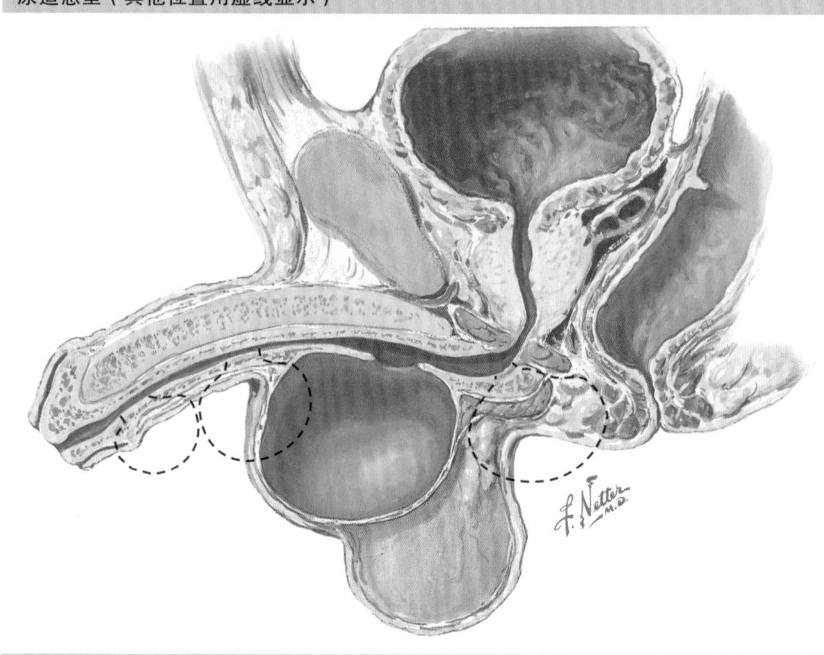


副尿道

尿道镜下的精阜异常

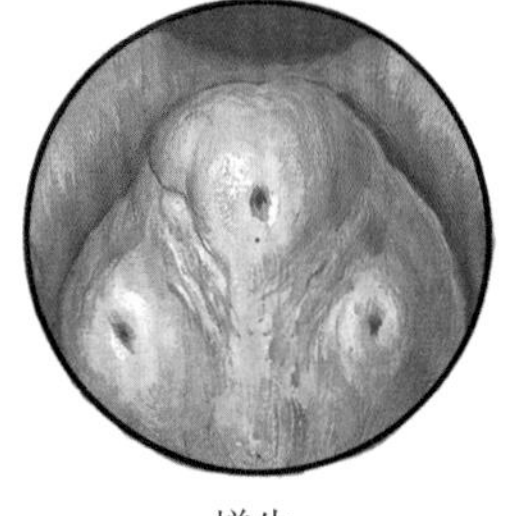

增生

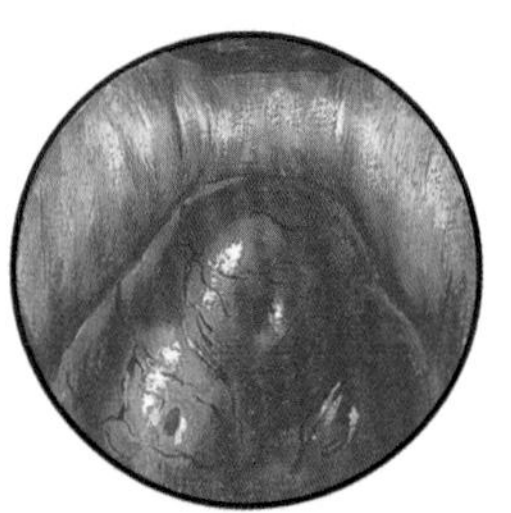

严重充血

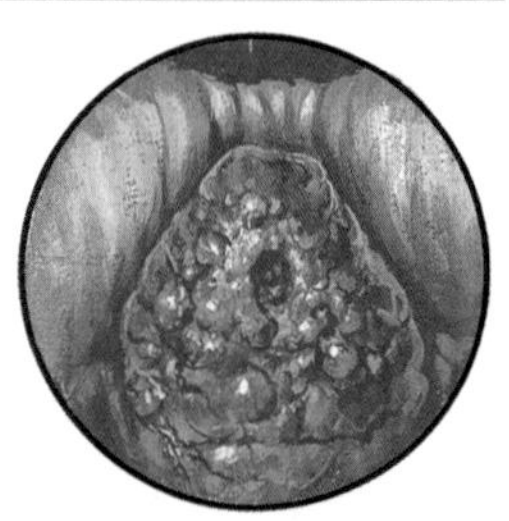

表面粗糙伴小囊的精阜炎

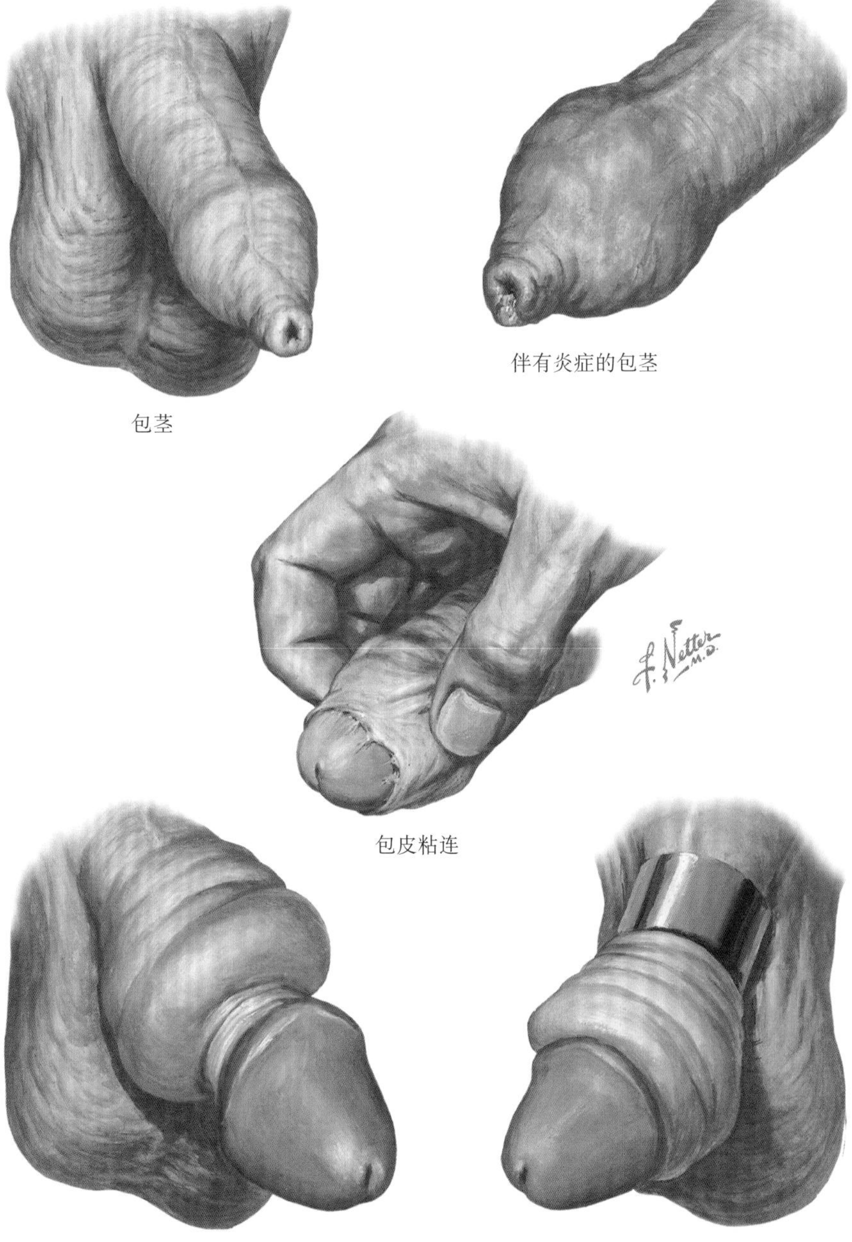


## 十七、包茎、包皮嵌顿和包皮绞窄

新生儿时间和儿童早期，包皮较长是正常的。只有在回缩包皮后不能显露阴茎头才诊断包茎。如果在儿童早期没有回缩包皮，没有松解先天性粘连，就会在包皮和阴茎头间形成完全的纤维条索。当近阴茎头冠状沟的地方出现粘连时，包皮腔或阴茎头后包皮内板反折附近的沟可能消失。一旦包皮被部分回缩，这种粘连可能被忽视。这样就只能暴露阴茎头和部分冠状沟。

包茎的极端情况是包皮开口只有针尖大小。尽管尿路梗阻很罕见，但是也可能发生。排尿时，包皮腔会像气球样鼓起。一旦发生感染，包皮可能水肿、增大、下垂伴有脓性分泌物自包皮口排出。潴留的包皮垢、残余尿和腔内的上皮可以导致炎性溃疡（见专题 2-21），钙化形成和黏膜白斑病。任何年龄段发现包皮过长都应该切除。因为这种未行包皮环切的男性通常阴茎卫生很差且致癌分泌物会使阴茎癌的发病率显著上升。因此，行包皮环切的男性阴茎癌的发病率较未行包皮环切的男性显著降低。在 HIV 的高发区，包皮环切可以减少异性恋和性伴侣间 HIV 感染的传播。

包皮嵌顿是包皮紧密回缩至冠状沟附近或冠状沟后。这种病可能是因为先天性包茎回缩或正常包皮因为水肿或炎症肿胀所致。这种病是因为显著的包皮和阴茎头肿胀形成收缩环，破坏了静脉和淋巴的回流。随着肿胀加重，收缩的影响变得越来越重，直到回缩的包皮不能被手动回退。过长的包皮可能发生蜂窝织炎、静脉炎、丹毒和坏疽。收缩条索的溃疡可以导致梗阻的解除。如果手法回退失败，在正式行包皮环切前，可以在回缩包皮的收缩条索上作切口，缓解收缩（背侧纵切），使水肿缓解。

将阴茎置入诸如瓶子、管子和金属环等硬质设备中可以观察到与严重包皮过长类似的绞窄现象。在被忽视的病例中可以出现水肿、栓塞、炎症、坏疽和蜕皮。如果嵌顿环很小、水肿程度很重的话，嵌顿环可能看不到。在手术前应该尝试解除嵌顿环。因为在麻醉状态下，给予嵌顿环持续手动压力可以减少水肿。金属物体，即使是坚固的钢圈也可以在麻醉下用锯锯开。很少因为阴茎坏疽而行阴茎切除术。

# 十八、Peyronie 病、阴茎异常勃起症和血栓症

Peyronie 病

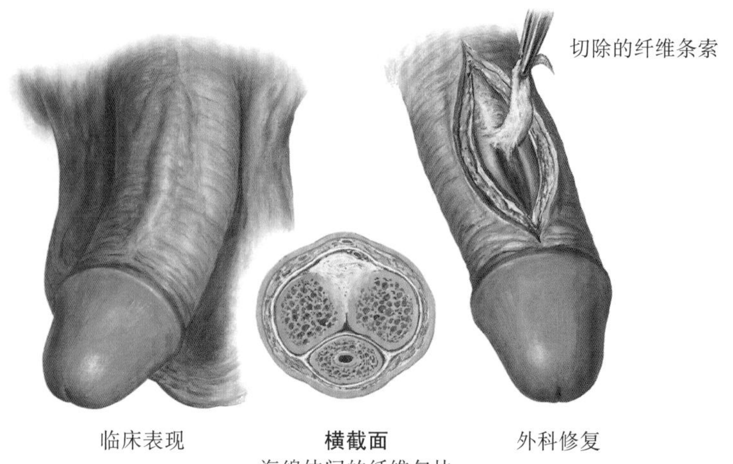


缺血性阴茎持续勃起症

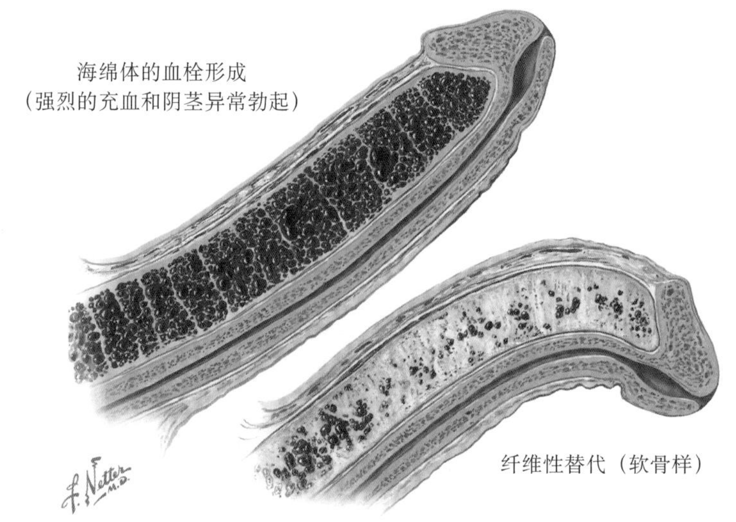


## （一）Peyronie 病

Peyronie 病也叫作阴茎硬结，是一种病因不清的良性阴茎畸形。虽然这种病可以在任何年龄发病，但主要发生在 50—60 岁的病人。本病表现为阴茎弯曲或斑块、阴茎痛或勃起功能障碍。在这些表现中，阴茎弯曲是最常见的畸形。有趣的是，阴茎硬结与 Dupuytren 手筋膜挛缩有关。

尽管向上弯曲是最常见的，但是阴茎可以向任何方向弯曲。通常情况下，畸形是勃起时唯一的证据。少部分病人表现为“腰型”或“手表型”的畸形，表现为阴茎的一段较周围组织细。区分阴茎硬结与痛性勃起是很重要的，因为痛性勃起是在新生儿中观察到的阴茎侧弯，与斑块或疼痛无关。可以在阴茎发现一个坚硬扁平的良性结节或斑块，并导致侧弯。斑块在白膜内，是一些粗糙的纤维组织覆盖着海绵体。这些斑块可能逐渐钙化并成为骨样结构。阴茎硬结在勃起时产生严重的疼痛，但是也可能出现静息痛。在出现可以观察到的弯曲前，疼痛常是第一信号。弯曲朝向斑块一侧。在多数病例中，疼痛会随着时间缓解，尽管斑块和侧弯一直存在。50% 的阴茎硬结病人同时患有勃起功能障碍。

硬结产生的原因尚不清楚。主要的理论是在性交时阴茎产生的微小创伤（常常未注意到），这种创伤撕破白膜并使小血管破裂。出血和创伤可能导致前炎症因子比如 TGF-β 和纤维蛋白的释放。不能排除这种炎症介质导致炎症延长和纤维化。15% 的病人中阴茎硬结会随时间消退。对于硬结长期存在的病人来说，经验治疗包括抗氧化药、抗炎药物和阴茎牵拉设备。外科的治疗方法包括阴茎矫正或斑块切除和阴茎假体植入术。

## （二）阴茎异常勃起症

阴茎异常勃起（priapism）是与性欲和性刺激无关的多于四小时的痛性阴茎勃起。这个英文词汇来自古罗马男生殖神，这个神明以他的勃起阴茎而闻名。阴茎异常勃起可以发生于任何年龄段的男性。

异常勃起分为缺血性和非缺血性。缺血性以低血流或静脉阻塞性异常勃起为特点，这种异常勃起时阴茎内无血流。伴有血流阻塞时，淤滞的血流使阴茎内部压力升高并变得坚硬而疼痛。非缺血性异常勃起也叫作高血流性异常勃起，是很罕见的。它是由于勃起组织内的动脉破裂，大量血流通过阴茎所致。这种动脉破裂常发生于腹股沟或骨盆的钝性损伤。对于非缺血性异常勃起来说，阴茎常增大，但是硬度不如正常勃起，也没有那么疼。区分两种异常勃起很关键，因为缺血性异常勃起属于急症，可能导致阴茎的永久性损伤，并导致勃起功能障碍。通常来说，非自主性勃起超过 48 h，阴茎海绵体内的血栓淤滞会导致纤维化和永久性功能丧失。

异常勃起可以是特发性的，也可以是继发性的。引起异常勃起的药物包括罂粟碱、酚妥拉明、前列腺素（用来治疗勃起功能障碍）、曲唑酮、普萘洛尔、肼屈嗪、甲硫哒嗪、抗抑郁药和可卡因。脊髓损伤、白血病、痛风、镰状细胞贫血和进展期的盆腔转移癌也可以导致异常勃起。治疗包括直接往海绵体内灌注移除血块、海绵体内注射 α 受体激动药收缩动脉，偶尔也可以进行外科分流恢复静脉回流。对缺血性异常勃起的病因治疗也很关键，包括静脉输液、疼痛药物、氧气、放疗或化疗。

# 十九、阴茎和尿道创伤

骑跨伤

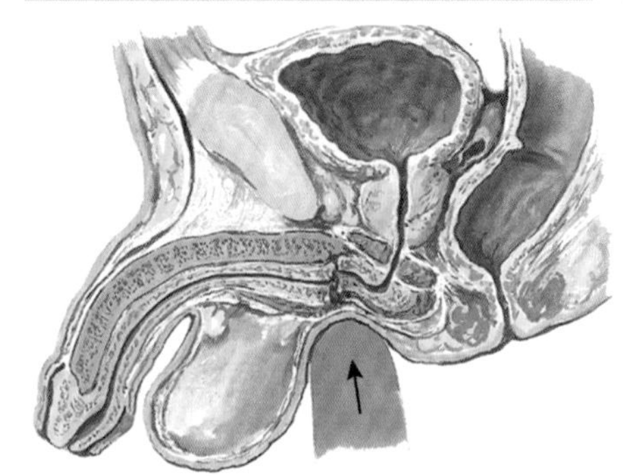

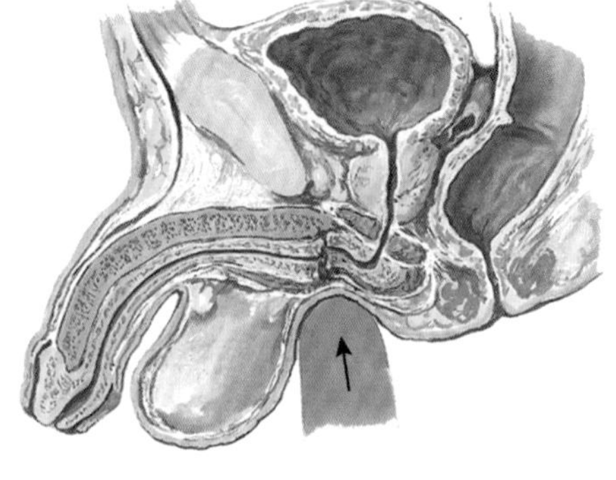

骨盆骨折损伤

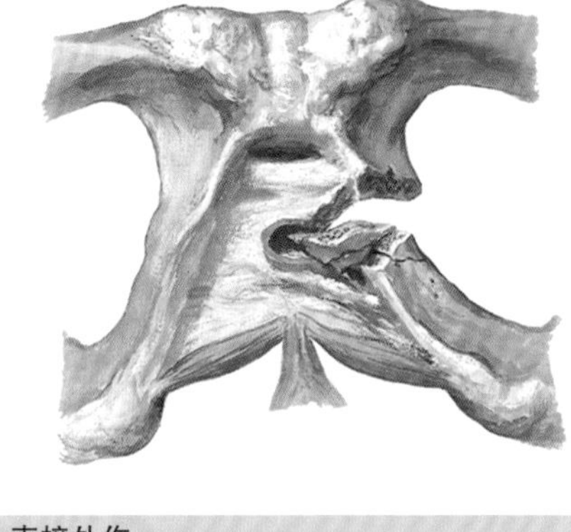

内损伤（假道）

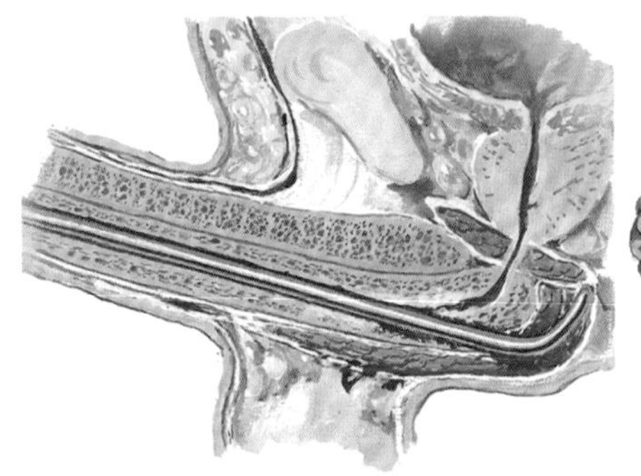

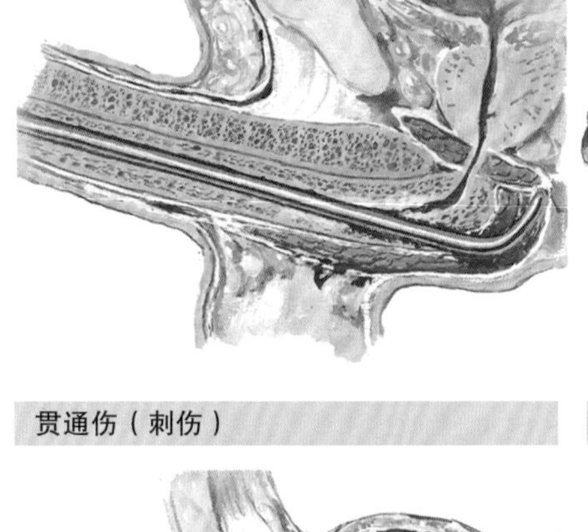

直接外伤

贯通伤（刺伤）

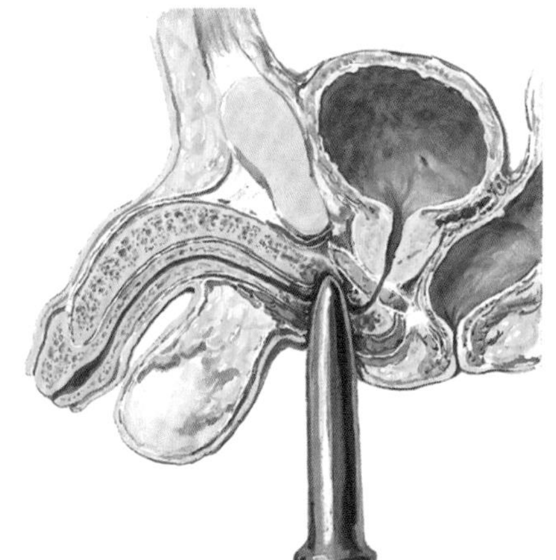

尿道周围脓肿穿孔

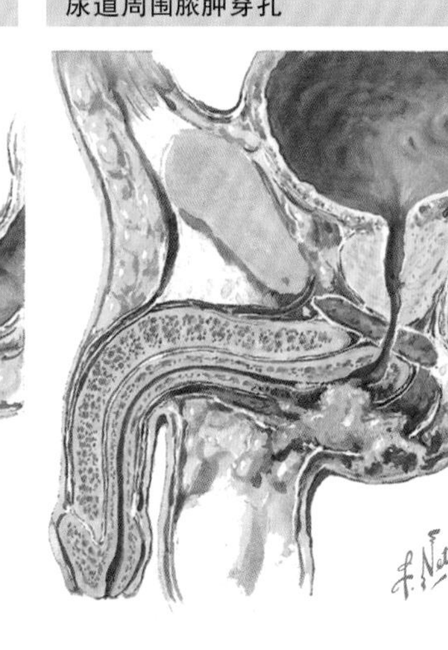

在 Colles 筋膜深层和 Buck 筋膜下，一对阴茎海绵体被厚厚的白膜紧紧包裹。尽管很少见，但是在暴力性交或使用器具时，阴茎折断或直接创伤可以导致海绵体破裂。白膜破裂通常包括 Buck 筋膜破裂（见专题 2-4），此时阴茎由于血管外淤血而快速肿胀。早期的白膜修补手术可以预防血栓和后续的勃起组织纤维化带来的持续勃起功能障碍。

外伤导致的纯粹尿道断裂很少见。有三种机制可以导致这种疾病：外伤、内伤和梗阻性疾病。外伤或贯通伤会累及尿道阴茎部或球部，后者因为其固定性而更易受累。通常分腿摔落使耻骨联合下方的尿道球部被钝器或锐器损伤，对会阴和尿道球部造成重击，导致严重的骑跨伤。骨盆骨折会使后（膜部）尿道在盆膈水平与膀胱分离，或使骨片刺入尿道和附着于耻骨支的海绵体。临床表现包括不能排尿和尿道外口血迹。大面积的损伤常累及尿道周围的尿道海绵体和 Buck 筋膜，伴有会阴和阴茎的皮下血肿形成。

局限于黏膜层尿道撕裂病例唯一的症状是尿道外口的血迹。擦伤和小的撕裂常引起尿道外口血迹和血尿，而广泛的裂伤会导致尿道周围和皮下血肿以及尿潴留。广泛损伤时，Foley 尿管常放置失败，并快速形成皮下血肿。当尿道出血时，在放置尿管前，应该紧急进行逆行尿道造影，以显示尿道不连续或尿道破裂。如果病人的血流动力学稳定，有必要进行快速的尿道探查并用一根尿管连通各尿道断端。否则就要在原发病处理好后，在近期（5d 以内）或远期（数月后）采用耻骨上尿流改道和延期尿路重建。

伴有尿道损伤的排尿会导致尿液外溢至 Buck 筋膜和 Colles 筋膜间的皮下组织（见专题 2-20）。微小或不显著的损伤、尿液外溢可以导致尿道周围脓肿和蜂窝织炎，甚至是筋膜炎和生殖器坏疽（Fournier 坏疽）。狭窄形成、尿失禁和勃起功能障碍是尿道损伤的后遗症（见专题 2-26）。

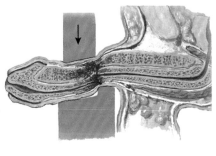

经尿道插入探子、导管或异物会导致尿道内损伤。尿道黏膜很容易被导管穿透，尤其是插入金属探子和导丝时。这通常在尿道海绵体尿道后方形成假道。白膜和 Buck 筋膜也会被穿透，造成血和尿液外溢至皮下组织。这种损伤经常发生在对既往尿道狭窄进行扩张时，并逐渐形成尿道周围脓肿。

既往尿道狭窄周围的尿道自发破裂可发生在尿道内排尿压力增高时。尿道破裂时伴发寒战高热是因为尿液和细菌通过尿道海绵体静脉进入循环所致（尿道热）。灾难性的并发症是由革兰阴性杆菌和厌氧菌引发的会阴和生殖器筋膜炎（沿 Colles 筋膜），也叫作 Fournier 坏疽。这种威胁生命的感染需要立即反复的外科引流，以避免菌血症。这种感染在老年人、免疫力低下的病人或糖尿病病人病死率很高。

尿液外溢临床表现

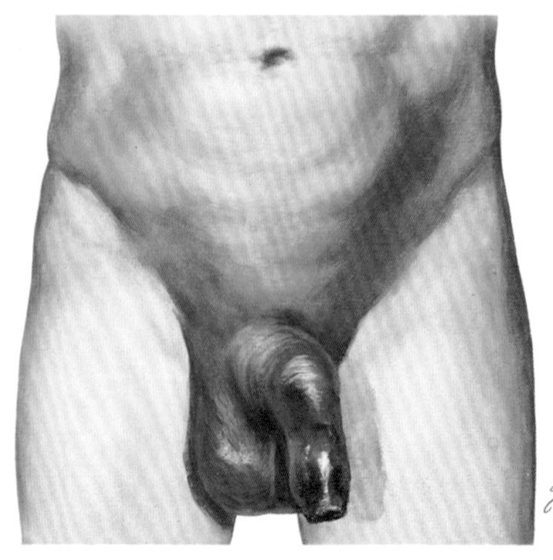

## 二十、尿液外溢

来自尿路的尿液外溢会浸润到特定的解剖间隙（见专题 2-2）。因此尿液外溢的程度和范围不仅取决于损伤的类型和严重程度，而且取决于受累的筋膜层次，所以明确这些层次的概念对本病的治疗非常重要。尿道周围脓肿形成、医源性、外伤（见专题 2-19）或恶性肿瘤可以导致尿液自尿道穿孔外溢。

多数尿液外溢发生在尿道球部，在球部尿液进入周围血管丰富的尿道海绵体。由此，感染尿液进入血管系统，引起“尿道热”——一种菌血症。如果因为尿道球部脓肿形成导致逐渐形成尿道外溢，则它首先局限于 Buck 筋膜内，并产生会阴深部肿胀。如果 Buck 筋膜在阴茎尿道损伤后保持完整，尿液外溢引起的水肿将局限于阴茎腹侧。如果 Buck 筋膜（见专题 2-2）海绵体间或横膈被穿透，那么整个阴茎都会显著肿胀。

炎症逐渐使 Buck 筋膜破裂，尿液逐渐渗透至会阴内的 Colles 筋膜。穿透 Buck 筋膜的创伤导致 Colles 筋膜下的外溢立即扩散。在会阴区，外溢尿液首先因 Colles 筋膜主叶局限于尿生殖浅凹。但是这个筋膜叶很容易被穿透，使液体向下浸入肉膜下的阴囊壁。这种筋膜的排列使得外溢可以在尿生殖浅凹到阴茎 Colles 筋膜间蔓延。外溢尿液很容易延伸到 Scarpa 筋膜下并向上浸入下腹壁。这被叫作“蝴蝶”式的生殖外溢或出血。外溢也可向后浅扩散浸入坐骨直肠凹和肛周区域。

尿道穿孔但未突破 Buck 筋膜

尿道筋膜穿孔伴 Buck 筋膜穿孔

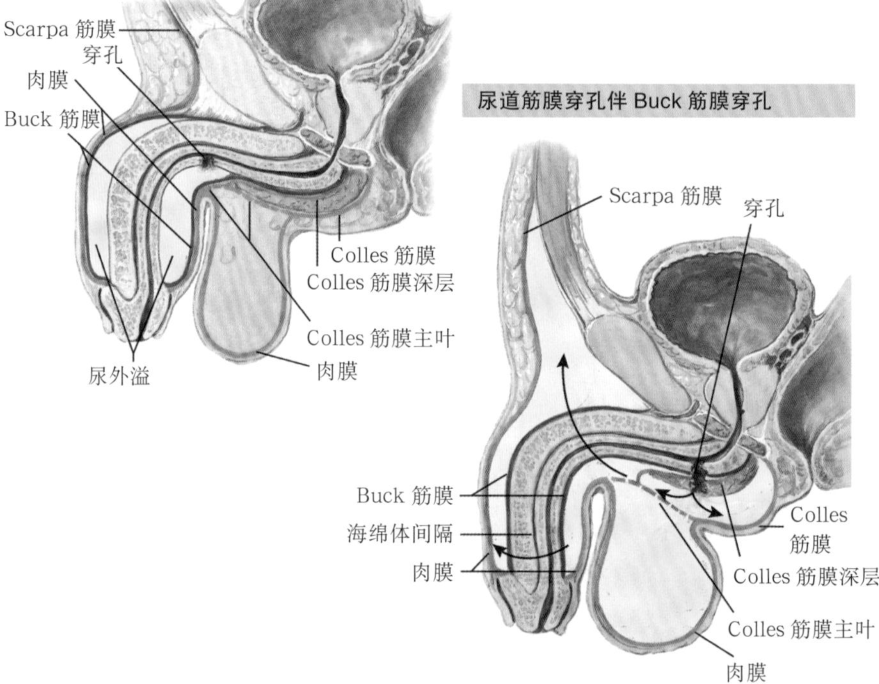


解剖上，在阴囊 Colles（肉膜）筋膜下外溢的尿液仍在阴囊壁精索外筋膜（腹外斜肌）上方。因此，腹膜外或腹膜后的膀胱尿道破裂的尿液外溢可以通过腹股沟管进入精囊。此时，阴囊内的液体位于精索内外筋膜以下、肉膜深方的皮下组织中（见专题 2-1）。

图中展示了一种典型的阴茎尿道损伤导致的尿液外溢。尿液经 Colles 筋膜下的 Buck 筋膜溢出，向下延伸至阴囊，向外在 Scarpa 筋膜下蔓延到下腹壁。Scarpa 筋膜在 Poupart 韧带处固定于股阔筋膜，这限制了这个区域的扩散（见专题 2-2）。尿液中的正常菌群，不管是厌氧还是需氧的，都是无害的。但是当它们进入远端组织时，就会成为致病菌。在尿液感染的情况下，会产生严重的蜂窝织炎和坏疽性筋膜炎（Fournier 坏疽），并快速进展成阴囊皮肤坏死和蜕皮。如果不使用抗生素、尿流改道和外科引流，这种感染将是致命的。

## 二十一、阴茎头炎

阴茎头的炎症叫作阴茎头炎。包皮的炎症叫作包皮阴茎头炎。临床上，两种疾病常共存，表现为包皮和阴茎头均水肿、充血、紧绷和瘙痒。包皮阴茎头炎表现为黄色分泌物和浅表溃疡或者阴茎头表面的剥蚀。慢性阴茎头炎时，阴茎头上皮增厚并变白（白斑）。

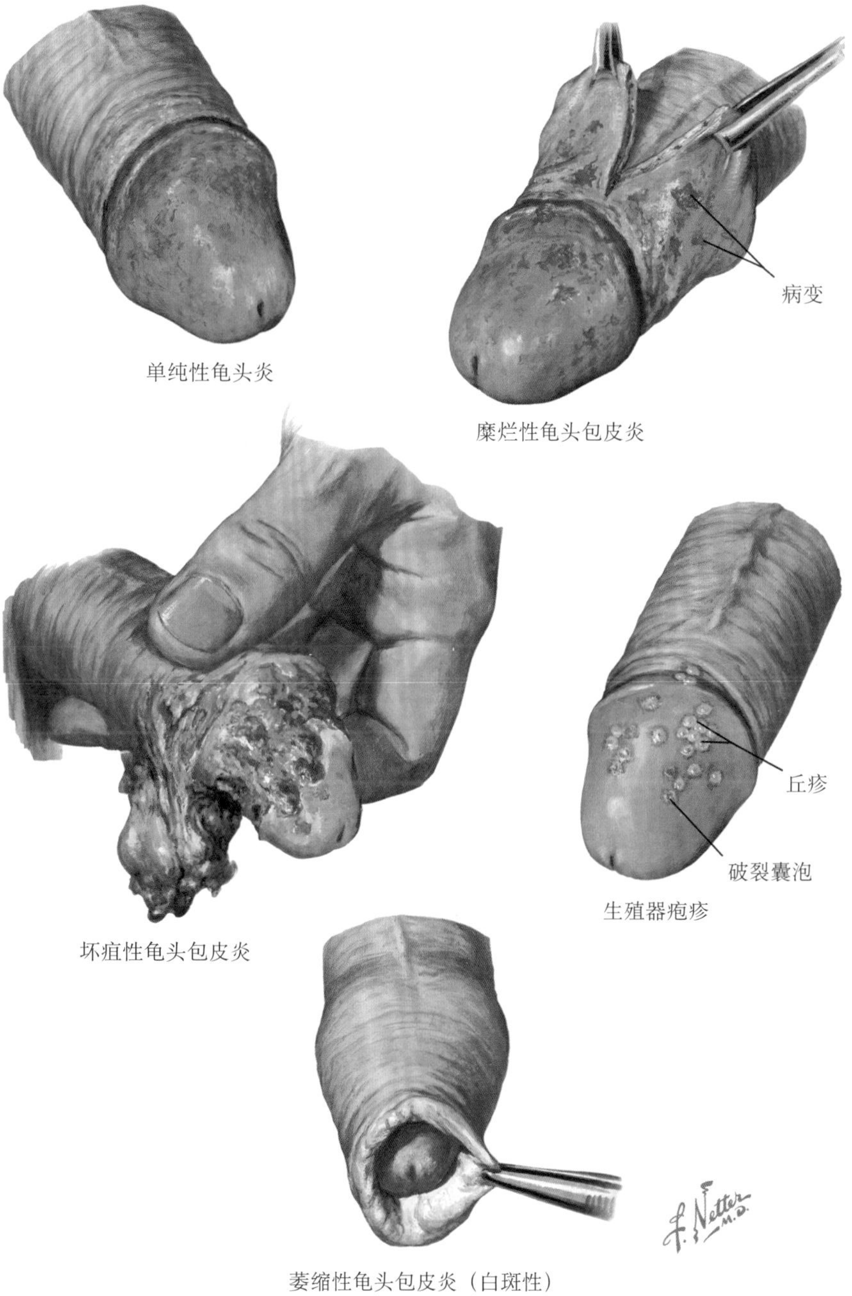

先天性或获得性包茎是目前为止最常见的单纯性阴茎头炎的病因（见专题 2-17）。在幼儿，残留包皮垢、细菌、包茎相关的不卫生和潮湿的尿布会产生包皮阴茎头炎。在成年人，病因主要是尿失禁。经常在头皮上发生的脂溢性皮炎也可以在阴茎头上发病。*白色念珠菌*引起的浅表真菌感染尤其容易发生在糖尿病病人当中。也应该考虑到对避孕套的橡胶或护肤品成分产生的接触性过敏。阴茎头糠疹是 Reiter 综合征的皮肤表现之一，此综合征还伴有关节炎、尿道炎和结膜炎。扁平苔藓、银屑病、多形性红斑、*白喉杆菌*引起的红疹等广泛的皮肤病不常引起单纯阴茎头炎。天疱疮和疥疮常在阴茎体而不是阴茎头产生特异性病变，但是继发于癌症的腹股沟淋巴结阻塞、水肿或象皮腿也可以引起罕见的阴茎头炎。阴茎头和包皮的癌前病变和癌灶详见专题 2-27。

干燥性闭塞性阴茎头炎也叫作硬化性苔藓，是一种主要影响包皮的进展性包皮阴茎头炎。它可以导致包皮发白褪色、瘢痕和包茎。累及尿道外口可以导致刺激、烧灼、硬化，在狭窄的病例可能需要尿道外口成形术。复发情况需要长期随访。

生殖器单纯疱疹病毒 2 型是一种双链 RNA 病毒。这种病毒的感染较常见，通过性传播，表现为痛性伴瘙痒的阴茎头炎。多发病灶发展为小圆区域，出现透明小圆泡，内含无色富含病毒的感染液体。在圆泡破溃以后，小圆溃疡的红色基地逐渐愈合。感染经常复发并不可治愈。

腐蚀性阴茎头炎可能是性病（比如淋病或软下疳）或非性病（比如组织胞浆菌病）。厌氧包皮阴茎头炎是一种罕见的典型非性病性腐蚀性阴茎头炎。这种病由厌氧革兰阴性杆菌（*拟杆菌*属）引起。它以重度炎症、包皮水肿、阴茎头浅溃疡、恶臭分泌物和双侧腹股沟淋巴结肿大为特点。感染趋向于局部破坏并引起组织坏死。包茎和不达标的卫生是本病的患病基础。本病可通过性途径传播，通过定植的唾液传播或从肛周延伸。通常需要间断使用抗生素，必要时行清创术。

有些腐蚀性包皮阴茎头炎可以进展为坏疽性阴茎头炎。疾病可能进展的过快以至于完全观察不到腐蚀阶段。坏疽的膜状结构覆盖了溃疡。当膜被去除，显露出溃疡向阴茎头和包皮组织深部进展。溃疡的基底不平，但有炎症组织包绕的明确边界。包皮和整个阴茎头乃至部分阴茎体可以在一天内坏死。脓肿也可以发展到阴囊并延伸至腹壁和大腿外侧。

单纯性龟头炎



糜烂性龟头包皮炎

坏疽性龟头包皮炎



生殖器疱疹



萎缩性龟头包皮炎（白斑性）

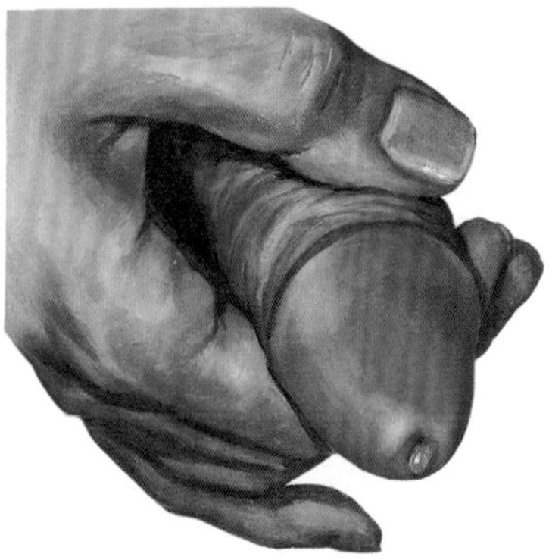

亚急性感染
（轻度淋病或非特异性尿道炎）

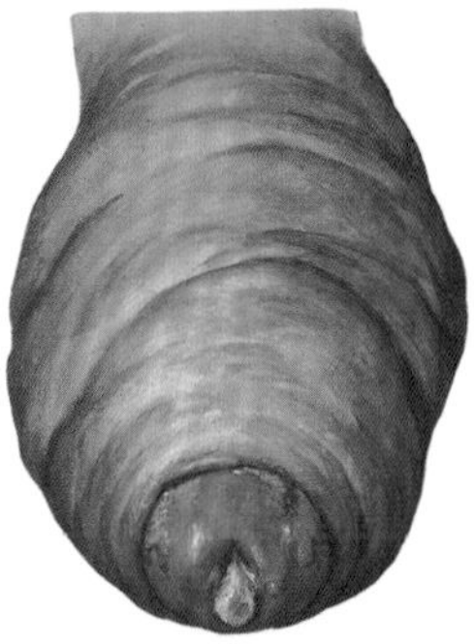

急性感染（重度淋病）

淋病的发生部位

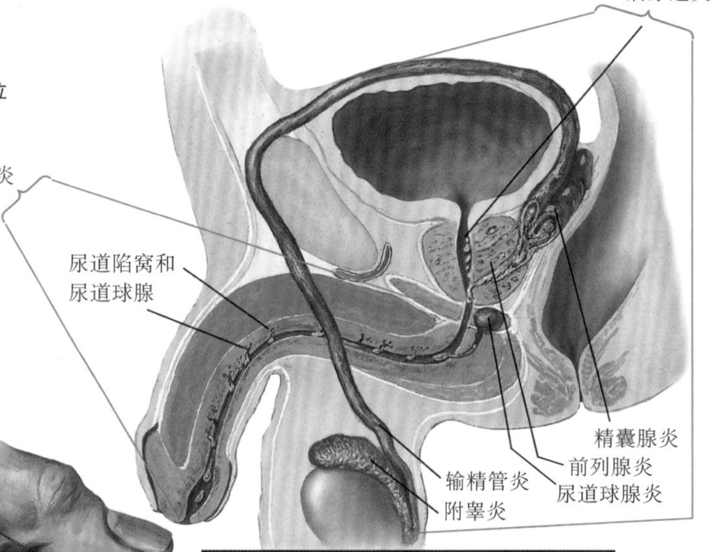

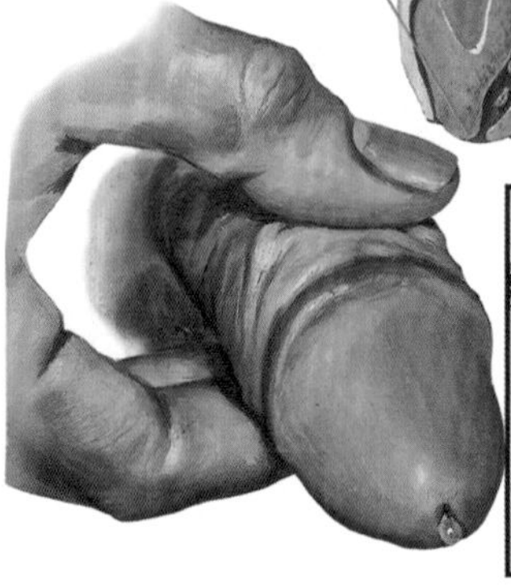

滴虫性尿道炎的奶油样分泌物

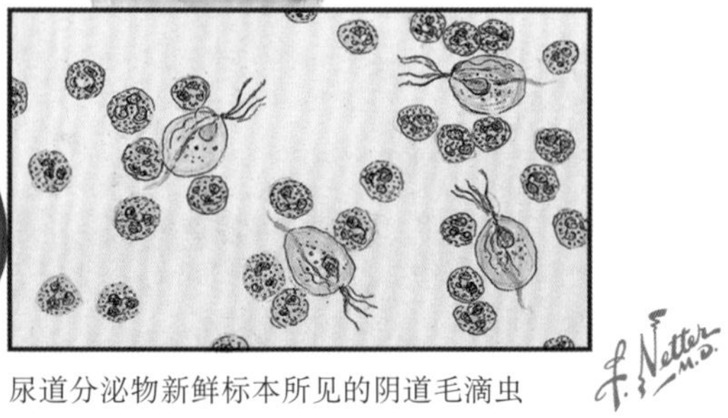

尿道分泌物新鲜标本所见的阴道毛滴虫

## 二十二、尿道炎

淋病性尿道炎（*淋病奈瑟菌*）首先通过性传播感染尿道黏膜，在淋球菌穿透黏膜周组织后出现症状。阴茎尿道的隐窝和腺体布满白细胞和病原体。在尿道（Littré）腺内潴留的淋球菌和这些腺体的间断分泌物导致慢性淋病尿道炎（携带期）。淋球菌的潜伏期是 3～5 d。轻度感染时，尿道分泌物不多并常被误诊为非特异性尿道炎。大量脓性分泌物和包皮阴茎头炎（伴有包茎）是严重感染的典型表现。在重症病例中，尿道海绵体可能受累，导致痛性勃起。如果感染扩散到后尿道可能发生尿频和排尿困难。除非出现前列腺脓肿，通常前列腺感染没有明显症状。淋球菌可能通过精索、输精管扩散至附睾，引起附睾炎。曾经有淋球菌通过菌血症引起心内膜炎的病例。确诊需要细菌培养或尿液的 DNA 检测。如果因为治疗发生尿道上皮或输精管上皮的脱落，会因为生殖道梗阻而导致尿道狭窄和不孕症。患病的危险因素包括多个性伴侣、既往有性传播病病史的性伴侣和无保护的性行为。抗生素可以治愈本病。

非淋球菌尿道炎或非特异性尿道炎指那些除淋病外引起尿道炎的性传播疾病。这种尿道炎较淋菌性尿道炎。世界范围内每年新增 890 万非淋菌性尿道炎，而淋菌性尿道炎只新增 620 万。非淋球菌尿道炎的临床表现可与淋病相同，并同时感染其他病原体。常见的致病菌包括*沙眼支原体*、*解脲支原体*和*生殖支原体*以及单纯疱疹病毒 2 型。非特异性尿道炎伴有结膜炎、关节炎，被称作 Reiter 综合征，可能有一种非淋病性病原体引起的性传播性疾病。尿道狭窄也可以表现为尿道炎样症状，尿道乳头瘤、息肉或小囊肿极少引起尿道炎样症状。细菌性非淋病性尿道炎通常可以用抗生素治愈。

*阴道毛滴虫*是性传播的，这种显微镜下可见的寄生虫引起滴虫病。在美国，这是一种常见的非淋病性尿道炎，每年估计有 80 万新增病例。滴虫可以在尿液或尿道分泌物中发现，并在显微镜下通过活动性和推进的鞭毛来辨别。病人可无症状，或在晨起发现尿道口的白色分泌物。可能出现瘙痒、排尿困难和尿急的症状。本病可用抗生素治愈。

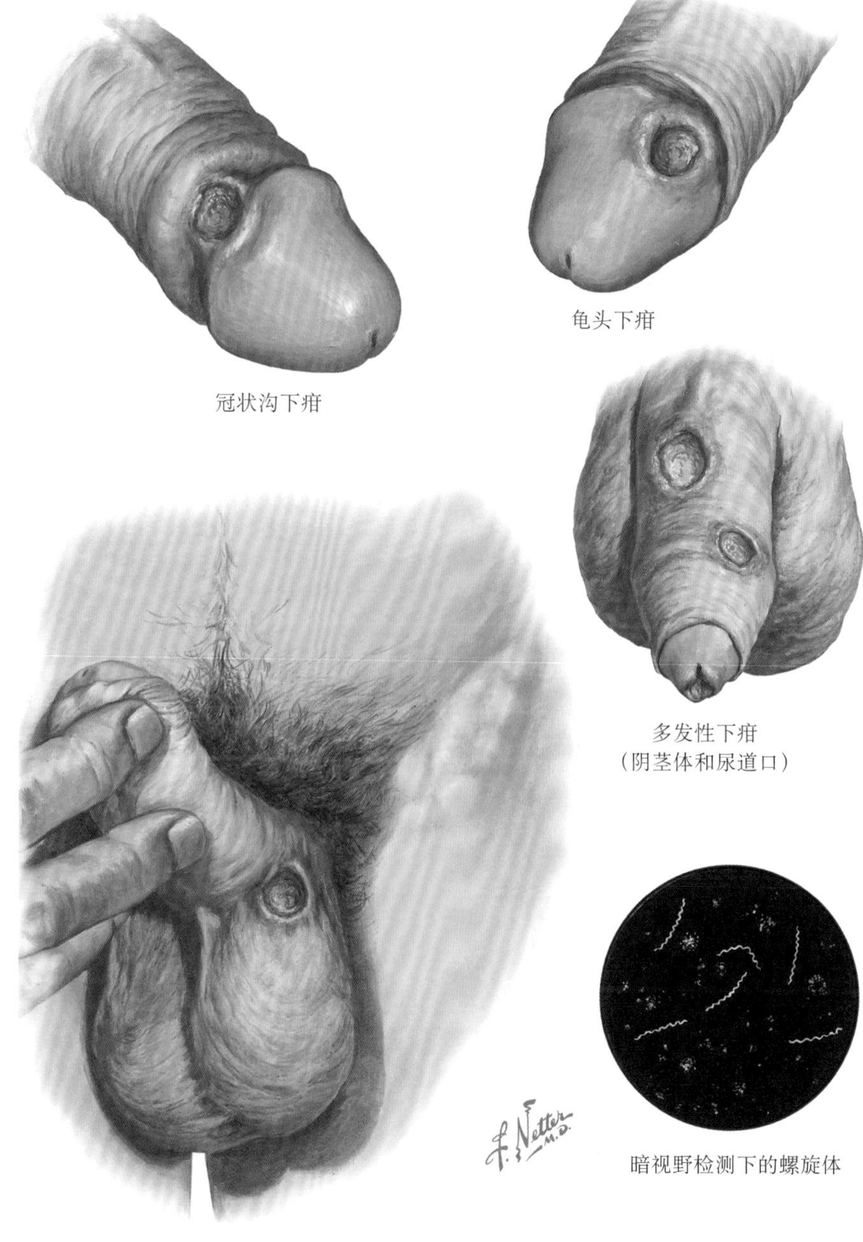


冠状沟下疳

龟头下疳

多发性下疳
（阴茎体和尿道口）

阴茎阴囊下疳

暗视野检测下的螺旋体

## 二十三、梅毒

梅毒是由*梅毒螺旋体*引起的性传播疾病。因为它的症状和表现常与其他疾病难以区分，所以也被称作“最大的模仿者”。在美国，梅毒主要在20—24岁的女性和35—39岁的男性病人中发病。在21世纪前10年，梅毒的发病率每年增长2%～5%。近一半发生在男男性生活之中。

硬下疳是梅毒主要的表现，发生在接触部位，潜伏期6～90d（平均21d）。在大多数病例中，它主要在阴茎单发，但是可以出现多于一处的硬下疳。硬下疳开始是一个斑块，后来开始腐烂。腐烂的表面可以出现灰黄或血性的分泌物。平滑的基底通常潮湿、干净并呈红色。很容易见到血清渗出。典型的未继发其他感染的硬下疳有平滑规则的边界。它表现为皮肤表面的腐蚀，而不是深层的溃疡，随后它会无瘢痕地自愈。血管改变和淋巴浸润形成了这个可触硬结。

硬下疳缓慢无痛进展。2/3的病例伴有腹股沟淋巴结肿大。当螺旋体向体内迁移后，下疳在3～6周后逐渐自愈。

当梅毒伴发其他性传播疾病或感染时，硬下疳缺少特征性的表现。在这些病例，阴茎的原发病灶往往错误地诊断为软下疳、浅表脓肿或单纯擦伤。硬下疳也可以发生在阴茎头系带附近，呈小的非典型红肿。包茎伴包皮硬结或其他非典型的病灶应考虑梅毒。尿道内硬下疳通常表现为尿道外口的水肿，可能被误诊为非特异性尿道炎。

确诊诊断包括暗视野下发现原发灶血清分泌物或淋巴结吸出液中*梅毒螺旋体*。在硬下疳出现几天或几周后，血清检查（快速血清实验RPR、性疾病研究实验VDRL、荧光抗体吸附实验FTA-ABS）才会因为抗体产生而出现阳性。梅毒可以直接入血或淋巴循环而不出现原发皮损，因此被称为“最大模仿者”。

梅毒在一期很容易治愈。早期诊断并治愈，避免发展至二期（难治）或三期梅毒很重要。二期梅毒以皮疹或黏膜损伤为主要表现。皮疹不伴瘙痒，可出现在身体各处。典型的皮损表现为粗糙、红色或棕红色，分布于手掌和足底。有时皮损很不明显并很少被注意到。同时还可能伴有发热、淋巴结肿大、喉痛、斑秃、头痛、体重减轻、肌痛和劳累。二期梅毒会自愈。三期或四期梅毒会持续很多年。四期梅毒可在初次感染后10～20年发病。四期梅毒对脑、神经、眼睛、心脏、血管、肝、骨骼和关节产生破坏。症状和体征包括协调性肌肉活动困难、足下垂、瘫痪、麻痹、逐渐失明、痴呆乃至死亡。

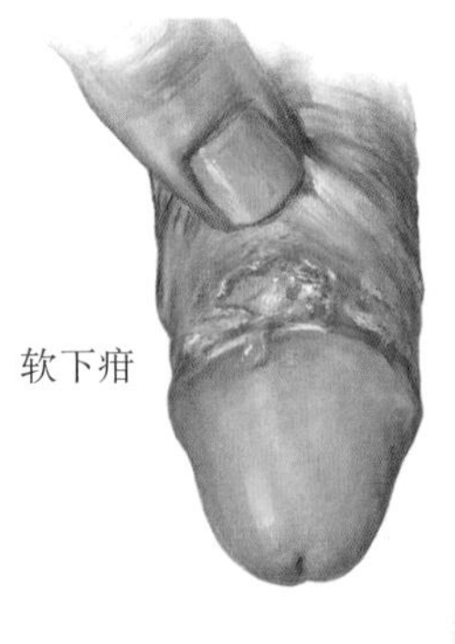


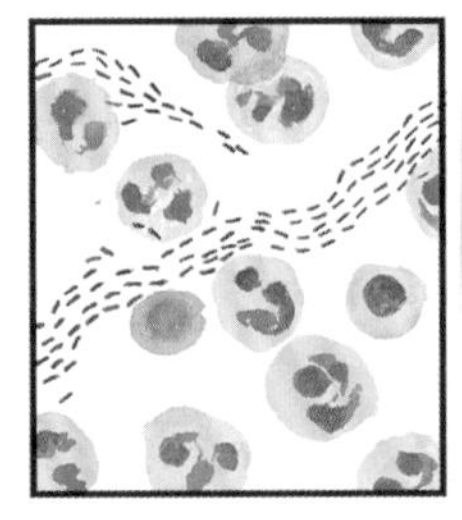
杜克雷杆菌

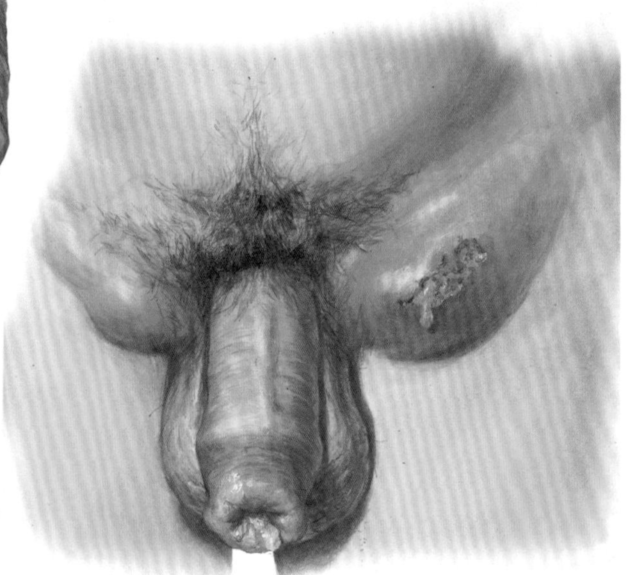
包皮下的软下疳伴有明显的淋巴结炎

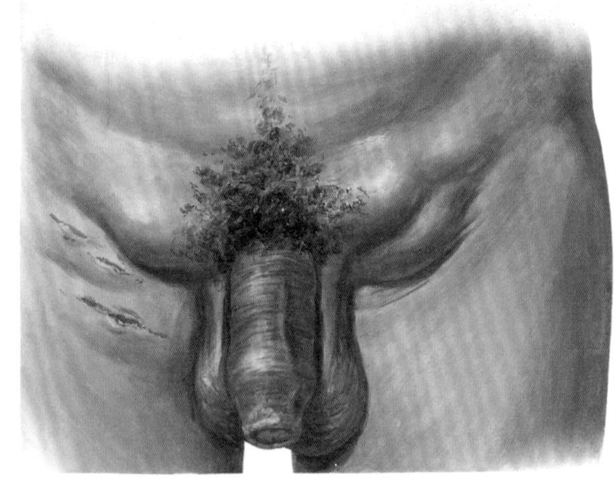
性病淋巴结肉芽肿

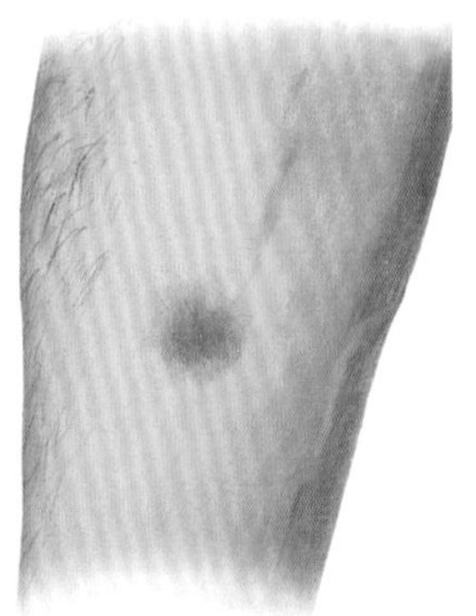
Frei 试验阳性

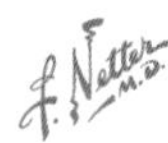

## 二十四、软下疳和性病淋巴结肉芽肿

软下疳是以痛性溃疡和痛性腹股沟淋巴结肿大为代表的性传播疾病。本病的致病菌是 1889 年 Ducrey 发现的*杜克雷嗜血杆菌*。这是一种在原发溃疡底部发现的革兰阴性的球-杆菌，通过淋巴管扩散至腹股沟淋巴结并引起坏死。*杜克雷嗜血杆菌*常在性交过程中通过上皮破损进入皮肤。平均潜伏期 5~7 d。细菌分泌细胞致死性毒素并抑制细胞增殖，导致细胞死亡，特征性溃疡形成。在冠状沟附近的痛性溃疡被称作软下疳，边缘锐利，边界不规则，破坏皮肤并形成环形红斑。它起初是小面积充血，后来发展成红斑，最终变成充血带包绕的脓疱。典型的基底由于有渗出、坏死组织和脓性分泌物而变得污秽。腹股沟淋巴结可以成为脓肿而破溃并形成瘢痕自愈。本病可以导致慢性淋巴管堵塞并在晚期形成阴茎和阴囊皮肤的象皮肿改变。诊断可以依据临床皮损表现，诊断基因片段（核糖体 RNA 基因或 *GroEL* 基因）的 PCR 实验或革兰染色看到“鱼群样”“铁轨样”或“指纹样”的*杜克雷嗜血杆菌*。病原菌培养是不可靠且不敏感的。免疫色谱法是更快速但不普及的方法，这种方法使用针对细菌上的血红蛋白受体单抗进行检测。治疗方法包括淋巴结切除和引流以及抗生素治疗。

性病淋巴结肉芽肿是侵袭性*沙眼衣原体*引起的性传播疾病。本病呈自限性，在接触后 3~12 d 发生无痛性生殖器溃疡。如果不继发其他感染，本病常快速自愈。疾病的二期因感染扩散到腹股沟淋巴结后，在起病的 10~30 d 后发病。全身症状包括发热、食欲减退和不适。淋巴结起初很痛，转为慢性感染后产生坏死和脓肿形成。纤维化会产生大量的淋巴管阻塞和慢性水肿。诊断依靠淋巴结区出现的慢性溃疡过程和历史上（1974 年前）将*衣原体*抗原注射在皮内的阳性皮肤实验（Frei 试验）。溃疡组织活检不是特异性的。补体固定实验更敏感（80%），但是它需要与其他*衣原体*进行交叉反应。其他血液检查，比如检测 L 型*沙眼衣原体*血清的微免疫荧光实验和 PCR 实验兼具敏感性和特异性，但是实验普及有限。吸出物的细菌培养特异性高敏感性低。使用抗生素可以治愈本病。

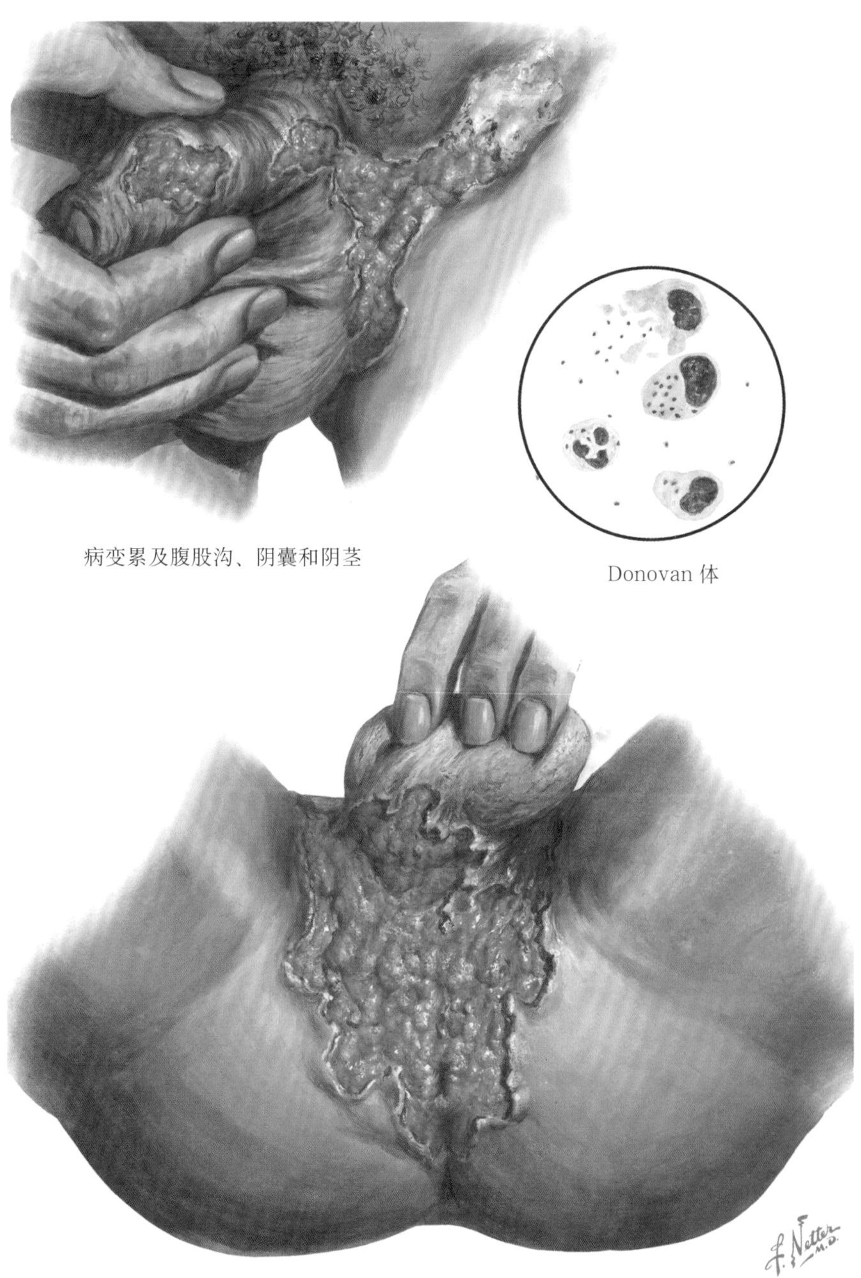
病变累及腹股沟、阴囊和阴茎

Donovan 体

病变进一步扩展到会阴和肛周

## 二十五、腹股沟肉芽肿

腹股沟肉芽肿（也叫作“杜诺凡病”）是一种主要在欠发达国家流行的性传播疾病。致病菌是革兰阴性的肉芽肿*克雷伯杆菌*，此菌被单核巨噬细胞吞噬后在细胞内可形成杜诺凡体，在 Giemsa 或 Wright 染色时可以见到。临床上腹股沟肉芽肿在接触 10～40 d 后可以表现出无痛性生殖器溃疡并被误诊为梅毒。但与梅毒不同的是，它可以多发并破坏组织，并与其他病原体双重感染。病灶发生于接触部位，一般是阴茎体或会阴。当溃疡浅层被包裹或肉芽组织被染色后，病灶可包含杜诺凡体。

最早期的感染症状是小斑块，随后逐渐演变成大斑块，并最终形成多处漫布的无痛性溃疡。溃疡基底上有大面积、丰富的肉芽肿伴有边界上大量丰富的上皮增生。本病不像软下疳会发展成大脓肿，但会观察到小的坏死区。全身症状和淋巴结肿大没有出现的先后顺序。腹股沟肉芽肿必须与其他的慢性溃疡性疾病相区分，比如软下疳、慢性葡萄球菌感染和梅毒。在晚期，腹股沟肉芽肿与进展期生殖器肿瘤、性病淋巴结肉芽肿和皮肤阿米巴病相似。对于抗生素和手术切除无效的病人必须考虑恶性肿瘤的可能。因为不会在正常的培养基上生长，所以诊断依据病灶刮屑的涂片。治疗 7d 后感染仍可能残留，所以必须用 12 周的抗生素治疗。近 10% 的治愈病灶可能因杜诺凡体在数月后复发，这就需要进一步治疗。腹股沟肉芽肿的并发症包括生殖器残疾和瘢痕、生殖区的皮肤褪色和瘢痕的生殖器象皮肿。偶尔细菌会经血行转移到骨、关节或肝；如果不治疗可能出现贫血、乏力乃至死亡。

## 二十六、狭窄

男性尿道狭窄可发生在尿道的任何部位，包括尿道口、海绵体部、球部、膜部和前列腺部。尿道的狭窄可以是轻度的，可容支架或者小的膀胱镜通过；也可以很严重，甚至导丝都不能通过。狭窄段的长度变异也很大，有短的单纯狭窄，也有长的复杂狭窄。

尿道狭窄（紧缩）可继发于细菌、病毒或性传播病原体（*衣原体*和淋病）感染之后，也可以是留置尿管的并发症。感染倾向于导致长程的炎症性狭窄，狭窄 50% 发生在球部，30% 发生在海绵体部，其余可发生在任何部位。骑跨伤、海绵体外伤、穿孔、不恰当使用超声、导尿管、导丝以及膀胱镜都可以引起严重的短程的尿道狭窄，因为尿道周围严重的瘢痕组织在尿道反复扩张时顺应性很差，所以狭窄主要发生在球部。

尿道炎症严重的程度和持续时间、个体瘢痕体质倾向性都会影响尿道狭窄的发生及严重程度。尿道狭窄形成的瘢痕血供很差。在反复尿道扩张引起尿道创伤时，反应性炎症会加重并造成更多瘢痕形成。海绵体部的瘢痕组织多数位于底壁，而球部的瘢痕组织主要位于顶壁，所以有可能触及一个尿道海绵体内的硬物。尿道周围的瘢痕组织可以广泛存在并很长，这导致尿道黏膜下层完全裸露，在膀胱镜下呈现一片白色组织。狭窄近端的尿道会扩张，狭窄造成的尿流梗阻会导致双肾积水和肾功能不全。

最常见的症状有尿线细、尿无力或尿流分叉、尿频、排尿困难，偶尔会出现肉眼血尿、脓尿、尿路感染。严重的尿道狭窄还可以引起尿滴沥，也可能发生急性尿潴留。尿道狭窄经常因感染而变得复杂，包括前列腺炎、附睾炎、膀胱炎，偶尔也有肾盂肾炎。在梗阻近端尿道自发尿液外溢的基础之上，可发生尿道脓肿，造成一个或多个尿道皮肤瘘，被称作“喷水会阴”。瘘可以自发痊愈，但是在脓肿复发时会再次形成。在瘘管内经常会形成肉芽组织。大范围的瘘可以通向臀部、腹股沟以及会阴。由于慢性溢尿的存在，毒力强的细菌会引起广泛的阴茎、阴囊以及会阴的蜂窝织炎，甚至坏疽性筋膜炎（Fournier 坏疽）（见专题 2-20）。

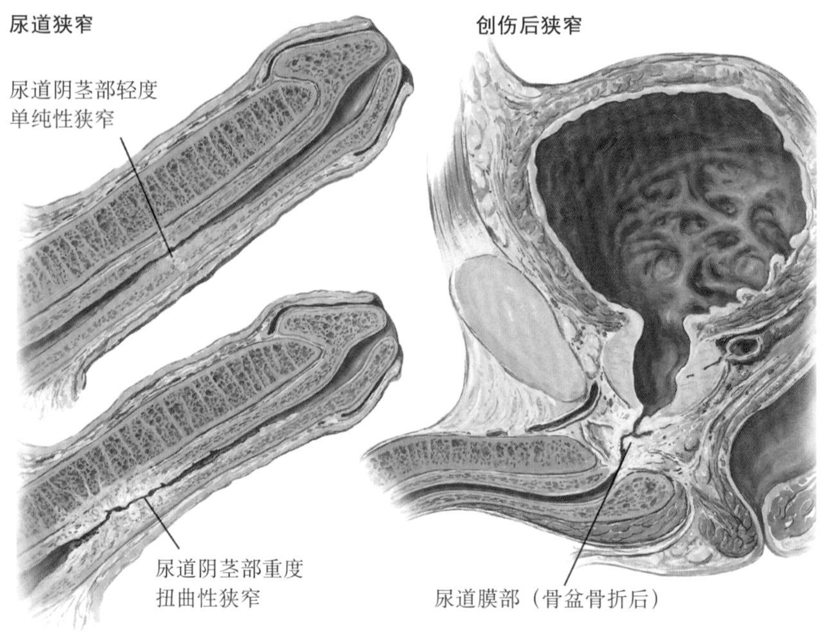


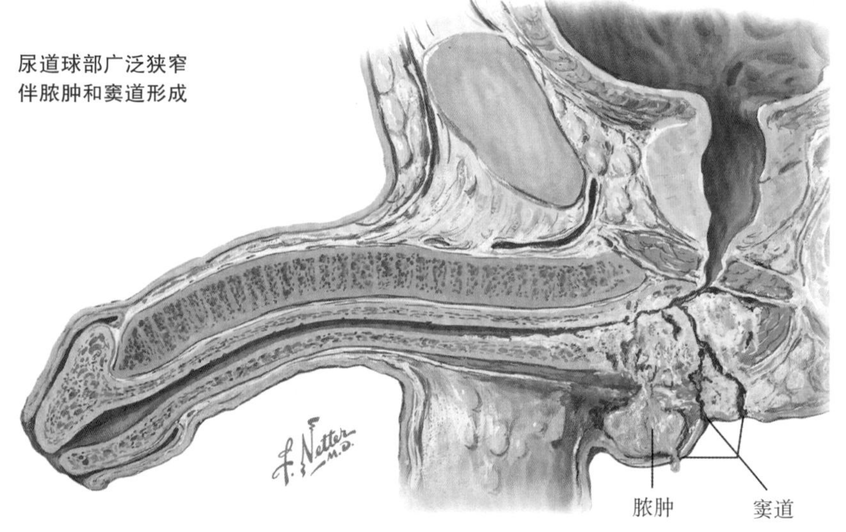


尿道狭窄可以通过很多方法诊断。通常是不能容导尿管通过；或者即使导管可以完整地通过，但当它抵达狭窄区域时，会阻力增大，需要更大力量才能通过。无创逆行尿路造影以及倾斜位盆腔平片能够评价尿道狭窄的长度及严重程度。高频阴茎或会阴超声在评价尿道海绵体组织损伤严重程度方面有特别的优势，可用于术前制订计划。反复的尿路扩张会加重瘢痕组织，所以只是一种姑息治疗。球囊扩张对根治性前列腺切除术后发生的膀胱颈良性狭窄有效。对于其他的单纯性尿路狭窄，膀胱镜下或者激光的尿道内切开术对 80% 的病例有效。如果经内镜治疗后狭窄复发，那么推荐行规范的尿道成形术，这样能够切除所有的瘢痕组织并将正常尿道吻合。长段狭窄切除之后可能无法进行尿道的端端吻合。这种情况下，阴茎皮肤和包皮，或者膀胱或颊黏膜被常规用作覆盖物或管状移植物帮助尿道生长或替代尿道。这种方法持久耐用，效果很好。

# 二十七、疣、癌前病变和早期癌

阴茎最常见的良性肿瘤是尖锐湿疣或疣，俗称性病（包括肛门）疣。通常可以在阴茎头的基底部及阴茎头和包皮间的冠状沟内看到。疣有带蒂的基底，由菜花样的绒毛所组成。这种具有高度传染性的性传播病毒感染是由不同亚型的人类乳头瘤病毒引起的，经口、生殖器处的皮肤接触和肛交传播。疣是由人类乳头瘤病毒 6，11，30，42，43，45，51，52 和 54 亚型引起的，其中，6 和 11 亚型是 90% 的生殖器疣的病因。人类乳头瘤病毒还可以导致宫颈癌和肛门癌，由 16 和 18 亚型引起的癌症病例占 70%。

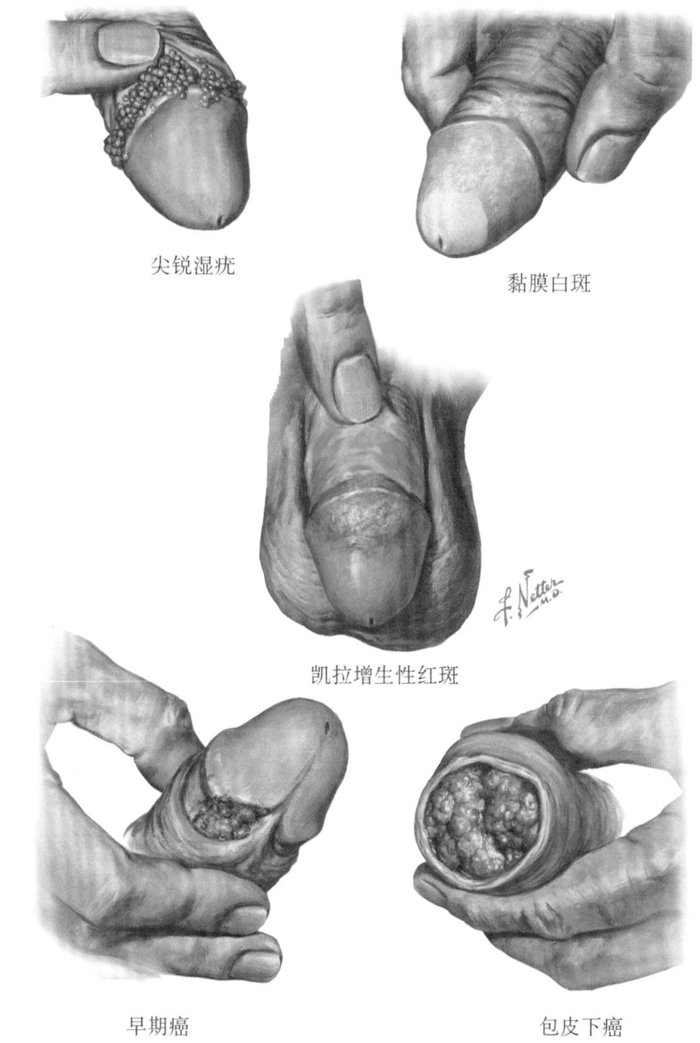

尖锐湿疣　黏膜白斑　凯拉增生性红斑　早期癌　包皮下癌

人类乳头瘤病毒不能治愈，但是推荐对可见的疣采取治疗，因为这样可以减少感染的发生。疣可以自行消失，但至今没有办法去预测疣的生长或消失。局部治疗如鬼臼毒素、咪喹莫特、赛儿茶素和三氯乙酸是小灶疣的常规一线用药。液氮或者激光手术消融和规范的手术切除是大病灶疣的治疗方法。5- 氟尿嘧啶乳膏用于尿道内的病灶已取得成功。

疣在潮湿的环境下生长迅速，如果不加治疗，可以长得很大，合并显著的溃疡和感染。这种巨大湿疣也被叫作 Buschke-Löwenstein 瘤，极难与阴茎癌相区分。在这个阶段，病变往往需要通过手术切除。疣应该与梅毒和上皮样瘤引起的侵蚀性或扁平样皮损区分。Bowenoid（鲍恩样）湿疹是一个专业术语，是指由 16，18 亚型的人类乳头瘤病毒引起的高危性生殖器疣。这些病变通常比疣更加扁平和黑暗，而且是成簇出现的。鲍恩样湿疹需引起重视，因为虽然它们外观上类似寻常疣，但在组织学上具有浅表性鳞状细胞癌的早期特点。

淋巴瘤、肌瘤、纤维血管瘤也罕见地侵犯阴茎体。血管角化瘤或阴茎小血管的扩张可以表现为紫癜样疣。阴茎上，痣和色素痣并不常见。Fordyce 斑点位于阴茎体皮肤上，是小（1～3 mm）的白色隆起，先天发生在皮脂腺。包皮和阴茎头的黏膜白斑病是慢性炎症的常见并发症，表现为单个、成群或散发的白斑；皮肤变硬变厚，类似皮肤，表面呈蓝白色。在这些斑块里可见角化过度、皮肤水肿以及淋巴细胞浸润，这种病变通常与鳞状细胞原位癌和阴茎疣状癌相关。黏膜白斑病灶必须完整切除。

干燥性闭塞性阴茎头炎是包皮和尿道口皮肤的一种渐进性、硬化性病变，呈褶皱的白羊皮纸样外观。尽管病因不清，但因为与硬化性萎缩性苔藓样变外观相似，考虑二者可能相关。这些病有急性期和缓解期，但很少完全恢复，并会导致黏膜白斑病（癌前病变）。

Queyrat 增殖性红斑病的特征性表现是在阴茎头或会阴部皮肤出现的单发或多发的、不规则红斑样病变。当它发生在阴茎体时，被称为 Bowen（鲍文）病。斑块可以是平滑的，质软，鳞屑或疣状，边界清晰。对于未行包皮环切的男性来说，这种病变常常等同于阴茎原位癌，因此必须完整切除病灶。

阴茎鳞状细胞癌通常表现为冠状沟内的小的赘生物，或出现在未行包皮环切术男性的阴茎头系带附近。它可以表现为单个硬结，进展出现溃疡，最终发展成一个大的、真菌感染的恶臭肿物。整个阴茎头都可以受累，甚至可以侵袭到海绵体和尿道。85% 的病例可因为感染或者转移在腹股沟触及质硬淋巴结。不幸的是，超过一半的临床诊断腹股沟淋巴结转移的病人最终确实是肿瘤转移造成的。阴茎部分切除术、阴茎全切联合会阴尿道造口术和根治性淋巴结清扫术是可供选择的治疗方法。

## 二十八、进展期阴茎癌

实际上几乎所有的阴茎癌都是鳞状细胞癌。阴茎癌最初的时候，可以见到阴茎头和包皮增厚、上皮珠的形成、中央变性和角化。阴茎癌可以是乳头状、外生型或平坦型，也可以是溃疡型的。肿瘤细胞浸润到上皮的基底细胞层，延伸至皮下组织，继而侵及淋巴系统。如不经治疗，有可能发生阴茎自发离断。

阴茎癌很少见，但死亡率极高。美国大约每年新增 1300 例（不到所有肿瘤的 1%）。阴茎癌死亡率极高的一个原因就是患者常会就医不及时。15%～50% 的病人在首次患病后 1 年以上才就诊。阴茎癌的危险因素包括未行包皮环切术、阴茎卫生不良、包皮过长、大于 60 岁、多个性伴侣和吸烟。另外，人类乳头瘤病毒的感染可能增加阴茎癌风险，因为一半阴茎癌病例与人类乳头瘤病毒 16 亚型相关。潴留的腐烂包皮垢和阴茎头包皮炎一起，对肿瘤的发生起促进作用，这也可以解释为什么成年人的包皮环切不能预防阴茎癌。

阴茎癌通常是沿着阴茎的表面逐渐向侧面生长的。Buck 筋膜（见专题 2-3）作为一个暂时的屏障，可防止侵犯海绵体。最终，肿瘤穿透 Buck 筋膜和白膜，在这之后就有可能造成全身的扩散。阴茎癌几乎只通过淋巴转移，尽管偶尔可通过血行播散至阴茎背静脉，发生中轴骨的转移。通常阴茎癌首先转移至腹股沟浅群淋巴结（见专题 2-9），但是中央的耻骨联合前淋巴结及髂外淋巴结也可以受累。由于阴茎体的淋巴引流互相交通，所以即使是局限于单侧的原发病灶也可以发生双侧的转移。腹股沟浅群淋巴结引流到位于阔筋膜之下的腹股沟深群淋巴结。腹股沟深群淋巴结继续引流到盆腔淋巴结。当肿瘤浸透皮肤进入股动脉或股静脉（见专题 2-9）后腹股沟淋巴结会广泛受累。虽然可以通过体征怀疑阴茎癌，但确诊需要通过原病灶或者淋巴结的活检才能建立。

本病需要手术切除。如果肿瘤的直径小于 2 cm 并且局限于包皮内，可行包皮环切术。对于小的阴茎头病灶（直径小于 1.5 cm），莫氏显微手术或激光消融术可以保留阴茎并切除肿瘤，然而术后常常会发生阴茎局部破坏。当肿瘤侵犯阴茎头和远端阴茎体时，可行阴茎部分切除术。切除范围要保证肿瘤周围 2 cm，距离不够可能导致肿瘤复发。如果阴茎部分切除术的范围不明确，就需考虑阴茎全切术联合会阴尿道造口术。

在原发肿瘤的治疗之后是腹股沟淋巴结的治疗。临床和影像学检查都未有证据提示淋巴结肿大的病人是否进行腹股沟淋巴结切除术仍有争议。在未触及淋巴结肿大的病例中，隐性转移的发生率为 20%～25%。此外，根治性腹股沟淋巴结清扫术的合并症发生率很高（80%～90%），这些合并症包括浆液性淋巴囊肿、创口坏死和感染、慢性下肢肿胀、静脉炎和肺栓塞。因此，有很多改良方法，包括局限腹股沟浅表淋巴结切除术和前哨淋巴结活检（将蓝色染料注射在肿瘤周围的皮内，利用淋巴系闪烁造影技术，检测蓝色染料所到达的腹股沟浅群淋巴结，这样就可以确定癌症转移的最早位点）。因为改良方法减少对根治性淋巴结清扫术的要求，同时也减少了该术式的并发症发生率，所以改良方法被广泛采用。

在没有影响学证据提示有增大的淋巴结时，没有明确规定是否需要进行盆腔淋巴结清扫术。当肿瘤浸润两个或更多的腹股沟淋巴结时，盆腔淋巴结转移的发生率很高，因此可行盆腔淋巴结清扫术。对于腹股沟淋巴结阴性的病人而言，盆腔淋巴结转移很少发生。就病死率而言，有腹股沟淋巴结转移但未经治疗的病人极少能存活 2 年，而临床上可触及淋巴结肿大且确诊有淋巴结转移的病人，经过适当的手术治疗后 5 年生存率为 20%～50%。

## 阴茎的进展期癌

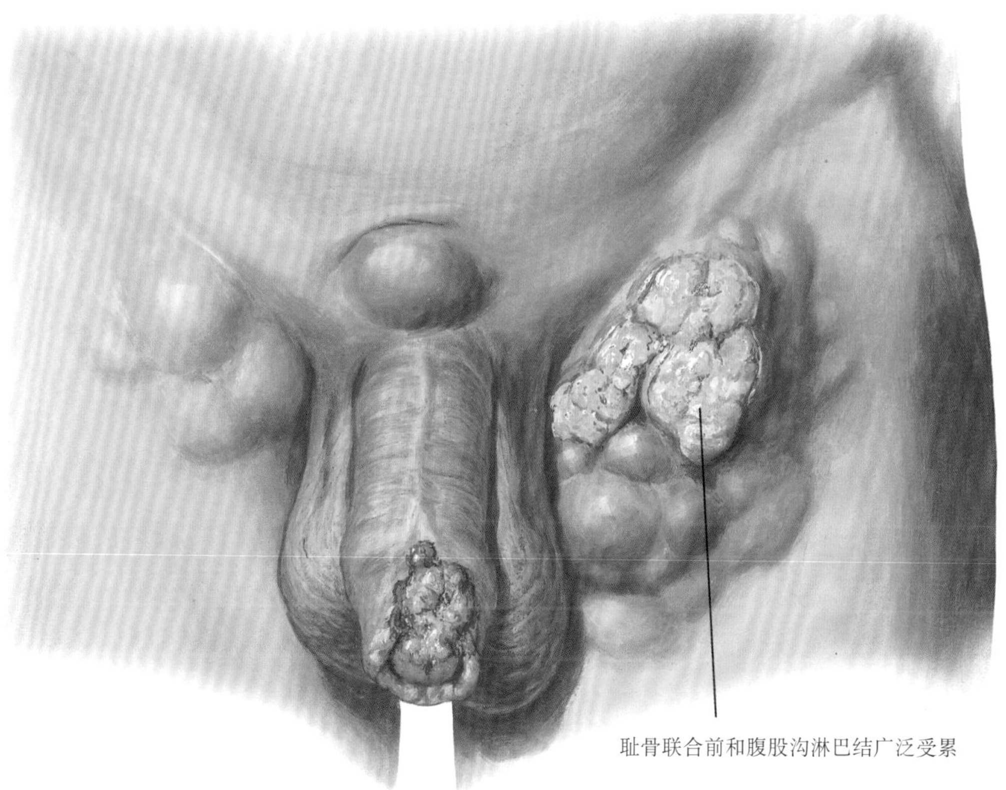


## 阴茎的巨大蕈伞样癌

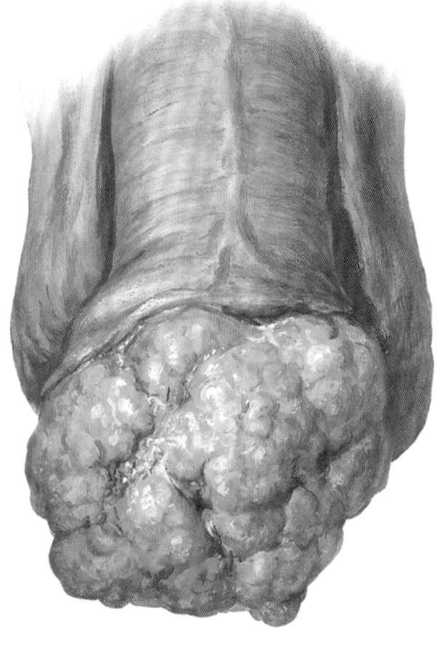

## 阴茎鳞状细胞癌，组织学

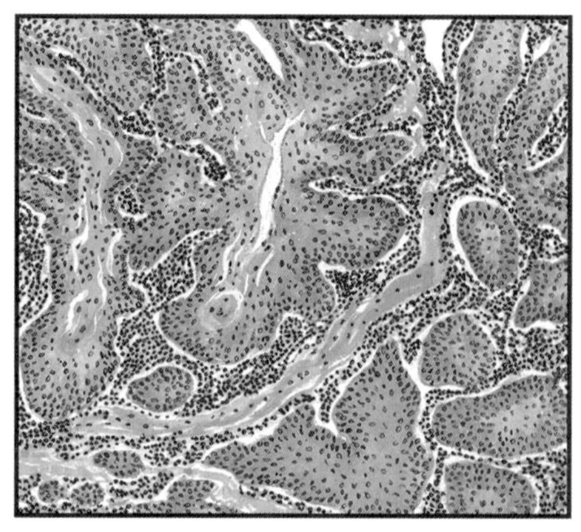

## 二十九、乳头状瘤和尿道癌

尿道疣（乳头状瘤）是良性的、经性传播疾病。它发生在尿道口、舟状窝，可沿尿道海绵体部分布，一直到近端的尿道前列腺部。然而，90%的病变出现在远端尿道。病变很少累及膀胱。这些病变与尖锐湿疣相似，大多可检出人类乳头瘤病毒阳性（见专题 2-27）。实际上，在患外生殖器湿疣的男性中，有 15% 可观察到尿道乳头状瘤。常见体征包括突出尿道的肿物、尿道出血、血尿、排尿困难或者尿分泌物。危险因素包括多个性伴侣和无保护性交。尿道镜检查对发现全程尿道内的病变非常重要。尿道口的病灶可采用局部切除治疗，经常同时行尿道口成形术改善尿流出口情况。在切除病灶后，病灶基底部主要采用电气灼烧。深在的尿道病变需通过膀胱镜行热疗法或二氧化碳激光电气烧灼或冷杯切除。单次治疗后的复发很常见，所以可能需要多次治疗。虽然 5% 的 5- 氟尿嘧啶软膏有刺激性，但它预防复发。

真性的尿道息肉很少见，是非性传播疾病，而且几乎都发生在男性。它们以有尿路上皮覆盖的良性肿块为特点，附着在纤维血管组织上，主要起源于精阜。这种位置分布的特点说明着它们可能代表着组织学上苗勒管的持续存在。当息肉发生在尿道前列腺部的时候，它们可引起尿急、排尿困难和尿频、血尿、尿路感染或者偶尔引起尿潴留。它们在膀胱镜下可见，可通过单纯的电气烧灼切除。

发生于尿道原发性尿路癌很少见，但病死率极高。尿道恶性肿瘤最常见的类型是阴茎和尿道球部的鳞状细胞瘤（78%），但还可在尿道前列腺部见到移性上皮细胞癌（占 15%）（见专题 2-12）。偶尔，尿道的乳头状腺癌可起源于 Littré 腺或 Cowper 腺。相比黑种人来说，尿道癌在白种人中更常见，并且它是唯一一种在女性比男性更多见的泌尿道恶性肿瘤。尽管学者认为尿道癌是从慢性炎症、感染或尿路刺激发展而来的，但尚未发现明确的危险因素。有膀胱癌病史的病人发生尿道癌的危险性会增加。

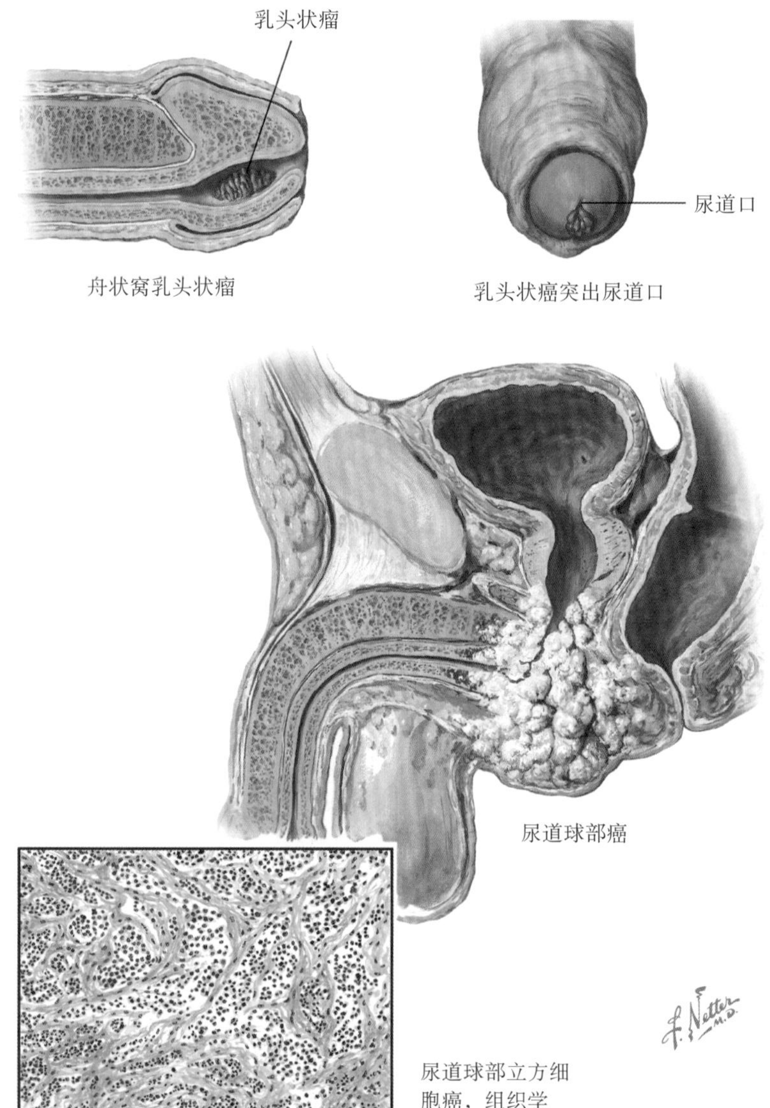


尿道癌起病隐匿，早期症状非特异。正因如此，从症状出现到规范诊断可能历时 3 年。大约一半的病人有尿道狭窄的病史，20% 的病人有尿道分泌物病史，所以经常要求按性传播疾病治疗。随着病变的进展可能发生泌尿系症状，如尿无力、尿后滴沥、排尿困难以及性相关症状，如痛性勃起。25% 的病人存在一定程度的尿潴留，40% 的病人可触及阴茎硬性肿物。

通过膀胱镜、尿道活检和冲洗液细胞学检查可做出诊断。尽管需要对整个尿道行检查，但尿道口的肿瘤可以简单切除。非浸润性病灶采用密切观察。对复发病灶可再次经内镜切除。浸润性病灶手术范围更大，包含广泛的尿道区域在内。通常需要行尿道切除和阴茎切除。由于原发肿瘤病灶位置不同，最常见的转移灶是腹股沟淋巴结，其次是肺、肝、胸膜、骨和其他远处器官。尽管联合化疗和放疗的综合疗法也可使患者获益，但手术仍是尿道癌的主要治愈方法。四类手术方法被用于尿道癌的治疗：①保守治疗或局部切除；②阴茎部分切除术；③根治性阴茎切除术；④盆腔淋巴结清扫及扩大阴茎癌根治术包括阴茎切除术、膀胱切除术、切除耻骨前支（前支去除）和尿流改道。远端尿道癌的五年生存率是 60%，而近端尿道癌的生存率不足 50%。

（范　宇　肖云翔　译）

第 3 章

# 阴囊和睾丸

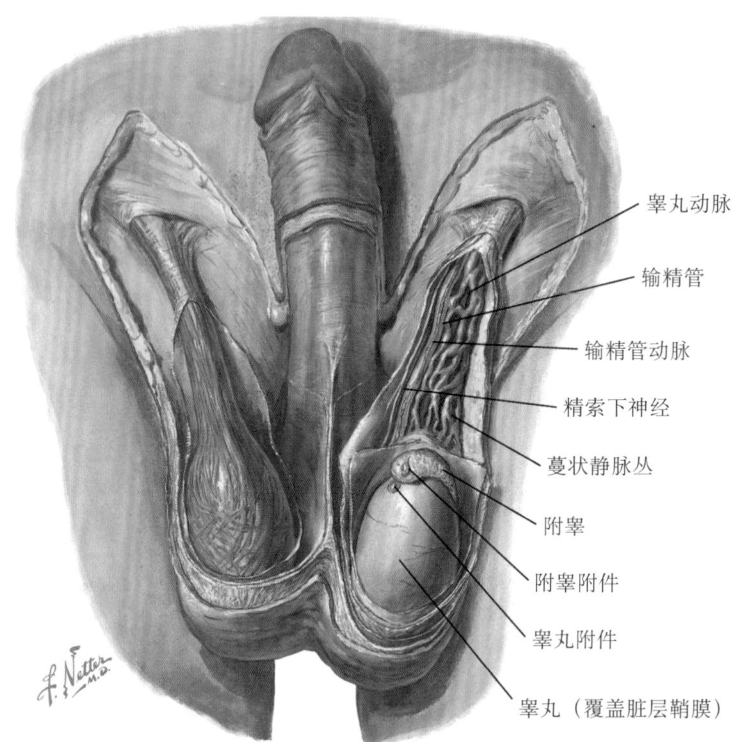


## 一、阴囊壁

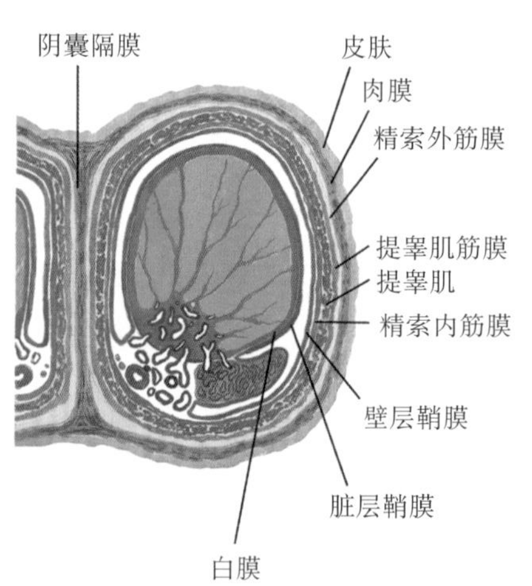


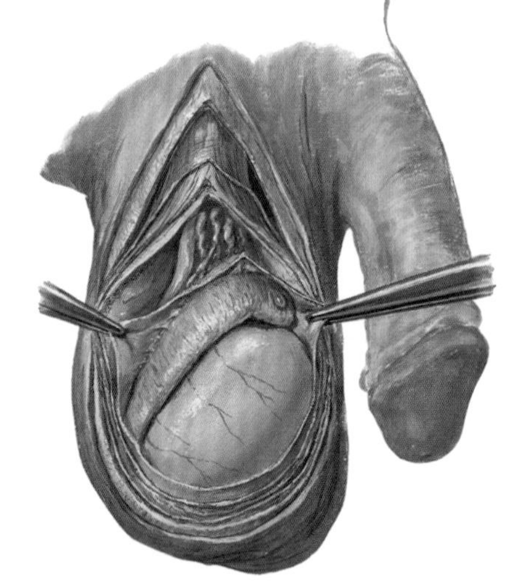

睾丸凭借精索结构固定于阴囊内。胎儿时期男性性腺从腹膜后逐渐下降至阴囊，最终双侧睾丸和精索均覆盖 6 层不同的组织结构。

由浅入深，第一层是组织纤薄、外观褐色、伸缩良好的阴囊皮肤。其呈现出皱褶外形，前与阴阜、后与会阴、外侧与大腿内侧皮肤延续。与这些相连皮肤不同，阴囊皮肤含有丰富的皮脂腺小囊和汗腺，阴毛稀疏分布，与阴囊内隔膜对应的背线非常明显，并且与会阴的背线延续。

阴囊皮下是由弹力纤维和平滑肌纤维组成的纤薄、纤维网状、富含血管的肉膜。这是之前描述过的阴囊浅筋膜（Colles 筋膜）（见专题 2-2）。其为腹部 Scarpa 筋膜和会阴泌尿生殖三角 Colles 筋膜的延续（见专题 2-2 及专题 2-3）。此层次中的结缔组织向内延伸形成阴囊隔膜，将双侧睾丸分开。

肉膜更深一层为精索外筋膜，是腹壁腹外斜肌的延续。精索外筋膜下是提睾肌筋膜，由两层网状和弹力组织包裹一层纤薄的横纹肌组成。提睾肌筋膜是腹内斜肌筋膜的延续，偶含腹横肌纤维。当睾丸遇外伤或冷刺激时，产生提睾肌反射，提睾肌筋膜收缩牵拉睾丸，使其免受伤害。提睾肌反射对于调节温度、使睾丸维持适宜温度以便精子形成至关重要。

提睾肌筋膜深层为精索内筋膜，紧密包裹睾丸及精索内结构。此层稀疏的结缔组织是腹横肌筋膜的延续。

精索内筋膜下方为鞘膜。个体发育过程中，睾丸下降，其前后各覆盖一层腹膜。后方的腹膜形成脏层鞘膜，包绕睾丸并与睾丸白膜紧密相邻。前方的腹膜形成睾丸壁层鞘膜并与覆盖的精索内筋膜相邻。通过内皮细胞分泌，使壁层和脏层鞘膜间形成含液腔隙。睾丸鞘膜积液即发生于此。

在精索内与输精管伴行的精索下神经源自盆丛，含有交感及副交感神经纤维。通常认为此神经主要调节睾丸内睾酮的分泌。

成年人阴囊内，睾丸脏层鞘膜下留有胎儿发育的痕迹：①位于睾丸上极的睾丸附件；②与附睾头相连的附睾附件。睾丸附件是源自于原始苗勒管的头端发育而来的输卵管痕迹，而附睾附件是中肾管头端的发育遗迹。

前位像

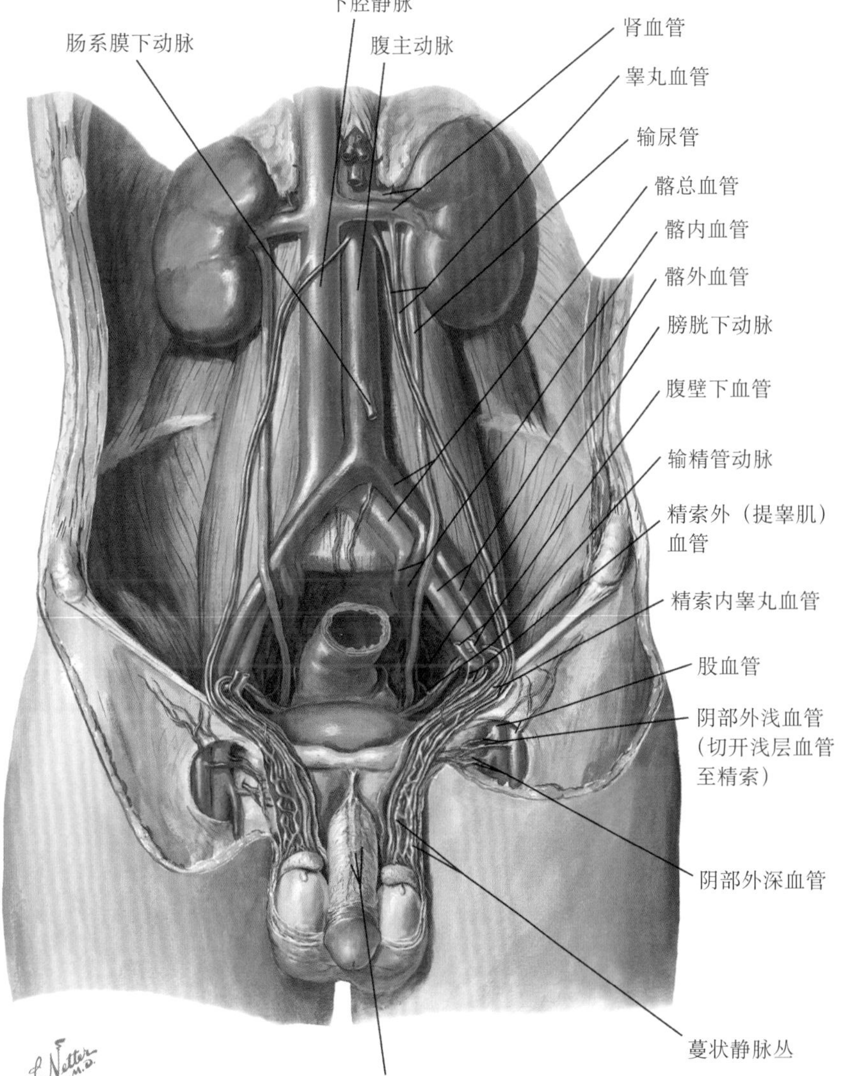


## 二、睾丸的血供

睾丸的动脉血供有 3 处来源：睾丸动脉、输精管动脉和精索外动脉(提睾肌动脉)。睾丸动脉来源于腹主动脉，位于肾动脉开口下方。胚胎发育过程中，睾丸位于第 2 腰椎两侧。睾丸动脉在腹股沟内环上方汇入精索，并与睾丸纵隔处蔓状静脉丛相连。蔓状静脉丛内相对流向的动静脉分布促进了热量和小分子的交换过程。例如，睾酮根据浓度梯度从静脉向动脉内被动扩散，在精索静脉曲张和隐睾患者中，此系统的温度梯度消失与睾丸功能异常有关。

近睾丸纵隔处，睾丸动脉高度螺旋并分支进入睾丸。睾丸动脉和输精管动脉丰富的交通支为睾丸的血供提供了保障。即使去除睾丸动脉，仍可维持睾丸的血供。睾丸动脉穿过睾丸鞘膜，沿下极走行于睾丸背侧实质内。穿支动脉从睾丸实质内向前方走行。单独供应输精管的动脉转变为环行，走行于输精管膈膜内。环形小血管分支供应管内及管间毛细血管。

输精管动脉源于膀胱下或膀胱上动脉，供应输精管及附睾尾部的血供。第 3 支动脉，即精索外动脉（提睾肌动脉）在腹股沟内环内由腹壁下动脉分出并汇入精索。此血管于睾丸鞘膜表面形成血管网，并通常于睾丸纵隔处与其他动脉汇合。

与其他静脉不同，睾丸内静脉不与相应动脉伴行。睾丸实质内的小静脉流入睾丸表面或睾丸纵隔处的静脉，这两组静脉汇入输精管静脉形成蔓状静脉丛。蔓状静脉丛主要由以下静脉分支汇成：①前部的精索静脉(睾丸静脉)，与睾丸动脉伴行并最终汇入下腔静脉；②中部的输精管静脉，与输精管伴行并汇入盆腔静脉；③后方的精索静脉（精索外静脉），沿精索后方上行，汇入腹壁下和阴部静脉的表浅及深部的分支静脉。患者接受精索静脉结扎术后，睾丸静脉被结扎，睾丸的静脉血通过蔓状静脉丛中部和后方的静脉回流。

右侧睾丸静脉于肾静脉下方斜向汇入下腔静脉，形成了天然的“瓣膜”结构，可减少血液回流；而左侧睾丸静脉呈直角汇入左肾静脉，并无天然“瓣膜”结构。此解剖关系可解释高达 90% 精索静脉曲张发生于左侧的原因。

在精索静脉曲张患者中，睾丸静脉血流方向转变，扰乱了睾丸正常的静脉回流，并可能会提升阴囊内温度，最终可能导致睾丸痛或不育症。在高位精索静脉结扎术（Palomo 术）中，于输精管血管和精索外静脉出精索处的上方结扎睾丸动脉及静脉，可充分保证睾丸的动脉血供及静脉回流。在腹股沟及腹股沟以下水平的手术过程中，由于此解剖层面分支血管不多，故应仔细辨认并保留睾丸动脉。

## 三、睾丸、附睾和输精管

睾丸被致密、纤维状的白膜包裹，白膜表面紧密覆盖着鞘膜。囊壁向内延伸出的膈膜将睾丸内部分成数十个锥形小叶。不同人种睾丸大小不同，但一般来说长 4 cm，直径 3 cm（容量为 18～20 ml）。

在睾丸的每个小叶中都包含了一个或数个曲精小管，如果伸直为 1～2 英尺（1 英尺 =0.3048 m）长。这些曲精小管在睾丸门（睾丸纵隔）处伸直并汇合，形成睾丸网。睾丸网形成 8～10 支输出小管，将精子运送至附睾头。偶见 1 支盲端的输出小管（迷管）。输出小管病理性扩张可致精液囊肿。

睾丸器官组织学特点决定了其既有外分泌（产生精子）又有内分泌（分泌睾酮）的功能。在正常成年人的睾丸中，曲精小管排列于含有弹力纤维和扁平肌样细胞的复层结缔组织的基底。生殖上皮细胞和支撑细胞（睾丸支持细胞）也在此层。曲精小管管内的结缔组织还含有一群体积较大的多角形细胞，称为睾丸间质细胞，其胞内的液性颗粒富含睾酮及其他雄激素。例如，体毛、肌肉含量、深沉嗓音和性功能的诸多男性特征，都源于雄激素的作用。

附睾呈逗号形状，位于睾丸后外侧。其内致密的结缔组织内盘绕着紧密的屈曲小管，其总长 3～4 m。精子通过附睾后其外形改变，获得运动能力、膜蛋白、免疫活性、磷脂、脂肪酸及腺苷酸环化酶活性。这些变化改善了精子细胞膜结构的完整性，增加了受精能力并改善了精子运动活性。睾丸内的精子活力很差，或几乎没有活力。只有经过附睾，精子才具有活力和功能。人类精子经过附睾的时间约为 12d。

包绕附睾的睾丸鞘膜延伸并进入管间隙，从组织学层面将附睾分为头、体、尾三个部分。附睾头区域的 8～10 支输出小管在附睾体和附睾尾汇合成附睾管。组织学上，通过纤毛上皮中的主细胞和基底细胞这两种主要的细胞类型来辨认附睾。因为静纤毛的高度不一，所以附睾中主细胞的高度也不相同。主细胞的细胞核为细长形状，并且通常具有较大裂隙及一或两个核仁。为达到吸收和分泌的功能，主细胞顶端含有无数被膜小窝。与主细胞相比，附睾中的基底细胞要少得多。基底细胞呈水滴状排列于基底并伸向管腔，其顶端呈线样并与周围主细胞相邻。其被认为源于巨噬细胞，并可能是主细胞的前体。

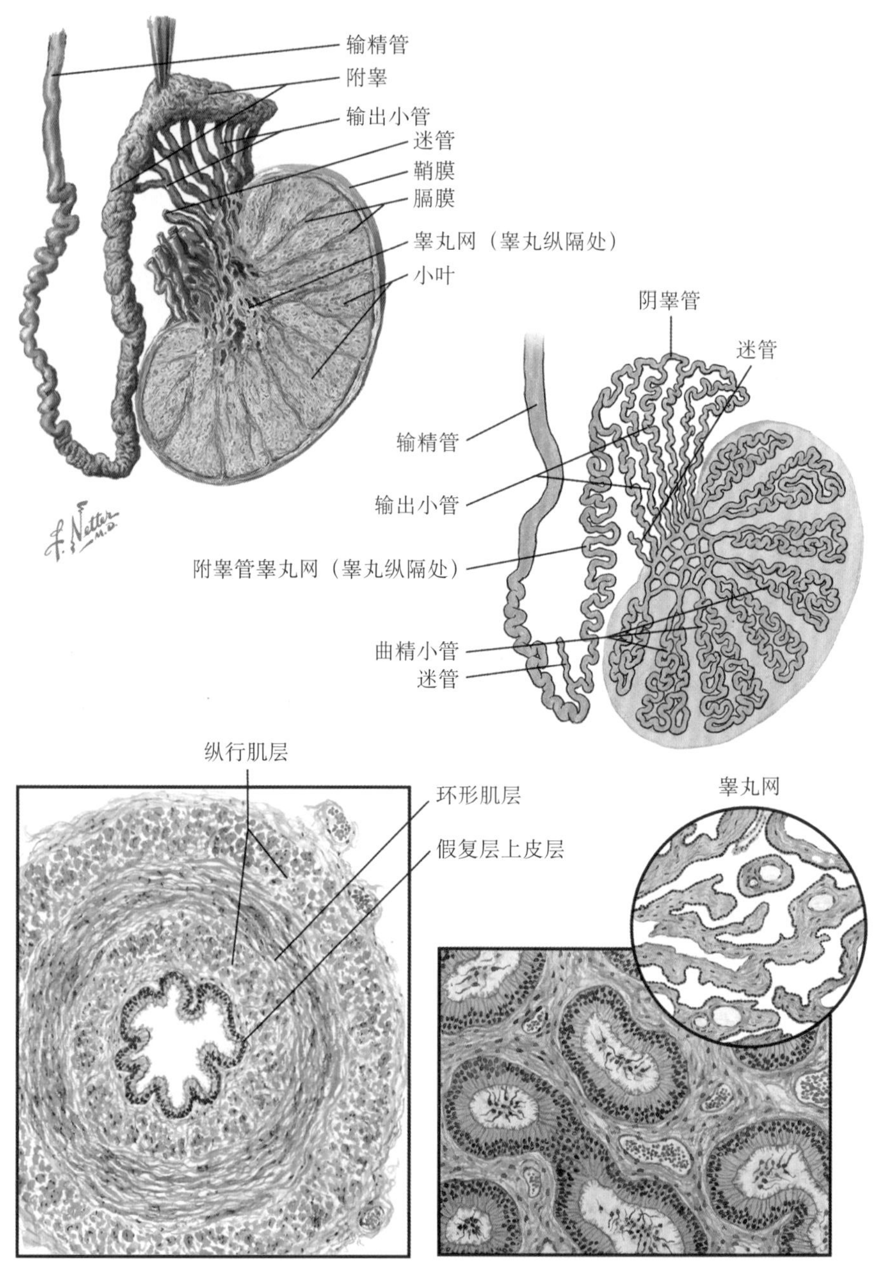

输精管 - 组织学　　附睾 - 组织学

输精管是附睾尾部附睾管的延续。在这里小管肌层增生明显，屈曲减少，上皮细胞纤毛消失。输精管总长约 25 cm，在进入精囊前形成输精管壶腹和近端的射精管。在截面图上可观察到：输精管外层的结缔组织外膜内含血管和细小神经；输精管中层的肌肉含内外两层的纵行肌和中层的环形肌；输精管内层的黏膜层排列有假复层上皮细胞。输精管外径一般为 1.5～3 mm，通畅的输精管管腔内径一般为 0.2～0.7 mm。通过显微外科技术可轻松实现输精管结扎术后或其他原因所致输精管闭塞的外科重建。

## 四、睾丸发育和精子发生

组织学上，新生儿睾丸呈“睾丸索”，其内主要为支持细胞，生殖细胞——精母细胞含量稀少。睾丸索中睾丸间质细胞占据多数，与此同时，新生儿最初的几个月中睾酮水平迅速上升，对以后睾酮依赖性的器官产生了激素影响。儿童时期，睾丸索仅呈线性生长并无其他改变。在 5—7 岁时，睾丸索中形成管腔，其直径逐渐增大并形成曲精小管，并以精子发生干细胞为特征，标志着精子发生的第一阶段。精原细胞在男性大约 11 岁时初次核分裂，标志着青春期的开始。初级精母细胞随后出现，睾丸内减数分裂开始，在大约 12 岁时产生精子。生殖细胞成熟进程开始，睾丸快速增大并成为青春期（唐纳生殖 1 期）第一性征之一。

在青春期早期，睾丸间质细胞与生殖细胞同时成熟，但睾酮分泌却稍稍滞后于生精过程。青春期成熟睾丸间质细胞分泌的睾酮持续作用于青春期发育（唐纳生殖 2~5 期）。在成年男性中，生精持续活跃，但随着更年期睾丸间质细胞睾酮分泌下降，生精亦下降。

在雄性脊椎动物中（除某些麋鹿品种外），精子发生是连续的过程，其需经历 13 种不同的细胞类型，共历时 64 d。包括：①增殖期精原细胞增殖分裂，维持其数目或继续分化为配子；②减数分裂期生殖细胞减数分裂，形成单倍体精子；③精子发生期精细胞经过变形成为成熟精子。

在基底处，精子发生开始于精原细胞有丝分裂为初级精母细胞。初级精母细胞是减数分裂开始的生殖细胞。在其从支持细胞的基底向顶端运动过程中分裂为次级精母细胞。后者即分裂为精细胞，经过变形成为成熟精子。

一个周期的精子发生包括精原干细胞分裂最终成为精子。在某一任意时间，生殖上皮可观察到多个不同阶段的精子发生周期。当观察曲精小管某一固定点时，可发现人类精子发生具有 6 个阶段。据此，在曲精小管空间内生精周期可特别地排列起来，即生精波。精子生发于螺旋形的模式中，持续而不间断，约 1200 精子 / 心脏搏动。

有丝分裂和减数分裂有两处不同。在有丝分裂和减数分裂 DNA 合成阶段，繁殖细胞均有双倍的 DNA 含量（$4n$）。有丝分裂中，经过一次分裂 DNA 含量减少为二倍体（$2n$）。然而减数分裂中，第二次分裂（次级精母细胞至精细胞）形成的子细胞为单倍体 DNA 含量（$n$），即 22 个常染色体和一个 X 或一个 Y 染色体。另一不同即有丝分裂产生的子细胞完全相同，而减数分裂产生的子细胞基因不同。这是因为在减数分裂过程中染色体重组，姐妹染色单体间 DNA 交换，这也是人类遗传多样性的基础。

睾丸发育

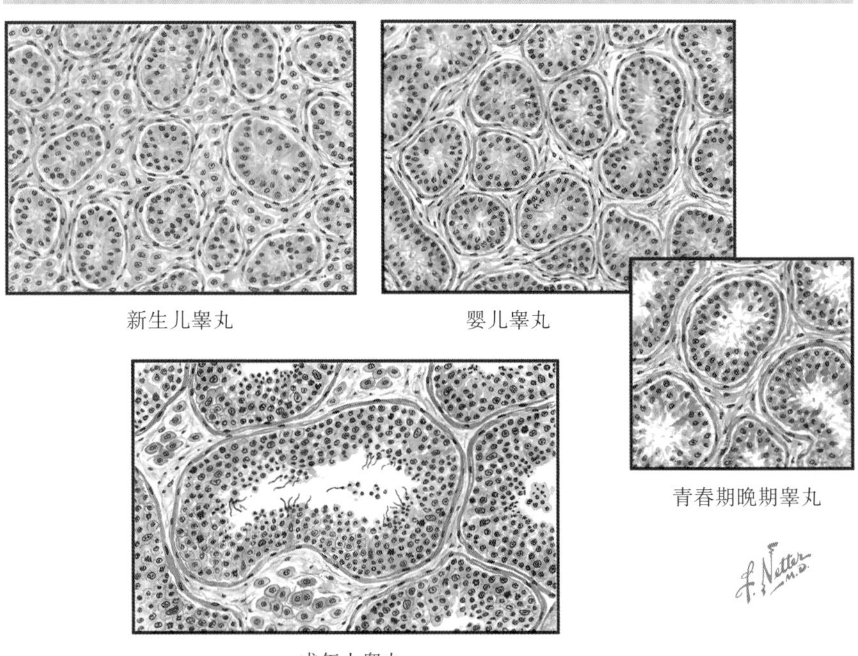


生精过程（箭头标明发育过程中的连续阶段）

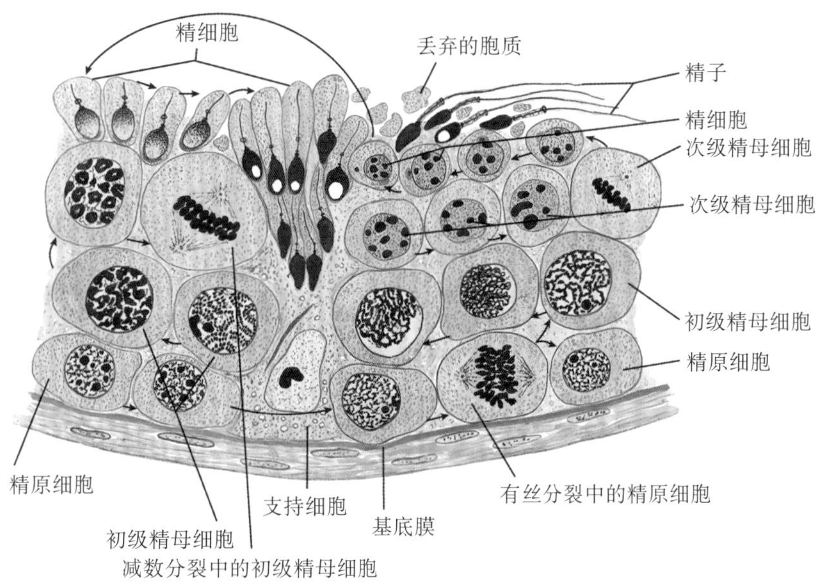

睾丸发育 8 周（22.5mm 顶臀长）

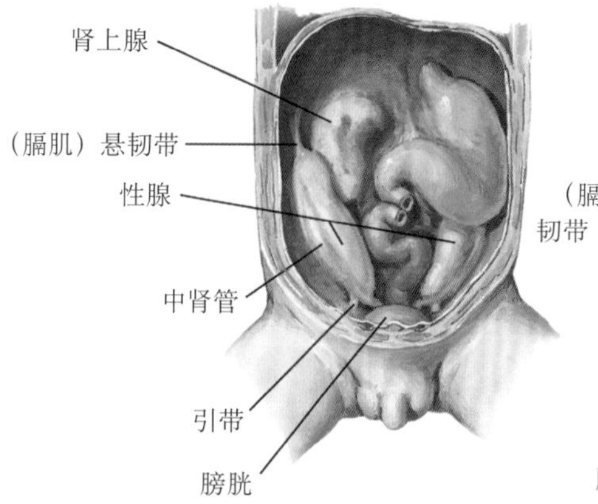

肾上腺
（膈肌）悬韧带
性腺
中肾管
引带
膀胱

睾丸发育 11 周（43mm 顶臀长）

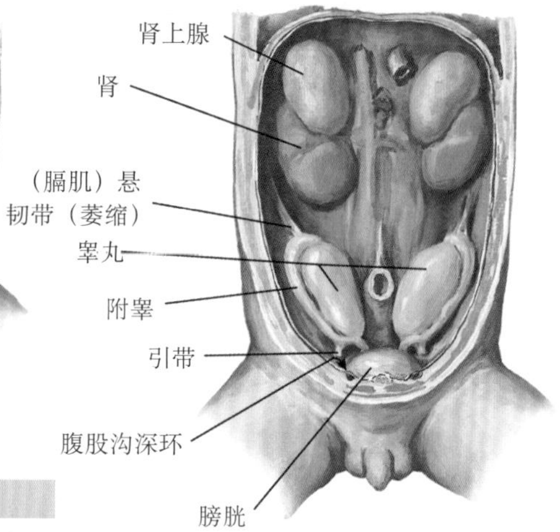

肾上腺
肾
（膈肌）悬韧带（萎缩）
睾丸
附睾
引带
腹股沟深环
膀胱

睾丸发育 4 个月（107mm 顶臀长）

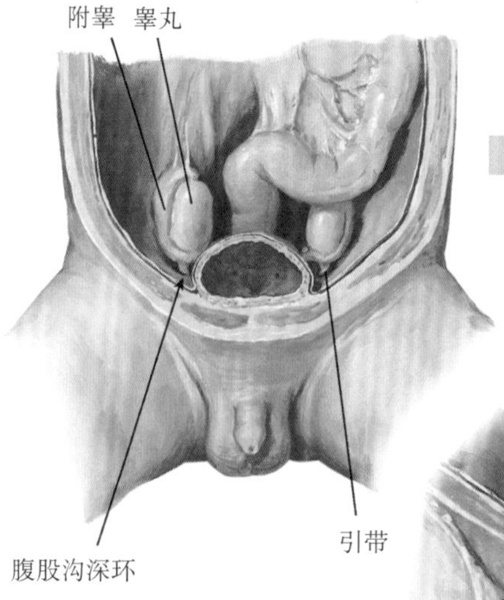

附睾 睾丸
腹股沟深环
引带

睾丸发育 8 个月（26cm 顶臀长）

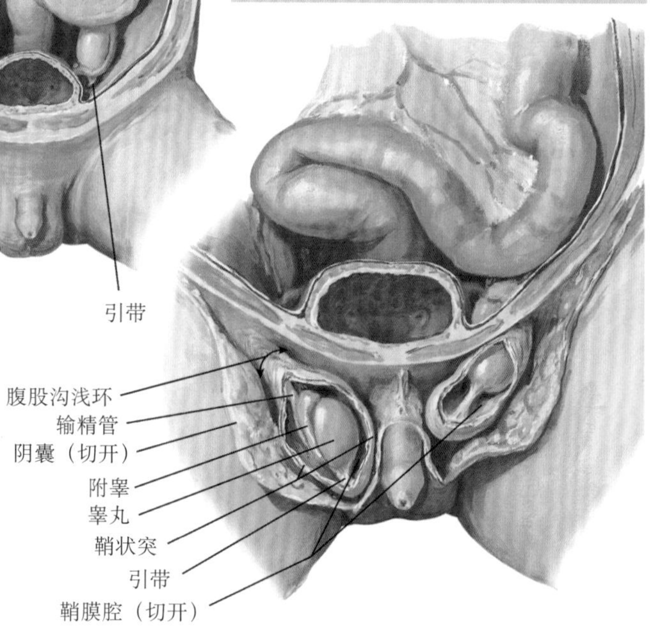

腹股沟浅环
输精管
阴囊（切开）
附睾
睾丸
鞘状突
引带
鞘膜腔（切开）

## 五、睾丸的下降

位于体腔后壁的早期生殖嵴位于第 6 胸段至骶段，其内含有原始睾丸。妊娠 8 周时，位于间皮（原始腹膜）下的睾丸伸长变为梭形器官突入体腔（将来的腹腔）。间皮为两层皱褶，上方膈肌悬韧带延伸至膈肌，下方腹股沟韧带或将来的睾丸引带止于腹壁下腹股沟囊（将来的腹股沟管）处。妊娠 6 个月时，胎儿腹壁外翻形成一处袋状腹膜，成为鞘状突。其逐渐增大变化为腹股沟囊，并于 7 月底时可允许睾丸通过。同时，由于头端及相邻中肾的退化，睾丸移动并由原始腹膜皱褶形成的睾丸系膜悬挂于附睾上。妊娠 7 个月时，性腺位于与胎儿长轴呈斜向或直角的腹股沟的上方数毫米处。

胎儿第 7 个月末时，睾丸沿腹股沟管通过并下降至阴囊。然而仍可见到婴儿出生时睾丸位于腹股沟管内，并于出生后下降至阴囊。在睾丸下降至鞘状突内通过腹股沟管到阴囊内后，睾丸以上的鞘状突通常于出生后数周或数月消失。出生后鞘状突持续不闭合可导致交通性鞘膜积液，即腹腔积液可自由进出阴囊的鞘膜腔内。此种鞘膜积液的典型特征为：患者直立或仰卧位时，阴囊大小可发生明显变化。

胚胎早期时睾丸引带为纤维束，在妊娠第 7 个月时随着腹股沟韧带发育增大。其与中肾管顶端（附睾）相连，与睾丸伴行，止于腹壁下部。睾丸引带的远端附件延伸至腹股沟囊，即将来发育为腹壁腹外斜肌之处。

睾丸引带在睾丸下降过程中发挥的作用尚未完全阐明。明确的是睾丸下降过程分为两个阶段：在腹腔内的移动和在腹股沟阴囊内的下降。任一阶段出现问题都会导致不同程度的隐睾症。最初，睾丸引带收缩增粗牵引睾丸向腹股沟内环方向移动。在小鼠中，此移动过程受睾丸来源的胰岛素样、松弛素样多肽（Insl-3）控制。已经发现与人类同源的小鼠 Insl-3 基因是一种胰岛素和松弛素样分子（*INSL3*），由睾丸间质细胞产生。在隐睾患儿的研究中发现，*INSL3* 基因突变的仅占到 1%～2%，这说明其他因素也在睾丸下降过程中发挥作用。通过观察雄激素不敏感（雄激素受体活性缺陷）和 Kallmann 综合征（雄激素分泌缺乏）的患儿发现，睾丸可在腹腔中移动，但观察不到睾丸在腹股沟阴囊内的下降。故推测在睾丸下降的第 2 阶段，即穿过腹股沟管至阴囊内的过程是雄激素依赖的。同理，妊娠晚期内分泌失调干扰雄激素平衡，也可导致男婴隐睾症。

## 六、阴囊皮肤疾病 1：化学刺激和感染

很多如感染、过敏或代谢引起的皮肤疾病都可累及阴囊。在诸多酵母菌、霉菌和真菌中，只有少数具有感染性，称作*皮肤真菌*。皮肤真菌只在皮肤表面的角蛋白死皮中存活。其不能在黏膜中存活，也少见向深处侵犯。腹股沟及阴囊处的股癣较为常见。其表现包括阴囊及相邻大腿内侧皮肤脱皮和瘙痒。癣起初为浅表红褐色、边界清晰的鳞状斑点，逐渐扩大并融合形成面积较大、均匀的炎症区域，并且皮损边界清晰突出。最初的病损经过浸渍和感染，表现为疼痛和瘙痒。出汗、紧身内衣和肥胖是这种真菌感染的好发因素。*股癣*与*足癣*相同，主要致病菌为毛癣菌属和小孢子菌属。

接触性皮炎（毒物性皮炎）是一种接触外来物质而发生的局部皮疹或刺激。其只影响包括表皮和外层真皮的表面区域。与接触性荨麻疹的皮疹可在数分钟或数小时后消褪不同，接触性皮炎的皮疹需要数日才能褪去。常见的过敏性接触性皮炎的诱因为毒藤和毒漆树。常见的刺激性接触性皮炎的诱因是强碱性肥皂、清洁剂和其他清洁产品。发生在阴囊的接触性皮炎可表现为水肿、丘疹、水疱或脓疱等不同皮损，但都伴有瘙痒症状。阴囊皮肤常常肿胀，有时伴红肿和疼痛。治疗是发现并消除特异性的诱发因素。药疹也是接触性皮炎的一种，可发生在阴囊及身体其他地方，通常发生于患者服用某种过敏药物之后。

过敏性湿疹或特应性皮炎常与花粉症、哮喘和结膜炎等其他过敏性疾病一同发生。它是一种家族性、慢性疾病，时有时无。特应性皮炎常与银屑病相混淆。通常起初表皮脱落、局部水肿和渗出，继而发展为干燥、增厚、结痂和褐色沉着。明显瘙痒和脓疱形成是其典型特征。目前其病因尚不清楚。单纯疱疹病毒Ⅱ型(HSV-2，见专题 2-21）可导致生殖器疱疹，与阴囊相比更好发于阴茎。

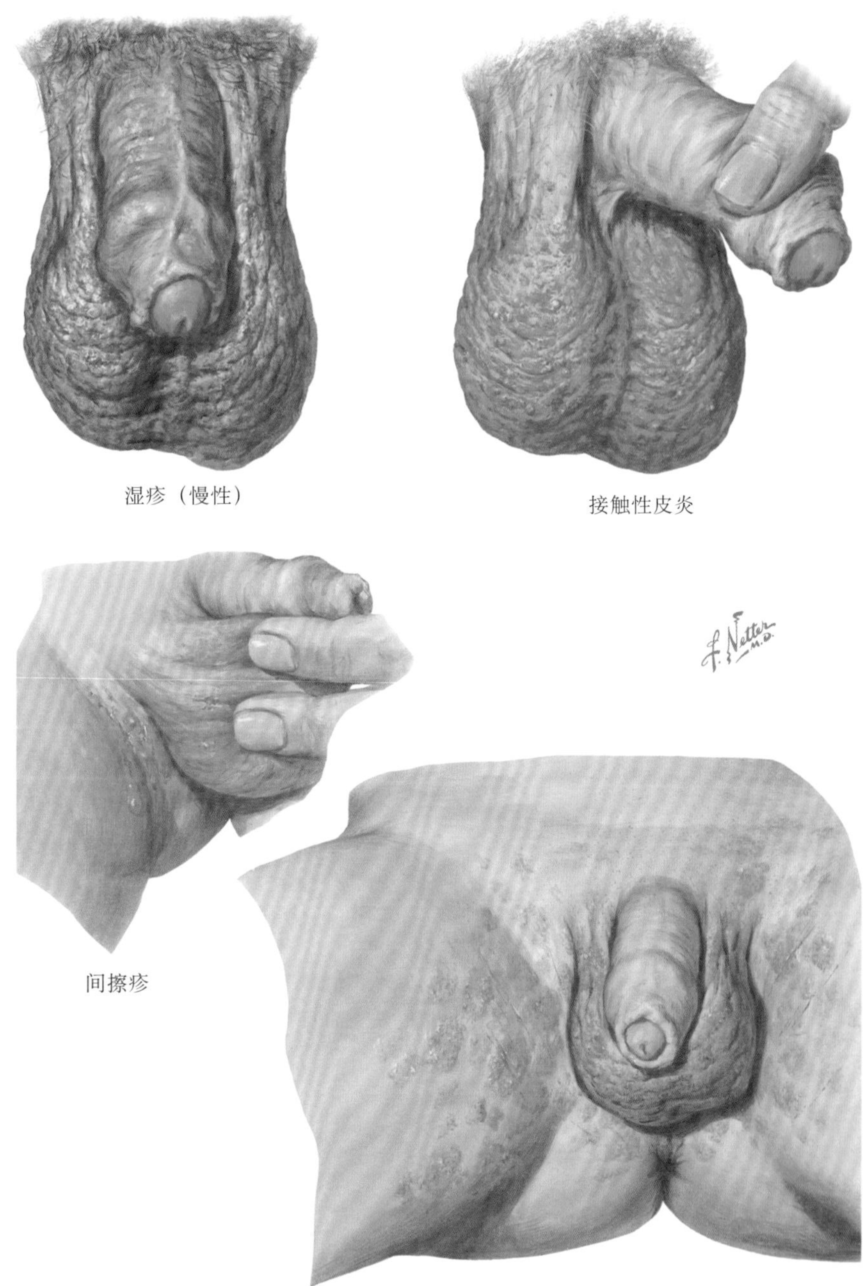

湿疹（慢性）

接触性皮炎

间擦疹

股癣

间擦疹是一种红斑、炎症状态，好发于温暖潮湿的皮肤表面。其通常由皮肤表面的*白色念珠菌*引起，对称分布于阴囊及大腿内侧皮肤，并常累及阴茎和臀部。摩擦可导致皮肤皲裂和浸渍，并继发细菌感染。如果诊断存在疑问，可行 KOH 试验检测有无念珠菌。细菌培养可辅助诊断继发性细菌感染。治疗间擦疹可选用克霉唑和咪康唑等抗真菌乳膏，并同时保持皮肤皱褶处干燥。

其他好发于阴囊的罕见皮损包括皮肤痒疹和扁平苔藓（无插图）。扁平苔藓是一种炎性皮疹，生殖器表面可见具有典型紫色的环形鳞屑和斑块。生殖器区域的红癣无不适症状，表现为褐色、鳞片状并且边界清晰，由*棒状杆菌*慢性感染所致。花斑癣由*皮屑芽孢菌*引起，通常好发于男性青年。其表现为逐渐扩大的褐色斑点，不伴炎症或其他不适症状，采用经典抗真菌乳膏治疗。

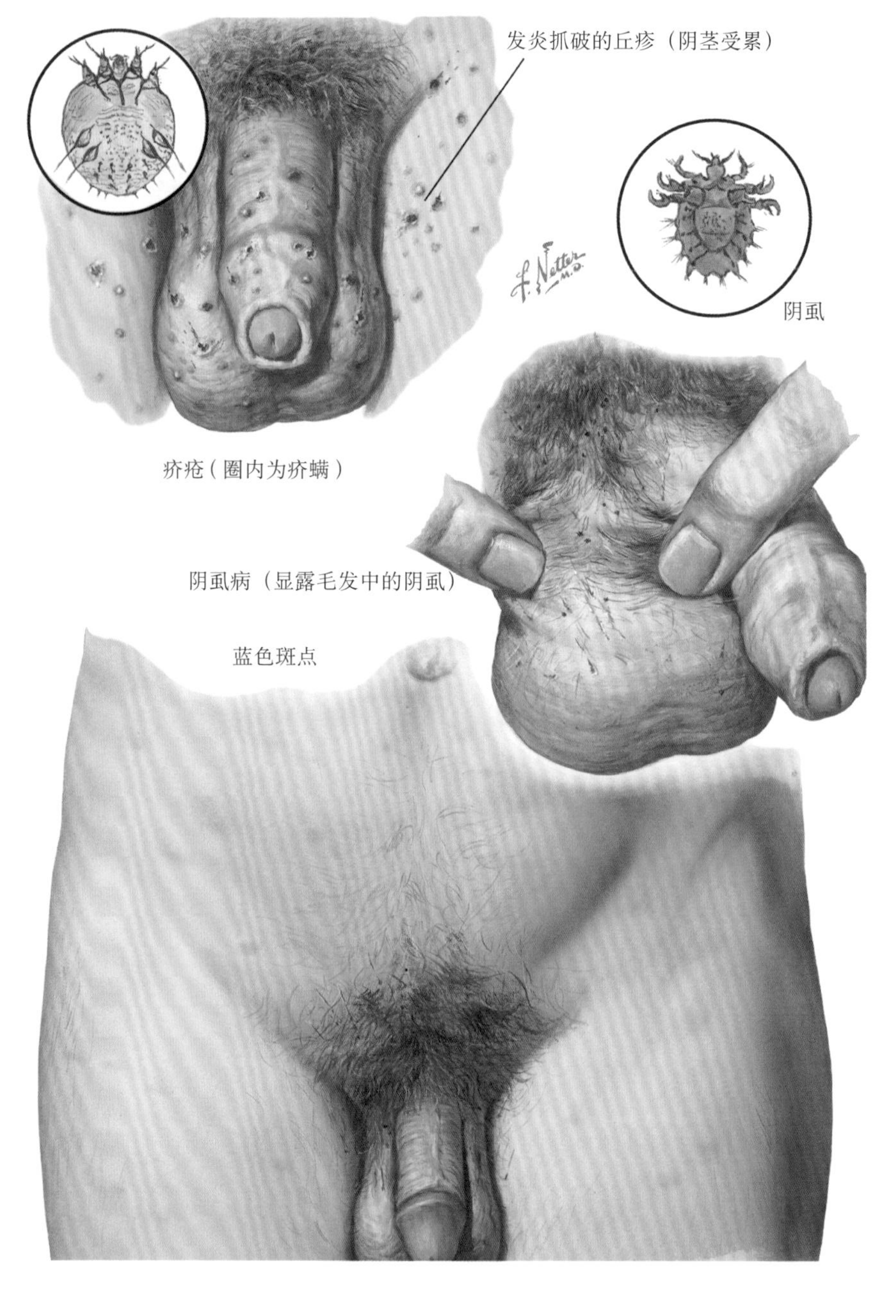


## 七、阴囊皮肤疾病 2：疥螨和虱

疥疮是由*疥螨*引起的接触传染性的寄生虫皮肤疾病。螨是小型、八足寄生虫（与六足昆虫不同），约 0.3 mm 长，潜伏在皮肤深处，夜间异常活跃，常导致患者剧烈的夜间瘙痒。受累皮肤表面可发现细小孔洞。阴囊皱褶长度变短、着色并弯曲，形成小的串珠状改变。在皱褶末端螨虫寄生的地方形成小囊。刮擦小囊后可在 10%NaOH 溶液中观察到螨虫及卵。小囊很快变为丘疹、脓疱，随后结痂、脱落，掩盖了孔洞的存在。疥疮一旦进展为脓疱和表皮脱落，原发皮损更加难以发现。儿童疥疮常见于臀部脓疱病。人类疥疮最常见的传播方式是皮肤接触，不会通过动物传播。治疗疥疮可使用氯菊酯、克罗米通或林丹乳膏。

阴虱病是由*阴虱*叮咬引起的皮肤疾病。这种体外寄生虫依赖血液生存，通过口器叮咬引起皮肤损害。与体虱生活在衣服中不同，阴虱停留在阴毛区域。其把头埋入毛囊内以附着于阴毛。阴虱通过性接触感染，常引起抓挠擦伤，很少导致大面积皮肤损害。因为这类生物通过密切接触传播，故阴虱病被定义为性传播疾病（STD），且使用安全套不能预防感染。感染后皮肤呈现小红点等“叮咬”外观，并可发展为丘疹。抓挠引起脱皮、出血、结痂和皮肤褐色褪色。此外，阴虱吸血过程中唾液和宿主血液之间产生反应，可产生直径约 0.5 cm 的皮肤蓝色斑点，且按压后蓝色斑点不消失，此为虱病的典型特征。

对于瘙痒症患者应仔细检查其阴毛，寻找有无幼虱和成年阴虱。可用钳子夹出虱或剪断受累阴毛，并在显微镜下观察。治疗阴虱病也可使用氯菊酯或林丹乳膏，并在初次治疗 10 d 后建议再次治疗。另外，要更换所有床上用品，并在洗涤前置入密封塑料袋 2 周以杀死虱卵，避免再次感染。

## 八、阴囊撕脱、水肿和血肿

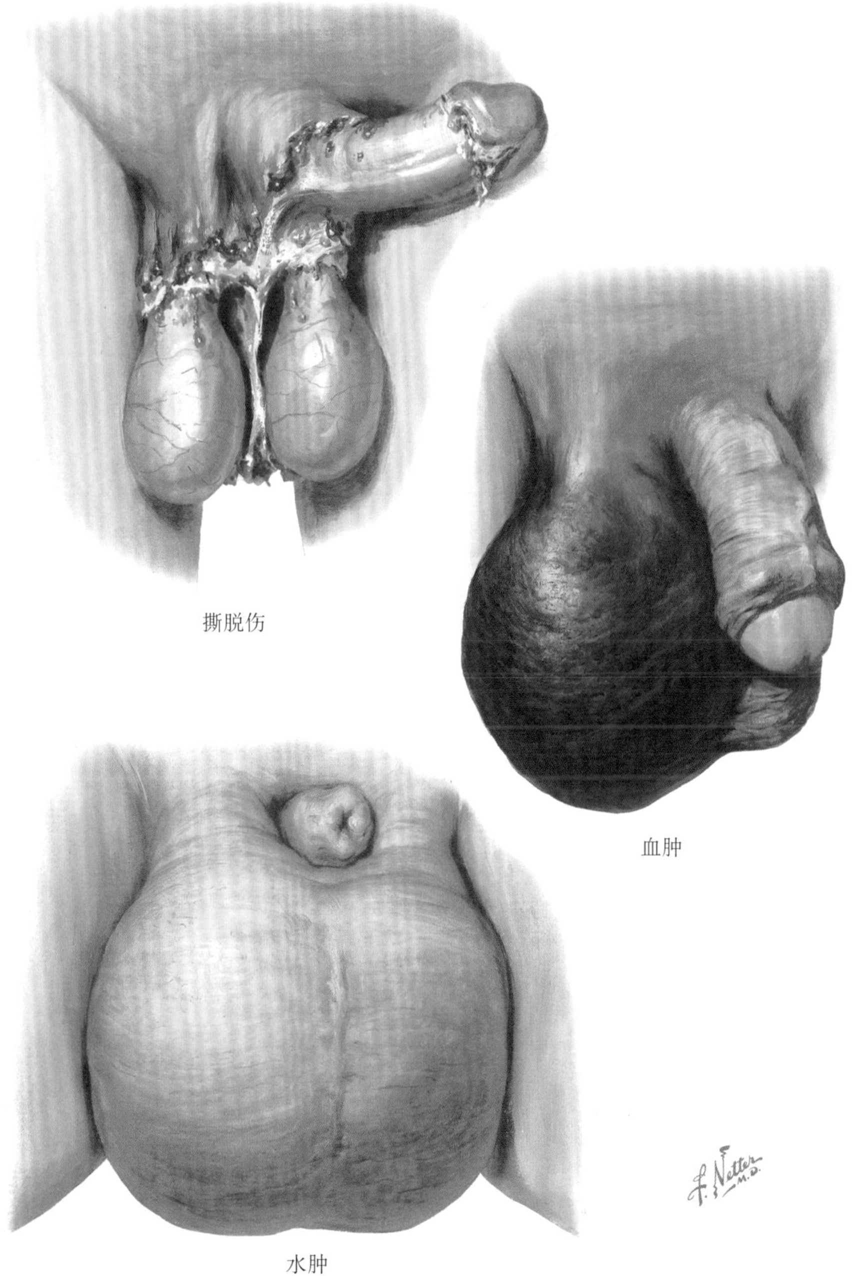

撕脱伤

血肿

水肿

阴囊和阴茎的外伤性撕脱伤常见于动物攻击、交通意外、尖锐或高速投掷物攻击、自残和机械相关（例如，工业或农业器械）事故，好发于10—30岁男性。外伤中可能损失整个阴囊组织，或由于感染使残留皮肤脱落。撕脱伤导致部分阴囊缺失，应行清创术，切除全层残留阴囊壁碎片并使用可吸收缝线缝合创面。如果全部阴囊皮肤撕脱，则需要将完好的睾丸移植到大腿皮下或腹股沟区域。残存皮肤再生出完整尺寸阴囊的能力非常强，故如果阴囊残留部分皮肤可避免移植睾丸。阴囊的肉膜层血供丰富，顺应性和弹性均良好，可保障阴囊皮瓣覆盖较大面积的缺失。干净的肉芽组织优先覆盖暴露的睾丸表面，然后再重建阴囊。

完全阴囊缺失需要进行皮肤移植以加速愈合。有网孔的中厚皮片（0.008～0.014英寸）（1英寸=0.0254 m）利于引流渗出液，并且无毛发生长，是覆盖受损阴囊的理想选择。由于中厚皮片柔韧有弹性，其也用于覆盖受损阴茎的裸露区域，以保障术后阴茎的勃起功能。从撕脱边缘附近重建皮肤组织可使愈合后皮肤相对无张力。双侧睾丸应固定在一起，以最低程度地减少活动，为睾丸移植提供最大方便。对于感染伤口，将睾丸移植至大腿皮下“囊袋”是十分必要的，直至伤口清洁适合皮肤移植。阴囊损伤行皮肤移植的长期成功率很高，仅20%患者需要修整，且这些患者大多数的问题都可在门诊解决。在皮肤移植前，没有感染的急性外伤可简单用半湿敷料覆盖。

局部或全身的病理生理改变均可导致阴囊水肿。由于阴囊具有疏松且富有弹性的结构特点，使得即使轻微炎症反应、血管或是淋巴的变化，都可导致阴囊水肿。睾丸附睾炎、过敏状态或是淋巴、血液循环系统的阻塞都可伴随阴囊水肿。慢性心功能不全、肝硬化、腹水和肾衰竭均可导致阴囊水肿或全身水肿累及阴囊。侵犯腹膜后或腹股沟区淋巴结的恶性肿瘤可阻塞淋巴管，导致阴囊非凹陷性水肿。单纯阴囊水肿也可能是象皮病（淋巴丝虫病）和其他热带疾病的首发症状。阴囊外伤和手术后常伴随明显水肿。蜘蛛叮咬或过敏（血管神经性水肿）也可导致明显的阴囊水肿。当大量阴囊水肿时，阴囊皮肤相关部分将变潮湿、剥落并形成溃疡。阴囊水肿患者应抬高阴囊以促进静脉和淋巴回流。

阴囊血肿和广泛皮下组织出血常见于阴囊术后或阴囊钝挫伤患者。阴囊少见原发性出血，因为其收缩平滑肌层可有效压缩血管。在急性出血时，阴囊颜色变深成为紫色。随着时间的推移，颜色逐渐变为黄色，最终变为正常颜色。然而，血肿完全吸收并恢复正常颜色要数周时间。阴囊血肿常伴随不同程度的水肿，需要适度压迫、抬高并且尽早使用冰袋冷敷。如果是活动性出血，由于肉膜、Scarpa筋膜和Colles筋膜的连续性，血肿将很快延伸至腹股沟区域和阴茎周围（见专题2-20）。

## 九、鞘膜积液和精液囊肿

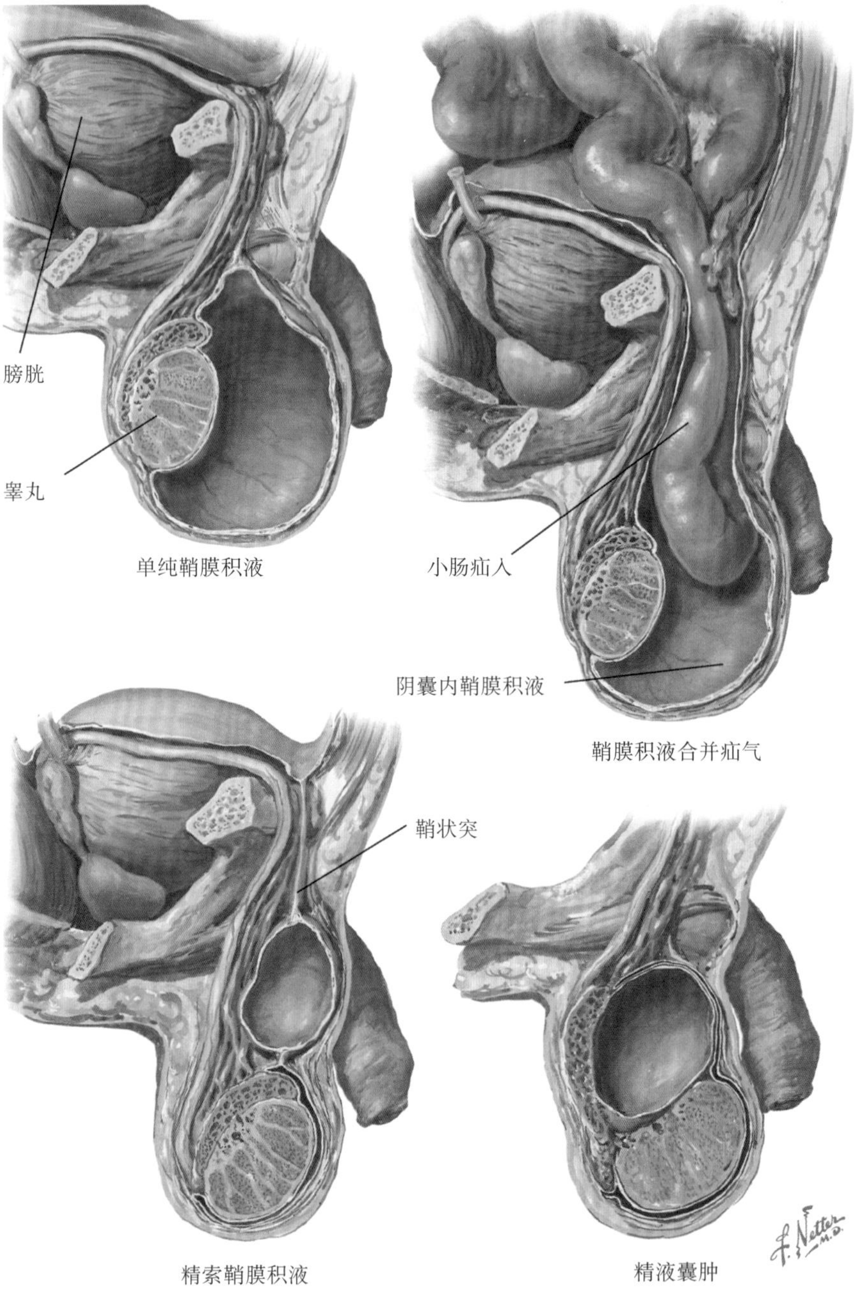

鞘膜积液即睾丸鞘膜壁层脏层间过多的浆液累积。在睾丸从腹膜后下降至阴囊的过程中（见专题 3-5），其将 2 层腹膜随之一同带入阴囊。与腹腔相通的鞘状突异常可导致不同类型的鞘膜积液。最常见的是单纯鞘膜积液，即正常结构的鞘膜腔扩张积液。在婴儿型鞘膜积液中，鞘状突在内环处闭合，精索处未闭合并与睾丸鞘膜腔相通。在先天性或交通性鞘膜积液中，鞘状突内膜与腹腔相通，故肠管和腹腔液可流入阴囊内，且鞘膜积液也可回流入腹腔内。先天性鞘膜积液可伴或不伴肠管下降和腹股沟疝。

精索鞘膜积液即精索内的腹膜未闭合而局部形成囊性积液。其与腹腔、睾丸鞘膜腔均不相通。疝性鞘膜积液（无插图）是由于鞘状突从腹腔向下有限突入阴囊而造成的睾丸鞘膜腔积液。然而，其疝囊终止于睾丸鞘膜之上并不与之相通。通常囊内无肠管或大网膜，且囊内鞘膜积液可按压回腹腔。也可见累及部分附睾或睾丸的罕见类型的局部鞘膜积液。

急性鞘膜积液常继发于睾丸或附睾外伤、肿瘤或感染。慢性鞘膜积液常为急性期的最终结果，但在无急性鞘膜积液病史及潜在疾病时，称为*特发性*鞘膜积液。鞘膜积液可继发于外伤、腹股沟疝修补术后、精索静脉曲张结扎术后或其他阻断精索淋巴引流的腹膜后手术之后。

鞘膜积液内为似血清样、淡黄色、无嗅液体。在急性疾病时，积液可为纤维素性、血性甚至脓性液体。睾丸鞘膜壁层通常纤薄，但在慢性疾病时可变厚甚至钙化。鞘膜积液通常位于睾丸前部，睾丸位于阴囊腔后方。鞘膜积液需与疝气、睾丸肿瘤、阴囊血肿和精液囊肿相鉴别。鞘膜积液患者在行阴囊透光试验时可看到光亮的液性囊腔。只有排除了合并疝气的情况后，才能抽吸鞘膜积液行细胞学或生化检查。其治疗为观察等待、反复穿刺抽吸（因为液体很快恢复）或手术切除壁层鞘膜。穿刺抽吸后注入硬化剂不如手术切除鞘膜有效。长期鞘膜积液患者的鞘膜增厚，长期压迫睾丸可致不同程度的睾丸萎缩。

精液囊肿是一种阴囊内的囊性包块，由近附睾头的输出小管系统部分阻塞或憩室形成。当精液囊肿较小时易与附睾囊肿（通常不增大）和睾丸附睾的附件相混淆，但与精液囊肿不同，后者们的结构内不包含精子。囊肿由假复层上皮包裹，内有浑浊、乳白色液体，含不能游动的精子和脂质颗粒。触诊精液囊肿时，可触及一个与睾丸分界清晰的球形包块，仅通过“细腰”与睾丸相连。精液囊肿位于鞘膜腔内，在睾丸后方。精液囊肿和鞘膜积液可同时发生，但常常因鞘膜积液抽吸液体时才发现精液囊肿。除了肿块在阴囊内轻微的拖动感外，大多数精液囊肿都没有症状。只有当精液囊肿增大至 20 ml 如正常睾丸大小时，才会引起不适症状。精液囊肿的治疗为手术切除。但生育年龄的男性应慎重考虑此手术，因为附睾床的切除瘢痕可能会阻塞剩余的输出小管而导致不育。



单纯鞘膜积液

鞘膜积液合并疝气

精索鞘膜积液

精液囊肿

## 十、精索静脉曲张、鞘膜积血和睾丸扭转

精索静脉曲张是指精索内的蔓状静脉丛异常扩张和屈曲。大多数精索静脉曲张发生在左侧（90%）。左侧睾丸静脉呈直角汇入左肾静脉，无天然瓣膜结构。与之对应，右侧睾丸静脉于右肾静脉下方斜向汇入下腔静脉。在精索静脉曲张患者中，睾丸静脉内血流方向改变，导致温度较高的体循环血液反流入通常温度较低的睾丸内。约 15% 青年男性存在精索静脉曲张。30 岁后单发于右侧或突发的左侧精索静脉曲张可能提示腹膜后疾病，如肿瘤、淋巴结病、肾积水或异位血管。大多数精索静脉曲张缘于青春期的快速生长。当其引起症状时，患者感觉睾丸及阴囊牵引和钝性胀痛等不适，在平卧后症状消失。在致男性不育的疾病中，精索静脉曲张也是最常见的可治愈的病因。其临床表现需与附睾炎和腹股沟疝相鉴别。手术治疗指征包括：①同侧睾丸疼痛；②女性生育能力良好情况下因男性因素所致不育至少 1 年；③青少年男性同侧睾丸萎缩。

精索静脉曲张的治疗包括在腹膜后水平（Palomo 式及改良 Paolmo 式）、腹股沟水平（Ivanisservitch 式）或腹股沟以下水平显微（Marmar 式）结扎睾丸静脉。此外，也可在腹膜后水平尝试腹腔镜结扎和介入栓塞治疗。腹膜后与腹股沟及腹股沟以下水平结扎手术相比，术后复发率高 3 倍。

鞘膜积血是指出血进入鞘膜腔内，通常由于外伤、手术或睾丸肿瘤所致。自发性鞘膜积血是动脉硬化、坏血病、糖尿病、梅毒、肿瘤和睾丸炎、附睾炎或鞘膜炎等疾病的并发症。鞘膜积血还可缘于新生儿产伤或其他各种血液异常。外伤后，鞘膜积血通常伴随阴囊水肿，由于血肿渗入皮肤及皮下组织可致阴囊及阴茎外观变黑。缓慢进展的鞘膜积血和鞘膜积液容易混淆，通过透光试验可鉴别。行穿刺抽吸检查，如果液体不是清亮而为血性，可明确诊断鞘膜积血。如果鞘膜积血的诊断存在疑问，需要进行手术探查以明确病因。

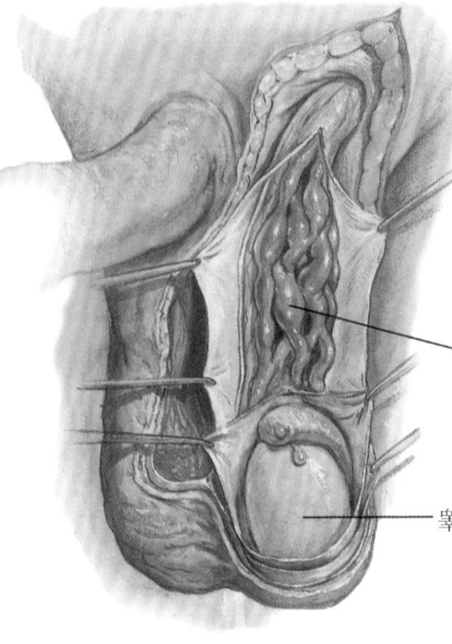

精索轴向扭转会导致睾丸缺血和坏疽。多数临床常见的睾丸扭转为 720° 扭转，双侧发病率相同，并且也可见于隐睾。其原因主要为睾丸的异常活动，通常由于鞘膜较高地附着于精索，形成“钟锤”样畸形所致。睾丸的损伤程度取决于睾丸扭转的角度和持续时间。如果睾丸扭转持续 8 h 以上，则睾丸可能完全坏死。手术解除睾丸扭转的成功与否直接取决于扭转持续时间。尽管手法复位可能成功，但睾丸扭转通常采用手术治疗：如果睾丸缺血坏死则切除坏死睾丸；如果睾丸未坏死，则复位后将睾丸固定于阴囊壁或隔膜预防复发。

残留的睾丸附件和附睾附件扭转也可引发急性阴囊疼痛，需与急性附睾炎和睾丸扭转鉴别。其通常见于青年男性，坏死附件透过阴囊皮肤呈“蓝点”样改变。



精索静脉曲张

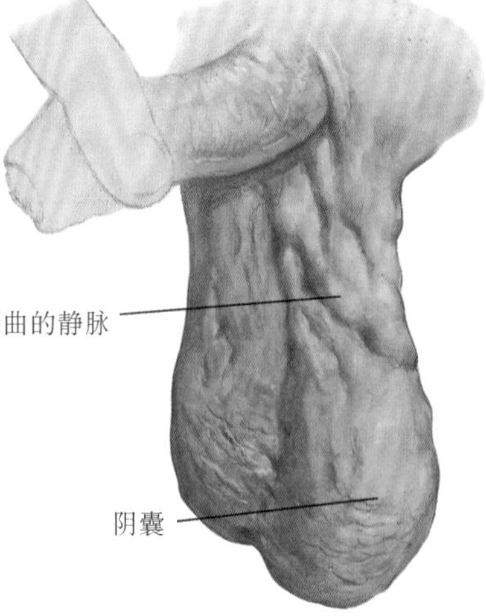

精索静脉曲张，临床表现

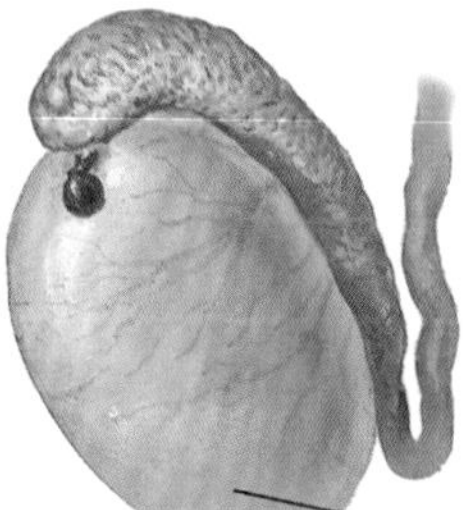

睾丸附件扭转

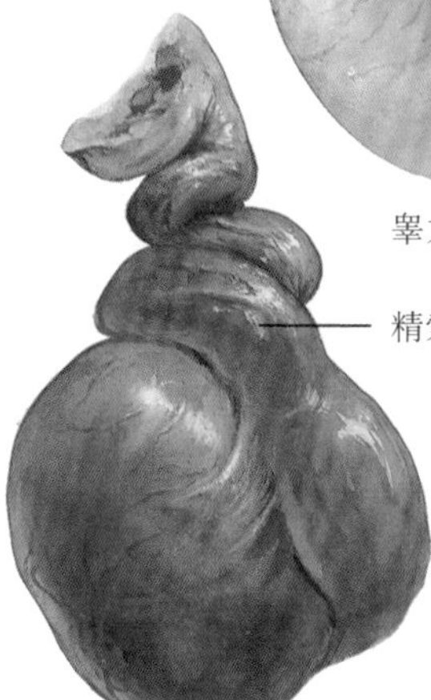

睾丸扭转

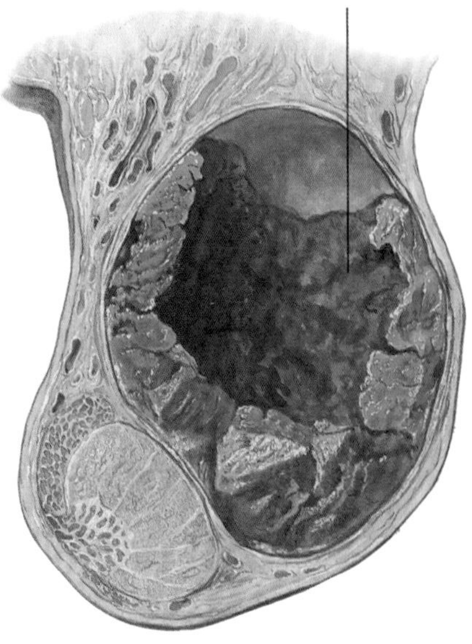

鞘膜积血

## 十一、感染和坏疽

阴囊的感染与身体其他皮肤相似，但解剖学特点决定阴囊皮肤更易受到感染。由于通风减少和汗液挥发下降，阴囊皮肤处于湿润状态。此外，阴囊与尿道口和肛门距离较近，皮肤感染细菌种类与一般不同。阴囊与大腿的摩擦和接触也会导致皮肤浸渍，延迟愈合过程。最后，感染时疏松、少脂且弹性良好的阴囊壁明显水肿（见专题 3-8），会阻碍血供延迟愈合。

原发性阴囊壁脓肿罕见。继发于尿道、睾丸、附睾、会阴或直肠基础疾病的感染脓肿更为常见。阴囊疖源于毛囊或汗腺细菌感染，如*金黄色葡萄球菌*。其通常需要手术切除并引流，同时应用抗生素抗感染治疗，如果没有完全切除皮脂腺囊肿则易于复发。

阴囊丹毒是阴囊真皮和皮下组织的弥漫性感染，致病菌常为化脓性链球菌（A 族 β 溶血性链球菌）。细菌通过小伤口、湿疹、外科切口、脓肿、瘘管和溃疡进入皮肤，形成丹毒感染。免疫缺陷、糖尿病、酗酒、皮肤溃疡、真菌感染和淋巴回流功能受损的人群丹毒感染风险升高。诊断丹毒依赖边界清晰的红疹和皮肤炎症，而不是血培养。丹毒需要与单纯疱疹和血管神经性水肿相互鉴别，其清晰、隆起的边界区别于蜂窝织炎。下腹和相邻皮肤的丹毒感染可蔓延至阴囊，并逐渐侵犯阴囊全部，原疏松柔软的组织变为明显水肿、紧绷并升温。阴囊表面形成许多疱疹和水疱，甚至在某些重度感染时阴囊皮肤出现坏死。应用青霉素、克林霉素或红霉素治疗丹毒。

阴囊坏疽或坏死性筋膜炎少见但后果严重。尿道狭窄（见专题 2-20）患者感染尿液外渗或肛瘘肛裂患者粪便进入皮下组织，可引发阴囊坏死性筋膜炎。其也可见于阴囊机械性、化学性或热损伤，且更易见于系统免疫性疾病、糖尿病或酗酒人群。阴囊坏疽作为一种少见并发症，也见于腹壁下动脉栓塞、*阿米巴原虫*感染、立克次体感染等伴随小血管栓塞情况的疾病。通常阴囊筋膜和盆筋膜结构（见专题 2-20）限制了感染进一步扩散。

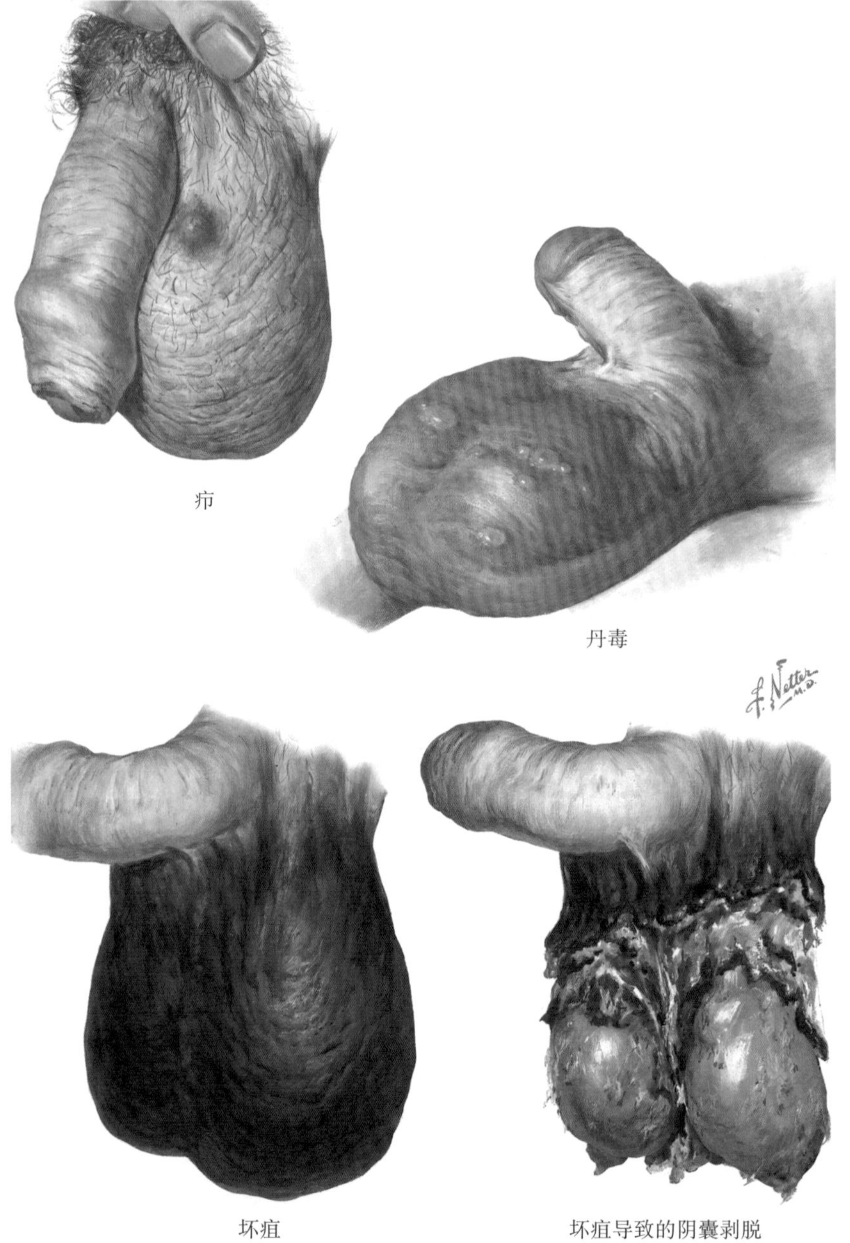
疖

丹毒

坏疽

坏疽导致的阴囊剥脱

暴发性、自发性和特发性（Fournier 坏疽）阴囊坏疽起病突然。需氧菌、厌氧菌和真菌混合感染促使疾病进展迅速。金黄色葡萄球菌凝固血液，使周围组织处于缺氧状态。在乏氧环境中，厌氧菌生长并产生酶溶解组织，进一步扩散感染。特发性坏疽患者中，男性患者数量是女性的 10 倍，且 60—80 岁具有易感因素的患者更易发病。此外，阴囊坏疽的危险因素还包括酗酒、糖尿病、白血病、病态肥胖、免疫系统异常（如 HIV 和 Crohn 病）和静脉吸毒。手术并发症也可发展成阴囊坏疽。

感染坏疽患者的阴囊疼痛变红，通常感染坏疽限制在阴囊界限内，但也可能在短短数小时内延 Scarpa 筋膜下蔓延至腹部，甚至腋下。丹毒往往从阴囊局部开始扩散，且边界红肿突起，以此与感染坏疽鉴别。对坏疽患者进行阴囊、腹股沟和会阴查体时，由于产气厌氧菌感染形成气肿，触诊具有典型的“海绵”或“握雪”感。感染坏疽需紧急处理，包括于受累组织行多切口引流、抗生素溶液冲洗、全身广谱抗生素抗感染治疗和积极补液。

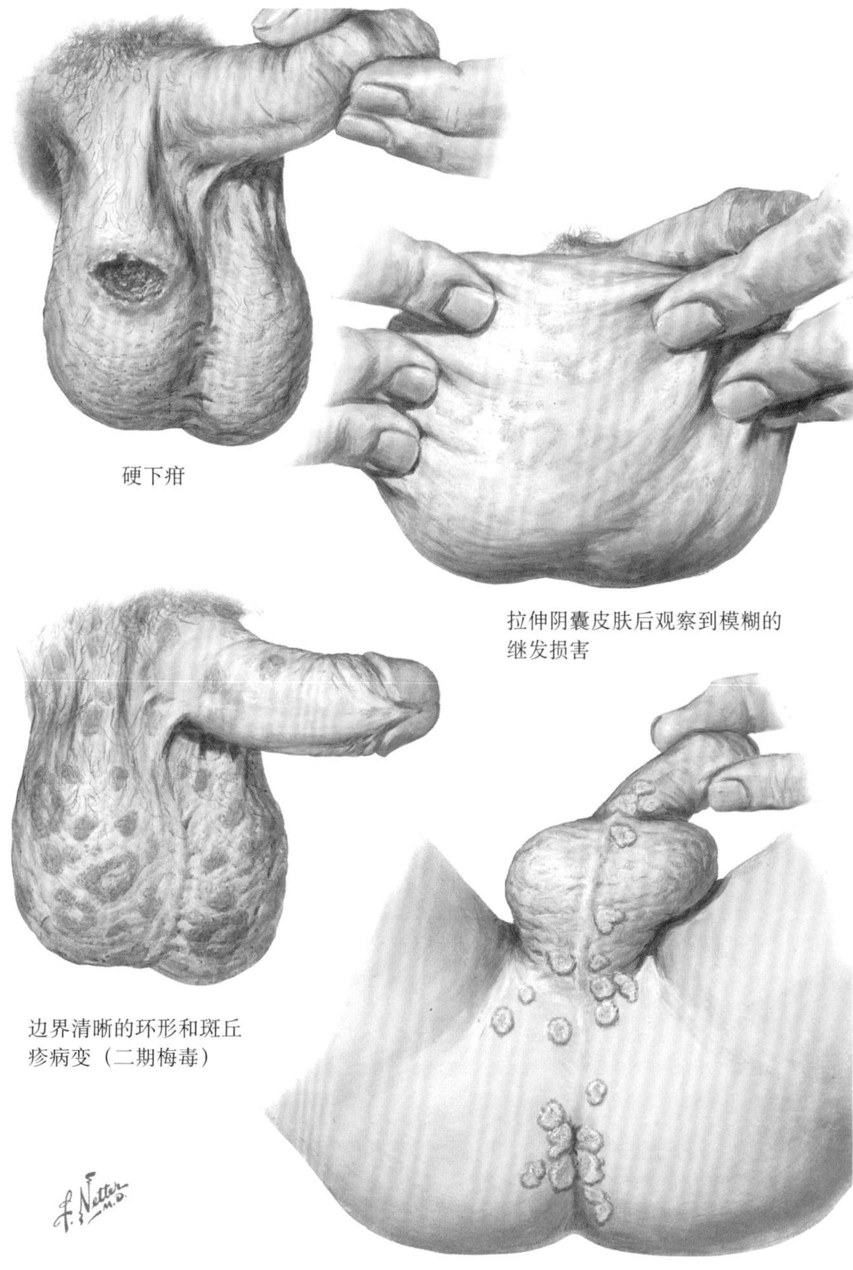


硬下疳

拉伸阴囊皮肤后观察到模糊的继发损害

边界清晰的环形和斑丘疹病变（二期梅毒）

扁平湿疣

## 十二、梅毒

原发于阴囊皮肤的梅毒病损并非少见。梅毒最早期标志性的表现为单发的溃疡（硬下疳），约发生在接触病原体 21 d 后。硬下疳通常较硬，为小圆形无痛溃疡，持续 3~6 周，不治疗可自愈。无论发生部位如何，梅毒硬下疳外观大体相同（见专题 2-23）。使用避孕套后梅毒感染硬下疳可能发生在阴茎阴囊交界处。阴囊损害更多见于之后的梅毒，尤其早期复发和晚期复发时。最初感染梅毒 2 年内复发时可见到阴囊损害，其数年后也可观察到。40% 患者出现肛门生殖器复发，25% 复发病例可观察到阴囊损害。

二期梅毒时，阴囊损害表现为广泛的非瘙痒性皮疹和黏膜表现。这个阶段通常发生在硬下疳愈合数周后。二期梅毒表现与许多其他皮肤疾病很像，但手掌和脚掌的广泛皮疹是其特点。阴囊表面二期梅毒皮疹相似于股癣、扁平苔藓（见专题 3-6）或丘疹样荨麻疹。二期梅毒阴囊皮疹常为丘疹或环形病变，罕见滤泡、结节和脓疱形成。潮湿丘疹是最常见的梅毒所致阴囊损害，环形复发也可见于未治疗或治疗不彻底的患者。环形病变其实为环形边缘隆起的潮湿丘疹，边缘较周围皮肤隆起约 0.5 mm，可伴少量鳞屑附着及渗出。随后病变皮肤伸展，突起变为透明环形。病变隐匿在阴囊皱褶中难以发现，但阴囊皮肤伸展时可清楚观察到环形和丘疹病变。环形病变也可见于三期梅毒。除皮疹外，二期梅毒还会引起发热、淋巴结肿大、咽喉疼痛、片状脱发、头痛、体重减轻、肌肉疼痛和乏力等不适。这些症状不经治疗也可缓解，但疾病会潜伏并进展为晚期梅毒。二期梅毒的环形和丘疹样皮肤病变常常误诊。有时丘疹病变表皮非特异增生伴溃烂，发展为扁平湿疣。其可伴随直肠周围的尖锐湿疣，也见于性传播疾病的高危人群。然而，区分两种病变十分重要：尖锐湿疣是干燥、体积较大、呈菜花样的，而扁平湿疣是光滑、潮湿、平整的。需要特殊强调的是，即使是复发梅毒，阴囊病变也是具有传染性的。

潜伏期梅毒开始于一期和二期梅毒症状消失后，并持续数年时间。约 15% 未治疗患者发展为晚期梅毒，可于最初感染 10~20 年后发病。晚期梅毒的症状和体征包括肌肉协调运动困难、瘫痪、麻木、逐渐失明和痴呆。睾丸和附睾的梅毒瘤附着于阴囊皮肤，使得三期梅毒时阴囊表面形成溃疡。这种慢性、无痛性溃疡应与结核性溃疡、肉瘤或坏死性畸胎瘤所致的相似表现相鉴别。梅毒性腹股沟淋巴结阻塞可致淋巴水肿和阴囊假性象皮病。

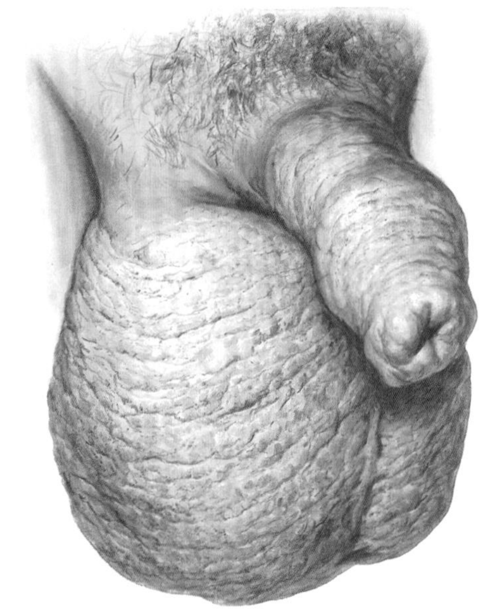
非丝虫象皮病

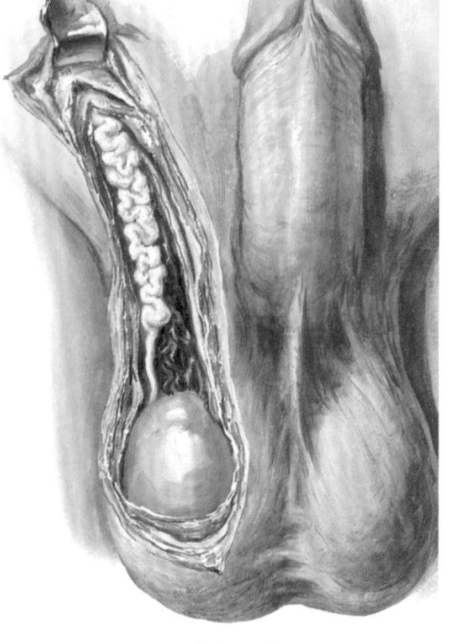
无症状的淋巴管扩张

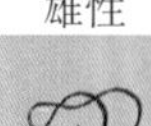
雄性

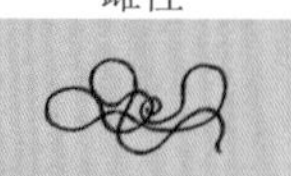
雌性

班氏丝虫（真实大小）

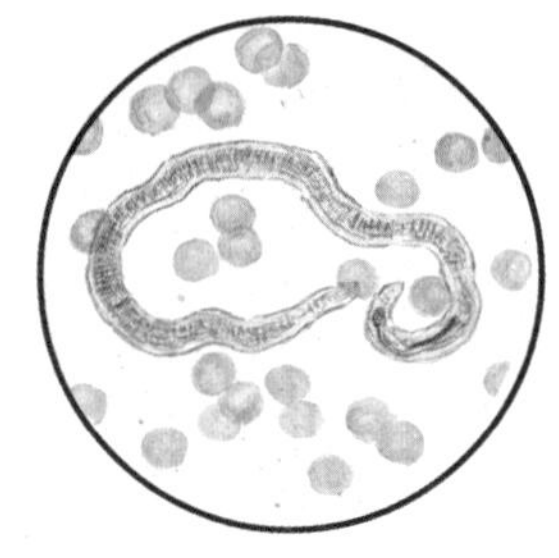
血液中的班氏丝虫

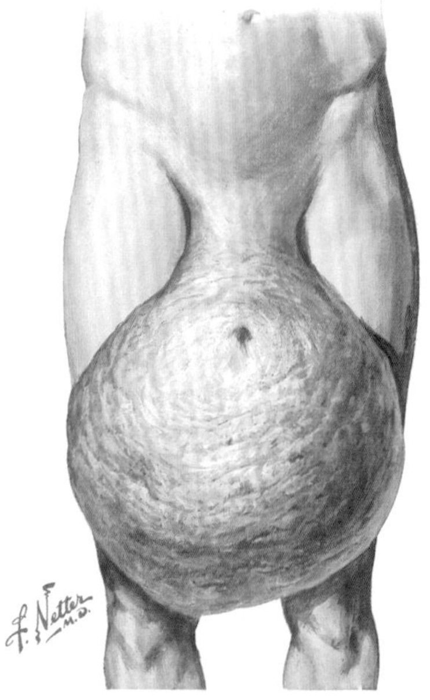
巨大丝虫象皮病

## 十三、象皮病

阴囊丝虫象皮病表现为阴囊从皮下组织至真皮广泛增生，变得像皮革一样坚硬、粗糙和干燥。阴囊皮脂腺结构常常被破坏，皮肤广泛改变为非可凹性水肿。不同患者阴囊大小差别巨大，有阴囊轻度扩大的，也有阴囊巨大能触地、称重约200磅(1磅=0.453 592 kg)的。此病发生于热带地区，由一种线虫-*班氏丝虫*引起（90%），并通过特定种类的蚊子（*库蚊*、*白纹伊蚊*和*按蚊*）传播给人类。其他线状寄生虫例如*马来丝虫*（10%）和*帝纹丝虫*（<1%）也可引发象皮病。在淋巴管和皮下组织可见到成虫，而幼虫通常于午夜0～2时进入血液循环系统。这些微丝蚴除了阻塞淋巴管不会引起全身症状。阴囊象皮病是丝虫感染所致淋巴管阻塞的迟发后遗症，继发细菌感染可加重病情。患者丝虫感染后，通常反复发作伴随发热、虚弱、皮疹淋巴结触痛的淋巴管炎和淋巴结炎。每次发作阴囊均广泛增大，并且结束时其不能完全恢复正常。浅表淋巴管会扩张、破裂并渗出淋巴液。

起初丝虫病被称作“淋巴阴囊”，以突出的淋巴增大和皮肤淋巴管扩张为特点。此外，丝虫病还有三种不同的临床表现。第一种与淋巴阴囊描述类似，但涉及精索，其触诊像柔软、弹性良好的血管。另一种表现中，精索内包含致密坚韧肿物，是继发于淋巴管炎的迟发纤维反应。在此种类型中，精索内可触及与输精管不同的纤维结节。第三种类型见于第二次世界大战，表现为精索快速水肿并在离开某处后逐渐消退。这是继发于丝虫感染后的过敏反应。

尽管DNA聚合酶链反应(PCRs)可探测到丝虫DNA，但需在经微孔膜过滤后夜间外周血中找到微丝蚴才能确诊丝虫病。这也可量化评估微丝蚴的负荷。然而一旦形成淋巴水肿，外周血中就没有微丝蚴了。特殊的治疗药物包括乙胺嗪（微丝蚴和成虫）、伊维菌素（微丝蚴）、阿苯达唑（成虫）和多西环素。丝虫病一旦淋巴水肿形成，则无法完全治愈，只能减少炎症反应。某些患者采用手术切除阴囊象皮病组织可有助于恢复。

此外，象皮病也可见于无寄生虫感染的患者。这种象皮病被称为非丝虫象皮病，好发于北非。非丝虫象皮病被认为与持续接触刺激性土壤有关，或继发于包括感染在内各种原因所致的淋巴水肿、淋巴阻塞、淋巴管炎。这类象皮病可能缘于例如阴囊瘘等局部病变，或是继发于腹股沟淋巴结切除术后、转移瘤或因梅毒、性病淋巴肉芽肿、结核或腹股沟肉芽肿所致的腹股沟淋巴管炎。治疗的重点是根除感染和加强针对增大的阴囊的护理。

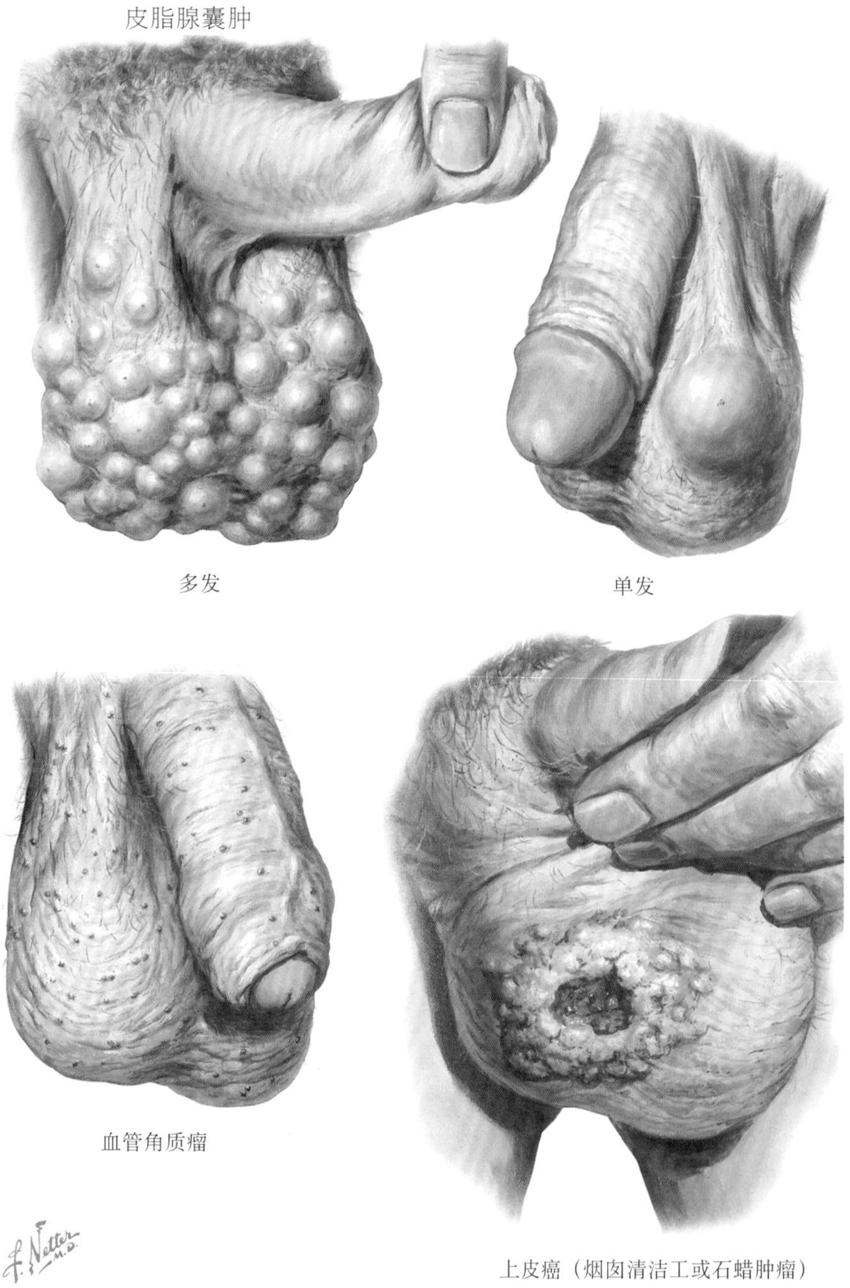

皮脂腺囊肿

多发

单发

血管角质瘤

上皮癌（烟囱清洁工或石蜡肿瘤）

## 十四、阴囊囊肿和阴囊肿瘤

阴囊的皮脂腺囊肿并不少见。皮脂腺分泌过多或腺体出口梗阻均可导致皮脂腺囊肿。这些阴囊表面的囊肿表现为光滑圆形囊肿，小的几毫米，大的少见情况下能达到 8～12cm。皮脂腺分泌物包括胆固醇结晶和退化的上皮细胞，纤维囊壁是由不同程度萎缩的复层鳞状上皮排列而成。临床上毛鞘囊肿（毛发囊肿）不易与皮脂腺囊肿区别，但其内容物含角质成分而不含脂肪成分。腺管梗阻所致的皮脂腺囊肿常见炎症反应，并可致感染和疼痛。皮脂腺囊肿不是癌前病变，但会引起组织钙化。明确的治疗方案为：应用抗生素感染消退后行手术切除治疗。手术时应完整切除整个囊肿壁，以免复发。

血管角质瘤是阴囊表面多发点状紫色皮损，偶见于阴茎皮肤。可能有成百上千处病变，但通常没有症状。其见于静脉扩张稍高于皮肤区域，与点状血管瘤类似。由于血管角质瘤是良性病变，通常不需要治疗。如果出现出血情况，采用局部电凝止血很有效。

阴囊癌是罕见肿瘤，大多数发生于常年接触石油及其产品的男性。它是第一个发现由环境致癌物引起的肿瘤。1775 年 Sir Percival Pott 发现其与接触煤烟有关，称其烟囱清洁工肿瘤。阴囊癌也见于常年接触焦油、沥青、石蜡、贝岩、杂酚油和粗羊毛的男性，其也见于由于斜跨在机器上和衣服浸油而使油渍接触到阴囊皮肤的纺织工人。阴囊癌也见于经过阴囊 X 线片检查或长波紫外线治疗（补骨脂素光化学疗法）阴囊银屑病的患者。一个偶发的没有职业接触史的病例提示人乳头瘤病毒 18 型可能与阴囊癌有关。恶变发生在接触致癌物 20 或 30 年后，即患者 45—70 岁时。早期病变可以是一个小丘疹、溃烂的疣状肿瘤或一处溃疡并发展为蕈样肿物。

大多数阴囊癌为鳞状细胞类型，但也可见到黑色素瘤、基底细胞癌和肉瘤。患者临床疼痛表现前应用局部治疗通常没有获益。约 50% 第一次就诊的患者就发现其腹股沟淋巴结转移。转移出现相对较早与稀疏的阴囊壁缺乏天然屏障有关。与其他鳞状细胞癌相同，阴囊癌淋巴转移常见，血行转移较少。如果肿瘤侵犯阴囊内容物，肿瘤可直接转移至腹主动脉旁淋巴结。由于阴囊癌病例罕见或其自身特性，发病时间、恶性分级和淋巴结侵犯间并未发现明显关联。极早期的局部阴囊癌采用广泛阴囊切除可实现 75% 治愈率。出现淋巴结侵犯的阴囊癌行双侧腹股沟和股淋巴结清扫，可实现 25% 治愈率。转移性阴囊癌患者预后差，并且治疗也会引起很大创伤。切除股深、髂外和腹壁下淋巴结可能需要截肢和做半盆切除术。采用术前辅助放化疗可缩小肿瘤体积，但也很难治愈此病。

## 十五、隐睾

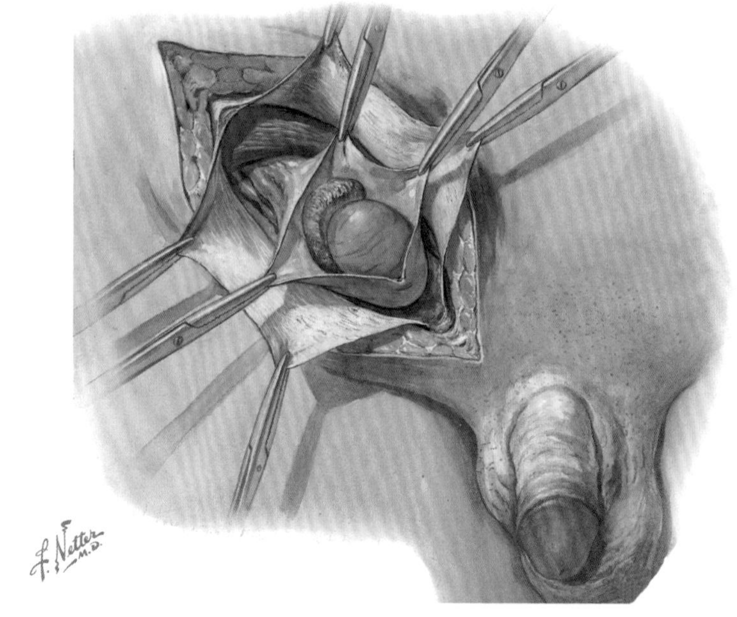

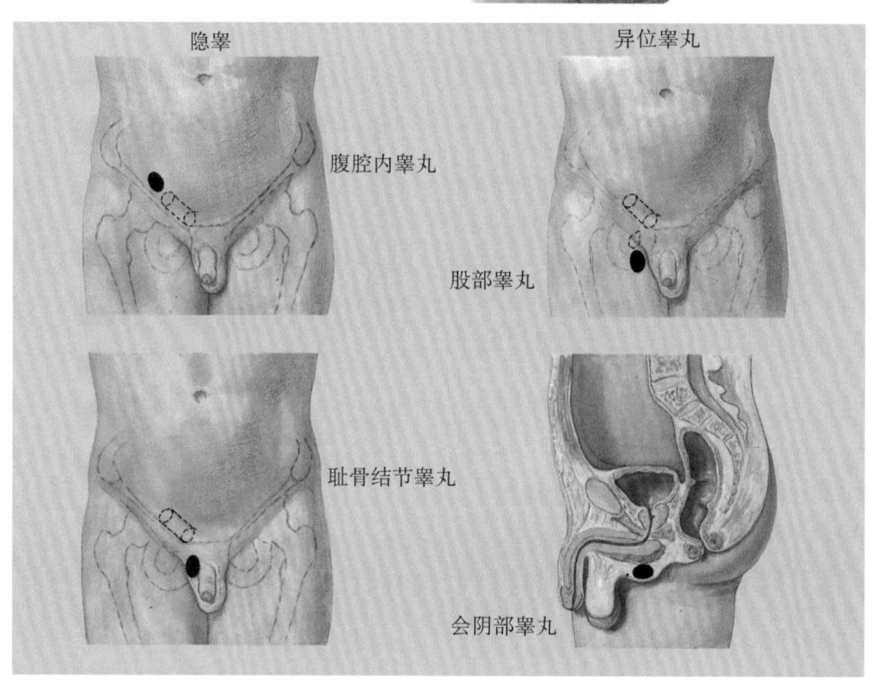


隐睾（见专题 3-5）是男性最常见的生殖系统异常，在美国男婴出生时的发病率为 3%～4%。绝大多数人的睾丸在出生时就已降入阴囊，约 50% 未下降的睾丸在出生后 1 年内降入阴囊。该病可能是独立存在的先天畸形，由于睾丸下降过程出现障碍所致（见专题 3-5），也可能与睾丸对雄激素不敏感、Kallmann 综合征、脊柱裂、唐氏综合征、内分泌紊乱等有关。机械性因素包括粘连、腹股沟管发育畸形，如腹股沟疝、腹股沟环异常、睾丸系膜异常、睾丸血供或引带异常等。真性隐睾患者几乎都会发生急性先天性腹股沟疝，疝囊低于睾丸位于阴囊内。这种情况易合并鞘膜积液及睾丸扭转。隐睾发生恶变的风险很高，且与位置有关，腹腔内及腹股沟处睾丸的恶变率分别是 1/20 和 1/80。此外，单侧或双侧隐睾患者发生不育的概率较双侧睾丸正常下降的人群高。

青春期男孩存在“回缩睾丸”或假性隐睾的情况，与真性隐睾难以鉴别。与真性隐睾不同，回缩睾丸可以被牵拉至阴囊停留一段时间。回缩睾丸通常在青春期或青春期前下降至正常位置。其发生不育及恶变的风险是否与真性隐睾一样，目前尚存在争议。部分肥胖患者的睾丸隐藏在阴阜的皮下脂肪内，易被误认为隐睾。通过轻柔的手法，辅以热敷，能让睾丸充分松弛进入阴囊。或者在较凉的环境中对患者进行检查，刺激提睾反射使阴囊上升。

睾丸未降持续时间越长，发生恶变、激素异常或不育的风险越高。一般来说，在青春期前对隐睾行睾丸固定术的较青春期后再手术者发生睾丸恶变的概率低。但是尽早做睾丸固定术是否能降低不育的风险尚未被证实。青春期后行睾丸固定术者，睾丸活检组织学发现小管萎缩、生殖细胞发育不良（仅支持细胞）及间质细胞增生。隐睾发生永久性损伤的时间或年龄目前不清楚。通常认为隐睾退化发生在 5—6 岁，儿童时期行睾丸固定术成年时精子质量可能会下降，进而发生不育。因此，行睾丸固定术的最佳时间尚不明确，但是大部分临床医生建议健康婴儿在 1 岁前完成手术。

隐睾的治疗包括等待观察、激素诱导及手术修复。作为一线治疗方案，临床医生经常会尝试短疗程肌内注射人绒毛膜促性腺激素以提高睾酮水平，促使腹股沟隐睾下降。人绒毛膜促性腺激素可能对于垂体功能减退所致的隐睾有效，但是这其中大多数患者的睾丸本来就能正常下降。通过一次或两次睾丸固定术可降低睾丸扭转及腹股沟疝的风险，同时降低恶变的概率，并达到美观的效果。

异位睾丸是指睾丸在发育下降过程中偏离正常途径，未入阴囊而异位。最常见的位置是腹外斜肌间隙内、阴茎根部、股三角及会阴。手术将睾丸恢复原位可保留睾丸功能，减少疼痛和并发症。

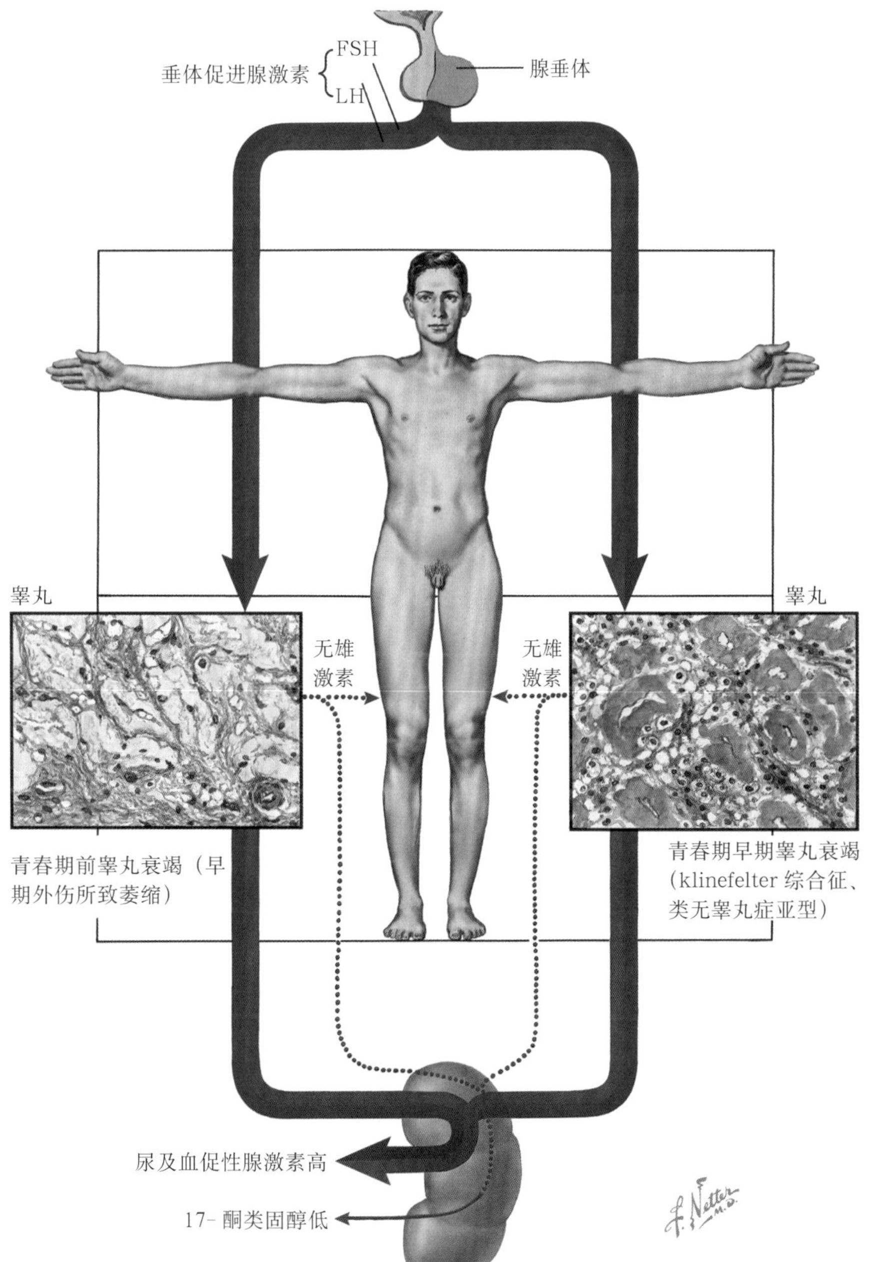


## 十六、睾丸衰竭Ⅰ：原发性（高促性腺激素性）性腺功能减退

睾丸衰竭可仅影响外分泌功能（精子形成），也可同时影响内分泌功能（分泌雄性激素）。内分泌功能受损由间质细胞衰竭导致，且几乎都合并生精功能障碍。*性腺功能减退*原指内分泌功能受损，但也通常与外分泌功能衰竭有关。睾丸缺如（如去势、发育不全或不发育）称为无睾症。无睾体质是指无论何种原因导致的长期雄激素缺乏。

临床上将睾丸衰竭分为四类：①发生于青春期前或青春期早期的原发性睾丸衰竭；②发生于青春期的原发性睾丸衰竭；③垂体功能不全或垂体病变导致的继发性睾丸衰竭；④雄激素水平正常，主要表现为生精功能不全和不育的睾丸衰竭。

原发性睾丸衰竭由睾丸缺陷导致，常发生于胚胎期或青春期前。由于患者垂体功能正常，所以青春期及之后促性腺激素分泌会代偿增加，故其也被称为高促性腺激素性性腺功能减退。通常此病患者睾丸萎缩，组织学表现为曲精小管硬化及间质细胞消失，并发生玻璃变性。睾丸萎缩的先天性病因为 Klinefelter 综合征及类无睾症亚型，获得性病因包括流行性腮腺炎合并睾丸炎、双侧睾丸损伤、新生儿期或产后睾丸扭转、隐睾症等。睾丸萎缩也可发生于肿瘤化疗或放疗后，或继发于双侧腹股沟疝修补术。

睾丸衰竭患者的临床表现取决于睾丸衰竭的时期是在青春期前、青春期或青春期后。青春期睾丸衰竭同时伴有青春期生理特征不发育。患者的长骨生长过度，身材高瘦。骨龄成熟明显延后，部分患者 25 岁仍可见骨骺分离。通常下肢及前臂不成比例增长，耻骨联合至足底的距离明显大于其至头顶的距离。患者手臂比正常人至少长 1 英寸（1 英寸 =0.0254 m）。后期常常发生膝外翻及脊柱后凸。去睾症发生发展的基础是在生长发育迅速的青春期雄激素缺乏。因此，上述临床表现并不只见于原发性睾丸衰竭，也常见于其他类型。事实上，青春期后去势或雌激素治疗除导致男性乳房发育、肥胖及皮肤变化外，只会轻微改变生理特点，并不会引起男性第二性征的退化。

## 十七、睾丸衰竭Ⅱ：继发性（低促性腺激素性）性腺功能减退

腺垂体分泌促性腺激素功能受损导致的睾丸功能不全称为继发性或低促性腺激素性性腺功能减退。下丘脑通过促性腺激素释放激素调节腺垂体功能。促性腺激素释放激素又称为LH-释放激素（GnRH or LHRH），是由下丘脑的视前核及弓状核细胞分泌的10-氨基酸肽。刺激促性腺激素分泌是GnRH唯一的功能。GnRH的半衰期为5～7 min，具有多种节律：季节性、昼夜性（清晨睾酮水平较高）、搏动性（每90～120 min GnRH会出现一次高峰）。GnRH的搏动性节律在维持睾丸功能方面发挥重要作用，外源性GnRH激动药（亮氨酰脯氨酸醋酸盐）因为没有搏动性节律，而是持续作用于垂体，睾酮分泌将会停止。

Kallmann综合征患者GnRH前体神经元不能移行到正常位置，导致下丘脑GnRH神经元缺失，特征表现为先天性低促性腺激素性性腺功能减退。该病患者睾酮缺乏，青春期延后或者不育。因为GnRH神经元与嗅神经共同移行，Kallmann病人可有嗅觉缺失。获得性垂体功能降低继发性腺功能减退的原因包括压力大、营养不良、糖尿病、长期使用麻醉剂、镰状细胞疾病及颅内病变，如泌乳素瘤、颅咽管瘤、Rathke裂肿、外伤等。因此，所有的获得性继发性性腺功能减退均应行垂体影像学检查。值得注意的是，并非所有脑肿瘤或垂体肿瘤都会影响促性腺激素分泌而造成继发性性腺功能减退。

继发性性腺功能减退的临床表现与青春期前及青春期的原发性睾丸衰竭类似（见专题3-16）。该病患者外生殖器发育停滞，阴茎细小（小阴茎畸形），阴囊发育不全。前列腺和精囊较小。睾丸大小不一，可从婴儿到较小的成年人尺寸不等，但是因为间质细胞只占睾丸体积的10%～15%，因此睾丸的大小与雄激素的功能并不

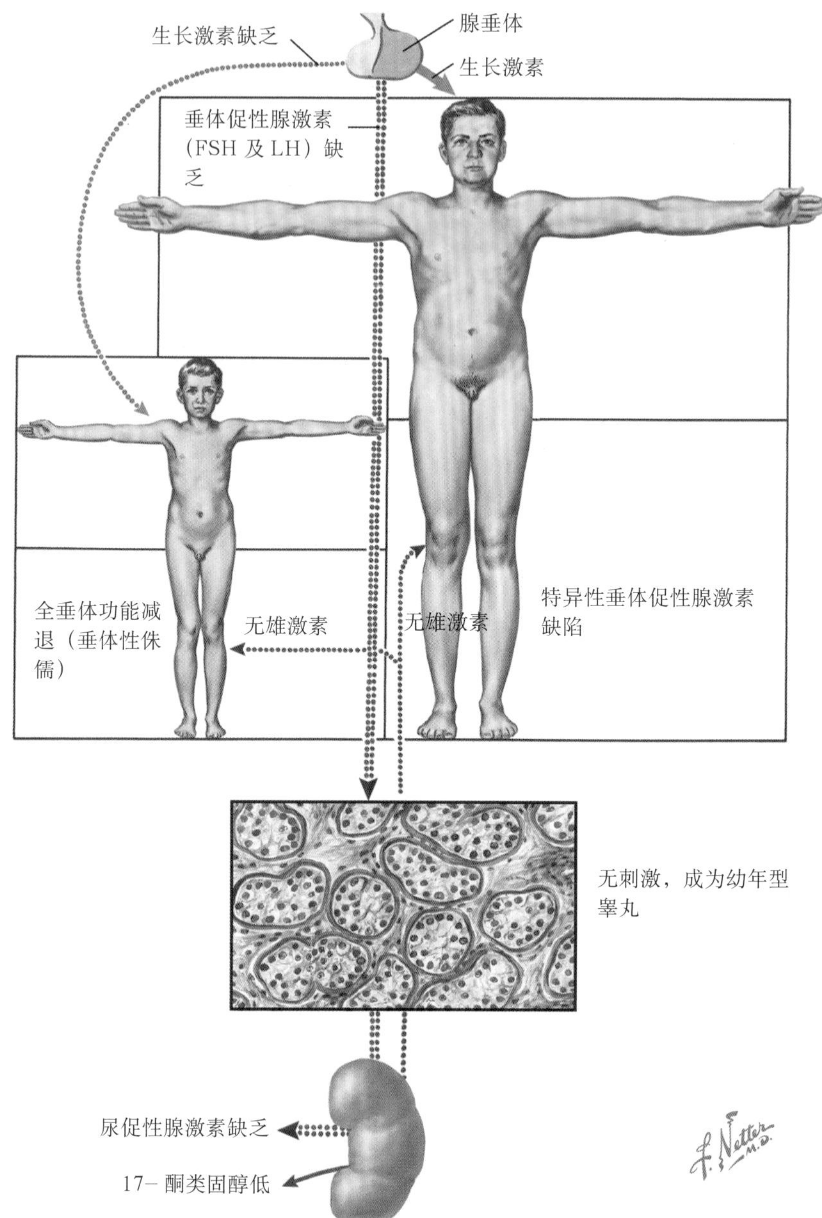


一致。睾丸活检通常可发现幼稚的曲精小管，包含未分化的精原细胞、睾丸支持细胞及间质细胞。组织学表现同青春期前的睾丸（见专题3-4）。

雄激素缺乏患者的体部特征为没有胡子和体毛，阴毛细而稀疏。除非患者接受雄激素治疗，否则很少见到秃头。皮肤光滑、苍白、细腻、干燥，油脂少，痤疮少见。甲状软骨不明显，声调高。肌肉显著发育不良，四肢无力。此外，由于性发育不成熟，患者常有行为问题。

腺垂体在下丘脑生长激素释放激素调节下分泌生长激素，此外还分泌促甲状腺素及促肾上腺皮质激素（ACTH）。因此，继发性性腺功能减退可合并生长发育不良、甲状腺功能减退及皮质醇缺乏等。当上述情况同时发生时，称为全垂体功能减退症。全垂体功能减退症的患儿身材矮小，成为侏儒，但是骨骼比例成熟，无不成比例的四肢或去睾体征。垂体性侏儒患者表现为婴儿脸、皮肤无痤疮、ACTH缺乏导致毛发稀少及肾上腺皮质激素低下。

继发性性腺功能减退患者促性腺激素及雄激素水平极低，以此可与原发性腺功能减退相鉴别。个别患者肾上腺雄激素充足，青春期发育正常，临床仅表现为不育。

## 十八、睾丸衰竭Ⅲ：类继发性性腺功能减退

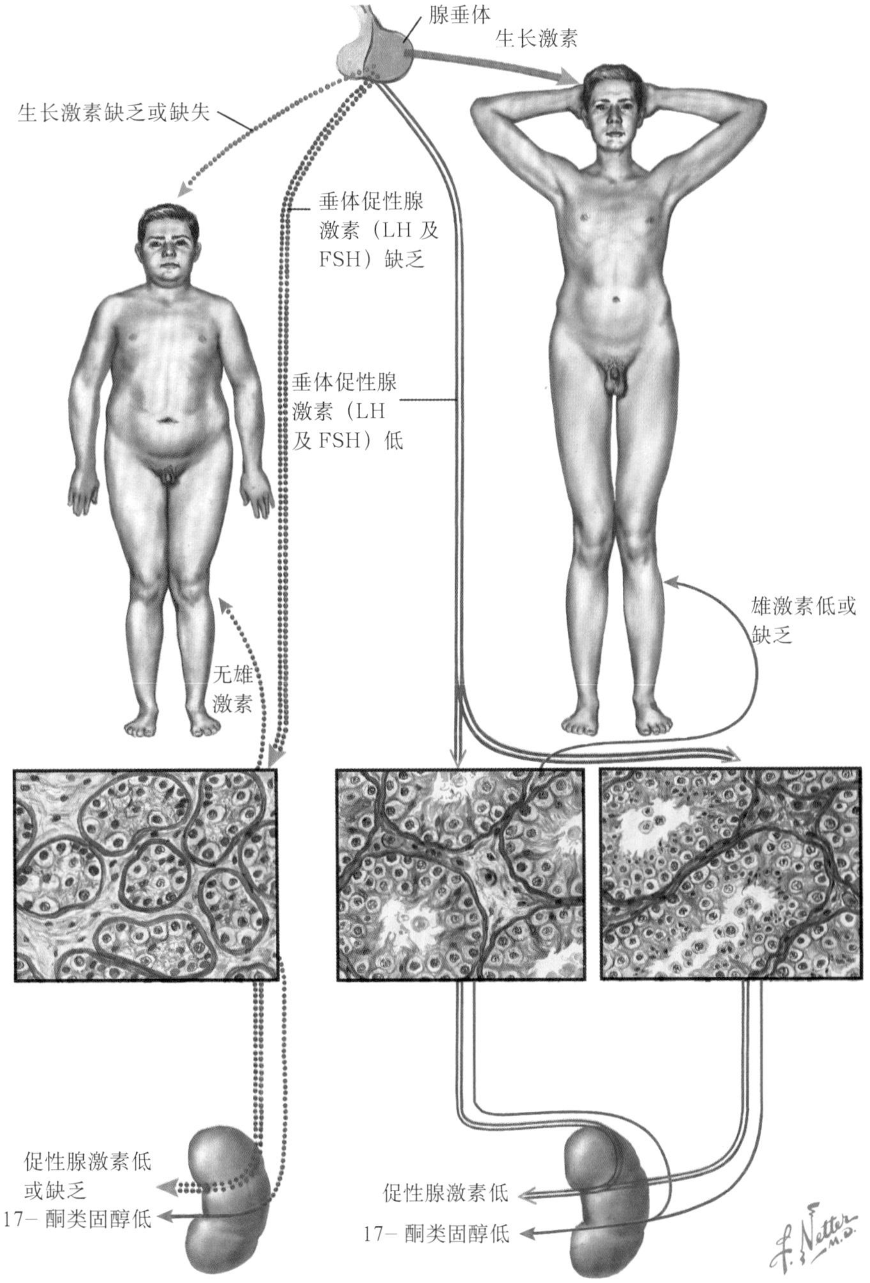

上文描述的原发性（高促性腺激素性）及继发性（低促性腺激素性）性腺功能减退的去睾体质为经典生理表型（见专题 3-16 及专题 3-17）。但是大部分性腺功能减退的患者并不会发育成那种高瘦体型。由于促性腺功能减退发生的年龄不同，影响程度不一，因此大多数临床表现为不同睾丸衰竭类型的中间状态。例如，许多性腺功能减退的男性尽管骨骼比例特征仍表现为长骨较长，同时骨骺成熟晚，但体型比常人矮小。事实上，并非所有青春期前性腺功能减退的患者都表现为四肢不成比例增长，这样的生长需要具备其他因素，包括生长激素水平、营养、环境因素及甲状腺激素等的平衡。

性腺功能减退的患者合并部分雄激素不足可表现为不同程度的阴茎及睾丸发育。许多继发性性腺功能减退患者并非先天而是由后天因素引起的，如巨大的生理压力、服用类固醇、长期使用阿片类制剂、镰状细胞疾病、后天获得性垂体囊肿、糖尿病、血色素沉着病等，并在青春期后表现出来。这些患者睾丸体积及阴茎长度正常，临床表现为性功能不全如阴茎勃起功能障碍、性欲低下及不育等。

性腺功能减退患者的毛发发育同时依赖于睾丸及肾上腺皮质雄激素，发育程度不一。睾丸衰竭不完全时会有较多毛发发育；由于垂体 ACTH 激素及肾上腺皮质雄激素的存在，可有细小阴毛发育。性腺功能减退患者肥胖，伴肌肉及骨骼相对发育不全。肥胖主要发生在前腹壁、耻骨联合上方的阴阜区、乳腺周围、大腿及臀部外侧等。当然患者的肥胖也可能是由于饮食习惯或者其他遗传因素导致。

性腺功能减退患者可使用睾酮替代治疗。治疗途径包括肌内注射（每月一次）、经皮吸收凝胶涂抹（每天一次）、口服药片（每天一次）、皮肤敷贴（每天一次）、植入泵（每半年一次）。睾酮替代治疗对预防长期性腺功能减退并发症的发生非常重要，并发症包括骨质疏松、贫血、抑郁症、心脏疾病、肌肉萎缩、记忆力减退以及可能发生前列腺癌和代谢综合征发病率的增加。部分性腺功能减退患者可能对垂体替代治疗有效，垂体替代治疗主要是通过人绒毛膜促性腺激素（hCG）模拟黄体生成素（LH）刺激睾丸间质细胞功能及睾酮分泌。绝大多数性腺功能减退患者睾酮替代治疗通过负反馈机制降低垂体卵泡刺激素（FSH）及黄体生成素的分泌，导致不育。因此，hCG 疗法同时给予静脉注射卵泡雌激素可以恢复大多数继发性性腺功能减退患者的生育能力。这对于服用类固醇药物而导致继发性性腺功能减退的运动员和健美者有重要意义。

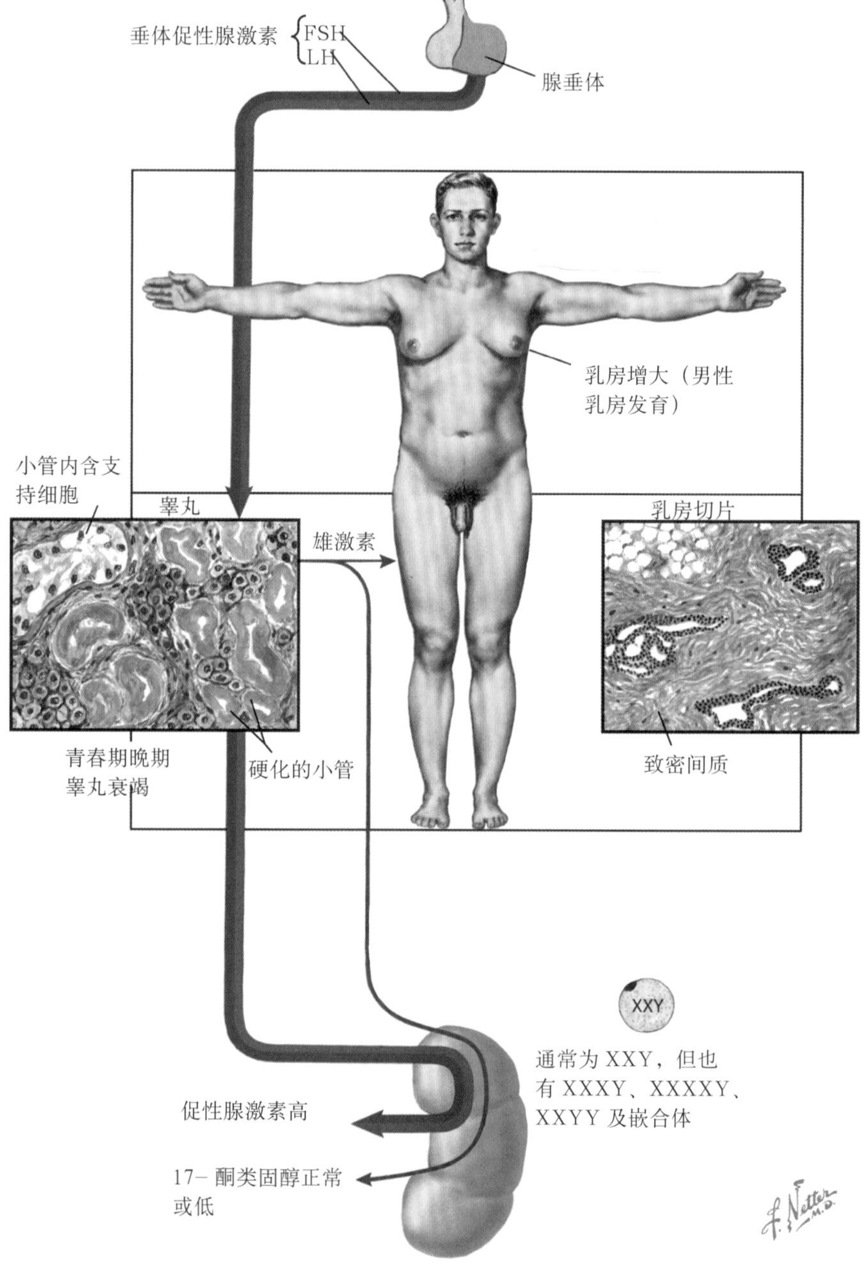


## 十九、睾丸衰竭Ⅳ：Klinefelter 综合征

Klinefelter 综合征是原发性性腺衰竭导致不育最常见的遗传性病因，也是正常人相对常见的遗传变异，男孩发病率为 1∶500。本病的特征性染色体核型为 47，XXY。Klinefelter 综合征患者中大约 10% 的核型为 46，XY/47，XXY 嵌合型，其余的核型为纯 47，XXY 或者其变异体。临床上可表现为三联征：睾丸小而硬，精子缺乏及男性乳房发育，其中男性乳房发育不是本病的特征表现。

大约一半的 Klinefelter 综合征患者由父亲遗传，最近的研究表明其发生与父亲高龄有关。本征患者表现：身材偏高、智力低下、静脉曲张、肥胖、糖尿病、白血病、性腺外生殖细胞肿瘤及乳腺癌（比正常男性高 20 倍）发生的可能性增高。此外，由于性腺功能减退，患者青春期延后或者原发性不育。尽管纯 47，XXY 核型患者几乎都不育，但是 Klinefelter 综合征患者的男性化特征多样，从严重的去睾体质到正常男性表现均有。男性乳房发育的程度也不一致。事实上，只有大约 10% 的患者具有特征表现。

性激素表现为低睾酮和高促性腺激素（黄体生成素及卵泡刺激素）。该病可由自然父亲遗传，除嵌合型及轻微型外。此外，随着辅助生殖技术的发展，纯 XXY 型也可发生生物学父亲遗传。该综合征的特征表现为睾丸曲精小管分布不规则及小管硬化被结缔组织及间质细胞峰分隔。间质细胞的数量和大小均有增加，形成细胞巢，如同腺瘤。大部分曲精小管只有支持细胞，但是 60% 患者的其他小管可生成精子。曲精小管的基底膜增厚、硬化，小管间发生玻璃样变。辐射损伤、流行性腮腺炎合并睾丸炎及其他睾丸损伤导致的睾丸异常与 Klinefelter 综合征类似。但是在 Klinefelter 综合征患者中，以上疾病的表现并不典型。青年期前睾丸大小正常，也存在青春期促性腺激素的刺激，但是不能正常发育。

有趣的是，虽然染色体核型异常，但 75%～100% 纯 47，XXY 核型患者的性染色体单倍体正常（X 或 Y），而不是 XY 或 YY 组合。在体细胞非整倍体存在的情况下没有生殖细胞非整倍体，说明异常的生殖细胞可能在睾丸内减数分裂期被检测出来，或者体细胞 - 生殖细胞嵌合的情况比我们之前想象的普遍。

## 二十、睾丸衰竭Ⅴ：青春期延迟

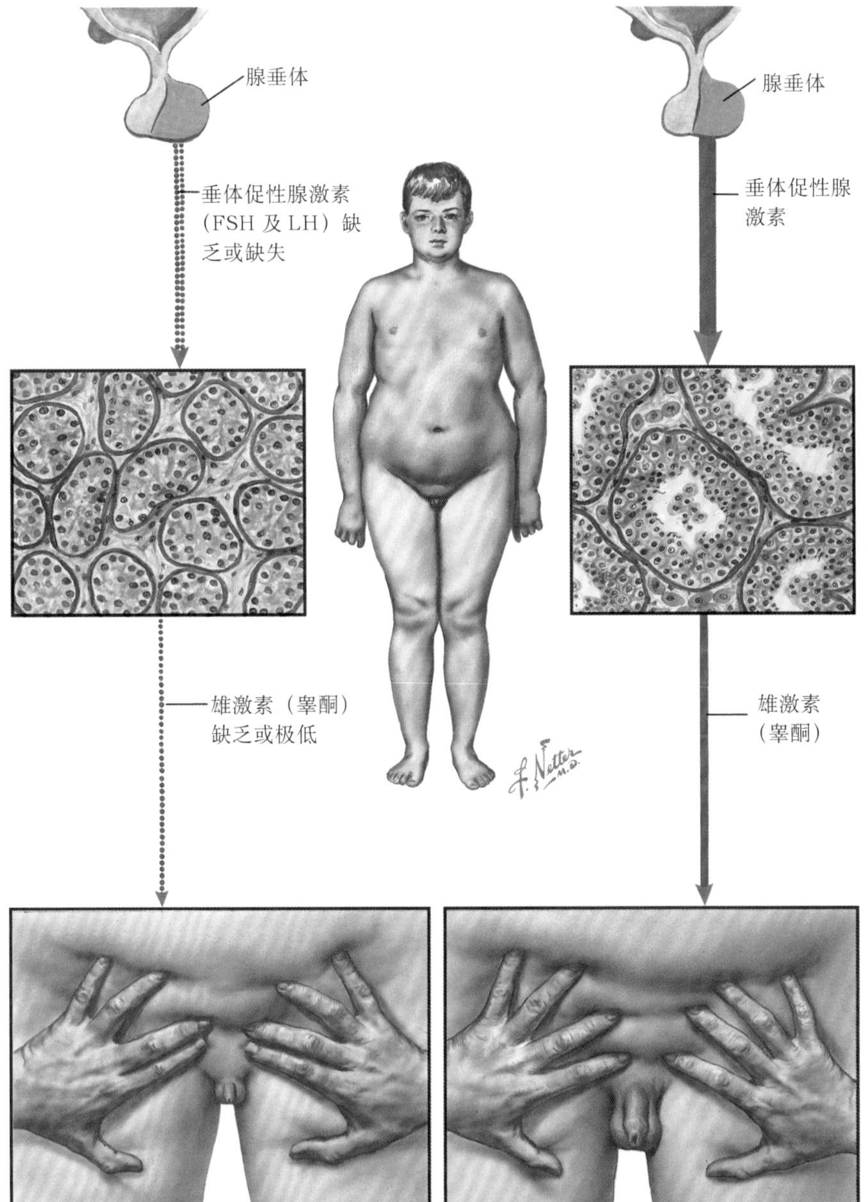


生殖器发育不全（多数患者后期可正常）

生殖器符合年龄（拉伸开肥胖的腹部及大腿）

Tanner将男性青春期分为五期（见专题1-6）。在Tanner晚期，除性器官及其他特征快速发展外，睾丸还将生成具有生育能力的精子。青年期是在青春期后发展的时期，当完全性成熟时结束。青春期开始前（如青春期前），垂体促性腺激素释放量低于阈值，睾丸不成熟。因此，不能对青春期前的男孩进行性腺功能减退的评价。此外，这个时期的男性生殖器及身材的异常可能不是由于睾丸功能缺乏或减退引起的，而是由于其他原因，包括遗传因素、垂体、甲状腺、肾上腺、生长激素及营养等。

青春期的生理改变由腺垂体分泌的黄体生成素引起。黄体生成素刺激卵巢间质细胞将胆固醇前体转化成雄激素。雄激素开始分泌的时间及分泌量不同，导致男孩身材及青春期发育的程度也不同。

父母常常会请保健医生预测青春期前男孩的性发育，尤其是对那些已经到达青春期开始的平均年龄而没有性发育的孩子。但是在青春期开始阶段很难准确地诊断性腺功能减退。睾丸活检可能会发现幼年型睾丸，但是也只能提示缺乏促性腺激素刺激。通过激素检查诊断性腺功能减退更准确，但是在发育时期激素变化很快。如果睾丸一直比较小而柔软，可能提示真正的性腺功能减退。在青春期开始阶段，男性乳房发育是正常的。骨线性生长及比例不正常可提示生长障碍如侏儒症。

评价青春期的发育可通过诊断性及治疗性使用人绒毛膜促性腺激素（hCG，500～700 IU，每周三次，连续三周）判断性腺和垂体的潜在因素。睾丸一致性或血清睾酮增加提示睾丸间质细胞正常。如果存在永久性垂体功能不全，也可能仅提示青春期开始时间延后。

肥胖与性发育延迟常共同出现，但是大多数这样患者的肥胖并非由内分泌因素导致（见专题3-18）。大部分性发育不良的肥胖患者青春期并没有延迟。例如悬垂腹牵拉及阴阜脂肪肥厚所形成的小阴茎和睾丸其实都在相应年龄的正常范围内。

青春期延迟及持续生殖器未发育的治疗为等待观察。虽然青春期延迟，但是随着时间推移，生殖器可完全发育成熟。部分肥胖患者通过饮食减肥可加快青春期的到来。规律的身体测量随访有助于早期发现性腺功能减退或者侏儒导致的青春期异常。使用促性腺激素或者雄激素治疗性发育不良会影响其他生活质量，例如，学习成绩、体育发展及社会交际等。

## 二十一、精子生成障碍

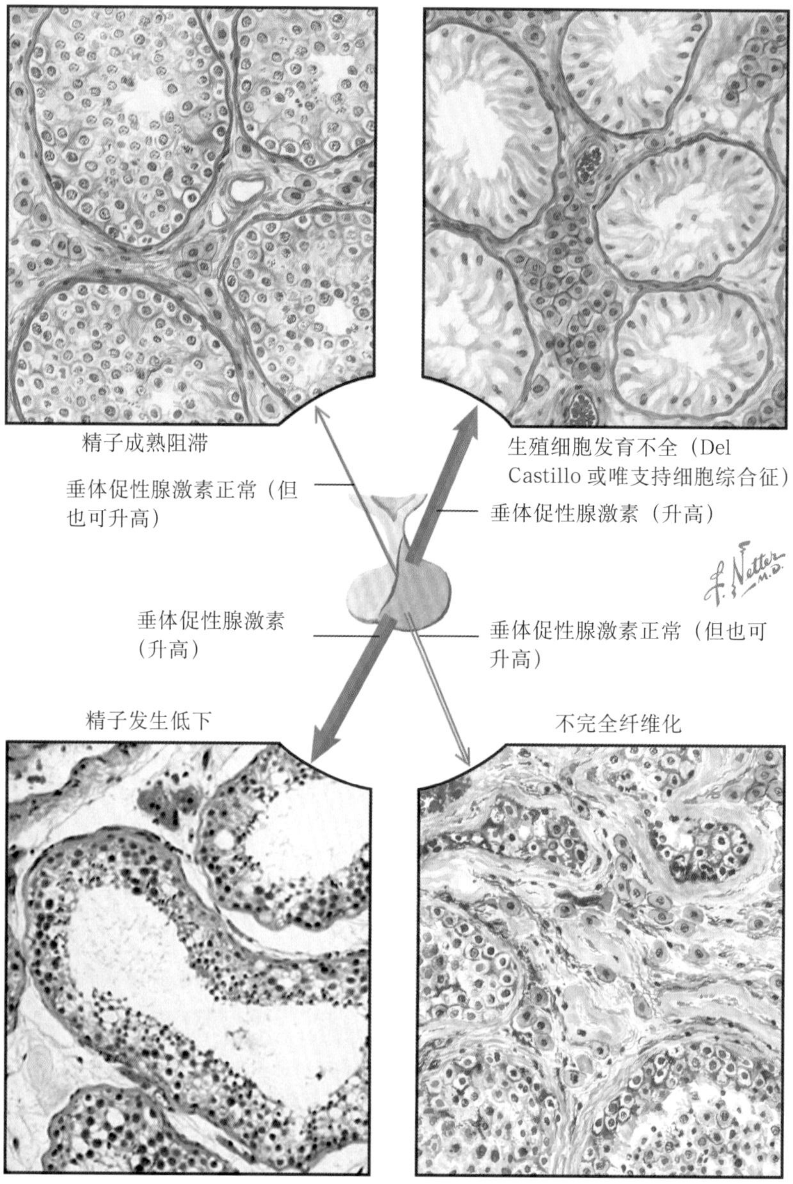

不育症定义为一年无避孕措施、性生活正常而没有成功妊娠。大约影响到世界范围内 10%~15% 的育龄期夫妻。其中男性不育占 30%~40%。精子生成障碍所致的精子减少（精子数量减少）或精子缺乏（无精子）是十分常见的原因。与性腺功能减退不同，大部分不育的男性并没有雄激素缺乏，无垂体功能减退或者其他内分泌或代谢异常。但是不育症的男性发生癌症的风险较高，包括睾丸癌和前列腺癌。因此，男性不育可能影响今后的健康，要引起重视。

评估男性不育需要进行病史采集和体格检查，检验睾酮及黄体生成素的水平，最理想的是进行两次精液分析。此外，排除对生殖系统有害的因素例如烟草、湿热环境（热水澡）、电离辐射、重金属、抗雄激素药物等，同时测量体重（理想体重指数 BMI=19~25）。体格检查包括检查是否患有睾丸癌、静脉曲张及输出小管异常例如先天性输精管缺如。激素检查包括内分泌（精子）及外分泌（雄激素）激素轴的完整性。正常精子形成要求黄体生成素及睾酮水平均正常。两次精液分析有助于减少技术误差，并更好地检测精子质量。其他辅助检查也可以进行，但是得结合以上主要检查，同时要看这些辅助检查能否发现其他健康问题或者改变不育症的治疗方案。

严重的精子生成障碍称为非梗阻性无精症，睾丸内可见精子小泡形成，但是精液中缺乏精子。这种表现也见于肿瘤患者化疗后发生的医源性精子生成障碍。睾丸活检、细针抽吸活检及精液显微镜检可用于判断精子缺乏患者的睾丸中是否存在精子。如果睾丸内存在精子，可通过人工体内授精及细胞质内精子注射而实现人工受孕。非梗阻性无精症最常见的睾丸活检组织学类型如下（见专题 5-6）。

**1. 精子成熟阻滞** 在减数分裂期，生精过程突然停止，除初级精母细胞外其他生殖细胞缺失（称为早期精子成熟阻滞）。成熟阻滞可不完全（并非所有小管受累）或者发生在其他阶段，最常见的是发生在精原细胞或者精细胞阶段（称为晚期精子成熟阻滞）。促性腺激素大多正常。这种过程可以是一过性的，随之发生发热性疾病及睾酮缺失，一半的患者会发生减数分裂重组错误。

**2. 生殖细胞发育不良（唯支持细胞综合征）** 称为“Del Castillo”综合征，组织学特征为曲精小管只有支持细胞而缺乏生殖上皮。正常的间质细胞数量增加。病因包括先天性和后天性，多数表现为发育早期原始生殖细胞向睾丸迁移发生障碍。本型常伴随卵泡刺激素水平升高。

**3. 精子发生低下** 本型正常生殖上皮较薄，成熟的精子生成较少，低于射精所需的阈值。与成熟阻滞不同，精子生成的所有时期均可发生这种情况。常见于肿瘤化疗后，常见的原因有肿瘤化疗后、静脉曲张、隐睾症及吸烟。本型卵泡刺激素水平常升高。

**4. 小管硬化** 本型曲精小管内发生纤维化。间质细胞正常或减少。病因包括中毒、病毒性（腮腺炎）及细菌性睾丸炎、睾丸扭转血管损伤。小管硬化可进一步造成管周纤维化。严重者卵泡刺激素及黄体生成素水平常升高。

活检显示梗阻性无精症患者（见专题 5-5）的精子生成是正常的。

## 二十二、睾丸、附睾感染及脓肿

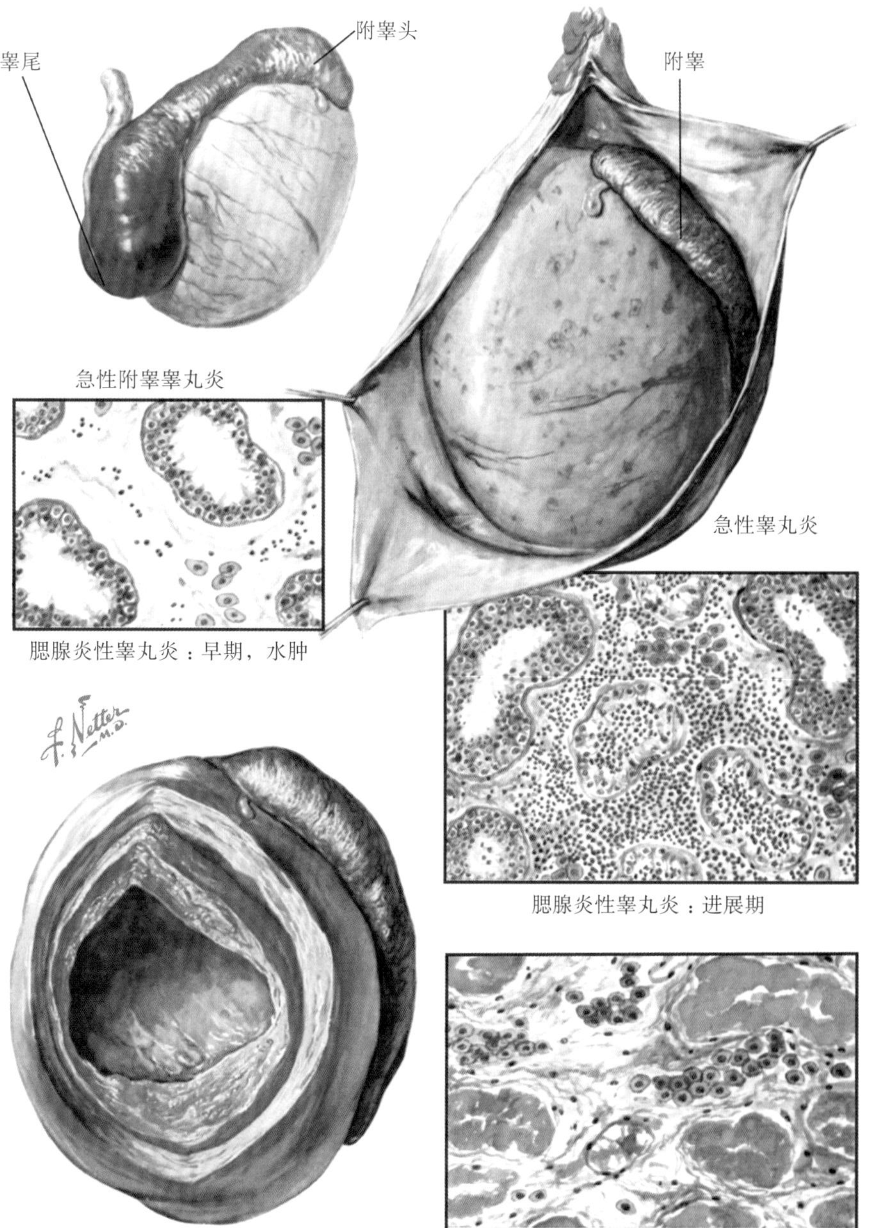


急性附睾睾丸炎

急性睾丸炎

腮腺炎性睾丸炎：早期，水肿

腮腺炎性睾丸炎：进展期

睾丸脓肿

腮腺炎性睾丸炎：后遗期

睾丸急性感染少见。比较常见的是睾丸炎继发*化脓性附睾炎*，称为附睾睾丸炎。睾丸炎的发生通过三种途径：经淋巴、血行或者输精管感染。35 岁以上男性患细菌性睾丸炎主要是由于前列腺疾病或尿道狭窄，从而导致尿路梗阻及革兰阴性菌感染。35 岁以下男性患病的原因则主要是性传播疾病如衣原体及非淋球菌性尿道炎感染。此外，细菌毒素、自身免疫反应、外伤、睾丸扭转、化学制品（如碘、铊、铅及酒精等）和药物（胺碘酮）均可引起睾丸炎。因此，从尿液或者发炎坏死的睾丸组织中并不一定能找到病因。

急性细菌性睾丸炎患者常伴有高热及突发的阴囊疼痛肿胀。因为发病突然，难以与睾丸扭转鉴别，不过睾丸扭转少有发热或菌尿。睾丸炎常伴反应性鞘膜积液、阴囊皮肤红肿。这些体征可见于单纯性睾丸炎、附睾炎或附睾睾丸炎，三者容易混淆。发炎的睾丸张力大，呈淡蓝色，表面多发针状出血点。白膜固定、水肿，可能造成缺血及曲精小管萎缩、丧失。睾丸炎可发展成化脓、脓性穿孔，极少数病例会发生睾丸自截。

大约 20% 的流行性腮腺炎患者合并睾丸炎，青春期前发病率低。由于是腺病毒感染，腮腺炎可累及腮腺、胰腺及睾丸，附睾极少受累。睾丸炎发生于腮腺炎起病后 4～6 d，7～14 d 后消退。症状与体征类似于其他间质性睾丸炎。其中阴囊疼痛和睾丸肿胀是最突出的症状。组织学上，早期睾丸炎表现为一过性水肿，后迅速进展成间质性炎症。严重的后遗症包括曲精小管硬化、睾丸萎缩及不育。流行性腮腺炎性睾丸炎患者大约 70% 只发生一侧睾丸炎症，50% 睾丸萎缩。治疗包括睾丸白膜切开术及全身使用皮质醇或干扰素减轻炎症和水肿。

附睾炎是最常见的阴囊内炎症性疾病。附睾炎可分为性传播的（例如，淋病、衣原体、非淋球菌性尿道炎）、细菌的（革兰阴性菌、结核菌）、炎症的、外伤后的及特发性的。病原体从感染的尿液、前列腺或者精囊通过输精管到达附睾。感染亦可以经淋巴（极少数经血流）逆行扩散。

淋菌性附睾炎现在虽然少见，但它曾是淋菌性尿道炎常见的并发症之一。附睾尾最先被感染，表现为肿胀、张力增加及触痛，该病很少累及睾丸。附睾可能会有小脓肿形成，但是非常少见，且易于消退，如果双侧输精管因瘢痕组织而梗阻则可导致不育。

因为广泛使用抗生素，外伤后尿道插管、膀胱镜检查及其他外科操作导致的外伤后附睾炎的发生率相对较低。附睾炎可慢性迁延，由于重体力活动导致尿液经射精管及输精管逆流，或因输精管结扎，附睾反复疼痛、肿胀。如果休息、抬高阴囊及应用抗生素均对附睾炎无效，可加用抗感染药物。抗生素难治性的附睾炎要怀疑附睾结核（见专题 3-23），并检测晨尿及附睾组织的抗酸杆菌。治疗上很少行附睾切除术，但是如果之前做过输精管结扎术则该方法有效。

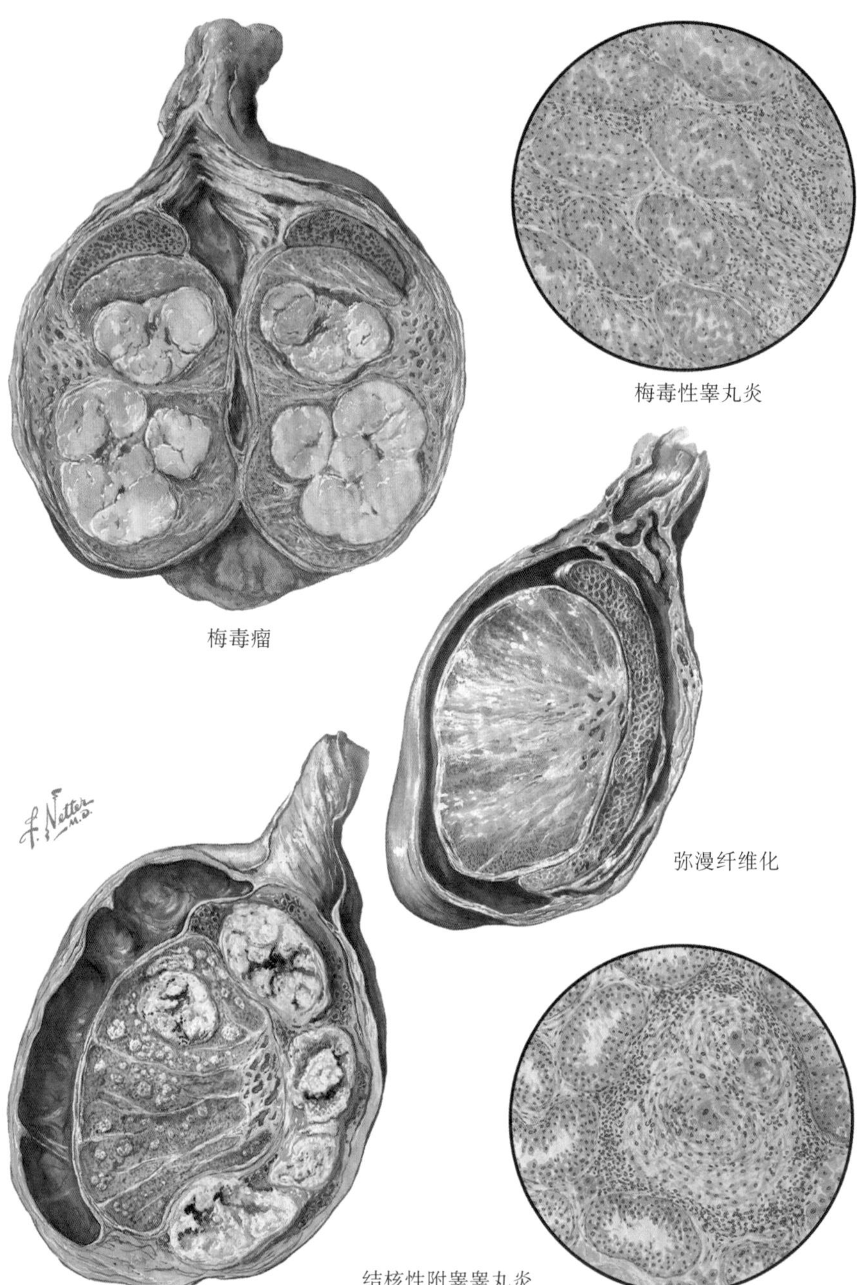


## 二十三、睾丸梅毒及结核

睾丸梅毒曾是未治疗原发性梅毒的常见后遗症，现已罕见。梅毒性睾丸炎表现为间质感染、睾丸坏死或梅毒瘤形成。间质感染不易察觉、无痛、单侧或双侧睾丸受累，通常合并鞘膜积液。由于浆细胞及纤维组织受病毒浸润，睾丸最终纤维化，质硬光滑如“弹珠”。梅毒瘤或梅毒肉芽肿为睾丸内的坏死结节区域，愈合期的梅毒瘤周围由纤维组织包绕，触感坚硬。尽管梅毒可最先感染附睾，但是睾丸梅毒的初始阶段很少累及附睾。当鞘膜和附睾受累时，阴囊皮肤受牵拉粘连，发生腐烂、破溃。虽然本病患者无疼痛症状，但是腹股沟淋巴结会肿大。睾丸坚硬是睾丸梅毒的常见体征，但是患者和医生常忽视。

睾丸很少单独发生结核感染，多是与附睾一起受累，且附睾常早于睾丸受感染。在 HIV 阳性患者中，可见到一种不常见的现象，即结核性附睾炎在附睾内可复发。15% 的结核仅感染泌尿生殖系统而无系统性结核感染的症状和体征，因此常规抗生素对细菌性附睾炎无效时要怀疑是否存在结核性附睾炎。该病常累及双侧，经过抗结核治疗才能治愈。未经治疗的结核性附睾炎后期会累及睾丸。附睾睾丸炎由系统性结核感染所致更为常见。系统性结核感染自上而下从肾传播到膀胱、前列腺、输精管及附睾。受累的输精管发生间断的、跳跃性瘢痕及萎缩，如“串珠样”改变。

生殖系统结核初始为典型的结核表现，局部或扩散感染。组织发生干酪样坏死，常合并纤维化及钙化。此外，还可有阴囊皮肤窦道形成、白膜增厚僵硬和白膜内积液（清亮或化脓性）。如不积极治疗，结核感染易迁延难治，经过一段较长的静止期后急性或亚急性发作。

生殖系统结核如果不进行治疗，大约有 2/3 的患者会死亡。最近 50 年来主要的治疗方法为多种药物联合疗法，包括异烟肼、利福平、吡嗪酰胺、乙胺丁醇等。药物治疗结核有效，但是多重耐药的菌株越来越多。治愈后，生殖系统会遗留瘢痕，可通过手术方法恢复其功能。

## 二十四、睾丸肿瘤Ⅰ：精原细胞瘤、胚胎性癌、卵黄囊肿瘤

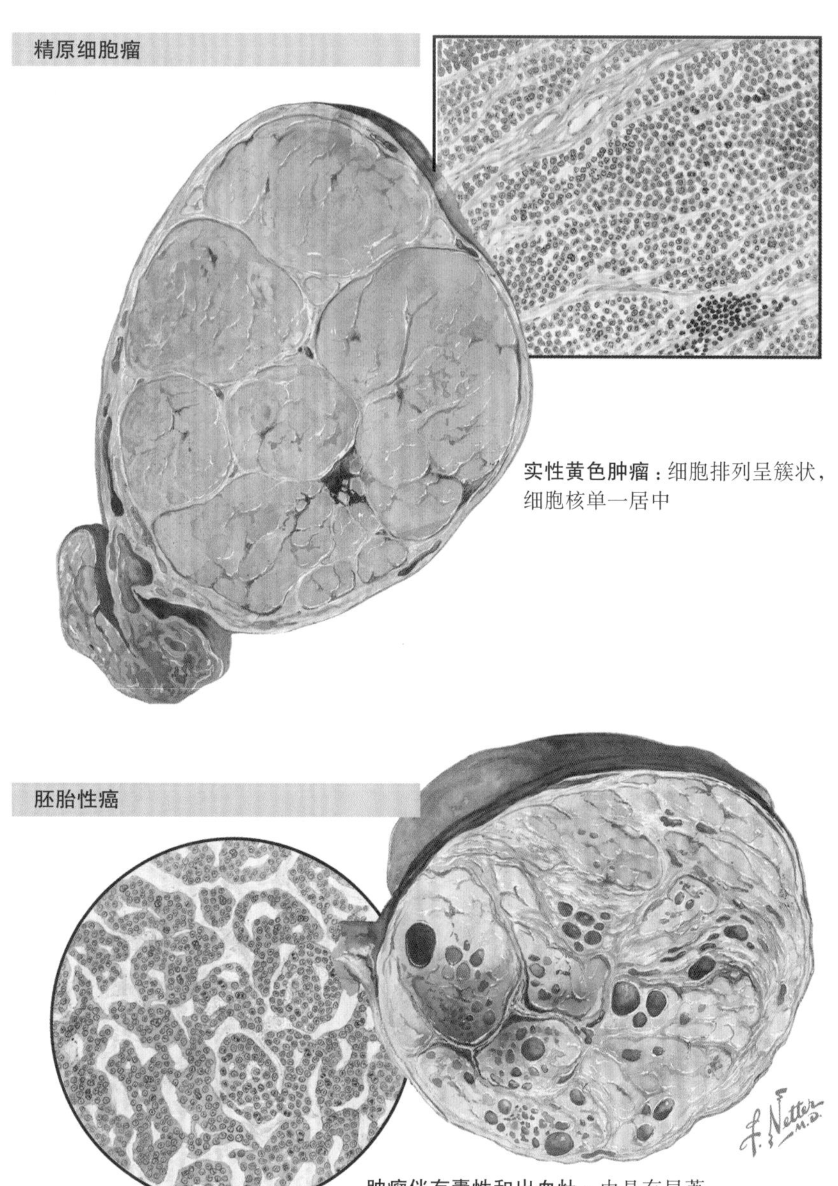


**实性黄色肿瘤**：细胞排列呈簇状，细胞核单一居中

**肿瘤伴有囊性和出血灶**：由具有显著细胞核的原始细胞组成

睾丸癌是 15—35 岁男性最常发生的恶性肿瘤。高加索人最多见，非洲人少见。最近 40 年睾丸癌的发病率增加了一倍，其中斯堪的纳维亚、德国及新西兰人发病率最高。隐睾症是主要的危险因素之一。其他危险因素包括不育、睾丸癌家族史、雌雄同体、腹股沟疝、流行性腮腺炎性睾丸炎、久坐的生活方式及环境等。主要的症状有肿块、睾丸质硬，可因为肿块或并发鞘膜积液使阴囊肿大。一般睾丸癌并不引起疼痛，但是睾丸敏感性会增加。

睾丸癌可起源于睾丸内各类型细胞，其中 95% 以上为生殖细胞肿瘤，其余大多数是来源于间质细胞或支持细胞的性索间质肿瘤。其他肿瘤如脂肪瘤、纤维瘤、腺瘤或肉瘤比较少见。源于转移瘤、淋巴瘤及白血病的继发肿瘤也很罕见。成年人生殖细胞肿瘤根据基本的组织学及生物学行为分为五大类。

精原细胞瘤占生殖细胞肿瘤的 40% 左右，分为两个亚型：典型精原细胞瘤（90%）和精母细胞性精原细胞瘤（10%）。肿瘤均质，呈分叶状，切面呈黄色、橙色或浅粉色，边界清楚，无包膜。组织切片示肿瘤细胞相当一致，为大圆形或多角形，胞质透明，包膜清楚，伴分隔；细胞核大、居中，占细胞体积的一半；细胞排列紊乱，似无腔的小管，与卵巢无性细胞瘤很相似（见专题 10-22）。基质内含有浆细胞及淋巴细胞。大约 90% 的精原细胞瘤发生于未下降的睾丸，其来源于睾丸的精原干细胞。

精原细胞瘤几乎从不侵犯精索，主要通过淋巴管转移至腹膜后淋巴结。10% 患者血清促绒毛膜性腺激素水平升高。肿瘤对放疗及化疗敏感。对于小于 1 cm 的孤立肿瘤，可行剜除术或睾丸部分切除术。对于较大或者多发的肿瘤则行睾丸根治术。及早治疗，积极随访、加做腹膜后辅助性放疗或两个周期的顺铂方案化疗能够达到较高治愈率。

非精原细胞瘤以胚胎癌最常见，约占睾丸恶性肿瘤的 20%。胚胎癌起源于多能原始干细胞，类似于早期胚胎组织。肿瘤生长迅速，易发生转移。肉眼观察肿瘤呈软组织，有出血及坏死区。组织学上，肿瘤由大量具有多形性的胚胎上皮细胞组成，呈腺样组织，伴乳头或小梁细胞。肿瘤染色角蛋白、OCT-4 及 CD30 阳性，可能与异常的 12 号等臂染色体有关，患者血清乳酸脱氢酶和胎盘碱性磷酸酶水平升高。细胞排列呈分叶状、乳头状、囊状或其他分化良好或分化不良的结构，如细胞滋养层及合体滋养层。疾病早期可行根治性睾丸切除术，同时加做顺铂方案化疗或腹膜后淋巴结清扫。绝大多数患者治愈率达 90% 以上。

内胚窦瘤又称卵黄囊肿瘤，是比较少见、侵袭性强的睾丸恶性肿瘤。主要由胚胎卵黄囊组织构成，并分泌甲胎蛋白。单纯的内胚窦瘤好发于小儿、儿童及青少年；成年人的内胚窦瘤则由各种干细胞组成。肉眼观察肿瘤切面不均质，多数发生出血、坏死及囊变。组织学特点为混合的上皮及间叶细胞成分，形成卵黄囊组织。治疗方法包括根治性睾丸切除术及顺铂方案化疗。

## 二十五、睾丸肿瘤 II：畸胎瘤、绒毛膜癌、原位瘤

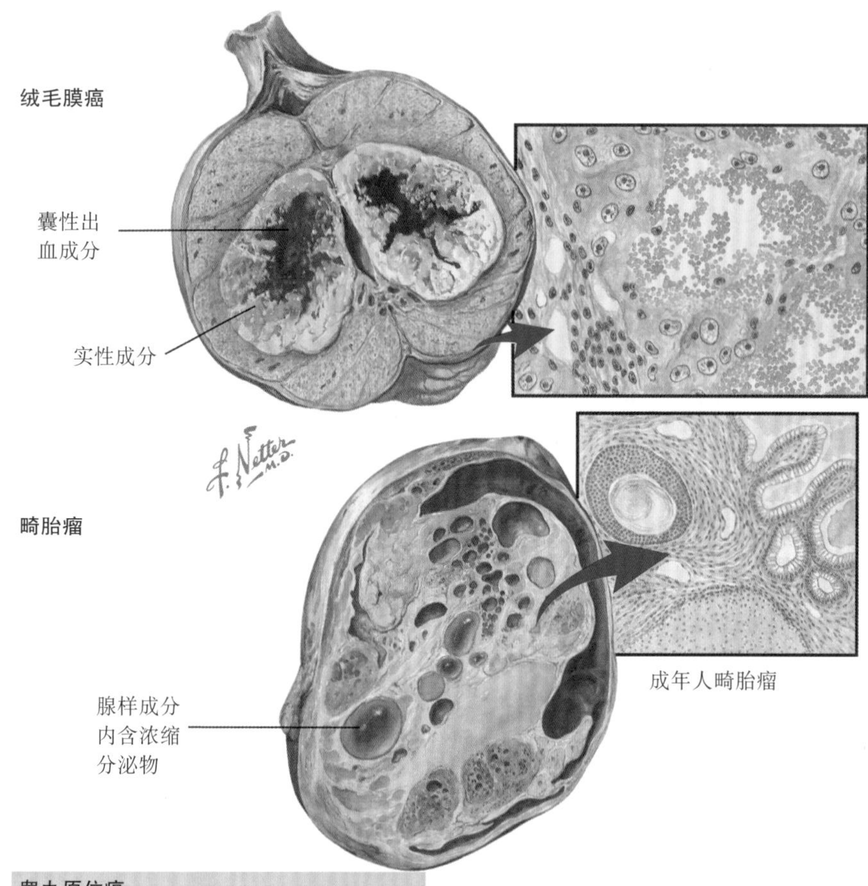


睾丸原位癌

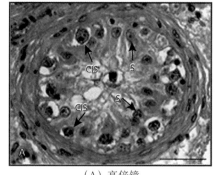

(A) 高倍镜

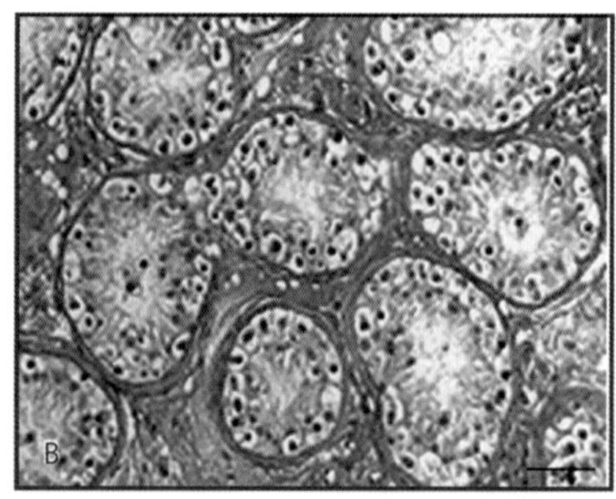

(B) 睾丸原位癌低倍镜组织学

畸胎瘤（希腊语：畸形的肿瘤）是含有组织或器官成分的肿瘤，由内、中、外三种胚层成分构成。肿瘤内含有毛发、牙齿、骨骼，少数含有复杂脏器如眼球、躯干、手、足等。畸胎瘤占睾丸肿瘤的 5%，大多为恶性。根据分化程度不同，分为成熟型、未成熟型及皮样囊肿，其中皮样囊肿内有发育成熟的皮肤（外胚层），通常认为是良性肿瘤。

畸胎瘤肉眼及镜下表现各异。肿瘤的上皮成分可生成腺样组织、囊肿、软骨、关节、皮肤、牙齿、神经上皮、皮样囊肿、肠腺、平滑肌细胞、唾液腺、呼吸上皮、淋巴组织、移行上皮、心肌、骨骼等。分化差的畸胎瘤肿瘤组织难以分辨。单纯畸胎瘤患者甲胎蛋白和人绒毛膜促性腺激素水平不高。如果不合并白血病、肉瘤或其他恶性肿瘤，畸胎瘤预后较好，不易转移。睾丸的畸胎瘤大多为恶性，常合并其他非精原细胞肿瘤。如果合并胚胎癌或绒毛膜癌，则称为畸胎癌。单纯畸胎瘤对化疗和放疗不敏感，通常行根治性睾丸切除术或者剜除术治疗。

混合生殖细胞瘤包含各类肿瘤细胞，因此原发肿瘤与转移灶的组织学特点不一致。例如，成年人畸胎瘤的转移灶为畸胎瘤或胚胎癌。原因可能是未分化的原发恶性肿瘤在转移时发生了突变。

绒毛膜癌是人体恶性程度最高的肿瘤之一，起源于胚胎滋养层细胞，十分少见（约占睾丸肿瘤的 2%），常与胚胎癌及畸胎癌共同发生。绒毛膜癌分泌人绒毛膜促性腺激素入血。肉眼观察可见大量出血及坏死。肿瘤由巨大合体滋养层细胞组成，细胞核大、不典型，混杂于细胞滋养层内，被血管包绕，与胚胎绒毛膜绒毛类似。此病应积极进行手术切除及顺铂方案化疗，治愈率高。

无侵袭性的良性睾丸肿瘤包括原位癌（CIS）及小管内生殖细胞肿瘤。CIS 不一定都发展成具有侵袭性的恶性肿瘤，发展成恶性生殖细胞癌大概需要 5 年时间。5% 的睾丸癌患者对侧睾丸发现 CIS。目前认为 CIS 是各种生殖细胞肿瘤最常见的癌前病变（幼年卵黄囊肿瘤、畸胎瘤及精母细胞性精原细胞瘤除外）。支持该假说的观点如下：侵袭性睾丸癌周围常见 CIS；诊断 CIS 的患者可发展为恶性肿瘤。CIS 患者一般没有任何症状和体征，通常通过睾丸活检发现。CIS 细胞较大，核仁清晰，曲精小管基底膜增厚，细胞单层排列其上。发生 CIS 的睾丸组织萎缩、小管分化不良、生精功能低下并有微小钙化。组织特异性碱性磷酸酶—胚胎碱性磷酸酶（PLAP）是 CIS 最主要的肿瘤标记物。因为 CIS 不一定发展成恶性肿瘤，因此尚无最佳的治疗方法。局部低剂量放疗（14～16 Gy）可根除原位癌和生殖细胞（导致不育），同时维持间质细胞功能和雄激素平衡。

（米　悦　肖云翔　译）

# 第 4 章

# 精囊与前列腺

## 一、精囊与前列腺

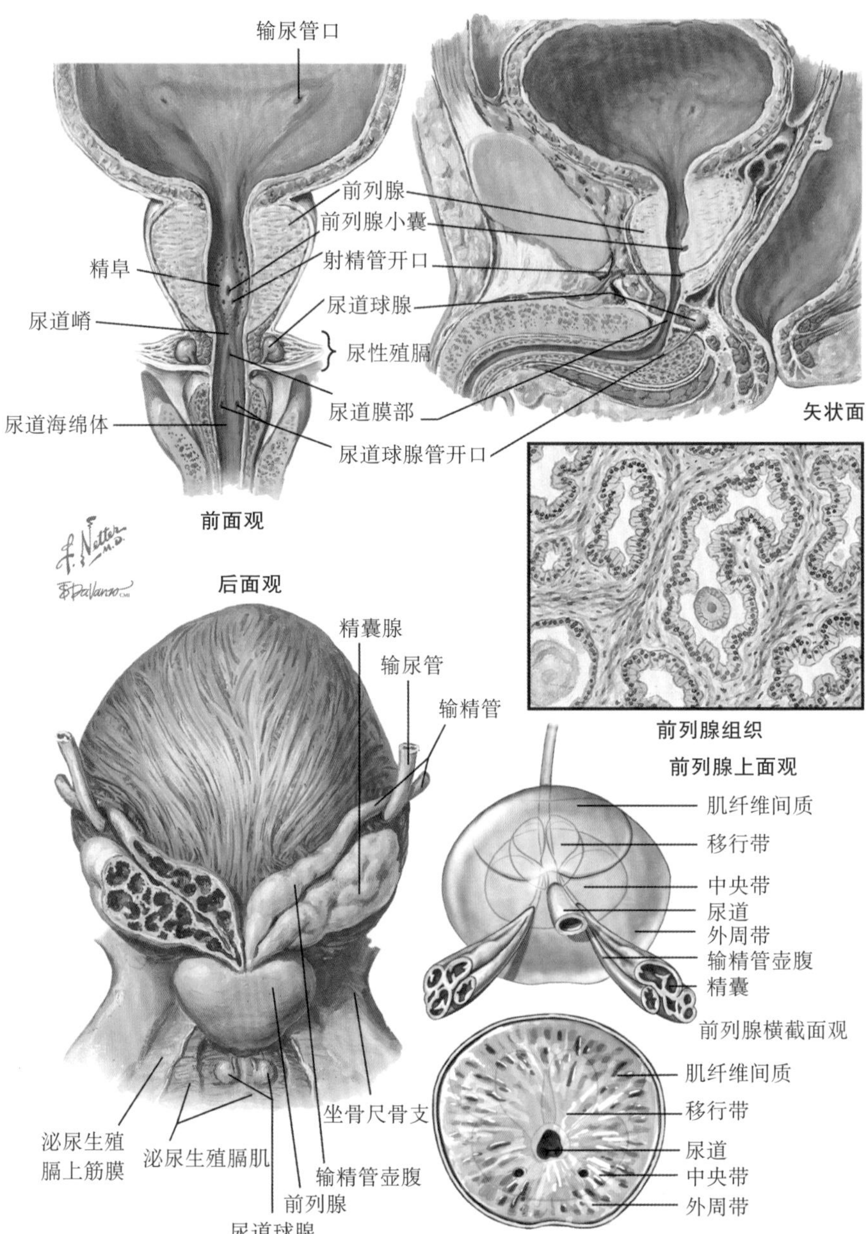


前列腺、精囊和尿道球腺是男性生殖系统附属的腺体，它们对精液的形成有着非常重要的作用。前列腺液是酸性的，组成了射出的精液中较少的部分（10%~20%）。精囊中所含的液体有着基础的酸碱度并且构成了精液的大部分（80%~90%）。成年人的前列腺是一个坚固且有弹性的器官，重量大约是 20g，位于膀胱颈部的下方，其周围是后尿道。前列腺位于耻骨联合的后下方和尿生殖道横膈膜的上方，同时位于直肠壶腹的前方。前列腺的基底毗邻膀胱壁，在其后面是一个称为 Denonvilliers 筋膜的筋膜鞘（见专题 2-1），筋膜鞘将前列腺与直肠壁相隔离。在耻骨联合和前列腺与膀胱的前方空间的中间有一个称为膀胱前平面的地方，此处充满结缔组织、脂肪和丰富静脉丛。交感神经控制着位于前列腺和直肠后方五点和七点钟方向之间的阴茎射精通道。因为癌症需要切除前列腺，可能会伤及这个神经。耻骨前列腺韧带将前列腺的前外侧表面与耻骨联合连接起来。

关于前列腺解剖的最新概念表明前列腺分为四个最基本的解剖区域，包括前列腺前部、中央腺体、移行区和周围腺体。前列腺的前部主要是纤维肌肉和非腺体的组织，这部分在前列腺的功能和病理中的作用微乎其微，大约占前列腺组织主体部分的 1/3。中央腺体由近侧尿道组成，周围环绕着前列腺组织、射精通道和内括约肌的平滑肌，组成了前列腺的中央部分，使得前列腺从基底部延伸到精阜。然而在年轻人中这部分仅仅占了前列腺腺体组织的 5%~10%，随着年龄的增长，这部分的体积在不断地增大。移行区域环绕着尿道，此处会发生良性的前列腺增生。周围腺体主要是由腺泡组织构成，这种腺泡组织沿着柱状上皮排列并且植入相对较厚的纤维肌肉基质中，占整个腺体体积的 20%。它组成了前列腺的后部表面，包括前列腺的尖部、后外部和前部。前列腺腺泡通过分支的导管将其分泌物排入后尿道的基底和外侧。前列腺腺泡可能含有被称为淀粉样小体的软性小体，主要由前列腺的分泌物和上皮细胞组成。在成年人的前列腺中，周围腺体大约占整个前列腺体积的 75%。前列腺肉瘤的大部分都发生在前列腺的周围腺体区域。正常的前列腺分泌物与精液一起排出，主要是乳白色的液体，包含柠檬酸、胆碱、胆固醇、各种酶、前列腺酸性磷酸酶和前列腺特异性抗原。前列腺特异性抗原是一种丝氨酸蛋白酶，可以在精液作为凝块射出 15~30 min 之后将其溶解。

由 wolffian 管而来的精囊是一个袋状的结构，长 8~10 cm，位于膀胱的后方和直肠的前方。在输精管的远端（输精管壶腹部）和精囊融合，组成射精管道，进而进入前列腺的后方，其末端成为位于后尿道的小囊（见专题 2-12）。精囊由管状的腺泡组成，管状腺泡之间是细的结缔组织，同时被厚的平滑肌壁包裹。精囊是作为生殖管道的膀胱，主要是在腹下神经受到刺激之后发生收缩反应，在射精的时候，精囊收缩可以将富含果糖的液体排出到充满精子的射精管道中。生殖器官功能不良会导致前列腺和精囊的腺体活性下降并且减少射精量。

## 二、前列腺的发育

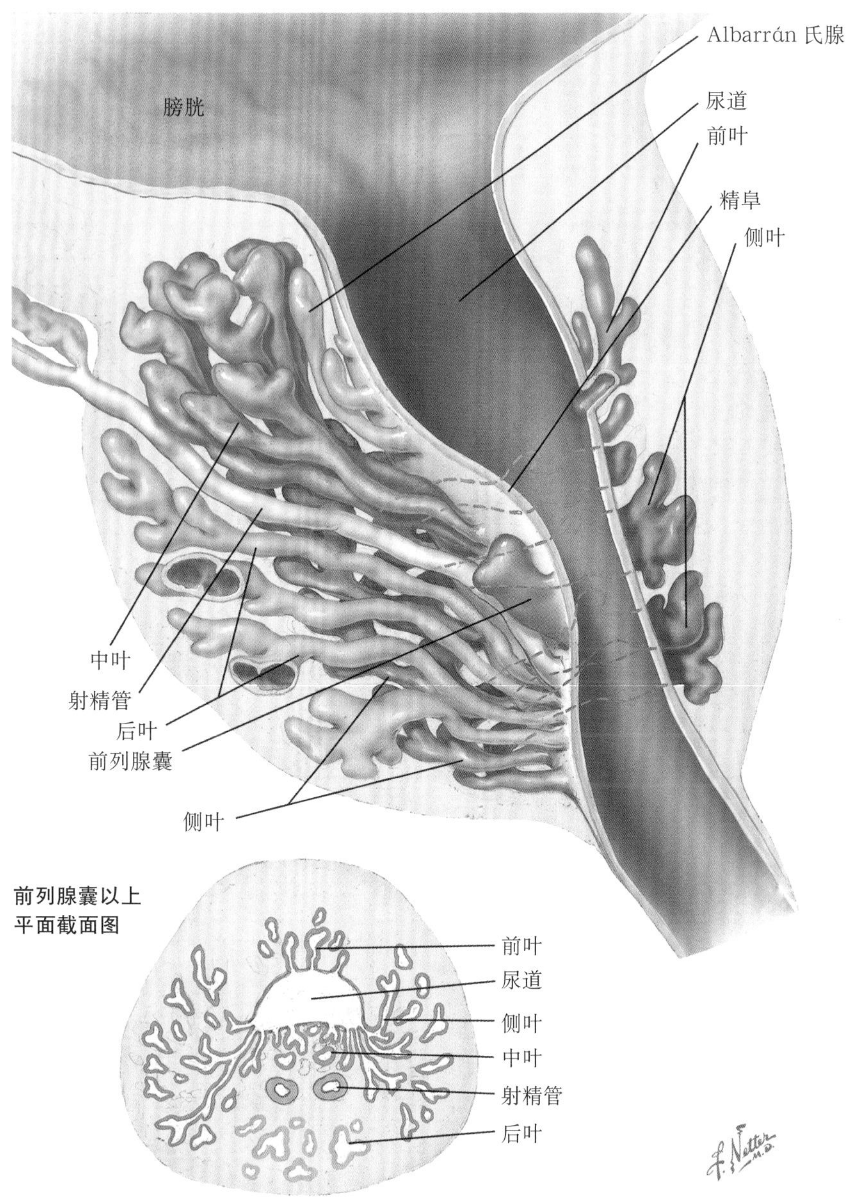


腺体样的前列腺是从中胚层泄殖腔的窄管道上皮发育而来的（位于后尿道或者原始后尿道）。腺体组织在出生后 10 周开始变得明显起来，与此同时，上皮开始外翻或者从原始尿道的基底渗出突起到周围的间叶细胞样组织中。直到发育的第十一周，腺体腔在上皮索和原始腺泡的突起内开始形成。间叶样细胞分化为平滑肌、成纤维细胞和血管。在发育的第十二周，上皮继续增生，同时结缔组织膈膜开始进入腺泡内，腺体的基质像管道一样薄，腺泡继续延伸增生。在第十三周和第十五周的过程中，睾酮的浓度会达到胚胎发育过程中的峰值。雄性激素介导的上皮间叶细胞的相互作用会导致简单的立方体状的上皮细胞开始分化。在第十五周的周末，分泌细胞开始具有相应的功能，基底细胞群开始发育，同时可以见到分散的神经内分泌细胞。胚胎睾酮维持在很高的水平能够保证腺体不断地向成熟方向转化。然而三个月后，睾酮的水平开始下降，腺体进入静息的状态，这种静息的状态一直维持到青春期。在青春期，睾酮的水平再次升高，上皮继续增生形成复杂的在成熟腺体中可见的折叠样结构。在这个时期的发育中，前列腺的体积会加倍，在前列腺的上皮上会表达雄激素受体，进而形成完整的分泌表型。

在前列腺的早期发育中，五组上皮的突起、小管或者小叶开始发育，这五组分别是中部、右外侧、左外侧、后部和前部。在这个地方所称的小叶不能和同时期用于描述前列腺增大的膀胱镜下的小叶相混淆（见专题 4-9）。外侧小管有 37～40 个，从原始尿道的左外侧壁和右外侧壁向外翻。它们的开口位于原始膀胱颈和精阜（俗称山脊）之间。因为小管不停地向后向外扩张，最终它们会形成腺体的大部分、外侧部分和成年人的前列腺。因为它们向外侧分支，所以会优先相遇并且组成腺体样组织的结合处，位于成年人前列腺的腹侧、尿道的前方（前部区域）。

中部或者中央小叶从位于尿道基底（靠近射精管道）的 7～12 个小管开始发育。结缔组织可以将小叶与外侧小管区分开，最终发育形成中央和移行区。

在发育的第三个月的过程中，后叶从 4～11 个小管开始发育，从生殖丘末梢的尿道的基底开始发育。它们和外侧小叶一起最终形成了前列腺的后部。腺泡和后叶的管道在射精管道的后方向后生长。在成年人中通过一层纤维肌肉组织将其与其他的前列腺区域区分开。这些小管比较大，有纤维组织将其与射精管道区分开。与其他区域相比，前列腺肉瘤（见专题 4-10）更倾向于出现在前列腺的后部区域，而良性增生（通过专题 4-9 来观察专题 4-7）一般发生在前列腺的移行区。

前叶和中叶一开始是由相当大且分支较多的小管组成，平均是 9 个小管。在胚胎发育的 16 周，这些小管开始增生，刚刚出生后开始下降，仅存少数腺泡。

8～19 个小管组成 Albarrán 的颈下腺体，从位于膀胱颈部末梢的后尿道的基底开始发育。这些形成分支的小管非常短，由细小且圆柱体的上皮组成。其他小管从膀胱三角区的黏膜开始发育（家族腺体）。小管并不是增生和癌症的常见部位。

## 三、骨盆和前列腺创伤

前列腺的穿透性创伤是非常少见的,因为前列腺被周围的骨盆所包绕。然而在骨盆出现骨折之后的断骨可能会引起前列腺的穿透性创伤。前列腺创伤最为严重的是对前列腺的后部和后尿道膜的创伤，位于尿道生殖膈的上方。这些后果通常是由于骨盆的强力钝挫伤引起的。

后尿道损伤可能通过下述三种方式。第一是例如不熟练地使用超声和膀胱镜等硬的内镜设备而引起的前列腺尿道穿孔和尿道膜的穿孔。这可能会导致前列腺实质的暂时性的损伤，但是不会引起更加长期的获得性憩室、前列腺脓肿或者前列腺直肠瘘管。第二是经过会阴的弹片或尖锐的物体直接损伤前列腺囊所引发的外部损伤。尽管这种情况很少见，这些损伤包括对柯雷筋膜的损伤和对泌尿生殖膈的损伤（见专题 2-19）。第三是最常见且临床上最为重要的损伤，指对前列腺尿道膜的损伤，一般是由于骨性骨盆的骨折所引起的。耻骨前列腺韧带将前列腺固定在一个位置，将前列腺的前表面固定在耻骨的下表面(见专题 4-1)，从而也可以将尿道固定在盆膈的下方。然而，前列腺膜尿道长约 1 cm，位于前列腺的尖端和泌尿生殖膈之间，非常脆弱并且容易收到剪切力的损伤。骨盆骨折和耻骨联合的特殊分离通常会使得前列腺脱离原来的位置，将前列腺膜尿道从泌尿生殖膈上分离下来。从耻骨支和坐骨而来的骨性耻骨韧带也许可以切断前列腺膜性尿道。最终，任意损伤都足够破坏耻骨前列腺韧带和前列腺膜尿道，即使是最低程度的骨性骨折。

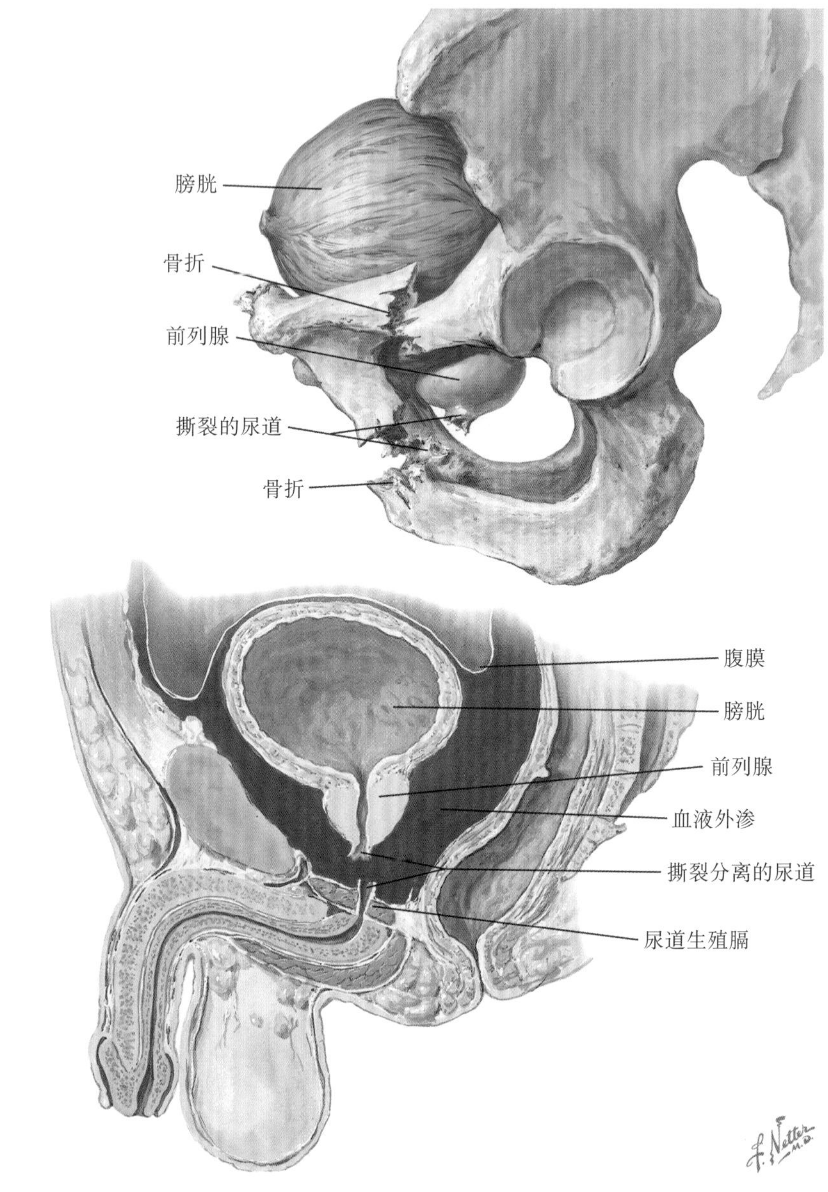


前列腺膜尿道的断裂会发生在所有引发骨盆带的创伤中。无法小便和尿道口出血都是尿道断裂最为重要的症状和体征。直肠检查可能会发现前列腺的上移，常常会移位到触诊不清的位置上。创伤性腹膜后血肿或者尿道溢出物可能会聚集，如果很明显，可以在直肠检查中触及软性的肿块。在有骨盆损伤和尿道出血的病例中，不能使用逆行导尿管插入术，除非逆行性尿道造影显示尿道是完整无损的，因为这个手术会将尿道部分损伤转变为全尿道的破裂。

后尿道损伤的大部分需要急性治疗，包括对休克、流血和骨折的处理。对于尿道出血的病例，需要同时考虑患者是否出现膀胱在腹膜内部或者外部破裂的可能。如果尿道没有损伤并且有轻微的腹膜外部破裂，简单地插入导管进行引流在早期治疗中是足够的。对于腹膜内膀胱破裂，则需要手术探查和立即缝合。

对于完全的前列腺膜尿道的损伤，外科需要进行尿道再吻合或者留置尿管的尿道重建，手术需要立即进行或者使用延迟术式。外科修复一般是通过会阴，耻骨或者耻骨上进行暴露，手术方式部分是由骨盆骨折和骨盆稳定所需要的患者的体位来决定的。推荐抽干或者排出患者溢出的尿液。如果再吻合失败或者不能准确地吻合，严重损伤的尿道断端会引起黏膜的缺失，进而导致广泛的瘢痕和尿道狭窄的形成。延迟进行尿道会师术主要是同时存在其他威胁生命的情况，这种情况下纤维组织会将移位的前列腺暂时固定，使得尿道会师术变得更加复杂。如果形成了尿道狭窄，这种尿道损伤常常会引发勃起功能障碍。

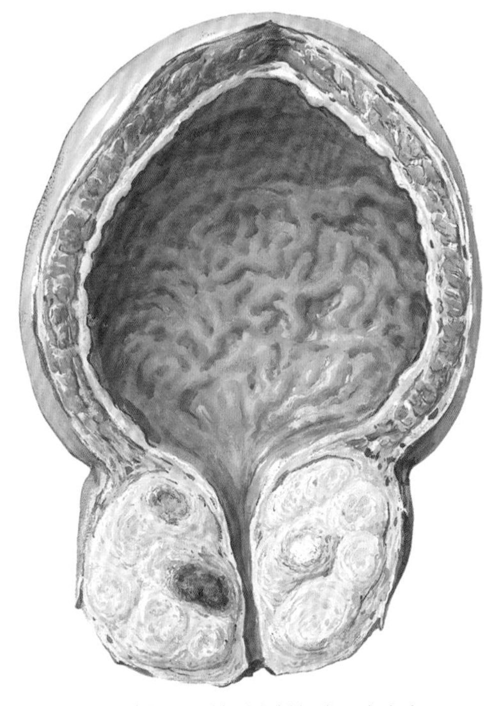

增生的前列腺梗死区域（右侧新生正在愈合的梗死区域，左侧纤维化的梗死区域）

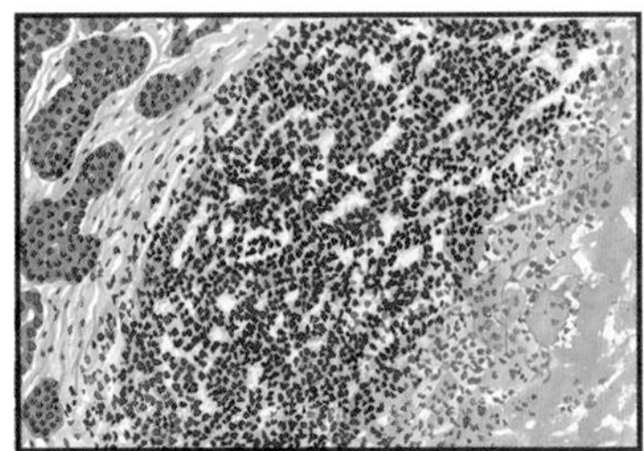

梗死边缘的切片。坏死区域有白细胞和圆形细胞的浸润。邻近腺泡的上皮化生

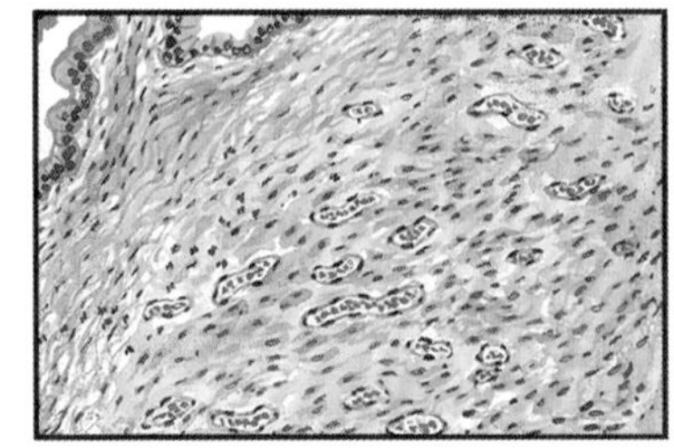

新生梗死的部分。正在生长的成纤维细胞及新生血管

## 四、前列腺梗死和囊肿

前列腺梗死无论是新发的还是已经治愈的，在良性增生的病例中发生率高达 25%，这个数据是在详细研究离体的腺体组织后得出的。如果存在任何可供参考的临床症状，患者通常会产生少量的增生，但是如果足够多会引起急性前列腺炎或导致尿潴留和血肿。梗死的区域可能是单个的多个的，甚至能到数厘米大小。梗死通常位于前列腺过渡区域中前列腺增生区域的周围。在手术后的患者，梗死经常发生在增生严重的区域，尽管他们可能没有明显的诱因或感染。前列腺梗死可能是由于过度增生的小节、感染或者炎症所导致前列腺动脉尿道分支的阻塞（见专题 2-6）。

肉眼观察前列腺梗死区域呈现斑驳的淡黄色，周围是出血的边缘。在梗死的区域,组织会失去正常的结构，形成坏疽。急性坏死的情况下，肿胀和水肿会压缩周围的腺泡。有趣的是，梗死区域周围腺泡的上皮会发生改变，正常的细胞会被多边形细胞所取代，有些情况下会被鳞状细胞所取代。细胞层数的增加会填满并且消灭周围腺泡的腔隙。在组织学上这些细胞缺乏化生相应的特征，包括角质化和细胞内桥接，这些细胞更像是异常增生的细胞，而不是鳞状上皮。这些边缘的变化并不是恶性的或者癌症前的，因此不是鳞状细胞肉瘤。

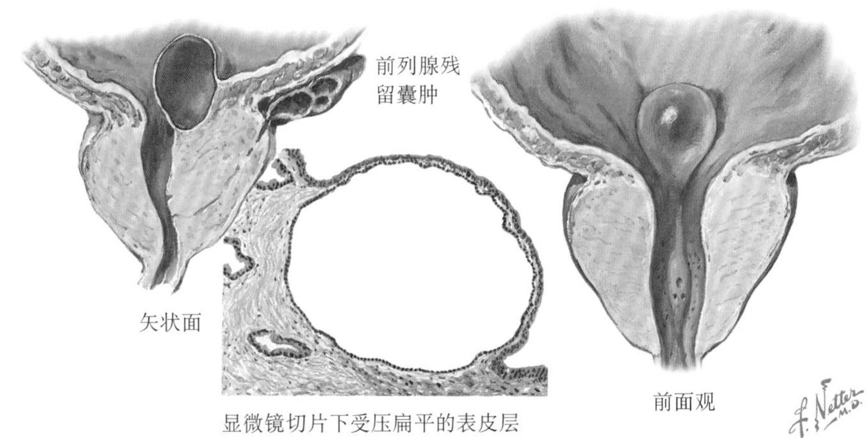


显微镜切片下受压扁平的表皮层

前列腺囊肿在成年人的发生率为10%，在临床上的意义不大。这些囊肿的发生可能是天生的，主要是由于苗勒氏管或中肾管残留。其他的囊肿可能是寄生虫来源，例如血吸虫或者棘球绦虫的感染。出血性囊肿一般会发生在晚期前列腺肉瘤的退化区域。通常的前列腺囊肿是一个从前列腺腺泡而来的固定囊肿，一般在膀胱三角区的下方。它们的形成可能是由于阻塞的腺泡，它们可能是多叶性的，从邻近阻塞腺泡的薄壁破裂而来的。这种类型的囊肿会伸入尿道或者进入膀胱颈部。如果出现在腺体的周围，可以通过直肠检查触摸到一个软性的起伏的团块。直径为 6～8 mm 的前列腺固定囊肿是不常见的。一些数厘米的更大的囊肿非常少见，这种大的囊肿可能会出现相应的症状。

前列腺的囊肿沿着薄平的圆柱状上皮排列。当囊肿进入膀胱或者尿道之后，它们可以被周围结构的上皮所覆盖。囊肿的内容物非常稀少并且是乳白色的。有症状的囊肿会进入前列腺尿道或者膀胱的颈部，这种情况可以通过经尿道的切除术将其移除。

## 五、前列腺炎

前列腺炎是与前列腺相关的一系列症状和检验结果混淆而成的复杂疾病。在临床上，基于相应的症状以及细菌尿和脓尿。将前列腺炎分为四个不同的种类，即急性细菌性前列腺炎（NIH Ⅰ型），慢性细菌性前列腺炎（NIH Ⅱ型），炎性（NIH Ⅲ A型）或非炎性前列腺炎（NIH Ⅲ B型）和无症状性炎症性前列腺炎（NIH Ⅳ型）。Ⅲ型前列腺炎也分为慢性非细菌性前列腺炎／慢性前列腺炎和盆腔疼痛综合征。

急性细菌性前列腺炎通常是急性尿道感染症状和感染尿液同时出现，一般是由革兰阴性细菌引起的。这种情况并不常见，但是可能和泌尿道手术以及慢性导尿管的使用有关。临床上，它包括尿道的刺激性排空症状、排尿困难、盆腔和会阴疼痛、发热和血肿的急性发作。不常见的情况是直肠检查会发现一个柔软的似泥沼的前列腺。感染的尿液呈浑浊样，这与前列腺梗死的尿液可以区分开。组织学上前列腺腺泡中充满分泌物，同时前列腺基质中有白细胞浸润。严重时会发生尿潴留，可以通过尿道或者耻骨上引流来进行治疗。感染可以通过使用广谱的革兰阴性菌敏感的抗生素来进行治疗，随后根据细菌培养的结果来调整药物的使用。

慢性细菌性前列腺炎可以有或没有急性表现，其特征主要是急性和慢性症状与感染的尿液。患者会经历重复性的细菌性的泌尿路感染，通常是由于相同的微生物引起的，通常是大肠埃希菌（另一种革兰阴性菌）或肠球菌。在有症状的发作之间，下尿路尿液的培养会发现感染的前列腺腺体，主要是由于重复性感染引起的。导尿管使用的仪器、重复性发作的泌尿道感染、膀胱结石或者从远处感染如牙龈脓肿蔓延而来的感染、支气管炎、肺炎、鼻窦炎都可以作为这个诊断的依据。慢性前列腺炎可能是无症状的，但是通常会有阴囊痛、阴茎痛、后背痛、腹股沟痛或者会阴痛、性功能紊乱、刺激性或阻塞性尿道症状。通过直肠检查触及泥沼状或者起伏的前列腺是非常罕见的。组织学上，前列腺腺泡中含有增多的白细胞并且前列腺基质中有浆细胞浸润和不同程度的纤维化。前列腺管道可能已经发炎并且扩大，这些症状表明感染是从尿道蔓延而来的。

Ⅲ型炎性或炎性前列腺炎不是一种主要的前列腺疾病，或者不是一个炎症过程的结果，而仅仅是一个复杂的症状，提示出现了细菌性前列腺炎，但是不会出现细菌尿。大约超过 90% 的症状性患者都会归入这一类型的前列腺炎。症状的持续时间长并且症状很严重，这可能对患者的生活质量造成非常严重的影响。脓尿可能出现在Ⅲ A 型前列腺炎中或者出现在Ⅲ B 型前列腺炎的尿、精液或者通过前列腺按摩而来的尿道液体中。泌尿道痛的主诉是前列腺炎的主要症状，排除标准包含活动性尿道炎、泌尿生殖道癌症、泌尿道疾病、功能性尿道狭窄或神经性疾病影响膀胱。这种前列腺炎的分类充分考虑到了这种症状的成因以及其他器官而不是前列腺在这个过程中所起的作用。

无症状的炎性前列腺炎可能不根据泌尿生殖道疼痛的主诉来进行诊断。诊断是通过在对泌尿生殖道组织的评估中所得出的，包括由于前列腺特异性抗原升高，需要排除前列腺癌症进行前列腺活组织检查而发现前列腺炎症，还包括不育患者的精液中有升高的白细胞（脓性精液症）。治疗的目的是为了降低前列腺特异性抗原的水平或者恢复精液的质量，而疼痛并不是这个诊断的主要组成部分。

前列腺脓肿是由于急性前列腺炎引起的，但是这种情况并不常见，因为现在通常使用抗生素治疗。脓肿可能是由于从其他感染的部位转移而来或者是免疫抑制性疾病的并发症。前列腺脓肿的症状和急性前列腺炎的症状类似，但是痛性尿淋沥和里急后重是非常常见的症状，同时会伴有急性尿潴留。通过直肠检查有时可以检测到前列腺脓肿，同时会触及泥沼状和柔软的腺体。如果不及时进行治疗，脓肿通过 Denonvilliers 筋膜会累及直肠，也可能通过后尿道的损伤和引流而引发感染。可能需要通过内镜或经直肠或会阴引流进行切开引流，同时结合适当的抗生素治疗。

**急性前列腺炎**

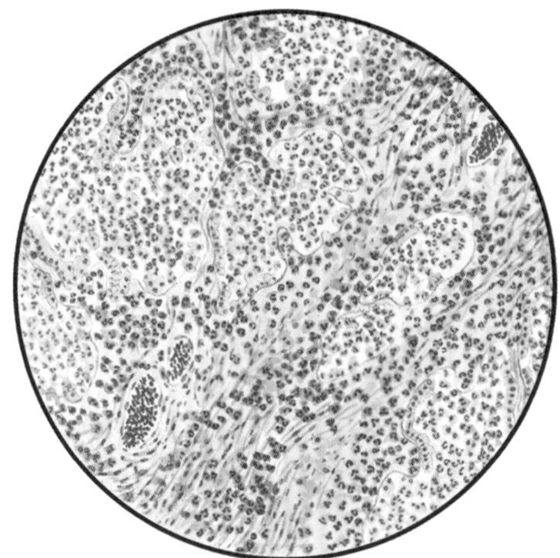

前列腺腺泡及间质可见分叶核白细胞浸润

**慢性前列腺炎**

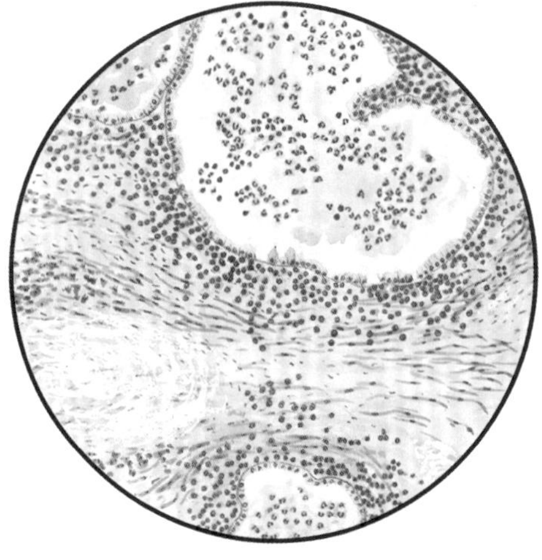

中性粒细胞及淋巴细胞正在混合浸润。纤维化增生的间质将腺泡分隔开来

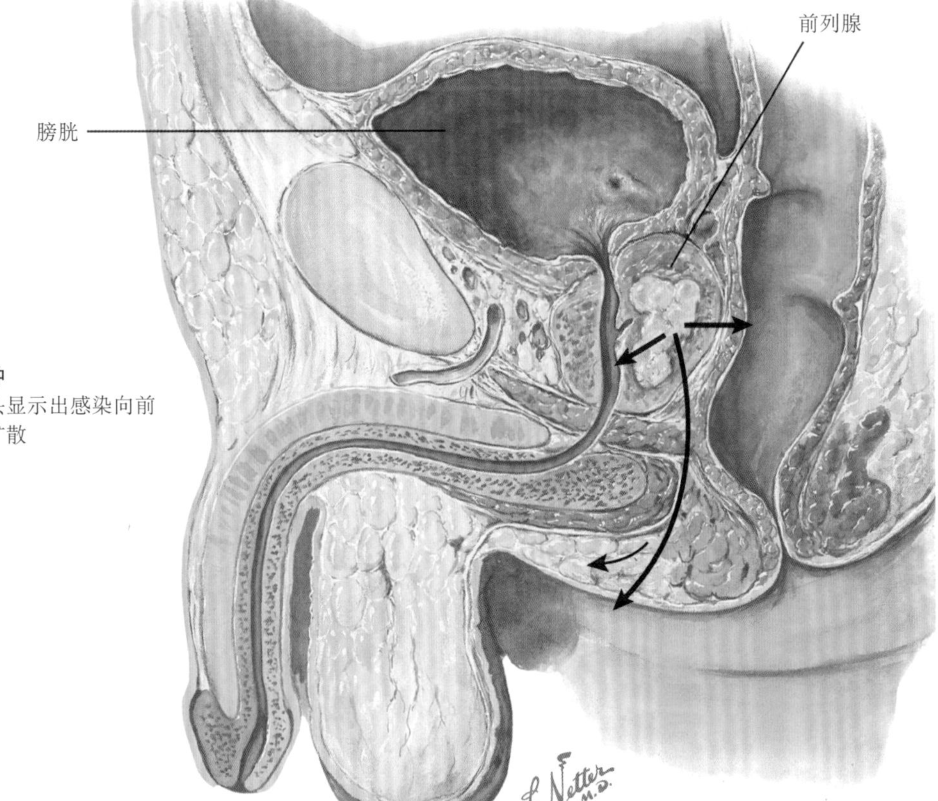


**前列腺脓肿**
图中的箭头显示出感染向前列腺以外扩散

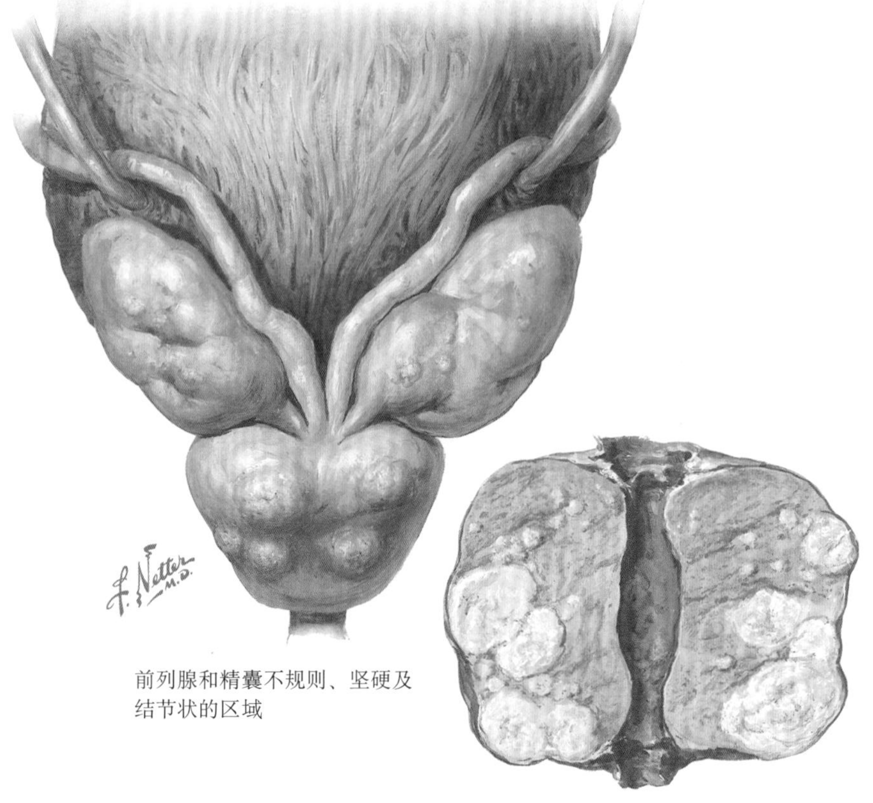

前列腺和精囊不规则、坚硬及结节状的区域

前列腺质软的干酪样区域

## 六、前列腺结核与结石

结核性前列腺炎是非常罕见的，但是死于肺结核的患者中大约有 1/8 的人都会有前列腺结核。前列腺结核占了所有泌尿生殖道结核的 75%～90%。如果感染被控制在泌尿生殖道之内，几乎 100% 会累及前列腺和精囊，在这些病例中大约 60% 会发生附睾炎。大部分（80%）被感染的男性都小于 50 岁。结核性前列腺炎可能通过血行感染而继发于任意部位的活动性结核病变。

在患有前列腺结核的患者中，大约 50% 有排尿困难，40% 的患者有会阴疼痛。患者也可能会出现不孕不育症，这是前列腺结核的一个重要的并发症。无菌的尿道分泌物或者脓尿以及终末段血尿可能和这种情况相关。较少见的是会阴肿胀、脱水和尿道瘘管。结核性前列腺炎也可能是无痛的，平时也不容易被发现，除非在为了排除尿道结核或附睾结核而进行直肠检查的情况下。如果结核累及前列腺，在直肠检查的时候会触及正常或者增大的腺体，腺体的轮廓是不规则的或者有结节的。如果出现干酪样变化的时候会触及柔软的区域。在前列腺的结核和身体其他部位的结核没有什么不同。从组织学上来看，前列腺结核会破坏正常的腺体组织，取而代之的是易碎的黄色的干酪样坏死物质，周围是纤维囊。周围组织通过纤维化和钙化来填补受损的区域。在经过抗生素治疗之后，前列腺会变成纤维性的。

前列腺结石会伴有或者不伴有腺体的增生。结石含有蛋白质、胆固醇、柠檬酸盐和无机盐，大部分是钙和磷酸镁。这种情况大多发生在 40 岁以上的患者。结石分散于扩张的腺泡内，这种分布虽然不是必然的，但也和病理学结局相关，如前列腺炎。很难去确定这种情况发生在结石形成之后还是结石形成发生在这种情况之后。结石的主要症状和尿路检查结果主要是慢性前列腺炎的症状，而不是仅仅限于结石带来的症状。然而，如果细菌感染不能在出现之后立即被清除的话，结石可能是重复性前列腺炎的根源。

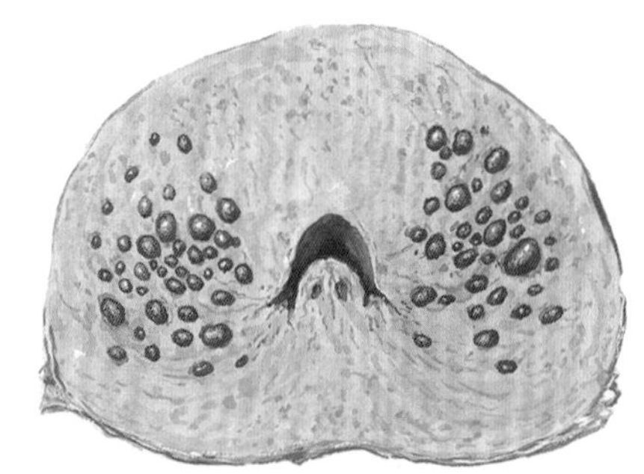

慢性前列腺炎的分散分布的结石

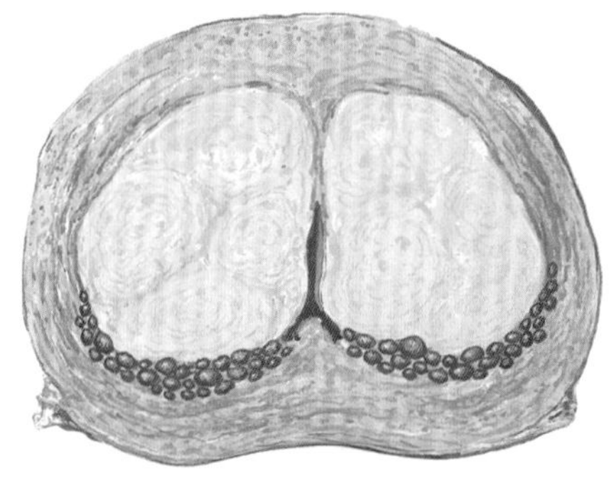

与良性前列腺增生相关的结石

在前列腺的移行区和前部的结合处会发生结石，这称为淀粉样小体，这种病变在前列腺增生的患者中很常见。由于良性前列腺增生的管状结构排列紊乱导致前列腺的分泌物开始凝结，最终引起前列腺结石形成。经直肠超声检查看见钙化的组织才能最终确诊。在非常罕见的情况下，结石会通过前列腺管道孔进入后尿道，进而形成尿道结石。在大多数情况下，对前列腺结石不会进行专门的治疗，因为这种结石一般是进行前列腺的影响检查中偶然发现的。

## 七、良性前列腺增生 I：组织学

良性前列腺增生是一种良性的老年性疾病，累及大约 1/3 的 50 岁以上的老年人，大约有一半以上的患者年龄超过了 65 岁，同时约有 80% 的患者年龄在 90 岁以上。良性前列腺增生可能会导致或者不会导致排尿症状的发生，通常是自然的阻塞。在大约 15% 的患者中，症状足够严重或出现梗阻性尿路病，接着会进行外科手术。前列腺良性增生和前列腺癌之间的明确关系还没有被证明，前者并不是引起后者的危险因素。

*前列腺良性增生*也称为*肥大*，通常被定义为随着年龄增长而出现的排尿困难，而与前列腺本身的组织病理学变化无关。这些症状包括尿线细、尿等待、用力排尿、膀胱排空不完全和夜尿。这些症状通常被认为是梗阻的症状。尿道刺激征也与前列腺良性增生有关，例如尿频尿急，有时候会出现排尿困难。前列腺良性增生和前列腺病态以及膀胱出口梗阻所表达的含义相似，暗示尿液流出的通道受阻，而主要的病因就是前列腺的增大。最近的研究表明前列腺的增大并不都会产生上述的症状。此外，女性随着年龄的增长可能会经历类似的症状。然而，*下尿路症状*通常能够更好地用来描述随着年龄增长的尿路症状的复杂性。

组织学上确诊前列腺良性增生具有肿瘤的特征，在前列腺的过渡区域有结节状的损伤，还可能会不受限制地生长。这些小结节由不同的组织类型构成，一般不表现为弥漫性的增生或已经存在的前列腺的肥大。由纤维肌瘤所构成的早期损伤不表现为尿道周围和黏膜下腺周围的平滑肌和结缔组织的增生。纤维肌瘤的结构与子宫肌瘤的结构类似（见专题 8-25），除了前列腺小结通常含有因为邻近前列腺管道上皮的突起侵袭而来的上皮成分。早期的小结可能是单纯的纤维肌肉型组织，带有少量的或者不带有上皮成分，进而向腺瘤的转化过程中能够见到更多的上皮成分。在正常的前列腺中，纤维肌肉性基质缺乏弹性组织。上皮成分主要由增生的柱状细胞组成，这种柱状细胞组成了大量的折叠状的乳头样突起，这和正常前列腺的结构非常相似，唯一的区别就是分泌活性不同。大部分小结都出现在界限清楚的区域，在短尿道的导管周围组织和黏膜下腺体的周围组织。然而，腺瘤可能来源于纤维肌肉性基质，位于前列腺中央腺泡的周围。腺瘤较少来源于前列腺的前部而不是其他尿道周围的位置。增生较少出现在前列腺的后部。

随着小结的增大，它们会挤压前列腺周围部的正常腺泡，将其压入位于不断增生的小结和前列腺囊之间的组织边缘当中。这些被压缩成正常的腺体，有时其厚度仅仅是 1mm，组成了一种结构被称为外科囊（假囊），这种囊与真正包绕整个前列腺的纤维囊是不同的。在显微镜检查中，前列腺管道和周围区域是平坦的，并且被小结压缩。

前列腺良性增生通过大量的不同的方式引起各种尿道的症状。一种变异主要表现在引起排尿症状，主要是前列腺正中嵴或者膀胱颈部的增生，主要是由位于膀胱出口的纤维肌肉组织的旺盛生长构成。这种组织比肌肉组织的纤维化程度更高并且包含了来源于膀胱出口下方的阿尔巴尿道下腺体增生的上皮成分（见专题 4-2）。阻塞的前列腺正中嵴在直肠检查中不能被触及，但是怀疑和阻塞性症状的发生有关。直视下膀胱镜检查时能够看到相应的结构即可确诊。根据症状的严重性，治疗可以采用 α 受体阻滞药或者经尿道直接用内镜切除膀胱颈部。

膀胱镜视野下的正中嵴

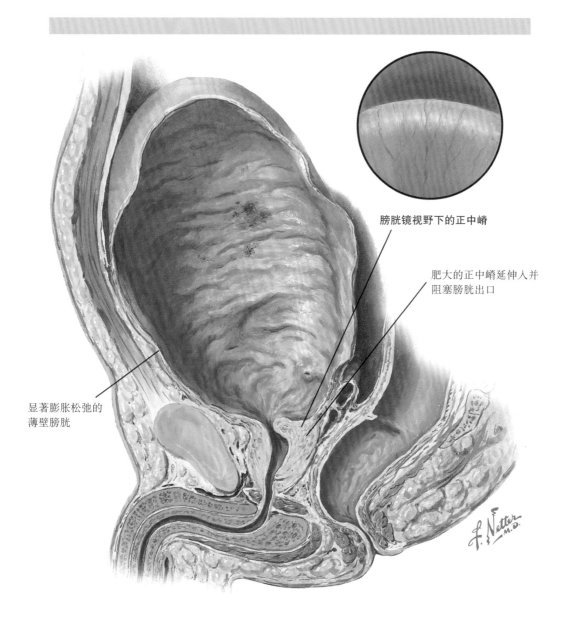

肥大的正中嵴延伸入并阻塞膀胱出口

显著膨胀松弛的薄壁膀胱

前列腺肥大的起点——移行区

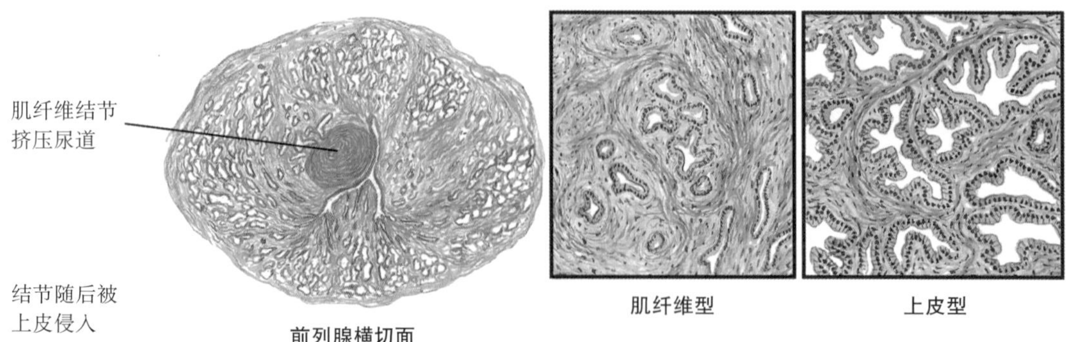


前列腺横切面

肌纤维型

上皮型

## 八、良性前列腺增生 II：增生的部位和病因学

前列腺增大主要是由于前列腺良性增生,表现为数种典型的生长方式。小结往往呈现对称性的增大，尽管在某些情况下前列腺的某一侧会占据明显的优势。在直肠检查中会表现为前列腺的不对称。如果没有硬化或结节状态的出现，就不能怀疑是肉瘤。随着小结的生长，前列腺的增大分为*中叶增生*、*外侧叶增生*和*前叶增生*，需要根据它们增生部位的膀胱镜检查来进行确认。这种分类很容易出错，因为前列腺不是一个分叶样的器官，主要是依据膀胱镜的检查来简单地进行划分。

前列腺增大最为常见的类型是二小叶型（有两片外侧叶）和三小叶型（有两片外侧叶和一片中央叶）增生。孤立的中央叶增大可能会发生，不伴有外侧叶的增大，但是这种情况非常少见。罕见的是在前列腺的前部区域来源于尿道顶部的小结会向下延伸到膀胱，看起来像是圆形的前叶。

随着外侧叶的增生，小结生长进而会包绕前列腺尿道。由于这个原因，外侧叶会变得细长。这种生长被限制在前列腺的内部，不会进入膀胱颈部。外侧叶会长得非常大，极少数会引起尿道的梗阻。如果外侧叶进入膀胱颈部，这种突起会与膀胱颈部的开口相互作用，进而导致尿道梗阻。中叶增大开始于后尿道，向着最小阻力的方向延伸，像团块一样通过膀胱颈部，进而进入膀胱。其他的结节状的增大一般发生在阿尔巴腺体的附近（见专题 4-2），恰好在膀胱颈部的下方，倾向于引起膀胱内增生。

前列腺良性增生的程度不能通过直肠检查精确地判断出来，仅仅能够表明在膀胱颈部下方的外侧叶增大的程度。同样的，直肠检查也不能准确地反映梗阻的程度或者排尿症状的严重程度。

前列腺良性增生的起源还没有研究清楚。因为增生一般发生在前列腺过渡区域内，这个区域一般包含着一个不同寻常的腺体韧带和基质韧带，有一种理论认为前列腺良性增生的发生是基质细胞功能异常的结果，是由于雌激素和雄激素作用的结果。这种在前列腺的基质上皮细胞相互作用引起的变化会随着年龄发生，进而会对前列腺的生长起到诱导作用，这个理论被称为*胚胎再度觉醒理论*。另一个理论被称为双氢睾酮*假说*，认为前列腺雄激素代谢随着年龄发生变化，进而导致了双氢睾酮的异常聚集并且刺激前列腺的增大。前列腺增生的干细胞理论认为总的前列腺干细胞数目的增加和（或）干细胞的克隆扩张会随着年龄而逐步放大。

现在明确的是衰老和功能性睾丸的存在是引起前列腺良性增生的两个非常明确的危险因素。在前列腺良性增生的发病中有明显的种族倾向，因为这种增生在白种人和黑种人中的发病率要高于亚洲人中的发病率。

血管疾病、感染和性活动与前列腺良性增生无关，但是最不可能发生在性腺功能减退的男性中。主要负责前列腺的生长和发育的活性的雄激素是双氢睾酮，摄入六个月的 5α 还原酶抑制药（一般用于前列腺良性增生的患者）会使得前列腺的体积下降 1/3。

**结节性增生的位置**

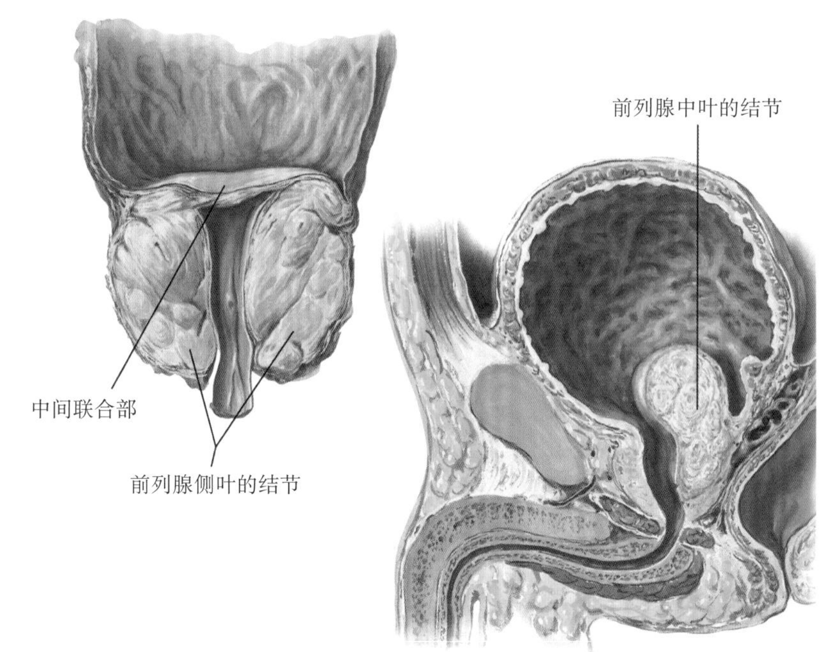


**中央联合部及侧叶（膀胱内景象）**

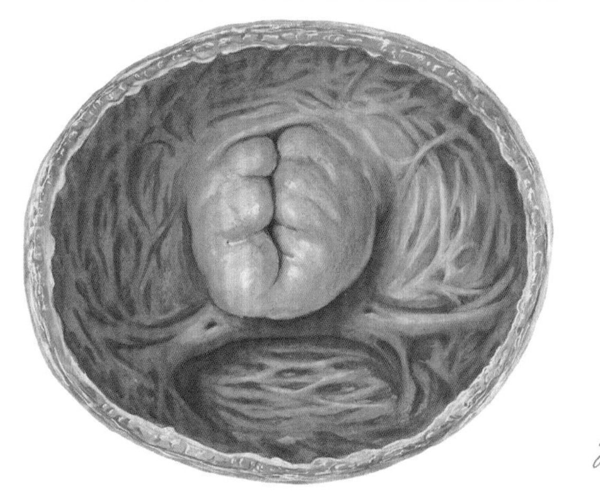

## 九、良性前列腺增生Ⅲ：并发症和医学治疗

前列腺良性增生最为重要的临床特征是排尿功能的紊乱，主要是由于膀胱出口的梗阻。前列腺增大可以阻塞尿道，同时升高正常排尿所需的膀胱压力，这会导致膀胱壁的代偿性或者功能性肥大。在慢性梗阻的情况下，增厚的膀胱壁会促进肌肉小梁和小细胞的发展，最终会形成憩室。由于达到了代偿的限制，膀胱最终会增大并且代偿失调，最终会张力丧失而变得弛缓，失去收缩性。在失代偿的过程中，排尿之后的残余尿量会增加，同时尿液的压力会通过无功能的或者阻塞的输尿管口传向肾，最终引起输尿管积水和肾盂积水。前列腺导致的梗阻性尿路病是不常见的，但却是肾衰竭的一个重要的病因。可能导致的急性肾盂肾炎加速了肾的损害并且会引发尿毒症，尤其是在肾盂肾炎降低了肾贮备的情况下。肾盂积水可以慢慢进展，而尿路的症状微乎其微。在这些病例中，可能只有出现尿毒症的症状，包括恶心、呕吐、厌食、头痛、虚弱，甚至是抽搐，才会被发现。同样威胁生命的是尿脓毒症，一般会发生在尿液感染引起的膀胱排空障碍的情况。

尿路症状的开始和严重程度主要取决于前列腺良性增生小结的位置。在该位置上有着非常重要作用的中央叶可以引起早期和更加严重的阻塞从“球阀门”进入膀胱颈部，而不是更为广泛的外侧叶增生。前列腺良性增生的早期症状是尿等待，主要是尿道口径的下降和尿频，反映出膀胱功能的失调。随着膀胱壁的增厚，膀胱的排空功能下降，导致尿频加重。排尿的过程会中断或者需要一些努力才能完成排尿的过程，因为膀胱壁很快会丧失延展性而变得松弛下来。在疾病的终末状态，增大且无收缩的膀胱会有大量的残余尿，进而会导致充溢性尿失禁。在接下来的阶段，会发生急性尿潴留，尤其是在液体摄入和排出过量的时候。

血尿是前列腺良性增生的一个常见的症状，血尿也与尿道表面的神经血管和增大的静脉有关。重复感染（膀胱炎）会加重症状，需要强调这一点，然而前列腺良性增生的症状可能是轻微的并且稳定数年的时间，尤其是膀胱能够有效代偿的情况下。

前列腺良性增生的治疗需要首先考虑尿道的症状以及泌尿道评估的结果。标准症状评分评估，结合血清肌酐和前列腺特异性抗原（PSA），再加上尿生化分析就能够满足大部分病例的需要。进一步需要评估在正常范围内的尿流率，同时通过超声或导尿来检测残余尿量，如果由于症状较严重而不能等待观察，口服能够阻断睾酮生成双氢睾酮的 5α 还原酶抑制药或者口服能够松弛膀胱颈部和尿道平滑肌的 α 受体阻滞药，这种治疗在大多数病例中都是非常有效的。5α 还原酶抑制药可以影响分泌性的前列腺组织，使用六个月之后可以使得前列腺的体积缩小 1/3。相应的，在同样的时间范围以内，血清前列腺特异性抗原的水平与基础水平相比会下降 50%。同样的，这种治疗方式对更大的前列腺也是非常合适的。性功能降低和毛发生长的增加等不良反应会出现在少数的病例中。此外，5α 还原酶抑制药可以降低前列腺癌的进展。α 受体阻滞药在改善排尿中的作用会更加迅速，但是会有一些不良反应，如眩晕和逆行射精。使用这种疗法，前列腺会继续生长，可能随着时间的延长需要更多的内科或者外科治疗。如果内科治疗失败，那么需要考虑外科治疗（专题 4-17 至专题 4-14）。

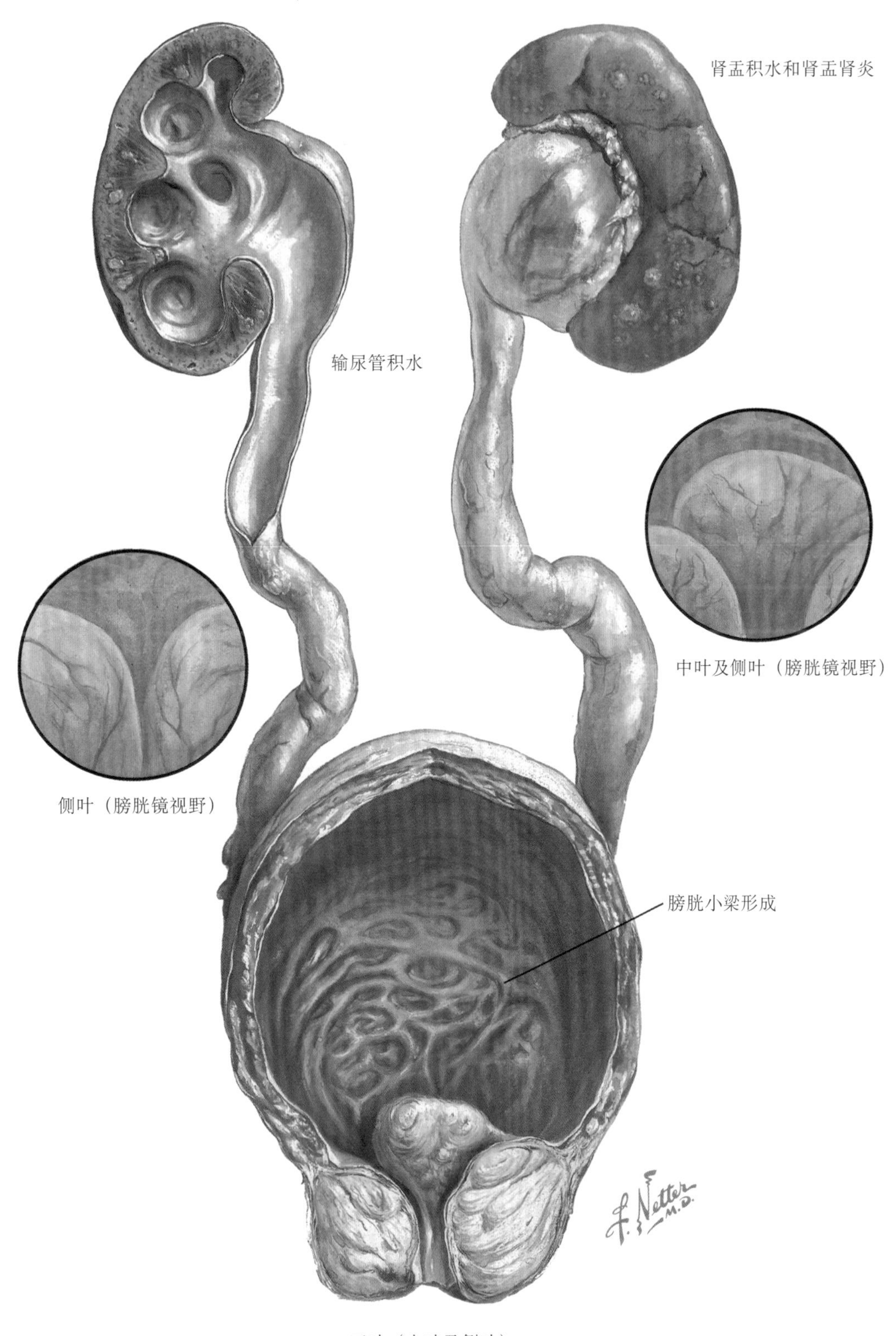
肾盂积水和肾盂肾炎
输尿管积水
中叶及侧叶（膀胱镜视野）
侧叶（膀胱镜视野）
膀胱小梁形成
三叶（中叶及侧叶）

## 十、前列腺癌 I：流行病学、前列腺特异性抗原、分期和分级

在美国男性中，前列腺癌是仅次于皮肤癌的第二大癌症。预计在一生之中的患病率，白种人是 17%，非裔美国人是 20%。一个非常重要的影响因素是年龄，超过 70% 的前列腺癌患者年龄都大于 65 岁。此外，前列腺癌的发病率在不同的种族和人群之间有很大的差异性，这种情况表明环境因素在其中也起到了非常重要的作用。遗传因素也有作用，尤其是在某些家族中如果出现低于 55 岁的前列腺癌患者。有些证据表明饮食因素可能会增加或者降低前列腺癌的风险。

直肠指检、血清前列腺特异性抗原和经直肠超声引导下前列腺穿刺活检用于早期发现前列腺癌。直肠指检和血清前列腺特异性抗原是最有效的一线检查。血清前列腺特异性抗原是激肽释放酶家族中非常重要的一员，它以非常高的浓度被分泌到精浆中，主要作用是可以液化精液中的凝块。它也可以以非常低的浓度进入血清之中，以结合或游离的形式循环前列腺疾病例如良性前列腺增生、前列腺炎和前列腺癌都可以通过破坏正常腺体结构来影响血清前列腺特异性抗原的水平，进而可以使得更多的前列腺特异性抗原进入血液循环。穿刺活检，前列腺按摩和经尿道切除术等对前列腺进行的操作，都可以提高血清前列腺特异性抗原的水平。因此，升高的血清前列腺特异性抗原并不是癌症的特异性指标。通过针对前列腺的治疗，例如，前列腺切除减少前列腺上皮的体积，或应用 5α 还原酶抑制剂，都可以降低前列腺特异抗原的水平，直肠指检和血清前列腺特异性抗原不能检测相同的癌症，但是血清前列腺特异性抗原有更高的预测价值。

一个提高前列腺特异性抗原在预测癌症中的表现能力的早期策略是使用前列腺特异性抗原的阈值或者分界点，超过一定数值就推荐使用前列腺穿刺活检。然而，至今还没建立起来一个理想的阈值。基于腺体体积的策略例如前列腺特异性抗原密度系数［前列腺特异性抗原水平除以前列腺的体积（ml）］被广泛应用，但是受到前列腺的体积、形状和上皮结构的广泛变异的限制。前列腺特异性抗原水平的变化速率或者称为前列腺特异性抗原随着时间改变的速度（＞ 0.75 ng/ml/ 年），与良性前列腺增生的变化相比，前列腺特异性抗原的水平随着癌症的进展要变化得更加迅速。然而，在 18 个月中至少需要测试三次。最后，需要提到游离与结合 PSA 的比值，其原理是癌症患者有更多的 PSA 片断与蛋白酶抑制因子相结合。在未来的检测中，前列腺特异性抗原和其他的生物标志物与年龄、家族史和种族一起会更加特异地用于辨别有癌症高危风险的男性。

一般而言，前列腺癌一开始不会引起任何症状。随着癌细胞的生长，它会浸润并且穿透前列腺包膜，一般是在神经穿过腺体的区域出现。这种沿神经侵袭可以早期发生并且可能是前列腺包膜外播散的主要途径。前列腺癌很少会穿透直肠壁。然而，经常会累及精囊。尿道梗阻会发生在癌症的晚期，但是输尿管梗阻可以发生得更早。分段大多数癌症发生在前列腺的后部区域，临床分期分为局限于器官之内(TNM 移分期的 T1 和 T2 期)，浸润至前列腺外（T3 期），固定在侵袭的毗邻组织上（T4 期)，例如膀胱、膀胱颈部、外括约肌、直肠或肛提肌。在处于 T1 期的癌症病例中，肿瘤是不可触及的，可以通过前列腺穿刺活检来确诊（由于前列腺特异性抗原水平升高需要进行活检）。图中显示了癌症进展的后期（T4 期），肿瘤已经浸润到膀胱和腹膜。

组织学上来看癌，前列腺癌最常见的是腺癌。在腺癌中，纤维性基质之间的小腺泡排列紊乱。黏蛋白性腺癌和小细胞腺癌是非常少见的，肉瘤（见专题 4-13）和移行细胞癌更少见。前列腺癌最常用的是根据 1974 年建立的 Gleason 分级系统来进行分级。根据低倍镜下（见图）腺体的形状来进行分级。细胞学的特征在这种分级体系中没有任何参考意义。对主要(占优势地位的）和次要（第二优势地位的）的腺体的结构形状进行评分，使用的分值是从 1 分（*大部分已经分化*）到 5 分（*多数未分化*）。因为两种结构形状都能够预示肿瘤的预后，Gleason 总分或者两个评分都需要报告。这种分级系统与疾病的进展和预后有着非常好的相关性。

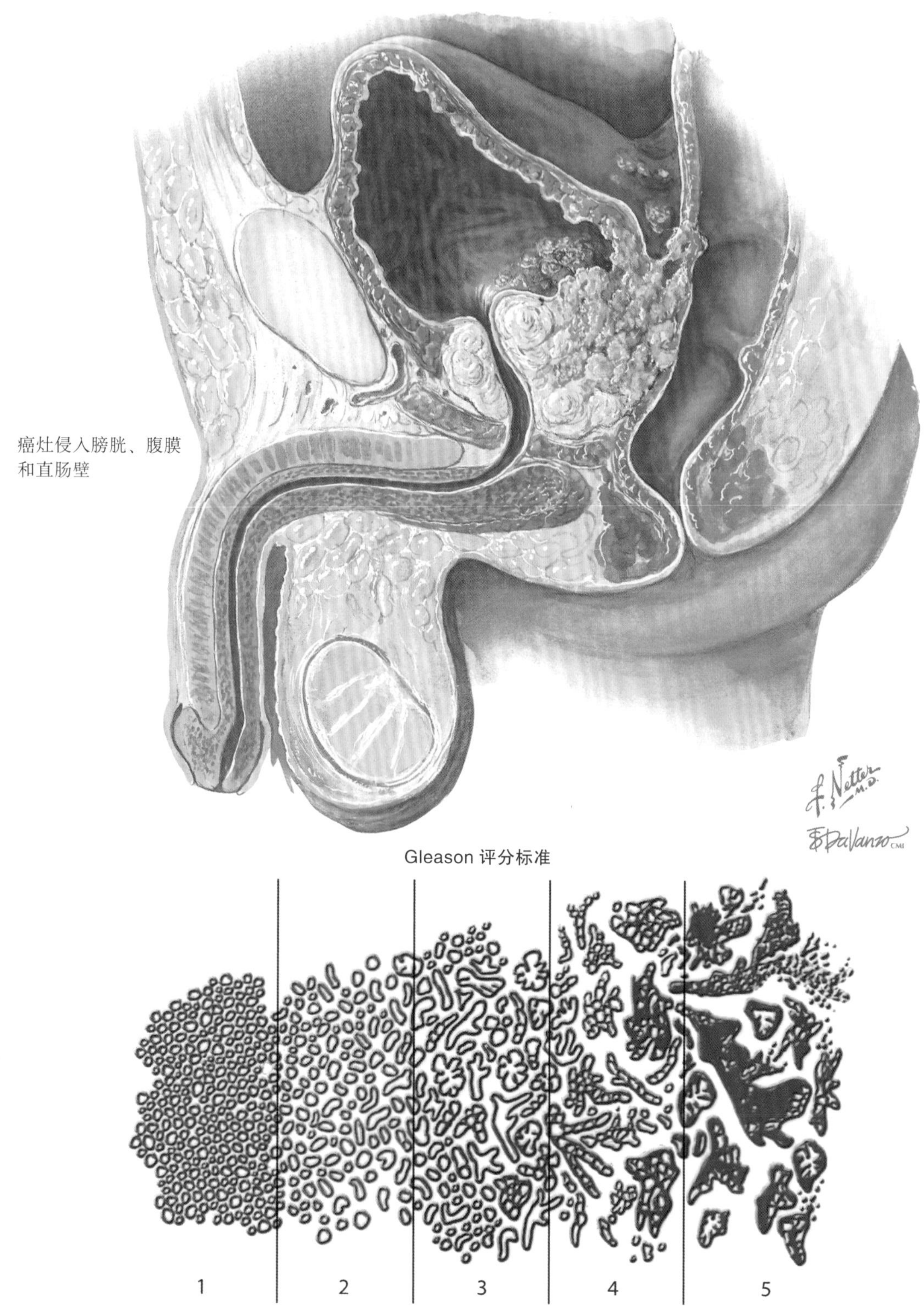
癌灶侵入膀胱、腹膜
和直肠壁
Gleason 评分标准
1
2
3
4
5

## 十一、前列腺癌 II ：转移

10% 的患者在发现时，前列腺癌已经有他的器官转移（见专题 4-10）。然而，由于早期常用的有侵袭性的检测手段，非常少的患者显示肿瘤在向远处转移。当转移发生时，最为常见的器官是骨骼。这种转移模式主要是基于下述两个事实，第一个是循环中的前列腺癌细胞在肿瘤的早期就可以发现；第二个是转移性的癌细胞倾向于在皮层和髓质骨性空间中被发现。肿瘤转移到骨骼之后会引起疼痛、压迫、病理性骨折和由于骨髓侵犯而引发的贫血。分段前列腺癌的骨性转移模式以一种非常典型的方式发生，涉及中轴骨骼和附属骨骼，尤其是骨盆。骶骨和脊柱最为常见。这种肿瘤转移的分布可能是通过 Batson 静脉丛进行骨盆静脉回流的结果，Batson 静脉丛是一个没有静脉瓣的静脉，能够与骨盆深部静脉相连接，能够使得膀胱内部、前列腺和直肠的血液回流到椎内静脉丛。由于它们的位置和无静脉瓣的特点，它们可以为前列腺癌和结肠直肠癌的转移提供一个非常好的途径。通过这个着陆点，肿瘤可以向脊柱或者脑进行转移。这个静脉丛是以解剖学家 Oscar Vivian Batson 来命名的，他在 1940 年第一次描述了这个静脉丛。图中标志出了骨骼受累的顺序。

与骨转移相比，前列腺癌累及内脏和软组织淋巴结是不太常见的。在雄激素抵抗性前列腺癌的患者中，大约 85% 的患者会发现有前列腺癌的骨转移，仅有 25% 的患者发生软组织或者淋巴结的转移，而内脏转移（主要是肺和肝）的概率是 18%。尽管不如骨转移那么典型，图中仍然标志出了内脏和软组织淋巴结可能的受累顺序。

前列腺癌转移到骨骼之后可以在 X 线检查中观察到，看上去为成骨性。转移的肿瘤像雪花状，因为周围有钙的沉积。更具破坏性的破坏骨骼的过程（溶骨性转移）发生在大约 2% 的病例中。从前列腺癌而来的病理性骨折发生率与其他骨转移肿瘤相比而言是相对较低的，因为它引起了骨骼形成的成骨反应。即使当骨折发生，它们的恢复也会像正常的骨骼一样，这样就限制了外科手术的需要。在大约 2/3 的骨转移患者中发现了血清酸性磷酸酶水平的升高，当成骨性的转移发生的时候经常会出现血清酸性磷酸酶的升高。核素骨扫描的价值在于能够检测骨转移，这种手段只是限于 Gleason 评分总和低于 7 分的患者，其中前列腺特异性抗原的水平低于 20 ng/ml。骨扫描表明患有前列腺癌的患者已经出现相应骨转移的症状，但是骨扫描活性可能直到转移发生后 5 年的时间才能被观察到。一个腹部或盆腔计算机断层摄影术或磁共振成像扫描可能会揭示肿瘤的腺体外蔓延、精囊累及、盆腔淋巴结增大、肝转移和肾盂积水（由于输尿管梗阻造成），尤其是在患者处于局部疾病后期的时候。免疫闪烁成像可以用于揭示前列腺外的疾病，但是这种扫描经常会产生假阴性的结果。如果和 CT 扫描结合可以增加诊断的特异性。根据治疗的需要和紧迫性，从前列腺癌而来的骨转移需要使用雄激素阻断治疗来处理简单的肿瘤。一般情况下也会对放射治疗有反应。使用新型化疗药物的临床试验结果是令人兴奋的，同时前列腺癌的疫苗也在研制过程中。因为激素抵抗性的转移性前列腺癌的生存率是非常低的，五年生存率只有 5%～8%。

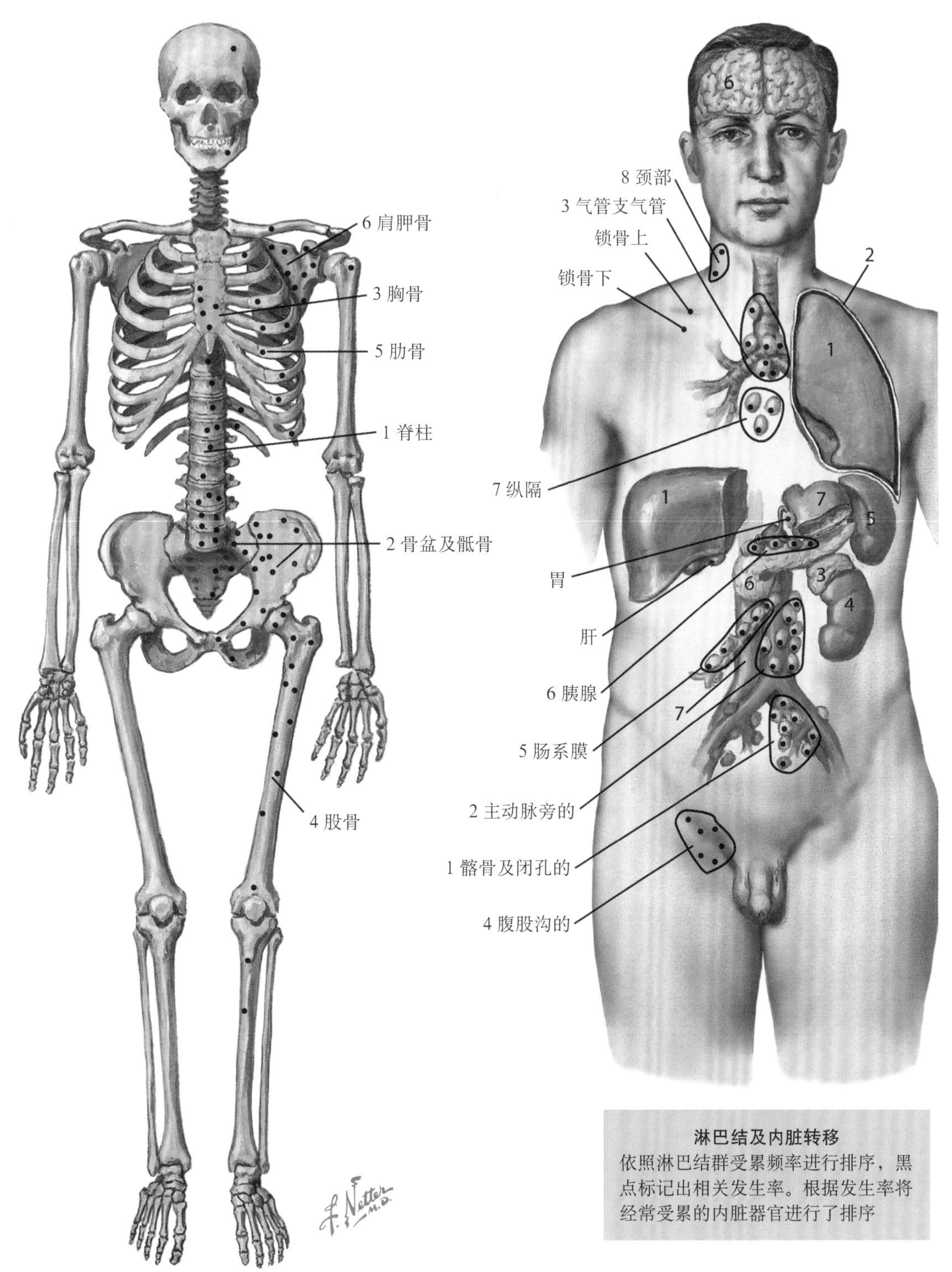


**骨转移**

根据发生转移的频率将有数字标记的转移部位进行了排序。无数字标记的部位骨转移发生概率较低

**淋巴结及内脏转移**

依照淋巴结群受累频率进行排序，黑点标记出相关发生率。根据发生率将经常受累的内脏器官进行了排序

## 十二、前列腺癌Ⅲ：诊断、治疗和缓解

尽管大部分前列腺癌是以结节的形式被感知的，因为它们可以通过直肠壁被感知，但是假阳性的诊断还是可能发生的。因此，经直肠超声引导的前列腺穿刺活检就成为诊断前列腺癌的金标准。经典的带状解剖结构（见专题 4-1）在经直肠超声引导的前列腺穿刺活检中是不明显的，但是大部分肿瘤最常发生的部位是前列腺的周围区域，这与前列腺的移动区域非常容易区分。在经直肠超声的灰阶上观察到低回声的焦点提示肿瘤，但是大多数癌灶在影像学手段中是不可见的。因此系统性活检联合经直肠超声的检测就成为肿瘤检查中最好的方法。经直肠超声引导的前列腺穿刺活检首先通过清洁灌肠来进行，因为需要使用穿刺针穿透直肠壁进入前列腺，所以需要使用抗生素预防感染。使用矢状和横断面的影像手段可以评估前列腺的体积，进而确定腺体的轮廓、损伤、钙化和囊肿。经过局部麻醉和矢状影像手段，使用 18G 的发条驱动，粗针穿刺活检枪穿过探针上的针导管，进行前列腺穿刺活检。历史上，活检直接针对明显的结节和低回声的病变。系统活检体系，开始于六针活检（每侧三针活检），取代了上述的活检手段。目前，每次进行活检常穿刺 10～16 针。在某些中心，采用饱和活检的方式，每次取 30 个样本进行活检，尤其是在高度怀疑癌症的情况下。有些患者不能经过直肠进行活检，那么超声引导的经会阴的前列腺活检就是常规的手段。经直肠超声前列腺活检的并发症不常见，包括尿路感染、败血症或更加常见的直肠出血（便血）、血尿和包块导致的尿潴留。直肠出血可以采用*直肠*指诊、超声探头或像*气球样膨胀的* Foley 导尿管的直接压迫进行控制。在活检结束之后有 50% 的患者会发生血精。分段新确诊的前列腺癌的临床病程是非常难以预测的。每六个确诊前列腺癌的患者中，仅有一个会死于这个疾病。现在的挑战是需要鉴定这些患者是否是患有侵袭性的局部癌症，这种局部癌症的自然过程可以通过关键的局部治疗来改变。对于局限于器官内的癌症，关键的或有疗效的局部治疗包括外科根治（见专题 4-18 或专题 4-20）或放疗。分段放疗已经使用了数十年了，在这个过程中放疗的手段不断地在改进。为了提高靶点的精确度且降低从剂量到周围组织的不良反应，三维适形外部光束照射已经到达了 78～79Gy 的强度。放射治疗的强度调节是另一个非常重要的进展，这主要是基于逆向治疗计划，可以减少对周围组织的放射量，同时可以根据个体的解剖学特点来调节放射线的强度。重粒子射线治疗使用的是质子和中子，可以为周围组织提供进一步的保护。19 世纪 20 年代所描述的情况是，短距离放射治疗是放射性粒子治疗的代替品，它可以进入前列腺癌的内部或前列腺癌的周围进行关键性的癌症治疗。通过经直肠超声的引导经过会阴进行放射治疗，短距离放射治疗主要使用碘 125 和钯 103 来进行，这个过程可以在门诊进行，并且是非常成功的。同样的，在许多病例中，外科根治的效果也是非常不错的。使用铱 192 进行异常大剂量的短距离放射治疗也是非常常见的一种放疗方式。前列腺癌放射治疗独特的并发症是下尿路的症状，包括尿潴留、放射性膀胱炎和直肠炎，还有勃起功能障碍的后续影响。

鉴于前列腺癌的生长非常缓慢并且只会影响老年男性，同时因为前列腺特异性抗原是评估前列腺癌进展的一个非常优秀的指标，许多局部癌的病例需要采用“期望疗法”或“等待观察”，一直观察到疾病开始进展为止。在预期寿命小于 5 年的患者，几乎没有人会死于这种疾病。这种流行的“治疗”选择减少了根治疗法所带来的病死率，同样也不会降低患者的生活质量，而这些患者的疾病本来不会继续进展或者通常会死于其他的疾病。

在局部进展或转移性癌患者中可以有选择的采用雄激素剥夺疗法来缓解。1966 年诺贝尔奖的医学发现与此相关，前列腺癌对雄激素剥夺的反应是可重复的，并且对于实体肿瘤的治疗有着非常重要的作用。伴随着激素的治疗，在肿瘤内部会发生相应的组织学上的变化。细胞的细胞质开始含有空泡，细胞膜会发生破裂，同时细胞的边界会变得模糊不清，在纤维性的基质内只剩下固缩的细胞核。然而，恶变的组织不会完全消失，最终会演变成为一个新的疾病：不依赖于雄激素的前列腺癌。睾丸切除术、抗雄激素治疗、促性腺激素释放激素激动药或雄激素合成抑制药都可以用于转移性前列腺癌的患者，其中期存活的时间从 28 个月到 35 个月不等。

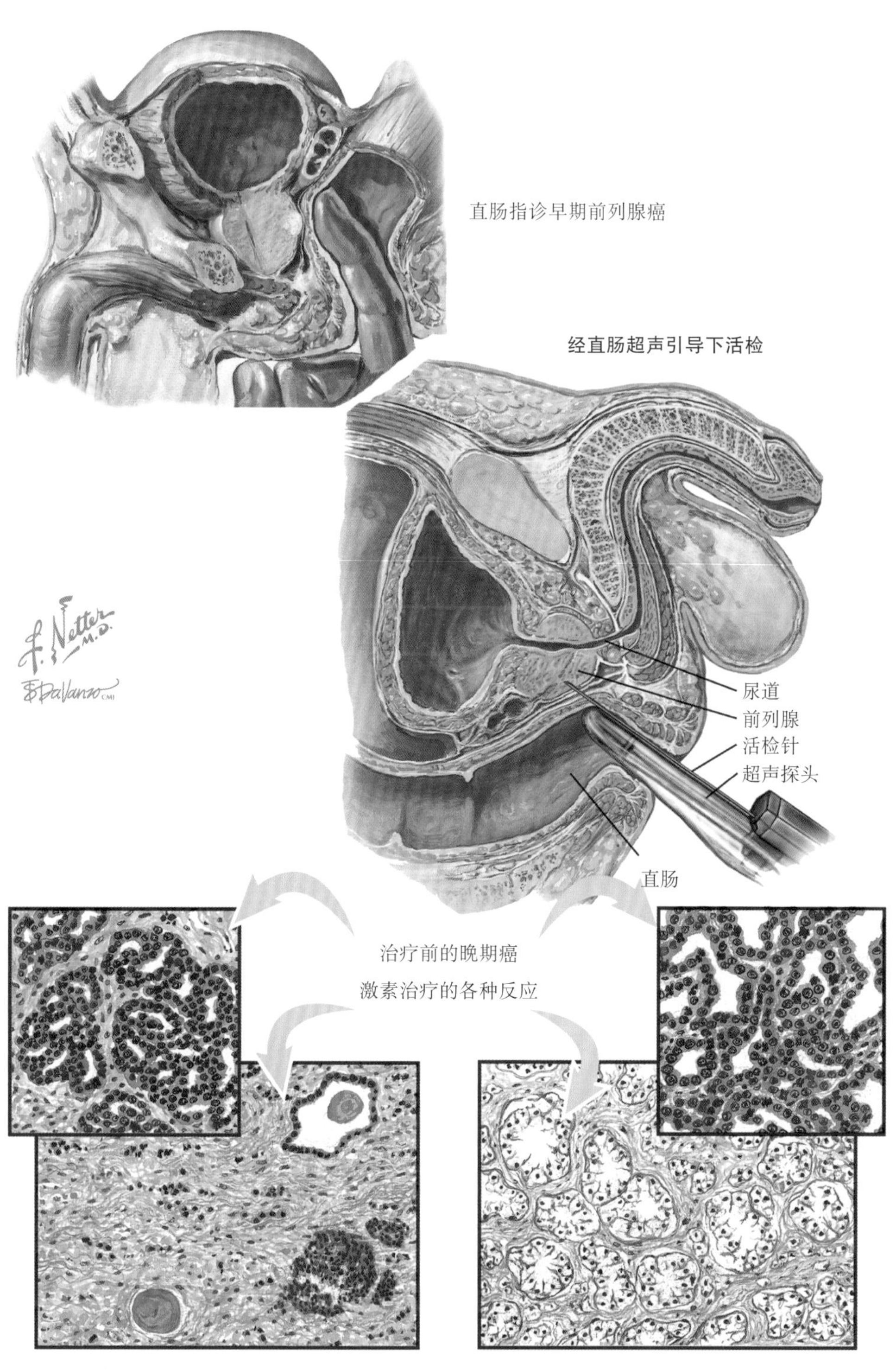
直肠指诊早期前列腺癌
经直肠超声引导下活检
尿道
前列腺
活检针
超声探头
直肠
治疗前的晚期癌
激素治疗的各种反应

## 十三、前列腺肉瘤

前列腺肉瘤是一种非常罕见的肿瘤（在前列腺的恶性病变中所占的比例小于 0.1%），大多数发病是在人出生后的 10 年中。患者的症状表现为尿路梗阻或血尿，可能与便秘、无法排便或血便等肠道症状相关。肉瘤来源于中胚层的组织，主要是结缔组织、横纹肌和平滑肌，一般有淋巴或血管样的结构。大多数的病例无法进行分类。根据临床治疗的目的可以将肉瘤分为下述几类。

肌肉瘤发生在平滑肌或横纹肌内，占整个肉瘤的 50% ～ 60%。平滑肌肉瘤由相互交错的平滑肌细胞的纤维束构成。横纹肌肉瘤一般会发生在儿童期（平均年龄是 5 岁），在横纹肌细胞内呈现横向和纵向的条纹。这些细胞表现出非常极端的同质异形的现象，主要有纺锤形的细胞、圆形细胞和奇特的多核巨细胞混合在一起。肿瘤的体积会很大，以结节状团块的形式侵入膀胱。

恶性纤维组织细胞瘤的发生率占整个前列腺肉瘤的 10%～15%，处于高度未分化的状态，同质异形的现象非常明显。恶性纤维性组织细胞瘤很大程度上是一种形态学上的表现而不是一个独立的病理学实体。对于所有未分化的同质异形的肉瘤而言，没有特异性的分化方向。这种类型的肿瘤包括席纹状胶原瘤、血管样瘤、黏液瘤、炎症和巨细胞肉瘤。同质异形性的恶性纤维性组织细胞瘤的亚群包括未分类的肉瘤，这种未分类的肉瘤包括一种或数种组织学形态。

淋巴肉瘤占整个前列腺肉瘤的 5%，主要起源于前列腺内散在的淋巴组织。淋巴肉瘤包含成熟和未成熟的淋巴细胞，这些淋巴细胞的结构模糊，同时倾向于形成淋巴小泡。前列腺的淋巴组织受到肿瘤的累及可见于白血病的转移性表现、霍奇金病或者来源于身体其他部位的淋巴肉瘤。

前列腺癌肉瘤是非常少见的，一般发生在采用雄激素剥夺或放射线来治疗前列腺腺癌的男性中。癌肉瘤包含腺癌和肉瘤的成分，侵袭性非常强，5 年的生存率小于 50%。纤维肉瘤来源于纤维组织和胶原组织，通常发生在肢体末端和骨骼的软组织中，但是也可以发生在前列腺内部。这种肉瘤包含纺锤形细胞和圆形细胞肉瘤，在其中可能发生黏液瘤的退变。

前列腺肉瘤可能侵袭膀胱壁、精囊和直肠，可能伴有膀胱出口和输尿管末端的梗阻。成年患者的症状和前列腺良性增生患者的症状类似，经过数周或者数月的时间可能会进展为排尿困难（需要用力排尿）。在婴儿期，患者的症状和先天性尿道瓣膜或梗阻性输尿管扩张相似。如果梗阻合并尿路感染，症状会包括尿频、排尿困难和血尿。这种肉瘤通常会向周围的组织侵袭，例如侵犯周围的淋巴结、腹部内脏和早期发生的骨转移。疼痛并不是一个特征性的早期症状，但是肿瘤的体积增大到一定程度之后的一个显著的特征。与前列腺癌不同，肉瘤不会引起血清酸性磷酸酶水平的升高。肉瘤可以通过直肠检查被发现，因为前列腺可能被一个有弹性的团块所取代，这样直肠检查就可以触及肉瘤。这种肉瘤的确诊需要通过经直肠超声引导的前列腺穿刺活检（见专题 4-12）或者经尿道切除术。前列腺肉瘤的组织学表现具有很强的指示预后的意义，因为患有横纹肌肉瘤的儿童患者的预后要好于其他组织类型的患者。其中期存活时间一般超过 10 年。肿瘤分期和肿瘤体积与预后的相关性不大。转移性疾病的出现毫无疑问意味着患者的预后会很差。

前列腺肉瘤的治疗主要是手术根除。少数病例中，肿瘤发现得较早，肿瘤还在前列腺之内没有发生周围的侵袭或者转移，可以采用根治性前列腺切除术。在婴儿有必要同时切除前列腺、精囊和膀胱，同时尿流改道。联合治疗包括化疗和放疗，可以改善大多数肉瘤根治术后的预后。

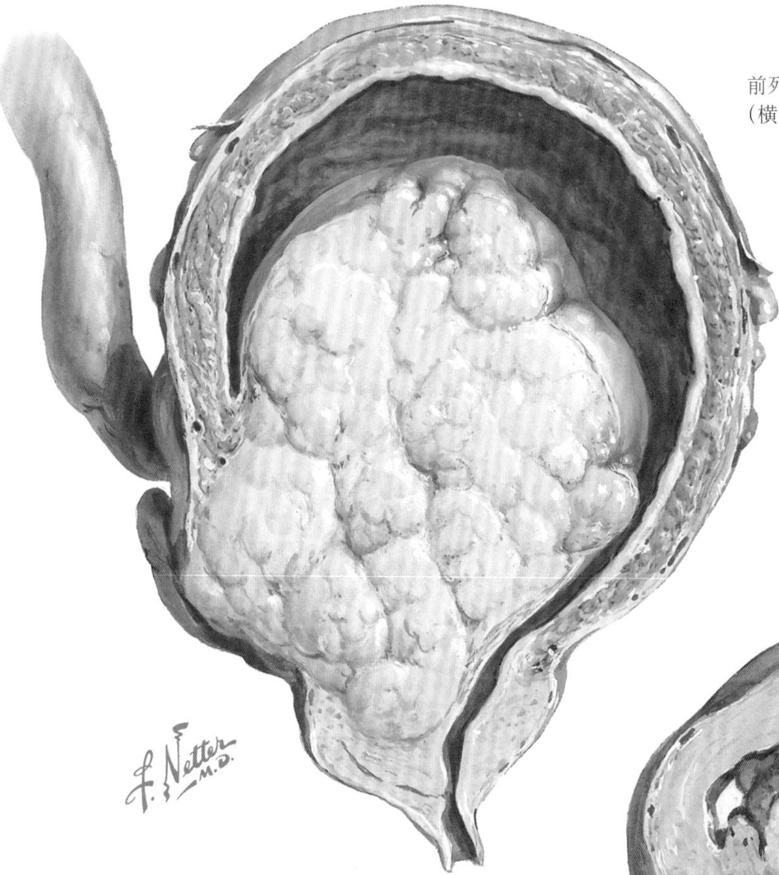

前列腺肉瘤
（横纹肌肉瘤）

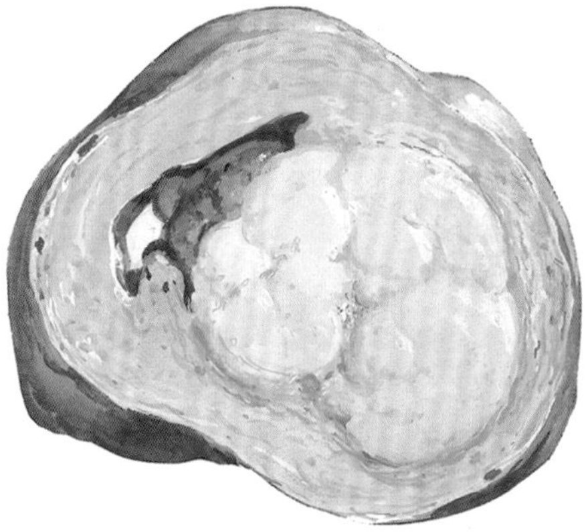

早期前列腺平滑肉瘤

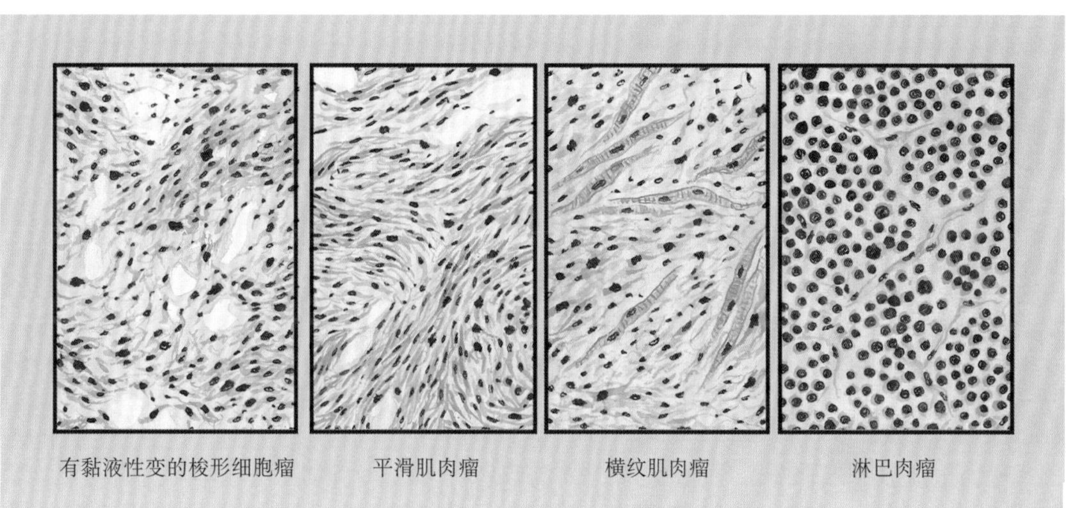

有黏液性变的梭形细胞瘤　平滑肌肉瘤　横纹肌肉瘤　淋巴肉瘤

## 十四、良性前列腺手术 I：耻骨上

如对良性前列腺增生的观察和药物治疗无效甚至是失败的（见专题 4-9），这时需要进行外科治疗。伴随急性尿潴留、复发性或持续性的尿路感染、复发性的肉眼血尿或膀胱结石的患者，都推荐使用外科治疗，需要排除前列腺癌。两种前列腺切除术包括使用内镜切除或者开放性手术切除。在开放性手术中，经耻骨上和耻骨后的前列腺切除术是最为常见的术式。如果前列腺的重量超过 75g 或者没有合适的标志用于引导内镜手术，那么需要考虑开放手术。

耻骨上或经膀胱前列腺切除术从 1894 年开始应用，几乎不需要非常专业的设备，包括通过腹膜外下腹部切口的前列腺腺瘤的摘除术。与内镜手术相比，开放性前列腺切除术降低了再次手术的概率，能够更加完整地摘除腺瘤，同时可以避免经尿道切除的稀释性低钠血症的风险。然而，开放性手术需要在人体中线做一个手术切口，这需要一个非常长的住院期和恢复期。此外，开放性手术会增加手术后出血的风险。

耻骨上的开放性手术一般能够很好地处理前列腺中叶的肥大和外侧叶的增大，这两部分的增大会形成突起进而进入膀胱内。此外，膀胱内的病理学变化包括钙化、憩室、肿瘤和异物等可以同时处理。这种术式的主要缺点是可能不太适应于身体虚弱的患者。

在这种手术方式中，需要切开人体下中线的皮肤或者采取横向的切口。纵向或者横向分离腹直肌前鞘，腹直肌向两侧拉开。在打开膀胱的时候需要非常小心，非必要的情况下，除膀胱的前部和两侧区域不需要过多的暴露。使用电刀，沿膀胱颈部周围切开膀胱黏膜。使用外科剪或者示指，在前列腺增生性腺瘤和被压缩的正常的前列腺之间平面进行分离。对于侧叶的增生，手指需要在侧叶的周围进行分离，包括前联合与后联合。可以通过膀胱颈部将摘除的腺瘤纳入膀胱之内，但是这个过程要注意保护膀胱颈，同时还要检查前列腺后动脉是否存在出血的现象。如果肿瘤单纯出现在中叶，那么只需要切开膀胱颈部背侧的黏膜，仅需要分离增生的中叶和前列腺包膜之间的平面。手术需要边摸索边进行，如图所示。

在移除前列腺包膜，内的腺瘤之后，需要首先控制出血，通过使用止血纱布来填塞前列腺窝，进而用电灼或者结扎靠近膀胱颈部的前列腺动脉。在前列腺窝内 Foley 尿管球囊的扩张可以压迫出血的区域。在 5 点和 7 点方向使用可吸收缝线缝合，对止血有辅助作用，还可以阻止膀胱颈部的挛缩。明显的出血需要在膀胱颈部周围使用粗尼龙线进行荷包缝合法。如果发现过量的出血，需要在膀胱内留置耻骨上造瘘管，和 Foley 导管一起持续膀胱冲洗。可以在膀胱周围放置盆腔的引流。重新缝合腹直肌、筋膜和皮肤。2～4 d 之后移除导尿管，夹住耻骨上导管进行排尿试验。需要使用耻骨上导管进行持续数天的膀胱残余尿量的检查。如果排尿正常，可以移除导管。膀胱完全恢复需要一个月的时间。

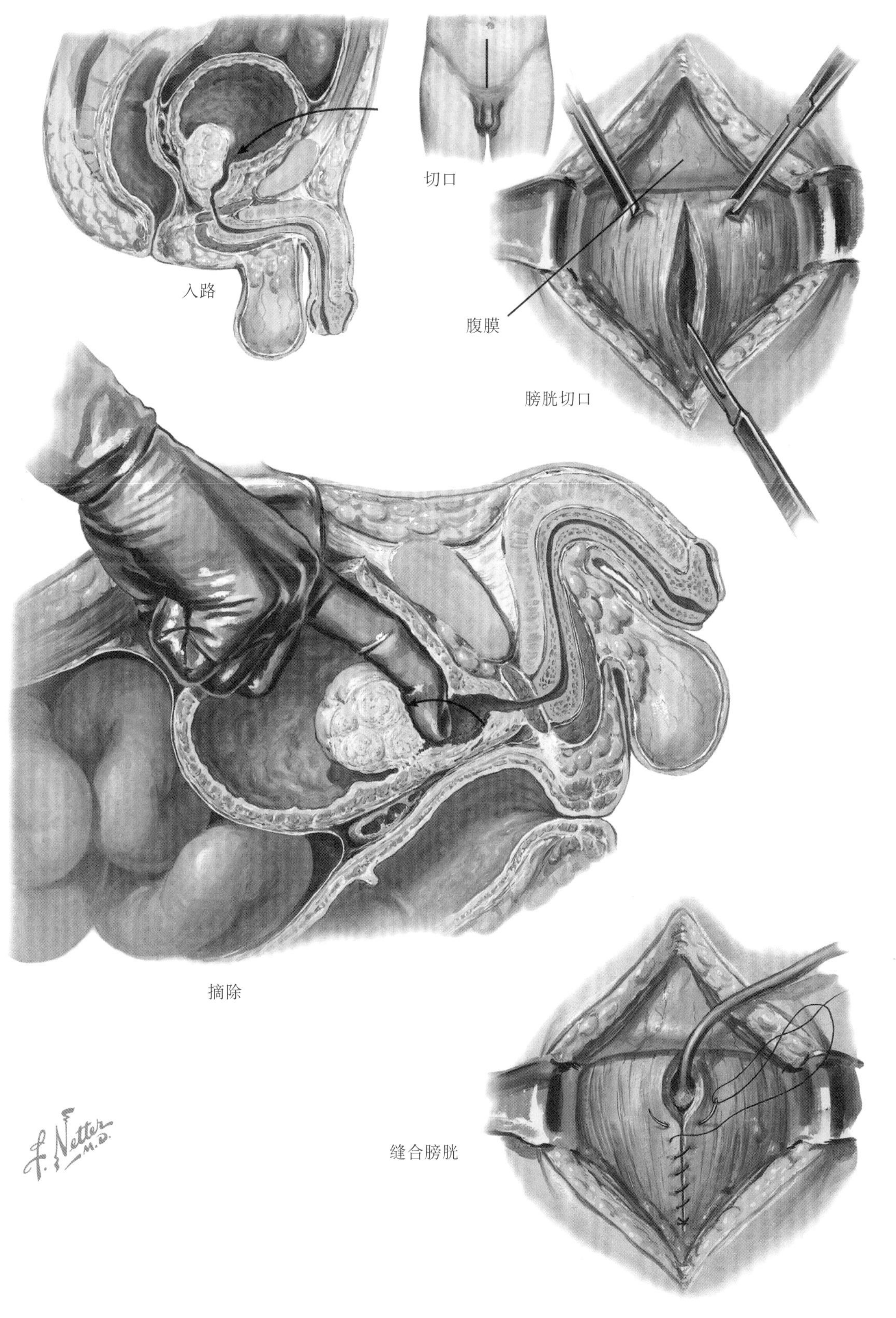
切口
入路
腹膜
膀胱切口
摘除
缝合膀胱
F. Netter M.D.

## 十五、良性前列腺手术 II：耻骨后

一般而言，泌尿科医生都能熟练掌握一种前列腺切除术，并且非常喜欢这种术式。然而没有一种术式能够适用于所有的病例，因此大部分泌尿外科医生会根据实际的病例来选择手术的方式。对于良性前列腺增生的外科治疗，1945 年开始使用开放性的前列腺切除术是一种耻骨后的手术方式，实际上是从耻骨上手术方式演变而来的。

与耻骨上手术需要进入膀胱的方式不同的是，耻骨后前列腺切除术直接切开前列腺包膜的前部。耻骨后前列腺切除术在技术上要比耻骨上手术方式更加困难，同时暴露更深。这种手术方式主要适用于体积比较大的前列腺，这种前列腺主要包括外侧叶和中叶的增生还没有突入膀胱内。如果患者过于肥胖，耻骨后术式可能就比较困难。如果膀胱存在病理学上的变化，例如肿瘤或者结石，就不推荐使用耻骨后的手术方式，因为观察膀胱腔是非常困难的。我们也不推荐使用这种手术方式来治疗小的腺体或前列腺癌。

经过皮肤和腹直肌到达膀胱前方，这个过程与耻骨上手术方式是类似的。然而，与耻骨上手术方式需要进入膀胱内相比，耻骨后手术方式需要切开前列腺包膜的前表面，位于耻骨联合的正下方。有必要将耻骨前列腺韧带分开，从而可以从前列腺的前表面来移除细小的组织。前列腺包膜表面覆盖着 Santorini 静脉丛（见专题 2-6），非常容易辨认，呈树枝状围绕着前列腺包膜的表面排列。将这些静脉结扎之后，横向或者纵向切开前列腺包膜，暴露出腺瘤。使用示指的尖端很容易在腺瘤和外科包膜（假包膜，见专题 4-7）之间分出一个平面。可以向直肠内伸入另一只手的手指来更加接近并且抬高前列腺。从前列腺包膜分离出来的腺瘤，可以从前列腺的切口出取出，如果膀胱颈部太小，需要楔形切除一部分组织，膀胱颈部就不会因为手术而发生挛缩。

在移除腺瘤之后可以呈现出前列腺窝，这样有助于在视野中控制出血。为了辅助止血，可以通过尿道插入 Foley 导尿管，导尿管的球囊在前列腺窝处扩张。使用可吸收的缝线来闭合前列腺窝，这个过程中不需要使用耻骨上膀胱造瘘。缝合下腹部伤口的操作与耻骨上前列腺切除术是一样的，留置盆腔引流管。手术之后 4~7 d 拔除导尿管。耻骨后手术方式有着很低的病死率，并且患者的愈合非常迅速。因为没有伤及膀胱，所以这种术式比耻骨上手术方式的愈合更加迅速。切开膀胱意味着患者会面临更多的不适、排尿困难、尿频和手术后尿急。耻骨后手术方式可以在解剖上更好地暴露前列腺，这与耻骨上手术方式是不同的。因为上述原因，完全摘除腺瘤和精确切开尿道都是可行的，这就降低了疾病的复发率并且有助于患者术后大小便恢复。很少出现继发性出血，在耻骨后手术之后尿液清亮的速度相对较快。此外，作为开放性手术方式，对于身体虚弱的患者一般不推荐使用耻骨后前列腺切除术，因为这种手术方式的病死率虽然小于 1%，也是不能忽视的。

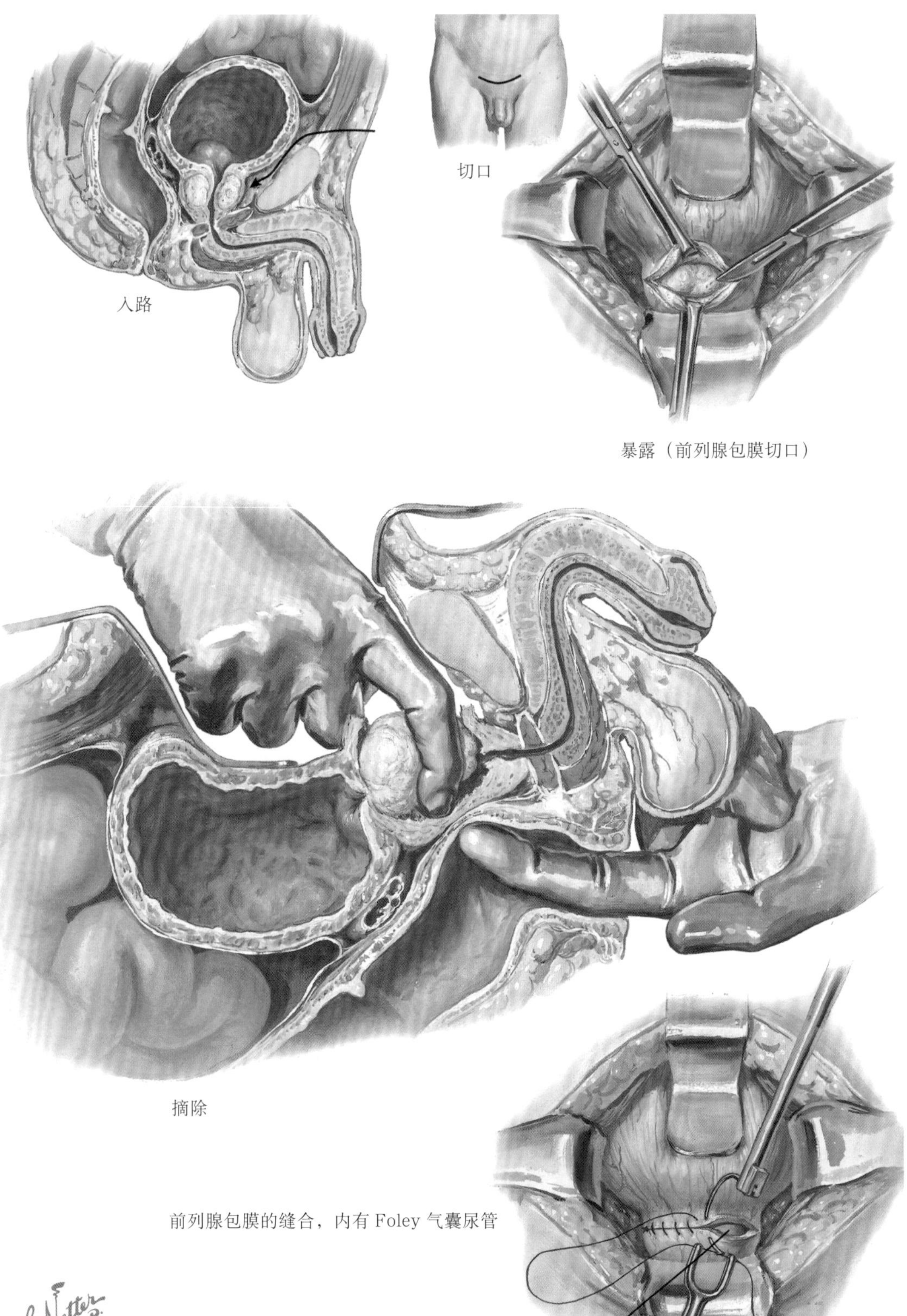
入路
切口
暴露（前列腺包膜切口）
摘除
前列腺包膜的缝合，内有 Foley 气囊尿管
Foley 球囊
F. Netter M.D.

## 十六、良性前列腺手术Ⅲ：经会阴

对于前列腺良性增生而言，经会阴前列腺切除术是一个不常使用的手术方式，但是这种手术方式与其他开放性手术方式相比，有几个优势。对于非常大的腺体而言，这种手术方式有着很大的优势，它可以将所有的腺体组织完全移除。解剖学上，会阴区域随着人体的变异是很小的，而腹部区域的解剖变异相对较大，这就节省了手术的时间。肾移植或腹股沟疝修复患者的耻骨后区域可能已经有瘢痕，使用这种方式可以不考虑瘢痕的影响。可以直视下控制出血。总之，这种手术方式的病死率很低，康复很快。

另一方面，经会阴前列腺切除术与其他开放性手术方式相比要更加困难。如果能够很好地掌握会阴的结构可以避免对直肠壁或外括约肌造成损伤。此外，这种手术方式不适合过度肥胖的患者，也不适应于因为髋关节或脊柱关节强直或不稳定的人工髋关节而引起的髋部活动受限的患者。因为这个手术方式需要采取截石体位。常见的退行性脊柱病变不是经会阴前列腺切除术的禁忌证。患者处于截石体位，使用倒 U 形的切口将会阴切开，切口顶端距肛门大约 3cm。用示指钝性分离位于中央腱两侧的坐骨直肠窝。分离中央腱，暴露直肠前壁，将直肠括约肌向后推，让其远离表面的会阴横纹肌。向直肠施加轻微的背向的牵引力，通过分离直肠尿道的肌肉会将直肠壁从前列腺的尖端分离出来。在这个操作的过程中需要非常小心，避免引起直肠的损伤。进而可以暴露出前列腺，进一步向头侧将前列腺和直肠分离开来，如果有必要的话，这时可以使用钝性分离直到整个前列腺的前表面暴露出来。手术尽量在精囊末端的上方进行。

在暴露出前列腺的前面之后，通过前列腺包膜的中央横向切开前列腺，深入前列腺尿道的中段，大约在前列腺顶端和前列腺的底部之间。在前列腺这个位置的切口直接进入被压缩的前列腺后部组织中，从而可以将腺瘤暴露出来。经过前列腺包膜的切口下缘向后翻，暴露出增生的腺瘤和尿道基底部。通过前列腺包膜的切口插入外科牵开器，提供对应的张力，从而可以将腺瘤提高到和切口相同的位置。示指插入位于腺瘤和外科包膜之间的腔隙内。这样可以轻易摘除两片外侧叶和中央叶。需要非常小心地施行摘除术，保证膀胱颈部的完好无损。在前列腺窝进行止血之后，向膀胱内插入 Foley 导管，在陷窝内扩张 Foley 导管的球囊。如其他开放性前列腺摘除手术一样，如果腺瘤的体积异常大，可能会发生过量出血。在这种情况下，可以将膀胱颈部向后退，在直视下结扎前列腺包膜的血管。进而使用可吸收缝线连续性缝合或者间断缝合前列腺包膜。通过会阴的一侧放置橡胶引流管，将其置于已经缝合好的前列腺包膜的附近。间断缝合皮肤。大多数已经缝合好的包膜可以在 5~7d 愈合，在此之后需要移除导尿管。尽管在前列腺良性增生中不常使用这种术式，但是经会阴的手术方式是非常成熟的，常常用于治疗前列腺癌（彻底的经会阴前列腺切除术）。

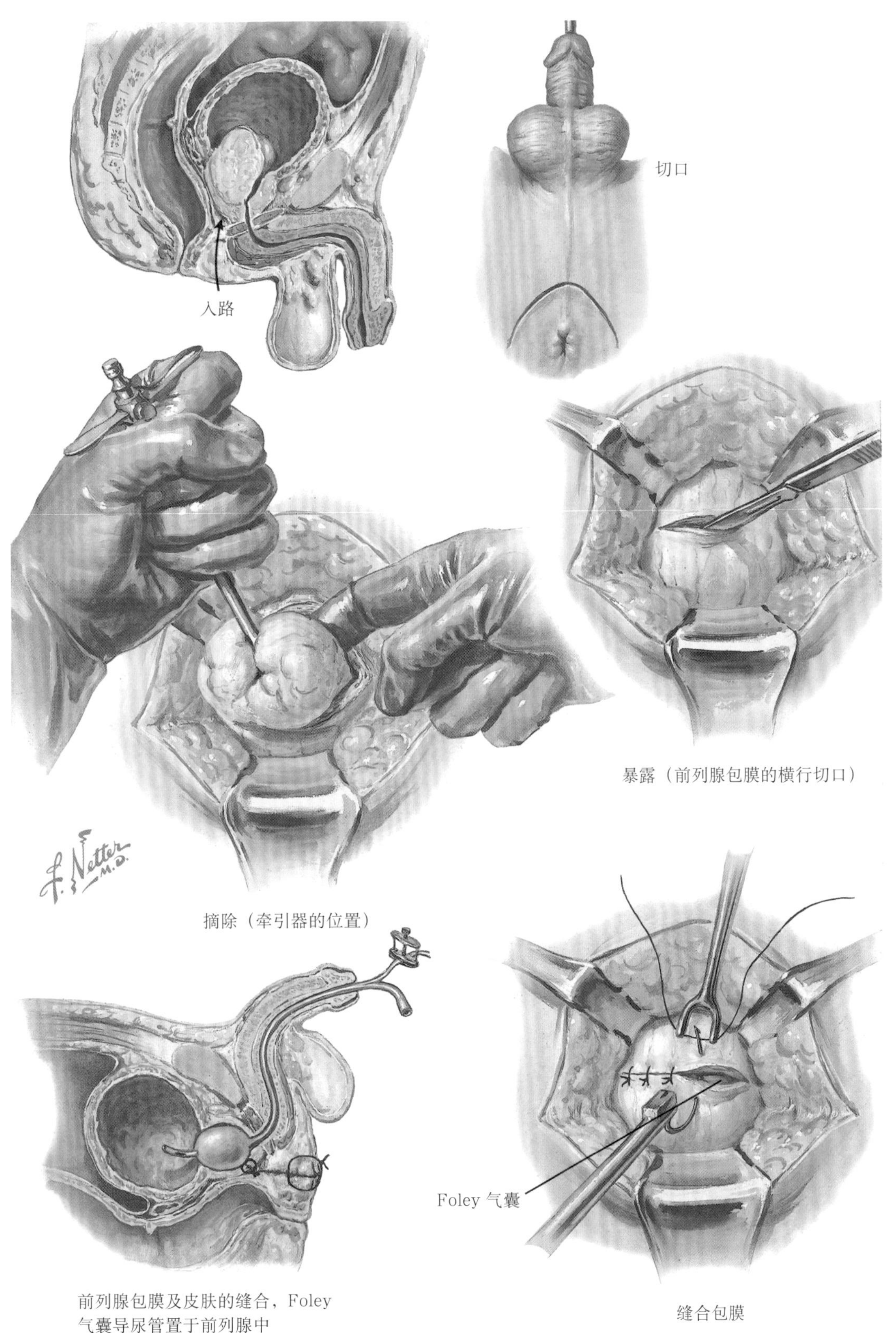
入路
切口
暴露（前列腺包膜的横行切口）
摘除（牵引器的位置）
Foley 气囊
前列腺包膜及皮肤的缝合，Foley
气囊导尿管置于前列腺中
缝合包膜

## 十七、良性前列腺手术Ⅳ：经尿道的手术

对于良性前列腺增生而言，经尿道前列腺切除术是一种非常流行的手术方式。它的优势是可以通过内镜进行，从而避免了腹部和会阴的切口。这种手术方式与开放性手术方式相比，患者可以很快下床活动并且拥有较快的恢复速度。对于轻到中度（前列腺的重量小于 75 g）前列腺增生的患者推荐使用这种手术方式进行治疗。这种手术方式比开放性手术方式在技术上更加复杂。对于良性前列腺增生的患者，手术的目的是完全切除腺瘤样组织直至外科包膜，但是对于晚期前列腺癌引发的尿道梗阻，可以只切出一通道，用于恢复尿道的功能。

在白炽灯、膀胱镜和高频电流发明之后，19 世纪 20 年代第一次采用了经尿道前列腺切除术。 这种手术方式是治疗前列腺良性增生的标准术式。经典的手术方式中，经尿道前列腺电切术使用一个半环形电极，通过高频的电流来切割和凝固周围的组织。只用一只手来使用前列腺切割器，另一只手用于将手指插入直肠来抬高前列腺的位置。患者采用膀胱截石位，为了降低手术者的背部压力，采用一个视频摄像头用于监视整个过程。

首先从膀胱颈部开始逐步地、有秩序地进行腺瘤切除，围绕膀胱颈部切除腺瘤，直到环形纤维全部能够被看见为止。许多外科医师还会在此处切除突入膀胱内的中叶（如图所示），主要是为了增加进水的速度，同时可以让接下来的手术步骤视野更清晰。随后选择切除两侧叶中的一个。在靠近精阜的位置进行前列腺切除，可以尽可能地减低对尿道外括约肌的伤害。在 12 点的方向开始切除组织，从而可以让外侧叶的组织垂到前列腺窝之内。每一次切割可以切除一片小船形的前列腺组织，通过电极的止血电流来控制出血。切除手术继续进行，开始进入六点的方向，随后转入假包膜或外科包膜，此处比腺瘤含有更多的纤维组织，这样就可以以相似的方式来处理其他外侧叶。手术的最后一步包括从前列腺的底部仔细切除组织，同时从前列腺的顶部靠近外括约肌（防护精阜）的地方切除组织。在手术的最后，通过仪器的外鞘吸走膀胱内积聚的组织，块进而插入 Foley 导管。导尿管留置 24～48 h，可以通过持续的膀胱冲洗使得血凝块减少。

经尿道前列腺切除术的并发症包括出血需要输血或者再次手术，尿道或膀胱颈部的挛缩、逆行性射精、尿失禁和勃起功能障碍。在所有患者中，稀释性低钠血症（TVR 综合征）的发生率为 2%，长时间（1.5 h）的切除手术、切除较大的腺体或早期外科包膜穿孔会导致机体对水的吸收过多。相关的症状包括意识模糊、恶心、呕吐、高血压、心动过缓和视力障碍。如果不使用 3% 的生理盐水溶液和利尿药的话可能会发生危及生命的情况。

经典的经尿道前列腺切除术的最新变化包括采用双极的电极来代替单极的电极。双极的电烙极可以使用生理盐水进行冲洗，而不是使用低张的液体进行冲洗。之后又出现了电气化、激光（核装置：钇铝石榴石、磷酸氧钛钾晶体、钬和二极管）等方法来代替电切，可以降低血尿的风险和减少导管插入的时间。许多用于治疗前列腺良性增生的微创性的手术方法可以降低经尿道前列腺电切术所引起的不良反应，但是这些微创方式不能保证和经尿道前列腺切除术拥有相同的手术质量或持久性。这些微创手术包括前列腺内支架、经尿道射频消融和经尿道微波治疗。

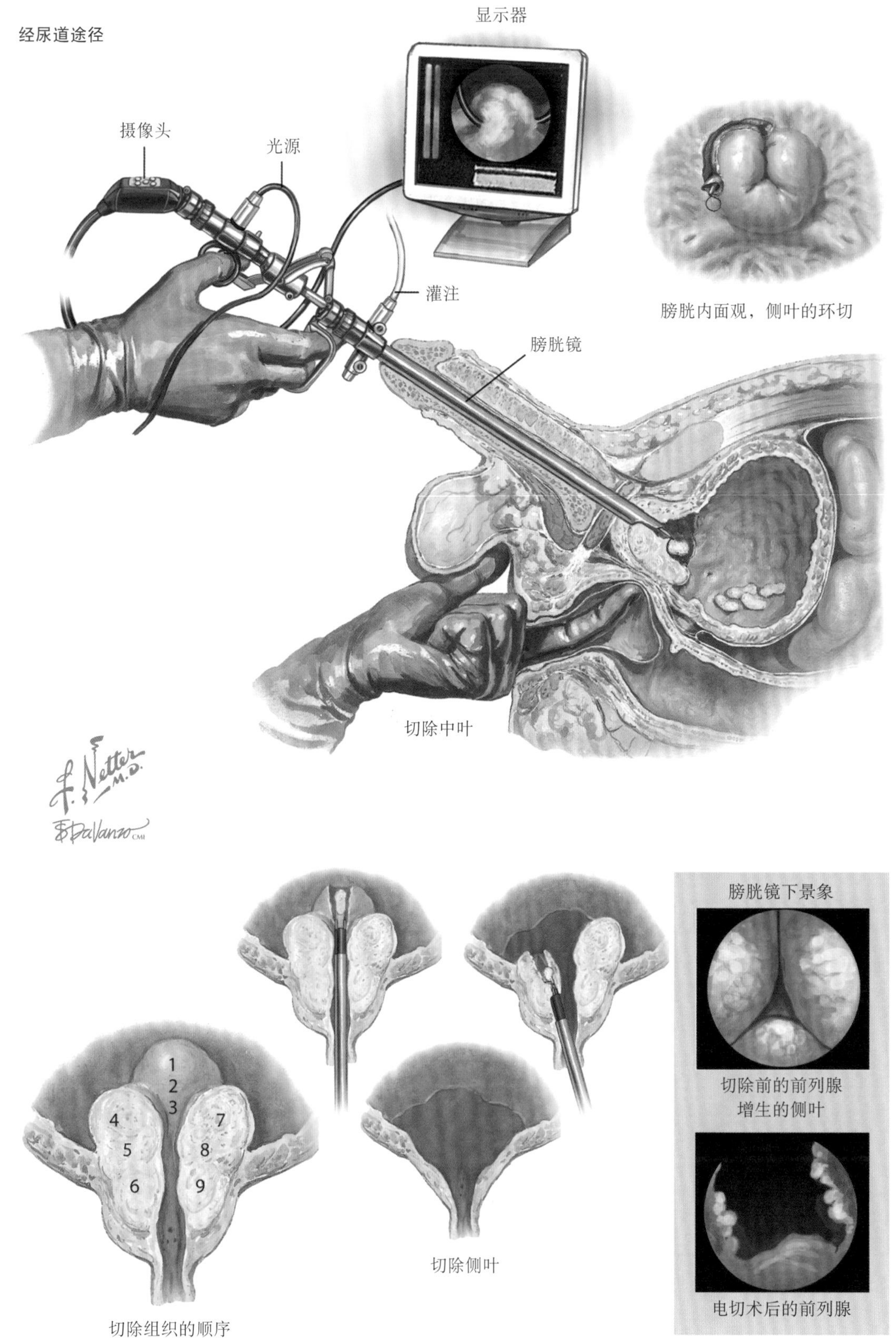
经尿道途径
显示器
摄像头
光源
灌注
膀胱镜
膀胱内面观，侧叶的环切
切除中叶
F. Netter M.D.
DaVanzo CMI
1
2
3
4
5
6
7
8
9
切除组织的顺序
切除侧叶
膀胱镜下景象
切除前的前列腺
增生的侧叶
电切术后的前列腺

## 十八、恶性前列腺疾病手术 I：耻骨后

美国所有癌症致死的男性病例中，前列腺癌处于第二位。临床局限性前列腺癌的权威疗法是耻骨后前列腺癌根治术，100 年以来，这个手术方式都非常受欢迎。这种手术方式在技术上非常强大，它依旧是前列腺癌治疗的金标准，因为激素治疗和化疗不是治愈性的，同时放射治疗不能够根除所有的癌细胞。根治性前列腺癌切除术可以根治前列腺癌，同时其附带损害最小，可以提供更加精确的病理学分期。一旦治疗失败也很容易鉴定。理想的手术方式的人选是健康男性，年龄小于 75 岁，预期寿命是 10 年，在生物学上有非常显著的肿瘤。

耻骨后前列腺癌根治术包括切除整个前列腺和精囊，还包括盆腔淋巴结清扫术。手术的目的是控制癌症和保留控尿以及性功能。脊柱麻醉、硬脑膜外麻醉或者全身麻醉的患者采取仰卧位或者放松的截石位。在人体中线上，腹膜外的下腹部，从耻骨中段到脐切开，进而将 Foley 导管插入膀胱。从中线分开腹直肌，打开腹横筋膜，腹膜从髂外血管分离（见专题 2-6）。接着置入牵开器，进而置入一个窄拉钩可以为淋巴结根除术提供非常好的手术视野。如果进行淋巴结切除术，一般是先清扫前列腺肿瘤所发生部位的同侧，先分离髂外静脉。淋巴组织淋巴清扫范围为外侧骨盆壁，股管的前方，髂总动脉分支的上方。闭孔淋巴结也应清扫，但保留闭孔神经。在进行前列腺切除之前应对淋巴结进行冷冻切片检查。

耻骨后前列腺切除术的暴露应从上方拉开腹膜，移除覆盖前列腺前面的纤维脂肪组织。这些操作可以暴露盆腔筋膜、前列腺下韧带和背静脉。从反折处进入盆腔内筋膜，可以触及外侧前列腺。通过手指分离，可以从前列腺外侧将肛提肌分离，进而通过锐性分离耻骨前列后韧带。接下来需要结扎背静脉丛，同时需要避免损伤尿道的括约肌。这些操作可以将前列腺的尖部暴露出来。

在这个手术方式中，前列腺尖部的切开是最为复杂、最关键的步骤。因为控制射精的尿道括约肌和神经血管束就在附近。前列腺的尖部是手术切缘阳性的一个最常见的部位。轻微地向后移动前列腺，这时就可以看见前列腺尿道结合部。直角钳通过位于神经血管束前方的尿道平滑肌周围，锐性横断尿道。在清楚的显露下，用可吸收线间断在尿道远端缝 6 针备用，移除 Foley 导管。前列腺的后面暴露出来，可以先将其从直肠前壁分离开。Denonvilliers 筋膜包裹着前列腺。在保留神经的手术中，在前列腺外侧切开肛提肌筋膜，但是在上方进行分离的时候必须保证前列腺筋膜的完好无损，因为神经血管束位于提肌筋膜和前列腺筋膜之间。分离前列腺后壁时，再次放置 Foley 导管。在前列腺处于完全活动之后，可以在前列腺膀胱联合处切开膀胱颈部。在分离出膀胱后壁之后，可以结扎位于中央的输精管壶腹。游离精囊时靠近器官，避免损伤外侧的盆腔神经丛。在取出标本之后，需要检查手术视野中是否有出血和残留的肿瘤。采取"网球拍"式缝合线来缝合膀胱的切口，使之口径与尿道相适应。膀胱颈黏膜外翻能够更好地进行外科吻合。最后使用预先留置的缝线将膀胱颈部缝合在尿道端。再插入一个新的 Foley 导管，之后关闭手术切口。在手术结束之后的第一天可以允许患者下床走动，手术后的第一天或者第二天就可以允许患者出院。通过这个术式可以很好地控制癌症。

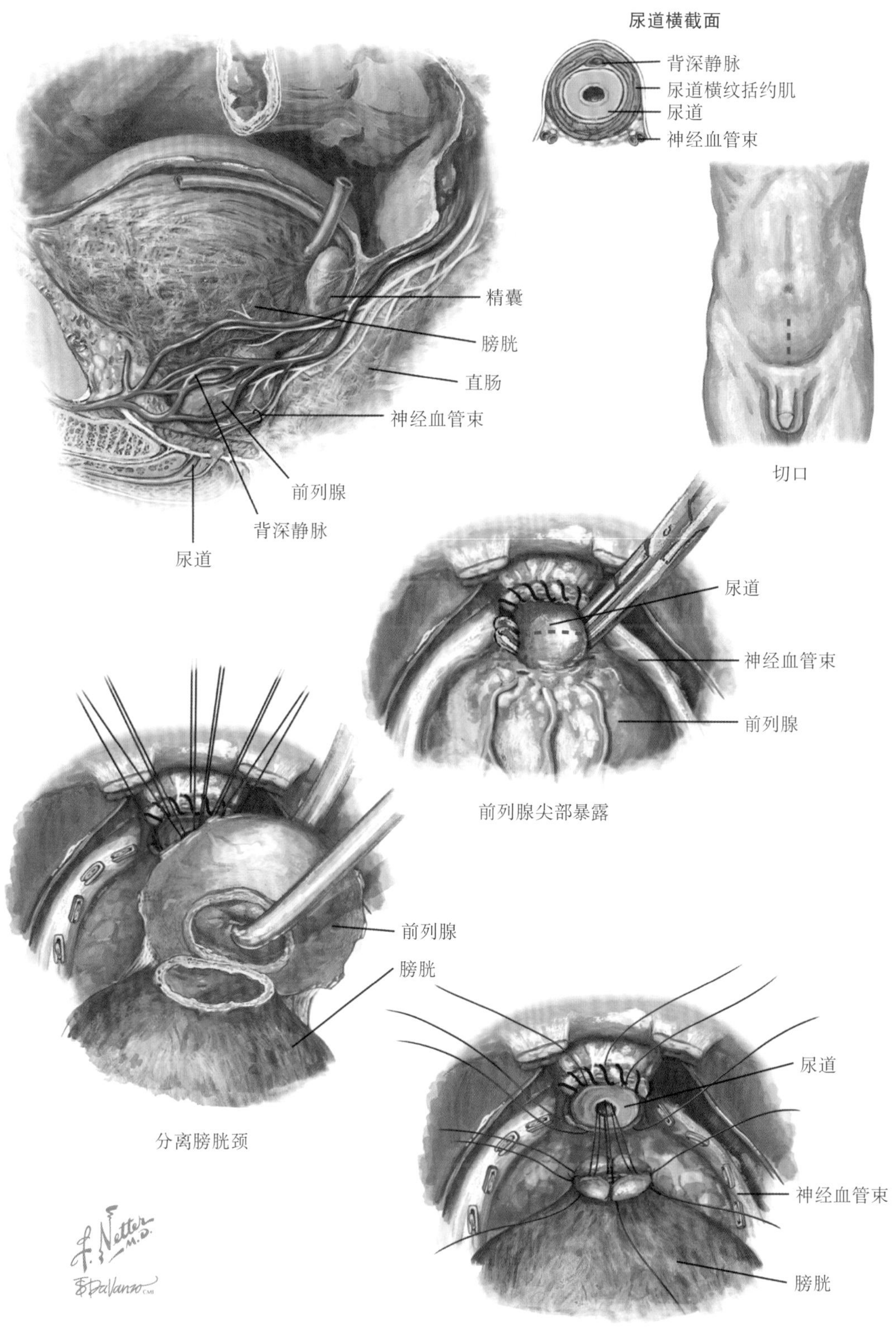

尿道横截面
背深静脉
尿道横纹括约肌
尿道
神经血管束
精囊
膀胱
直肠
神经血管束
前列腺
背深静脉
尿道
切口
尿道
神经血管束
前列腺
前列腺尖部暴露
前列腺
膀胱
分离膀胱颈
尿道
神经血管束
膀胱
膀胱与尿道的重建

## 十九、恶性前列腺疾病手术 I ——经会阴

经会阴根治性前列腺切除术在1905年第一次被描述为前列腺癌的手术治疗手段。由于盆腔淋巴结切除术使分期更精确，因此经会阴前列腺切除术在20世纪70年代晚期时就衰落了。最近，由于更精确的分期法降低了对淋巴结切除的需求，人们对这种治疗前列腺癌的解剖学方法又重新燃起了兴趣。另外，与良性前列腺手术的优势类似（见专题4-16），经会阴治疗前列腺癌的方法提供了对前列腺尖部和尿道解剖无与伦比的可视化，这对于癌症治疗很重要，同时也与减少失血有关。与耻骨后的方法不同，在前列腺手术前一天需要进行完全的肠道准备。麻醉诱导后，需要将病人摆放成过度的膀胱截石体位；因此这种方式的禁忌证可能是严重的髋关节僵硬或假肢的髋部不稳定。就像针对良性的前列腺增生（BPH，见专题4-16）所进行的经会阴前列腺切除术中所描述的一样，在肛门前方开一个弧形的切口。钝性分离两侧的坐骨直肠窝后，切断会阴中心腱，确认直肠的纵向肌纤维。柔和地牵引直肠，向上方分离，直至确认连接直肠和会阴体的直肠尿道肌的位置。在靠近前列腺尖部处分开直肠尿道肌，让直肠落向背侧。此刻，损伤直肠的风险最高。理想状态下，应该是在Denonvilliers膜叶之间切开。压下牵引器，前列腺进入视野内，钝性、手指分离前列腺，直到看见在膀胱前列腺连接处的前列腺底部。

与针对良性的前列腺增生（BPH）不同的是，当整个腺体都要被切除时，是不切开前列腺包膜的。由于在Denonvilliers筋膜之间存在神经血管束，暴露出的Denonvilliers筋膜前层被从连接前列腺底部和尖部的中线处垂直切开，以保护这些神经血管束。在前列腺尖部，也将这些神经血管束从尿道上剥离，在前列腺牵引器上方锐性切开后尿道。然后压下牵引器，横断后尿道，通过锐性和钝性的分离，将前列腺游离到膀胱颈处。之后横断耻骨前列腺韧带。在分离前侧前列腺的过程中需要谨慎处理，以免损伤后侧的静脉复合体。

通过触摸前列腺牵引器两叶来确定前列腺和膀胱颈连接的位置。通过锐性和钝性地分离，保护膀胱颈。膀胱颈首先在前方切开，以防损伤后侧的输尿管口。通过牵引前列腺，继续围绕前列腺底部环形切开膀胱颈，剖开并结扎绕向前列腺的侧韧带。结扎这些韧带时要靠近前列腺，以免损伤旁边的神经血管束。继续向后切开，将成对的输精管结扎、横断，将精囊与前列腺一起切除。

标本被切除后，膀胱颈轻易可见。偶尔可能需要用可吸收缝线将膀胱颈重塑成“网球拍”的形状。经会阴的方法比耻骨后的方法具有更好的可视性，可以知道在膀胱颈与尿道膜部之间准确吻合的缝合定位。在靠近膀胱颈缝合处附近留置一个烟卷式引流管，经由皮肤切口穿出。将肛提肌和中央腱重新靠近，间断的垂直褥式缝合皮肤。建议病人在手术当晚下地活动，在术后第一天拔除引流管为病人提供普通的有规律的饮食。禁止直肠刺激和药物治疗。病人在术后一天或两天出院。独特但罕见的经会阴前列腺切除术的并发症是暂时下肢感觉机能麻痹（$< 2\%$）和肛门失禁（$< 3\%$）。发生小便失禁和勃起功能障碍的比率与耻骨后的方法相当。

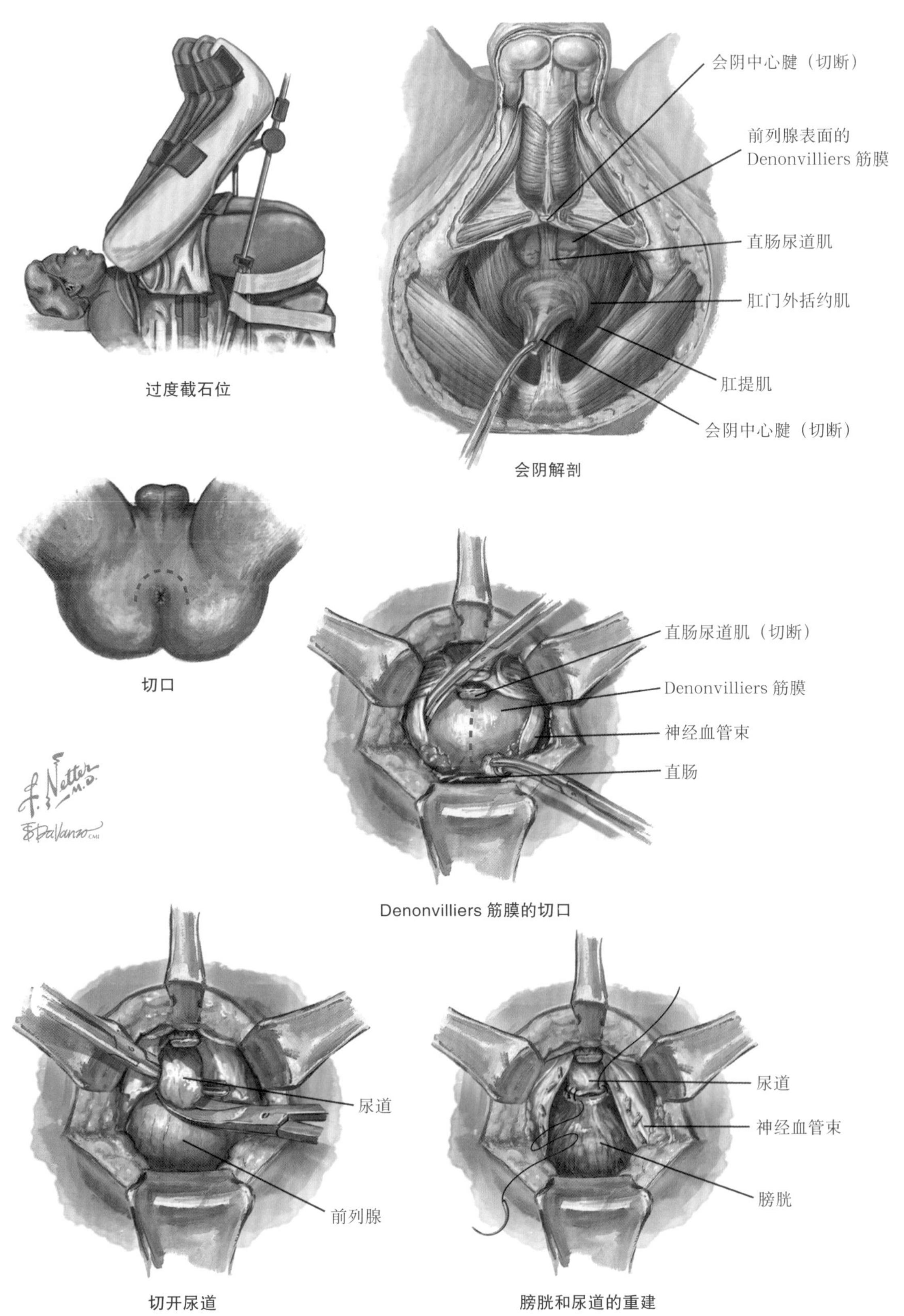
过度截石位
会阴中心腱（切断）
前列腺表面的
Denonvilliers 筋膜
直肠尿道肌
肛门外括约肌
肛提肌
会阴中心腱（切断）
会阴解剖
切口
直肠尿道肌（切断）
Denonvilliers 筋膜
神经血管束
直肠
F. Netter M.D.
B. DaVanzo CMI
Denonvilliers 筋膜的切口
尿道
前列腺
切开尿道
尿道
神经血管束
膀胱
膀胱和尿道的重建

## 二十、恶性前列腺疾病手术 II ——腹腔镜和机器人

为了降低与前列腺癌根治手术相关的并发症，用微创的腹腔镜方法切除前列腺在过去的十年到十五年已经非常流行。这可能是由于手术器械、数码视频设备以及计算机和机器人技术不断发展造成的。2002 年开始的机器人腹腔镜前列腺切除术，融合了能像人的手腕一样灵巧地活动的机器人手臂中的“手腕技术”。这种优势确保能够减少腹腔镜前列腺切除术冗长的操作时间和学习曲线。现在腹腔镜前列腺切除术过程中的长期治愈率经常被报道，且它的长期治愈率已达到与耻骨后方法和经会阴的方法相似的水平。

腹腔镜前列腺切除术或者机器人腹腔镜前列腺切除术的适应证与开放手术相同。手术的禁忌证包括不能纠正的出血因素或无法耐受全身麻醉。先前已经进行过下腹部手术、病理性肥胖、前列腺体积过大和先前的盆腔放疗或经尿道前列腺切除术（见专题 4-17）都是相对的禁忌证。在进行手术之前，需要肠道准备。患者需要做好一旦手术进展不顺利而转变为开放手术的准备。此外，有一组经过训练专门进行腹腔镜前列腺切除术的手术团队是非常关键的。患者采用仰卧位或者截石位轻度过伸，使用胃管来降低胃内压力，同时使用导尿管来降低膀胱的压力。分段对于腹腔镜前列腺切除术和机器人腹腔镜前列腺切除术而言，根治性前列腺切除术的外科原则是相似的。外科机器人使用三条工作臂和远处的一个外科医生的控制台而不是在病床旁边的外科医生，仅仅需要腹腔镜的协助。在远处控制台上的医生控制三维的摄像机和所有机器人的工作臂，将拇指和示指通过成熟的控制模式让机器人能够复制人的腕关节的全部动作。在经典的经腹腔的手术方式中，在脐部通过气腹针来建立气腹，注入的压力大约维持在 15 mmHg。在直视下置入其余套管。

开始相关的肉眼可见的盆腔标志包括膀胱、正中韧带（脐尿管）、成对的脐内侧韧带、输精管、髂血管和直肠。切开覆盖在输精管上的腹膜，分离出输精管，沿着精囊向远端继续追溯。使用外科小夹钳将精囊游离出来，而不使用电灼烧术，这样可以避免损伤邻近的血管神经束。向前牵拉精囊，在 Denonvilliers 筋膜上做一个小切口。钝性分离位于前列腺和直肠之间的空间，这个操作可以避免损伤直肠。

接下来，在分开脐尿管之后，从前腹壁分离膀胱，形成膀胱前的空间。将前列腺的前面去脂肪，将盆内筋膜和耻骨前列腺韧带切开，暴露出位于外侧前列腺的肛提肌纤维。这些纤维可以被很清晰地从前列腺的表面分离开来，暴露出前列腺尿道联合部。结扎而不是分离背深静脉丛。在保留神经的手术方式中，在前列腺前面偏一侧的提肌筋膜上做切口，会在神经血管束和前列腺之间形成一个间隙。分离膀胱颈部的前方，确认输尿管口，同时控制前列腺蒂。沿先前所形成的间隙继续前行来分离神经血管束或者向下分离神经血管束，继续前行分离直至最远端。分离背侧深静脉丛，进而完成前列腺尖部的分离。锐性切开尿道前壁，接着分离尿道后壁，前列腺标本完全游离。将前列腺标本置于取物袋内，且将其放在右下象限。这时可以进行膀胱尿道吻合，从后壁开始因为此处的张力最高，采用间断或者连续性地缝合方式。在吻合结束之前在视野内放置 Foley 导管。在膀胱前平面内放置引流。最终通过脐下方扩大切口将取物袋和标本取出，缝合切口。非常小的套管的位置不需要缝合。在腹腔镜下前列腺切除术后一天患者就可以出院。使用腹腔镜进行手术的时间一般要长于普通手术方式，3~6h 不等，但是手术后的疼痛方面，两者都是一样的。因为需要分离背深静脉丛，腹腔镜手术的出血量较少，气腹对静脉出血也起到了填塞的效应。

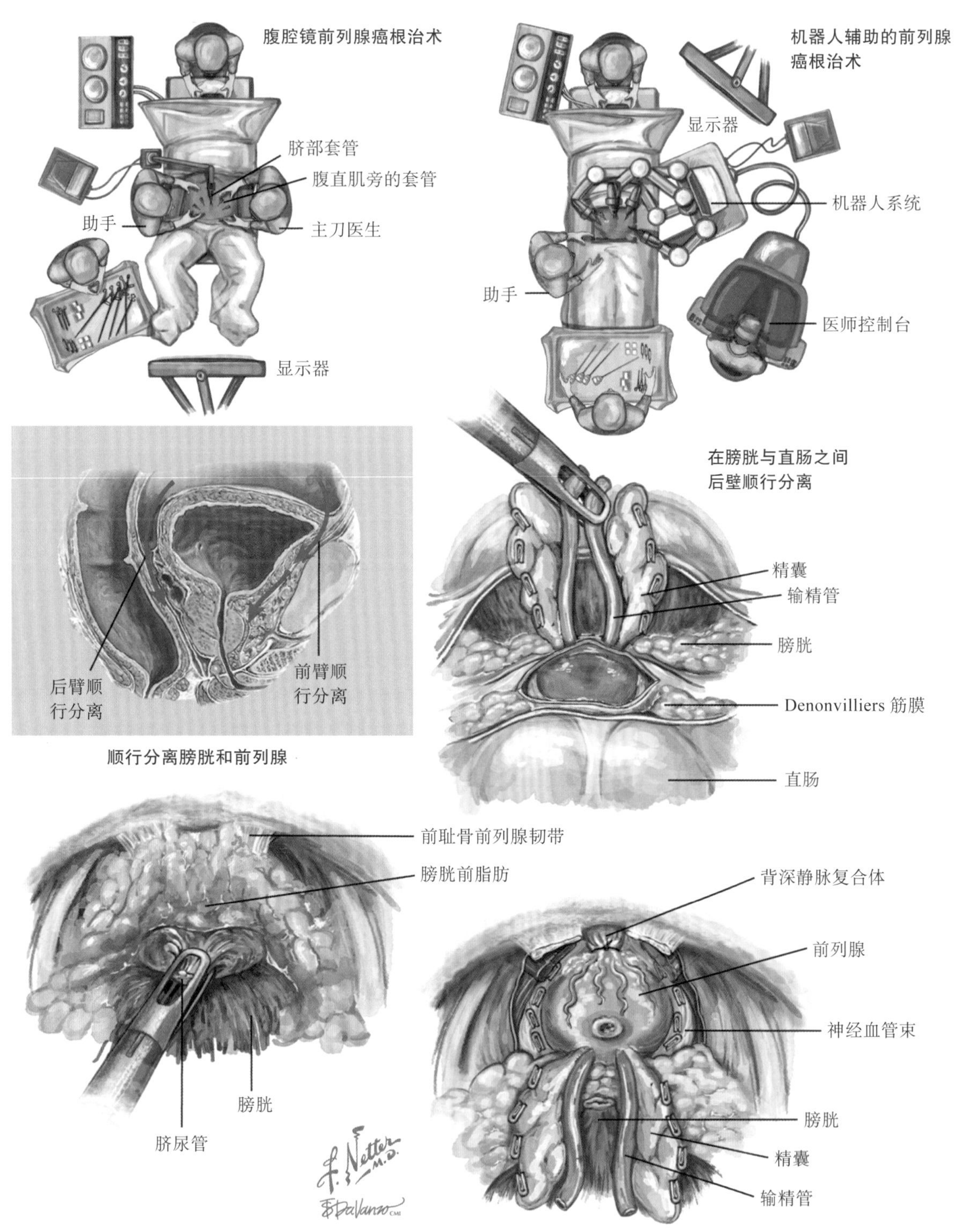
腹腔镜前列腺癌根治术
脐部套管
腹直肌旁的套管
助手
主刀医生
显示器
机器人辅助的前列腺
癌根治术
显示器
机器人系统
助手
医师控制台
在膀胱与直肠之间
后壁顺行分离
精囊
输精管
膀胱
Denonvilliers 筋膜
直肠
后臂顺
行分离
前臂顺
行分离
顺行分离膀胱和前列腺
前耻骨前列腺韧带
膀胱前脂肪
膀胱
脐尿管
背深静脉复合体
前列腺
神经血管束
膀胱
精囊
输精管

## 二十一、精囊外科入路

精囊是一个独特的男性器官，是从胚胎 13 周的中肾管发育而来的(见专题 1-2)。正常成年人的精囊长 5～8 cm，厚 1.5 cm，体积是 10 ml。血供主要来源于输精管动脉，少量来源于膀胱下动脉的分支。精囊通过腹下神经接受肾上腺素能神经纤维的支配。分段该器官的原发病理学状态是很罕见的。先天性的病变包括管口异位、囊和发育不良，大多数情况都可以被观察出来。精囊的感染不是很常见，但是结核和血吸虫病会引发包块、脓肿和钙化。原发的良性肿瘤包括乳头状腺瘤、囊腺瘤和平滑肌瘤。精囊的恶性肿瘤非常罕见，主要包括乳头状腺癌和肉瘤。器官的根治性切除是恶性肿瘤的标准治疗方法。继发恶性肿瘤远远超过原发主要是受到膀胱、前列腺或者直肠和淋巴瘤的累及。对于精囊肿瘤的患者而言，除手术治疗外几乎没有其他方法替代。

精囊的外科治疗有各种各样的开放性手术方式，包括经膀胱的、经会阴的、膀胱旁的、膀胱后的和经骶尾的手术方法。此外经膀胱后入路的腹腔镜手术获得了广泛的应用。手术方式的选择取决于病变的种类和外科医生的经验。

1. 经膀胱入路　患者仰卧位，做一个脐下的腹膜外切口，分开腹直肌，进入膀胱前平面。使用牵开器将膀胱前壁暴露，横行切开膀胱前壁。牵开器重新置入膀胱内用于暴露膀胱三角区和膀胱后壁。在靠近膀胱颈部的膀胱三角区进行一个横向的切口，从后面可见输精管的壶腹。在壶腹的外侧可以分辨出精囊，游离结扎、切断。用金属夹夹闭精囊的切口末端可以减少器官的渗出。进而可以分辨出末梢的血管蒂，使用夹子或者结扎来控制血管蒂，接着将器官移除。如果分离过深就会破坏 Denonvilliers 筋膜而进入直肠。

2. 经会阴入路　这种精囊切除的手术方式在事实上和经会阴前列腺根治性切除（见专题 4-18）是完全一样的。为了充分暴露精囊，直肠，需要从前列腺后面被分离到更高的位置。对于简单的精囊囊肿或小肿瘤，输精管壶腹可以保留但是在癌症和感染的情况下还是需要进行切除。

3. 膀胱旁和膀胱后入路　膀胱旁的手术方式从脐下方的切口开始，进而暴露出膀胱前平面，从骨盆侧壁来钝性分离膀胱。一般会从膀胱底部开始追踪输精管，从而可以辅助定位精囊。在膀胱和精囊之间的平面是从侧面向中央分离。分离精囊时，知道输精管跨越输管是很重要的，可以避免输尿管损伤。将膀胱向中线牵拉可以更好的显露。精囊的颈部就相当于是前列腺的基底，使用可吸收的缝线来结扎。膀胱后入路主要适用于双侧精囊的囊肿切开或肿瘤切除。正中的、脐下方，腹膜内的切口可以到达膀胱下端，和膀胱直肠陷凹。切开腹膜返折。通过锐性分离，直至看见壶腹和精囊的顶端。与膀胱旁手术方式相似的是，可以从前列腺的基底切开精囊的同时结扎器官。膀胱后的手术方式也可以通过腹腔镜来进行（见专题 4-20）。

4. 经骶尾的手术方式　很少使用。由于受到患者体位的限制抑或是各种先前接受的外科手术，它主要适用于会阴和下腹部不能进行手术的患者。患者采用俯卧位、折刀状卧位，在尾骨和臀裂之间做一个切口。切除尾骨，牵开股大肌，从而暴露直肠乙状结肠。在直肠深处切开 Denonvilliers 筋膜后，可以将前列腺分离出来，进而暴露出精囊。这种手术方式很容易损伤神经血管束，因为神经血管束就在切开的路径上。在切除精囊之后，需要仔细检查是否存在直肠损伤。逐层缝合伤口，放置引流管。

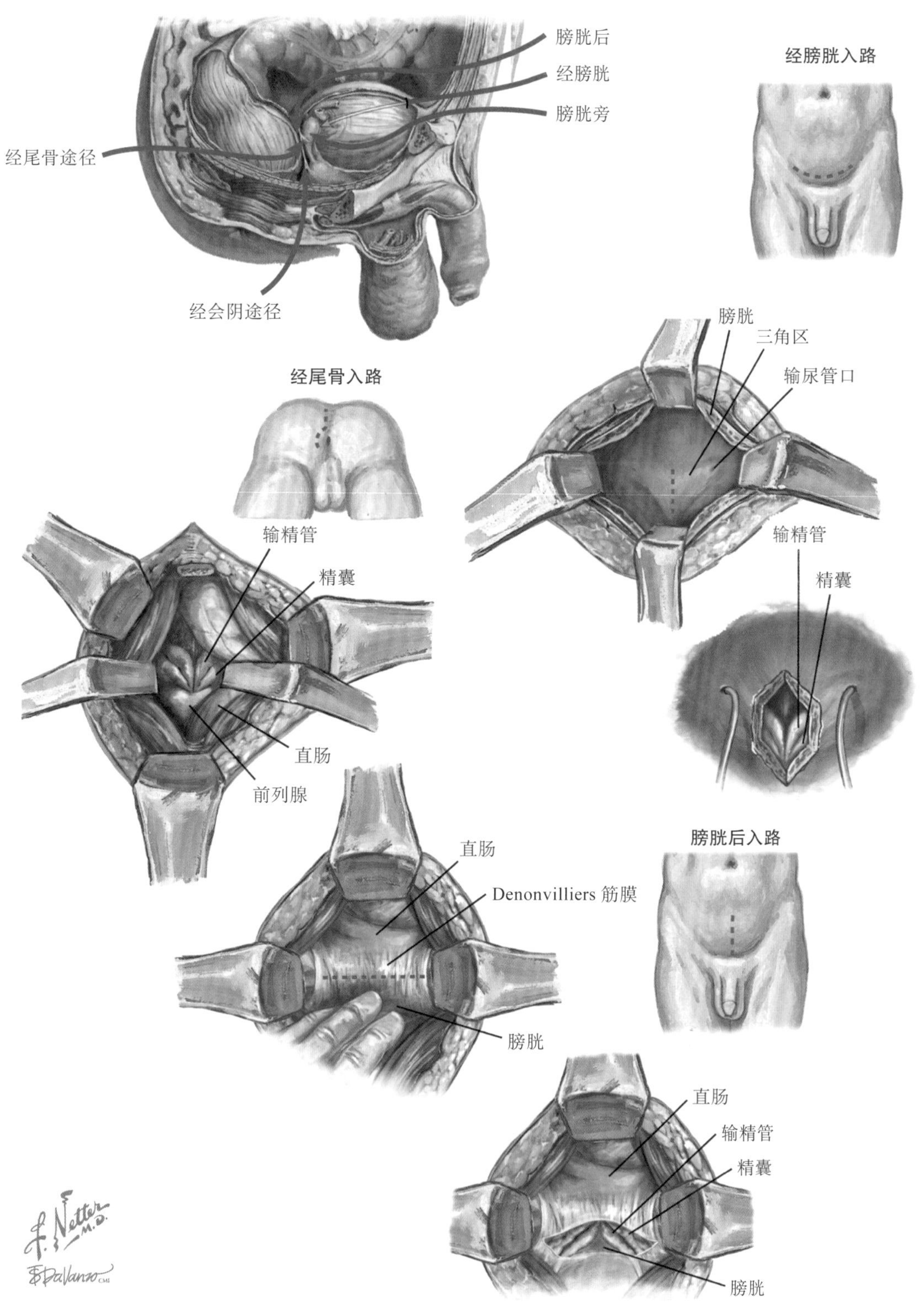
膀胱后
经膀胱
膀胱旁
经尾骨途径
经会阴途径
经膀胱入路
膀胱
三角区
输尿管口
经尾骨入路
输精管
精囊
直肠
前列腺
输精管
精囊
膀胱后入路
直肠
Denonvilliers 筋膜
膀胱
直肠
输精管
精囊
膀胱

## 二十二、精索异常

睾丸旁组织的肿瘤和精索的肿瘤是非常罕见的，可以发生在任意年龄段的人群中。更常见的是睾丸旁组织被原发生殖细胞肿瘤所累及。良性肿瘤占 2/3，主要是中胚层来源的肿瘤，包括腺瘤样肿瘤、脂肪瘤、纤维瘤，偶尔有提睾肌而来的肌瘤、血管瘤、纤维神经瘤和淋巴管瘤。腺瘤样肿瘤是最常见的良性肿瘤，大约占了所有睾丸旁肿瘤的 30%。通过常规体检，主要表现为无症状的实性包块，一般位于附睾、睾丸被膜，少数位于精索处。从切面看，肿瘤表现为均质的白色、黄色或者是棕褐色，常常表现出纤维一致性。组织学上来看是含有液泡和大小一致的圆形细胞核的上皮细胞。偶尔腺瘤样肿瘤可被误认为是间皮瘤。皮样囊肿其得名于周围被鳞状上皮所包绕，也是引起阴囊肿块的罕见原因。睾丸附件的间皮瘤通常表现为固定无痛的阴囊肿块，在老年患者中与增多的阴囊积液有关（见专题 3-9）。在肉眼下，它们是无区别的病变，整个区域都是坚固的、表面粗糙的和易碎的区域。显微镜检查可见复杂的乳头状结构和包含有分散钙化的致密的纤维结缔组织。分段恶性睾丸旁肿瘤是非常罕见的，包括发生率依次降低的横纹肌肉瘤（40%）、平滑肌肉瘤、纤维肉瘤、脂肪肉瘤和未分化肿瘤。患者一般表现为逐渐增大的阴囊肿块，肿块是实性的、非透光的。这些肿瘤应与精索囊肿、阴囊积液、精液囊肿（见专题 3-10）和疝气相鉴别。大多数恶性肿瘤都是发生在靠近阴囊的精索远端。良性肿瘤常常发生在近端的腹股沟管内。附睾的原发恶性肿瘤是极其罕见，这可以作为转移性腺癌的一种评估方式。对良性病变的处理就是单纯切除，进行经腹股沟高位睾丸切除术，进而使用放疗和化疗，这是治疗恶性肿瘤的标准方法。

囊性纤维化是白种人中最为常见的常染色体隐性遗传病，大约 2500 个新生儿中就有一个是囊性纤维化的患者。携带者的概率是 1 ： 20。囊性纤维化的基因称为囊性纤维化跨膜调控基因（CFTR ；7q31.2），此基因在 1989 年被首次克隆出来，编码了环磷腺苷调控的氯离子通道，可以在许多分泌上皮中发现。至今在囊性纤维化跨膜调控基因中辨别出超过 1500 个变异序列。囊性纤维化的主要特征是慢性阻塞性肺病和感染、胰腺外分泌功能不全、新生儿胎粪性肠梗阻以及男性不育。受到影响的男性中大约有 95% 的患者有中肾管的畸形衍生的结构，常常表现为先天性双侧输精管的缺失。解剖学上，附睾、输精管、精囊和射精管道的体部和尾部可能是不存在或者是闭锁的，但是睾丸输出管和附睾头（见专题 3-3）总是存在。

有趣的是，其他健康不育的男性有 1%～2% 患有先天性双侧输精管缺如，可看作是囊性纤维化的症状之一。这些患者表现为相同的中肾管缺陷，但是囊性纤维化没有非常严重的系统问题。90% 患有先天性双侧输精管缺如的患者精子发生是正常的，现在认为，先天性双侧输精管缺如与典型的囊性纤维化有相似的等位基因型、但可能突变不那么严重。孤立的先天性双侧输精管缺如被认为是囊性纤维化的非典型形式，可能和轻微的肺疾病有关系，包括慢性咳嗽、鼻窦炎和鼻息肉。

除了囊性纤维跨膜通道调节因子基因变异之外，在先天性双侧输精管缺如患者中另一个基因的变异一般位于多胸腺嘧啶的内含子 8 拼接区域，这是囊性纤维化跨膜调控子基因中一个非编码的 DNA 序列。在这个区域中检测到了三个等位基因，分别是 5T、7T 和 9T。其中 9T 等位基因具有拼接受体功能的最大效果。5T 的减少可以降低拼接效率，导致囊性纤维化跨膜调控基因的 RNA 减少 10% ～ 50%，减少了成熟的、有功能的蛋白，还有研究表明，如果合并 5T 变异体存在，囊性纤维化跨膜调控基因可以由轻度突变变成严重突变。

更加复杂的是患有先天性单侧输精管缺失的患者是另一种男性不育的表型，与囊性纤维化跨膜调控子的变异有关。在临床上的表现和先天性双侧输精管缺如的患者类似，被疾病累及的男性可以在一侧触及输精管。尽管如此，先天性单侧输精管缺如的患者可能会出现精子缺乏活力的情况，提示可能存在隐性的对侧中肾管变异。中肾管的异常与能够导致先天性双侧输精管缺如的囊性纤维化的基因变异无关。这些患者可能会有单侧肾萎缩或未发育，通常不存在囊性纤维化跨膜调控子的变异。

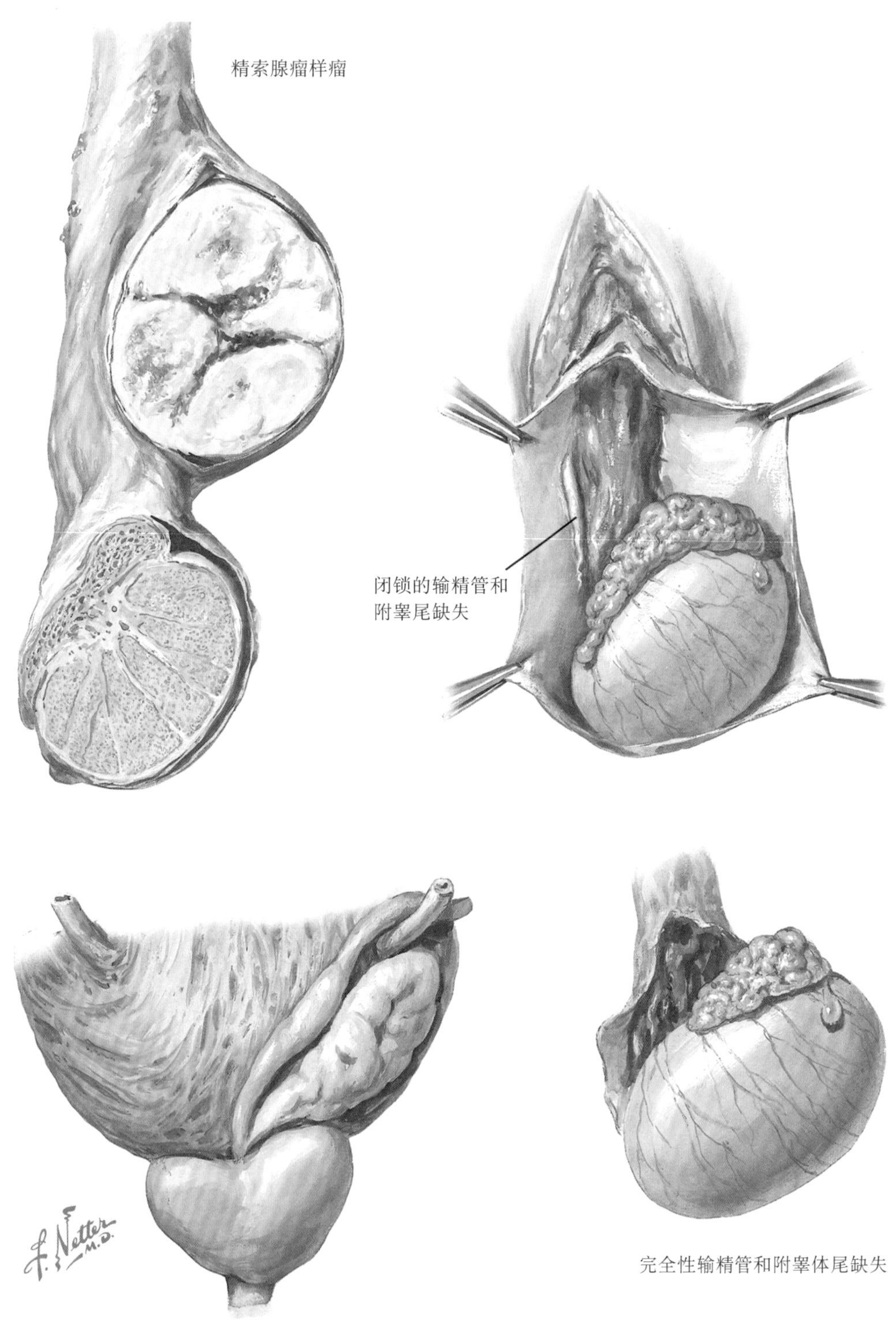


完全性输精管和附睾体尾缺失

完全性左侧输精管和精囊缺失

（王业成　肖云翔　译）

# 第 5 章

# 精子与射精

## 一、精子的解剖

人体每秒可产生最多 1200 个精子，成熟的精子是一种高度分化的细胞，具有复杂的发生过程。最初由 B 型精原细胞通过有丝分裂产生初级精母细胞（$2n$），初级精母细胞在分裂间期复制 DNA，通过减数分裂形成次级精母细胞（$2n$），每个次级精母细胞有一套成对的同源染色体。在接下来的再一次减数分裂中，每对染色单体在着丝点处分离，最终形成早期的精子（$n$）。因此理论上每个初级精母细胞会产生 4 个精子，但由于减数分裂的复杂程度导致生殖细胞丢失，实际产生的精子数目会更少。

在睾丸滋养细胞内早期精子会转变为成熟精子，整个过程会花费好几周，期间会发生如下改变：高尔基体形成精子的顶体；中心粒制造鞭毛轴丝；线粒体在精子尾部中段附近重新分布；细胞核收缩至之前的 1/10 大小；剩下的细胞质被排出。随着精子伸长的完成，睾丸滋养细胞的细胞质收缩到生长中精子的周围，将废弃的胞浆剥落，同时将精子挤压入排出小管内。成熟精子的细胞质非常少。

人类精子大约长 60μm，分为三个解剖学部分：头、颈和尾。头部呈椭圆形，长 4.5μm，宽 3μm，由含有高密度染色质的细胞和顶体组成，顶体内含有受精之前穿透卵子外鞘所需要的酶。精子颈部连接头部和尾部，由连接片段和近端中心体组成。纤毛轴从近端中心体延伸至精子尾部。精子尾部包含中央段、主段和尾段。中央段长 7 ~ 8μm，占尾部近端的大部分，它包含鞭毛轴丝，呈 9+2 微管状排列，围绕着外层至密纤维。它还包含螺旋状排列的线粒体鞘，也围绕外层致密纤维。外层致密纤维，富含二硫键，不是收缩蛋白，而是为精子尾部提供能够向前运动的强性强度。与中央段结构相似，主段有数个外层致密纤维形成的纤维鞘，纤维鞘由纵向的柱体和横向的辐条组成。尾段是精子尾部的最远段，包含纤毛轴样结构和纤维鞘。除尾段区域外，整个精子都被高度特异性的质膜包绕，可以调控离子和其他分子的跨膜运动。

精子是一个非常复杂的遗传和代谢工厂。鞭毛轴丝周围的 75 个线粒体含有有氧代谢所需的酶，并产生三磷腺苷（ATP）为细胞供能。线粒体是一种半自主的细胞器，它为细胞供能，也可以通过释放细胞色素 C 诱发细胞凋亡。线粒体由内外两层膜组成。5 个不同的呼吸链复合物分布在内膜上，为 NADPH 脱氢酶、琥珀酸脱氢酶、细胞色素 *bc*1、细胞色素 C 氧化酶、ATP 合成酶复合物提供必要的工作条件。鞭毛轴丝内的酶和结构蛋白能将 ATP 提供的化学能量转化为机械运动。精子头部区域的细胞膜内含有专门参与精卵融合反应的蛋白。

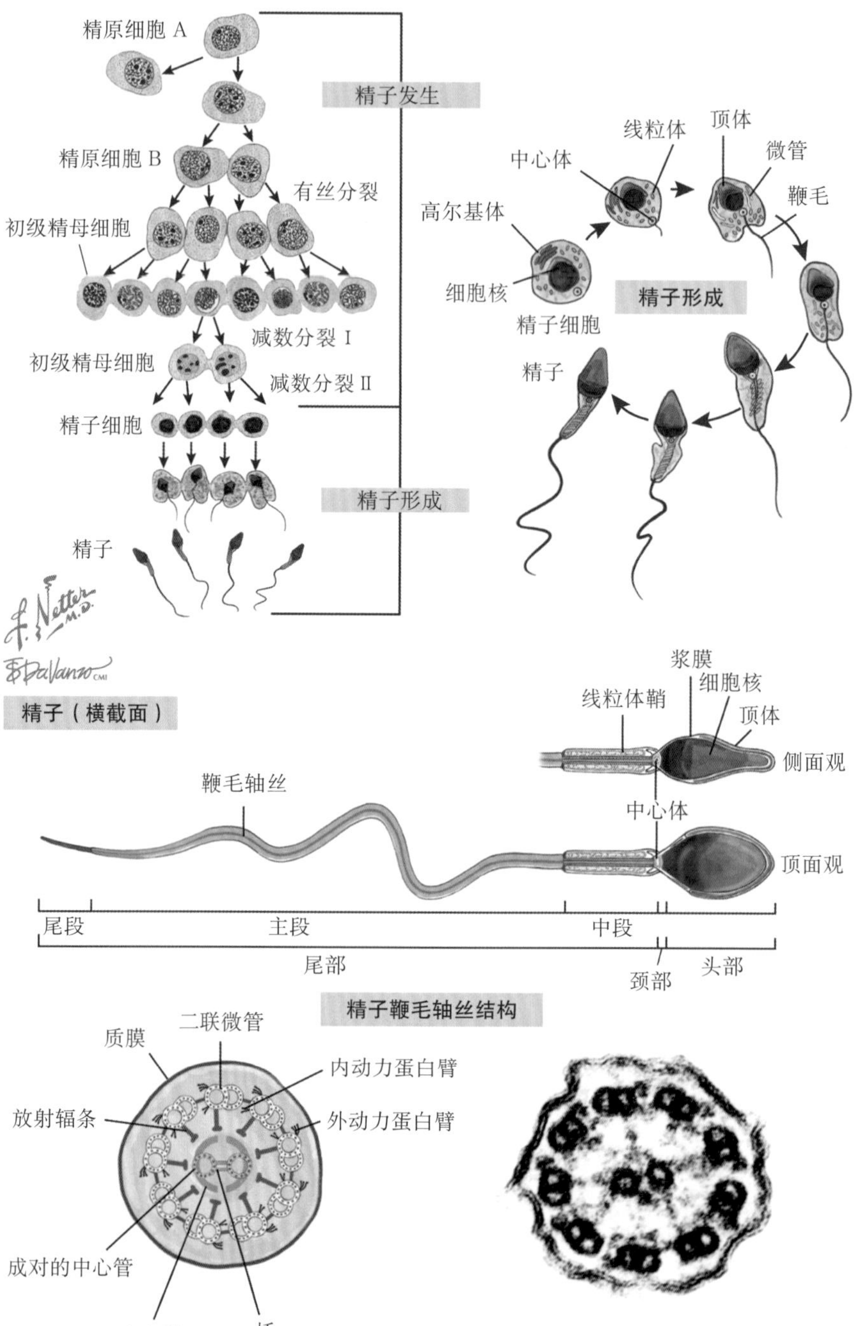


鞭毛轴丝是精子的动力装置，共有 200～300 个蛋白参与其功能。其中微管结构是被了解得最多的部分。精子微管为经典的 9+2 结构，9 个外围的二联微管围绕着成对的中心管排列。动力蛋白从一个微管延伸到邻近微管，导致鞭毛轴丝内外臂的形成。外臂产生突变的精子运动能力会降低，内臂产生突变的精子则会丧失运动能力。每个微管与中心管之间具有放射辐条连接，由特异性蛋白形成。筑丝蛋白（tektin）与外围微管相关，而微管连接蛋白（nexin）负责外围微管之间的连接并维持鞭毛轴丝的圆形外形。

## 二、精液分析与精子形态

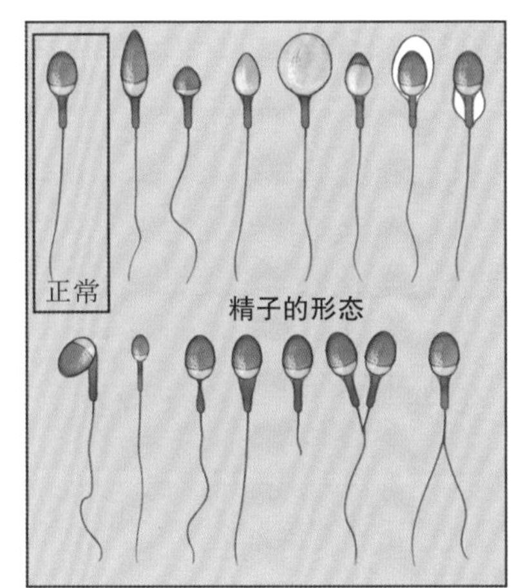


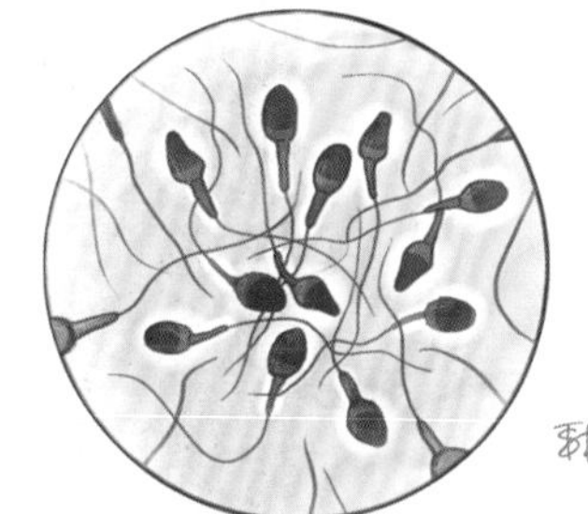
显微镜下的精子

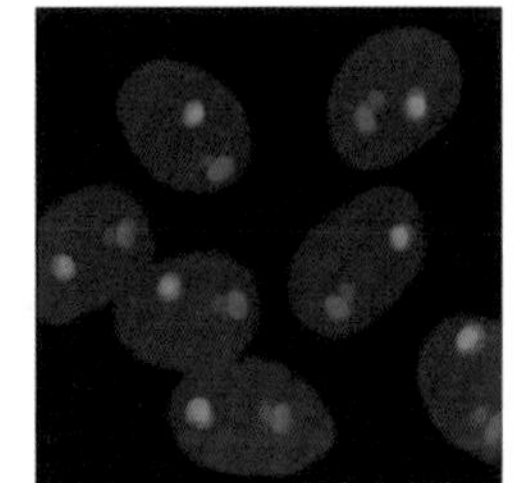

抗精子抗体检测（免疫珠方法）

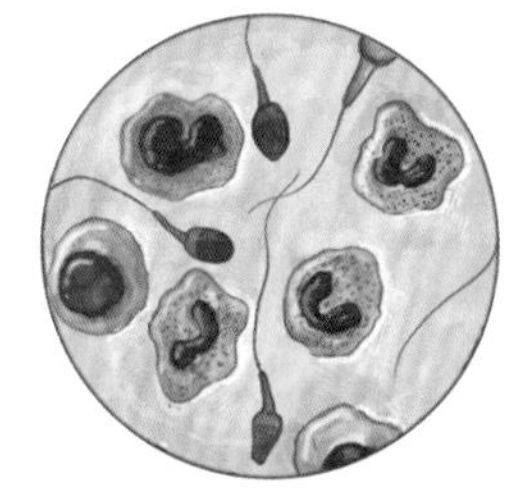
精液中的白细胞

精子染色体检测（FISH 方法）

尽管精液分析不能真正测量生育能力，但是不正常的分析结果往往提示受试者生育机会低于正常。由于精液质量具有较大的生物变化性，对于一份男性不育症的分析报告，需要在禁止性生活 2~3 d 后取得 2 份精液分析结果才能做出。精液样品保存温度应与人体一致并避免润滑剂的影响。

世界卫生组织的专家一致给出了人体精液分析的正常值。新鲜精液是凝固物，在射精后 5~30 min 液化。液化后，测量精液黏度，不应出现任何滞留现象。一次射出的精液量至少应有 1.5 ml，否则无法缓冲阴道中的酸性物质。尽管大多数情况下射精量过少是由于收集方式不正确导致的，但其也可以提示逆行射精、射精管梗阻、雄激素缺乏的发生。精子浓度应大于 2 千万 /ml。导致精子浓度低于正常的原因可能是药物、射线暴露、系统性疾病、激素失调、精索静脉曲张、单侧阻塞及各种遗传综合征。评估精子运动能力有两个方面：运动精子所占的比例及精子运动的质量。50% 的精子运动能力可达到平均水平或评分则视为正常。精子运动能力低于正常是精液分析最常见的结果，其原因各种各样，并且常常是可逆的。

然而，最近正是在精液分析的既定正常值上出现了争论。众所周知，精子的产生受到个体差异、地理差异及季节性波动的影响，同时关于不育和正常生育夫妻之间的对照研究显示可能存在另一个更恰当的阈值。当进行精液质量评估时，必须意识到精子的发生需要 60~80 d，因此一份个体的精液分析结果反映了之前 2~3 个月的生物学影响。同样的，用于提高精液质量的药物和手术治疗也只能在数月之后才能显示出效果。

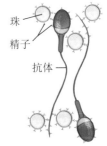

尽管存在季节性波动，但精子的产生在人体内是一个迅速且相对常态的过程。这是由精子发生在生精小管中的解剖学分布特点决定的。一个精子发生的循环涉及原始生殖细胞分裂为稍晚期的生殖细胞。而在同一时刻，从形态学上可以观察到许多精子发生的循环在生殖上皮上共存。此外，在管状空间内精子发生的循环有一种特异的结构，称为精子发生波。尽管在其他哺乳类中已经被很好地描述出来，但在人类精子发生波的确切结构上还存在争议。其中最好的证据表明人类精子的发生显示出螺旋上升或螺旋状的细胞排列方式，证明了精子的发生是一个持续的过程而非脉冲式的。

关于精子形状的评估称为形态学评估。其中有数个评分系统，每个系统内会根据特定的尺寸标准认定一个精子是正常的或异常的。尽管这就像根据封面来判断一本书一样，但从 20 世纪 80 年代后期，精子形态就被认为与通过体外受精反映的男性生育潜力相关。对于区分生殖功能正常的精液和没有生殖功能的精液来说，正常形态精子百分比在所有关于精液质量的参数中是最好的。尽管其并没有一个界限值用来诊断是否具有生殖能力。毒物、职业射线暴露、精索静脉曲张、发热、药物及系统性疾病都可能改变精子形态。看起来精子形态是睾丸总体健康的敏感指标，因为精子的形态特点是在精子发生过程中决定的。

另一个生育能力检测可以评价精液环境是否异常，这可能导致男性不育症的发生，其中包括对精液中过多的白细胞和抗精子抗体的检测。抗精子抗体可以抑制精子在女性生殖系统内的运输并干扰受精过程中的精卵融合反应。精子遗传学也可以对原位杂交技术中染色体的常态进行直接的评估。这些检测可以作为常规精液分析标准的补充，更好地评估受精机会。

## 三、无精症Ⅰ：精子产生障碍——基因

男性不育症中有很大一部分是由于潜在的遗传因素导致的。现在对于男性不育症的遗传学检测主要基于对精子浓度异常的检测。然而，很显然附睾在精子运动能力的发展中起着重要作用，并且共有 200~300 个基因调控精子运动能力。因此，随着基因组学方面认识的提高，关于精子异常运动的基因检测在未来也将成为常规。

遗传突变通常可分为三种类型。其中最简单的是单个基因的点突变，遵循孟德尔遗传学规则。第二种是染色体病，其中染色体的整段都会发生结构或数目上的改变。结构缺陷可以导致染色体上遗传物质的丢失、增多和交换。染色体数目缺陷导致额外染色体的出现或正常染色体的丢失。第三类是多基因或多因子的遗传缺陷。以上是最常见的缺陷，涵盖了大部分人体生物学异常，同时还存在着较为罕见的第四类遗传缺陷，称为线粒体病，由亚细胞器上的非染色体 DNA 突变引起。

染色体异常

丢失

复制

倒置

易位（平衡，倒序）

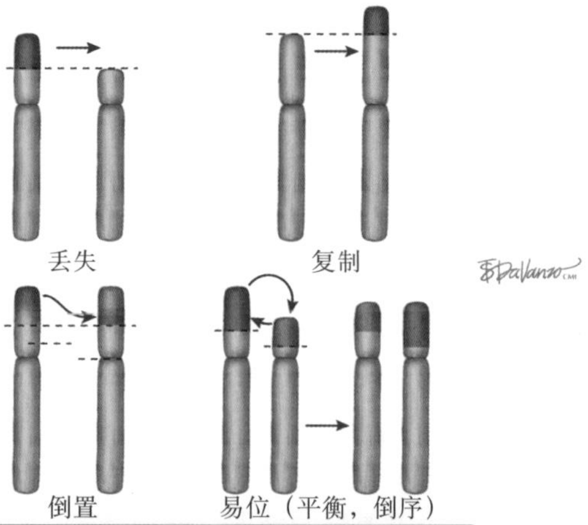

正常染色体核型光谱分析

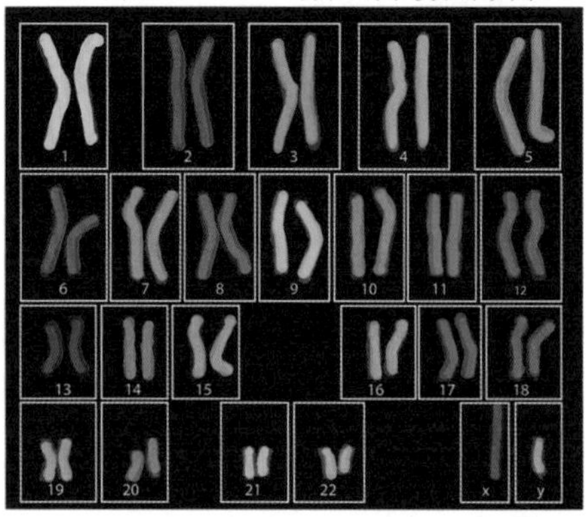

拟常染色体区 1　着丝点　异染色体　拟常染色体区 2

Yp　AZFa　Yq

P5/近端-P1（AZFb）

P5/近端-P1

P4/远端-P1（AZFb/c）

AZFc（b2/b4）

Y 染色体解剖及微丢失

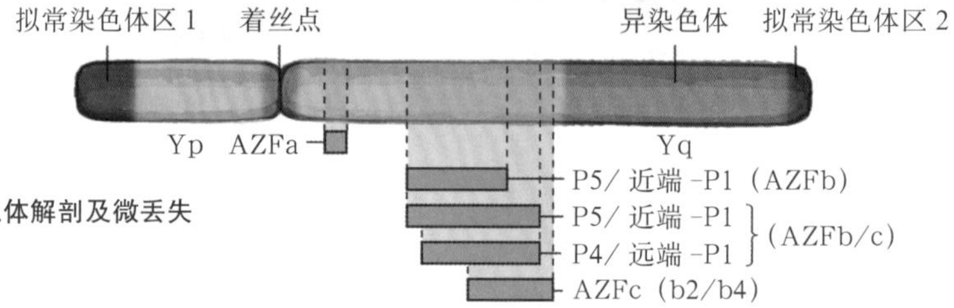

2%~15% 的无精症或严重少精症患者存在常染色体或性染色体的异常。利用血液样品进行细胞遗传学分析可以判断是否存在这种遗传异常。细胞遗传学分析结果异常的病人有患睾丸萎缩、高促卵泡激素（FSH，见专题 1-4）水平及无精症的风险。Klinefelter 综合征（47，XXY）是无精症患者中最常检测到的性染色体病。

其他低精子浓度的遗传病因包括 XYY 综合征，该病患者具有身材高大、智力低下、易患白血病、进攻性强及反社会倾向的特点。染色体易位和倒置也是男性不育和精子数量低下的一个常见病因。染色体之间的片段交换为染色体易位。染色体上两点之间的片段反序为染色体倒置。这样的改变可能导致重要基因序列的中断或者经由染色体的质量失衡来干扰减数分裂中的染色体配对。许多染色体易位跟男性不育相关，特别是相互易位和罗伯逊易位（涉及染色体 13，14，15，21 和 22）在不育男性中的发生率是正常人群的 8 倍。类似的综合征还有强直性肌营养不良、Noonan 综合征、46XX 男性综合征、混合性特纳综合征、镰状细胞贫血、先天性肾上腺皮质增生症、Kallmann 综合征（见专题 3-17）、Prader-Willi 综合征以及肯尼迪病。它们都是罕见病，但在男性不育症当中却是被经常报道的遗传病因。

Y 染色体不仅与男性生育有着紧密联系，还被广泛认为是一个基因黑洞，一个演变后的 X 染色体的残余部分。很显然 Y 染色体有男性的性别决定基因片段（睾丸决定区，SRY），但其上也有控制身材、牙釉质及多毛耳朵等看上去不那么重要的基因片段。现在，人类 Y 染色体的基因序列已经被完全解码，作为一个生育染色体，其具有独特的结构。1976 年有人提出假设认为 Y 染色体长臂上的基因缺失是无精症的原因，这个理论上的基因片段被称为无精症因子（AZF）。现在无精症因子片段的基因缺失位置类型（微缺失）被细分为 AZFa，b，c 三个亚区。有 7% 的少精症患者和 15% 的无精症患者存在 Y 染色体长臂上一个或多个基因片段的较小的潜在缺失。AZFc 片段的 DAZ 基因的丢失是不育男性中最常被观察到的微缺失。这类男性可以通过体外受精和卵细胞胞质内单精子注射来获得生育机会。一项基于聚合酶链反应的血液检测可检出外周白细胞内 Y 染色体的类似基因缺失。建议对精子数量少或无、睾丸小而萎缩的患者行该项检查。

## 四、无精症Ⅱ：排精管路梗阻

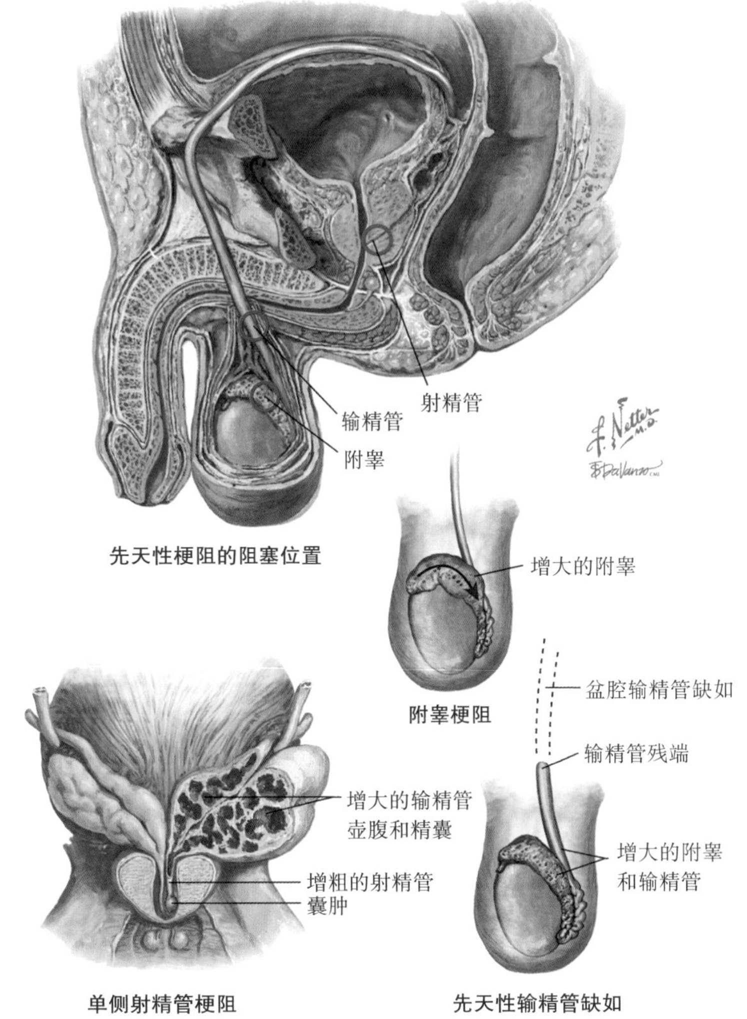


精子离开睾丸之后要经过的管路系统梗阻称为排精管路梗阻，是导致无精症的原因之一。睾丸后的生殖管路包括附睾、输精管、精囊以及与射精相关的器官（见专题 3-3）。管路梗阻可分为先天性和获得性。先天的管路梗阻有 65% 位于附睾，30% 位于输精管，还有 5% 位于射精管水平。罕见情况下，睾丸内的输出小管（见专题 3-3）梗阻也有可能发生。

先天性梗阻最常见的原因是囊性纤维化（cystic fibrosis，CF）或其变异、输精管先天性缺如（congenital absence of the vas deferens，CAVD，见专题 4-22）。囊性纤维化是美国最常见的常染色体隐性遗传病，有致死风险。囊性纤维化的男性患者在胚胎发育期缺少中肾管，进而缺少由中肾管分化而成的附睾、输精管、精囊、射精管。输精管先天性缺如是囊性纤维化的一种粗糙的表型，会简单地表现为不育，占该病的 1%～2%。检查可发现其单侧或双侧的输精管缺如。多达 80% 的患者可检测出囊性纤维化的基因突变。此外，15% 的患者伴有肾畸形，多为单侧肾发育不全。通过查体和经直肠超声（transrectal ultrasound，TRUS，见专题 4-12）发现精囊、输精管壶腹部或者射精管发育不全或生长受限可诊断此病。大部分病人不能进行显微手术重建，需要取精术（见专题 5-7）来进行辅助受孕。

先天性附睾梗阻在健康人群中相对少见。它可能继发于不明原因的感染，有证据表明它也与囊性纤维化有关，因为 1/3 的患者存在囊性纤维化相关基因的突变。这种梗阻通常能通过显微手术纠正。

杨氏综合征表现为慢性鼻窦炎、支气管扩张及梗阻性无精症。其病理生理学机制尚不明确，但可能与纤毛功能和黏液性质异常有关，从而造成体液凝固以及正常附睾内管道的阻塞。该病患者精子发生通常是正常的，也能够通过显微手术重建生殖管道的连续性。

成年人多囊性肾病是常染色体显性遗传病，其表现为肾、肝、脾、胰腺、附睾、精囊及睾丸上的多发囊肿。通常在 20—40 岁发病，表现为腹痛、高血压及肾衰竭。不育通常继发于附睾或精囊中囊肿的阻塞作用，可以通过显微手术治疗。

射精管是连接输精管、精囊与尿道间的精细的成对胶原管道。它的梗阻会导致不育，占无精症患者病因的 5%。其原因可能为先天性的中肾旁管、中肾管囊肿或闭锁，也可能是精囊结石、术后或炎症瘢痕组织。临床表现为血精、射精疼痛及不育。射精量过少，经直肠超声发现膨大的精囊或射精管可以确诊。内镜下行射精管切除术可恢复生育能力并减轻症状（见专题 5-9）。先天性射精管梗阻中很大一部分与囊性纤维化的基因突变有关。

获得性排精管道梗阻的最常见原因为输精管结扎。美国每年有 1 百万～3 百万男性为了避孕接受输精管结扎，大约有 5% 的人希望输精管恢复到结扎前的样子，最常见的原因是再婚。腹股沟疝的手术可能导致腹股沟区走行的输精管梗阻，尤其是那些运用了网状补片的病例。管周炎症被认为是其导致梗阻的原因。类似结核菌、大肠埃希菌（大于 35 岁男性）的细菌感染或沙眼衣原体感染可以通过瘢痕形成导致输精管梗阻，显微手术对其中一部分病例有治疗效果。通常为了鉴别无精症患者的病因是管道梗阻还是精子发生异常，需行睾丸活检（见专题 5-6）。如果活检结果正常，即可确诊为梗阻。先通过精囊造影进行对生殖管道的术前检查，然后行显微手术重建排精管道。

## 五、无精症Ⅲ：生殖系统显微手术

与包括体外受精和卵细胞胞浆内单精子注射在内的辅助生育技术相比，显微手术在男性不育的治疗中更加成熟且费用低。手术还尝试纠正特殊的病理结构，同时让怀孕发生在家中而不是实验室里。显微手术作为一个手术学科，它的兴起受益于三个进步：①光学放大技术的改进；②更加精密的显微缝线和显微针具的发展；③更小更精细的手术器械的规模化生产得到实现。泌尿外科显微手术最开始应用于肾移植以及输精管结扎恢复术。从早期简陋的条件（使用当地珠宝店借来的镊子和使用人发作为缝合材料）到现在高度精密化的状况，显微手术得到了飞速的发展。

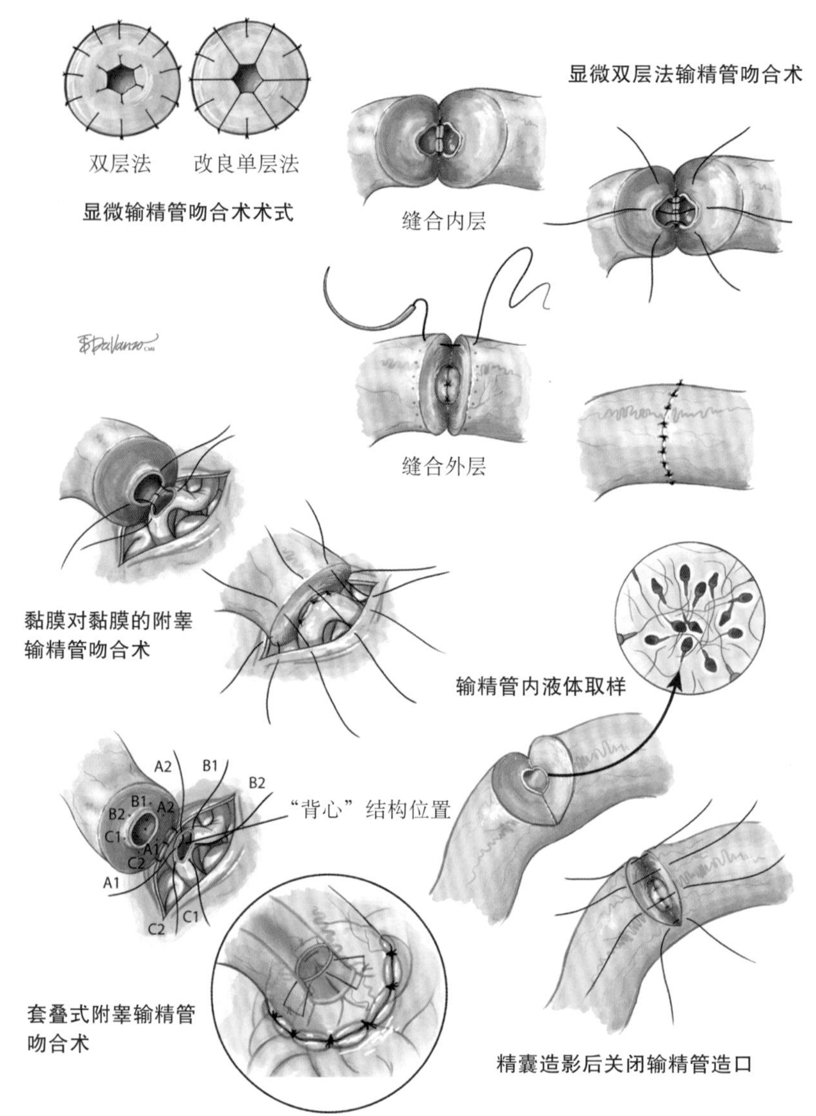


泌尿外科中最常见的显微手术是输精管结扎恢复术。其最常见的原因是患者再婚以及想要更多的孩子，偶尔也会有不幸的患者有输精管结扎术后出现的慢性疼痛或者由于意外丧子而想再要一个孩子。感染、先天畸形、外伤以及手术史也是输精管吻合术或附睾输精管吻合术的适应证，不过不那么常见。对于 FSH 和睾酮水平正常且睾丸大小正常但患有无精症的病人来说，生殖道梗阻是可能的原因。

输精管梗阻通常可通过输精管吻合术纠正，尽管有包括改良的单层吻合和严格的双层吻合在内的几种术式，但没有证据表明哪种更好。重要的是手术显微镜的光学放大带来了进步，包括可以使用更细的缝线、减少了瘢痕形成和失败概率。然而手术成功最关键的因素是手术经验。在最棒的医师手中，输精管吻合术的成功率可以达到 95%～99%。

在输精管结扎恢复术中，会在输精管结扎点下方切断输精管。如果输精管流出的液体中没有精子，说明在附睾小管处可能存在一个继发的梗阻。输精管结扎术后时间越长，输精管残端后的压力就越大，从而在 18 英尺（1 英尺 =0.3048 m）长的附睾小管上的某个点引起破裂，破口恢复后就会形成梗阻。在这种病例中，输精管壶腹必须连接到附睾小管邻近破裂点的地方才能绕过两个梗阻位置，从而重建生殖道的连续性，这种手术被称为*附睾输精管吻合术*。

在附睾输精管吻合术中，需要打开睾丸鞘膜以暴露附睾。检查附睾，选出邻近梗阻位置膨大的附睾小管。现在通用的附睾输精管造口术有两种：黏膜对黏膜的端侧吻合术以及套叠术。在传统的黏膜吻合方法中，打开的附睾小管和输精管断端之间以 4～6 根在管周以放射状分布的显微缝线相连。吻合口内层互相支撑，外层以缝线加固。在套叠术中，会在打开的附睾小管外放置一根、两根或三根“背心”显微缝线，使附睾小管能套入输精管中，理论上会形成一个水密封口。在附睾输精管吻合术后，60%~80%的患者能在射精中出现精子。

在先天性附睾梗阻的病例中，除了一个重要的不同外，治疗方法的其余部分与输精管结扎恢复术基本相同。由于不存在医源性的输精管梗阻，对输精管内液体的取样和对输精管的检查都是通过造影来完成的。在穿刺或半切开阴囊输精管的直段后，会按从阴囊到膀胱的方向注射稀释的染料或对比剂。在透视平片中，输精管、精囊、射精管的轮廓会显现出来，梗阻的位置也能被确定。此外，如果在睾丸侧的输精管内液中未检出精子，则意味着附睾内存在梗阻。根据这些信息，可以准确定位梗阻的位置，然后用输精管吻合术或附睾输精管吻合术重建生殖管道系统。

## 六、无精症Ⅳ：诊断程序

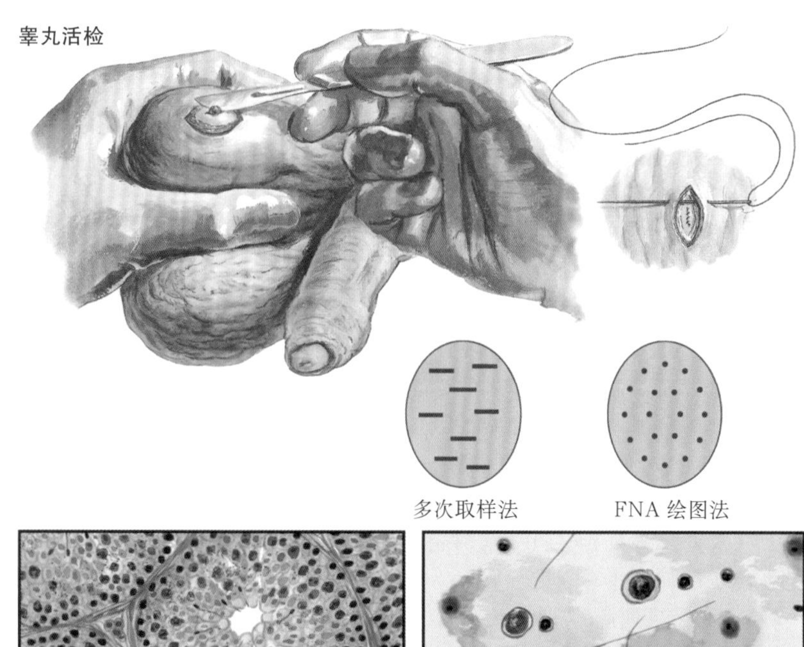


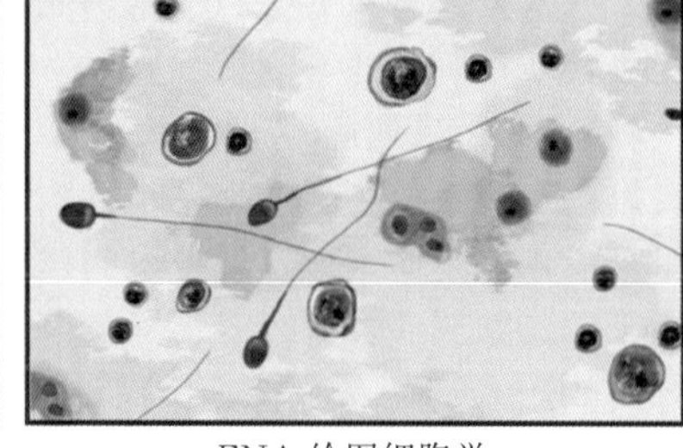


睾丸活检组织学

FNA 绘图细胞学

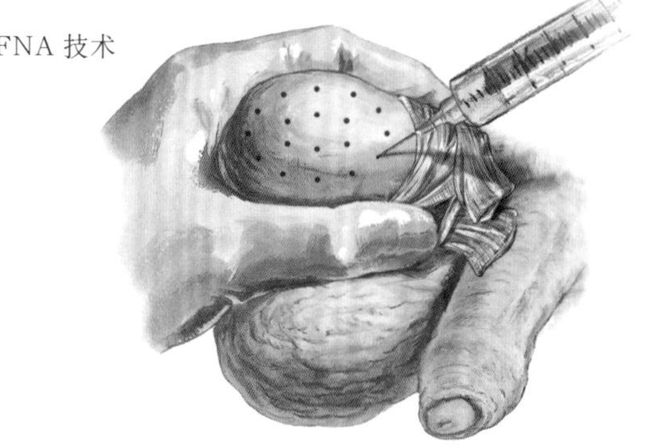


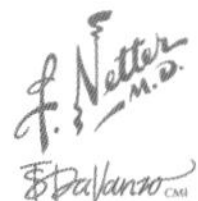

对一个不育或无精症患者的诊断涉及对精子发生的直接评估，这对于判断无精症是梗阻性的还是非梗阻性提供了决定性的证据。睾丸活检是最常用于评估精子发生的手段。这种技术应首先行局部麻醉，在阴囊壁及睾丸白膜上切开一个小口，取出一小部分楔形的睾丸组织，检测其组织结构，输精小管的结构和细胞的成分。另一种方法是经皮穿刺取得睾丸组织，类似前列腺穿刺。尽管有数个关于睾丸生精上皮组织学的优秀描述见诸报道，但没有一种个体分型能作为标准被广泛接受。

少精症的病例中很少应用睾丸活检,因为生殖道不全梗阻是很罕见的。此外，虽然单侧睾丸活检已经能够诊断流出道梗阻，但是如果发现不对称睾丸，双侧睾丸活检能够保证给出最好的病理诊断。

如果精子生成正常，那么对生殖道梗阻的正式检查就可以从精囊造影摄片开始了。不正常的精子生成意味着非梗阻性无精症。睾丸活检有可能显示出癌前病变、管内生殖细胞肿瘤，它们会在受影响睾丸内扩散至整个球体。这种发现在对侧已有生殖细胞肿瘤的患者中占 5%，并且相对正常生育男性来说在不育患者中更为常见。

随着体外受精和卵细胞胞质内单精子注射技术的发展，近来睾丸活检有了新的适应证，用来检测非梗阻性无精症患者的睾丸中是否存在可用于辅助生育的成熟精子。单次睾丸活检可以在 30% 的非梗阻性无精症患者中发现精子，在睾丸衰竭的病例中，会应用其他手术或非手术的方法以提高精子的“产量”。

很显然，非梗阻性无精症患者在睾丸内存在精子生成的“病灶”区域，否则无法解释成熟精子的出现，这导致了更复杂的睾丸活检方法的发展，包括多次活检技术和经皮细针抽吸（FNA）睾丸“绘图”。因为单次睾丸活检可能出现采样误差，这些改良方法的原则就是通过更密集的采样减少这种误差。作为回报，精子检测率上升到了 60% 或更高。在多次采样技术中，会对 4~6 个睾丸不同区域采样行活检，从而提高在样本中找到精子的机会。

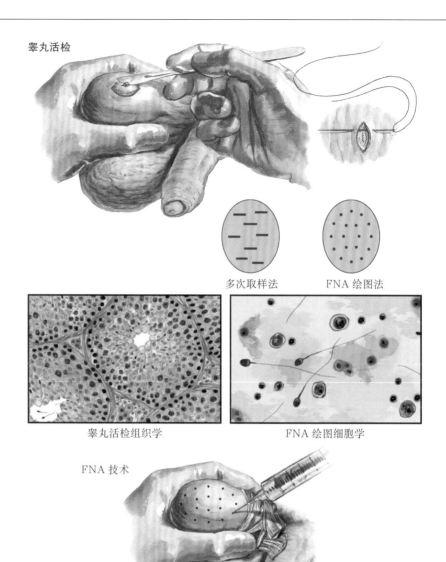

跟其他“开放”或经皮睾丸穿刺等活检方法一样，细针抽吸活检绘图是在局部麻醉下进行的。然而跟其他技术相比，得到的每份样本更小，其检查方法为细胞学组织学。这也是诊断流程的一部分，通过其提供的睾丸“地图”，可以为将来可能的创伤更大的取精术提供依据。在 FNA 绘图中，会用一块纱布包住睾丸和阴囊，这样方便控制睾丸以及可以把阴囊皮肤固定在睾丸上。经皮针吸点在睾丸皮肤上根据模板被标记出来，相距 5 mm。针吸点的数量根据睾丸大小可以从每个睾丸 4（用来证实梗阻）到 15（对非梗阻性无精症）个不等。FNA 采用一根尖端为斜面的细针，使用既定的吸力采样技术。通过精确而轻柔的刺入拔出动作来吸取组织碎片。完成吸取后，组织碎片被放到载玻片上，轻柔地抹平，使用 95% 的乙醇固定。对每个针吸点加压止血并对取样制片行常规巴氏染色，细胞学家会阅片以判断是否存在有尾成熟精子。如果检测到精子，那么在体外受精 - 卵细胞胞质内单精子注射时就有很高的机会为所有的卵细胞找到足够的精子。

## 七、治疗性的取精术

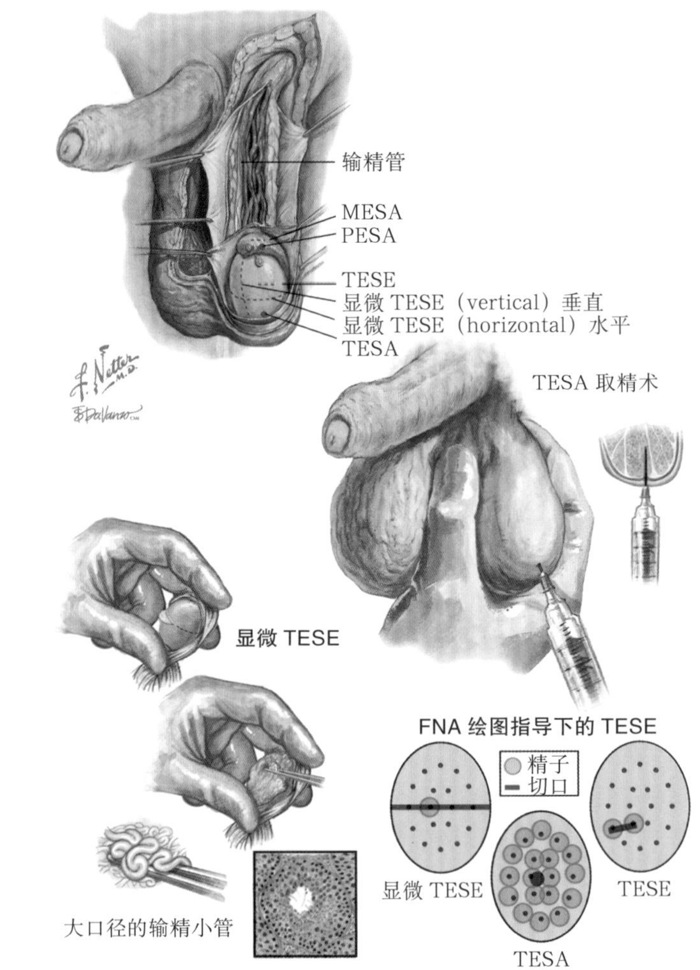


取精术就是在男性生殖道内的器官里收集精子。取精术始于 1985 年，10 年之后卵细胞胞浆内单精子注射技术出现，取精术结合体外受精和卵细胞胞质单精子注射为严重的男性不育患者提供了做父亲的机会。在梗阻性的不育患者中，可用于取精术的器官为输精管、附睾、睾丸，在非梗阻性无精症患者中，只能从睾丸取精。虽然从精子正常的男性中取精并不困难，但在睾丸衰竭及非梗阻性无精症患者身上取精则会非常困难。

在输精管前列腺或骨盆段水平具有排精管路系统梗阻的患者是管内精子吸引术的适应人群。该技术同样适用于因为糖尿病或脊髓受伤导致射精障碍的患者。管内精子吸引术可以在体外受精的取卵术前一天或同时进行，其操作在某种程度上与输精管结扎术相似。通过阴囊穿刺，找到输精管。在光学放大条件下，在输精管壁上行穿刺或小切口以进入管腔。吸取精子及液体，待得到足够的精子后，通过显微手术关闭切口，对于穿刺点则不需要关闭。经过了附睾的催熟，管内的精子是取精术可以取得的精子中最成熟的或者可以说最具有生育功能的精子。因为这种精子可以不通过卵细胞胞质内单精子注射而实现宫内受精或体外受精。

对于先天性输精管缺如（CAVD），或者由于手术、创伤或感染导致输精管瘢痕形成的患者，可行附睾精子吸取术。附睾精子吸取术有两种方式。一种是显微镜附睾精子吸取术（MESA），通过显微手术暴露附睾，从某个附睾小管中吸取精子；另一种是经皮附睾精子吸取术（PESA），在经皮穿刺附睾后盲吸精子。两种技术最重要的不同在于 MESA 从单个附睾小管内取样，而 PESA 从多个附睾小管内取样，因此 PESA 取得精子的可靠性和产量比 MESA 要低。由于附睾精子成熟程度不如输精管内精子，它们需要 IVF-ICSI 才能成功怀孕。

三种精子吸取术中最新的一种——睾丸精子吸取术，在 1993 年被首次报道，比 ICSI 的出现晚了一年。它证明了精子不需要通过附睾及其催熟过程也能使卵细胞受精（通过 ICSI）。睾丸取精术适用于梗阻性的患者，对很多非梗阻性无精症的患者也有效。对于梗阻性患者可以用过针吸（TESA），经皮穿刺或开放手术活检（TESE）取精。TESA 中，需要握住睾丸，保持附睾在睾丸后方，通过绷紧的阴囊皮肤，刺入空心针（16-23 号）从睾丸吸取精子。

在非梗阻性无精症患者中，往往需要睾丸组织取样（TESE）才能获得能用于 IVF-ICSI 的足够精子。为了提高找到精子的可能性，出现了多次取样的 TESE，即取多个组织样本，直到找到足够多的精子。多次取样 TESE 有一个变种为显微 TESE，通过一个大切口暴露整个睾丸组织，在其上取得多个样本。这样可以利用手术显微镜检查整个睾丸组织床，寻找较粗、较白、较为不透明的输精小管，这样的输精小管更可能具有正在进行的精子发生。

细针抽吸分布图引导下 TESE 使用一种诊断性的绘制分布图程序来指导为 IVF-ICSI 而行的取精术。在 IVF-ICSI 之前已经知道在非梗阻性无精症患者睾丸内存在精子，利用这一点，可以用分布图的信息指导 TESE。根据分布图上精子的位置、密度、数量，可以采用包括 TESA、TESE 或者显微 TESE 在内的任一种取精术。

精子冷冻和解冻技术是无精症患者治疗中巨大的进步。它简化了辅助生殖程序的安排，缩短了其时间，给生殖专业泌尿外科医师的时间安排带来了便利，同时实现了不需要重复取精就能拥有多次机会进行 IVF-ICSI 辅助怀孕的目的。

## 八、射精障碍

虽然射精通常被看作一个动作，事实上它分为排精和射出两个步骤。在排精阶段，精液就像子弹上膛一样进入前列腺部尿道。之后骨盆肌有节律地收缩，从而导致精液以大约每秒 1 次的频率从阴茎强力射出，形成一连串的喷射。射精跟性高潮是不同的，后者是与射精紧密相关的以大脑为中心的事件。

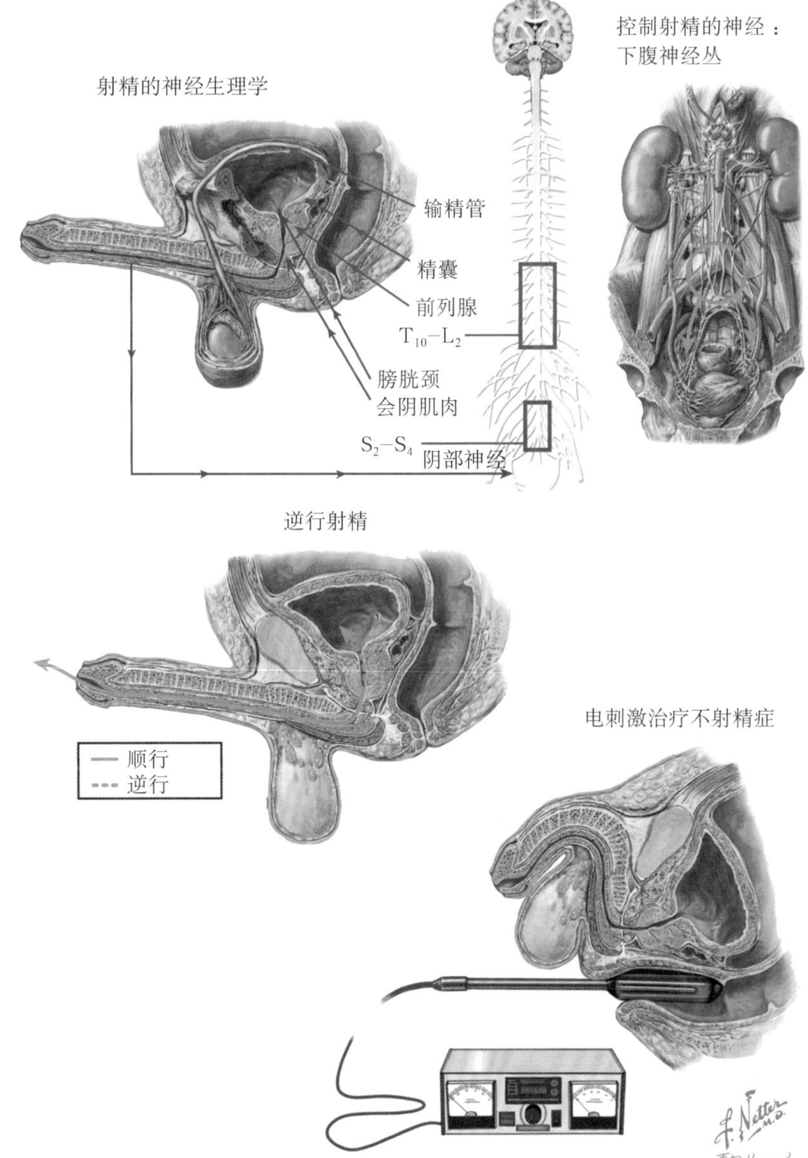


射精障碍中，性高潮时没有精液产生称为精液缺乏。这跟无精症（见专题 5-3）不同，后者存在精液，但是其中没有精子。没有射出精液可能是射精失败（不射精症）或者精液射入膀胱内（逆行射精）。射精失败可以是终生的原发疾病（先天性性快感缺失）或者是获得性疾病（继发的性快感缺失）。它们的治疗策略不同，因此鉴别它们很重要。

跟打喷嚏类似，射精是一种脊髓反射。在反射被激发之后，两者都存在着一个临界点。射精由两套神经系统共同控制：交感神经系统控制排精步骤，躯体神经系统控制射出步骤。交感神经系统发起于 $T_{10}$—$L_2$ 水平的胸腰段脊髓。它们形成下腹交感神经丛，走行于背部和骨盆的主动脉前方。射出步骤由躯体神经系统的阴部神经（$S_2$—$S_4$）控制。任何一个神经系统的信号输入中断都会导致射精障碍。

**1. 早泄** 男性从插入阴道到射精的平均时间是 9 min。早泄指在插入阴道的 1 min 内达到高潮或者射精过早以至于性伴侣无法满足。30% 的成年男性存在早泄，这也是最常见的男性性功能障碍。勃起障碍、焦虑及神经超敏都能导致早泄，早泄是可以被治疗的。重要的是，虽然药物可以控制症状，延迟射精，但是巩固疗效往往需要通过性教育教会患者如何控制和满足。在很多病例中，继发性的早泄可以通过重塑勃起功能得到改善。

**2. 逆行射精** 只需要精液缺乏病史以及在射精后尿样中检出精子即可明确诊断。其病因有原发疾病，包括糖尿病、多发性硬化、脊髓损伤、脊髓拴系、脊柱裂；治疗药物包括 α 受体阻滞药、三环类抗抑郁药物、非那雄胺；手术包括经尿道前列腺电切术（TURP），膀胱颈 V-Y 成形术，直肠的、脊髓前部的及腹膜后的手术。逆行射精的治疗方法取决于其病因。如果是药物引起的，那就停用相关药物。口服 α 受体激动药可以使膀胱颈收缩，在射精时阻止精液进入膀胱。如果需要的话，也可以从膀胱内收集精子用作辅助生育。

**3. 不射精症** 该病可以是先天的或获得性的。先天性性快感缺失在男性中的发生率为千分之一。尽管没有快感，患者也可能出现睡梦中的精液排出。对原发性不射精症的治疗很困难，因为患者常常缺乏肉欲的意识。因为勃起和性功能不受影响，夫妻们通常只会在需要怀孕时才来就诊。此外，性教育是最有机会治愈该疾病的方法。以下的技术可以帮助患者解决生育问题，即前列腺按摩排精、收集夜间排出的精液来完成受精、用振动刺激阴茎、直肠探头电刺激射精或者取精术（见专题 5-7）。继发的或者获得性的不射精症同样可以由逆行射精的病因引起。不射精症也会继发于糖尿病、多发性硬化以及脊髓损伤。这些病例中，可以使用振动刺激阴茎，通过直肠探头电刺激射精或者手术取精术来达成受孕。

## 九、射精管梗阻

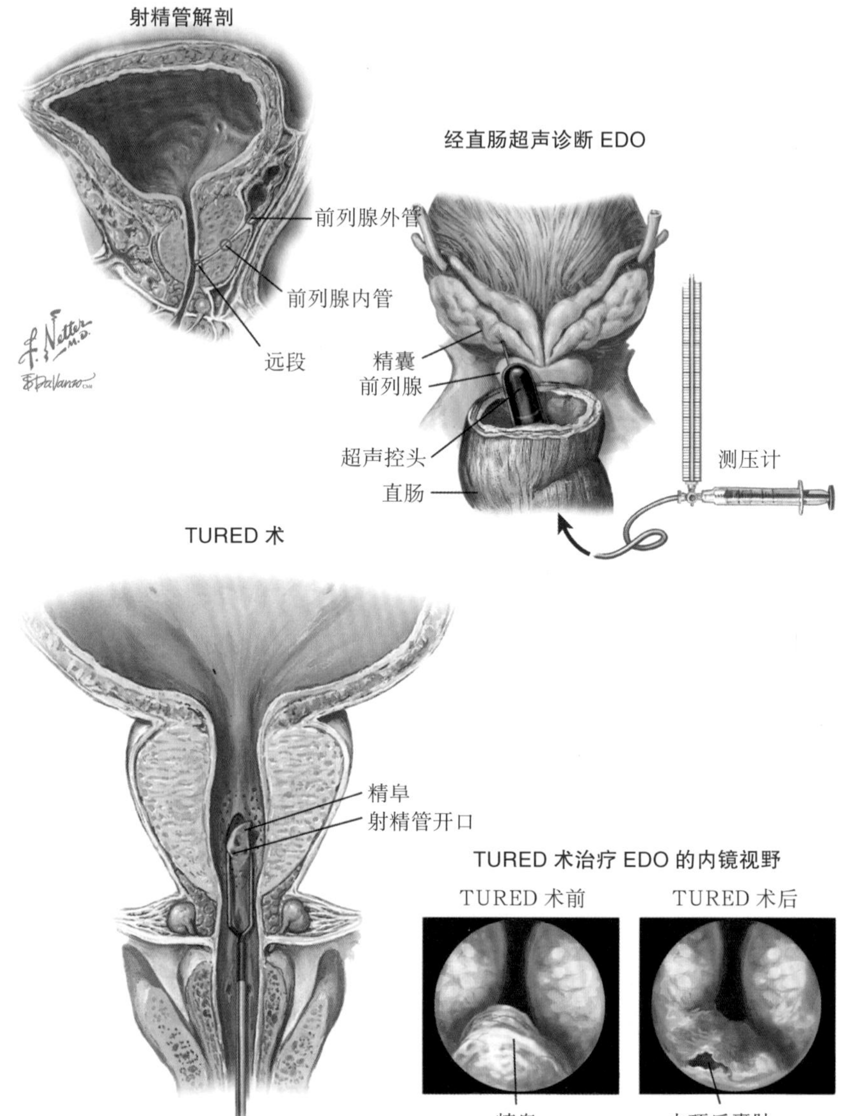


射精管梗阻（EDO）导致了 1%～5% 的男性不育。虽然首次被描述是在完全梗阻的无精症患者身上，但现在人们清楚地认识到 EDO 拥有更加复杂的解剖特点，并且可以被分为好几类。

射精管是成对的胶原蛋白组成的小管，起于输精管壶腹与精囊的连接部，穿过前列腺，在精阜位置进入尿道前列腺部。射精管可分为三段：前列腺外段、前列腺内的中段以及精阜内的远段。射精管插入尿道形成的锐角保持了射精节制，也防止了尿液反流。

从生理学方面看，精囊和射精管就像膀胱和尿道的关系一样。就像前列腺阻塞会导致膀胱出口梗阻一样，射精管内的物理性阻塞会导致射精管梗阻。根据类似的推理，就像膀胱肌肉病变会导致排尿障碍一样，精囊的神经功能性紊乱会导致射精管梗阻。有时，一个功能性的问题会被误诊为物理性的射精管阻塞，从而使 EDO 的诊断变得更加复杂。

射精管梗阻临床表现为不育、射精后疼痛或者血精。小容量无精症定义了完全或经典的 EDO 并且意味着双侧的射精管都出现了物理性阻塞。单侧完全的或双侧部分的梗阻会导致不全或部分的 EDO。两者都与低射精量、射精后疼痛或者血精中的一个或多个症状相关。然而，不全 EDO 与少弱精子症之间的关联是唯一的。

精囊结石、中肾旁管（囊状的）或中肾管（憩室的）囊肿、炎症后形成的瘢痕组织、药物或医疗状况、钙化、先天的管腔闭锁都可能导致射精管梗阻。如果有先天性梗阻，则需要行有关囊性纤维化基因突变的基因检测。经直肠超声可以发现膨大精囊、射精管囊肿、结石、管路缺失或者中肾旁管残余。EDO 的相关风险因素包括之前的尿路感染、附睾炎、会阴部创伤、长期睾丸疼痛以及会阴疼痛。停用会损害射精功能的药物是很重要的。虽然很少遇到，但是直肠指诊发现增大可触及的精囊提示 EDO。

EDO 的诊断程序包括精囊精子吸引术（不像存在梗阻的精囊，一个正常精囊内是没有精子的）、精囊造影（以类似血管造影的方法注射对比剂以定位梗阻）、精囊通色素法（精囊造影的变种，注射色素以直观的检查射精管是否通畅）。一项关于这三种技术的前瞻性研究认为，精囊通色素法是诊断射精管梗阻最准确的方法。

由于诊断部分 EDO 的复杂性，发展出了鉴别功能性的和器质性 EDO 的检查方法。类似膀胱出口梗阻的尿动力学概念，射精管测压测量了射精管的开启压力，即精囊内液体通过射精管进入尿道前列腺部的压力。可生育的患者射精管压力明显持续低下，低于 45 $cmH_2O$，而患有 EDO 的不育患者具有明显较高的射精管压力。基于诊断输尿管肾盂连接部和膀胱出口梗阻时应用的成熟完善的压力 - 流量概念，诊断性的射精管测压可以鉴别不全和完全的，以及功能性和器质性的 EDO。

一旦确诊 EDO，就可以在门诊麻醉下行经尿道射精管切除术（TURED）来治疗。类似用经尿道前列腺切除术来治疗良性前列腺增生（见专题 4-17），TURED 结合了膀胱镜检和中部精阜（对于完全梗阻）或旁边精阜（对于单侧梗阻）的电切术。如果手术操作正确，常可以见到浑浊的牛奶状液体从打开的小管内流出。术后放置 24 h 的导尿管。通常术后患者精液量会显著持久地增多。

（陈代晖　肖云翔　译）

第 6 章

# 外　阴

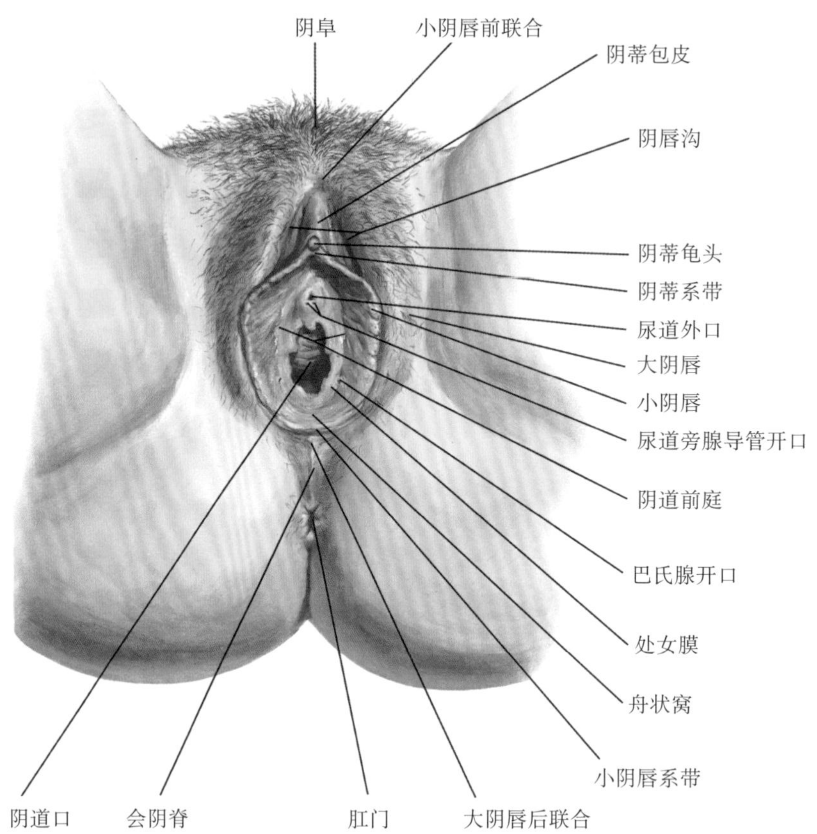


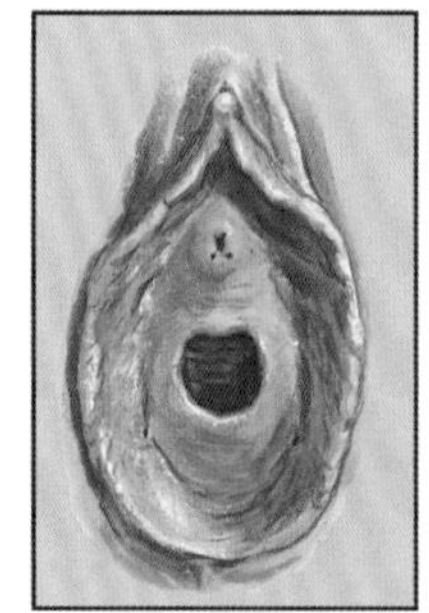
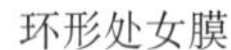
环形处女膜

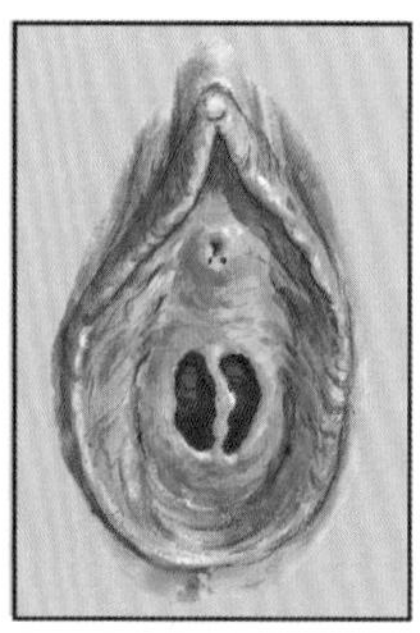
隔形处女膜

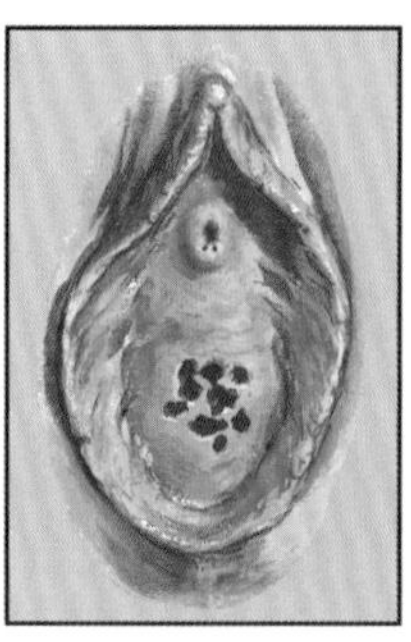
筛孔形处女膜

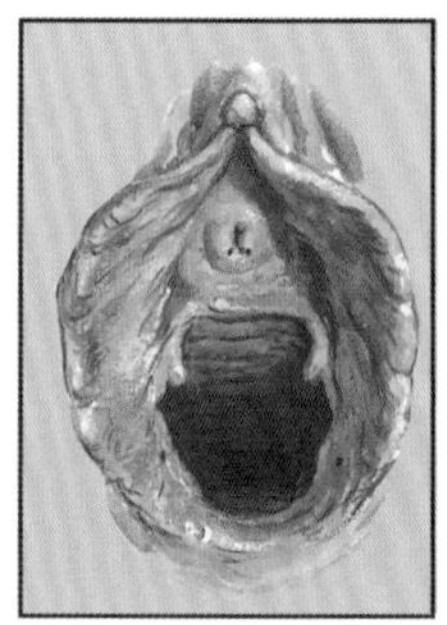
经产阴道口

## 一、外生殖器

外阴是指女性生殖道在会阴区可从外部直接看到的部分。覆盖于耻骨联合上方的阴阜是脂肪隆起，由阴毛被覆，后者在性交时起到干性润滑剂的作用。阴阜下方的两条纵行的椭圆形皮肤皱褶称为大阴唇，可以起到关闭阴裂的作用。大阴唇包含大量脂肪、皮脂腺和汗腺，表面有毛发覆盖。双侧大阴唇前方于阴阜处融合称为前联合，后方可见纵行的皮褶称为后联合或阴唇系带。在阴唇系带与阴道口之间可见一个浅舟状凹陷称为舟状窝。小阴唇是薄软、有色素沉着的皮肤皱褶，前方覆盖阴蒂，侧方与前庭相接，并向后方延续逐渐消失。小阴唇的表皮没有毛囊，缺乏汗腺，富含皮脂腺。大阴唇及一部分小阴唇的表皮与其他区域的表皮在皮肤病理学上相近。

位于耻骨联合下方的阴蒂呈小圆柱形、具有勃起功能，由两个阴蒂足、阴蒂体和阴蒂头组成。阴蒂足深入贴附于坐骨耻骨支的骨膜。两个阴蒂足融合形成阴蒂体，并由疏松的包皮覆盖最终形成阴蒂头。只有阴蒂头是在小阴唇的裂隙中可见的。当暴露于过量雄激素后，阴蒂异常增大时，可以用阴蒂指数(阴蒂的长度和宽度的积，以 mm 计算；正常 $<35mm^2$) 来评价增大的程度。

阴唇之间可以显示阴道前庭，其内可见处女膜、阴道口、尿道肉阜、斯基恩腺和巴氏腺导管开口。尿道肉阜是位于阴蒂下方 2 cm 的小乳头状突起。在尿道口的后外方是斯基恩腺导管的开口。导管沿尿道下方旁开 1～1.5 cm 下行。阴道前庭两侧可见巴氏腺导管开口，开口位于处女膜和小阴唇的间沟内、阴道口中后 1/3 处。每条导管的长度约 1.5 cm，向内部及侧方深入到达外阴阴道腺体。巴氏腺位于 3 点和 9 点的后方，这一点对于临床上考虑巴氏腺脓肿的阴唇水肿患者十分重要。

处女膜是一层非薄的血管化的膜，分隔阴道和前庭。其两侧由分层的鳞状上皮覆盖。通常厚度、大小和处女膜口的形状各异（如环形、隔膜形、筛孔形、新月形、毛刺形）。在使用卫生棉条、性交和分娩后，残留的处女膜形成处女膜痕。处女膜的完整与否不足以判断是否有性生活史。

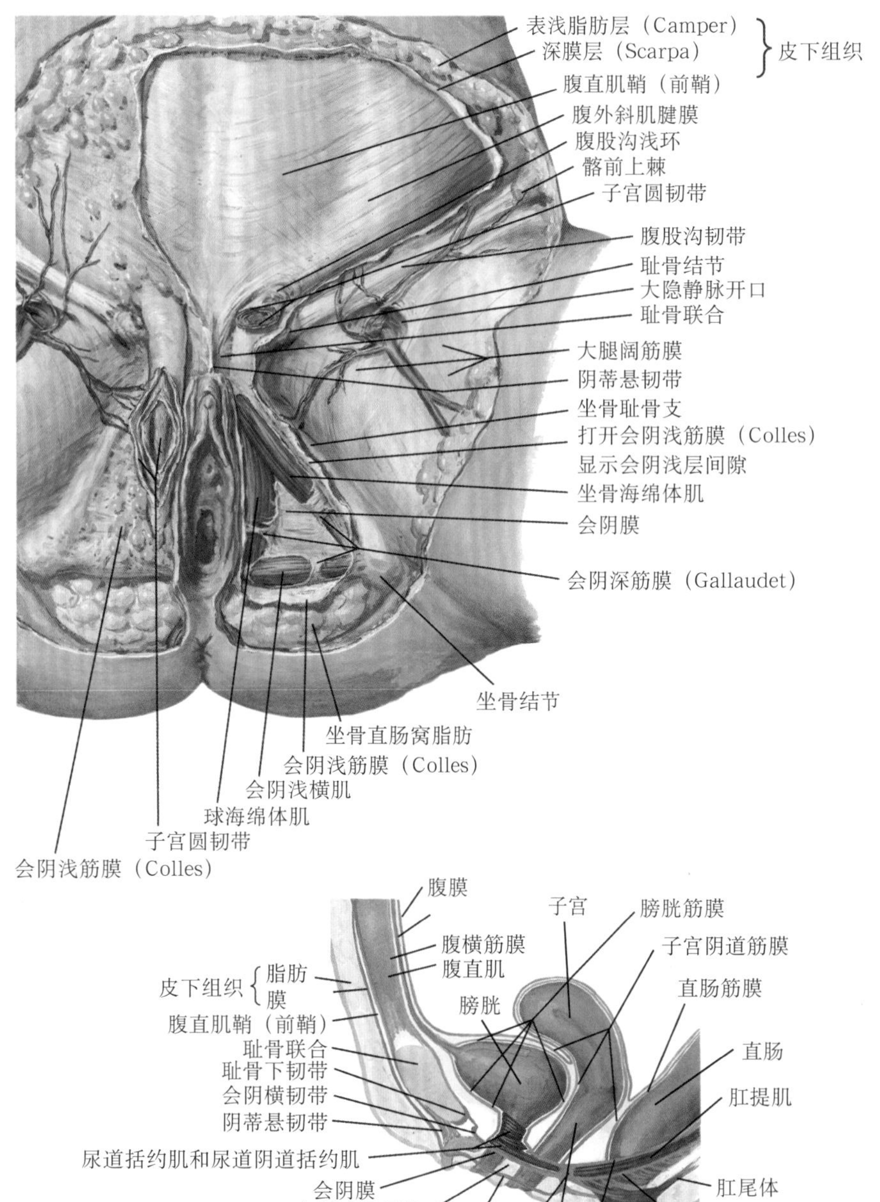


## 二、外阴、耻骨和腹股沟区

打开下腹壁的浅筋膜，暴露腹外斜肌的腱膜。中间的腹白线和两侧的半月线下方为直肌间隙。其内有腹股沟韧带，并与股筋膜及尿生殖膈的会阴浅层筋膜结构相延续。努克管的筋膜起始于浅表腹股沟环，向下止于大阴唇的外侧缘，由腹外斜肌的腱膜和腹横筋膜的纤维共同构成。其最内层与圆韧带相连接，向下逐渐变细变薄并最终止于大阴唇的细小指样结构。其内走行残余腹膜及男性鞘膜的同型体。努克管在儿童期或成年人期持续存在，则会导致腹股沟疝或努克水囊肿。终末端附近有会阴浅筋膜，后者向外附着于耻骨坐骨支，向下附着于筋膜，覆盖作为坐骨直肠窝上缘的会阴浅横肌。

皮下腹股沟环的外侧、腹股沟韧带的下方是环绕股动脉和股静脉的卵圆窝。卵圆窝附近是下腹上血管、旋髂血管和表浅外阴血管的起始部。

为了显示尿生殖膈的浅表肌肉和下方筋膜，已将左侧的会阴浅筋膜去除。位于阴道左侧壁和大阴唇下方的球海绵体肌起始于会阴腱，止于海绵体和阴蒂悬韧带。该肌肉可引起阴道收缩。与球海绵体肌右侧成角的是同样起始于会阴中心腱的会阴浅横肌，后者止于外侧的坐骨结节，并对盆底的中部起支撑作用。坐骨海绵体肌是球海绵体肌和会阴浅横肌形成的直角三角形的斜边，起始于坐骨结节，向上插入并包绕阴蒂脚。三角形内是尿生殖膈的深筋膜，并与会阴浅筋膜的深层纤维向延续。从这一角度可以清晰地显示尿生殖膈的三角形构造，顶点为耻骨联合，边为坐骨耻骨支，基底为由会阴中心腱联接而成的会阴横肌。肛门外括约肌发出肌束参与会阴中心部分的会阴横肌、球海绵体肌和耻尾肌的形成。

侧面观显示了尿生殖膈的肌肉和筋膜如何联结并支撑盆腔脏器。尿生殖筋膜分为浅层和深层，前方为尿道，后方为阴道。覆盖于盆腔脏器的表面，称为盆腔内筋膜。尿生殖膈由肌肉和纤维组织构成，在盆腔会阴部较薄，而在尿生殖膈深筋膜和肛提肌的附着部位较厚。

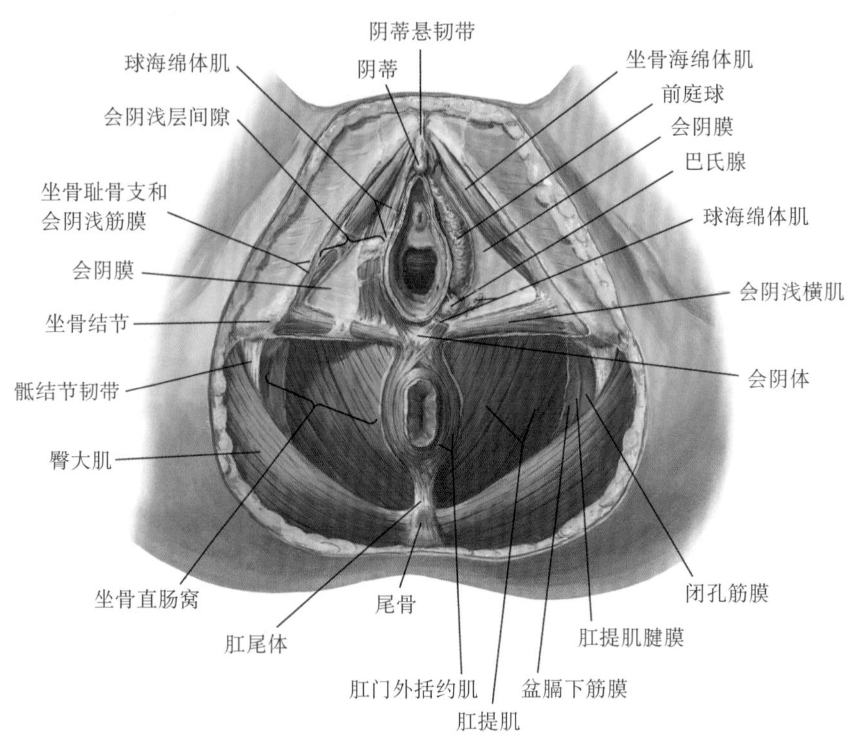


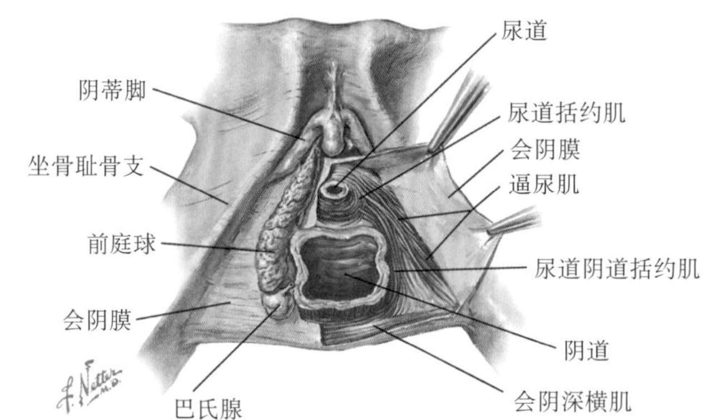


## 三、会阴

会阴前至阴阜、后至臀部，两侧由大腿包绕。会阴深部由骨盆出口边缘组成，分别为耻骨联合、弓状韧带、坐骨耻骨支、坐骨结节、骶结节韧带、骶骨和尾骨。坐骨结节连线将会阴分为前面的尿生殖三角和后面的臀三角。

会阴底部由皮肤和两侧浅筋膜组成，后者分为浅表脂肪层和深部膜层。会阴浅表脂肪层前方与腹部浅表脂肪层（Camper 筋膜）相延续，后方与坐骨直肠窝的脂肪相延续。会阴深部膜层（Colles 筋膜）局限于会阴的前半部分。两侧附着于坐骨耻骨支，后方与尿生殖膈相融合，前方与腹部浅表筋膜的深层（Scarpa 筋膜）相延续。

尿生殖膈是一个有力的肌膜性结构，悬挂于坐骨耻骨支之间，形成骨盆出口的前半部分。分为上层和下层筋膜，两者中间为会阴深层肌肉、尿道膜部括约肌和外阴血管与神经。尿道和阴道穿过尿生殖膈。

臀三角由前方的浅表会阴肌肉、骶结节韧带、侧方的臀大肌、后方的尾骨组成，其内包含肛管、肛门括约肌、肛尾韧带和坐骨直肠筋膜。

坐骨直肠筋膜外形为菱形。外侧壁由闭孔内肌筋膜组成，内侧壁由肛提肌、尾骨肌和肛门外括约肌构成。腱弓为其顶部。筋膜前方延伸于尿生殖膈和盆膈之间，后方止于骶结节韧带和臀大肌。坐骨直肠筋膜由大量脂肪、痔下血管和神经、会阴内血管和神经组成。

会阴肌肉包括球海绵体肌、坐骨海绵体肌、会阴浅横肌、会阴深横肌、尿道膜部括约肌和肛门外括约肌。在男性中亦有相应结构。女性的坐骨海绵体肌小于男性。在女性坐骨海绵体肌深入阴蒂脚，而在男性则深入阴茎脚。球海绵体肌包绕阴道口并覆盖前庭球。向后附着于会阴中心腱和尿生殖膈的下层筋膜，向前附着于阴蒂海绵体，有时被称为*阴道括约肌*。这些肌肉的痉挛可见于阴道痉挛患者。会阴深横肌（位于尿生殖膈内）中间由阴道穿过。

会阴中心腱位于阴道口和肛门之间的尿生殖膈上，是球海绵体肌、会阴浅横肌、会阴深横肌、肛提肌和肛门外括约肌共同附着的纤维结构，通常被称为会阴体。

肛尾韧带是纤维肌性结构，起于肛门止于尾骨。接受肛门外括约肌和肛提肌的纤维，起到支撑肛管的作用。

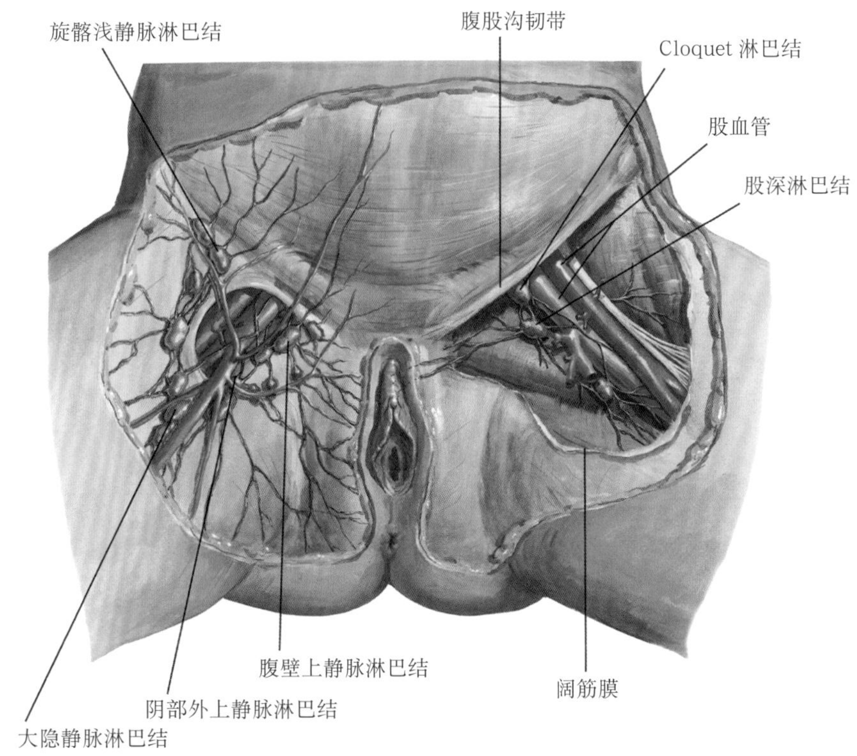


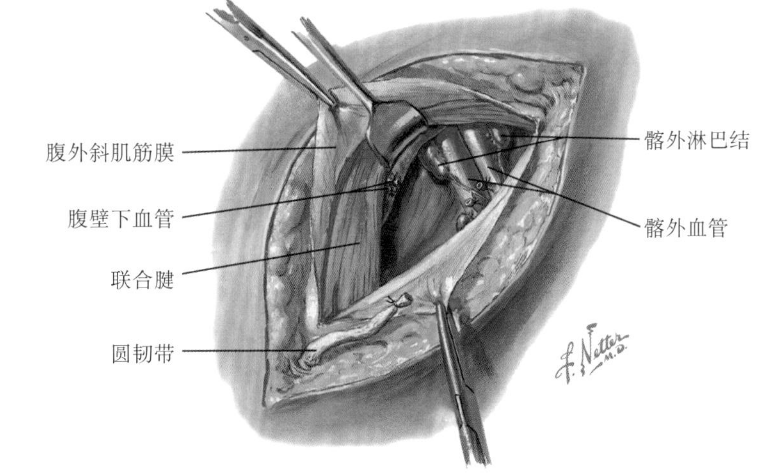


## 四、外生殖器期的淋巴引流

外生殖器、阴道下 1/3 和会阴有共同的淋巴引流系统，双侧引流和交叉引流常见。浅表股淋巴结的引流主要来自浅表外阴淋巴结，部分来自浅表腹壁淋巴结。在阴蒂区域，深部淋巴管直接引流至股深淋巴结，尤其是位于股管的 Cloquet 淋巴结，或经过腹股沟管引流至髂外淋巴结。Cloquet 淋巴结被认为是浅、深腹股沟／闭孔淋巴结之间的前哨淋巴结。有时可见阴阜或在腹股沟外阴处见到中间淋巴结。阴道最下方的结构，如阴唇，可能引流至股淋巴结。这个复杂的引流系统在临床上尤为重要，也是皮肤或外阴阴道的腺体恶性肿瘤的引流途径。在外阴癌的治疗中常规进行区域淋巴结的切除，因为区域淋巴结的状况对于治疗和预后都十分重要。外阴炎症时（如巴氏腺感染）腹股沟浅表淋巴结也可能增大。

腹股沟的浅、深淋巴结位于股三角的皮下组织中（“股”淋巴结）。淋巴引流方式参照静脉的分布情况。淋巴结成群或成串，与血管密切相关。该区域内找到的淋巴及被认为是腹股沟浅或深淋巴结。

股浅淋巴结位于股三角浅、深筋膜之间的疏松脂肪结缔组织中。这些淋巴结接受外生殖器、臀部和整个腿包括脚的淋巴引流：大隐静脉淋巴结负责引流下肢的淋巴液，旋髂浅淋巴结负责引流大腿和臀部后外侧的淋巴液。

下腹壁和生殖器的淋巴引流至位于耻骨联合上方的下腹壁浅淋巴结。外生殖器、阴道下 1/3 和会阴的淋巴引流至外阴浅淋巴结。股浅淋巴结引流至远端腹股沟（股）浅淋巴结、腹股沟（股）深淋巴结和髂外淋巴结。这组淋巴结的引流管穿过阔筋膜进入股深淋巴结，在女性此处的淋巴液最为集中。

一些连续的淋巴结与股血管旁的深部淋巴干相连。常位于股静脉的中部、股静脉与大隐静脉交叉处的上下方。股深淋巴结的最高点位于股管的开口处（Cloquet 淋巴结或 Rosenmuller 淋巴结）。股深淋巴结接受直接或间接来自于股浅淋巴结的引流液，引流至上级淋巴结，最终到达髂外淋巴结。对会阴淋巴结引流情况的了解有助于对外阴癌患者的病情评估和治疗，并可以应用淋巴定位和前哨淋巴结活检。前哨淋巴结直接收集原发肿瘤的淋巴引流液，并可以在统计学上预测上级腹股沟淋巴结的转移情况。

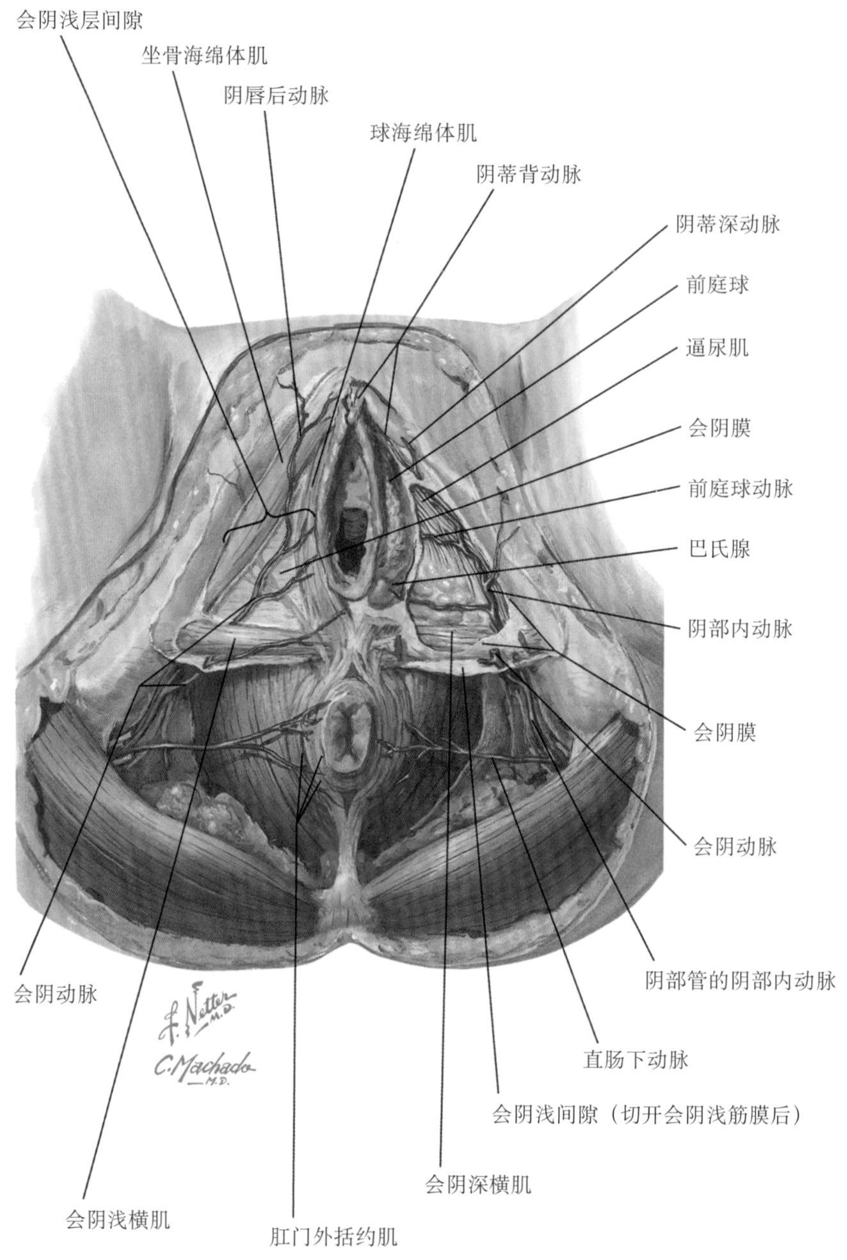


## 五、会阴的血供

会阴和外阴有丰富的血供，这一点在分娩和手术时十分重要。该区域的钝伤如儿童骑跨伤，可以导致大量出血，或当血管破裂血液涌入会阴疏松间隙时血肿形成。

女性的阴部内动脉要远远细于男性，尽管走行大致相同。阴部内动脉通过坐骨大切迹出小骨盆，通过坐骨小切迹进入坐骨直肠筋膜。此处与其静脉和阴部神经相伴行，走行于由闭孔内肌筋膜组成的纤维管性结构中(Alcock 管)。阴部内动脉的分支包括臀部小动脉、痔上动脉、会阴动脉和阴蒂动脉。阴部动脉（和静脉）在坐骨棘附近穿过骶棘韧带（位于尾骨肌的背面），与阴部神经伴行，当实施骶棘韧带阴道固定术时有一定风险(该手术的罕见合并症就是臀下动脉或阴部动脉的大量出血)。

痔下动脉穿过 Alcock 管、向内穿过坐骨直肠窝的脂肪，营养肛管、肛门和会阴区。会阴动脉穿过尿生殖膈进入会阴浅层,营养坐骨海绵体肌、球海绵体肌和会阴横肌。会阴横分支沿会阴浅横肌走行到达会阴中心腱。会阴动脉的终支后唇动脉穿过会阴浅筋膜的深层（Colles 筋膜）营养阴唇。

阴蒂动脉进入尿生殖膈的深部，在会阴深横肌和尿道膜部括约肌内沿耻骨下支走行，终于四个分支，营养会阴浅表区域的勃起组织。球动脉穿过尿生殖膈的下层筋膜营养前庭球的海绵体组织和巴氏腺。尿道动脉和球动脉的分支形成吻合共同营养尿道。阴蒂深动脉穿过深部组织的筋膜层营养阴蒂海绵体。阴蒂背动脉穿过会阴深部组织，走行于盆底横肌的背部和阴蒂背面营养腺体。

阴唇和会阴的血管与阴道、宫颈和子宫的血管之间形成一些上行和下行的吻合网。这一血管网包绕阴道，走行于阴道侧壁的 3 点和 9 点。这些区域的外伤如分娩时造成的，可以导致大量出血甚至难以控制。

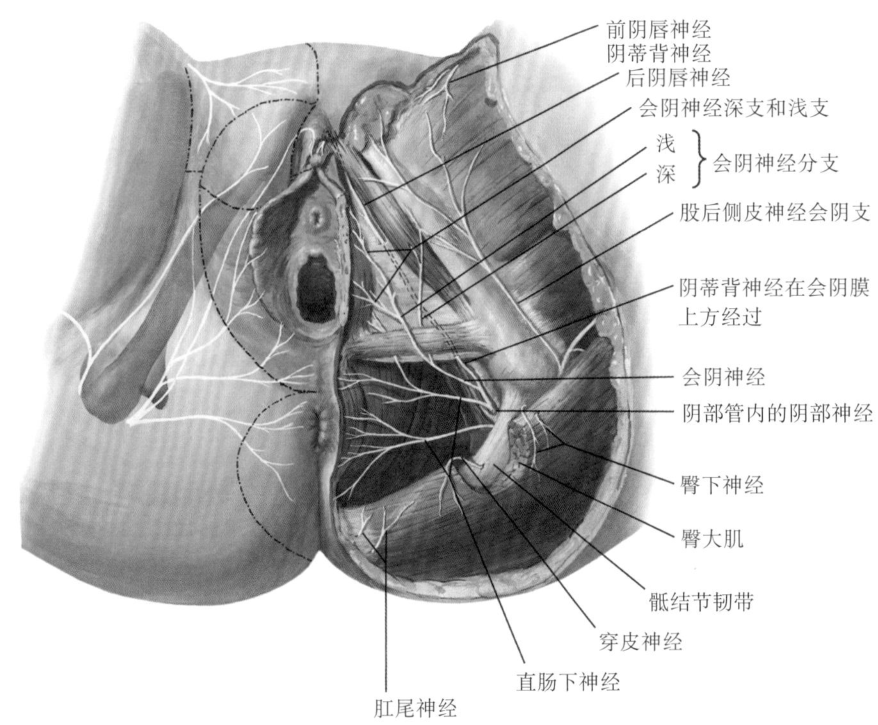


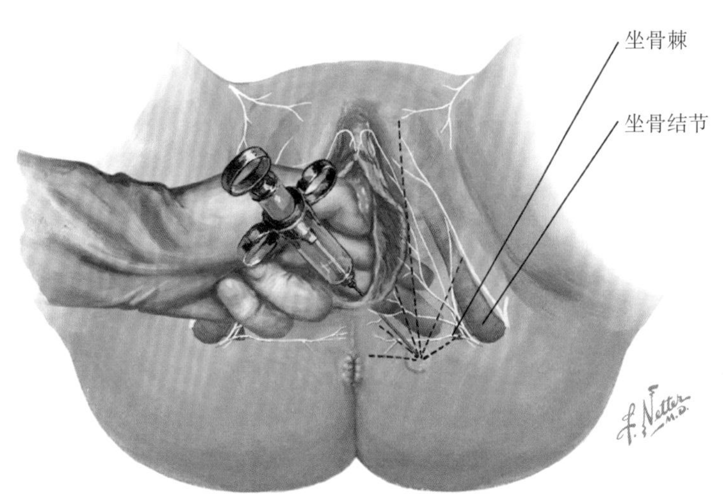


阴部神经和会阴区其他神经的组织麻醉

## 六、外生殖器和会阴的神经分布

会阴的肌肉和皮肤主要由阴部神经支配。该神经发自第 2、3、4 骶神经的前干，从坐骨大切迹出骨盆，走行于梨状肌和尾骨肌之间，跨过坐骨棘走行于阴部内动脉的中间。该神经继续走行于闭孔筋膜的 Alcock 管内，沿坐骨直肠窝侧壁到达坐骨结节。阴部神经分为 3 束：①痔下神经穿过 Alcock 管的内壁，跨过坐骨直肠窝，支配肛门外括约肌和肛周皮肤。②会阴神经在 Alcock 管走行后分为深支和浅支。深支发出纤维支配肛门外括约肌和肛提肌，然后穿过尿生殖膈支配会阴浅、深肌肉、坐骨海绵体肌、球海绵体肌和尿道膜部括约肌。浅支分为内侧和外侧阴唇后神经，支配大阴唇。③阴蒂背神经穿过尿生殖膈支配阴蒂龟头。

多条神经支配会阴皮肤。髂腹股沟神经（$L_1$）的阴唇前支发自腹股沟外环，支配阴阜和大阴唇的上部（幼年或阴道分娩时腿部过度屈曲会导致该神经暂时性或永久性失去功能）。生殖股神经（$L_1$、$L_2$）的精索外支沿圆韧带穿过腹股沟管，分布神经末梢至阴唇。股后侧皮神经（$S_1$、$S_2$、$S_3$）的会阴支走行于坐骨结节的内前方，支配会阴外侧和大阴唇。会阴神经（$S_2$、$S_3$、$S_4$）的分支包括。阴蒂背神经和支配大阴唇的内、外侧阴唇后分支。会阴神经（$S_2$、$S_3$、$S_4$）的痔下分支参与支配肛周皮肤，并组成肛门眨眼反射的感觉弧部分。骶 2 和骶 3 神经的穿皮支穿过骶结节韧带，绕过臀大肌下缘支配臀部及会阴。肛尾神经（$S_4$、$S_5$ 和尾神经）沿尾骨走行，穿过骶结节韧带支配肛门尾骨区。

会阴神经的走行和分布是其成为安全有效的局部神经阻滞的理想区域。会阴神经阻滞可以通过经皮或经阴道途径实现，尽管前者已逐渐废弃。在经皮注射时通常进行双侧阻滞，注射点位于直肠和坐骨结节的中点。左手示指和中指位于阴道内，指示 10 cm 针头到达坐骨棘下方，注射 10～15 ml 的 0.5%～1.0% 局部麻醉药。因为阴部内神经进入 Alcock 管之间在坐骨棘后方走行，所以这样可以起到阻滞阴部内神经的作用。

在经阴道阻滞会阴神经时，针头在指引下穿过阴道侧壁到达坐骨棘。该方法通常比经皮途径更快而且耐受性好。

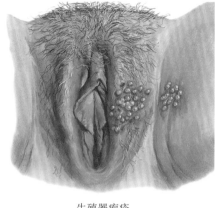

毛囊炎和疖肿

生殖器疱疹

间擦疹

股癣

银屑病

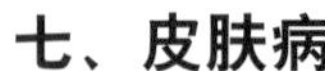

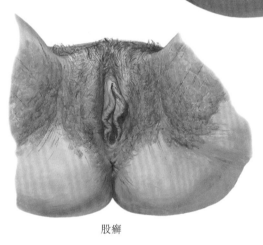

## 七、皮肤病

外阴皮肤与身体其他部位的皮肤一样会有皮肤病。以下为外阴较常见的皮肤病。

毛囊炎是由*金黄色葡萄球菌*感染引起的毛囊间隙的丘疹或脓疱。疖肿是更大更深在的病灶，典型表现为中心脓性渗出的炎症病灶。*金黄色葡萄球菌*脓皮病的危险因素包括内裤或卫生棉垫过于紧身、外阴不卫生、糖尿病和免疫力低下（自然或医源性的）。局部治疗坐浴、局部应用抗生素、间断干燥和通风往往就足够了。在个别病例中系统治疗也是合理的。

生殖器疱疹是外阴的单纯疱疹感染，与唇、鼻、角膜或男性阴茎的感染类似。它是由疱疹病毒浅表、局限、反复发作的病损。疱疹性外阴炎表现为水肿红斑的基底上簇集的水泡。水泡容易破溃，形成小溃疡或干燥结痂。初次感染通常极为疼痛，甚至导致尿潴留。复发感染的症状通常仅为局部瘙痒或烧灼感。带状疱疹通常沿神经干分布，伴随发热、出疹和局部疼痛等前驱症状。

擦烂是外生殖器的浅表炎症。表现为红色或褐色的色素改变，尤其是阴唇间沟、外阴和大腿之间的皮纹沟和大腿内侧。通常由皮肤炎症导致，尤其是肥胖妇女或天气炎热时。任何导致局部潮湿的情况，如持续性阴道分泌物或尿失禁，都会使刺激长期存在。经常还同时合并皮肤癣菌病。

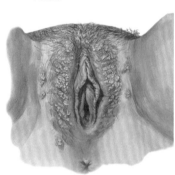

股癣是腹股沟的真菌感染或癣菌病，通常由絮状表皮癣菌引起。皮损表现为散在的斑片，可以覆盖外阴、阴阜、下腹部、腹股沟和大腿内侧，表现为粉色或红色、有鳞屑、与正常组织分界清晰。搔抓、潮湿和刺激可以继发感染。可以通过直接接触或通过污染衣物传播。诊断可以通过沙堡氏培养，或者将表皮刮出物放在 10% 盐水或 KOH 溶液中观察有无真菌菌丝存在。

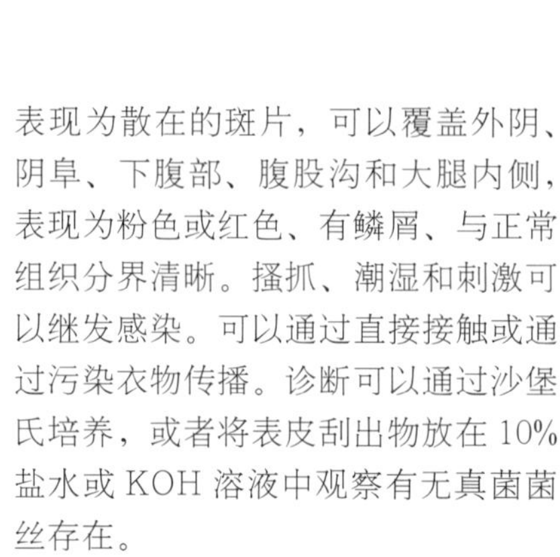

外阴银屑病并不常见，人群发病率为 2%。最常见的表现为持续性外阴瘙痒。头皮和四肢伸侧的类似病灶有助于诊断。银屑病的一般特点包括①红色、略高出于皮肤、干燥、边界清晰的斑块，周围有银白色鳞屑；②典型分布；③指甲改变；④慢性病史或反复发作；⑤家族遗传倾向。诊断通常根据典型表现和分布。不幸的是银屑病没有根治的方法，但可以通过治疗控制。治疗时应避免刺激、应用润肤乳和保湿剂、限制局部激素使用。当皮肤明显破溃时应慎用局部抗生素或抗真菌药物。很多治疗银屑病的药物对于外阴皮肤都过于刺激。

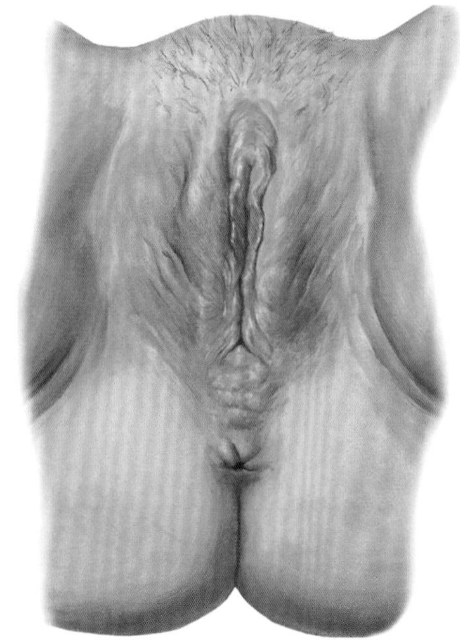

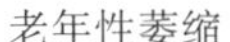

老年性萎缩

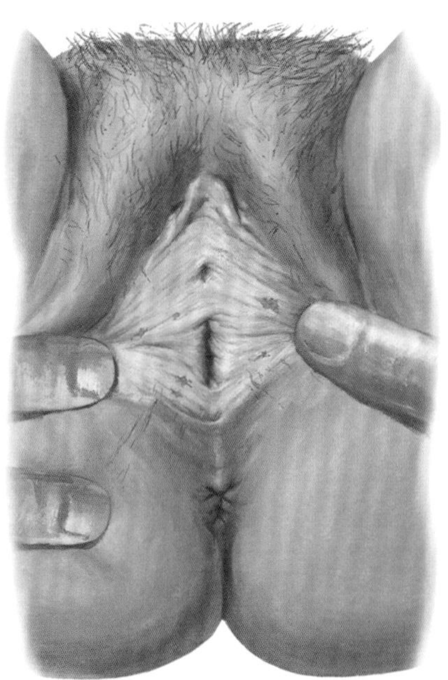

外阴干枯

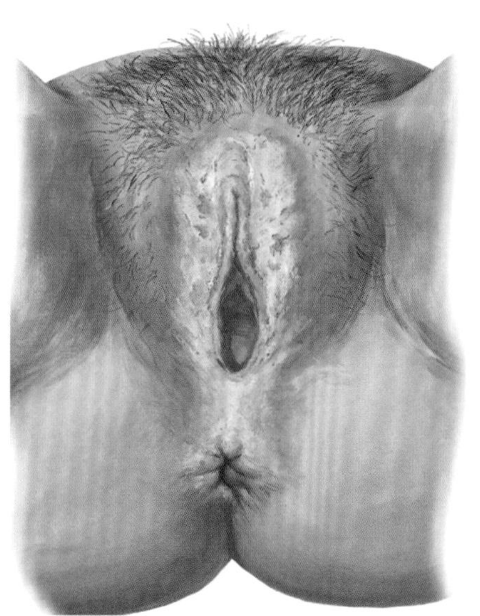

外阴白斑

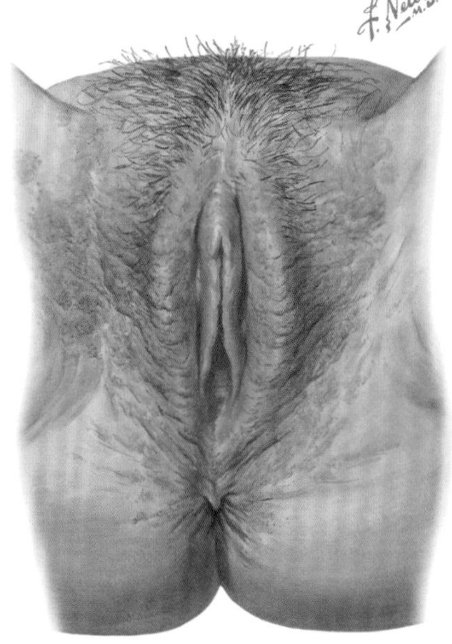

外阴苔藓样变

## 八、外阴萎缩性病变

自然绝经或手术绝经、化疗（烷化剂）后卵巢功能丧失或放疗后可以出现外阴老年性萎缩，这是由于生殖道失去雌激素的作用所致。皮肤改变的程度各异、进展缓慢。随着阴阜和大阴唇的皮下脂肪减少，外阴逐渐缩小。阴毛变得稀疏易断。小阴唇、阴蒂和包皮逐渐缩小。皮肤变得菲薄、缺乏弹性、有腊感，有时有色素脱失。显微镜下鳞状上皮厚度减少，弹性纤维缺失。结缔组织出现纤维化和血管缺失。

过去的*外阴干枯*和*外阴白斑*就是指这类萎缩性病变。*外因白斑*是指在炎症基础上产生的病变，而外阴干枯是极度萎缩的表现。这些名词已经逐渐废弃，因为外阴异常病损需要活检明确诊断和除外恶性肿瘤（4%～6%的外阴硬化性苔藓存在恶性病变）。

萎缩性外阴炎（旧称外阴干枯）是指外阴的显著性进行性硬化性萎缩，导致阴道口狭窄、小阴唇和阴蒂消失。由于阴道口和阴道壁的干涩与缩窄，性交困难是常见的主诉。外阴皮肤往往呈菲薄、干燥、有腊感、色素脱失、黄白色的表现。局部的张力往往导致皲裂、抓痕和瘙痒。

这些萎缩性病变必须与硬化性苔藓相鉴别。在显微镜下上皮明显变薄，表皮突缺失或圆钝。在有些病例中，上皮表层出血增厚或过度角化。通常存在炎症表现。硬化性苔藓表现为外阴皮肤的广泛白色病变。外阴皮肤往往较薄，在单纯雌激素缺失的背景上可见瘢痕和挛缩。另外，往往可见皲裂以及瘙痒引起的抓痕。该病变皮肤缺乏弹性，往往累及无毛发区域，包括外阴。鳞状细胞增生（过去称为无非典型性的增生性营养不良）也可以表现为白色病变，但外阴组织往往增厚，而且病变区域局限而不弥漫（硬化性萎缩性苔藓的名称已经被废弃，因为上皮是代谢活跃的，而非萎缩的）。

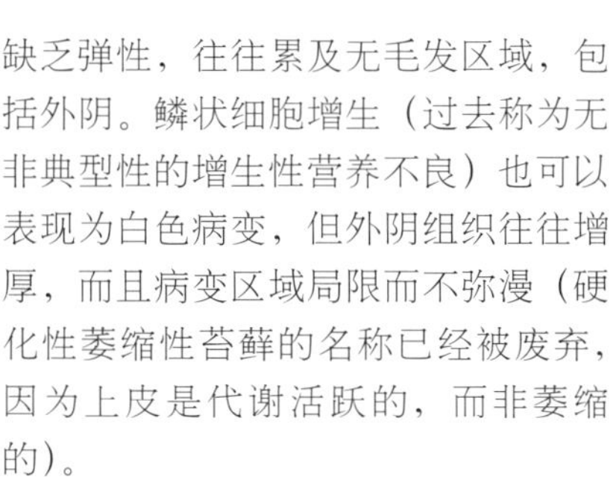

外阴非典型病变（过去称为*外阴白斑*）是真皮和皮下组织的慢性进展、炎症增生改变。可以表现为单发或散在的病灶，也可以是包括阴蒂、包皮、小阴唇、后联合、会阴和肛周在内的广泛病损。病变为灰白色、增厚、石棉样外观。组织学改变包括过度角化、颗粒层增多、棘层肥厚、表皮淋巴细胞浸润、真皮弹性纤维断裂。该病与其他外阴病变的鉴别十分重要，因为50% 的外阴鳞癌由其进展而来。

长期搔抓可以继发皮肤苔藓样改变。皮肤增厚，呈皮革样外观，正常纹理显得十分突出。在潮湿情况下，病变呈现灰白色、湿润外观。组织学上可以见到过度角化、角化不全、棘层肥厚、表皮突延长，但皮下弹性纤维没有断裂。

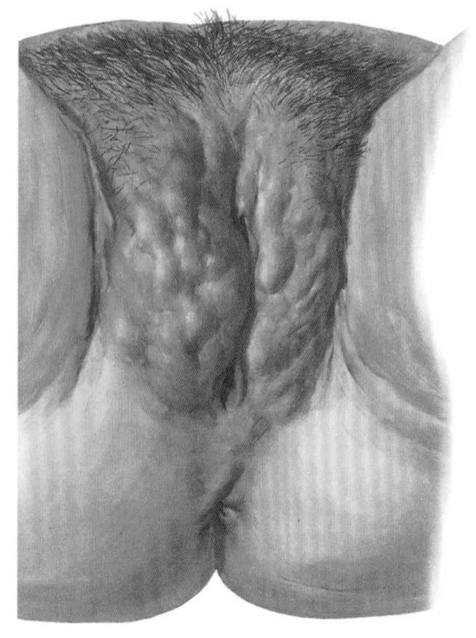

外阴静脉曲张

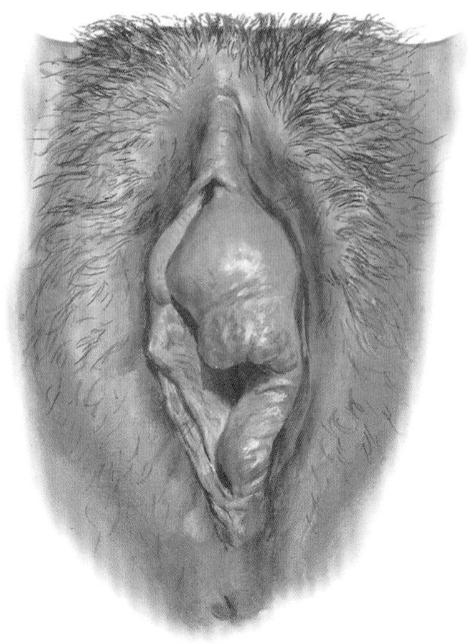

血管神经性水肿

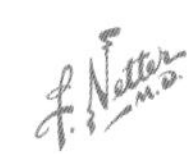

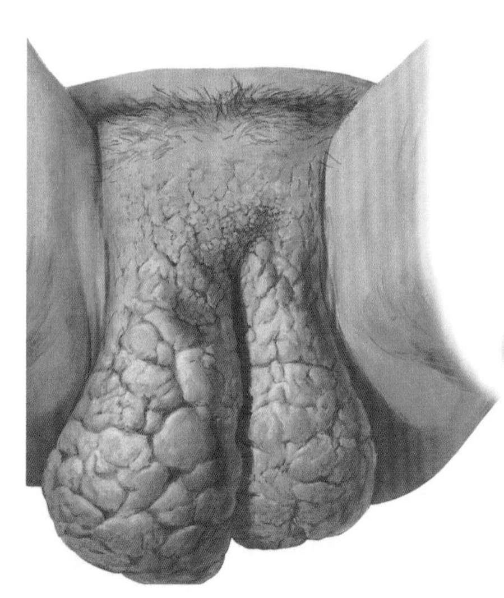

象皮肿

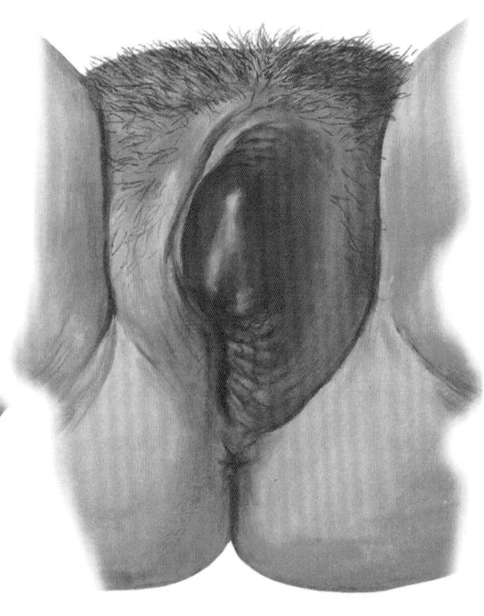

血肿

## 九、循环性病变

外阴静脉曲张最常发生于妊娠期或多次妊娠后、腹压增加时。通常合并下肢静脉曲张。其中原因之一就是盆腔或腹腔压力增加，导致静脉流速减慢。阴唇和包皮的静脉最常受累，无论是单侧还是双侧。静脉曲张可以在皮下形成盘绕，甚至有时如拳头大小。患者主观上可以有下坠感或沉重感。静脉曲张在患者站立式明显，仰卧时减轻。妊娠期静脉曲张可以通过侧卧减轻，产后得到很大程度缓解。静脉曲张在直接外伤、产伤、过度咳嗽或其他变形情况时出现破裂。偶有静脉血栓形成。患者有症状时可以考虑切除、电灼、硬化或栓塞治疗。

血管神经性水肿是一种变态反应,可以发生于外阴和身体其他部位。诊断要点是急性发病、没有明显诱因、非免疫性、无痛性外阴水肿、持续时间短。需要与神经性水肿、心源性水肿、盆腔肿物或大量盆腔积液引起的水肿鉴别。另外需要考虑到Nuck管引起的腹股沟疝的可能。由于阴唇的皮下组织疏松，明显的水肿可以合并局灶感染或变应原的接触。可能的刺激物包括“女用卫生”洗剂、除臭剂和除臭香皂、棉条或棉垫（尤其是含有除臭剂或香料的）、紧身内衣或化纤合成内衣、有色的或有香味的卫生纸、肥皂或柔顺剂；外用避孕药、乳胶避孕套、润滑剂、精液都可能成为刺激物。尿液或粪便污染外阴也可以引起明显的症状。偶有接触毒葛引起严重外阴皮炎的情况。

*“象皮肿”*是指继发于淋巴回流受阻的组织慢性增生。在热带地区，最常见的原因是一种名叫*班氏丝虫*的寄生虫。在其他疾病，尤其是性病淋巴肉芽肿，也可以引起外阴淋巴管堵塞。

在组织学上，淋巴管明显扩张，皮下组织增厚、水肿、发炎。表面可以苍白、光滑、呈结节状或疣状。阴唇可以变成巨大、增厚的菜花样肿物。

外阴血肿是继发于跌倒、打击、手术创伤或静脉曲张破裂。小的外渗引起的出血可以缓慢吸收。产时或产后发生的血肿可以延伸至阴道旁、直肠旁以及腹膜后间隙，导致大量失血，甚至危及生命。大量出血会使阴唇扩张，甚至侵入坐骨直肠窝和臀部。最常见于年轻患者的外阴血肿是来自骑跨伤、性虐待、强奸和滑水的钝性外伤。在这些情况下，也需要考虑是否合并裂伤。镇痛药、压迫和冰敷是合理的初步处理方法。急速膨胀或10cm以上的血肿是外科引流的指征。大多数血肿可以仅通过保守方法逐渐吸收。

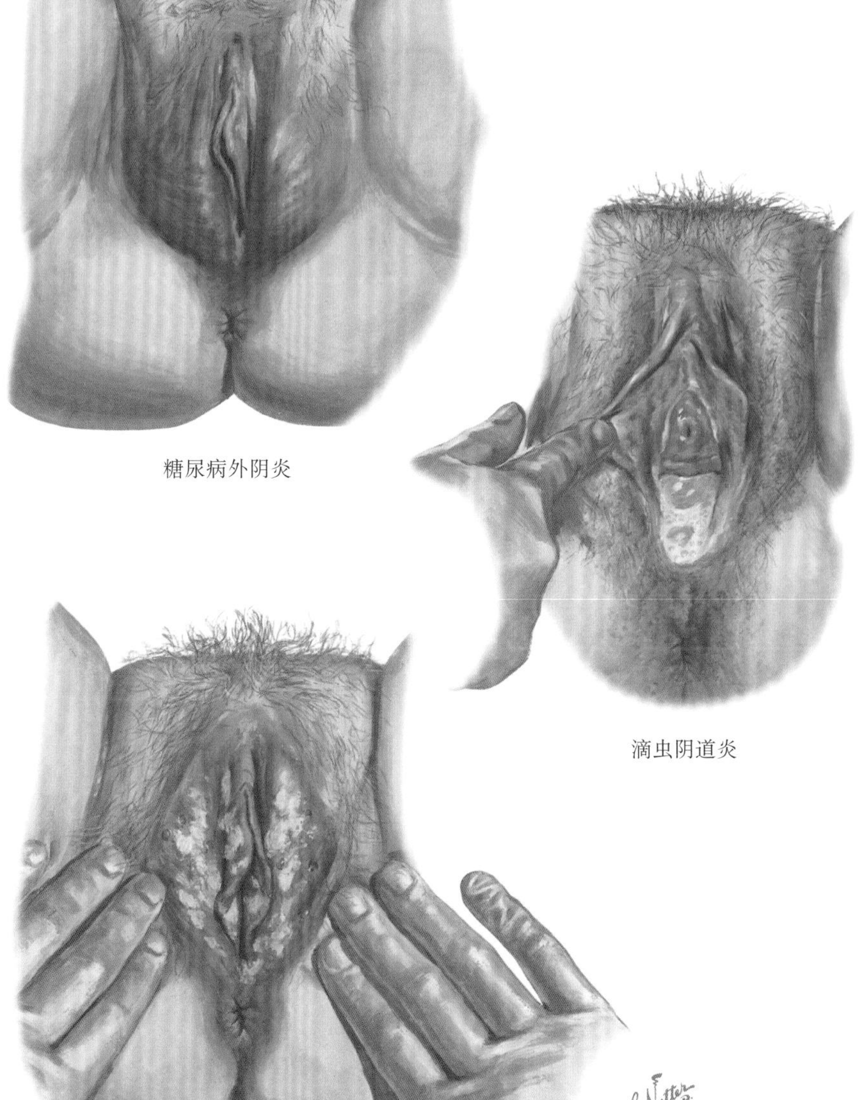


糖尿病外阴炎

滴虫阴道炎

念珠菌病

## 十、糖尿病、滴虫感染和假丝酵母菌病

外阴阴道感染十分常见，而且经常是就医的原因。尽管大多数时候没有潜在原因，但免疫抑制或糖尿病妇女是机会性感染（如真菌感染）的风险人群。

即使没有感染，糖尿病妇女也经常有外阴瘙痒，搔抓后可以继发不同程度的皮炎。患者通常都有真菌性外阴炎或外阴阴道炎，这也是糖尿病外阴炎的典型表现。病灶有炎症、暗红色或牛肉样外观，首先累及前庭和小阴唇，然后扩展至邻近组织。外阴分泌物的高含糖量有利于多种真菌的生长。在这种刺激下，抓痕和疖肿十分常见。

假丝酵母菌病是指空气中无处不在的真菌或阴道、直肠、口腔常驻真菌的阴道感染。白假丝酵母菌引起的外阴阴道真菌感染被称为真菌性阴道炎、外阴阴道炎、真菌性阴道炎、阴道鹅口疮或假丝酵母菌病。在窥器检查时可见白色、奶酪样、不规则的团块状分泌物，部分附着于充血的阴道黏膜和宫颈。这些分泌物可以很容易清除，有时黏膜有红色边缘或浅溃疡。这种阴道分泌物像凝乳块，可以有真菌特有的气味。大多数真菌都会引起强烈的免疫应答，导致前庭和阴唇下部的水肿、炎症，分布有小水泡、脓疱和溃疡。假丝酵母菌病可以在幼年、性成熟期、绝经后发生。孕妇和糖尿病妇女是易感人群，而且容易治疗不敏感。诊断根据是典型的临床表现和涂片烘干后显微镜下证实有菌丝和孢子。菌丝和孢子在 KOH 溶液或染色涂片中更为明显。如果需要进一步证实，可以进行特殊培养。外阴卫生（例如外阴清洁干燥、避免穿紧身或人工合成内衣）、预防教育和鼓励足疗程的抗真菌治疗都是合理的干预措施。

滴虫阴道炎是指经性传播的单细胞厌氧有鞭毛的阴道毛滴虫感染阴道引起的阴道炎，约占阴道感染的 1/4。在滴虫阴道炎的急性期，外阴炎同时存在，前庭和小阴唇内侧明显充血。分开小阴唇，前庭可见浓稠、有异味的、泡沫样白带。滴虫阴道炎的症状包括阴道分泌物突然增多、外阴瘙痒、排尿时的烧灼感和性交困难。外阴和阴道分泌物的盐水湿涂片可见略大于白细胞的梭形微生物，末端有 3～5 根鞭毛，运动活跃。很少有必要进行培养或单克隆抗体检测。建议进行接触性性传播感染的评估。新的检验技术敏感性高于 83%，特异性高于 97%，但需要 10～45 min 才能完成（在低发病率人群中假阳性率上升）。

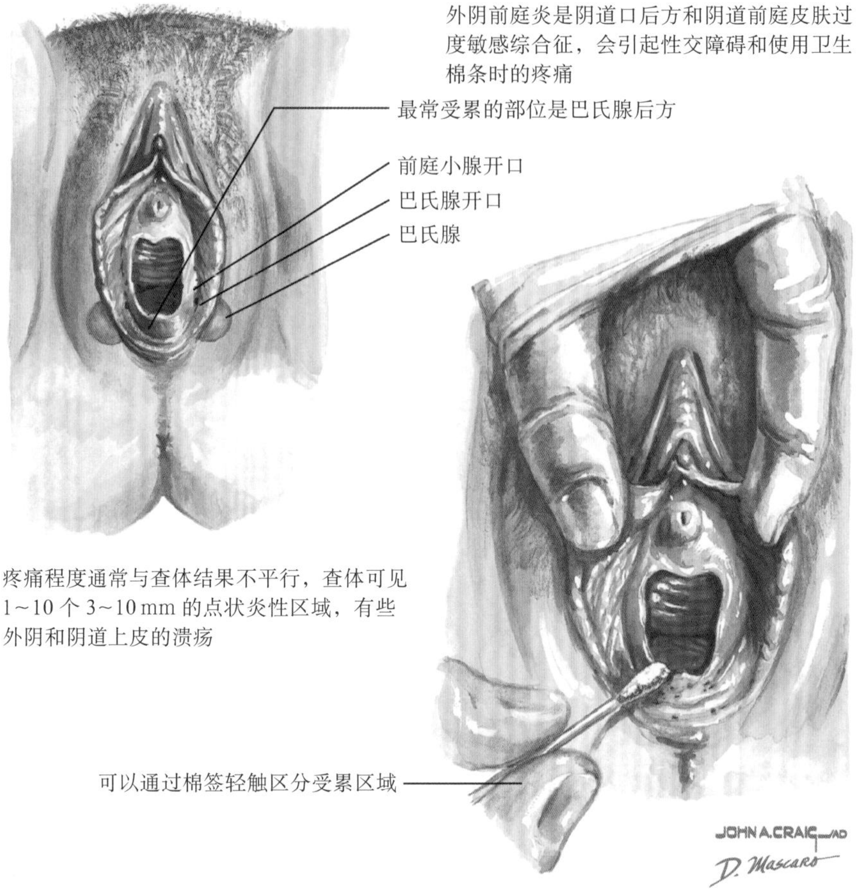

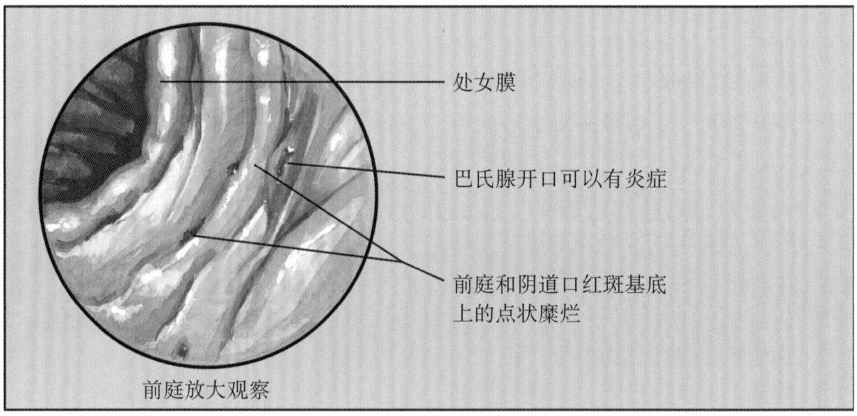

外阴前庭炎是阴道口后方和阴道前庭皮肤过度敏感综合征，会引起性交障碍和使用卫生棉条时的疼痛

最常受累的部位是巴氏腺后方

前庭小腺开口

巴氏腺开口

巴氏腺

疼痛程度通常与查体结果不平行，查体可见1~10个3~10 mm的点状炎性区域，有些外阴和阴道上皮的溃疡

可以通过棉签轻触区分受累区域

JOHN A.CRAIG_AD
D. Mascaro

处女膜

巴氏腺开口可以有炎症

前庭和阴道口红斑基底上的点状糜烂

前庭放大观察

## 十一、外阴前庭炎

外阴前庭炎并不常见，是阴道口后方和外阴前庭皮肤的过度敏感综合征，特点是进行性加重，导致性交困难、外阴痛和丧失性交功能。有人估计发病率为15%，但症状严重甚至影响功能的并不多见。尽管中位发病年龄为36岁，但也可以发生于青春晚期的任何时间。绝经后很少有新发症状。

前庭炎的病因不清，但似乎与人乳头瘤病毒高度相关，尽管因果联系没有得到证实。有人认为口服避孕药会增加外阴前庭炎的患病风险和严重程度，因而外阴前庭炎患者应该换用其他避孕方式。目前尚缺乏因果关系和改善情况的有力证据。尽管称为外阴前庭炎，但发病过程没有广泛炎症表现。

最常见的症状为阴道口后和前庭的剧烈疼痛，通常持续2~5年（有些学者认为症状持续超过6个月才能诊断）。多数患者不能使用棉条(33%)或性交（性交困难100%）。会阴和阴道上皮的局部炎症、斑点和溃疡十分常见。

查体可见巴氏腺、处女膜和会阴体之间散在3~10 mm点状炎症病灶（1~10个）。外阴阴道镜（3%醋酸）可见3~10 mm的点状炎性病灶，通常合并浅表溃疡或醋白区域。巴氏腺开口也可以有炎症。可以通过棉签轻触病变区域划分痛觉等级，但疼痛程度往往与查体不成比例。活检可见前庭小腺体的炎症（不是诊断所必要的）。

外阴前庭炎必须与阴道痉挛、慢性或萎缩性外阴炎、增生性外阴萎缩以及其他外阴皮肤病，包括接触性皮炎相鉴别。

初步处理包括外阴卫生、冷水坐浴、坐浴、收敛剂，如Burow溶液（1 ∶ 40醋酸铝溶液）。建议患者穿宽松内衣，保持局部干燥和透气。1/3患者可以在6个月后病变自行消失。

更多特殊建议包括局部应用麻醉药(2%利多卡因凝胶，必要时或睡前)和抗抑郁药（盐酸阿米替林），可以减轻疼痛和瘙痒。注射干扰素可以使60%患者达到缓解，但妊娠妇女不能使用（应告知患者使用干扰素有可能出现流感样症状，3个月后才会出现临床反应。用药期间避免性交）。复发性病变需要手术治疗或激光治疗。手术治疗有50%~60%的成功率。

## 十二、淋病

外阴急性淋病的症状可以在性接触后第一天或几天后出现，通常程度较轻或持续时间短，容易被忽视。患者可以有排尿时的烧灼感、尿频、白带异常和前庭瘙痒。偶有患者在月经后才出现首发症状，此时感染上行会引起急性输卵管炎。外生殖器的检查可以发现前庭充血，覆盖脓液，尿道、斯基腺导管、巴氏腺导管均有炎症。急性感染通过泌尿生殖道的黏膜和上皮上行，引起内膜炎、腹膜炎（盆腔炎性疾病）和输卵管卵巢脓肿。通过淋巴吸收和血行转移，可能引起菌血症、心内膜炎、关节炎和腱鞘炎。淋病奈瑟菌感染即使没有经过治疗，有时也可以没有合并症而且具有自限性，但很可能会遗留深在的慢性病灶，尤其是在合并输卵管腺体和柱状上皮结构（如尿道旁腺和巴氏腺宫颈内口）受累时会出现。

在急性尿道炎时，尿道肉阜的黏膜发红水肿。轻轻压迫尿道就会有黏稠黄色脓液流出。炎性反应导致尿频、尿急和排尿困难。

尿道旁腺炎时尿道旁腺导管开口会水肿并轻微隆起，挤压可以排出脓液。导管可以长期存有淋病奈瑟菌。导管增厚、开口显著、有脓液排出说明有慢性感染。

在急性巴氏腺炎时，由于周围炎症，巴氏腺的导管开口变得明显。触诊时巴氏腺增大变软。感染可以很快进展，导致阴唇下半部分极度疼痛水肿。最后形成红色、柔软、有波动感的脓肿，导致被覆的皮肤充血、紧绷，阴唇水肿，局部淋巴结肿大。脓肿可能长期存在，导致慢性感染，表现为腺体增大、脓肿反复发作和囊肿形成。

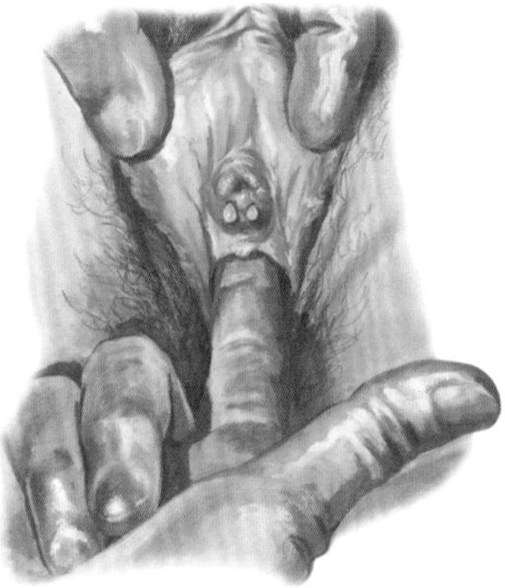

慢性尿道炎表现为尿道后壁硬化，主要是由于浅表后尿道腺体持续感染，内镜下可见尿道壁的细小腺体开口。唯一的症状可能是排尿时的烧灼感。

幼年淋病引起的外阴阴道炎表现为外阴和前庭的发红、水肿，表面有奶油状、黄绿色分泌物。大量白带引发阴唇和会阴的瘙痒。成年人阴道黏膜由于较厚并有酸性环境，对于淋病奈瑟菌更有抵抗能力，但幼年或绝经后的阴道由于上皮较薄并为碱性环境，更容易受到感染。

用 Thayer-Martin 培养基在 $CO_2$ 环境中培养可以证实感染。宫颈取材的诊断敏感性为 80%～95%。也可以从尿道、肛门取材，但并不增加检验的敏感性。宫颈分泌物革兰染色发现细胞内革兰阴性双球菌提示淋病，但不能作为确诊手段（敏感度 50%～70%，特异度 97%）。也可以使用固相酶联免疫反应。即使已经通过其他方法证实诊断，所有淋病患者都要进行培养从而获得药敏结果，尽管不一定成为治疗依据。

急性尿道炎和尿道旁腺炎

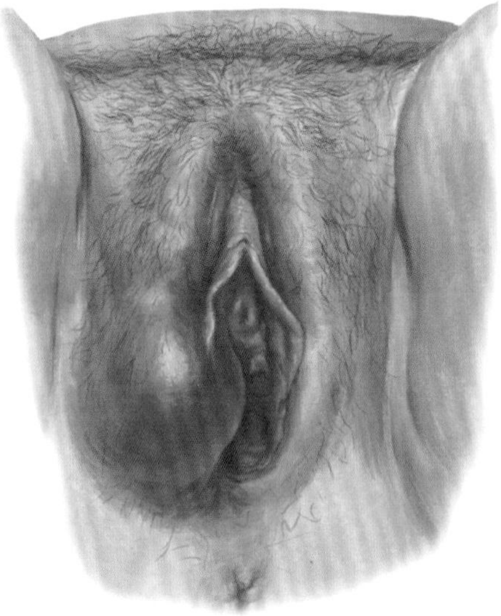

巴氏腺脓肿

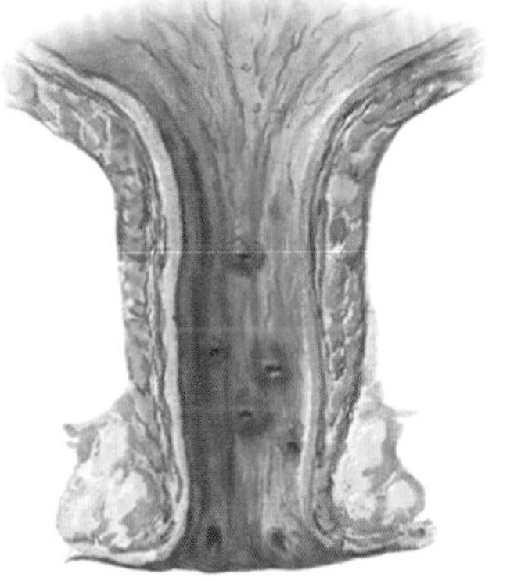

慢性尿道炎时尿道腺体的炎症

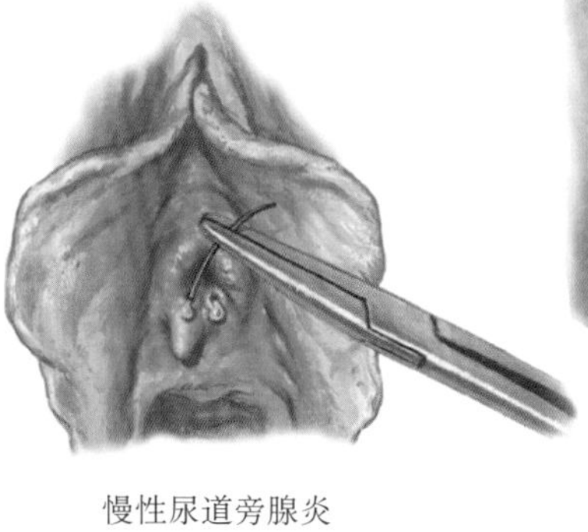

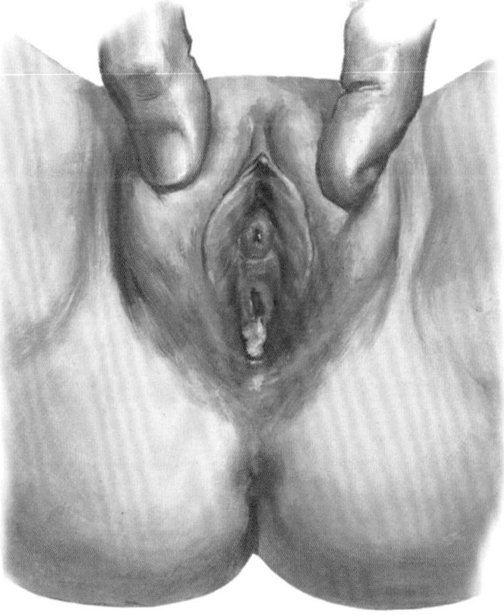

幼女外阴阴道炎

慢性尿道旁腺炎

## 十三、梅毒

一期梅毒很容易被忽视，如果没有得到治疗，会缓慢进展为中枢神经系统、心脏和肌肉骨骼系统受累。梅毒的早期病损很容易被妇女所忽视。最常见于大阴唇、阴阜、阴蒂、阴唇系带和阴道黏膜，也可见于肛门、直肠、喉部、舌头、嘴唇、手指或身体其他部位的皮肤。最初的病变在感染后 10～60 d 出现（平均 21 d），表现为皲裂、磨损或轻度糜烂的结节，然后发展为典型的亨特尔下疳：橘红色、结节性溃疡、圆形或椭圆形、直径 1～2 cm、边缘锐利、基底硬化。有时可见多处下疳，尤其是在阴唇皱褶处。

腹股沟淋巴结病起病缓慢，感染后 6 周发病，表现为坚硬的、无痛性、非化脓性结节，大小从如樱桃到胡桃不等。组织学上下疳表现为水肿、充血、淋巴细胞、浆细胞上皮样细胞核巨细胞浸润。皮损愈合后伴随低热、头痛、乏力、咽痛、手掌和脚掌的对称性无痛性斑丘疹（“钱币掌”）、黏膜斑块和扁平湿疣。

VDRL 和 RPR 试验价格低廉、检测快速，是很好的非特异性筛查手段。荧光螺旋体抗体吸收实验或*梅毒螺旋体*微量血凝实验是螺旋体抗体的特异性检查，可用于确定和诊断，一般不用于筛查。它也被用于筛查结果假阳性的鉴别，随着检测费用的降低，它也可能成为一种筛查手段。筛查结果假阳性见于狼疮、肝炎、结节病、近期疫苗接种、吸毒或妊娠期。在二期梅毒时由于大量抗心磷脂抗体干扰（前带现象），上述实验均为假阴性。

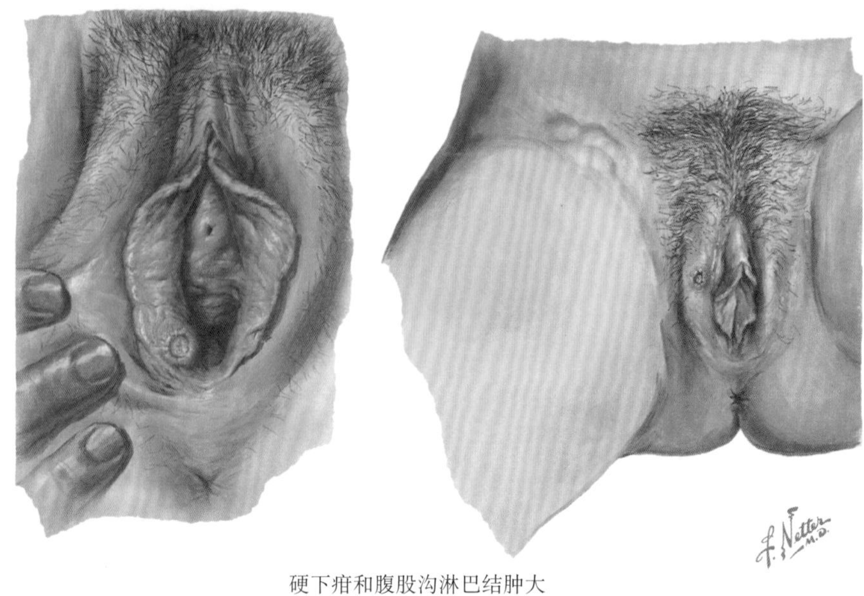


硬下疳和腹股沟淋巴结肿大

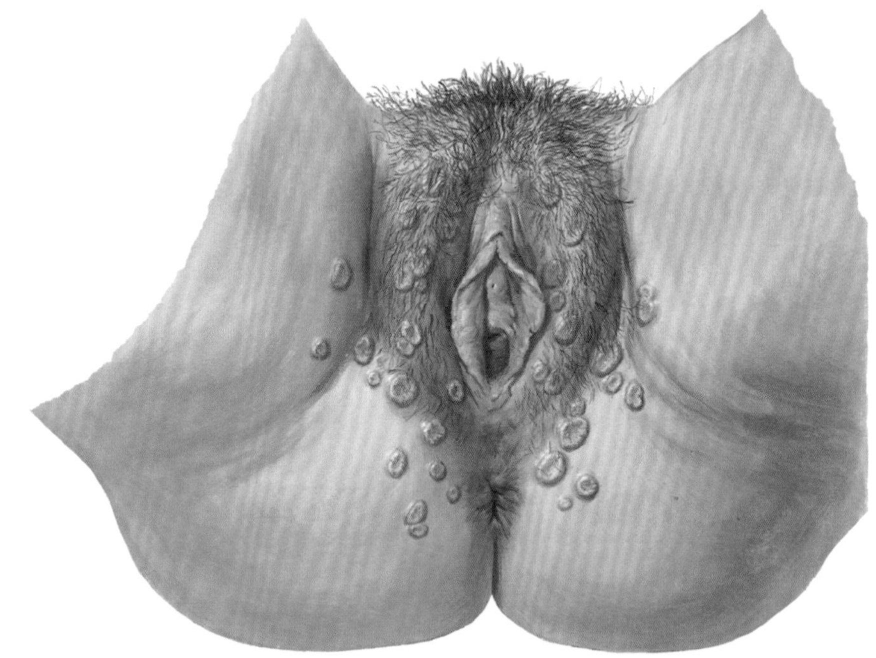

扁平湿疣

高达 30% 有皮损的患者结果为阴性（15%～25% 在初期接受治疗的患者，会在其后的2～3年没有血清学反应）。如果怀疑神经梅毒，需要行腰穿做脑脊液的 VDRL 检查（只有当神经症状或体征存在或视神经受累时，才需要脑脊液检查，脑脊液检查不推荐作为一期梅毒和二期梅毒的常规检查），强烈建议进行 HIV 感染的筛查。

潮湿、温暖、易激惹是二期梅毒丘疹的表现，通常见于外阴的内侧表面。通过连接、增生、浸渍和溃疡，形成典型的湿疣（湿性丘疹和梅毒性疣）。皮损为多发的、略高出于皮肤、呈盘状、圆形或椭圆形，大小不等如钱币。病变通常互相融合或成簇状，表面湿润、轻度凹陷有坏死。扁平湿疣可以累及外阴、会阴、肛周、大腿内侧和臀部，在妊娠期会加重。病灶具有很强的传染性。

外阴溃疡和增生的梅毒瘤被称为三期梅毒，较为罕见。通常坚硬、较大，深入皮下组织，或表现为大部分外阴的多发结节状溃疡。继发感染十分常见。

软下疳

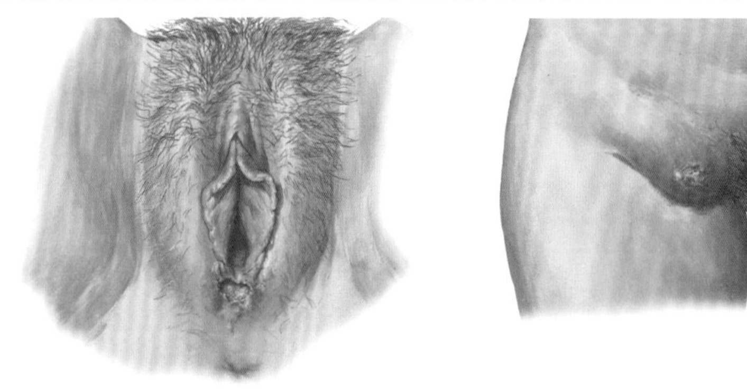

# 十四、软下疳和其他感染

*杜克雷嗜血杆菌*感染会引起软下疳，是一种少见的性传播疾病。在非洲和东南亚的某些地区，软下疳比梅毒更为常见，而在美国并不常见。感染后3~10d阴道前庭、阴唇系带或小阴唇会出现炎症背景上的丘疹或脓疱，进而发展为一个或多个典型的“软下疳”。软下疳呈粉红色、边缘突出且不规整的结节状溃疡，基底为脓性坏死组织。溃疡为有疼痛感，缺乏初期梅毒硬下疳的硬化特点。常伴有化脓性腹股沟淋巴结或“腹股沟腺炎”。痛性溃疡和腹股沟淋巴结肿大提示软下疳，如果伴有化脓性腹股沟淋巴结，则可以诊断。确诊软下疳需要有特殊培养基培养出杜克雷嗜血杆菌，应用并不广泛；培养的敏感性小于80%。溃疡分泌物的革兰染色可以确证。

性病淋巴肉芽肿

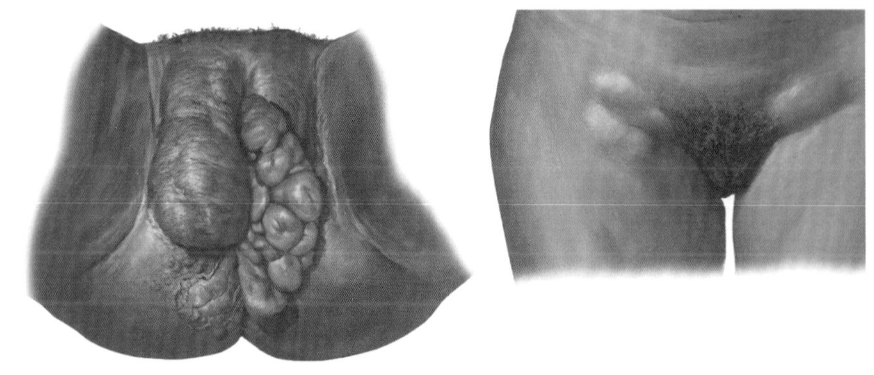

腹股沟肉芽肿

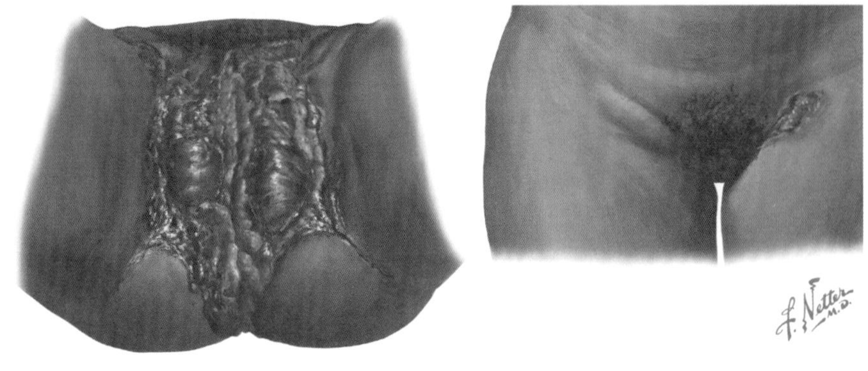

性病淋巴肉芽肿是由一些*沙眼衣原体*的血清学亚型（L-1、L-2、L-3）感染引起的。尽管在美国并不常见，但此类感染的病死率很高。最初的皮损出现于暴露后几天，表现为丘疹、脓疱、外阴或阴道的溃疡。持续时间短、不容易觉察，通常没有引起注意。1~3周沿淋巴管播散，缓慢进展为腹股沟腺炎，导致有痛性的腺体肿块、腺周炎，偶有化脓和窦道形成。女性性病淋巴肉芽肿的范围和严重程度不及男性。当盆腔淋巴和直肠周围淋巴受累，直肠周围的炎症和溃疡、继发的纤维化和瘢痕形成会最终导致直肠狭窄。有时，炎症和溃疡引起的增生性改变会累及外阴、阴道、尿道和会阴。这种破坏性的改变会形成窦道、淋巴回流受阻导致象皮肿。淋巴结的病理改变是由多发脓肿、上皮样细胞和巨细胞团构成的肉芽肿。补体结合试验可以确诊——80%患者滴度高于1∶16。生殖器和淋巴结取样（如拭子或吸取分泌物）可以进行*衣原体*培养、直接免疫荧光染色或核酸检测。

腹股沟肉芽肿（又称为第五性病）在热带地区、新几内亚和加勒比海地区比较常见，但在美国的发生率小于每年100例。*肉芽肿杆菌*（旧称为*肉芽肿荚膜杆菌*）是细胞内的革兰阴性细菌，该细菌感染会导致腹股沟肉芽肿。潜伏期不确定。最初病损表现为外阴、阴道黏膜、宫颈、面部或颈部的局限性肉芽肿性结节。病变往往向周围直接播散，而不是通过淋巴管播散。皮肤和黏膜均受累。病变不会向深部入侵，但可以累及腹股沟、大腿内侧、肛周和臀部。典型皮损为红色新鲜肉芽肿表面，伴有清晰的锯齿状边缘。“假腹股沟腺炎”通常为皮下的肉芽肿。病变愈合缓慢，持续数月或数年。通过典型皮损和表面涂片或活检的杜诺凡体可以确诊。还需要与软下疳、梅毒、结核和癌进行鉴别诊断。

巴氏腺囊肿

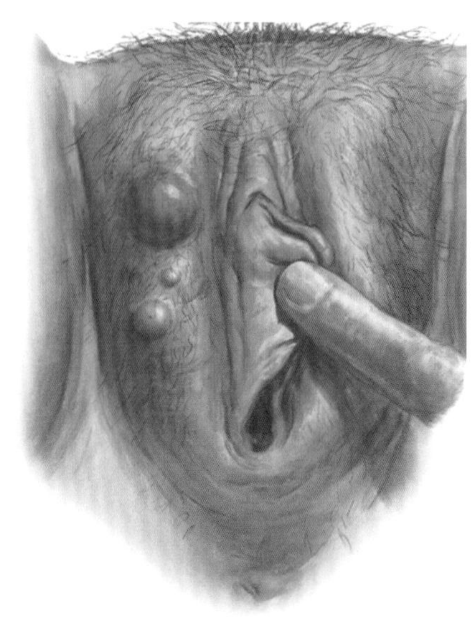

皮脂腺囊肿

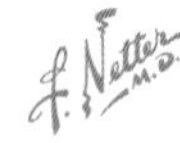

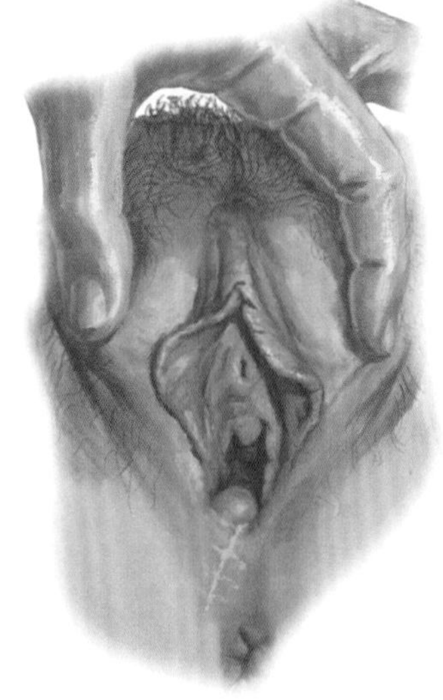

包涵囊肿

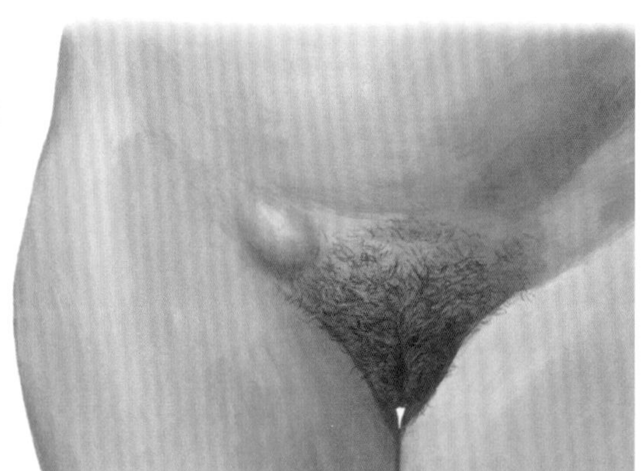

努克管囊肿

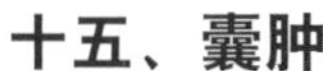

## 十五、囊肿

巴氏腺囊肿是由于巴氏腺的分泌性导管或其分支的闭塞引起的。病因包括特异性或非特异性感染、机会性感染或手术创伤。通常一侧或双侧巴氏腺的感染会引起水肿和（或）脓肿形成。通常急性发病为单侧，伴有疼痛和水肿。除严重病例外通常没有全身系统症状。急性感染期后，导管的硬化或瘢痕形成会导致慢性囊肿。

囊肿表现为阴唇后方的波动性水肿。用拇指和示指触摸，可以在皮下组织内明显活动。囊液可以清亮、发黄或发蓝，囊肿大小可以如弹珠或鸡蛋不等。除非继发感染，囊肿通常没有明显的不适感（80% 巴氏腺囊肿的囊液培养没有细菌生长）。囊液通常为浆液性或黏液性。镜下表现为来自导管壁和巴氏腺组织的移行细胞上皮。囊壁通常为移行上皮，但病理诊断还需要囊壁内有黏液腺体存在。

40 岁以下无症状的囊肿不需要治疗（大于 40 岁建议取活检）。腺体切除比较困难，并发症较多，如术中出血、血肿形成、继发感染、瘢痕形成和性交困难。因此，不建议进行腺体切除。如果需要治疗，囊肿造口术是最好的选择：通常在处女膜内做 1~2 cm 纵行切口，一般不需要缝合。通过切口放入导管，用生理盐水冲洗囊腔，导管通常放置 6 周。也可以用碘仿纱布填入囊腔，切口外留出 2~3 cm，方便最后取出。除非有蜂窝织炎，一般不需要用抗生素。

大阴唇和小阴唇都有皮脂腺。当导管发生堵塞时，皮脂腺和上皮碎片潴留，导致囊肿形成。皮脂腺通常很小，但形成囊肿可以如胡桃大小。可以单发或多发。一般质地中等、可以活动，没有感染时可以没有症状。当继发感染时，囊肿变红、水肿、疼痛，如同疖肿。

包涵囊肿有时可在会阴、阴唇系带或阴道内发现。通常较小，大小从黄豆到胡桃不等。可以由会阴裂伤修补手术引起。当上皮被包入表面以下时，由脱落或退化的上皮形成囊肿。

努克管囊肿是单侧腹膜凹陷的囊性扩张，类似于男性的鞘膜积液。这种腹膜凹陷在胚胎发生上与圆韧带伴行，因而囊肿沿圆韧带走行一段距离不等的距离。囊肿可以发生于大阴唇上半部分，通过蒂与腹股沟管相通。切除标本的囊壁有纤维和肌肉组织构成。可以有或没有立方形或柱状上皮细胞（永久性内皮细胞）的排列。

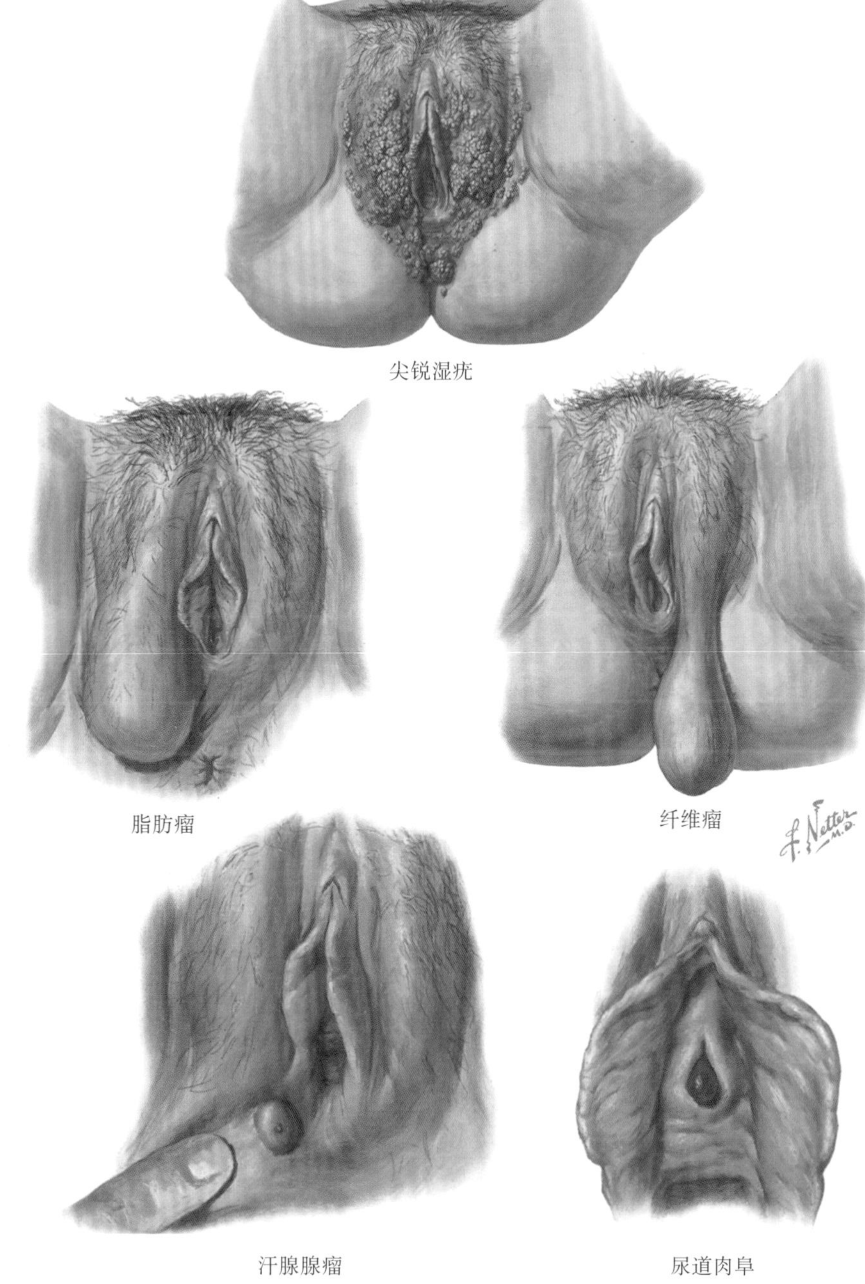

尖锐湿疣
脂肪瘤
纤维瘤
汗腺腺瘤
尿道肉阜

## 十六、良性肿瘤

外阴的良性肿瘤包括纤维瘤、纤维肌瘤、脂肪瘤、乳头瘤、尖锐湿疣、尿道肉阜、汗腺腺瘤、血管瘤、黏液瘤、神经瘤和罕见的子宫内膜异位病灶。

尖锐湿疣是乳头瘤的一种，称为性病疣。由人乳头瘤病毒的一些亚型（90% 由 6 和 11 型）感染引起。这种 DNA 病毒在 2%～4% 妇女中存在，60% 患者 PCR 检测为阳性。该病毒可以耐干燥环境，容易发生传染和自体接种。有证据认为很少有污物传播。该病毒通常通过皮肤对皮肤接触（一般是性接触）传播，潜伏期为 3 周至 8 个月，平均潜伏期为 3 个月。65% 患者通过与感染性伴的接触获得感染。乳头瘤表现为阴唇和会阴的多发、柔软、针尖样、疣状赘生物。数目众多时可以发生融合成菜花样。组织学上表现为中心充血、炎症浸润的结缔组织，被覆增生、分层的鳞状上皮，呈深乳头状突起和表面厚的角化区。

外阴结缔组织的纤维瘤通常为中等大小。随着病灶增大会形成蒂。内部组织的退行性变或血供的缺乏会导致不同程度的水肿，因而质地不均匀。纤维瘤可以起源于圆韧带或深层盆底组织，而突出于外阴。偶有纤维瘤镜下表现为纤维肌瘤。可以有肉瘤变，但十分罕见。

外阴脂肪瘤比纤维瘤少见。通常更软，质地更为均匀。偶见体积较大者。

汗腺腺瘤是罕见汗腺良性肿瘤。表现为大阴唇或阴唇间沟的小结节。肿瘤表面皮肤可以发生溃疡和出血，有时被误认为癌。组织学上汗腺腺瘤呈半透明的结节，由无纤毛的柱状细胞构成，胞质清亮，胞核深染。在小腺泡中立方形细胞或圆形细胞更为显著。囊性改变和囊内乳头状增生并不明显。

尿道肉阜是由尿道口后壁长出的黄豆大小亮红色的肿物。可以是肉芽肿、血管瘤或毛细血管扩张性改变。通常十分敏感，容易引起尿频和排尿困难。由于充血、水肿和炎症反应，一般都有出血。尿道或膀胱的反复或慢性炎症可以导致尿道肉阜的形成。很重要的一点是尿道肉阜要与尿道外口的扩张或单纯外翻、尿道黏膜脱垂和尿道癌相鉴别。尿道脱垂最常见于老年妇女，尿道黏膜通过尿道口完全脱出，如同直肠脱垂是直肠黏膜通过肛门脱出一样，可见充血和水肿，可见局部血栓形成和坏死，伴有严重出血。小的尿道癌可以外观类似于或继发于尿道肉阜。活检或切除可以防止误诊，不建议进行破坏性烧灼。

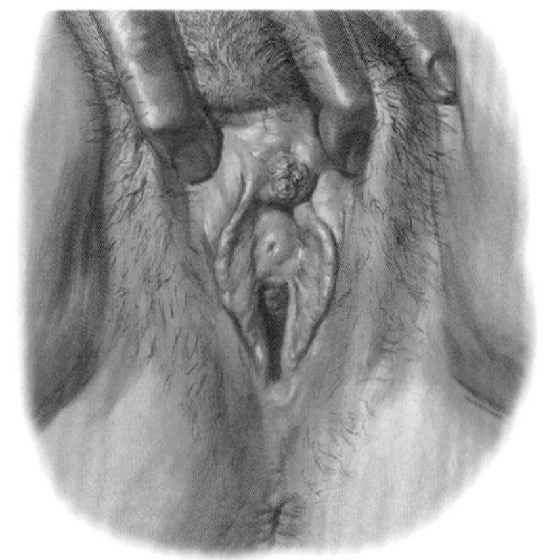

阴蒂癌

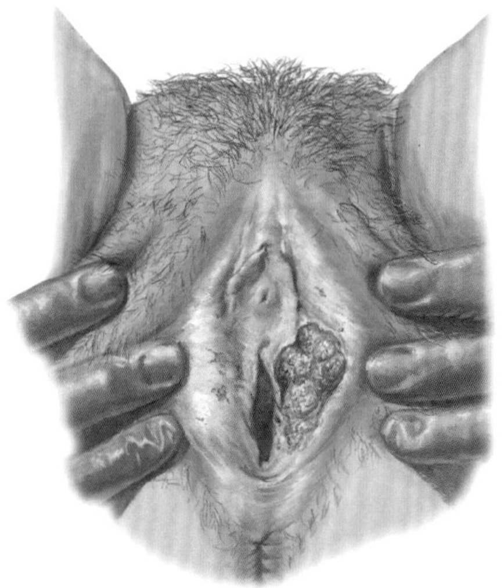

外阴白斑基础上发生外阴癌

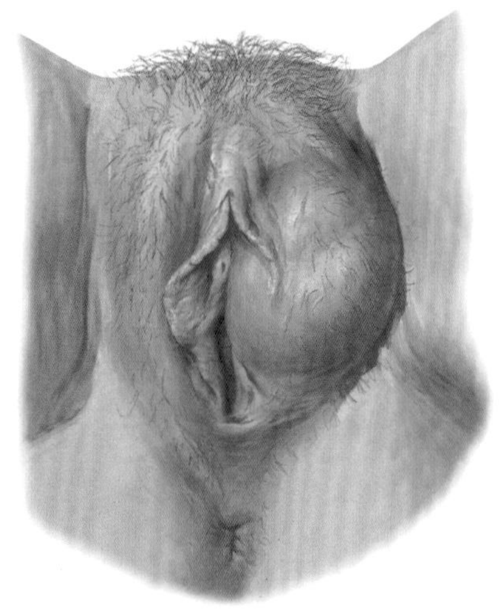

阴唇肉瘤

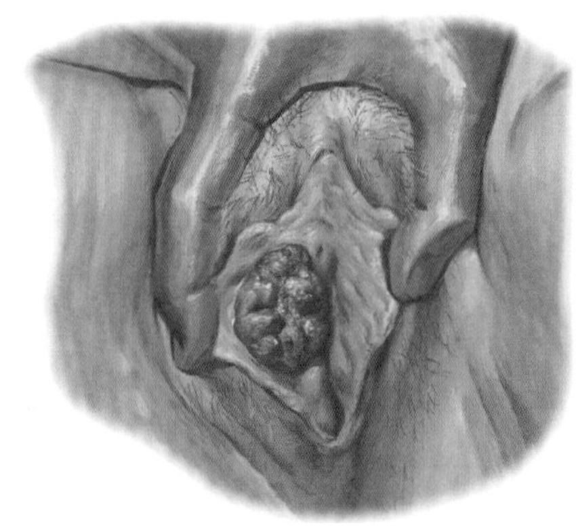

转移性肾上腺样瘤

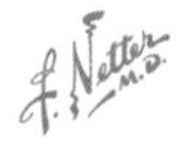

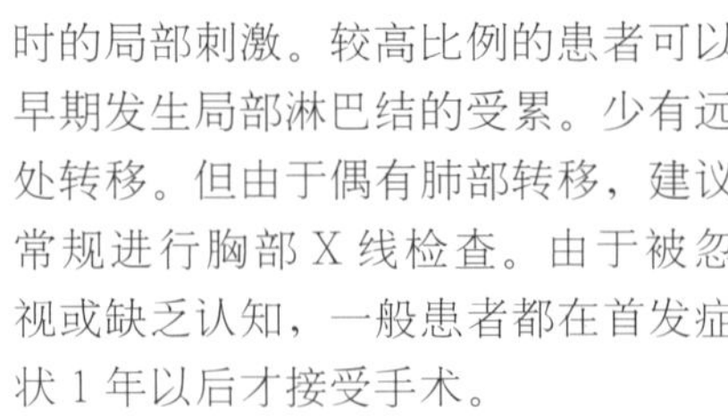

## 十七、恶性肿瘤

女性生殖道恶性肿瘤约 5% 起源于外阴（外阴的发病率从 1973 年到 2000 年升高了 20%，可能与人乳头瘤病毒的暴露有关）。原发外阴癌通常见于老年妇女，原位癌的平均年龄为 40—49 岁，浸润癌的平均年龄为 60—69 岁。大多数肿瘤为鳞状细胞类。组织学类型包括鳞状细胞(90%)、黑色素瘤（5%）、基底细胞样、疣状、巨细胞、棘细胞、皮肤棘层松解的鳞状细胞（腺样鳞状细胞）、淋巴上皮瘤样、基底细胞和 Merkel 细胞。肉瘤占外阴癌的 2%。其他部位的转移性肿瘤少见但确实存在。

外阴鳞状细胞癌通常表现为外生性溃疡和过度角化的斑块。起初可以为孤立病灶或隐藏于过度角化上皮及外阴其他病变以下，使其难以诊断或延误诊断。已知的危险因素包括人乳头瘤病毒感染（40% 外阴癌患者 HPV DNA 阳性）、吸烟、免疫抑制和硬化性苔藓。

巴氏腺、黏液腺或汗腺偶尔可以发生腺癌。髓样癌罕见。起源部位按发生频率分为大阴唇、阴蒂包皮、小阴唇、巴氏腺、后联合和尿道。

外阴白斑和性病淋巴肉芽肿是外阴恶性肿瘤的危险因素。约 50% 外阴癌合并有外阴白斑。最初病损可以为小结节或局部增厚，然后缓慢增大、浸润，最终形成溃疡。早期症状可以不显著，包括轻度疼痛和瘙痒。被忽视的病例肿瘤可以增大、呈结节状、过度增生、形成溃疡和有异味。其他的主诉包括脓性有异味的白带、排尿时的局部刺激。较高比例的患者可以早期发生局部淋巴结的受累。少有远处转移。但由于偶有肺部转移，建议常规进行胸部 X 线检查。由于被忽视或缺乏认知，一般患者都在首发症状 1 年以后才接受手术。

外阴基底细胞癌较为少见。报道上皮样癌的发病率为 1.2%～1.3%。外阴基底细胞癌应与鳞状细胞癌相鉴别。发病年龄、症状和体征与早期鳞状细胞癌相似。可见侵蚀性溃疡和表浅红斑。基底细胞癌与其他疾病，如外阴白斑或增生性性病，尚无明确关联。肿瘤生长缓慢，对放疗敏感。局部转移较为少见，但局部浸润和复发是其特点。治疗上只需局部扩大切除，不需要根治性外阴切除和双侧股淋巴结和盆腔淋巴结切除。

外阴转移性癌不常见但可以发生，尤其是肾的肾上腺样瘤、子宫的绒毛膜上皮性癌、子宫体癌或宫颈癌，有时外阴病损可能是原发癌的首要表现。

外阴肉瘤十分罕见。种类包括纤维肉瘤、棘细胞肉瘤、淋巴肉瘤、黏液肉瘤、脂肪肉瘤、圆细胞、巨细胞和多形细胞肉瘤。肿瘤通常具有很轻的侵袭性。偶有恶性程度较低的。

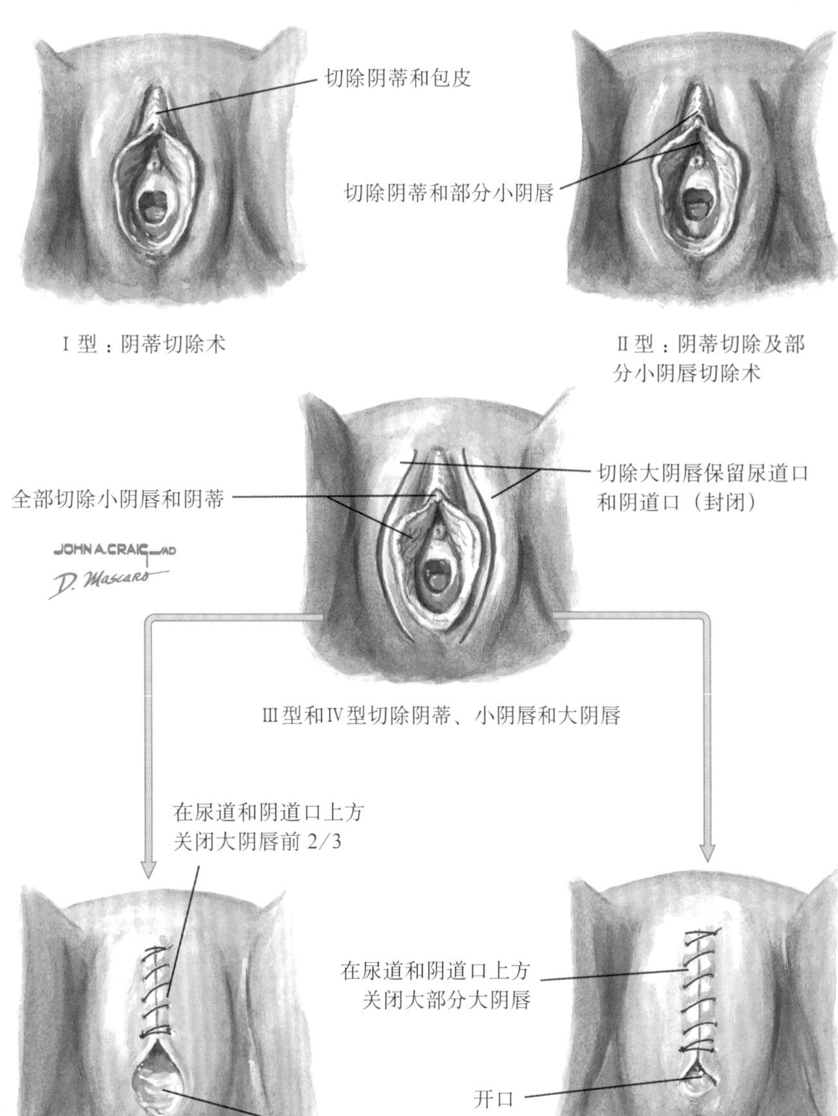


Ⅰ型：阴蒂切除术

Ⅱ型：阴蒂切除及部分小阴唇切除术

Ⅲ型和Ⅳ型切除阴蒂、小阴唇和大阴唇

Ⅲ型：改良（中间型封闭）保留中等大小的阴道开口

Ⅳ型：完全封闭 仅保留很小的开口用于排尿和月经

## 十八、女性包皮环切

女性包皮环切是一种切除女性外生殖器的社会文化仪式，指部分或所有外生殖器的切除，包括大阴唇、小阴唇和（或）阴蒂。在很多地方是非法的。女性包皮环切（女性生殖器切除、封闭）通常是按仪式进行的，没有麻醉，也没有消毒，一般在青春期或青春期后进行。形成的瘢痕会影响性交和正常分娩。少数病例的瘢痕形成和变形会导致闭经和痛经。这种仪式是为了说明女性的社会地位，证实其可以结婚并成为妇女。有时是用来维护贞操或所谓的促进生育。尽管这种仪式可能会减少女性的性快感，但有时会增加男方的性快感。

切除组织的大小和部位决定了封闭的种类：

Ⅰ型——切除阴蒂包皮，切除或没有切除部分或全部阴蒂。

Ⅱ型——切除阴蒂和部分或全部小阴唇（最常见类型）。

Ⅲ型——切除部分或全部外生殖器，并使阴道口缩窄（封闭）。

Ⅳ型——切除阴蒂和（或）阴唇；拉伸阴蒂和（或）阴唇；烧灼阴蒂及周围组织。

其他女性生殖器切除的方法包括刮除阴道口周围组织、切除阴道、阴道内应用腐蚀性物质或草药导致出血或是阴道缩窄。

估计全世界有 13 000 万妇女接受过某种形式的包皮环切术。尽管在美国并不多见（估计美国有 16.8 万人，18 岁以下有 4.8 万人），在一些国家（如索马里）超过 95% 妇女接受过包皮环切。

这些患者在术后短期可能有出血、感染（包括破伤风）、尿潴留和疼痛，远期患者可能有性交障碍、月经期卫生护理困难、反复阴道或泌尿系感染、经血倒流、阴道积血、慢性盆腔炎症性疾病，过度瘢痕形成包括瘢痕疙瘩、粘连和盆腔痛和腰痛，十分常见。这类患者开始性生活后也会产生合并症，比如狭窄的阴道口会“自然”破裂（当阴茎插入时），产生局部感染和邻近组织的撕裂，导致其他合并症。越来越多的患者在性生活开始前咨询医生，并要求重新塑形。

对瘢痕组织的外口造口术可以帮助恢复正常月经和性生活。会阴前切开，不论有或没有二期修复，都应该在新生儿期进行（二期修复在有些地区是非法的，如英国等，因为会导致再次阴道封闭）。尽管有手术修复，但性生活的后遗症通常会持续终生（尤其是阴蒂切除）。对于这些患者应该给予客观的关爱。

（胡　君　刘朝晖　译）

# 第 7 章

# 阴　道

盆腔矢状面

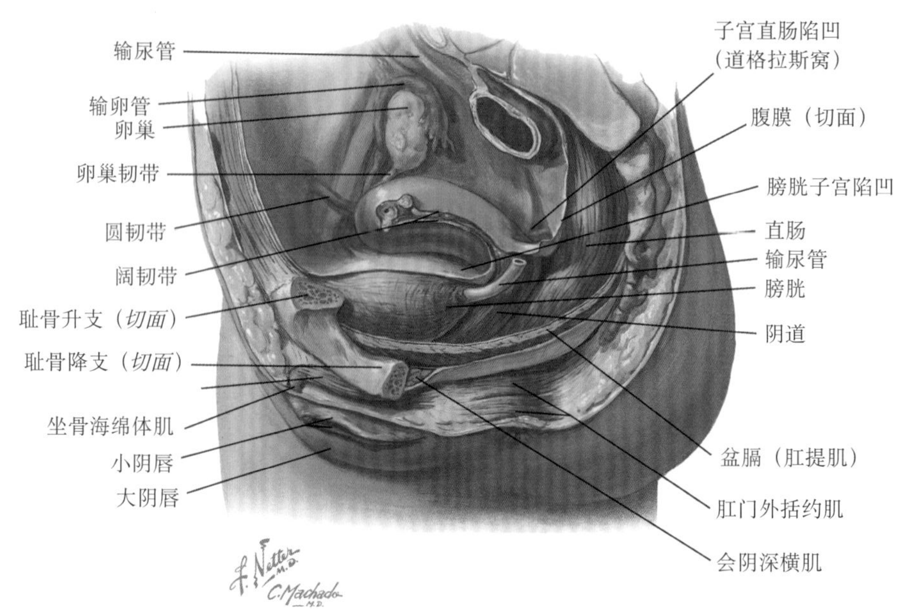


盆腔深部

阴蒂背动脉
阴蒂背神经
阴蒂深动脉
尿道括约肌
阴蒂背深静脉
尿道外口
前庭球动脉
会阴隔膜（切面卷起）
阴部内动脉
会阴表面切缘
阴道口
阴道壁
会阴深、浅神经分支（切面）
会阴深横肌
前庭大腺（巴氏腺）

## 一、阴道

阴道（在拉丁语中意为“剑鞘”或“刀鞘”）实际上是通向女性内生殖器和胎儿娩出的门户。狭义的女性盆腔脏器包括结肠、膀胱、子宫、输卵管、卵巢和阴道。这些脏器结构就在阴道周围并具有其临床意义，阴道还为了解女性盆腔脏器提供了便利的入口。

阴道是一个薄壁、有弹性、可以延展的肌性通道，被覆的特殊上皮从外阴一直延伸到宫颈和子宫。在正常情况下，阴道是一个中上 1/3 大于中下 1/3 的肌性器官，从冠状面的纵轴看更像梨形或字母“T”形。阴道前后壁的径线较平直，因此阴道的横切面像字母“H”形。

在远端，阴道口位于尿道后方的外阴处女膜环在外阴的后部。当站立时，阴道向上向后与水平面接近，并指向骶骨腔。在大多数女性，阴道与子宫之间至少成角 90°，宫颈向下向后指向阴道后壁。阴道顶端宫颈周围的部分称为穹隆，阴道后穹隆较前穹隆深。

尽管有很大的个体差异，一般来讲，阴道前壁的长度在 6~9 cm（2.5~3.5 英寸），阴道后壁长 8~12 cm（3~4.5 英寸）。在性交时，阴道上段由于子宫和宫颈的活动会变长变宽。这一变化可能有利于捕获和保留精子从而提高受孕的机会。

阴道正好位于直肠的前方，两者之间为直肠阴道膈，上 1/4 段与子宫直肠陷窝（阴道后穹隆）相邻。尿道和膀胱位于阴道前壁上方，中间仅一薄层组织与盆腔相隔。输尿管进入膀胱的位置接近阴道后穹隆。

阴道通过周围骨盆内的韧带和结缔组织保持其位置。阴道下 1/3 靠泌尿生殖膈，阴道中 1/3 段靠肛提肌的一部分及主韧带支持，主韧带和宫旁组织支撑了阴道的上 1/3。

阴道的血供源于阴道周围广泛的血管网。阴道动脉直接起自子宫动脉或作为髂内动脉的分支血管起自子宫动脉和膀胱下动脉之后。子宫动脉下行至宫颈的分支与单一动脉吻合。阴部内动脉、膀胱下动脉、直肠中动脉也参与了盆腔底部血管网的互相连接。这些血管成为产科裂伤的重要出血来源。在性兴奋时，它们有助于阴道分泌渗出物以增加润滑作用。

盆底前面观

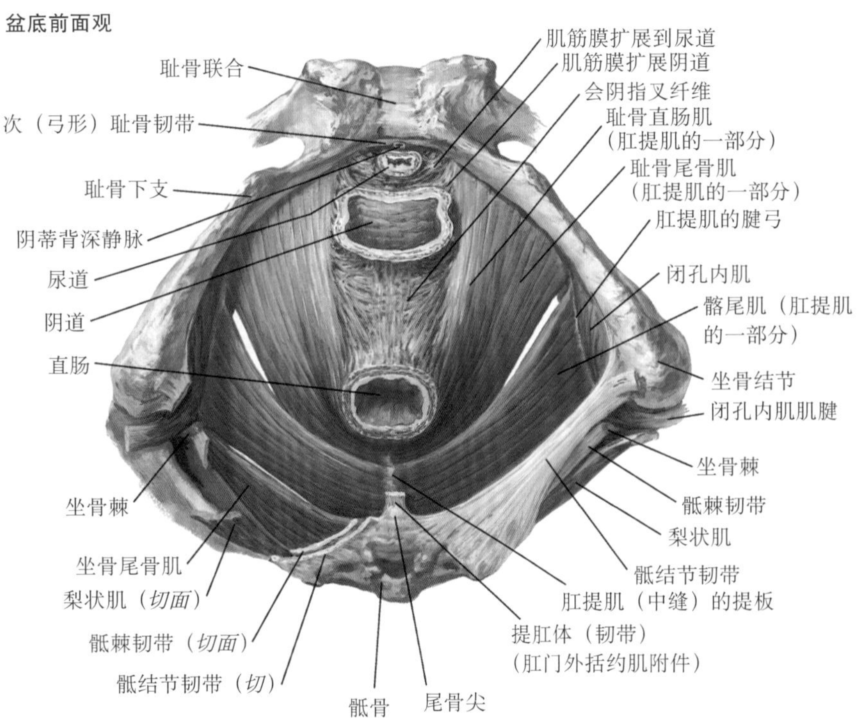


盆底侧面观

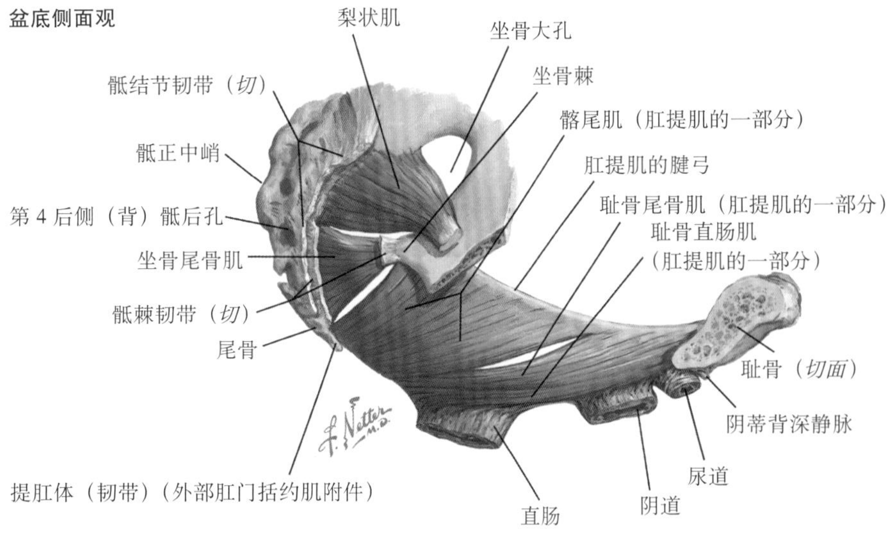


## 二、盆膈底面

如果除去盆底表面的肌肉和筋膜，整个盆底解剖从下面看去，就像一个附着于骨盆边缘的盆底肌肉群所形成的吊床，而这个“吊床”支撑着尿道、阴道和直肠；并且附着于后面的骶骨和尾骨。而这其中最主要的肌肉是肛提肌，这个肌肉由中间以及后方两侧肌肉群组成，并且由阴部神经支配。其中位于中间部分较大肌肉是耻尾肌，其发生自耻骨联合上支后面，此后向下向后包绕阴道后壁，而其中一些肌纤维终止于尾骨，一些终止于筋膜形成会阴中心腱，另外一些参与了包绕直肠的肌肉。耻尾肌束被阴蒂、尿道、阴道、直肠的背血管所分列开。而这些盆腔器官被耻尾肌所延生的肌肉筋膜组织所支撑，它们的下筋膜与泌尿生殖膈的上筋膜相连。

肛提肌的侧方组成部分——髂尾肌来自坐骨棘和腱弓，扩展从耻骨后表面的壁层盆筋膜而终止于坐骨棘，从而覆盖于闭孔内肌的内表面上。髂尾肌插入了最末的两个尾骨，但一些肌纤维越过尾骨，和相反方向的肌纤维汇合，加入了更浅的来自于外括约肌和横向会阴肌的肌纤维。

从后方看，盆底主要由三角尾骨肌构成。尾骨肌的顶点连接到脊柱的坐骨和骶韧带，底部连接骶骨下方与尾骨。这在侧视视图上可以很好地展示出来。除了支撑盆腔脏器外，盆腔膈膜肌肉在性交过程中对阴道的收缩、分娩、排尿及排便时都起作用。闭孔内肌和梨状肌形成后骨盆之后通过大小闭孔裂孔附着于股骨头上。闭孔内肌和梨状肌靠近骨盆侧壁。

闭孔内肌起自闭孔窝附近，直接附着在骨骼上的纤维，较小部分来自闭孔膜、腱弓及闭孔筋膜。纤维组织向下向后在接近小坐骨切迹处形成肌腱，通过坐骨小切迹，插入到盆腔外股骨大转子的内侧面。

从最方便观察的侧面观察梨状肌，起自骶骨和骶结节韧带较低的位置，其纤维覆盖大部分坐骨大切迹，通过坐骨大切迹附着于股骨大转子的上方。梨状肌由骶神经 1、2 支配；闭孔内肌由骶神经 1、2、3 支配。它们共同帮助臀部外旋转及外展，并不直接参与支持盆底，而覆盖这些肌肉的筋膜是盆膈及盆腔内筋膜的延续。

盆底上方视图

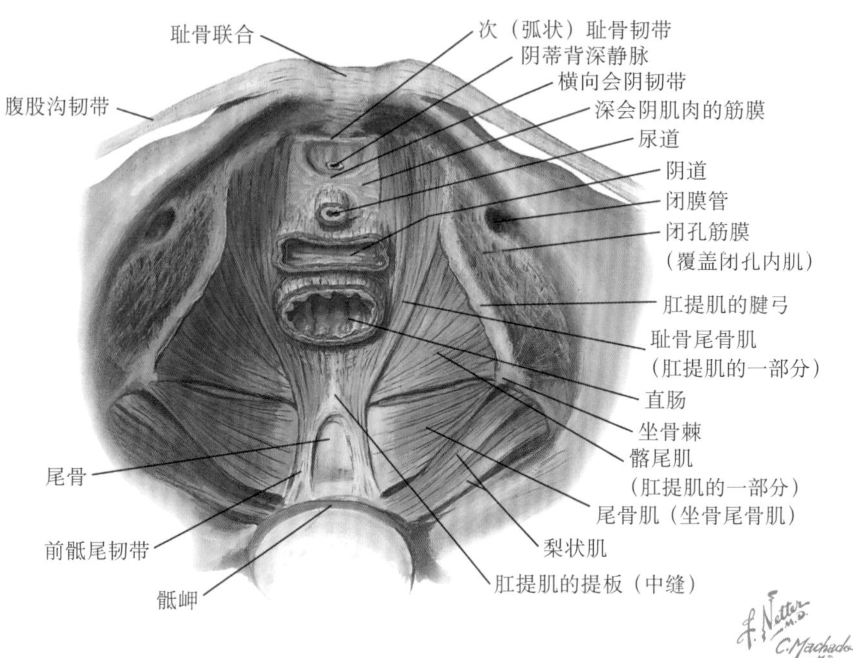


盆腔内侧面视图

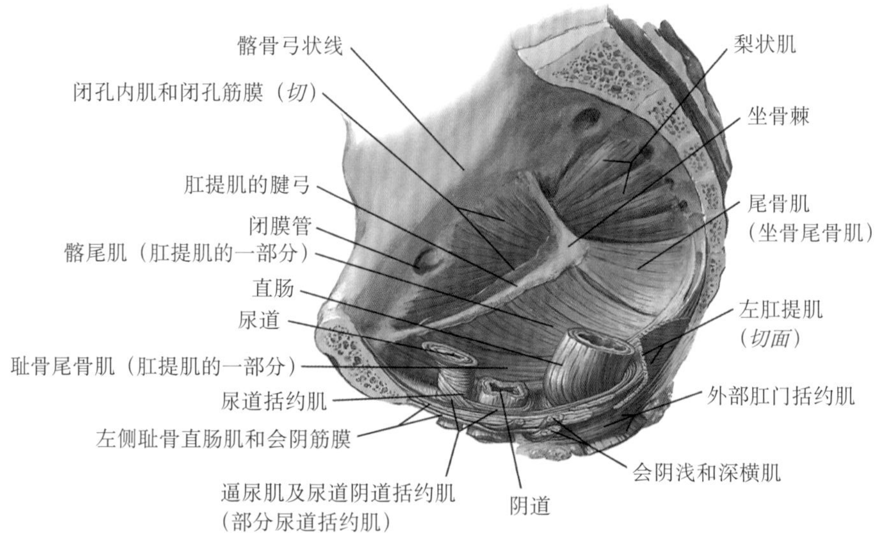


## 三、盆膈上面

盆膈在盆腔与会阴之间形成一个肌腱的、漏斗形的分隔，作为尿道、阴道、直肠和盆腔脏器的主要支持结构。它由肛提肌和尾骨肌组成，被上下两层筋膜覆盖。盆膈的肌肉由盆腔侧壁伸展而来，均匀地相互融合，最终附着于尿道、阴道和肛门。这些肌肉没有在耻骨联合后的正中线上融合，暴露出盆底的一个缺口，形成泌尿生殖膈。这个缺口部分被耻骨下韧带覆盖，阴蒂背静脉穿行其中。在这个区域，盆膈下筋膜和泌尿生殖膈上筋膜融合。

肛提肌可以被再分为前面的耻尾肌和后方的耻尾肌。它们起自耻骨、腱弓和坐骨棘后方，止于尾骨、肛尾体、肛管下段、会阴中心点、阴道下段以及尿道的后外侧面。肛提肌是最基本的支持结构，同时帮助肛管和阴道的括约肌活动。这些肌肉和筋膜对阴道和膀胱的支撑有着至关重要的作用。妊娠或分娩后支持系统的破裂或延伸是盆腔支持系统缺陷（疝）及尿失禁、便秘的主要原因。腱弓帽对经腹治疗膀胱 - 尿道膨出提供了附着点。提肌索同样为机械支持脱垂盆腔脏器的子宫托提供附着点。

尾骨肌呈三角形，起自坐骨棘，止于骶骨下段和尾骨上段的外侧缘，位于骶棘韧带的盆腔面。

盆膈的筋膜是会阴筋膜的延续部分。会阴筋膜包括骨盆内筋膜、闭孔筋膜、髂筋膜以及腹横筋膜。

除了盆膈的筋膜，闭孔内肌和梨状肌同样覆盖真骨盆盆壁。梨状肌呈三角形，位于小骨盆后壁。它来源于三个或三个以上的第一、第二、第三和第四骶前孔，经由坐骨棘上方的坐骨大孔出骨盆，形成一圈肌腱止于股骨大转子上方。闭孔内肌呈扇形覆盖骨盆侧壁。

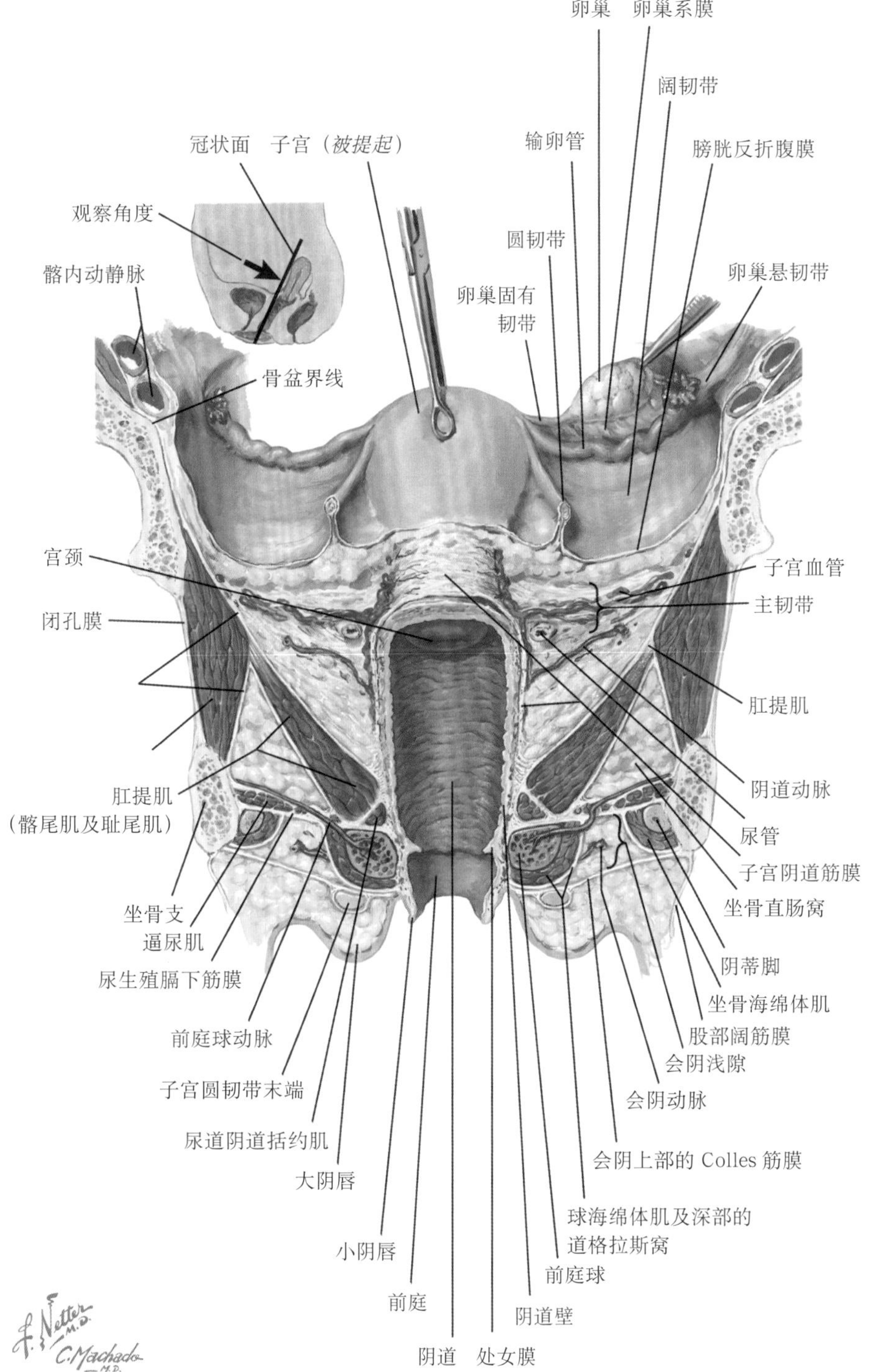


## 四、盆腔脏器的支持结构

为阐明支持骨盆的肌肉及筋膜间的相互关系，接下来的图片先后对阴道和女性内生殖器子宫有详细的说明。这章所选的平面图是从子宫体前面点向下通过阴道前穹隆沿阴道纵轴至会阴。

在这个水平，大的髂血管与构成骨盆壁的耻骨支紧邻。这些耻骨支通过闭孔由闭孔膜、闭孔内肌、闭孔筋膜与坐骨耻骨支相连。阔韧带起始于侧盆壁，由侧壁腹膜的对折形成一个大翼，分开后包裹子宫，将盆腔分为前后两部分，它们与前面覆盖的膀胱腹膜及后面的直肠腹膜相延续。阔韧带包裹皮下脂肪组织、血管、神经和在它顶端插入的圆韧带，后者是平滑肌和纤维组织的凝集，维持子宫前倾，插入至输卵管的前下方。图中左侧卵巢被提起来，说明子宫卵巢的关系和骨盆漏斗韧带，后者包裹了卵巢的血供。将膀胱腹膜反折从子宫分离，可暴露骨盆内或子宫阴道的韧带，延续到侧盆壁的为主韧带，与相关的血管、神经和脂肪共同构成宫旁组织。子宫动静脉从其腹部血管的起源一直延伸至阴道侧穹隆。横断面图输尿管在子宫血管下方走行，然后继续在子宫阴道韧带中间及前方走行，通过阴道上方进入膀胱。输尿管与子宫血管及阴道的密切关系是它们在子宫切除术后骨盆韧带修复术容易损伤的原因。在横截面上骨盆膈很薄，与其宽度完全不同。尽管一些肛提肌直接来源于骨盆壁，但肌肉的主要部分来源于由闭孔内肌筋膜集中形成的肌腱。肛提肌通过阴道后部周围并封闭了其上2/3。位于肛提肌下方，由阴道直肠窝向上延伸分离的是泌尿生殖膈或三角韧带，在这个平面上其包括会阴深横肌和阴蒂动脉。阴道下1/3位于盆膈之上，它开口于前庭，由处女膜、前庭球及覆盖其的球海绵体肌组成。紧临骨盆出口边缘坐骨支的是阴蒂下支，由坐骨海绵体肌及会阴上部脂肪垫覆盖，容易被 Colles 骨折限制向下。大小阴唇位于两条大腿间 Colles 韧带之上。三角韧带之下的肌肉及韧带被认为有性交功能，对盆腔脏器无明显支持作用。这章内容说明了支持盆底重建相关的腹部或阴道的外科意义。

尿道冠状前面观

尿道三维重建示意图

U. 尿道腔；
D. 尿道旁管；
G. 尿道周围腺体；
V. 薄壁静脉；
LP. 黏膜固有层；
LM. 纵行平滑肌；
CM. 环形平滑肌；
SM. 横纹肌

低倍镜下尿道

高倍镜下的低倍镜部分

## 五、女性尿道

尿道位于膀胱最低部，在耻骨联合下方向下向前走行，长3~5cm，平均直径约6mm。尿道内口和膀胱在膀胱颈处形成夹角，被尿道括约肌环绕的夹角对维持正常的控尿有至关重要的作用。这个区域被盆膈的筋膜和肌肉进一步加固从而承受膀胱的静水压力。其黏膜表层通过外部支撑结构的压缩而纵向折叠。最显著的纵向折叠位于尿道后方，被称为尿道嵴。膀胱表面的盆腔内筋膜在尿道黏膜层下方连续覆盖于尿道，毗邻的是海绵状静脉丛形成的一层薄薄的勃起组织。环绕膀胱的发达肌肉组织同样覆盖尿道，并随着向外尿道的延伸而变薄。前2/3的尿道位于耻骨联合后方，被称为盆腔内尿道。这部分尿道在通过的肌筋膜附着处形成提肌内裂。泌尿生殖膈到尿道的上层筋膜延伸形成会阴的一部分。当它通过泌尿生殖膈时，尿道被尿道膜部括约肌包绕，尿道膜部括约肌是在男性中不太重要的一个结构。外尿道周围，尿道毗邻前庭球上端，被球海绵体肌包绕。这部分尿道位于阴道前壁，阴蒂下方2~3cm和小阴唇皱襞之间。整个尿道，尤其是尿道会阴部，有众多较小尿道周围腺体的开口，而在男性中是前列腺导管。

尿道系统的图解重建表明尽管小腺体的导管可以独立地进入尿道，但它们中的大多数共同形成一个相互依存的传导系统，较大的以尿道旁管为止点。尿道旁管开口于尿道两侧的中后方。这些都是进化不完全的残留物，没有特别的功能，但它们的位置决定了容易受到感染，尤其是淋球菌感染，而它们引流不畅增加了慢性感染的风险。

尿道下段的横截面显示黏膜皱襞及直接支持结构：黏膜下固有层是一个疏松的纤维和弹性网状组织，包括了一个特别的静脉系统、尿道海绵体或海绵丛，占据了此区域大量的血液供应。肌层分为内纵和外环两层，都很薄，相互依存。一层薄薄的横纹肌被称作外括约肌，由阴部神经支配，但与排尿功能几乎无关。在高倍显微镜下，我们可以看到尿道和尿道旁管的上皮都是复层鳞状上皮。盆腔内尿道的上皮组织随着其到达膀胱颈而渐变。另一方面，腺上皮为圆柱状，为单层。黏膜下结缔组织细胞较少。

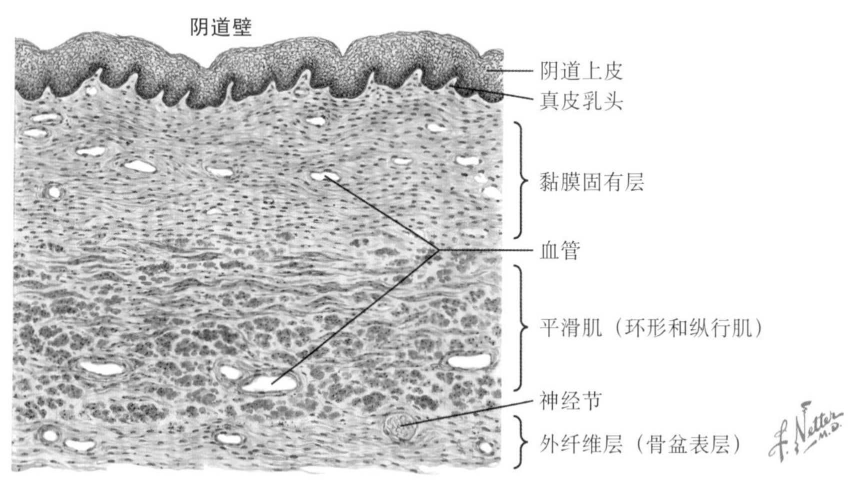


巴氏腺
（前庭大腺）

巴氏腺管开口，可以看到鳞状上皮移行为柱状上皮

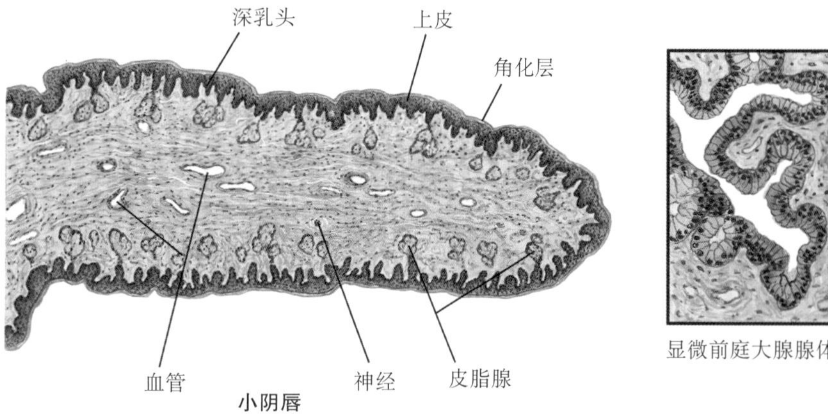


小阴唇

显微前庭大腺腺体

## 六、外阴阴道组织学

阴道被覆鳞状上皮，依靠其支持的肌肉及勃起组织具有扩张和收缩的作用。阴道壁的三层组织在切面上很容易辨识。阴道上皮为复层鳞状上皮，分为基底细胞层、移行细胞层和棘细胞层，也被称为作为基底层、上皮内层和功能层。表层细胞含有角蛋白,但在生育年龄的妇女中没有角化。阴道上皮略厚于宫颈的鳞状上皮，有更多更大的乳头突向基底层的结缔组织，使基底膜形似波浪。这些乳突在阴道后壁及阴道口附近尤其多。上皮下方有一个厚度为150～200 μm的致密结缔组织层被称为固有层，由穿行于上皮及底层肌肉的弹性纤维支持。这些弹性纤维对骨盆的支持和功能是至关重要的。固有层在靠近肌肉的地方，密度变低，在这一区域有一个庞大的薄壁静脉网,形成勃起组织。该层下方的平滑肌为内环外纵，后者更厚更强,并且与子宫浅表肌束连续。两层交错的肌肉间没有膈膜或筋膜。阴道的外层是由骨盆筋膜或内脏层演变来的细而坚硬的薄层。在此筋膜及结缔组织层与肌肉层中间，走行着庞大的静脉网及丰富的神经。

前庭大腺位于阴道前庭的外侧，组织学切片表现为富含小黏液腺体的单层柱状上皮并具有基底层。偶尔为复层的柱状上皮。小腺体通常是椭圆形且对称的，并由疏松的血管结缔组织支持。前庭大腺导管主要由柱状上皮组成，沿阴道壁上行，但是接近阴道前庭外侧壁的开口处，上皮表现为阴道的复层鳞状上皮。这种上皮的移行使前庭大腺的恶性肿瘤，既可以是腺癌也可以是鳞状细胞癌。

小的阴道前庭腺体位于阴蒂及尿道周围，以帮助润滑阴道；和前庭大腺相比更富于分支，类似花枝。这些分泌黏液的上皮细胞是高柱状上皮，有一至两个细胞核。

阴唇上皮较阴道更富于色素。表层细胞角化明显，形成角质层，尤其是绝经后妇女表现更为突出。固有层的乳头深入至被覆的上皮细胞，但表层由基底膜及薄而轻度水肿的区域与基底层分出明显界限。表面有许多小皮脂腺，但无毛囊及脂肪细胞，与大阴唇不同。支撑阴唇的结缔组织是无细胞的,但含有丰富的神经和小血管。这些静脉不如阴道内的多而庞大，因此不能勃起。

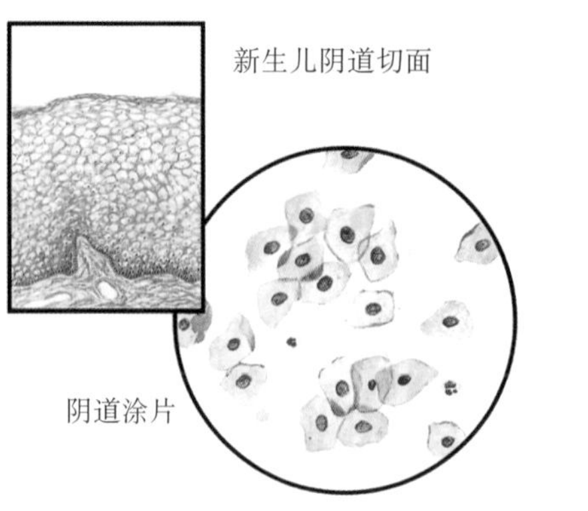


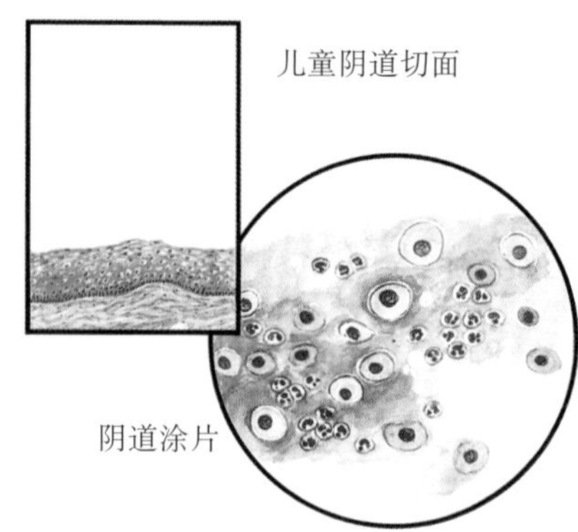


## 七、阴道细胞学

阴道上皮细胞在卵巢激素的影响下，随着妇女一生的不同阶段和生殖周期的变化而变化。这些变化很大程度上取决于循环的雌激素量。

在新生儿期，阴道上皮丰富是胎盘传递的母体雌激素的作用。阴道上皮脱落的角化和未角化的细胞比较分散，但偶尔也能形成松散的集群。多形核白细胞很少，有的是乳杆菌。分娩后，循环雌激素水平迅速下降，阴道上皮迅速恢复至幼年形态。

在幼年期，当循环雌激素水平很低时，阴道上皮十分薄弱、易破并有感染的风险。细胞涂片主要由基底细胞组成，以黏液和多核白细胞为背景。基底细胞呈圆形或椭圆形，囊泡状核，核质比较大。细胞质为嗜碱性，只有极少数例外。这些细胞涂片为典型的萎缩状态，看上去类似绝经后改变。

在育龄期，阴道上皮增厚，并随着月经周期内激素水平的不同有周期性的变化。在过去，这些由更多处于细胞周期早期的不成熟基底细胞向细胞周期晚期的成熟角化细胞的转化，通常用来帮助评估激素水平和作为是否排卵的间接证据。乳杆菌有助于保持阴道的酸性环境，稳定阴道菌群并促进角化。有很少的白细胞存在。

在孕期体内高水平的雌孕激素的作用下，阴道上皮的表层细胞变厚，并明显角化。表层非角化细胞的脱落与细胞显著的聚集与折叠有关，这些非角化细胞具有细长或椭圆的囊泡状核。细胞核固缩的角化细胞、多形核白细胞、乳杆菌和游离核，分别占有不同比例。当怀孕 12 周左右时，阴道细胞涂片发生变化：极少有细胞脱落，聚集和折叠减少，非角化细胞占多数，整体外观类似于一个正常的增生早期。随着妊娠进展，孕激素水平逐渐上升，形成缩小的非角化细胞，被称为“舟状细胞”。

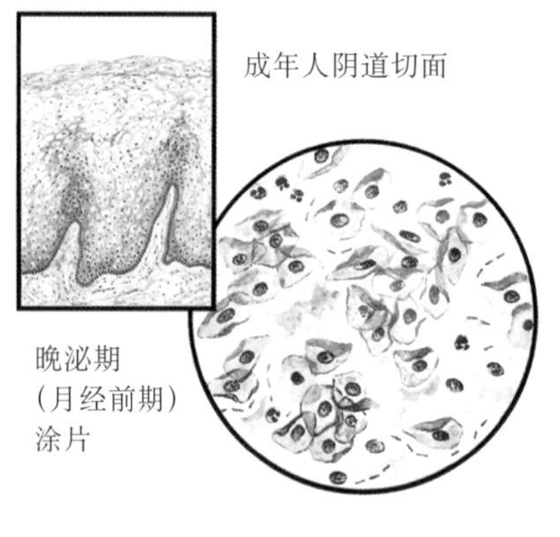


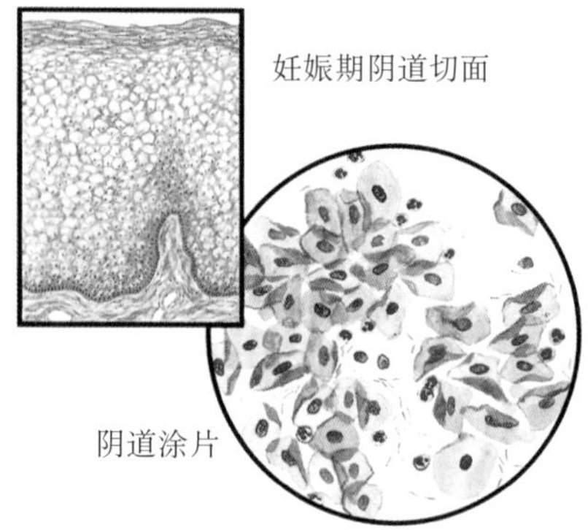


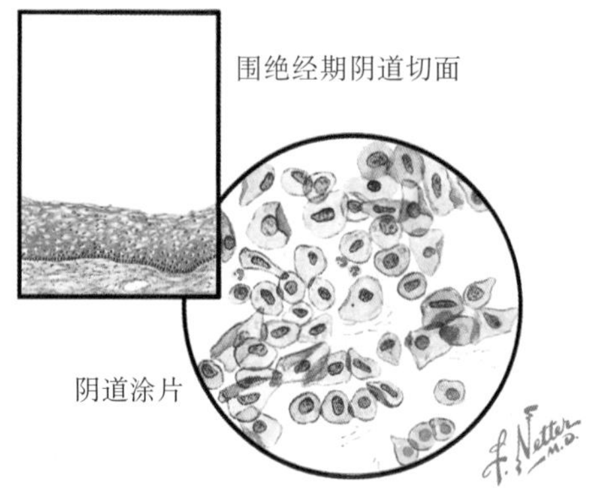


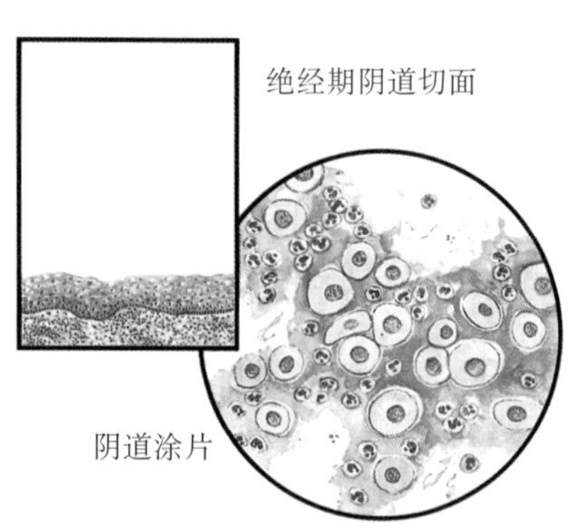


在产褥期，随着类固醇激素水平的迅速下降至月经早期水平，阴道上皮变薄。产后阴道涂片的特征在于有大量的基底细胞、少数的角化和非角化细胞、背景的一些炎性碎片，但并不同于萎缩的上皮涂片。随着回归正常的卵巢周期，阴道上皮会再次恢复孕前的厚度及特征。

在绝经期，卵巢功能和雌激素水平的显著下降使阴道上皮变得非常薄、光滑、灰白。在缺乏这种保护的情况下会导致细菌的侵袭，在支持层发生炎症反应，在基底膜层下方形成薄层的水肿带。萎缩的涂片的特点是几乎 100% 的基底细胞分散在厚厚的黏液背景中。许多多形核白细胞和一些淋巴细胞存在，但当这些数目过多时，通常提示存在临床感染。大部分的细胞呈嗜碱性，一小部分为粉红色的嗜酸性。

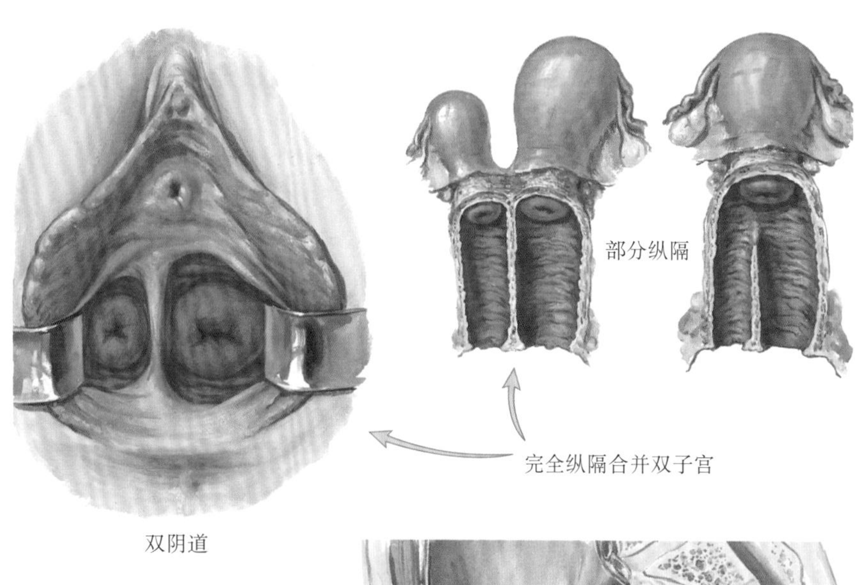


双阴道

纵隔一般厚度不超过 1 cm，可以是完全的或部分的

先天性无阴道和子宫

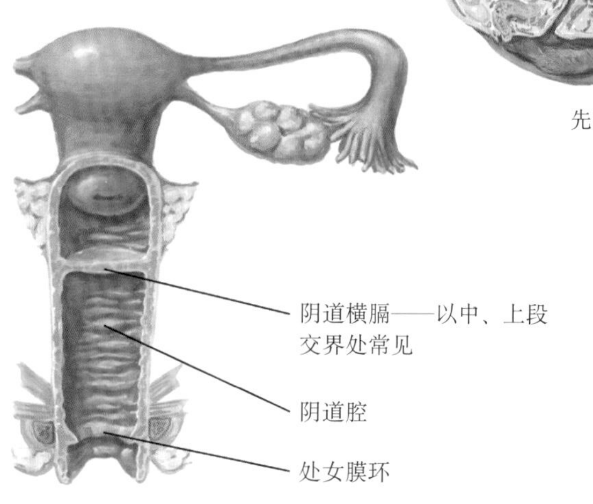


## 八、生殖道畸形

苗勒管最早出现在胚胎发育的7~8 周，是由覆盖在生殖褶上的体腔上皮内陷卷折而成。管的尾段在中线合并形成子宫体、子宫颈、阴道的3/4 的原始部分。头端未融合发育成双侧输卵管。管尾端形成的实质性圆柱体与来源于会阴表面的尿生殖窦汇合。圆柱体腔化中空形成阴道。完成这个过程需要 5~6 周。完全分化需要更长的时间。

大多数的子宫阴道先天畸形是因为苗勒管未能完全融合或融合后未能发育。最严重的畸形是早期停止发育，到未能融和（HOX 基因在器官形成和身体形态发育过程中，尤其是生殖道发育中起着重要作用）。苗勒管未能融合导致没有子宫和阴道，但卵巢正常（因为它是来自一个不同的胚胎源）。输卵管可以发育良好或基本发育。没有阴道，就不能排出月经血，月经血积在阴道内或漏入腹膜腔。外生殖器和阴道前庭发育正常，这种情况需要和假两性畸形区分。直到出现青春期闭经和结婚后性交困难、阴道闭锁才会被发现。在膀胱和直肠之间，有一个充满结缔组织的潜在的腔隙，外科手术可以打开。Mayer-Rokitansky-Küster-Hauser 综合征适用于常伴宫颈和子宫缺失的阴道闭锁情况。

较轻程度的苗勒管不融合导致双阴道形成。这种情况下，苗勒管未完全融合，各自发育成熟。纵隔将阴道一分为二，后至宫颈起始部一直伸展至阴道外口。阴道纵隔可以使生殖道上部发生同样的畸形，每个子宫有各自的输卵管和卵巢，理论上都有生育功能。部分阴道纵隔是较轻的生殖道畸形，是苗勒管的最低端未完全腔化导致的。

阴道畸形常伴发其他泌尿生殖道畸形，是因为泌尿生殖系统有共同的胚胎起源。因此生殖道异常时，应该对上泌尿道进行检查。

苗勒管尾端与泌尿生殖窦相接处未贯通可导致阴道横膈。这些病人的阴道口正常。青春期后，因为排血障碍，会出现阴道积血和子宫积血。有报道称子宫暴露于己烯雌酚的女性可出现部分膈膜。

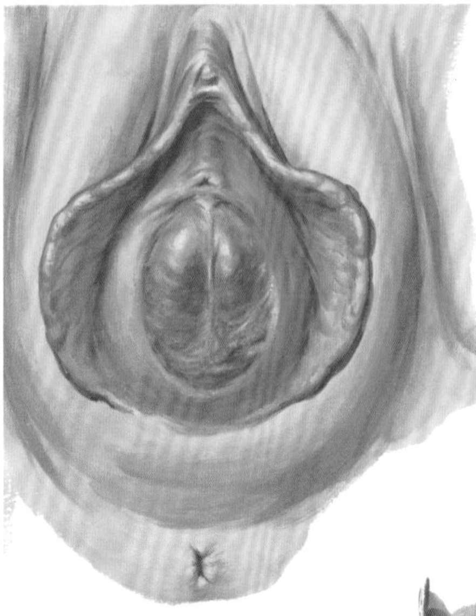

## 九、处女膜闭锁、阴道积血和坚韧处女膜

处女膜闭锁

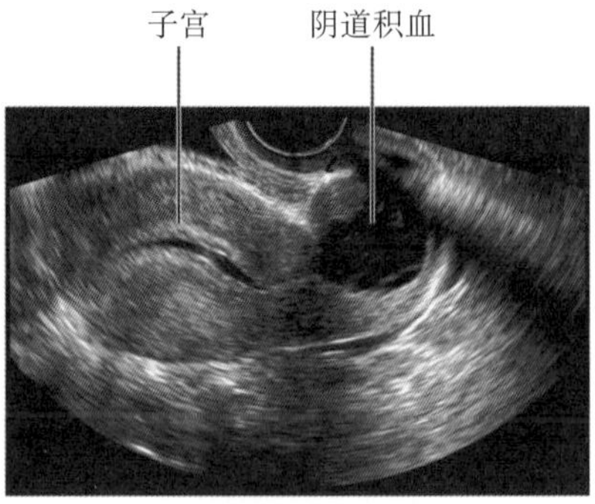

子宫　阴道积血

阴道积血超声影像

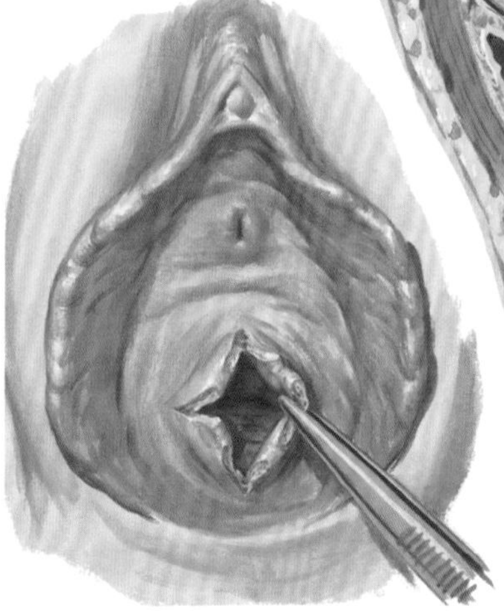

阴道－子宫－输卵管积血

厚纤维处女膜（十字切口）

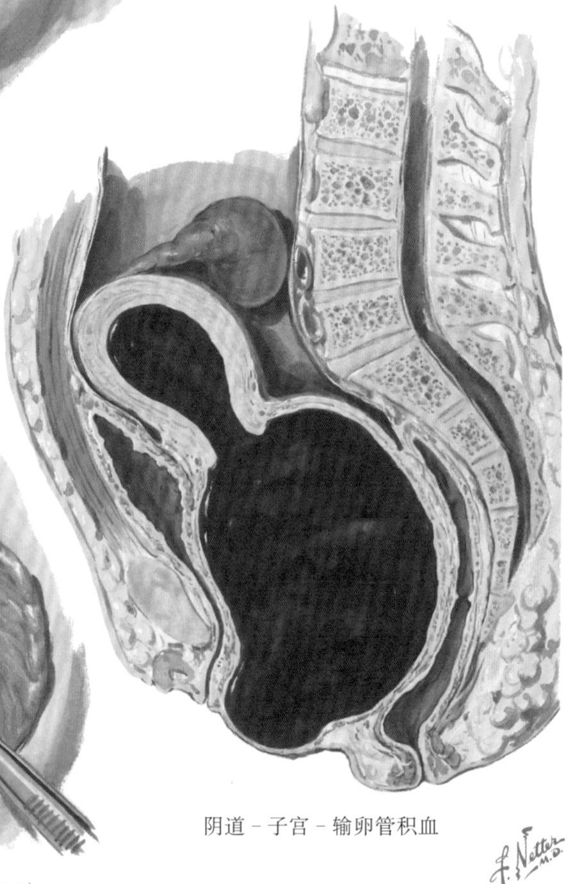

处女膜闭锁最常见的是由苗勒管发生或发育异常引起的。它是泌尿生殖道的内胚层窦和阴道前庭上皮未能融合造成的，这一融合贯穿于胚胎发育的过程中。除了引起原发性闭经和性交功能障碍外，处女膜闭锁也可能与子宫内膜异位症、阴道腺病、不孕症、慢性盆腔疼痛、长期的性功能障碍、阴道积血有关。

处女膜位于阴道和阴道前庭交界处，是泌尿生殖窦和苗勒管融合后胚胎发育形成的。由于泌尿生殖窦向上发育，从外面看像憩室，它包围了已经移动 4/5 宫颈到阴道前庭距离的苗勒细胞柱状体。泌尿生殖窦在结合点内陷形成处女膜侧壁，但后侧或背侧处女膜是由外部窦细胞和内部苗勒细胞形成的。处女膜的表面上皮和阴道、宫颈阴道部一样，都完全由泌尿生殖窦上皮发育成鳞状上皮。阴道口可能由处女膜形成。

很明显，胚胎的复杂发育可能导致先天性处女膜畸形。处女膜闭锁通常是出生或青春期时出现。出生时，阴道分泌物可受孕妇激素影响而积聚。因此，在出生时可以发现阴唇之间一个凸出的处女膜闭锁，特别是腹内压升高，比如哭泣的时候。

如果在新生儿出生时通过直肠检查有明显的阴道积液，这种处女膜应该切除（边缘十字切口）这样可以排出阴道积液。在儿童时期，处女膜闭锁在青春期前无症状，通过体检才能发现。来月经之后经血被阻，阴道渐渐积血，处女膜凸起。

这种情况可发展到极致，整个阴道充血与积血（阴道积血），子宫同样积血，血液通过输卵管峡部形成一个大的输卵管积血，血液还能进入腹膜腔。因为处女膜闭锁可能影响上生殖道，常常通过超声评估上生殖道。由于原发闭经、盆腔疼痛（尤其是周期性的）、盆腔包块或偶尔尿潴留等原因，病人就医。边缘切开处女膜、积血很快可以流出，病情缓解。偶尔不只处女膜闭锁，阴道下端也会闭锁，对于这些病人，深部切开才能消除血肿。另一种不同形式的外部阴道闭锁是处女膜厚、纤维状，但不是处女膜闭锁，它可以很容易地被切开而使阴道通畅。虽然被很多外行人讨论，未婚女孩也担心，但这种类型的处女膜相对少见，它可能会导致性交疼痛。这种畸形虽然考虑为异常，但不同于上生殖道，通常是不会与其他先天性泌尿生殖道异常有关系。

# 十、阴道炎 I——滴虫阴道炎、酵母菌性阴道炎、细菌性阴道病

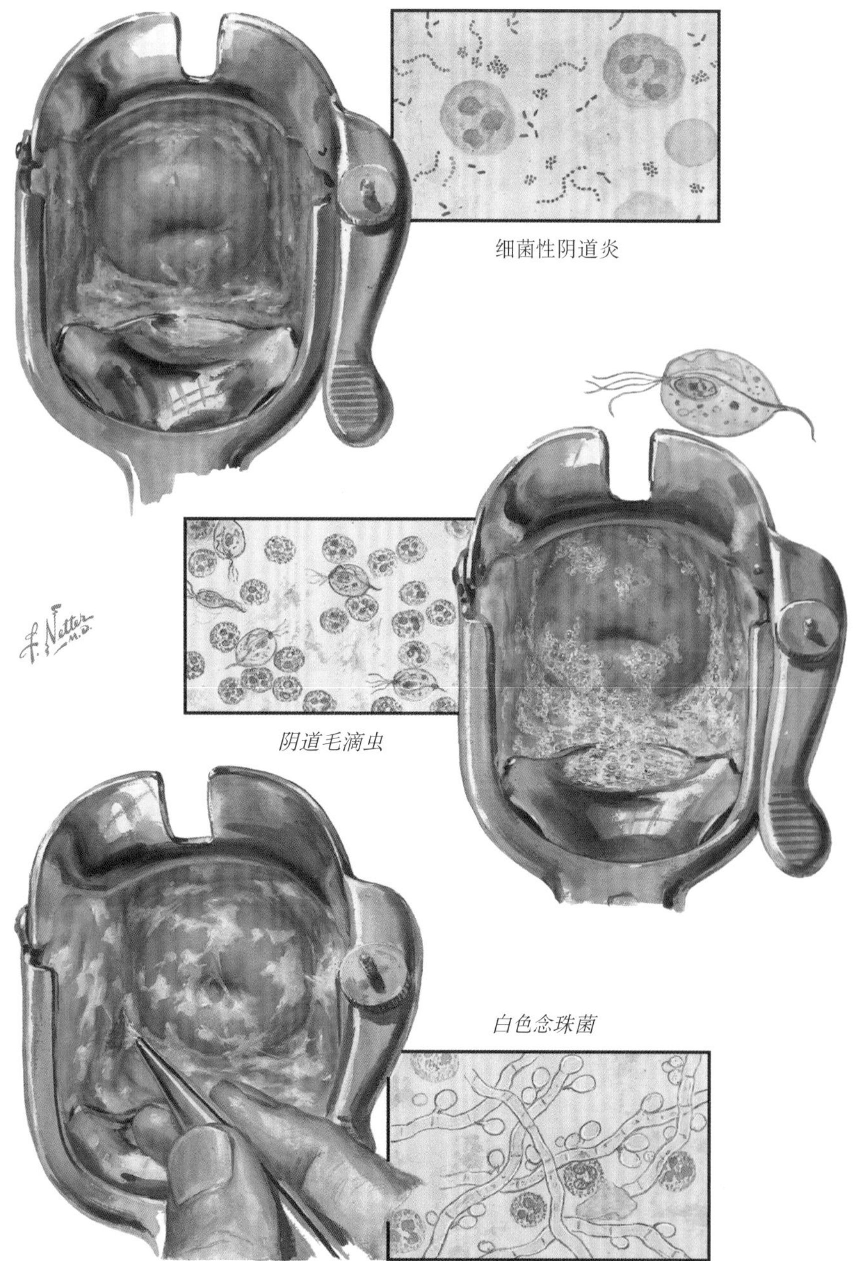

细菌性阴道炎

阴道毛滴虫

白色念珠菌

阴道内有多种不同的菌群，其中一些对于阴道正常环境是必要的，比如乳酸杆菌，它们可以保持引导 pH 在正常范围（3.8~4.2)。但这种环境也可能受到一些因素如年龄、衰弱、系统性疾病、排卵、月经、怀孕等的影响，出现其他各种致病菌，包括链球菌、葡萄球菌、大肠埃希菌及真菌。

细菌性阴道病是由于受到刺激、炎症、临床症状影响而不断增殖的正常或病理菌群引起的一种疾病。细菌性阴道病是由厌氧菌过度生长引起的阴道微生态变化而缺乏临床症状的一种疾病。

必须指出的是，细菌性阴道病并不会引起炎症反应，因此不属于某一类型的阴道炎。细菌性阴道病的发生是一种多种微生物变化的过程，包括乳酸杆菌的缺失、厌氧菌增生（特别是*加德纳菌属*、*消化球菌属*、*动弯属*）以及阴道分泌物化学成分的变化。这种情况存在细菌数量增加了 1000 倍以及 1000∶1 的厌氧／需氧细菌比（正常 5∶1)，高水平的黏蛋白酶、磷脂酶 $A_2$、脂肪酶、蛋白酶、花生四烯酸和前列腺素。胺是通过细菌和腐胺的精氨酸和赖氨酸脱羧产生的，这些胺在碱性环境中更加不稳定，如 10% KOH 或精液（pH ≈ 7)，通过气味测试或性交后报告均发现其挥发性。

第二种引起阴道炎常见的微生物是来自胃肠组织的真菌。这些真菌无处不在，如空气及人体的口、阴道、直肠等。最常见的菌种是*白假丝酵母菌*（80%~95%)、*光滑假丝酵母菌*、*热带假丝酵母菌*或其他（5%~20%)。这些感染在受到压力、抗生素应用、怀孕、糖尿病、低免疫力、外用避孕药及微暖湿润环境这些改变阴道微环境的因素影响时更容易发生。其诊断建立在临床检查和显微镜下发现菌丝来确诊,更容易发生在潮湿的条件下。培养（尼克森或沙氏培养基）或单抗染色可以获得这种真菌，但很少有必要去做。临床上，这种感染会引起像口腔溃疡一样的感染，有补丁一样的白色分泌物，移除时留下出血的糜烂面。分泌物可能会很多或者水样，会刺激外阴表面。

阴道毛滴虫是一种原虫寄生虫，约有 25% 的妇科病人患有阴道毛滴虫感染，阴道毛滴虫是一种发现于佛罗里达州的梭状原虫，比白细胞稍大一点，有 3~5 个鞭毛，通过狭窄的通道能够使其运动。在检查时见，阴道壁红肿，有小的瘀斑样的出血，引起所谓的草莓样外观。稀薄、泡沫状黄绿色分泌物可以算是滴虫阴道炎的特异性表现。

分泌物刺激外生殖器，引起严重的灼热感和瘙痒。通过体检和阴道分泌物检查诊断成立。通过培养或单克隆抗体测试的方式也可确诊，但很少做。评价伴随的性传播感染是很重要的。食品药品监督局——女性阴道毛滴虫清除试验，包括 OSOM 毛滴虫快速试验，是一种免疫色层分析毛细血管流量计技术和核酸探针试验，能够检测*阴道毛滴虫*、*阴道加德纳菌*和*白假丝酵母菌*，试验的敏感性＞ 83%，特异性＞ 97%，但是需要 10~45 min 来完成。

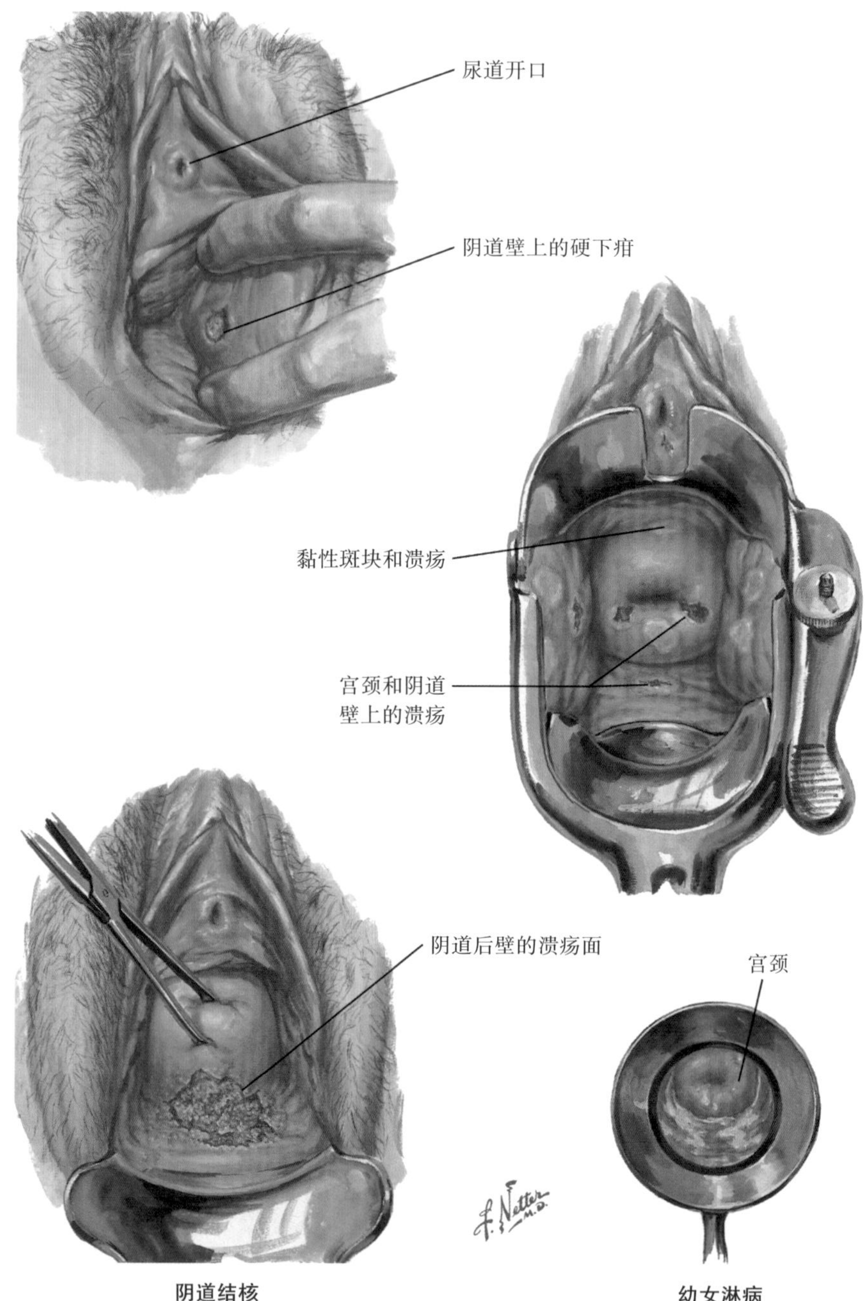


阴道结核

幼女淋病

## 十一、阴道炎 II——性传播疾病

在临床工作中偶尔也会遇到需要与梅毒相鉴别的下生殖道感染的病灶。女性感染梅毒的首发病灶多在外生殖器，较少见于阴道或宫颈。如果硬下疳在阴道内，也多接近前庭，较少位于阴道的前后壁或侧壁。病灶的特点是有凸起硬化边缘的浅溃疡。因为病变大多位于阴道下 1/3，所以有可能会出现腹股沟淋巴结病。此阶段的梅毒血清学化验经常是阴性的，暗视野显微镜检查会有助于诊断，另外活检也有助于排除肉芽肿瘤、癌症及其他感染性疾病。晚期梅毒的黏膜斑会同时出现在阴道及外生殖器。它为白色水泡，有的融合或破溃形成浅溃疡，比较容易与晚期梅毒的另一表现——扁平湿疣鉴别。晚期梅毒血清学检查阳性可以协助诊断，皮屑的暗视野显微镜检查也会检查到梅毒螺旋体。性病研究检查（VDRL）和快速梅毒血浆反应素检查是很好的筛查手段，螺旋体荧光抗体吸收实验及颗粒凝集实验为螺旋体特异性检查方法，可以作为确诊实验。同时也应该进行 HIV 的筛查。

由于阴道上皮较厚，可以很好地抵御淋病奈瑟菌的繁殖，阴道的淋病比巴氏腺或斯基恩（Skene）腺以及上生殖道少见。但是在绝经后妇女以及幼女患者中确实可以见到淋病性阴道炎。可以用膀胱镜或宫腔镜对幼女阴道炎进行检查，可以很容易通过阴道口从而获得很好的视野。最常见的症状是黄色脓性白带附着在阴道壁上，宫颈外口表现为重度糜烂样。也有（40%~60%）症状为在接触病原体后 3~5 d 出现尿道、斯基恩（Skene）管、宫颈、阴道、肛门（即使没有肛交）的恶臭分泌物。分泌物涂片或者培养可以帮助诊断，但阴性结果并不能排除诊断。

结核感染很少累及阴道，虽然随着免疫缺陷（先天性或医源性）病人的增加以及国际化交流的增多，结核的发病率较前增长。曾经有一段时间，结核感染占上生殖道疾病的 2%，有时表现为外生殖器的寻常狼疮。在阴道内发现的结核多继发于输卵管、子宫、宫颈结核，通常病灶位于阴道后穹隆，很可能是由于宫腔内排出的含有结核杆菌的分泌物引起的。一些罕见的病例是由于性交时被感染结核分枝杆菌的精液传染的。阴道病灶表现为播散的白色粟粒样，并逐渐融合成大溃疡，形成污秽的分泌物。同其他部位的结核一样，涂片或者培养可以帮助诊断结核，此外可以行活检明确诊断。还应仔细检查全身其他部位有无结核感染，并进行系统抗结核药物治疗，对于病灶不太广泛的还应切除上生殖道或者阴道内的病变。

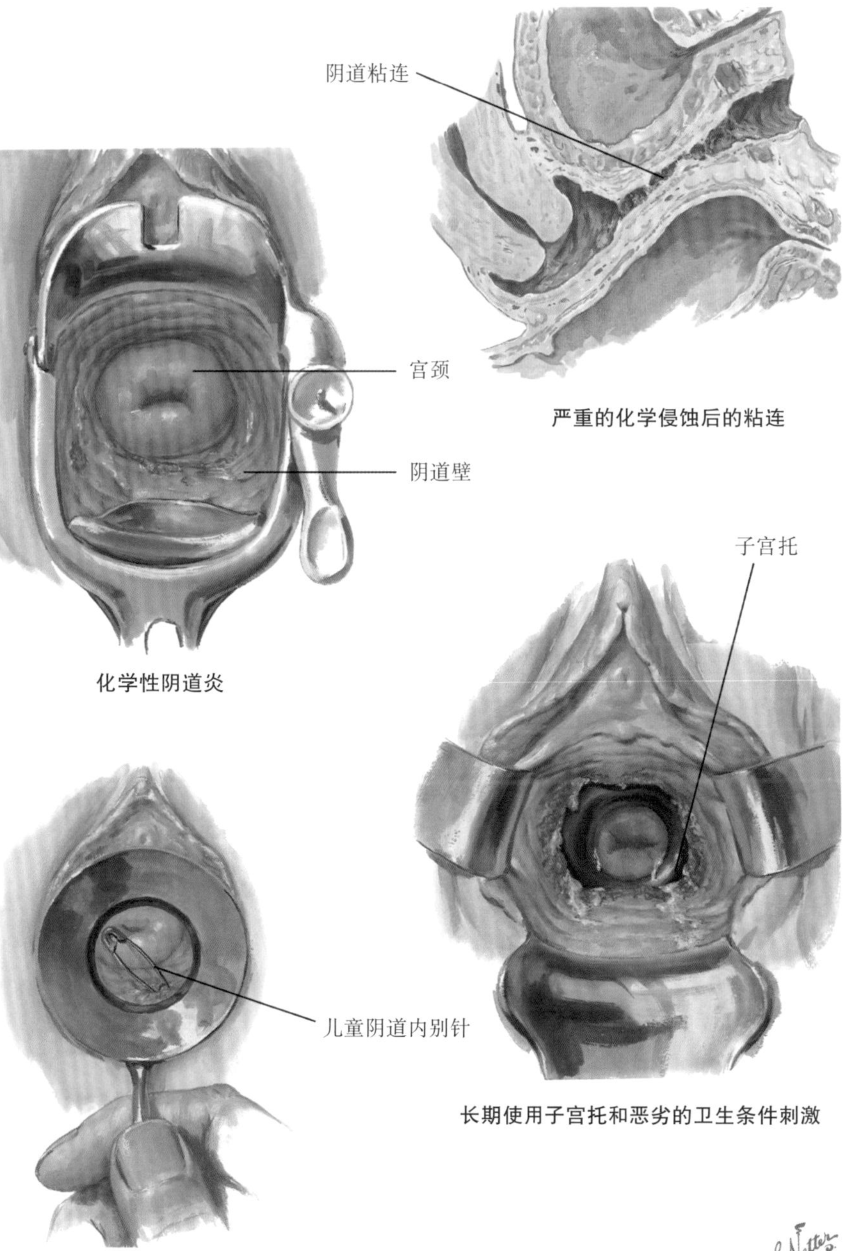


严重的化学侵蚀后的粘连

化学性阴道炎

长期使用子宫托和恶劣的卫生条件刺激

异物

## 十二、阴道炎Ⅲ——化学性、损伤性

阴道发炎，除了由于细菌直接侵袭，还可以由异物或外部组织引起。阴道灌洗和溶液已被用于治疗各种妇科疾病，大量的专用洗液或栓剂被用于缓解或治愈不同类型的真实存在或感知到的不适。虽然药用洗液与阴道上皮短暂接触产生有益的效果存在考证，但阴道清洁仍然是普遍使用的解决方案。如果自行应用治疗或使用其他药物，会导致风险增加。危险可能是产生化学性烧伤，有明显的发红、肿胀和阴道壁溃疡。在这些情况下，很快出现脓性渗出物，病人遭受剧烈的局部疼痛。在妊娠早期，这样特别危险，各种治疗用于人工流产。即使择期终止妊娠，这种情况依然存在。如果直接损害不太严重，炎症可以自然痊愈或暂时观察；但如果应用一个致坏死性药物，形成粘连、瘢痕或闭塞，可导致阴道性交疼痛。

阴道内异物也能导致阴道上皮的感染和溃疡，而症状可能出现在膀胱或直肠。从孩子的阴道中发现针样的、金属的、玻璃球样的东西可以对其造成暂时或者永久的损伤。这些物体的插入可能是由于手淫或滥用导致的，最终的脓性分泌物使得母亲带着孩子去诊所。对突然出现白带过多的婴儿或儿童应让医师想到阴道内异物的可能性，可以用宫腔镜或膀胱镜进行必要的检查，并去除病因。如果长期嵌入阴道壁，去除可能是困难的，但可以消炎一次，使炎症迅速消退。

有时一个人可能发现很普通的日常物品被插入阴道，但忽略了更经常的异物滞留情况是因为有目的地使用某些物品。月经期卫生棉条插入并遗忘可能导致炎症、白带异常。当卫生棉条用于月经末期或病人没有经常更换卫生棉条的习惯时，有一个更大的风险就是卫生棉条会被遗忘，导致刺激发生和继发性细菌感染。

子宫托用于改变子宫、膀胱或直肠的位移，但如果被忽视或遗忘，可能会导致感染或其他损伤。如果患者记忆力不好和个人卫生保持不佳，这特别容易发生。硬橡胶或金属环栓用于子宫脱垂，尤其容易出问题，因为如果不定期取出清洗，阴道检查的同时会产生严重的局部感染、膀胱炎和子宫积脓，甚至可能嵌入在阴道深处，也可能发生严重的出血。清除异物通常很简单，但在特殊情况下可能需要手术室及全身麻醉。为了避免这些并发症，子宫托用户应定期随访。

## 十三、中毒性休克综合征

中毒性休克综合征（TSS）是一种罕见的、潜在的危及生命的状况，由*金黄色葡萄球菌*感染产生的毒素引起。中毒性休克综合征是罕见的，15—44 岁时发病率仅在 1~2/100 000（最后动态监测为 1987 年）。

中毒性休克综合征由金黄色葡萄球菌感染，并与超吸收性卫生巾的使用、长期定期使用卫生棉条或避孕屏障有关。长期使用卫生棉条最常见，但大约 10% 的 TSS 病例都与其他原因有关，包括术后伤口感染和手术局部感染金黄色葡萄球菌，产后病例（包括传染给新生儿的情况）已被报道。使用天然海藻为原料制成的宫颈扩张棒扩张宫颈而导致感染的报道也有报告。总的来说，中毒性休克综合征的发病率似乎随着新的经期卫生产品和更适当的使用模式意识的产生而下降。

中毒性休克综合征的患者可出现发热［高于 38.9℃（102°F）］、低血压和弥漫性皮疹（在衣服与皮肤紧密相连处通常没有）。低血压可能发展为严重的顽固性低血压、通气障碍及多系统功能障碍或衰竭。患者也可表现出烦躁、关节痛、意识模糊和腹泻。非特异性症状还包括头痛、肌肉痛、恶心、呕吐。脱皮，特别是手掌和脚掌，可发生在疾病发作后 1~2 周。许多症状与其他皮疹及（或）胃肠道疾病相似，因缺乏高度特异的表现而得不到正确的诊断。

中毒性休克综合征的病理生理过程由以下毒素造成：金葡菌产生的外毒素、中毒性休克综合征毒素、肠毒素 A、B 和 C。中毒性休克进展必须满足三个条件：①必须由细菌定植；②必须产生毒素；③必须有一个毒素进入的途径。存在的异物比如卫生棉，被认为可减少周围镁的含量，由细菌促进毒素的形成。

TSS 患者的管理包括快速评估和支持性干预，进一步的积极支持和治疗是最重要的（症状明显的休克在第一次护理病人时常看到）。感染的部位必须暴露和干燥，最常用的是去除污染的卫生棉条。抗 β- 内酰胺类的抗生素治疗应及早开始，但它不会改变最初疾病的进程，可能需要其他支持（例如，机械通气和升压药）。成年人呼吸窘迫综合征是 TSS 患者常见的后遗症，必须警惕这种并发症的发展。急性肾衰竭、脱发、指甲缺损也可能在这些患者中发生。

### 中毒性休克综合征特点如下

- 发热＞ 38.9℃（102°F）
- 弥漫的斑块样疹
- 发病 1~2 周后手掌、脚掌脱皮
- 低血压（收缩压或体位改变时血压＜ 90 mmHg）
- 血、脑脊液或咽部和脑脊液培养阴性
- 麻疹、钩端螺旋体病、落基山斑疹热的血清学试验阴性
- 累及三个或更多的器官系统：
  - 心肺（呼吸困难、肺水肿、心脏传导阻滞、心肌炎）
  - 中枢神经（迷失或感觉改变）
  - 胃肠道（呕吐、腹泻）
- 血液（血小板减少低于 100 000 个 /$mm^3$）
- 肝（总胆红素、肝酶大于正常值的 2 倍，血清白蛋白＞ 2 g/dl）
- 黏膜炎症（阴道、口喉、结膜）
- 肌肉骨骼（肌肉痛，肌酸激酶升高，大于正常值的 2 倍）
- 肾（血尿素氮或肌酐升高大于正常值的 2 倍）

**病因和发病机制**

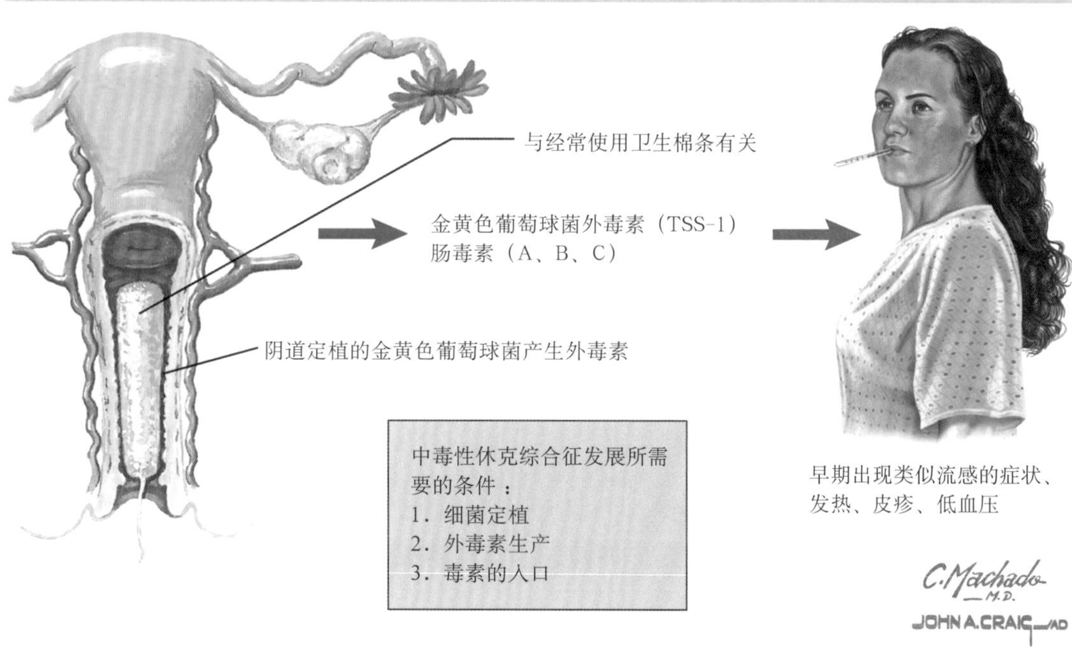


**中毒性休克综合征的临床特点**

疾病的范围从轻微的类似流感的症状到各器官系统功能的迅速丧失

发热大于 102° F

弥漫性斑状皮疹、外观类似“日炙”

建立器官支持及治疗休克的常规途径

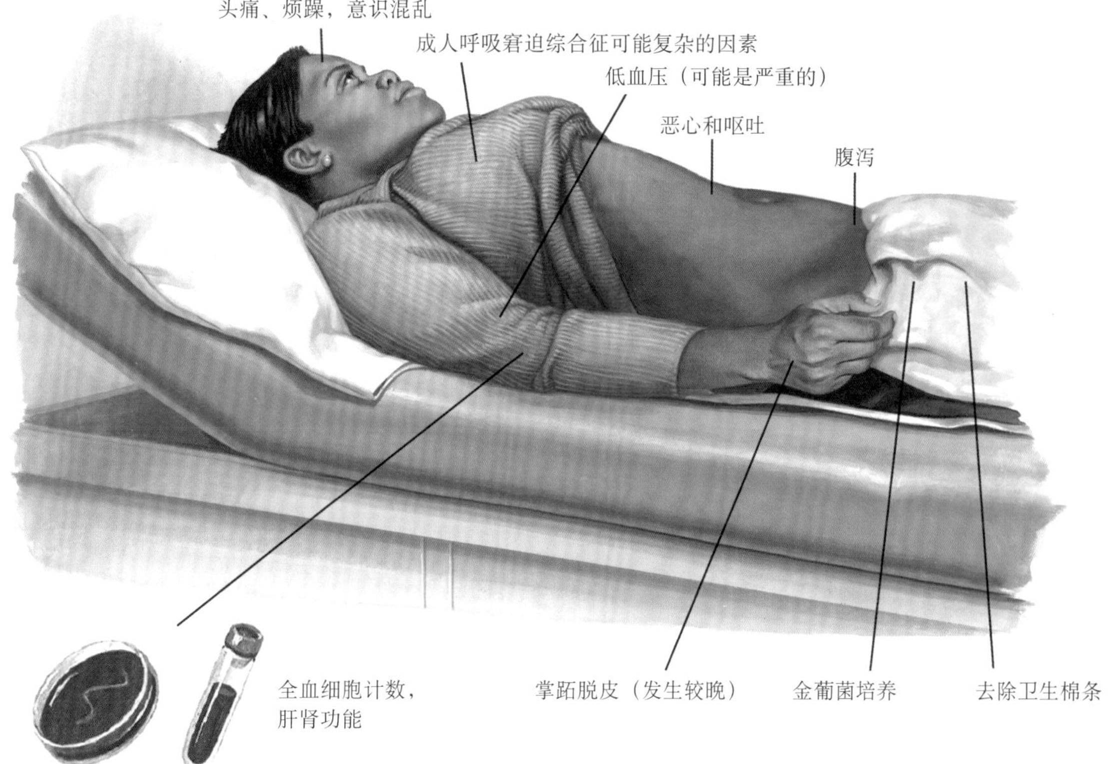

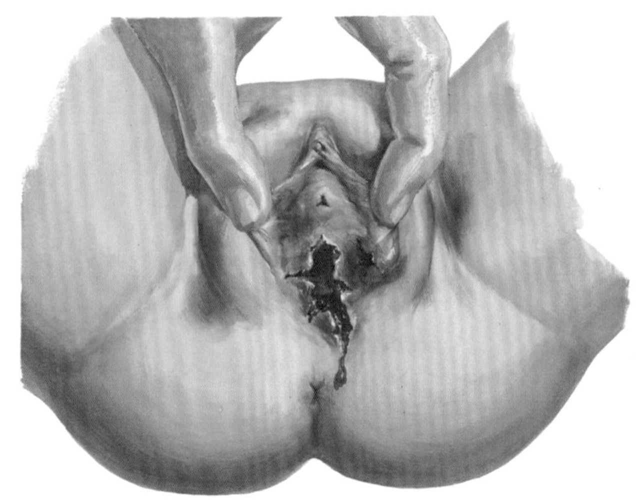

儿童强奸损伤

## 十四、创伤

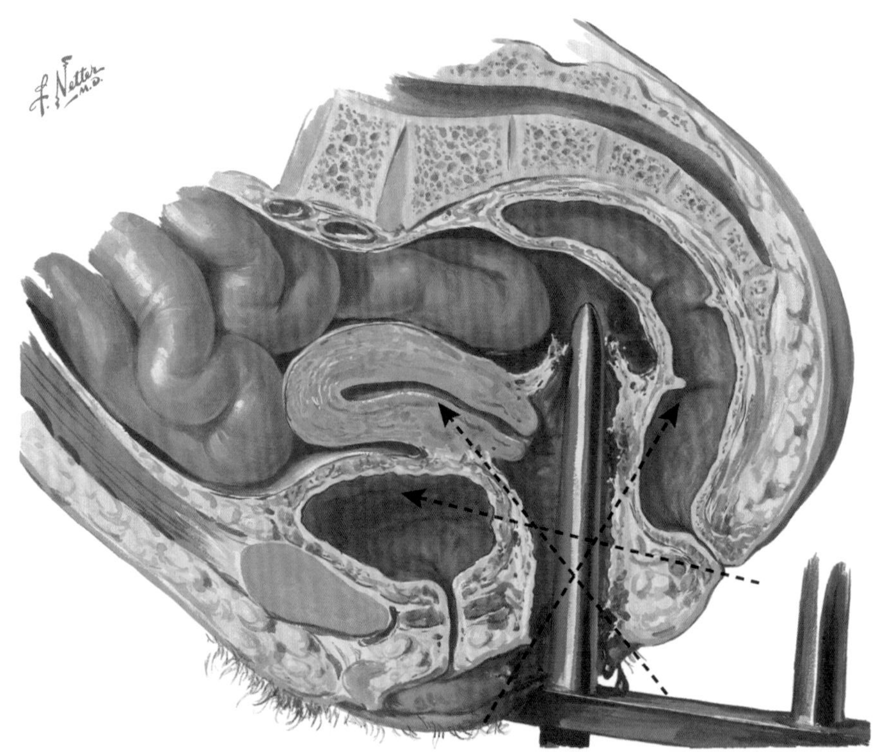

阴道创伤

非产科原因造成的阴道壁或阴道口裂伤主要是性创伤。80% 是由于性交，滑雪或滑冰、异物侵入，尤其是强奸受伤是最潜在的严重原因之一，因为它往往导致心理创伤（强奸创伤症候群）、阴道毗邻的重要器官受损，甚至发生创伤性休克。当这种情况发生在一个儿童身上时，这种表现会更加明显。在这样的情况下做前庭和阴道检查往往表现为处女膜、阴唇的锯齿状裂伤，并延长至会阴、肛门。通常情况下，外阴也严重受损，挫伤和擦伤一般都在大腿内侧表面。更严重的受害者这种撕裂会延至尿道，破坏膀胱的完整性或到达直肠或腹膜反折。这些人可能会在深度休克状态被带进医院，在最终手术治疗之前需要输血和补液。在成年人中，常见的部位裂伤是阴道壁、阴道侧穹隆和阴道后穹隆。中老年人遭到强奸更加危险，因为绝经后的妇女外阴和阴道萎缩，导致阴道壁的脆性增加，易遭到更广泛的破坏。在年轻女性，尤其是妊娠期间和产后，组织血管丰富、娇脆而容易受伤，但强奸对阴道的创伤通常是不那么严重。

儿童或老年妇女在自慰时使用较尖锐的物品，也容易导致阴道的撕裂伤。同样，一些性伴的做法也有可能导致意外伤害。由于大腿对内外生殖器的保护，除了性创伤外，阴道很少受到伤害。当它发生时，通常是所谓的对尖锐物体的骑跨造成的伤害，这样的穿刺，根据对邻近盆腔脏器的损害程度，会相对增加手术的风险。在专题 7-14 中，箭头表示的是各种穿刺方向，但是请记住，病变是多种多样的。

金属刺穿阴道，划破后壁刺入腹膜后，这样的伤口可能会导致腹膜炎、肠道损伤、小肠脱出到阴道。外生殖器通常是撕裂，伤痕很多，后穹隆穿刺无血肿穿过穹隆的刺穿伤。性创伤会损伤儿童盆腔的疏松结缔组织和阔韧带，尤其是化脓时。

在处理被强奸或者被虐待的患者时，有三个基本责任：对严重创伤的检查和治疗；保存证据；防止后遗症。所有对阴道创伤的治疗均需遵循的手术原则：改善患者的一般情况；控制慢性出血；修复裂伤。后者可能涉及若干不同阶段，这取决于哪个器官受累，一旦病人已安全进行手术，可按逻辑顺序采取步骤。在任何时候进行腹腔镜探查或开腹探查术时，都需有一个疑问：是否需要手术及做怎样的修补？

## 十五、膀胱膨出和尿道膨出

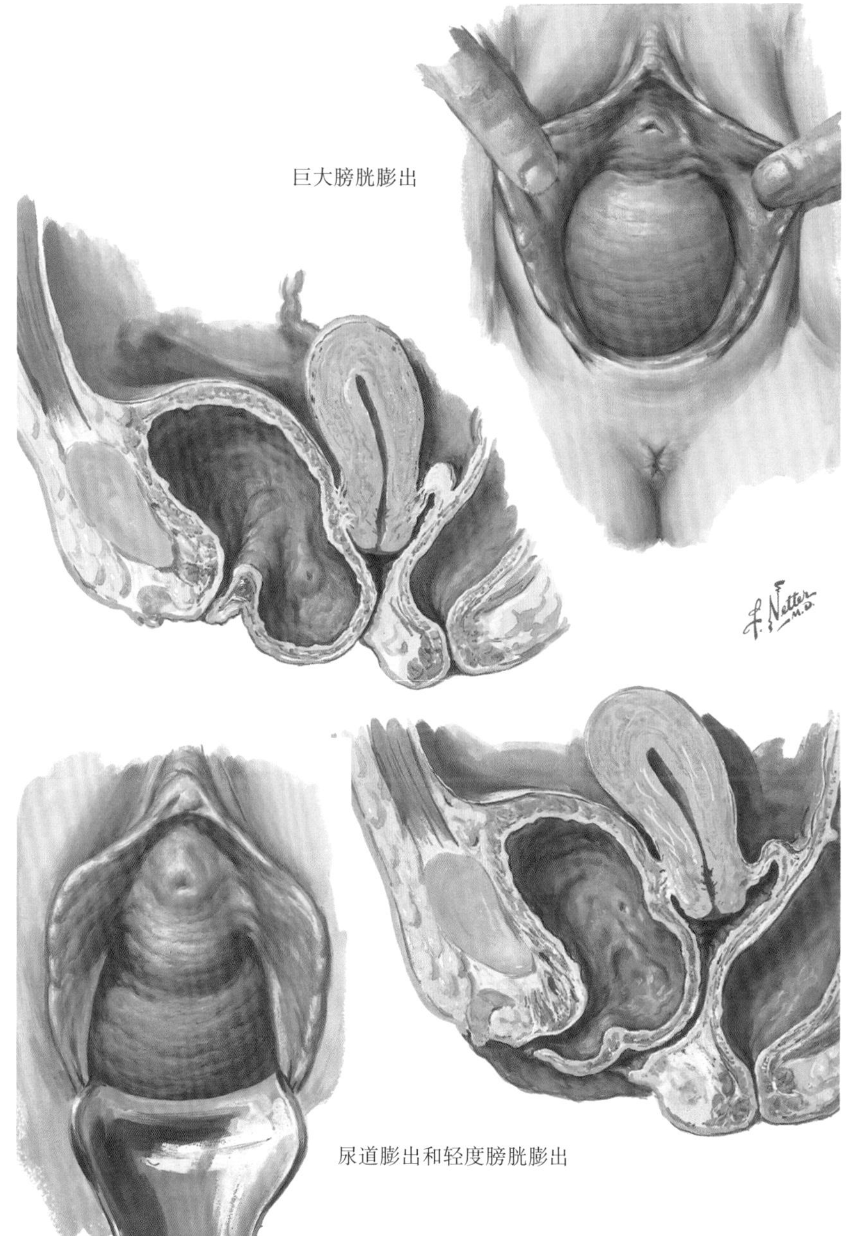


膀胱突出或尿道突出通常由阴道前壁失去支持、耻骨膀胱宫颈筋膜变薄甚至破裂引起，表现为尿道或膀胱出现下垂。分娩过程中，阴道的主要肌肉过度伸展或破裂，盆脏筋膜在耻骨膀胱宫颈平面上出现破损缺口，将导致膀胱通过阴道前壁向下或向前移动形成疝气，即通常所说的膀胱突出。这种分娩造成的小缺陷是普遍现象，在经产妇女中并不少见（10%～15% 女性患有此病，其中 30%～40% 已过更年期）。疝气的大小由多种因素决定，例如之前分娩的数量和困难程度、分娩前的个人情况以及生产前后的护理质量。肥胖、慢性咳嗽、长期负重、内在组织虚弱或因缺乏雌性激素而发生萎缩，这些都可能导致膀胱突出症患者在孕期或绝经后症状进一步恶化，一些学者指出吸烟也可能是影响因素之一。有实验证据表明，产后基因活性的改变会影响弹性蛋白的生成和修复，增加盆腔支持缺损的风险。

目前有几种分类系统用于定义患者盆底支持缺陷的严重程度，第一阶段，症状很轻，和正常情况相比膀胱只有轻度偏离。膀胱继续前进，接近阴道口为第二阶段，到达甚至超过阴道口是第三阶段。其他分类方式一般为四种，区别在于将膀胱是否到达处女膜所在环状位置作为区分第三和第四阶段的依据。POP-Q 系统是一种更为详细的定量评估系统，被广泛地用于实验研究，然而在临床方面却没能带来更为广泛的使用价值。

膀胱突出并不一定会出现明显症状，但如果疝气大小已经开始影响正常排泄，那么郁积的排泄物会引发周期性的膀胱炎，症状表现为排尿困难、夜尿频繁、压力性尿失禁等。患者可能会感到耻骨上有压力、盆腔出现牵扯感或阴道出现包块，疼痛或性交困难是较为少见的症状。

对这些患者而言，张力性尿失禁是一种常见症状。患者采用膀胱截石位时，通过患者增加会阴处压力可以看到膀胱突出和尿道突出。有时候，还需要让患者站立来确定形成疝的大小以及尿失禁的程度。估计先前做个排尿功能评估相对来说会明智些，尤其是当要考虑进行手术治疗时。在过去，膀胱尿道突出的功能意义一般都通过使膀胱颈升高（利用手指或器材）或患者自行用力收紧来测量（即 Bonney or Marshall-Marchetti 实验）。因为其非特殊性和不可靠性，逐渐不再采用这种实验方法。通过分开的阴唇可以观察，阴道张开时让患者自己收紧或咳嗽很好地证明阴道前壁支撑的缺陷。当膀胱突出或尿道突出开始表现出症状时，可以观察到阴道壁向下移动并朝着阴道口的方向向前旋转。Sims 窥器、Graves Peterson 窥器的下半部分和一些其他的阴道窥器有时被用于缩回阴道后壁，从而促进支持缺陷的辨认。

膀胱突出的治疗手段通常包括减少体重、治愈慢性咳嗽（如果有症状表现的话）和其他感染症状。一般规定会对患者进行局部的或全身的雌性激素治疗，但相关证据却颇有争议。确切的治疗措施有子宫帽治疗、盆腔肌肉锻炼和手术修复等。

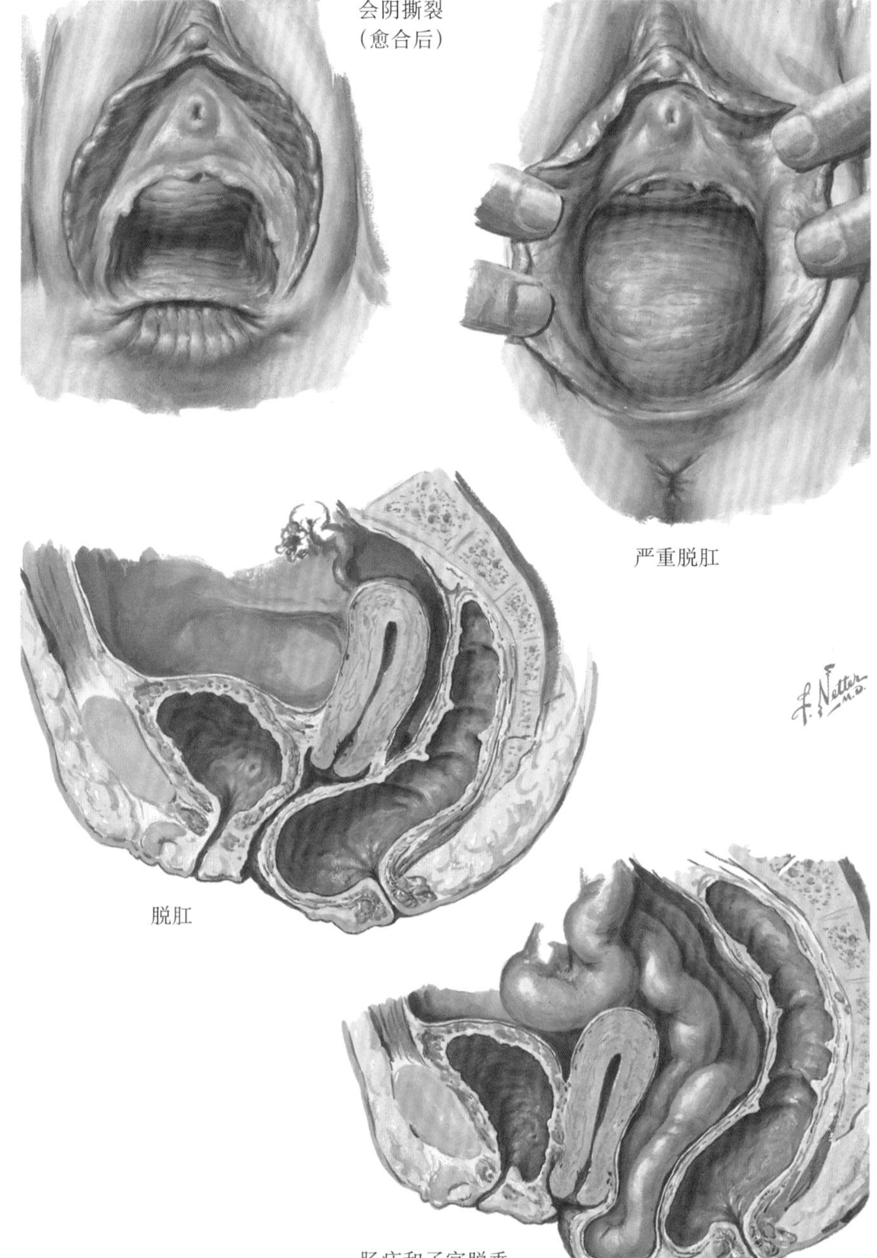


## 十六、直肠膨出和肠疝

直肠和阴道失去正常组织的支持，会导致直肠阴道壁和阴道底层疝的形成，最终会通过阴道，脱出于阴道口。脱肛或肠疝可能是产伤导致的一种临床结果，它们也可以发生在没有严重创伤的多胎妊娠，就像膀胱膨出（由于长时间腹内压升高导致）。天生组织松弛、体质虚弱和护理不佳会导致发展为脱肛。一些学者还将吸烟作为一个风险因素。脱肛的发生率在育龄妇女为 10%～15%，在绝经后的妇女上升到 30%～40%。

脱肛很少单独发生，当它发生时通常无症状，患者主要有腹胀、梗阻的不舒服感觉。梗阻可以出现直肠壶腹部的膨胀，便秘往往会出现这种情况。根据严重程度，直肠前凸可以分成 3 度，第三度指疝气或超出了阴道口。痔、直肠黏膜脱垂与大的脱肛导致的肛门感染有关。如果肛门括约肌完好无损，脱肛不会引起大便失禁。

当疝引起严重症状或是疝特别大时，需要手术修复。阴道整形手术主要是为修复膀胱突出和子宫脱垂，在手术过程中通常也会把一或二级脱肛修复，因为好的提肌比壁的支撑重要。如果从下面做，手术操作应包括恢复解剖和还纳疝囊（肠疝）、调整直肠旁筋膜的皱褶及耻骨尾骨肌的肌肉。在复杂手术，偶尔需要缝合阴道后壁和子宫骶韧带，起类似于腹壁的作用，使用天然材料（如补片）或合成网增加手术修复已很常见，尽管它的优势尚未能证明。这种没有产科创伤的、与肠脱垂或网膜可以产生反方向的、先天性的伸长道格拉斯窝者称为初级肠疝。

因为脱肛和肠疝都存在于阴道后壁，当两个同时发生时，区别两者有困难。阴道上皮细胞的水平收缩线可能导致疝的正确诊断，或减少脱肛的可能。另一个证明：阴道隆起、腹部的触诊和肠的蠕动，对于疝的诊断提供了更确凿的证据。如果没有明显的临床症状，经阴道超声可以用来评估一个肠疝的存在。因此，忽视或没有修补一个肠疝是一种常见的手术后下垂复发的原因。这样的复发被称为二次肠疝，但对那些以前外科治疗不足的初级肠疝来说，这个术语是用词不当。就像其他阴道疝一样，肿块的出现、盆腔的不适、有时疼痛导致肠疝患者寻求治疗。因为肠疝囊颈部较宽，肠道本身症状是很少出现的。高结扎、通过阴道疝囊口切除、用韧带关闭切口都是可选择的治疗方法，但是这种完全闭塞，形成死胡同的腹部手术，通常被视为不成功的阴道手术。

## 十七、阴道瘘

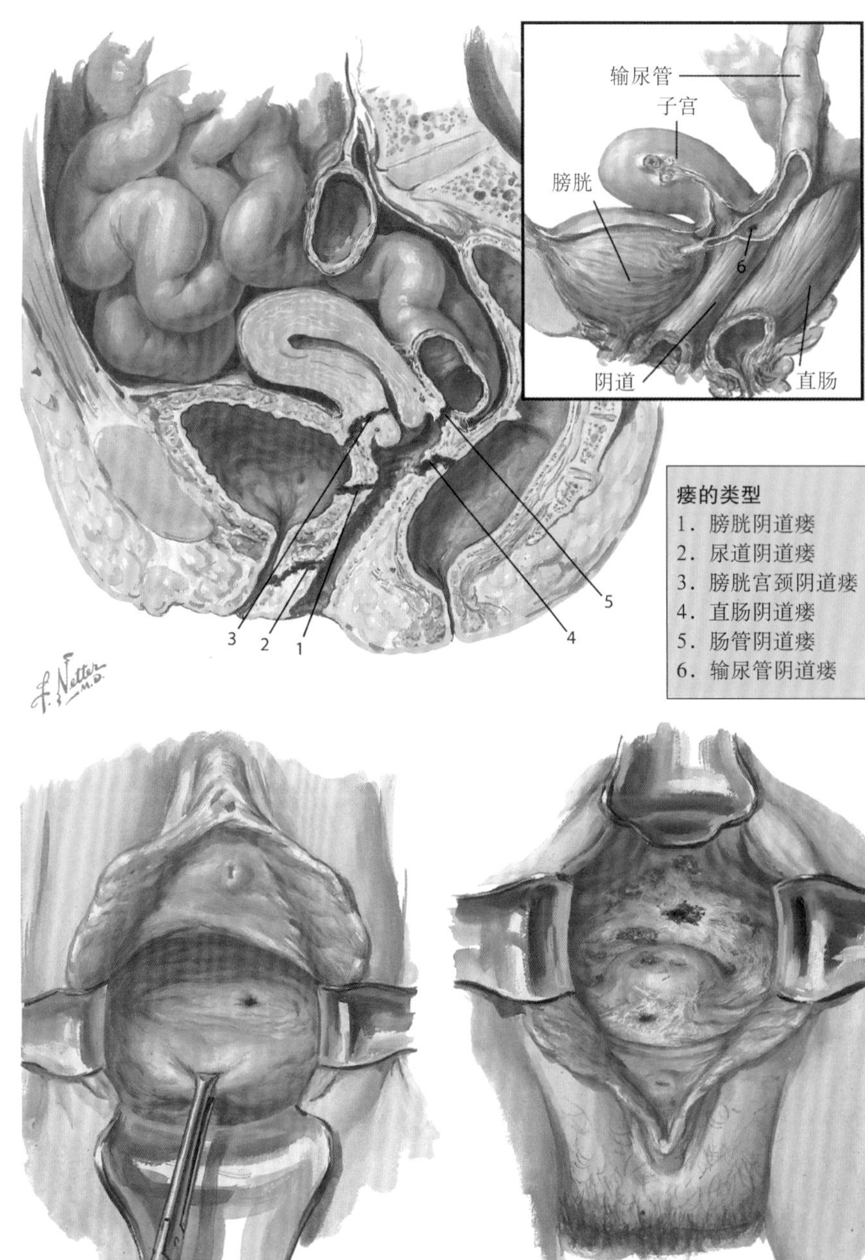


术后膀胱阴道瘘

放疗后膀胱直肠阴道瘘（患者膝胸卧位）

瘘管是在两个器官或空腔中形成的不规则的管道。在妇科器官中，瘘管通常在胃肠道或尿道与生殖道之间形成。阴道毗邻膀胱和直肠，若某些情况下阴道形成瘘，就会与尿道或直肠相通，从而导致大小便失禁。瘘管可在阴道的任何部位形成，有的时候会形成复合型瘘管。

目前手术创伤作为瘘管形成的最常见的原因尚未被认可，但是手术或产科创伤、辐射、恶性肿瘤都可导致尿瘘的形成。大约 75% 的尿瘘形成于经腹子宫切除术后。尿瘘最常见于复杂子宫切除术后，盆腔粘连、子宫内膜异位症和盆腔肿瘤增加尿瘘形成的风险。尿瘘的症状为阴道内水样排泄物，常见于术后 5～30 d，平均在术后 8～12 d，偶尔在术后立即出现。20%～30% 的尿瘘病人的损伤比较小，通过简单的导尿管就可以自愈。大多数损伤严重的病人须待机体恢复正常状态后才能进行修复。修复方法可经阴道、经膀胱或者经腹膜进行，根据瘘管开口的大小和部位的不同选择合适的方法。膀胱镜检查可帮助确定尿瘘的部位及输液管开口和膀胱三角区，以排除复合瘘管的可能。

大多数尿道阴道瘘管是因为产伤而形成的，但也可以先天存在，最常见的形式是尿道下裂。尿道阴道瘘总是会引起小便失禁，这与直肠阴道瘘不同。尿道阴道瘘可以没有任何症状，尤其是当损伤位于膀胱颈的前壁时。

膀胱子宫颈阴道瘘并不常见，通常是由于宫颈癌或术后损伤膀胱而行不全子宫切除术导致的。该部位的瘘管常常不易发现，且较难闭合。

胃肠道与阴道之间瘘管的形成与泌尿道阴道瘘管形成的病因相同，最常见的病因是产伤和阴道下 1/3 的外阴切开术的并发症，也可见于子宫切除术和阴道上 1/3 修补术后。炎症性肠病和盆腔放疗可促进瘘管的形成，尽管克罗恩病、性病淋巴肉芽肿和结核病是瘘管形成的危险因素，但是这些并不常见。75% 的此类瘘管不能自愈，唯一有效的治疗方法是手术，修复方法是在瘘管关闭之前通过结肠造口术引流粪瘘。周围组织因放射治疗形成的瘢痕和皱褶严重降低瘘管成功闭合的概率，必须通过组织活检排除这些组织存在残余肿瘤的可能。由于通常潜在的病理过程仍在进展，并且结果很不乐观，所以手术修复这些损伤是很复杂的。

大多数输尿管阴道瘘是由于外科手术处理不当。子宫切除手术过程中，不恰当的钳夹或缝合可导致输尿管入膀胱前段受压，最终导致输尿管梗阻、损伤并形成新的尿道开口与阴道上段相通。将一种染料注入膀胱观察阴道内是否有染料出现，可借助这种方法将输尿管阴道瘘与膀胱阴道瘘区别开。如果缺少相对应的肾，恢复输尿管连续性的修复方法很难成功，所以输尿管阴道瘘比较严重。

偶尔复合的膀胱直肠阴道瘘使阴道变成一个泄殖腔。

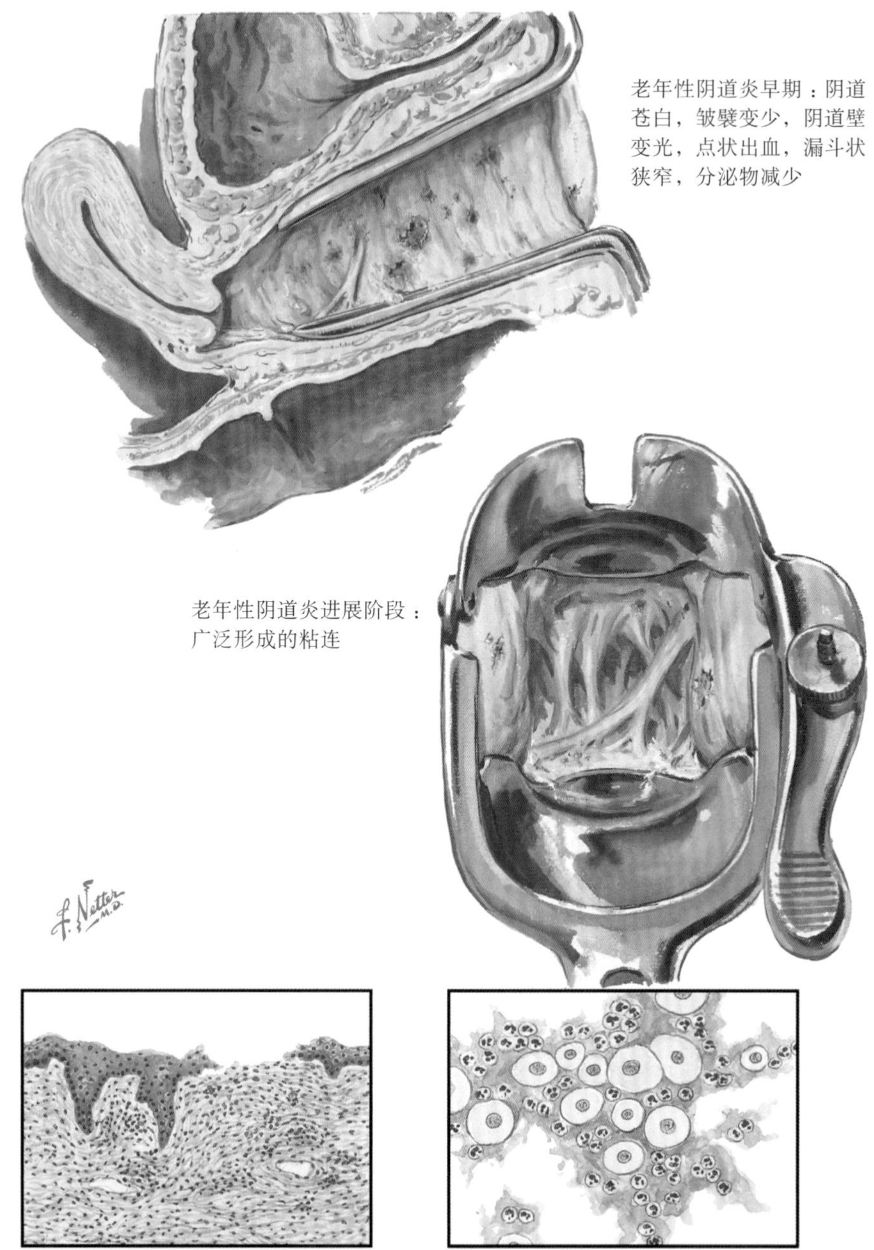
老年性阴道炎早期：阴道苍白，皱襞变少，阴道壁变光，点状出血，漏斗状狭窄，分泌物减少
老年性阴道炎进展阶段：广泛形成的粘连

绝经后阴道脱落细胞涂片
阴道壁组织学切片

绝经后阴道脱落细胞涂片

## 十八、阴道萎缩

随着绝经期卵泡活性丧失，血液中雌激素水平较育龄期降低很多。这种情况对于外阴、阴道及子宫均产生显著影响。在早期，这是一种正常的生理现象。临床上通常可以观察到阴道口的萎缩和穹隆部变短、皱褶变得不明显、黏膜上皮变得苍白脆弱而不像原来那样粉嫩。黏膜薄脆、外阴瘙痒、同房困难、同房后出血可能是雌激素缺失的早期表现。阴道通常潜伏许多致病菌，雌激素水平下降后，阴道上皮的抵抗力随之下降，进而导致感染及感染风险增加。随着阴道菌群失调，阴道的 pH 逐渐趋向于偏碱性。

绝经后阴道被覆一层薄薄的表皮组织，表皮下分布着中性粒细胞及淋巴细胞，间质是水肿的。相应的，绝经后阴道涂片中的上皮细胞完全萎缩，同时有大量的白细胞。

临床上萎缩的阴道极具特征性。阴道变窄、变短，宫颈暴露困难，上皮充血；在某些部位还会出现浅表破溃。充血的上皮黏膜皱襞消失。有时临床上出现稀薄的有臭味的分泌物会被误诊为*滴虫*阴道炎，但是老年性阴道炎很少合并有*滴虫*感染。几乎任何细菌都有可能感染，通常会是混合性的。

随着萎缩状况的进一步发展，上皮的修复导致细胞间连接的形成，通常早期比较薄弱，最终会比较牢靠。阴道上皮及宫颈都能观察到细胞间小梁形成。

严重的阴道萎缩会导致绝经后出血，创伤后细胞连接遭到破坏会导致大量出血，因此，老年人行骨盆检查或者术前准备行阴道检查时应特别注意避免创伤。这些细胞连接间的破坏有可能会扩展到宫颈管。

治疗包括全身或者局部的激素替代。由于阴道局部用的雌激素 25% 会被吸收进入血液循环，阴道萎缩时可能吸收量更大，因此局部用药时需谨慎。持续的非周期性的暴露于雌激素而且没有孕激素同时作用会将子宫内膜癌的发病风险增高至 6~8 倍。

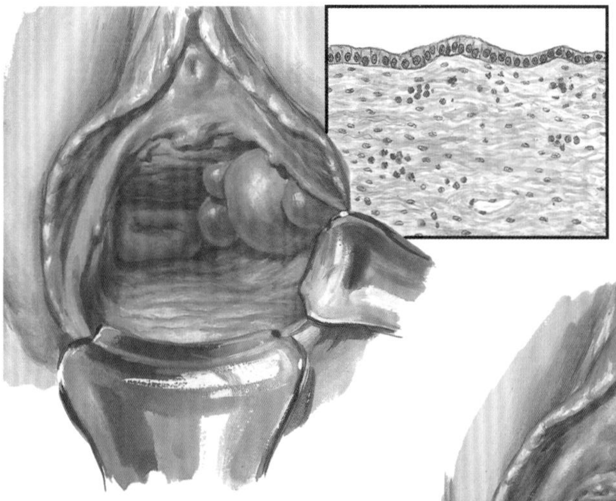

加德纳管囊肿，壁有柱状或立方状上皮

多发加德纳管囊肿

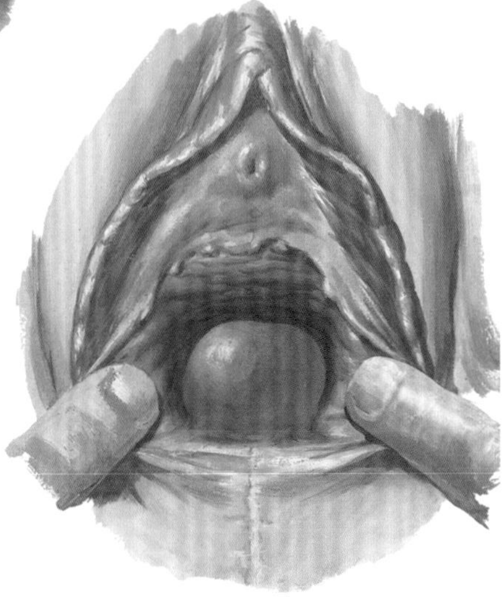

包裹性囊肿

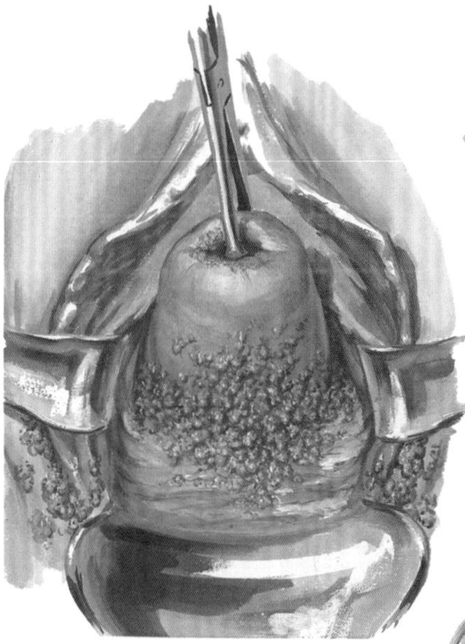

尖锐湿疣

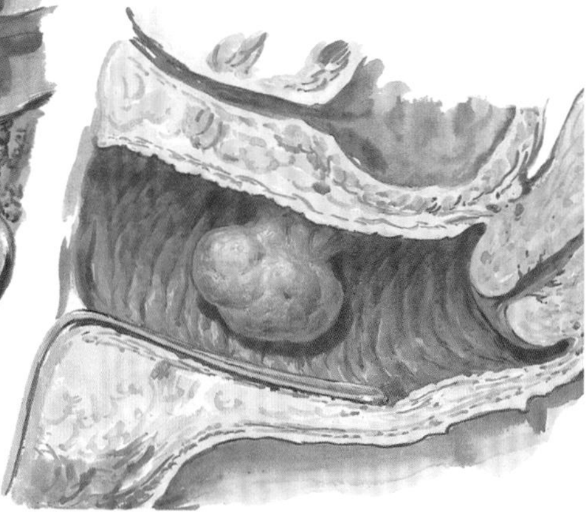

阴道壁纤维瘤

## 十九、阴道囊肿和阴道肿瘤

阴道的肿瘤相对较少，但实际上比被认为的发生率要高，这主要是由于许多肿瘤没有症状，不能引起重视及进一步的治疗。良性肿瘤较恶性的普遍，而且通常囊肿较多见。阴道囊肿的形成主要是由于胚胎上皮组织的残留，这些组织起源于苗勒管或者中肾管。后者形成位于阴道外侧壁的加特纳管囊肿。加特纳管囊肿是原始的中肾管的分支形成的盲端，它们可能单发也可能多发，体积通常不大。个别的囊肿会突出于阴道，如同膀胱膨出。这种情况下，患者通常会有疼痛、性交困难、膀胱受压甚至难产。由于中肾管在形成阴道外侧壁前，越过阔韧带及始基子宫，因此中肾管囊肿管腔通常向上延伸至阔韧带，增加手术切除的风险。这些囊肿通常在盆腔检查时被偶然发现，不需要切除，但是医生进行保守治疗时，这些囊肿的组织学性质并不明确。组织学结构可变性很强，这些上皮可能含有单层立方上皮或者高柱状上皮，有时也会有鳞状上皮。间质中可能会出现炎症细胞，极少数情况下，这种囊肿可能会发生急性感染或者化脓，但是几乎不会恶变。

先天的苗勒组织的囊肿可能出现于穹隆部或者阴道的下部而且通常是包裹性囊肿。分娩或者手术创伤使得成年人的阴道上皮组织转化为表皮下组织时，会形成一些包裹性囊肿。它们通常位于阴道口以内的阴道壁，直径小于 1 cm，很少超过 3 cm。没有症状，但是会导致同房困难，使得患者意识到肿物的存在。切除的组织通常是蓝色均质的，内有黏稠的白色黏液，这和加德纳管囊肿内稀薄的分泌物不同。囊肿壁的细胞可能是柱状或者鳞状细胞。包裹性囊肿容易切除但是没有症状，可以不予处理。

乳头状瘤和尖锐湿疣位于阴道及外生殖器。它们的肉眼及镜下特征并不因位置改变而不同。尖锐湿疣呈簇状位于前庭、阴道壁及宫颈口，疣体变大或者感染时会有恶臭。必须与恶性肿瘤及性病肉芽肿进行鉴别，恰当处理。局部应用鬼臼毒素酊、三氯醋酸能根除大部分小的疣体。

阴道纤维瘤和肌瘤非常普遍，但是很少有症状，极少数情况下可能会体积大且带蒂。这些肿瘤很少引起局部不适。由于肉眼不能确定良恶性，通常需要手术切除。

其他的阴道良性肿瘤诸如淋巴瘤和痣等极其少见。

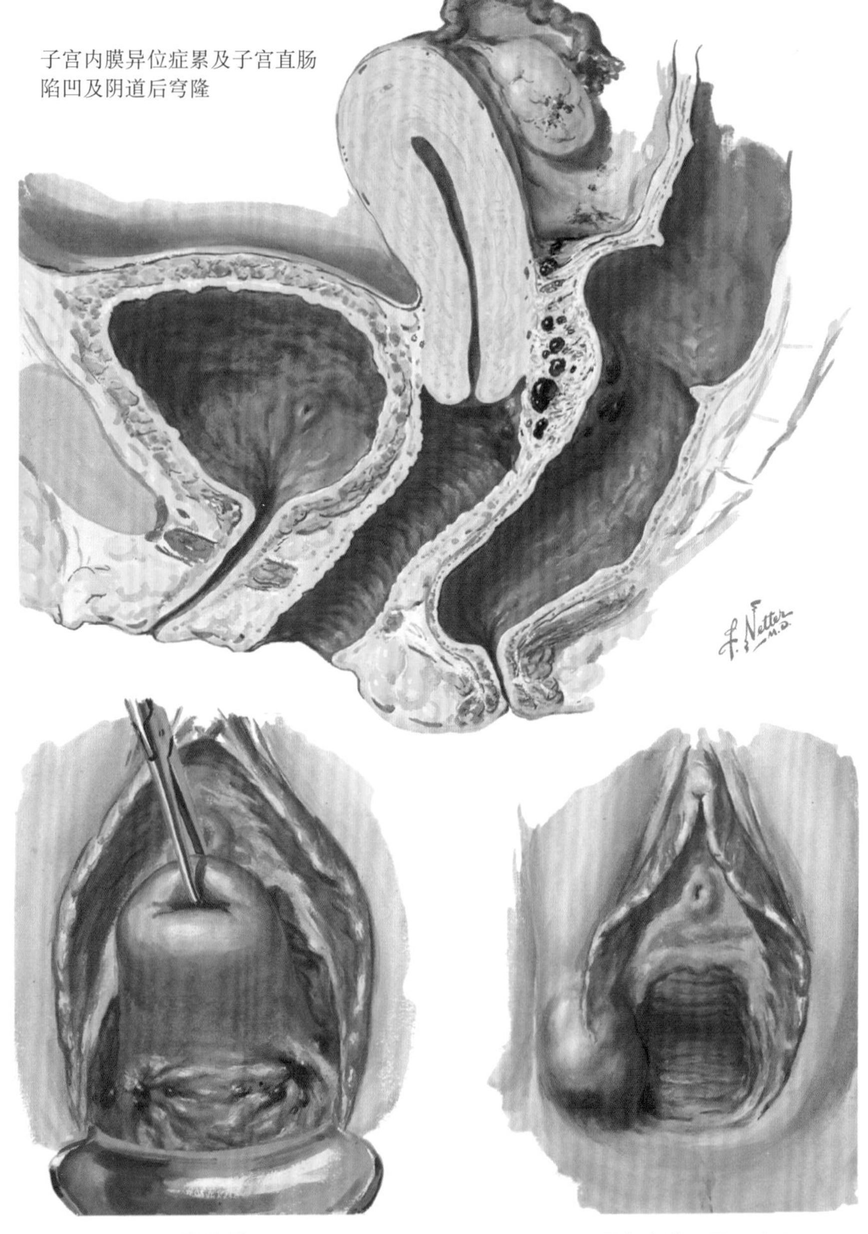


## 二十、子宫内膜异位症 I——外阴、阴道、宫颈

子宫内膜异位症是良性疾病，但是它的发展情况以子宫内膜腺体和基质存在于子宫内膜以外的地方为特征。5%～15% 的女性估计有此病，其中 20% 在妇科手术中发现，30% 为慢性盆腔痛患者，30%～50% 的不孕患者有子宫内膜异位症。它在 30—40 岁人群中发病很常见，有 5% 的病人在绝经后才被诊断。病灶存在于阴道的发生率位于第九位，次于卵巢、子宫韧带、子宫直肠窝、盆腔腹膜、脐部、腹部伤口、疝气囊和阑尾。几乎所有阴道子宫内膜异位症与小的卵巢及直肠阴道隔的损伤有关。在这些部位种植相对较多的现象支持了 Sampson 的理论，就是疾病的起因为月经血通过输卵管的逆流，在重力的影响下子宫内膜组织被播散。然而，这些组织都是覆盖原始体腔上皮，它们对炎症或激素刺激有反应，可能是上皮的化生，这已被 Rober Meyer 证实。假定的医源性播散已被报道，而免疫论仍然被争论，但是仍有待最终的结论。

这个矢状面展示了位于卵巢表面、邻近腹膜和侧盆壁的小的子宫内膜异位病灶。典型的紫蓝色子宫内膜异位病灶深达子宫直肠窝，引起直肠前壁和子宫后壁的粘连、融合。子宫内膜异位囊肿的致密粘连通常位于附件区的骶韧带与宫颈之间。在膈膜上存在的子宫内膜异位病灶和它在卵巢激素周期性影响下产生了致密、纤维化的反应，这在手术中也很难被分离。这些异常的子宫内膜异位病灶很少侵袭到直肠前壁的黏膜面，但经常侵犯阴道后穹隆。直肠的病灶可能导致周期性的直肠出血或部分梗阻，阴道的病灶会引起性交困难或性交后出血。阴道前壁的病灶可能直接侵犯膀胱引起周期性血尿。病灶周围的阴道上皮有皱褶和增厚粘连，导致手术及活检困难，因为可能会导致直肠或膀胱的损伤。保守的手术可以去除卵巢和盆壁腹膜的病灶，但是即使是做全子宫切除也不能完全去除阴道后穹隆深部、阴道前壁、宫底韧带及阴道的病灶。如果讨厌的出血、性交困难、排便困难或盆腔痛加重并且无法控制，可以采取 GnRH 受体激动药、口服避孕药或孕激素等药物使月经期的激素改变，从而使病情得以控制。

虽然子宫内膜异位症的病因有体腔上皮化生或经血逆流这两个已经存在的理论支持，但是远离盆腔的内膜异位病灶仍很难得到合理解释。就像有时病灶会在外阴或者会阴部，用之前体腔上皮化生的理论可以解释阴道病灶的发生，因为阴道被覆体腔上皮；但是会阴部的病灶用这个理论就解释不了。可能这时需要用 Halban 提出的盆腔淋巴播散的假说来解释。

一个罕见的病例病灶侵袭了巴氏腺。在其他没有外在性子宫内膜异位症的地方，如果为了准确的病理诊断，需做病灶切除。

## 二十一、阴道恶性肿瘤 I——原发性

原发性阴道癌大约占所有女性生殖道恶性肿瘤的 1%，发生频率上仅次于宫颈癌、子宫内膜癌、卵巢癌和外阴癌。病灶常位于阴道后壁和阴道的上半部分。它最初比较小，呈不规则溃疡或乳头状，生长得比较糟脆。疾病侵袭的方式是通过直接蔓延和逐步侵犯阴道前壁，发展到子宫直肠窝或者膀胱阴道间隙，并且最终侵犯临近的盆腔脏器。随后肿瘤通过盆腔淋巴播散到髂血管、闭孔旁及腹主动脉旁淋巴结，远处转移很罕见。

鉴别诊断必须排除性病肉芽肿和继发性肿瘤的可能。阴道活检对于实验室诊断是很必要的。几乎所有的阴道肿瘤都为鳞状细胞肿瘤，并且可能是分化较好的鳞状细胞或分化很差的间质肿瘤。鳞状细胞癌和 HPV16、HPV18 型感染有很大的相关性。极其罕见的阴道腺癌可能与存在苗勒管起源的异常宫颈腺体有关或与副中肾管残留有关。

除了最早期的病变外，放疗可能是最好的治疗方式。镭针可以插入并且接着对盆腔进行深部 X 线治疗。如果要采取根治性的治疗，可能需要广泛切除阴道病灶，但是一个满意的切除通常可能会损伤临近的膀胱或直肠，并且损伤这个区域的盆腔和腹股沟淋巴引流。当肿瘤进一步发展时，无论哪种治疗方式都不能提高 5 年生存率。

比阴道癌更罕见的阴道恶性肿瘤起源于结缔组织。阴道肉瘤是两个主要组织类型之一。它主要发生于成年人，并且位于阴道前壁基层或黏膜层的显著位置，突破上面的鳞状上皮或表现出溃疡。因为这些肿瘤需要增加血供来生长，所以周围很大一个区域可能累及。肿瘤的生长方式是通过直接浸润至整个阴道，但是也可能发生血行转移，转移到肺或其他远处的器官。显微镜下这些肉瘤细胞可能呈梭形、圆形或混合型。

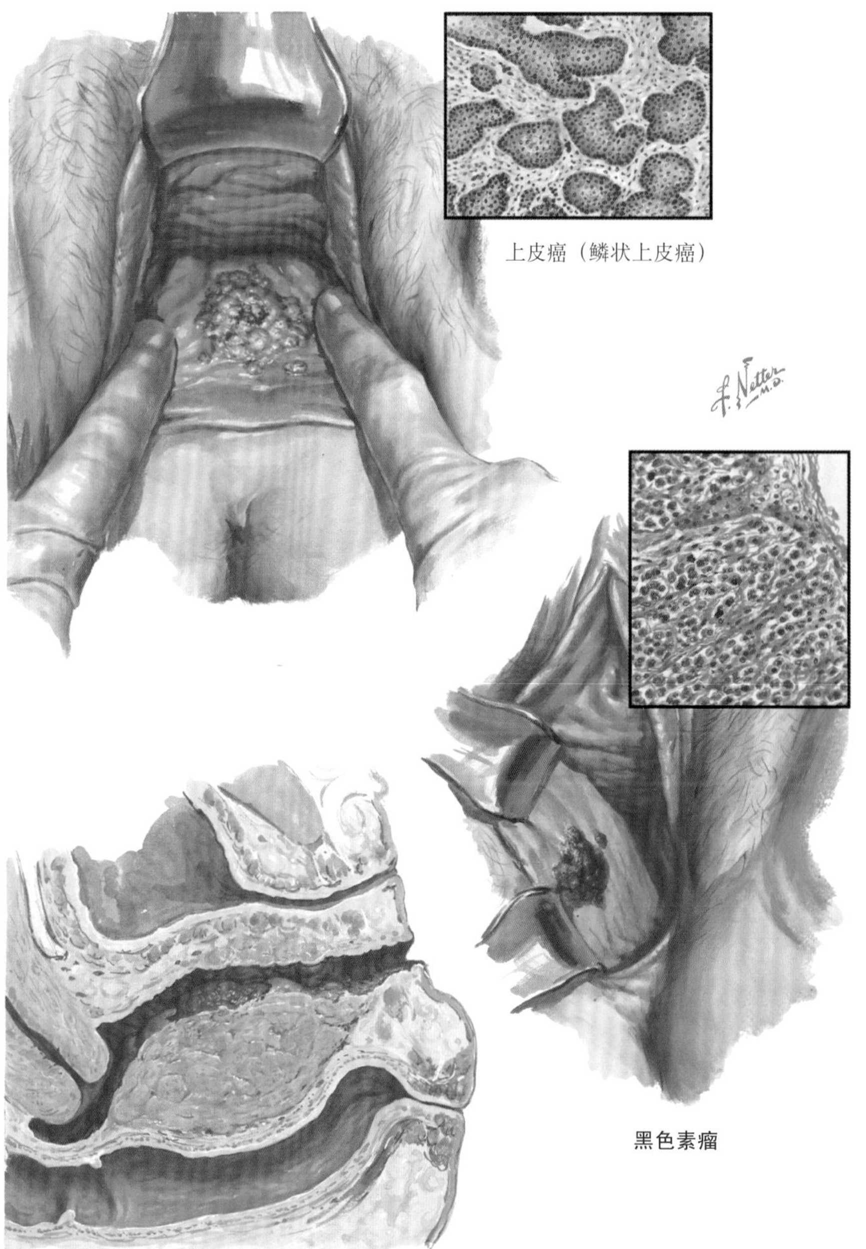


上皮癌（鳞状上皮癌）

黑色素瘤

阴道肉瘤

一种罕见的肉瘤类型（胚胎横纹肌肉瘤）经常发生在小女孩的阴道内。极少数情况下，这些肿瘤来源于宫颈。虽然宫颈来源的肉瘤组织学上类似于阴道来源的肉瘤，但是宫颈来源的肉瘤预后较好。肉眼看，它就像大的葡萄串状，从阴道口脱出，并且组织坏死后引起出血和不正常流液。肿瘤通常是多中心性的，包括包含恶性多形性细胞的疏松黏液基质和以交叉条纹（带细胞）为特征的嗜酸性横纹肌细胞。治疗包括手术切除联合多药化疗。也有人提出添加辅助放疗，但是这通常用于有残留病灶的患者。

外阴黑色素瘤是很罕见的，仅有个案报道。这个部位的病灶通常是继发的，因此必须寻找原发病灶。任何部位的恶性黑色素瘤的肉眼和显微镜下形态均没有区别。它的特异性诊断为大的、变形的色素细胞。阴道的恶性黑色素瘤通常是致命的。

据报道其他罕见的原发性阴道恶性肿瘤包括畸胎瘤和透明细胞癌，后者与妊娠期间母亲应用己烯雌酚有关。

## 二十二、阴道恶性肿瘤 II——转移和扩散

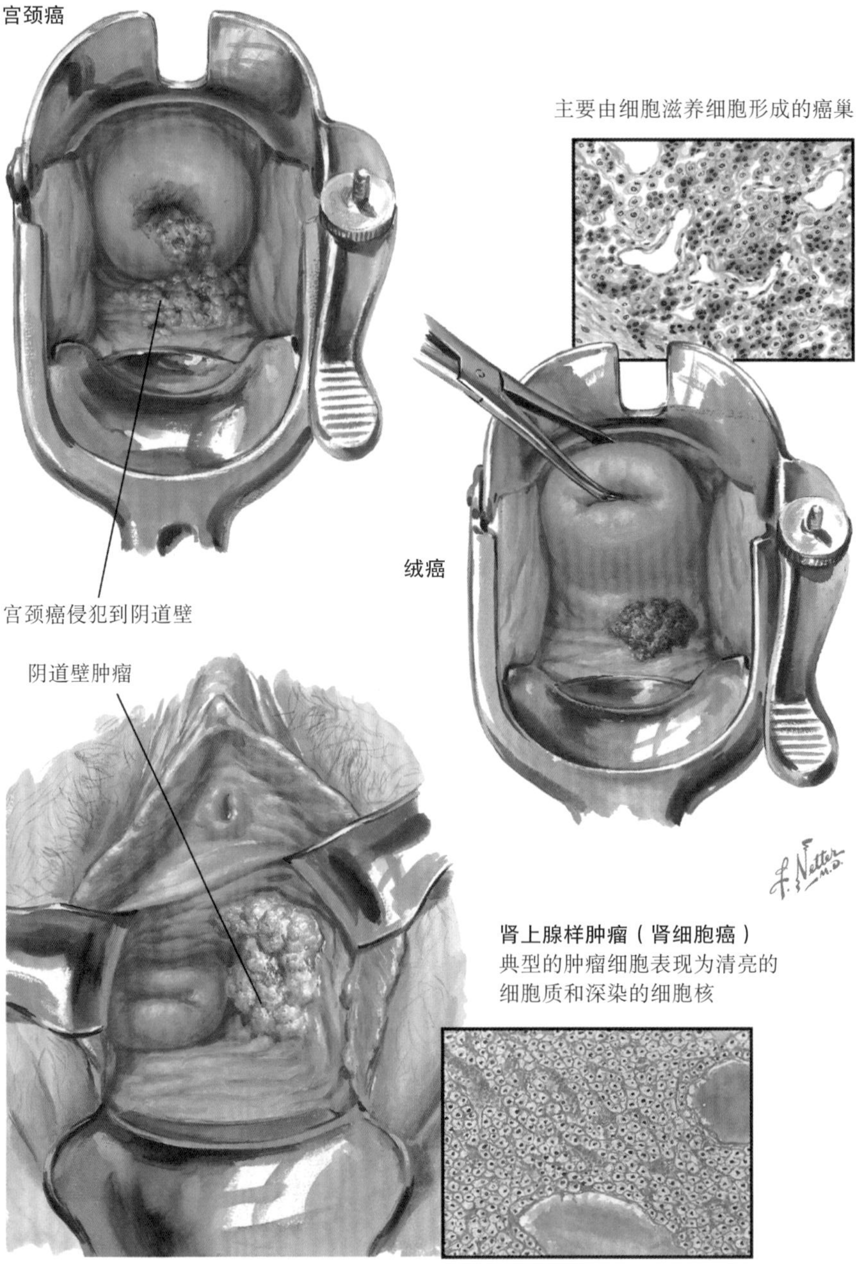

宫颈癌

主要由细胞滋养细胞形成的癌巢

宫颈癌侵犯到阴道壁

绒癌

阴道壁肿瘤

**肾上腺样肿瘤（肾细胞癌）**
典型的肿瘤细胞表现为清亮的细胞质和深染的细胞核

大约 60% 的阴道恶性肿瘤继发于机体其他部位的肿瘤。这种相对高发的继发病变主要是由于与宫颈癌密切接触。在所有临床阶段，甚至包括所谓的上皮内癌（原发癌）阶段，任何等级的继发病变都有可能发生。通常情况下，宫颈原发部位早期向穹隆扩散，如无淋巴转移或更大范围的蔓延，将被归类为宫颈癌 II 期，与 I 期相比，II 期的预后意义更重要。按惯例，阴道和子宫颈的肿瘤均列入宫颈源性，而外阴和阴道的肿瘤同样被分类为会阴源性。

子宫内膜癌可能植入于毗邻子宫颈管的阴道上皮内；因而子宫切除后，阴道穹隆是最常见的复发部位之一。外阴癌可能会向内侵犯部分或整个阴道，有时很难区分起源点。

阴道是子宫绒癌转移最常见的部位，从窥器中可见紫黑色的出血性增长，通常是该类疾病存在的最早的表现形式。肿瘤呈乳头状、易碎、接触易出血。通过活体组织检查诊断，可能伴随相当程度的出血。患者近期如有怀孕或堕胎史则对病理学医生的分析有帮助，因其病变的微观图像特点突出，不难错过，尽管有些与恶性葡萄胎相似，容易产生混淆。未分化的滋养层细胞列侵入阴道壁的平滑肌。有丝分裂期的滋养层细胞多见胞核深染，朗格汉斯层和合胞体层的比例相当。虽然肿瘤血管分布非常多，但仍在某些部位有感染和坏死的倾向。

另一个罕见的继发阴道肿瘤是肾上腺样瘤或肾细胞癌，形成牢固的黄色结节状肿瘤团块，使被覆上皮呈重叠样。活检病灶显示，淡染色的大细胞明显呈蜂窝状排列。事实上，唯一的阴道转移性恶性肿瘤是从甲状腺癌转移到直肠阴道隔的案例。

可能发生的有颜色的阴道病变包括色素痣和黑色素瘤，占外阴恶性病变的 9%，阴道恶性病变的 5%。其中许多可能是从下体的其他部位转移过来的。这些病变的预后和治疗应基于原始病灶的部位和发展阶段。

无论原发病治疗前后，在阴道中都可见从卵巢、膀胱或直肠癌转移或蔓延的病变。这些蔓延不太可能提供疾病的第一指征，但几乎所有的继发阴道肿瘤都会引起分泌物臭秽、出血，如果不加以控制，最终可能产生尿瘘或粪瘘。治疗虽是针对原发恶性肿瘤，但当阴道表现及症状迅速影响治疗时，对继发肿瘤进行放疗或局部切除有时能暂时减轻痛苦。总体来说，一般预后情况较差，因为根据定义原发性肿瘤源已经晚期。特定的预后措施则取决于肿瘤类型、起源组织和发展阶段。

（王　威　徐万东　刘朝晖　译）

# 第 8 章

# 子宫和宫颈

旁正中切面

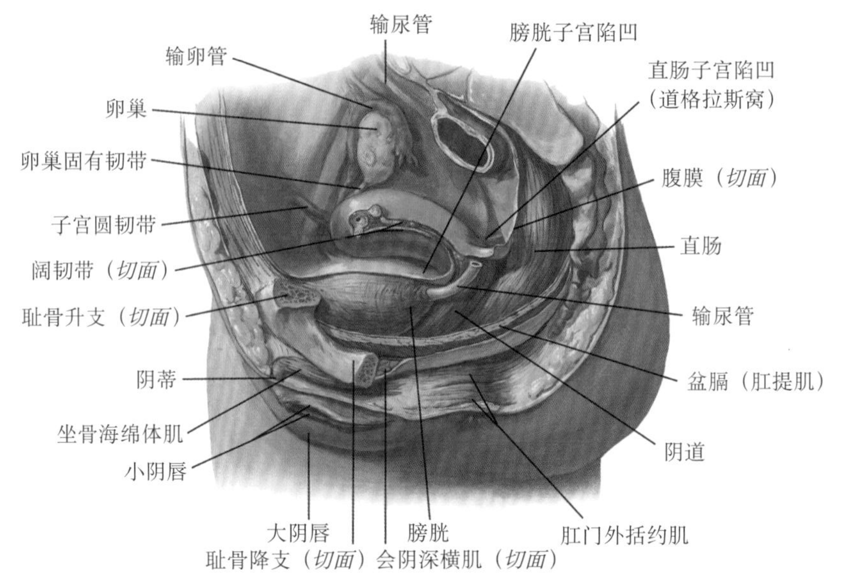


正中切面

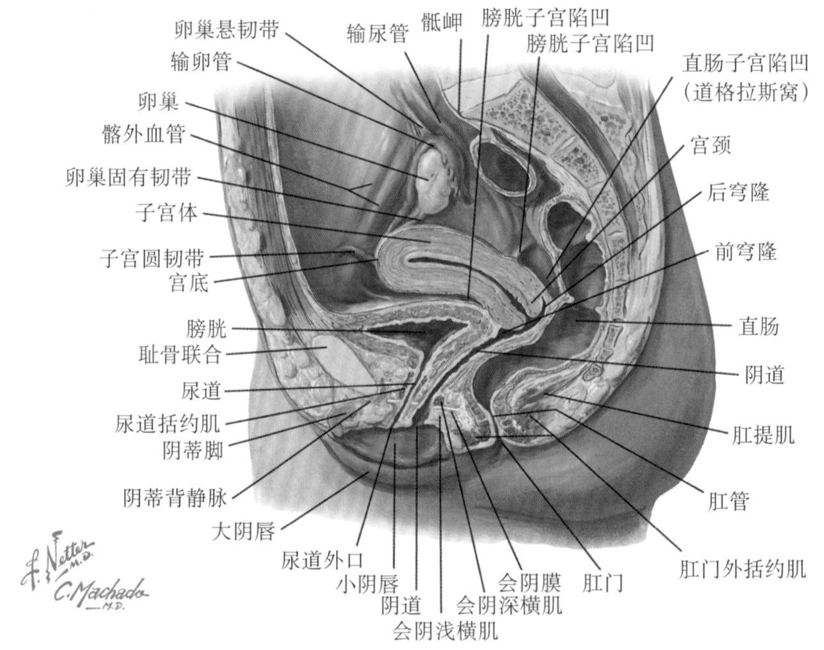


## 一、盆腔脏器

子宫和其周围的肌肉、神经、血管以及器官之间的相互关系决定了子宫的病理生理结构以及发生病变时的治疗方式。小骨盆中的脏器包括结直肠、膀胱、尿道、子宫、输卵管、卵巢和阴道。女性盆腔的结构可详细描绘在两幅图中。

盆腔结肠周围被腹膜覆盖，通过结肠系膜连接于左侧腰大肌中线以及骶骨，向下至第三骶椎。结肠大部分位于一个水平的平面，因此会占据很多空间，包括子宫上面和后方。直肠从第三骶椎开始向下延伸至尾骨尖端。其上1/3的前面和两侧被覆腹膜，中1/3的前方有腹膜覆盖，而下1/3无腹膜覆盖。在妊娠期，子宫和乙状结肠之间空间变小，会导致或加重便秘。

输尿管跨过髂总动脉的前方进入真骨盆，并沿侧盆壁向下到达盆底。在坐骨棘水平，输尿管向中前方走行，在阔韧带下方，经子宫动脉和阴道动脉之间到达阴道穹隆侧方。在该水平，输尿管距离子宫大约2cm，此处为子宫切除时输尿管容易损伤的部位。之后输尿管从阴道前方上行一小段距离到达膀胱底，在此处斜行通过膀胱壁开口于膀胱三角区的侧角。

膀胱位于耻骨联合后方，子宫和阴道前方。膀胱底与阴道前壁直接相接。膀胱颈位于尿生殖膈上面与尿道相连。膀胱上面被腹膜覆盖，并与前屈位的子宫宫体和宫底相接触。这层腹膜反折是剖宫产时必须打开的。Retzius间隙位于耻骨和膀胱之间，由腹膜外脂肪组织填充。

本页中两幅切面解剖图显示了子宫与其周围组织的关系。宫底上方通常是外凸并朝前的。子宫前壁是平的，看起来向前向下卧于膀胱上。子宫前方覆盖的腹膜在峡部反折覆盖于膀胱上方构成膀胱子宫陷凹。子宫后壁也是外凸的，与结肠和直肠相邻。后壁腹膜覆盖宫体和宫颈上部，之后延伸覆盖后穹隆到达直肠构成直肠子宫陷凹，也就是道格拉斯窝。腹膜于子宫侧方形成阔韧带前后叶。

宫颈指向下后方靠近阴道后壁。宫颈后方只有上1/2被腹膜覆盖。宫颈外口位于耻骨联合上缘水平面，冠状面上位于坐骨棘平面。

盆腔上面观（腹膜完整）

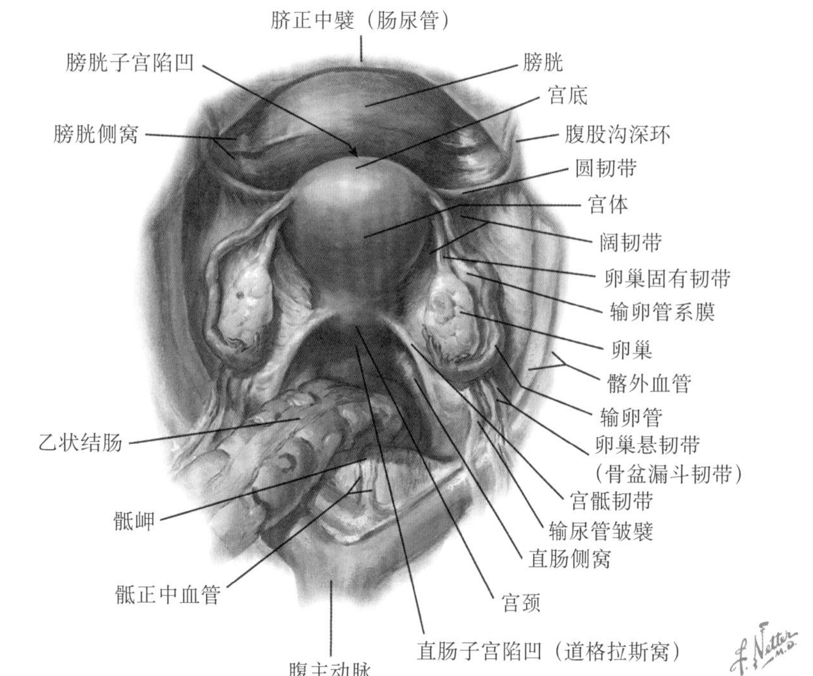


盆腔上面观（移除子宫和腹膜）

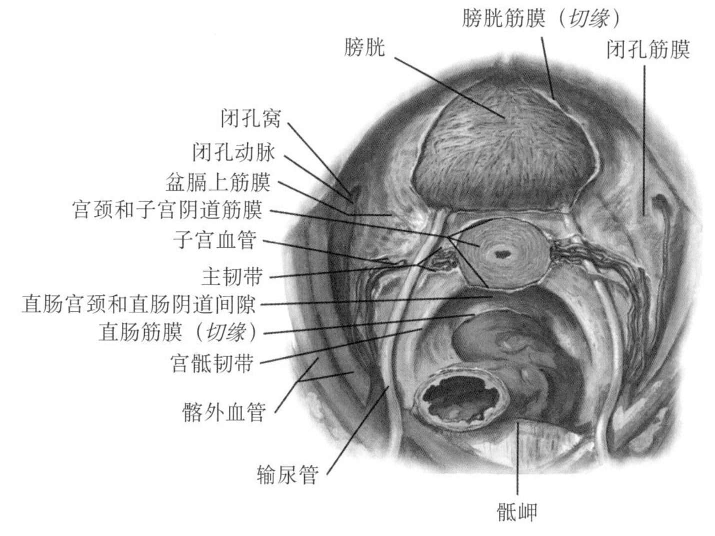


## 二、盆腔脏器和其支持系统——上面观

维持盆腔脏器正常位置的支持结构除了肛提肌水平的肌肉组织形成“吊床”外，还有其自身的支持机制。一旦一种或上述两种支持结构出现问题将导致盆腔脏器脱垂。理解这些支持结构不但有助于解释临床症状的病理机制，还能够指导临床治疗。

*盆腔内筋膜*（假筋膜）指的是盆膈上方脏器表面反折的筋膜。当盆底的空腔脏器通过盆底进入盆腔时，盆腔内筋膜就贴附这些脏器向上形成像衣领一样的管状纤维组织，在下方与盆底肌肉相接以致密不可分。因此在盆底形成了三个管状的筋膜组织，其中分别有尿道和膀胱、阴道和子宫下段、直肠。这些盆腔器官表面的筋膜组织内有交叉的肌纤维，可用于阴道前后壁膨出的修补。也是在这层筋膜中覆盖有子宫下段，为保持阴道顶端支持结构的筋膜内子宫切除术就是在这层筋膜中进行的。膀胱、子宫和直肠表面的盆腔筋膜与盆膈上方的筋膜相连，包括闭孔筋膜、髂筋膜和腹横筋膜。

直接或间接维持子宫位置的结构包括腹膜、韧带、纤维组织和纤维肌性组织。在这些组织中最重要的是主韧带和盆膈及其上方的盆腔内筋膜。膀胱腹膜反折和直肠子宫腹膜反折通常被认为是子宫前后方的韧带。但它们并不是真正的韧带，而且对子宫的支持作用有限。圆韧带是一个扁平的纤维肌性组织，和脏腹膜一起从子宫前壁外侧向外下方走行，再经腹股沟管前行至大阴唇。

宫骶韧带是真性的肌纤维性韧带结构，从宫颈上方发出向侧后方走行至骶骨侧方。宫骶韧带的子宫端与主韧带侧后方以及盆腔内筋膜管相融合。阔韧带由翅膀样的双层反折腹膜组成，从子宫侧壁延伸至盆侧壁。阔韧带上界包绕着输卵管和圆韧带，向侧上方延续形成骨盆漏斗韧带。阔韧带下方包绕着含鞘子宫血管和主韧带。阔韧带的两层腹膜里有疏松结缔组织、脂肪、输卵管、圆韧带、卵巢固有韧带、宫旁组织、卵巢冠、卵巢旁体、Gartner 管（卵巢冠综管）、子宫和卵巢血管、淋巴和神经。

主韧带或宫颈旁横韧带（of Mackenrodt）由致密纤维结缔组织和一些平滑肌纤维组成。主韧带从子宫峡部侧方发出并像帐篷样延伸至侧盆壁，并呈扇形插入闭孔和盆膈上筋膜。这一厚纤维组织形成的三角形膈内有包裹子宫动脉的厚结缔组织鞘。主韧带向中下方与子宫阴道反折和盆腔内筋膜相融合，向后方与宫骶韧带融合。脏腹膜和盆腔内筋膜还能够支持膀胱和直肠。

盆腔前面观

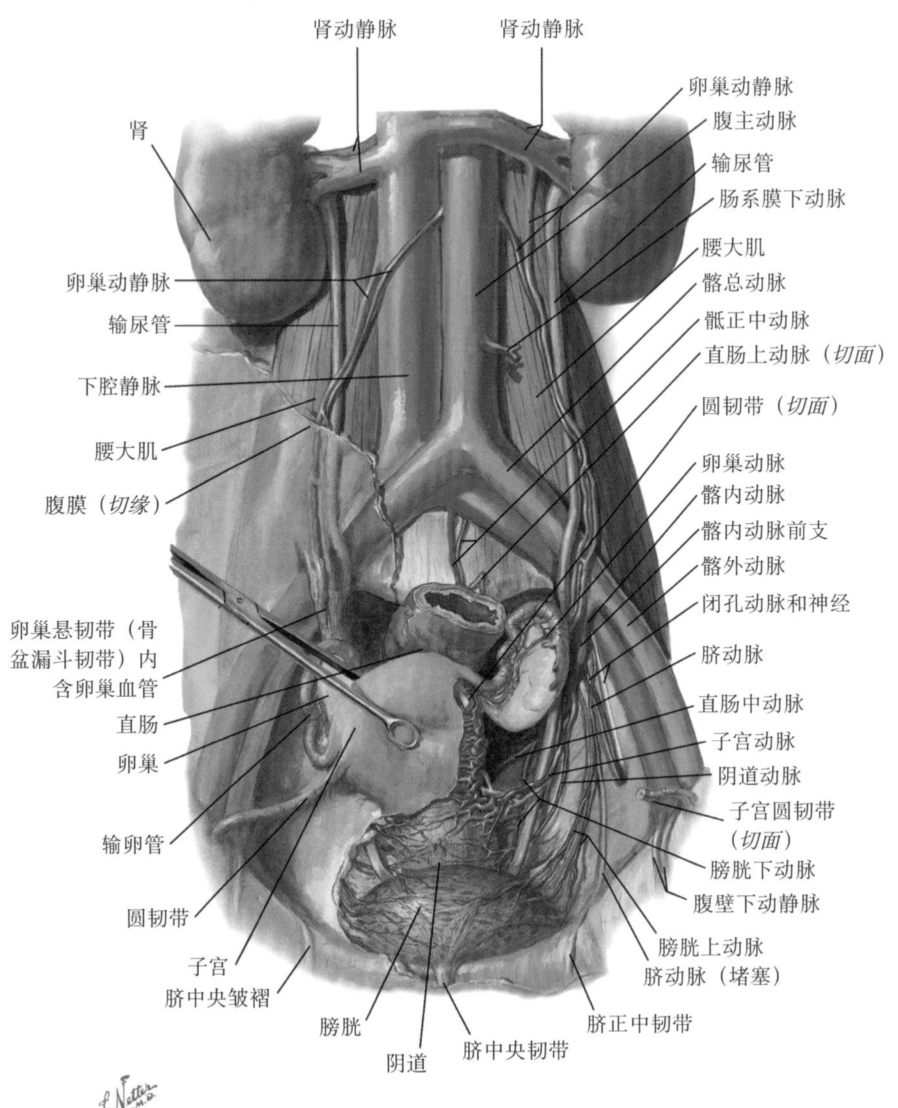


## 三、子宫和盆腔器官的血供

除了卵巢动脉、痔上动脉和骶正中动脉外，下腹部脏器的血供都由髂总动脉提供。

卵巢动脉发自腹主动脉上肾动脉下方，与男性精索内动脉自腹主动脉发出处在同一水平。卵巢动脉发出后在腰大肌上斜向外下方并越过输尿管，之后在髂总动脉分叉前跨过髂总动脉进入真骨盆。卵巢动脉在阔韧带上方和侧方交汇处进入阔韧带，在输卵管下方延续进入卵巢系膜，供应卵巢的血供。卵巢动脉除了与子宫动脉的卵巢支广泛融合外，其分支还延续供应输卵管伞部、峡部、输尿管和圆韧带。

骶正中动脉从胚胎学上讲是腹主动脉的延续，但是由于两条髂总动脉的强势发育，骶正中动脉逐渐退化变成一条很细的血管。骶正中动脉沿中线向下经过第四、第五腰椎、骶骨和尾骨，终于尾骨血管球，发出到腰部、外侧部、骶部、直肠的分支与髂腰动脉的分支融合，为后骨盆的肌性和骨性结构提供血供。髂总动脉是腹主动脉的延续，在第四腰椎体左侧分支。右髂总动脉在左髂总静脉前方经过是一个重要的临床标志，这可以导致相对的静脉淤滞，这种静脉淤滞会增加左侧髂血管系统内静脉血栓的风险，即髂静脉压迫综合征。髂总动脉分支形成髂外动脉和髂内动脉。卵巢血管、输尿管和交感神经纤维下行越过右侧髂总动脉，交感神经形成上腹下神经丛。左侧髂总动脉被乙状结肠、肠系膜和肠系膜下动脉的终支覆盖。

髂外动脉相对髂内动脉更粗壮，它沿真骨盆上缘下行到达腹股沟韧带下方，期间贴附于腰大肌表面的中线位置。髂外动脉经耻骨联合和髂前上棘之间中点进入下肢，形成股动脉。

子宫动脉从髂内动脉前方靠近或痔中动脉和阴道动脉的位置发出。它在肛提肌上方的筋膜内向中前方走行到达阔韧带下方。子宫动脉在进入阔韧带后，由宫旁组织内的子宫静脉和致密的结缔组织血管鞘包绕。在宫旁 2 cm 的位置呈拱形越过输尿管，这一解剖关系有非常重要的手术学意义。在子宫峡部水平，子宫动脉发出下行的宫颈支，包绕宫颈并与阴道动脉的分支融合。而子宫动脉大部分的分支血管沿子宫侧方蜿蜒上行，发出螺旋支至子宫前后壁。子宫动脉终末支形成输卵管系膜内的输卵管支和卵巢支，后者在卵巢系膜内与卵巢动脉融合。

腹膜内盆腔淋巴结

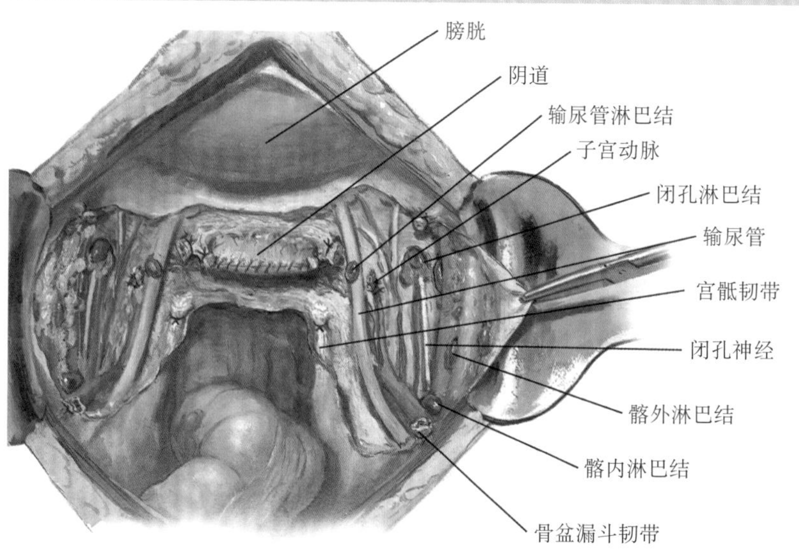


腹膜外髂淋巴结

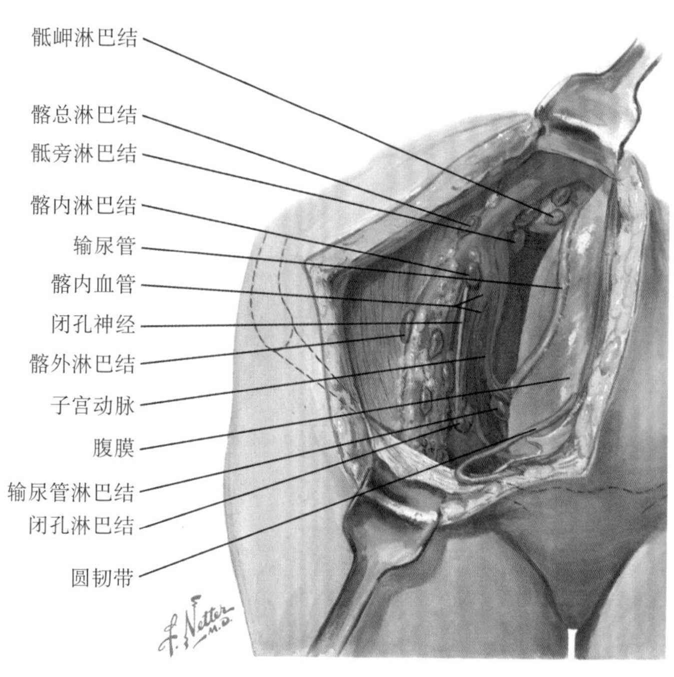


## 四、淋巴引流 I ——盆腔

盆腔淋巴结引流盆腔器官和腹股沟的淋巴液。它们沿大血管走行，并以血管名命名。专题 8-4 显示了盆腔淋巴结清扫术时在腹膜内外盆腔淋巴结最常见的位置。然而，随着腹腔镜和机器人辅助的腹腔镜淋巴结清扫术的广泛开展，专题 8-4 已不再是手术中常见的视野。腔镜手术的放大作用以及其灵活的手术解剖对术野的要求更加精细和严格。

髂外淋巴结位于髂外血管的上方和下方，可分为两组，一组位于髂外血管的外侧，另一组位于腰大肌后方。后组淋巴结的远端被包裹于股鞘内。这些淋巴结接收股淋巴结、外生殖器、腹壁深部、子宫和髂内动脉的淋巴引流。髂外淋巴结的一些淋巴液可流入髂内淋巴结，但大部分向上进入髂总和腹主动脉旁淋巴结。大部分汇入髂外淋巴结的淋巴引流道都来自外阴，但也有来自宫颈和子宫下方的引流道。髂外淋巴结还接收来自股淋巴结和髂内淋巴结的引流液。

髂内淋巴结贴附于髂内静脉。髂内淋巴结位于一个解剖学三角内，其三条边分别为髂外动脉、髂内动脉和侧盆壁。该区域内的淋巴结在临床上具有重要的意义，包括股管内的淋巴结、闭孔淋巴结和与髂外血管相邻的淋巴结。这些淋巴结接收来自盆腔所有脏器的淋巴液以及外阴（包括阴蒂和尿道）的淋巴液。

淋巴结的数量和位置都不是固定的，只有相当数量的淋巴结能在以下位置被找到，包括髂内和髂外血管交汇处、闭孔窝内靠近闭孔血管和神经处（闭孔淋巴结）、阔韧带基底紧邻宫颈输尿管走行于子宫动脉下方（输尿管淋巴结）。骶正中淋巴结（骶岬淋巴结）沿骶正中血管旁走行。骶外侧淋巴结可在骶骨的孔洞内骶外侧血管旁被找到。髂内淋巴结接收来自髂外淋巴结、子宫、阴道、膀胱、直肠下部、输卵管和卵巢的部分血管的淋巴回流。其淋巴液将流入髂总和腹主动脉旁淋巴结。

髂总淋巴结位于髂总血管的中间和外侧，正好在主动脉分叉的下方。大部分的髂总淋巴结位于血管的侧方。除引流上述淋巴结内的淋巴液外，髂总淋巴结还接收宫颈和阴道上部的淋巴液。另外，髂内、髂外、臀上、臀下淋巴结也回流入髂总淋巴结。髂总淋巴结的引流液上行汇入腹主动脉旁淋巴结。

腹主动脉旁的淋巴结成串走行于主动脉的前方和侧方。这些淋巴液上行进入腰淋巴干，最终汇入乳糜池。腹主动脉旁淋巴结接收髂淋巴结、腹盆腔脏器、卵巢和输卵管以及腹壁深层的淋巴液。

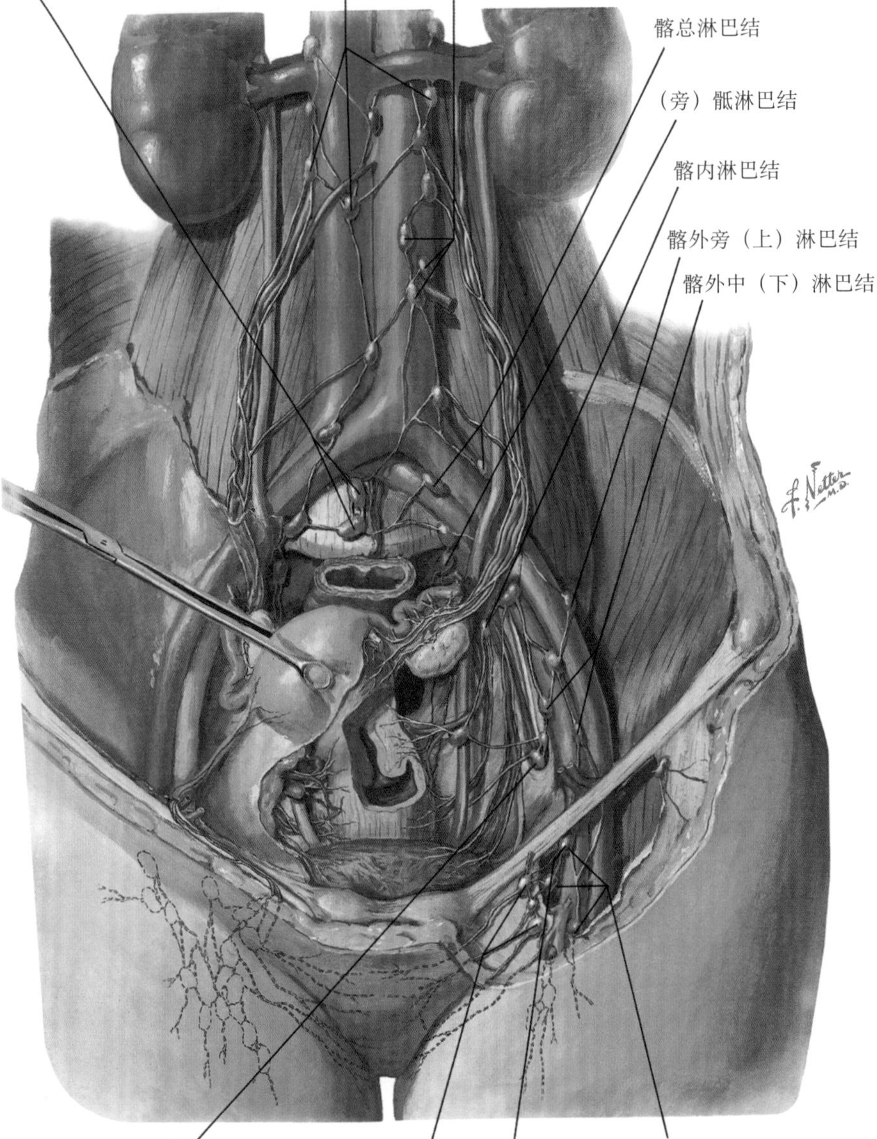

## 五、淋巴引流 II——内生殖器

子宫的淋巴管包含在三个淋巴网或淋巴丛中，一种在子宫内膜基底层，另一种在子宫肌层，还有一种在浆膜下层。奇怪的是，子宫内膜表层并没有淋巴管。子宫主要的淋巴引流干从子宫峡部沿子宫血管的路径向外走行。除宫底部的淋巴有可能直接沿卵巢淋巴结引流向腹主动脉旁淋巴结外，子宫体部和宫颈部的引流相同。偶尔子宫的淋巴结也可沿腹股沟韧带走行引流向股淋巴结。子宫旁淋巴结数量很少，大多数情况下每侧宫颈旁只有一枚淋巴结且与盆部的输尿管相邻。虽然解剖学家们通常不提及子宫旁的淋巴结，但是临床医生在对子宫或宫颈恶性肿瘤的患者进行根治手术时都会特别注意这组淋巴结。这组淋巴结首先引流阴道、宫颈和子宫的淋巴液，其次还可以引流盆腔内同侧髂内淋巴结的淋巴液。

当发生宫颈病变时，淋巴液流入输尿管淋巴结、骶侧方淋巴结，而早期可能有骶岬淋巴结的转移。临床医师能够通过这一转移路径评价宫颈癌患者是否发生前哨淋巴结的转移。进行前哨淋巴结评价的依据是如果前哨淋巴结没有发生转移，那么其他淋巴结没有转移的概率为 95% 以上。这一技术能够识别区域淋巴结中最有可能发生淋巴转移的第一个站点。前哨淋巴结活检可经腹腔镜进行或者作为开腹手术的一部分。虽然盆腔淋巴结清扫术仍然是宫颈癌患者的标准术式，但在术中进行前哨淋巴结活检越来越普遍。

从子宫整体角度看，其引流的淋巴液将进入输尿管淋巴结、闭孔淋巴结、髂内淋巴结、髂外淋巴结、髂总淋巴结、腹主动脉旁淋巴结、骶前及骶外侧淋巴结和股淋巴结。偶尔在子宫与膀胱或直肠之间还有一些交叉的淋巴结。虽然阔韧带内的引流淋巴结都具有瓣膜结构，但是子宫的淋巴结却没有。

卵巢的淋巴引流伴随卵巢血管经过骨盆漏斗韧带进入腹主动脉旁淋巴结。在盆腔左侧，卵巢的淋巴可能引流入位于左卵巢静脉和左肾静脉之间的淋巴结。而在盆腔右侧则会引流入右肾静脉和下腔静脉之间的淋巴结。较短的淋巴引流道可进入髂内淋巴结。

输卵管的淋巴引流与卵巢相同。另外，输卵管的淋巴液还能进入髂总淋巴结和骶岬淋巴结。骶淋巴结位于骶骨正中，两侧为骶管侧孔。这些淋巴结接收宫颈和阴道的淋巴液，并向头侧方向进入腹主动脉下淋巴结。

阴道的淋巴结与宫颈的淋巴结有相同的引流路径，可引流入输尿管淋巴结、闭孔淋巴结、髂外淋巴结、骶外侧淋巴结和骶岬淋巴结。在阴道和膀胱、直肠之间还有交叉的淋巴结存在。阴道下方的如外阴的淋巴液引流入股淋巴结。

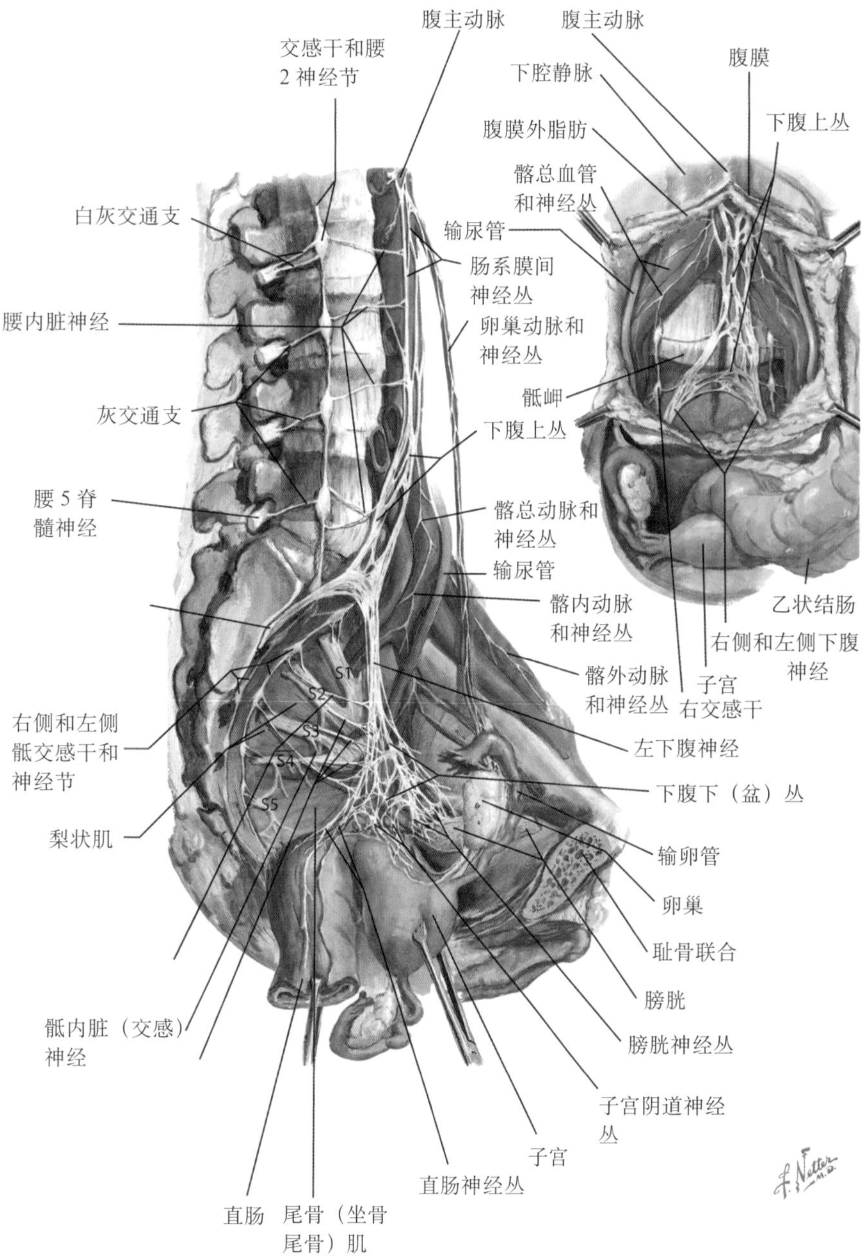

## 六、内生殖器的神经支配

盆腔脏器主要由自主神经系统支配。自主神经系统的交感神经起源于脊髓的胸腰部，而交感神经节位于中枢神经系统旁。相比之下，副交感神经起源于脑神经和脊髓的中间的三个骶骨的节段，其神经节位于内脏器官附近。虽然自主神经系统的交感和副交感神经在相同的外周神经周围频繁的交叉缠绕，它们的生理行为通常是直接拮抗的：女性骨盆中交感神经使平滑肌收缩，包括血管平滑肌收缩，而副交感神经纤维会导致相反的肌肉松弛、血管舒张的功能。

虽然自主神经纤维经多条路径进入骨盆，但大部分在下腹上丛中。下腹上丛是主动脉和肠系膜下丛在尾端的延伸。在肠系膜上动脉水平腹腔神经丛的下方，两到三条肠系膜间神经被交通支连接，向下经过主动脉前侧方，接收肠系膜下动脉和腰交感神经节的神经纤维。在主动脉分叉处肠系膜间神经相交形成下腹上丛或骶前神经。下腹上丛存在于腹膜后的结缔组织中，从第四腰椎向下经过骶骨裂孔。在下腹上丛的下部，它分成两个腹下神经丛向下方和两侧走行。这两个神经丛向侧下方走行，经宫骶韧带的骶骨端向前方走行，越过直肠壶腹和阴道上端的两侧。在这一区域这两个神经丛被称为盆腔神经丛。在髂总动脉分叉处下方这些神经延伸形成下腹下丛。有时在骶岬的前方或其下方还能找到下腹神经丛的中间支。

每一个盆腔神经丛都是由相互交叉的神经纤维和许多微小的神经节组成的，能够覆盖 $2\sim3\,cm^2$ 的面积。它们接收来自交感神经干的骶神经节发出的神经纤维和从第二、三、四骶椎神经发出的副交感神经纤维（勃起神经或盆腔神经）。盆腔神经丛又分出第二级神经丛，沿下腹血管的内脏支走行。这些神经丛包括直肠神经丛（到直肠）、子宫阴道神经丛（到输卵管内壁、子宫、阴道、前庭球的勃起组织）、膀胱神经丛（到膀胱）。

卵巢神经丛由从主动脉和肾神经丛发出的神经纤维组成，伴随卵巢血管走行，支配卵巢、输卵管外壁和阔韧带。

骶前神经或下腹上丛的解剖关系有重要的临床意义，因为当发生难治性盆腔痛时可以行骶前神经切除来缓解疼痛。在主动脉分叉处的腹膜下，我们能发现下腹上丛被包绕在疏松结缔组织内，走行于第四、五腰椎椎体和骶正中血管的前方。通常下腹上丛是一个宽而扁的神经丛，其中有两到三条不完全融合的神经干。而 20%~24% 患者的下腹上丛里只有一条神经。神经束沿腰交感神经节走行于髂总血管下方到达骶前神经。我们能看到右侧的输尿管在盆腔边缘越过髂血管。

后面观子宫和附件

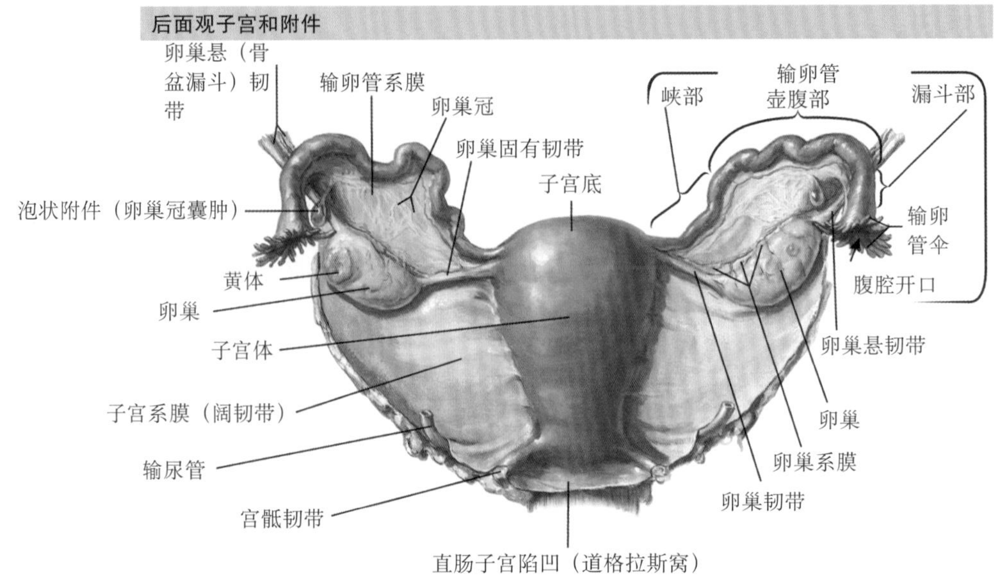


前面观子宫和附件

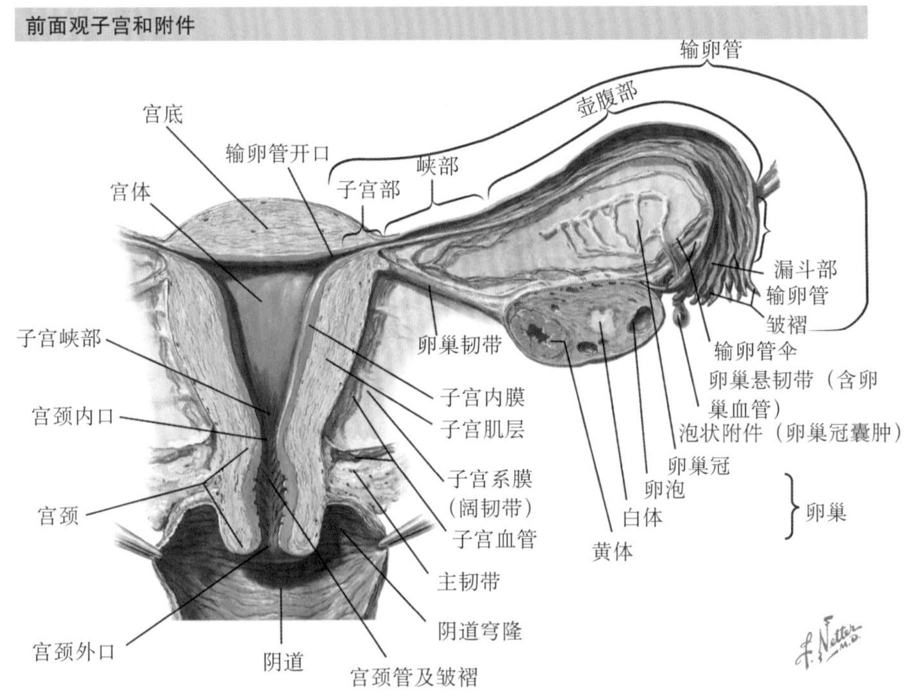


## 七、子宫和附件

子宫是一个梨形、厚壁、中空的肌性器官，位于膀胱和直肠之间。宫底指子宫上部输卵管开口水平上方的屋顶样部分。宫体在宫底下方，通过子宫峡部这一相对细的部分与宫颈相连。宫腔是一个扁平三角形空间。输卵管开口于子宫底部的宫角处，向内延续与宫腔相连，直至宫颈内口。子宫壁由三部分组成：外部的浆膜层（腹膜）；中间的坚固且较厚的平滑肌（肌层）；内衬的黏膜层（子宫内膜）。

宫颈是圆柱形的，中间略粗，长约 2.5 cm。颈管呈纺锤状，通过宫颈外口开口于阴道。在宫颈的前后壁，其颈管内黏膜有一系列掌状皱褶。宫颈管壁比宫体肌壁含有更多的纤维。宫颈和阴道连接处的斜线将宫颈分为阴道上部和阴道下部。大约 1/3 的宫颈前壁和 1/2 的宫颈后壁组成了宫颈的阴道部。

宫底和宫体的前后壁被腹膜覆盖，腹膜在膀胱子宫之间的连接处向前反折覆盖膀胱子宫陷凹及膀胱，在直肠子宫之间连接处向后反折覆盖直肠子宫陷凹（道格拉斯窝）及直肠。在腹膜的最低点，腹膜覆盖主韧带，并向侧方舒展到达侧盆壁。

包裹宫底和宫体的腹膜层在子宫两侧贴附在一起形成阔韧带，并将膀胱子宫陷凹和直肠子宫陷凹分开。阔韧带上缘是腹膜前叶向后转成后叶时形成的腹膜皱褶，其内包裹着输卵管。阔韧带从输卵管下方向下形成输卵管系膜，其内含有进出输卵管的血管，系膜起到像肠系膜一样的功能。输卵管系膜内还有中肾管的遗迹。

输卵管外侧的伞部、漏斗部、壶腹部都不被阔韧带包裹，开口于腹腔。但输卵管壶腹部有一条骨盆漏斗韧带，将输卵管外侧后部与侧盆壁相连。卵巢悬韧带是腹膜形成的另一个皱褶，其越过髂血管并连接于输卵管的游离端。它包含卵巢的血管，并将卵巢的外侧孔面与输卵管相连。卵巢悬韧带和卵巢固有韧带是不能混淆的，后者走行于阔韧带内，从宫角处输卵管开口下方发出，像外下方走行到达卵巢的子宫端。卵巢也不被阔韧带包裹，只有它的外侧面位于盆腔腹膜壁层上，由髂外血管、闭锁的脐动脉和输尿管形成一个浅凹陷，即卵巢窝。卵巢的前壁与阔韧带后叶之间靠一个短的腹膜皱褶相连，其中有血管经过到达卵巢门，这一皱褶被称为卵巢系膜。

子宫发育

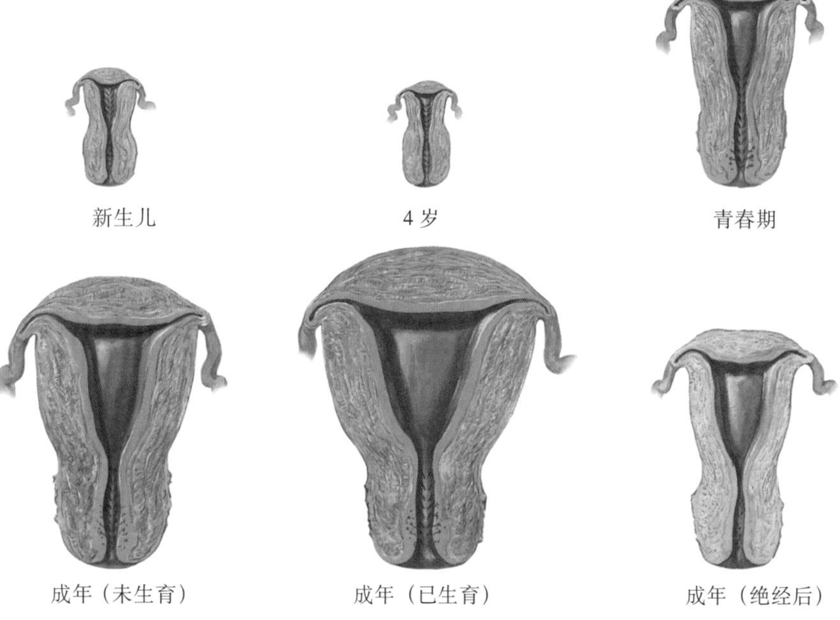


# 八、子宫发生和其肌组织

随着雌激素水平的涨落，子宫呈现两种生长发育模式，一种是从婴儿期到老年的终身发育曲线，另一种是指每个月经周期内随卵巢功能变化发生的短期的周期性变化。

到胎儿发育的第七个月，胎儿子宫与其他体细胞的发育是成比例的。此后，随着母体内雌激素水平的不断升高，胎儿子宫的发育加速，与其他器官发育不成比例。

出生后几天内婴儿的子宫可能收缩变小，甚至可能出现阴道出血，这是由于出生后母体激素刺激突然消失导致的。此后子宫体积不变，直到月经初潮前卵巢开始分泌激素时子宫开始增大。

子宫发育是青春期最早的标志之一，通常在月经初潮之前1~2年发生。60% 的女孩在 15 岁时子宫达到成年人大小。此时宫颈长度与宫底长度的比值出现变化。新生儿和青春期前的子宫，宫颈和宫体长度的比值约为 1∶1。然而，在成年人中这一比值为 1∶2 或更多。通过探针量取宫颈外口到宫颈内口的距离，之后量取整个宫腔的长度能帮助我们得出成年女性子宫是否为幼年型的诊断。

成熟子宫 8~10 cm 长，最宽处 5~7 cm，宫颈直径 2~3 cm。

多次妊娠能够使子宫体积较未妊娠妇女大。绝经后由于没有了雌激素的刺激，子宫体积变小，细胞萎缩。老年女性的子宫内膜变薄，体积会变小至青春期前大小。宫颈和宫体长度的比例又变成青春期前的 1∶1。

子宫肌组织（示意图）

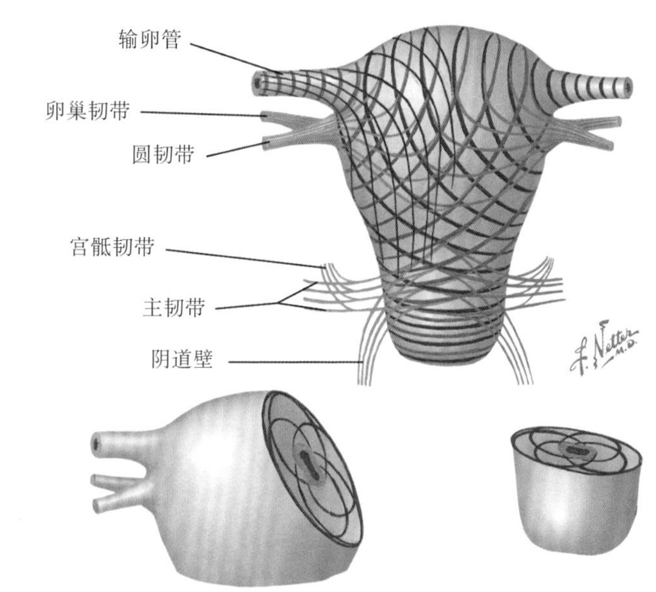


螺旋纤维在子宫肌层内相互交错示意图

由于子宫是由苗勒管融合形成的，它的肌性结构相当复杂。苗勒管外层纵行内层环形的肌纤维汇入子宫，与子宫的平滑肌组织相融合。虽然子宫被呈螺旋形的肌纤维在顺时针和逆时针方向包裹着，但实际上每一处的收缩都是被其发源的苗勒管所支配的。有研究者发现两侧输卵管壁发出的蠕动波是子宫收缩的侧向起搏点，宫缩从宫底部向宫颈传导。分娩过程中子宫有节律的收缩来源于子宫两侧独立发出的起搏信号系统及子宫肌细胞间由缝隙连接形成的强大联系。

子宫周围韧带中的平滑肌束与子宫环形的肌组织之间存在相互交叉的系统，其中包括输卵管、子宫和韧带。这一平滑肌组织相互交叉的系统具有重要意义，在月经周期中，我们发现平滑肌的收缩是与卵巢的活动相关的，在排卵前雌激素水平出现高峰时，子宫出现频繁的强有力的收缩。在这三个结构中平滑肌组织的协调收缩能够指引卵巢在排卵时与输卵管漏斗部汇合。任何干扰输卵管收缩协调性和强度的病理因素都可能引起子宫收缩无节律性、收缩无力或痛经。

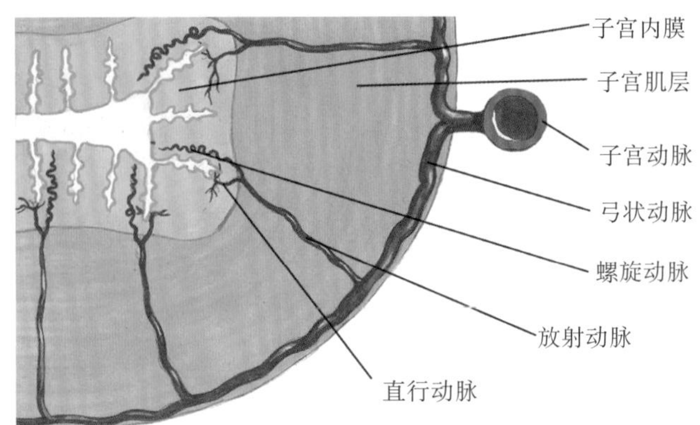


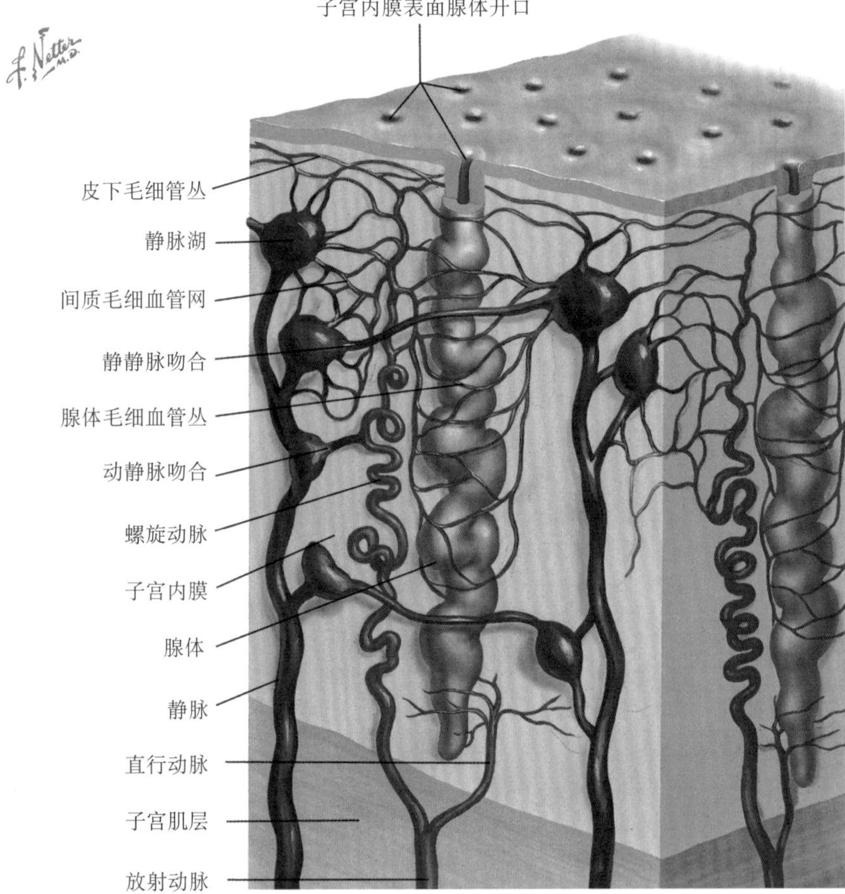


## 九、子宫内膜的血供

从子宫动脉发出的上行和下行的弓形动脉在子宫的浆膜下层环绕子宫，间断发出辐射状分支，直接穿过子宫肌层向内生长。在进入子宫内膜前，辐射动脉的终末支分成两种不同的动脉：直行动脉和螺旋动脉。

比较短的直行动脉供应子宫内膜下 1/3 的血供，其终末支呈一种水平的树枝状结构。这些动脉不受月经周期的影响，因此它们供应的子宫内膜下 1/3 不参与月经周期的脱落和坏死。这一层也被称为基底层，在月经周期时保持稳固，为经间期子宫内膜的重新生长提供土壤。

螺旋动脉供血的子宫内膜上 2/3 在月经周期中对激素变化有明显的反应。螺旋动脉的分支供应子宫内膜的腺体和间质。出现动静脉吻合和静静脉吻合提示子宫内膜的血管发育属于月经周期的分泌期。在子宫内膜的浅层，有广泛分布的动静脉血管网终止于静脉湖或静脉窦。

这一复杂的仅属于子宫内膜的血管模式曾一度被认为是月经期有节律的坏死和出血的主要原因。螺旋动脉在月经周期的第一期或叫增生期经历了惊人的生长。子宫的间质也在增生，但是速度相对缓慢。这种生长速度的不一致使得螺旋动脉长成非常盘曲、纠缠的形态。如果不是因为排卵期前第一次雌激素分泌导致内膜间质水肿，螺旋动脉的盘旋扭曲将更为复杂。第二次液体潴留发生在月经周期的黄体期类固醇分泌高峰时。子宫内膜这种“锁水”的特性反映了孕激素通过肾保存钠和氯的机制，这也是所有类固醇激素共有的属性。因此，螺旋动脉在黄体期相对舒展。如果没有受精卵着床，在月经后期黄体逐渐萎缩退化，之后血液中雌孕激素的水平下降，最终间质中的液体被重吸收。子宫内膜萎缩，变得致密，迫使螺旋动脉扭曲“变形”。随之而来的是该处血液循环变得缓慢、淤滞。

月经阴道出血前 4～24 h，我们能够发现子宫内膜的血管发生了强烈的收缩、血液凝固。这种血管收缩和扭曲将带来严重的表面内膜组织的缺血和坏死，进而进展为真正的月经。基于人类灌注理论，我们知道这不是月经发生的机制。相反，月经的发生是由于孕激素撤退导致基质金属蛋白酶的表达，而该酶对于子宫内膜的表层组织具有消化作用，从而直接消化内膜表层致其脱落。在这一消化过程的最后是凝固反应，首先是血小板在局部封堵，之后是更为复杂的凝血级联反应，然后血管重建，基底层之上的子宫内膜重新上皮化。

## 十、子宫内膜周期

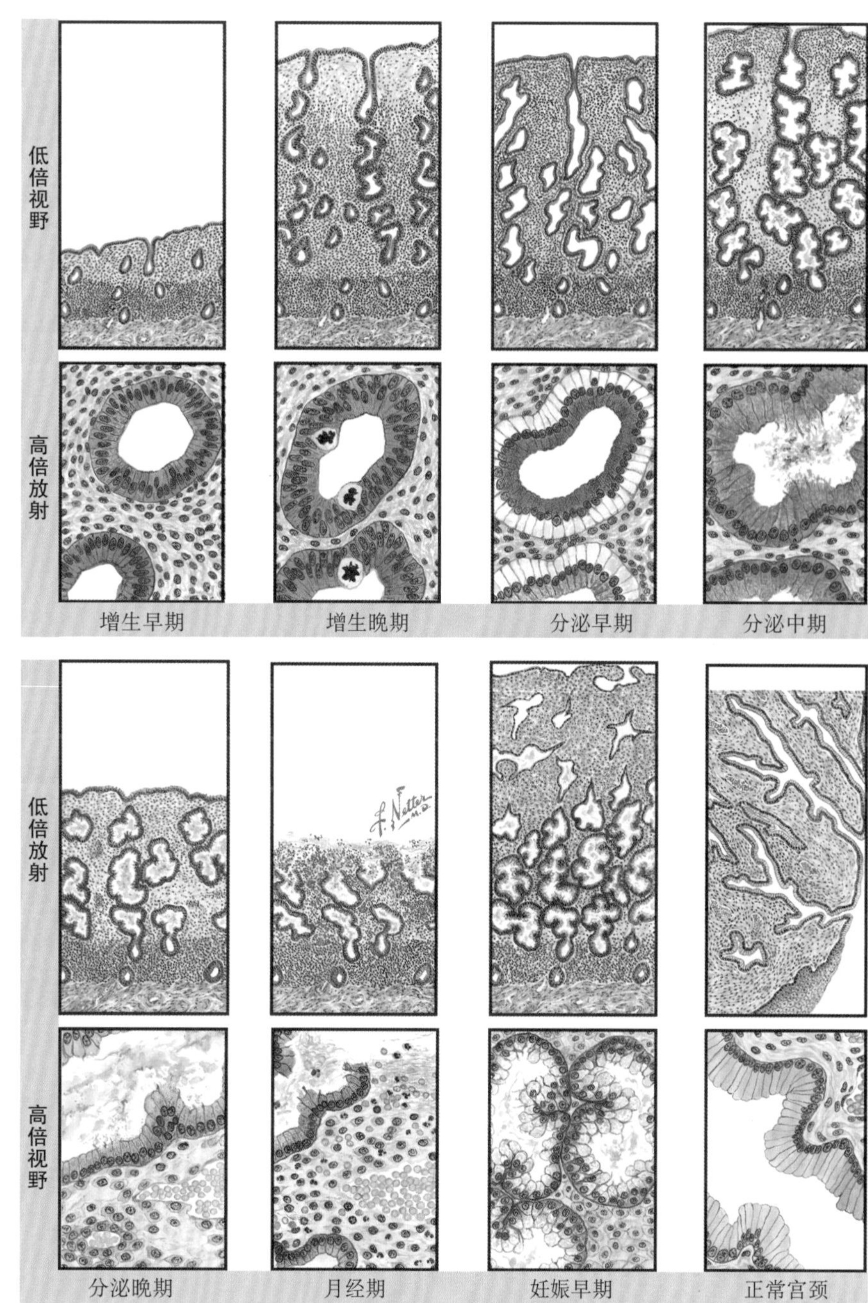


在月经周期的增生早期子宫内膜很薄，而且相对同源。内膜腺体少且直，从底层直接延伸至表层。在高倍显微镜下，能发现矮柱状上皮细胞偶然发生的减数分裂。相同的情况在青春期前或绝经后的子宫内膜中也能发现，但是后两者的内膜可能更薄，仅由子宫肌层上的基底层内膜组成，腺体完全没有活性，细胞核固缩，无法观察到细胞分裂。

增生后期内膜腺体和间质有明显的生长，腺体极度扭曲。表层内膜的间质细胞可能被水肿分开，有丝分裂非常常见。内膜上皮更高，且有很多柱状细胞。细胞核排列不规则，可能在细胞的中央或边缘。

排卵后 2~3 d，分泌早期由孕激素升高带来的变化显而易见。由于表层的水肿消失，子宫内膜厚度稍微变少。在上皮的腺体里，细胞核排列整齐成一直线，位于细胞中央。这些细胞的胞质致密，在腺腔面聚集，有可分泌糖原的细胞面，在苏木精和伊红染色后这一面呈现为细胞核旁的空腔或空泡。减数分裂很难看到，在月经第 20 天及以后无法看到。

从第 21 天到第 25 天，子宫内膜处于分泌期，此时子宫内膜的中层有肉眼可见的水肿，因此内膜厚度也最厚。腺体呈现出参差不齐或锯齿状结构。当分泌使得细胞的腺腔面出现空泡时，细胞核沉入细胞的基底层，远离腺腔，而当空泡内的分泌液涌入腺腔后，该处的细胞边缘就显得很毛糙。细小动脉在局部生长、弯曲折叠。表层的毛细血管增长，相邻的基质细胞首次变得肿胀、灰染。

月经周期的最后 2~3 d（分泌晚期），子宫内膜呈现一种周期回归的态势，与黄体功能的降低直至消失一致。子宫内膜细胞内的水肿被吸收，内膜整体厚度减少。表层的间质细胞将胞质聚集形成一层致密细胞叫蜕膜前体。腺体切面可见广泛扩张，腺腔内充满分泌物和细胞残骸。腺体上皮不再活跃，细胞呈矮柱状或矮立方形，胞核多固缩。随着月经的来临，基质内可见大量的红细胞和白细胞渗出。

月经的过程首先是表层上皮下细胞间隙里血液细胞的聚集。之后表面破裂，基质碎片和破碎腺体喷出。2~3 d 内膜表层到基底层上方的细胞脱落，其中含有大量的淋巴细胞、多形核白细胞，上皮细胞具有固缩的细胞核且细胞破碎，以此可与其他细胞区分。

如果发生了妊娠，子宫内膜的分泌作用将在黄体的作用下一直持续。在一个完整的标本中可以看到发育良好的比较厚的真蜕膜延伸至内膜中层，而在此处有很多拥挤的锯齿形腺体。在腺体中具有分泌功能的细胞的形态如下：细胞很大，核圆形，呈泡状，位于细胞基底部，细胞内充满很多粗糙的颗粒，在接近腺腔的部位细胞膜呈气球样突入腺腔内。

## 十一、痛经

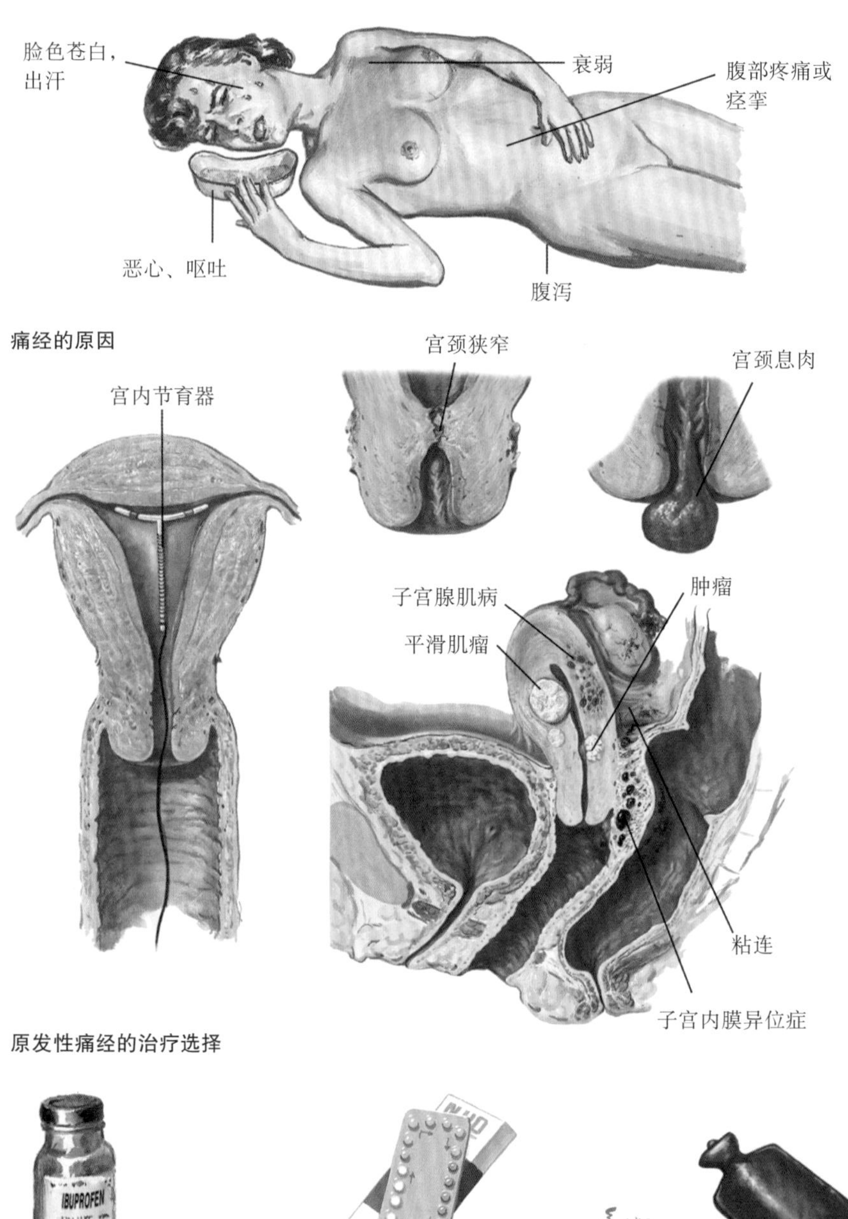


预计 90% 的女性在育龄期的某一段时间受经期疼痛（痛经）的影响，10%~15% 的女性因此无法正常工作。痛经通常被分为两大类：原发性痛经是指没有确定的临床原因的经期疼痛；继发性痛经是指由临床可确定的原因或异常引发的复发性经期疼痛。继发性痛经的常见原因（如子宫肌瘤、盆腔粘连、子宫内膜异位症）在年龄较大女性中更为常见，原发性痛经在青少年发病率较高，而继发性痛经则出现较晚，在育龄期较常见（25 岁之后开始出现的痛经多是继发性的）。尽管由于没有排卵，在月经的最初 6 个月痛经较少见，但 38% 的女性在月经第一年经历过痛经。突发的伴有疼痛的阴道出血支持妊娠并发症（流产或异位妊娠）的可能，而不是痛经。

原发性痛经的根本原因是子宫内膜分泌过多的前列腺素 $F_{2\alpha}$，它是非伤害性疼痛信号的易化因子（如果不是始动因子的话）。此外，前列腺素 $F_{2\alpha}$ 是强效的宫缩刺激因子，导致宫内静息压为 60~80 托（mmHg）而收缩压峰值有时超过 400 托。盆腔检查无异常发现结合病史特点是原发性痛经的诊断依据。

继发性痛经的可能病因可以大致分为宫内和宫外。弥漫性下腹痛、背部或大腿疼痛、恶心、腹泻以及头痛在宫内和宫外源性的继发性痛经中均可出现，因此这些不是确诊依据。宫外因素最可能的线索是非月经期症状。宫内问题则更可能合并其他月经不调症状，如月经间期点滴出血或月经过多。

在继发性痛经者，对于根本病因的根治性治疗必须根据其他考虑如保留生育能力而改变。尽管镇痛药、解痉药和避孕药可以暂时获益，但只有针对病因的特异性治疗才能最终成功。当这些措施不可行时，可以考虑改变月经周期［口服避孕药、长效孕激素或促性腺激素释放激素（GnRH）类似物］和镇痛药（包括连续低水平局部热疗、口服镇痛药和经皮电神经刺激），有治疗成功的可能。

在原发性痛经者，直接针对减少前列腺素产生或抑制其效果的治疗被证明是最有效的。口服避孕药可以减少前列腺素合成所需的亚基，而非甾体抗感染药（NSAIDs）可阻断其后合成通路上两个酶控步骤（包括环氧酶、COX-1 和 COX-2）。这些药物通常有良好的耐受性，而且仅需在月经期服用。NSAIDs 治疗通常很成功，即使不能完全消除也可以有效缓解症状，以至于如果没有明显的获益，那么应该对原发性痛经的诊断进行重新评价。抑制月经（长效醋酸甲羟孕酮，GnRH 类似物）适用于疼痛严重者。

近期关于持续低水平（局部）热疗的经验表明这种物理疗法可以取得与 NSAIDs 治疗相类似的疼痛缓解效果而没有相关全身不良反应。近期开发出了一种小型可携带的空气激活设备，能够长时间提供低水平局部恒温热疗，使其成为许多病人的可行治疗方法。

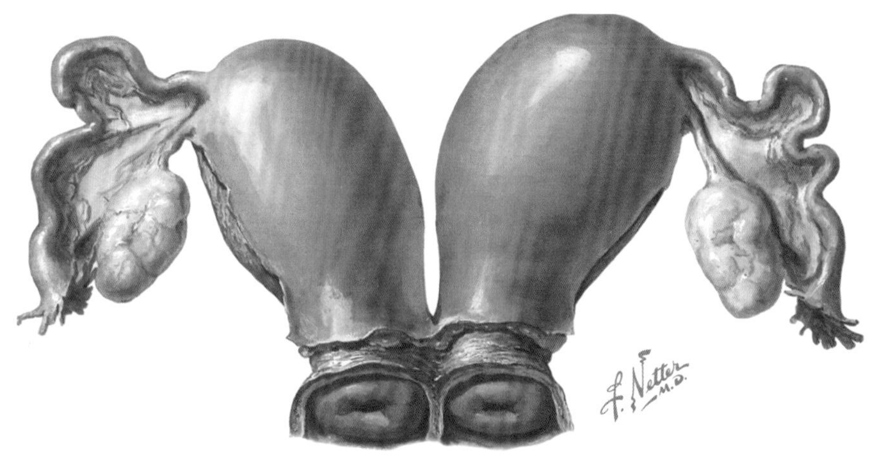

双子宫（双子宫中隔）

## 十二、先天畸形

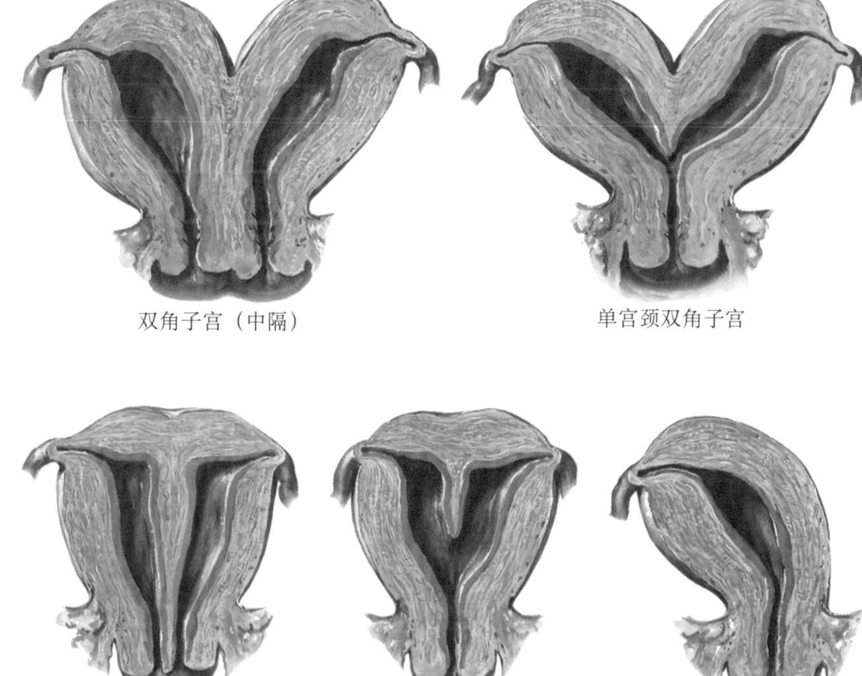

双角子宫（中隔）

单宫颈双角子宫

子宫纵隔

子宫不全纵隔

单角子宫

女性生殖道由成对的胚胎结构发育而来，苗勒管形成输卵管、子宫和阴道的上 2/3 部分。苗勒管的上部或头部，在胚胎第二个月出现后很快沿纵向生长，在沃尔弗管（中肾管）侧方与之平行。在中肾的尾部，苗勒管斜行一小段距离穿过沃尔弗管达到中线，再转而在内侧与沃尔弗管纵向平行。左右两侧的苗勒管在近端汇合，最终融合成子宫阴道原基。原本纵向的苗勒管头部变形、分化为输卵管。在初期，苗勒管穿过沃尔弗管的很短的部分发育为子宫底部和子宫输卵管结合部，而宫颈和阴道上部起源于苗勒管下段纵行部分。子宫体部由苗勒管很小的一部分发育而来，这解释了胎儿期及之后很长时间内直到卵巢分泌的激素在宫体敏感组织发挥作用之前宫颈长度与整个子宫长度的比例。

苗勒管的不完全融合会导致一系列生殖器官先天畸形。子宫发育异常相对常见，发生率在 1/600～1/200，而纵隔子宫或鞍状子宫可出现在多达 3% 的妇女。

双宫颈双阴道也可以出现，是范围最大的发育异常，苗勒管完全没有融合。当这种情况发生时，两条输卵管各与一个子宫的一侧宫角相连。这种形成称为双子宫或中隔双子宫。两个器官中任何一个都可以独自发挥功能，维持正常妊娠，尽管流产、早产分娩、宫内生长受限和胎位异常的发生率较高。如此形成的两个宫腔大小和容量可以不同。

这种苗勒管完全没能融合的情况比较少见。更常见的畸形是苗勒管只有一部分融合，正如双角型双子宫或双角子宫。两个子宫共同的中间壁有完整的内膜和基层结构。两个宫体可能表现为只有一个宫颈（单颈双角子宫）或两个宫颈（双颈双角子宫），取决于融合中段的水平。

在一些病例中子宫腔被一个薄的中隔分开。当这个中隔完全分隔宫体时，该器官称为子宫纵隔或纵隔子宫。不全中隔子宫用来描述部分分隔。

偶尔会有一个苗勒管退化或根本没有发育。一半的子宫（uterus unicornis，unicornuate uterus 单角子宫）由一个苗勒管发育而来，与其相连的一条输卵管可以发育得很好，具有正常的功能。

子宫发育不全已经被多次描述。尽管在这些病例中子宫在解剖学上缺如，但可以发现不同程度的苗勒管残段，从纤维肌性条带到先前苗勒管的微小粒子。这种病例中可以存在具有盲端的输卵管。

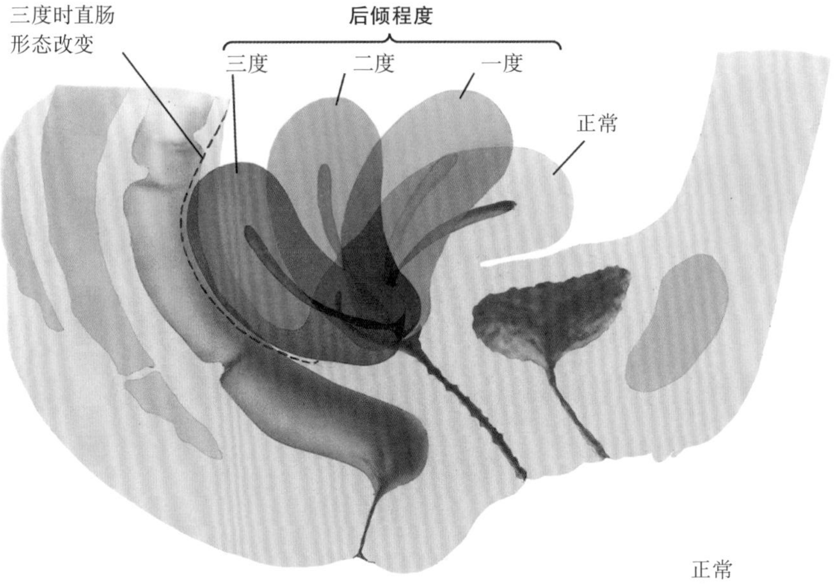

三度时直肠形态改变
后倾程度
三度
二度
一度
正常

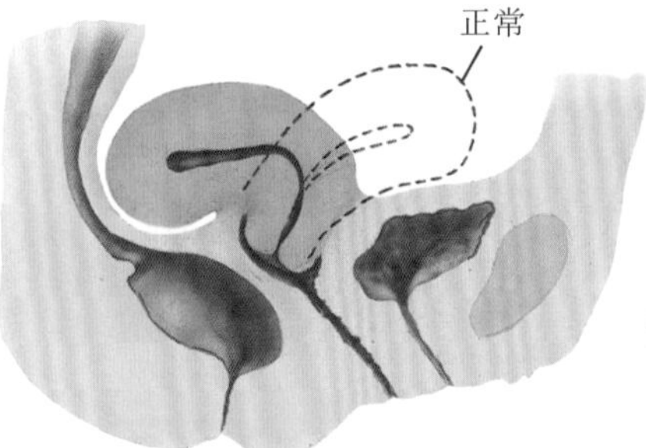

正常
子宫后屈

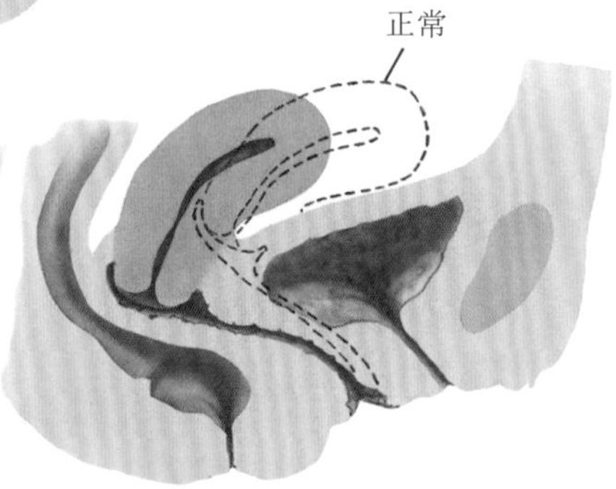

正常
子宫后移

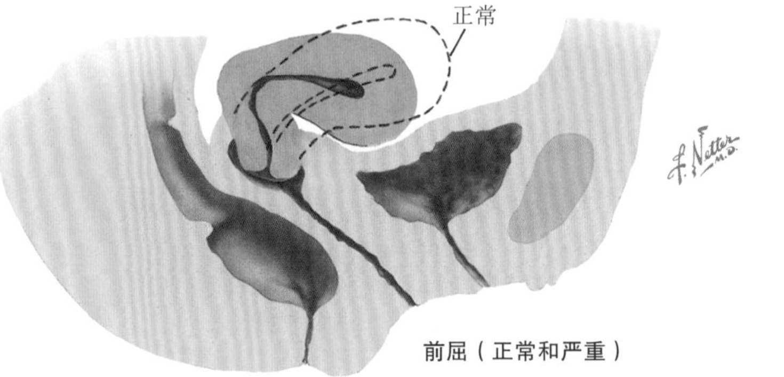

正常
前屈（正常和严重）

## 十三、移位

随着人体姿势变化、肌肉拉伸或膀胱容量的变化，子宫位置经常发生微小变动。只有子宫习惯性的固定或处于一种超过正常范围的位置时才诊断移位，只有这种位置导致了临床症状才认为其是病理性的。

在直立位时，宫颈弯曲与阴道呈近直角。身体曲线轻度前倾，于是子宫在膀胱上方基本处于水平位置。子宫位置的保持依靠肠道产生的腹内压对抗站立或坐位时身体背部的压力子宫肌肉组织的固有张力、特定纤维肌束或盆腔韧带（包括圆韧带、主韧带、宫骶韧带)、会阴筋膜和肌肉。

支持子宫的有三个韧带子宫圆韧带、主韧带、宫骶韧带，其中主韧带是最重要的。若宫颈被宫骶韧带拉向后方，则圆韧带倾向于将宫体拉向前方。这有利于纠正子宫与阴道直接的位置关系，而主韧带保持宫颈侧方及轴位的稳定性。

子宫后移多发生于分娩后支持韧带被拉伸，但无法抵消腹内压或子宫退化的过程中缺乏正常肌张力，宫体因此被向后推向骶骨。

少数情况下，子宫后移是由于子宫内膜异位症、肿瘤或感染（如盆腔炎性疾病的粘连）引起的，子宫被固定在后位。有时，在老年女性中，子宫后移是绝经后宫体肌肉和支持结构萎缩丧失张力的结果。

子宫后倾是指整个子宫转向后方，而宫体和宫颈的位置关系不变。这与子宫后屈不同，子宫后屈时宫颈和宫体的位置关系发生改变。子宫后屈是指宫体在宫颈上方，宫颈内口水平向后弯曲。在大部分病例中，宫颈和阴道丧失正常的直角关系，因此也会表现出一定程度的后倾。

一度子宫后屈包括各种程度的子宫偏离前位，宫颈－宫体轴指向阴道轴的前方。这种现象很常见，没有临床意义。当宫颈和宫体直接指向阴道轴，则认定为二度子宫后屈或中位。任何超过此程度的偏移称为三度后屈或真正的子宫后屈。临床上，一度改变几乎没有意义，通常是暂时性的并且肯定是生理性的。二度的移位也很常见，没有相关症状。

在肥胖者，得出这一诊断必须证实宫颈内膜径直向后延伸，宫底在前方耻骨联合上和后方道格拉斯窝均无法触及。在三度的子宫后屈，检查的手指处于直肠前面的宫体之上。

*后移*的定义指的是宫颈和阴道顶端滑向后方靠近尾椎，但子宫的位置关系正常。它通常会合并子宫前屈(一种宫体在峡部向前弯曲的情况)，使得宫底在耻骨联合下。

## 十四、脱垂

脱垂是指子宫在阴道腔内的位置下降，从而处于盆腔内正常位置以下。极端的情况下，子宫可以下降超过外阴到达体外（三度子宫脱垂）。在经产妇中，不同程度的子宫脱垂很常见。

子宫脱垂的病因和发病机制从根本上与子宫后移、膀胱突出、肠疝或直肠膨出一致：由于外伤（分娩）、手术、慢性腹内压增高（如肥胖、慢性咳嗽或负重）或体质虚弱等因素丧失正常的支持结构。最常见的受损部位是主韧带、宫骶韧带和构成盆底的肛提肌，它们可能发生松弛或撕裂。少数情况下，盆腔肿物或脓肿导致的腹压增加可削弱盆腔的支持力，导致脱垂。$S_1$—$S_4$ 神经根的损伤或病变也可导致肌张力的下降和盆底松弛。

二度以上的子宫后屈通常同时出现，这可以用简单的机制解释：当病人直立时若子宫处于垂直位或后位，腹内压使得子宫直接向下，拉伸盆腔的所有三种支撑结构。

子宫位置下降但宫颈未脱出到阴道口的称为一度或二度子宫脱垂，根据宫颈到阴道口的距离划分。当仅有宫颈到达或轻度突出阴道口时，称为三度脱垂。如果整个子宫被推向阴道口外，则存在完全脱垂（一些分类中的四度脱垂）。

由于膀胱和宫颈的密切关系，子宫脱垂通常下拉膀胱，伴发膀胱突出。盆底组成结构的松弛不仅局限于子宫与膀胱之间，还可导致骨盆出口的完全松弛，因此直肠膨出也是子宫脱垂的常见伴发症。三度子宫脱垂中常出现肠疝，因为直肠子宫陷凹被拉向下并且常常含有肠襻或部分网膜。脱出体外的宫颈由于摩擦和刺激常常发生溃疡和糜烂。出人意料的是，在这些受刺激的区域宫颈癌并不常见。

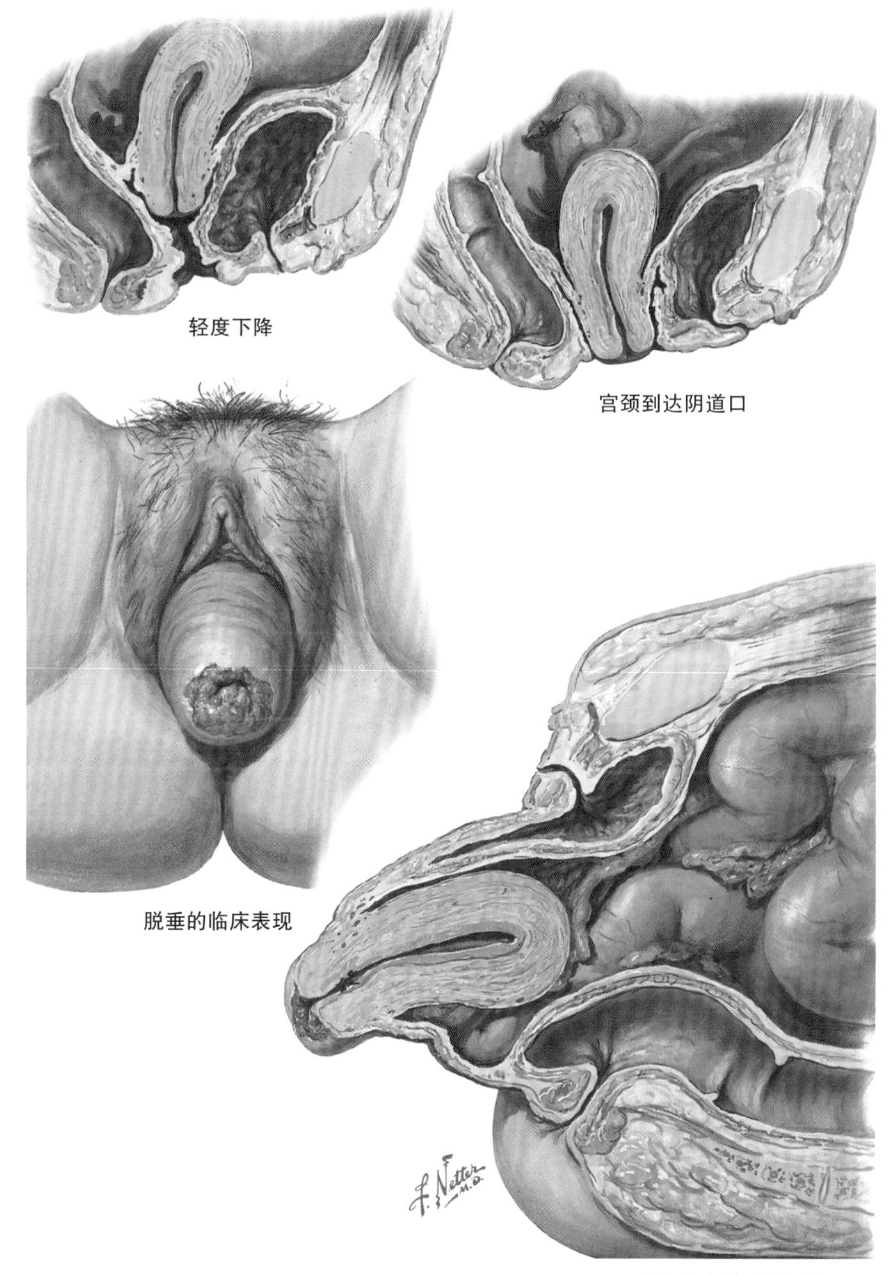


轻度下降

宫颈到达阴道口

脱垂的临床表现

子宫完全脱垂的横截面

子宫脱垂与很多症状相关，从功能性出血和腰背痛到更加常见的盆腔“负重”或“下坠”感、排尿困难和便秘，还可能有新发的或似乎缓解的尿失禁。每个症状在试图进行外科治疗前都必须根据经验和判断进行评估。病人的年龄、生育要求和个人意愿在决定修复治疗时均都应列入考虑。要记住，脱垂本身大多不是临床症状的决定性因素，大部分腰背痛是由于子宫后移以外的原因，在治疗了潜在的泌尿系统疾病后，尿失禁和尿频可能消失。外科手术或子宫托治疗甚至可能使一些症状（如尿失禁）加重。

在牢记这些因素后，外科大夫可以使用多种方式悬吊子宫、膀胱、膀胱颈及修复盆膈。轻微的脱垂不需要治疗。对于重度脱垂或有症状的病人可以考虑子宫托治疗、手术修复或子宫切除（并行阴道成形术）。绝经后妇女在进行子宫托试配或手术修复前应接受至少 30 d 的雌孕激素替代治疗。

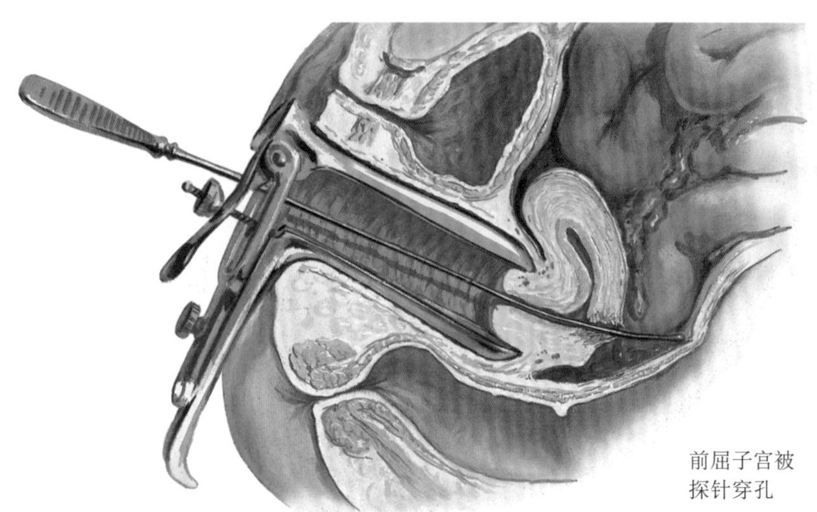

前屈子宫被探针穿孔

## 十五、穿孔

除非是在分娩过程中，自发的子宫破裂几乎不会发生。孕期宫底破裂在有多次分娩史的妇女中已有报道，但这种例子非常罕见（估计为15 000次分娩中有一次），并且通常合并显著的子宫膨胀（羊水过多、多胎妊娠）。子宫破裂在有剖宫产史者的发生率为0.5%～3.7%，在剖宫产后阴道试产失败者为5%。既往为古典式剖宫产和T形切口者子宫破裂的概率较高，为4%～9%。当然，子宫瘢痕在产前破裂的概率远低于在产程中。这种情况需要与子宫瘢痕裂开鉴别，后者是旧的伤口裂开，不穿透子宫浆膜层，不引起并发症。子宫破裂也可能发生在子宫体手术后，如子宫肌瘤剔除术。手术瘢痕也可在事故中表现为薄弱部位，比如摔倒的过程中，有时会引起保护良好的正常器官破裂。应注意的是，膀胱的创伤性破裂远较子宫破裂常见。大概7%的剖宫产子宫切除是由于子宫破裂。

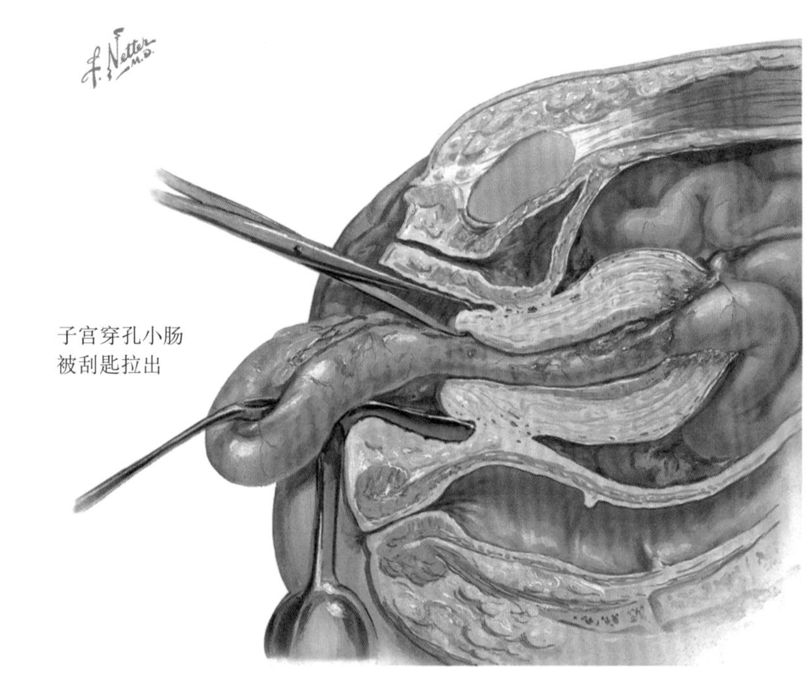

子宫穿孔小肠被刮匙拉出

由于不恰当的宫内器械操作引起宫体破裂并不罕见：在分段诊刮或宫腔镜手术中可出现穿透子宫的声音。这种情况在不全流产者行分段诊刮时以及宫底软对探针阻力小的时候很容易发生。穿孔还会发生在绝经后内膜菲薄的萎缩子宫。更年期后肌肉固有张力减退，由于腹内压作用，使得宫体自峡部急转前屈。双合诊可能不能发现位于耻骨联合下的萎缩子宫，由于没有感觉到宫底，可能错误地判断为二度子宫后屈而使用直的子宫探针。探针的末端迅速触到后壁。如果这种阻力被误认为是宫颈内口狭窄造成的，增加的压力可能造成从后壁肌层到腹膜腔的穿孔。当子宫后屈时，子宫前壁必然会给扩宫器造成阻力，如果用力过度可能穿入子宫膀胱陷凹。

如果子宫有明显的前屈或后屈，在放置宫内节育器时也可能发生子宫穿孔。

宫底穿孔可能是因为进刮匙过快过猛或刮宫力度过大，缺乏经验的操作者在这个过程中可能无意拉出肠袢。如果未用力却有手柄滑脱声，感觉不到阻力，操作者必须考虑到可能已经发生子宫穿孔。一旦怀疑子宫穿孔，必须通过腹腔镜检查盆腔脏器以确诊和评估损伤。

每次行人工流产术或当宫内容物必须通过器械操作清除如不全流产清宫术或近期妊娠子宫（分娩后有残留物）刮宫时都必须牢记子宫和宫颈组织的柔弱度。为了减小这种风险，一个有经验的医生应该使用扩张后宫颈能够适应的最大刮匙进行操作。在有疑虑时超声引导可提高安全性。

线性裂伤

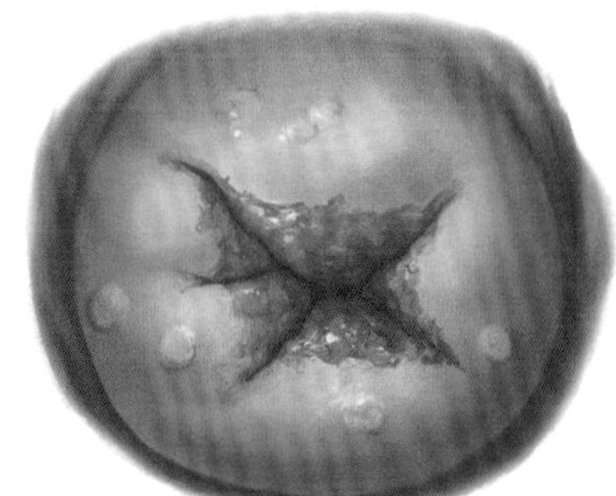

星状撕裂伤伴宫颈纳囊

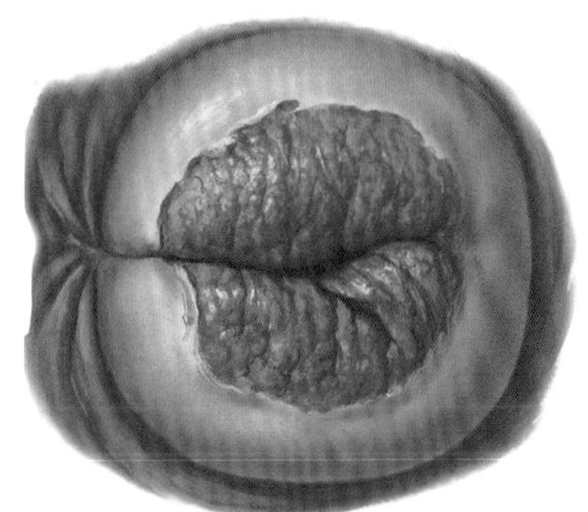

断裂至侧穹隆伴外翻

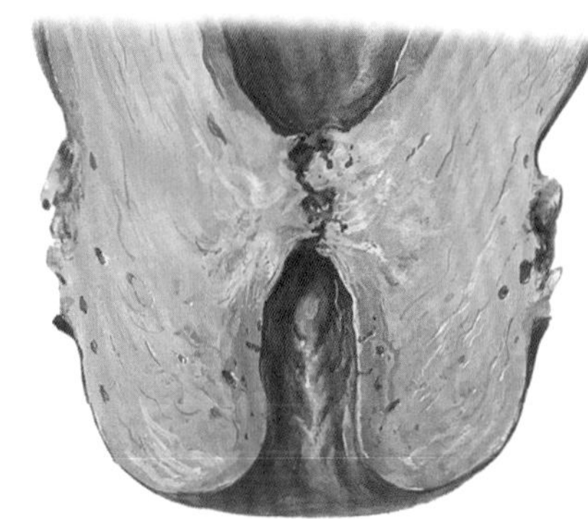

狭窄

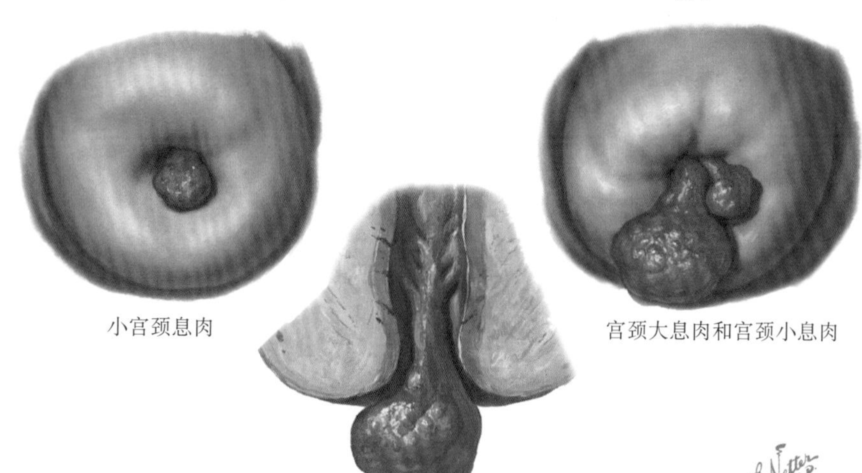

小宫颈息肉

宫颈大息肉和宫颈小息肉

截面显示宫颈来源的息肉

## 十六、裂伤、狭窄和息肉

分娩几乎无一例外地在宫颈外口留有痕迹。线性或水平裂伤很常见，如果不发生感染，它们可以很好地愈合，不需要特别的手术或产后处理。更加复杂的裂伤深入贯穿含有腺体的宫颈内基质或延伸到侧穹隆，使得宫颈管外翻。若这类严重的裂伤没有得到恰当有效的治疗，常常会导致感染。宫颈裂伤甚至可以延伸到子宫下段或宫旁。这种裂伤在自然分娩中不常见。

宫颈内口狭窄见于外伤后或感染后愈合以及罕见的部分或全部先天性闭锁病例。如果宫颈内口或外口完全阻塞或宫颈管存在狭窄（硬化），经血和破碎的内膜被阻塞在宫腔内，形成子宫积血。这种类型的硬化常出现在宫颈或宫腔接受放射线治疗的患者中。绝经后出现增大有积血的子宫强烈支持宫体或宫颈癌的诊断。当然，在育龄期假定存在宫颈管狭窄用器械探查前一定要考虑妊娠的可能。

子宫黏膜可形成息肉。息肉是局部的子宫内膜腺体和基质以及内膜表面上组织过度生长形成的肉质肿物。息肉最常见于宫底，但可以出现在宫腔内任何位置。它们通常很小（数毫米），但可以增大占据整个宫腔。子宫内膜息肉和宫颈内息肉在病因和临床上意义很不相同。尽管涉及炎症，但宫颈息肉的病因尚不明确。它们起源于宫颈黏膜，组织学上包含宫颈内膜的所有成分（柱状上皮、纤维基质和腺体）。在早期，如果不是因为其他原因进行检查而被偶然发现，宫颈息肉不会引起症状也不会被诊断。通常来说，宫颈息肉只有被挤出宫颈外口才会被发现，表现为质软、色红的颗粒状物，可单发或多发。宫颈息肉引起的出血不多，病人就诊的原因通常是轻度出血或点状出血。息肉在操作时很容易出血，尤其是当被挤出的部分有溃疡时，而这种情况又十分常见。若出血不是由于操作引起的，而是经常性的，其特点和程度与宫颈癌的表现相同，那么重要的不仅是在基底部完全摘除息肉防止复发，还要由有经验的病理医生对获得的标本进行仔细的检查。

宫颈息肉还可以从宫颈阴道部的表面长出（无插图）。这种很少见的息肉是灰色而非红色的，质地更加坚硬，在一些病例中直径和蒂部长度可以达到几个厘米。这种情况很难与脱出的纤维瘤或子宫肌瘤（平滑肌瘤）区别。

尽管息肉通常是良性肿物，但应该知道偶尔有来源于息肉的宫颈肿瘤的报道。总的来说，如果息肉没有完全从根部摘除则可能复发。

## 十七、宫颈炎 I ——糜烂、外部感染

宫颈的淋病和衣原体感染很常见，并会上行感染上生殖道，引起潜在的严重后遗症，包括慢性盆腔痛、不孕、异位妊娠和增加子宫切除的风险。宫颈内黏液腺的暴露会使宫颈处于慢性低度感染状态。这种暴露最常见的原因是先天异常或产伤导致的宫颈外翻。先天性宫颈外翻偶可见于未产妇，表现为宫颈外口同心圆形的红色、颗粒状组织。高雌激素暴露被认为是此种外翻的原因。

宫颈柱状上皮异位组织表观为粗糙、色红的根本原因不是感染，而是单层柱状上皮下的毛细血管网。实际上，尽管深层基质组织学可见刺激的证据，但患者可没有临床感染症状，也没有溃疡或真正的糜烂。在年轻女性，这种异常经常会引起稀薄的水样分泌物，可在月经初潮之前出现。此后，雌激素的周期性变化增加了宫颈内腺体的活性，产生典型的周期性分泌无异味的透明分泌物的症状。这种特征性的病史本身就足以支持年轻女性先天性宫颈柱状上皮异位的诊断。这些区域可继发溃疡或真正的糜烂，因为其对致病微生物易感。

有研究者还将先天性病灶描述为同心圆形表现只是为了与乳头状外翻的锯齿状边缘对比。后者通常是因分娩的产伤造成的。宫颈管内富含腺体的表面翻向外，而后感染可能导致真正的糜烂或外覆上皮的损伤。

由于向内生长的鳞状上皮不能完全覆盖这些暴露和感染区域，患者可能不能自然痊愈。在没有愈合的区域，上皮组织阻塞了原本暴露的腺体出口，产生不同大小的潴留性囊肿，也就是所谓的纳囊。大部分愈合是通过鳞状上皮化生，形成在阴道镜下宫颈的光滑的特征性表现。这种化生是因为阴道酸性介质的刺激。

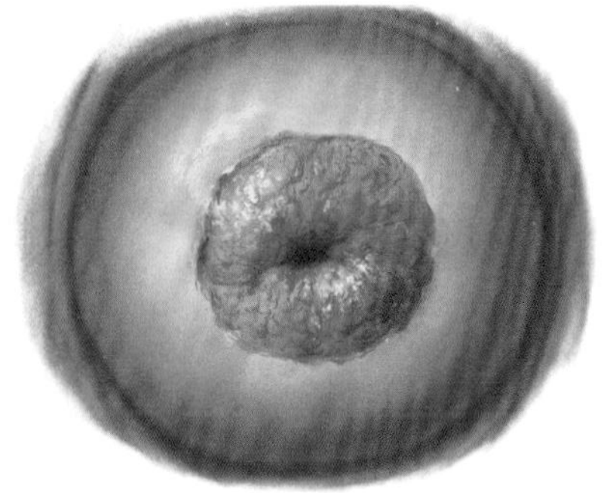
未产妇宫颈的先天外翻

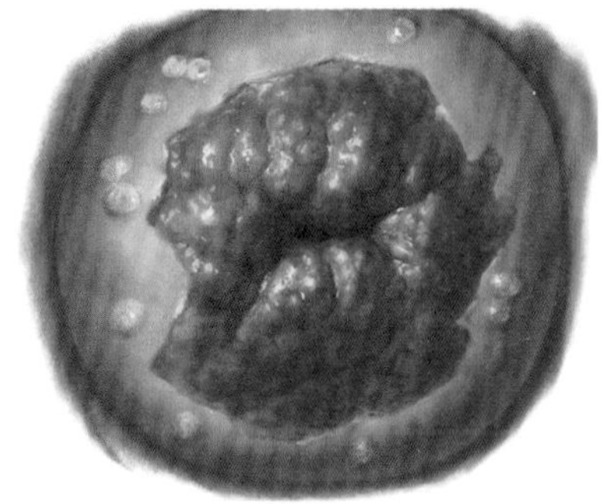
广泛的糜烂伴增生（乳头状糜烂）；宫颈纳囊

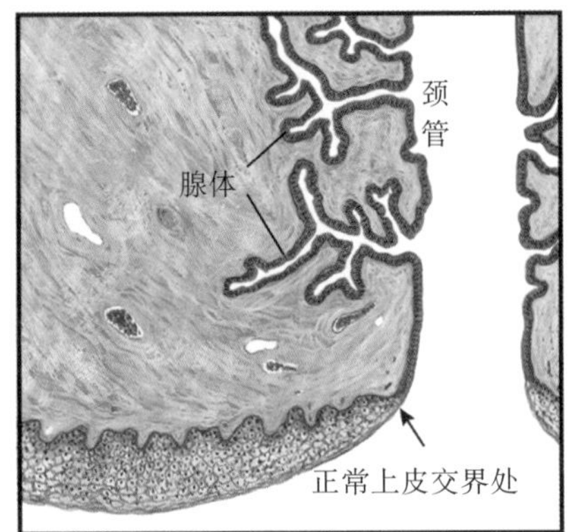

正常的阴道部分（示意图）

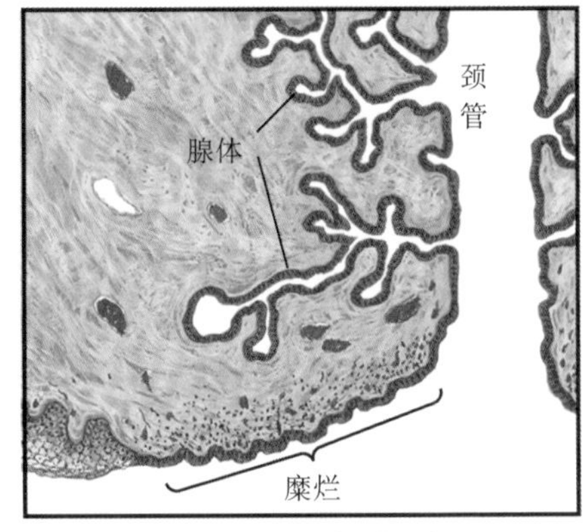

糜烂的阴道部分（示意图）

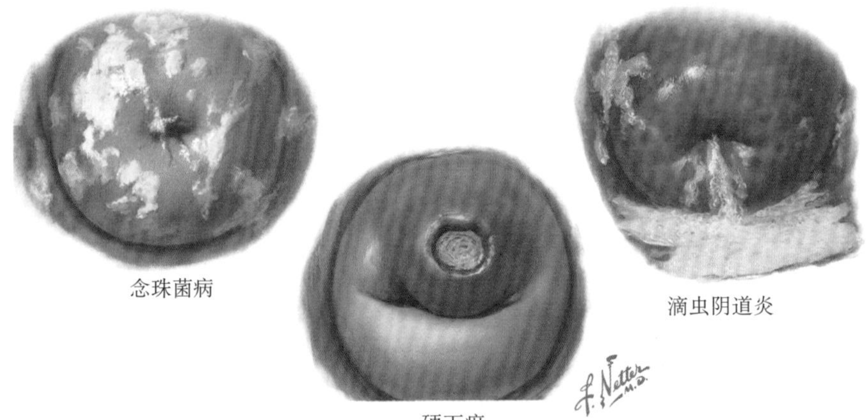

念珠菌病

滴虫阴道炎

硬下疳

外阴阴道念珠菌感染几乎都会感染宫颈。可见白色块状凝乳状分泌物覆盖阴道和宫颈上皮。黏膜色红，明显发炎。通常来说，感染会引起急性的外阴阴道炎，产生剧烈瘙痒。通过黏稠不易拭去的特征性分泌物通常可以诊断。

宫颈也受外阴和*阴道滴虫*感染的影响。与阴道上皮的改变相同，宫颈外口——实际上是整个宫颈阴道部——表现为点状的“杨梅样”或典型的白色背景下分布着红色斑点。这种表现出现在15%的病例中，如果看到则可以确诊。宫颈口淡黄色、乳状，有时呈泡沫状的分泌物表明感染已经波及宫颈内黏膜，分泌物量多有恶臭。

硬下疳是宫颈梅毒感染初期的病变，相对罕见。据说占女性生殖器感染原发病灶的不足1.5%。宫颈硬下疳表现包括在硬化的基底上有界限清楚的溃疡、周围有炎性反应和明显的水肿。溃疡中心的灰色蜕皮在暗视野下检查时可造成诊断困难。在病灶凹陷硬化边缘取活检可正确诊断。任何宫颈外生性病灶均需行活检以确诊。

## 十八、宫颈炎 II——淋病、衣原体感染

专性细胞内寄生生物*沙眼衣原体*感染是第二常见的性传播疾病(STD)和最常见的细菌性 STD，是*淋球菌*感染的 3 倍。*沙眼衣原体*感染可能是严重并发症和不孕的根源。20% 的孕妇和 30% 的性生活活跃的青春期女性会经历衣原体感染。高达 40% 的性生活活跃妇女具有抗体，表明既往有过感染。衣原体感染的最常见年龄是 15—30 岁（85%），高峰期是 15—19 岁。疾病控制预防中心建议对所有小于 26 岁的性生活活跃妇女进行筛查。沙眼衣原体有较长的潜伏期（平均 10d），可以携带状态在宫颈持续存在很多年。

淋球菌感染是急性宫颈炎的常见病因。要注意这种特异性感染首先侵犯下生殖道，先于上行感染上生殖道和盆腔。这种革兰阴性双球菌的感染目前依然很常见，感染率大概是 3/1000 个性生活活跃的妇女和 7% 的孕妇。

宫颈深部和宫颈腺体的感染引起宫颈外口鲜红，分泌厚重黏稠的淡黄色脓性分泌物（白带）。此时尿道口旁的斯氏腺常常受累，产生烧灼感、尿频、遗尿，而巴氏腺的急性感染可导致外阴炎症和水肿。这些症状可单独或同时出现。然而，有时症状很轻微没有作为危险的信号被识别出来，从而错过了治疗效果最好的时机，这种情况并不罕见。

淋球菌上行到达输卵管，导致肿胀、炎症和扭曲。输卵管内膜尤其容易被特异性感染，脓性分泌物从水肿的伞端流入后陷凹，导致盆腔腹膜炎。输卵管系膜淋巴受累可能是菌血症或败血症的先兆。

尽管子宫内膜炎常合并输卵管炎，子宫内膜炎有不同的临床症状。慢性内膜炎（无插图）很常见。所有的附件感染均合并子宫内膜炎，尽管其临床意义不大，尤其是相比于输卵管疾病的显著症状和并发症。下生殖道的*沙眼衣原体*、*淋球菌*感染，细菌性阴道病和*滴虫阴道炎*均增加组织学诊断子宫内膜炎的概率。子宫内膜炎的最终诊断基于内膜活检。内膜基质出现浆细胞和内膜上皮有中性粒细胞浸润构成子宫内膜炎的组织学诊断标准。在严重病例，可能出现内膜基质广泛的淋巴细胞和浆细胞浸润及基质坏死。

典型的急性子宫内膜炎病例是分娩或流产后的产褥期感染。子宫托的物理刺激、腐蚀性溶液的化学刺激、刮宫术后的病灶可导致宫颈或子宫感染。当致病微生物侵及子宫肌层，处于子宫内膜炎或子宫炎的子宫增大变软。病人感觉不适、恶心和腹痛，宫颈外口可见稀薄的血性、有时是脓性的分泌物。由于子宫内膜炎的许多症状都很轻微，没有特异性，应该对子宫内膜炎保持警惕并且积极进行内膜活检以做出诊断。子宫内膜炎的处理与门诊输卵管炎病人的处理一致。

由于多伴发上生殖道疾病，子宫内膜炎的后遗症很难与输卵管炎相区别。

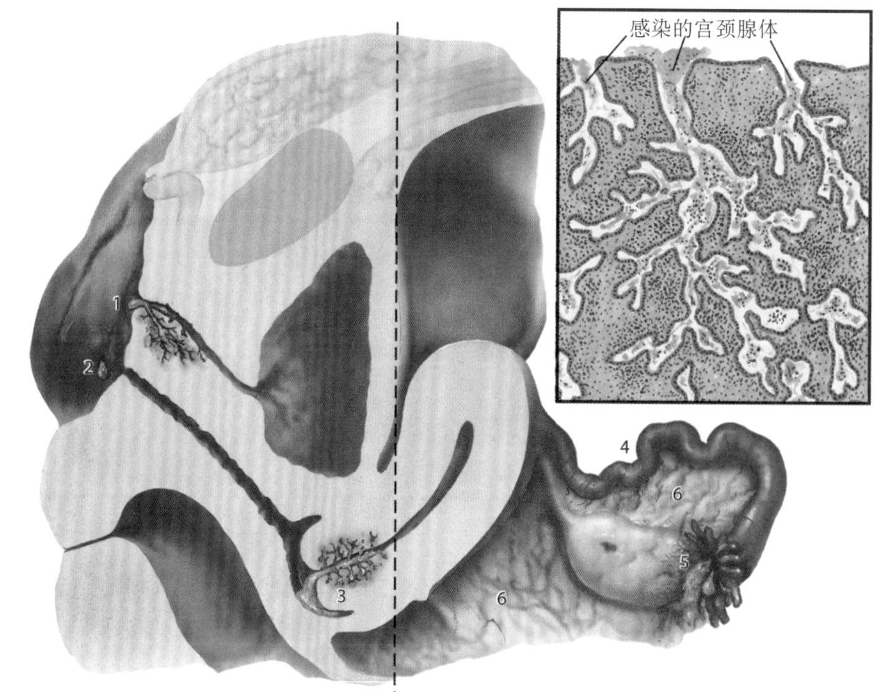


**原发感染部位**
1. 尿道和尿道旁腺
2. 前庭大腺
3. 宫颈和宫颈腺

**继发感染部位**
4. 输卵管（输卵管炎）
5. 输卵管口（输卵管－卵巢囊肿及腹膜炎）
6. 淋巴管蔓延至子宫阔韧带及周围其他组织（冰冻骨盆）

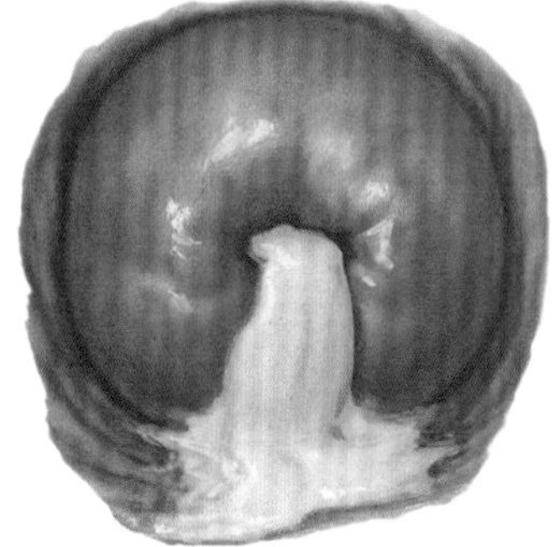

宫颈急性感染的表现

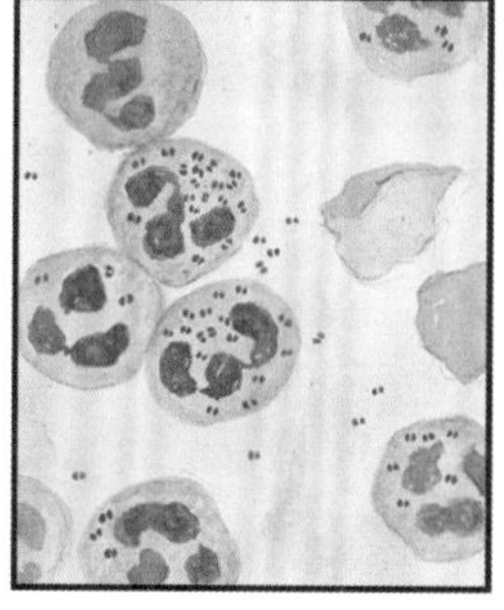

淋球菌感染（革兰染色）非特异性感染（革兰染色）

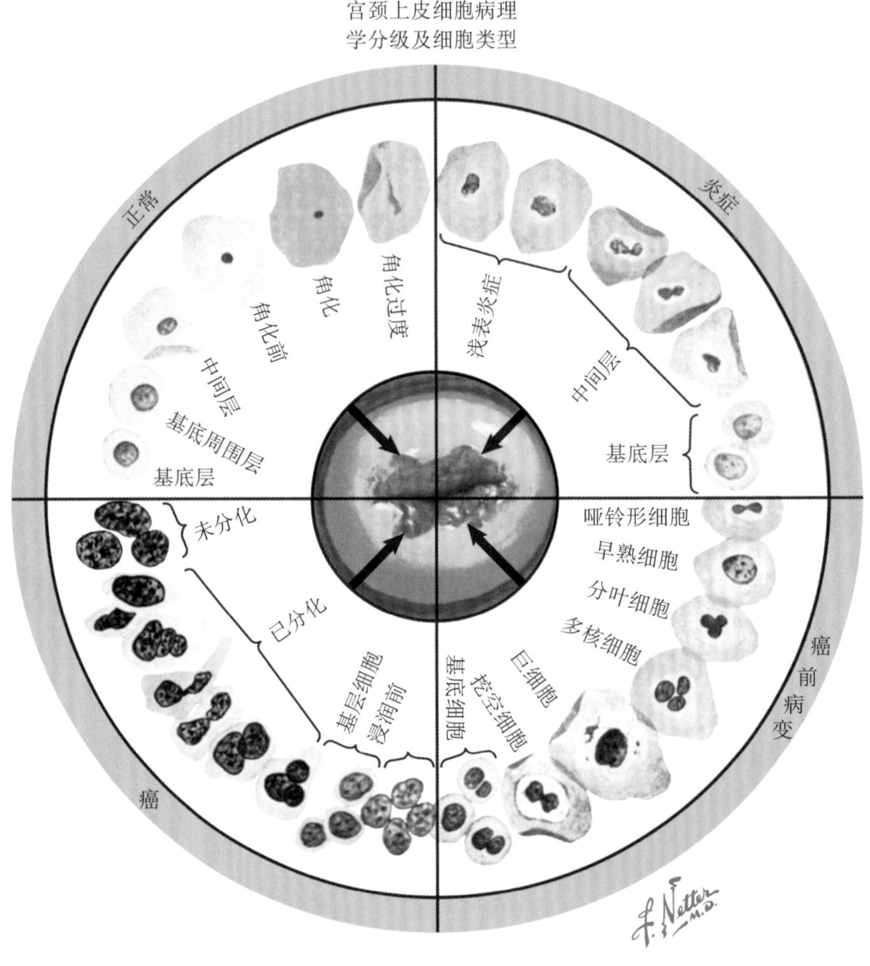


## 十九、宫颈癌 I——细胞学

在疾病早期，宫颈癌是可以治愈的。病变起初的几年生长缓慢，局限在上皮表面非浸润性生长。这种原位病变不可能通过大体检查诊断。巴氏涂片极大地改变了宫颈癌的诊断和治疗。对人乳头瘤病毒（HPV）在宫颈癌发病中所起作用的深入了解增加了评价女性发生宫颈癌风险的方法，但宫颈细胞学仍然是主要的筛查方法。

通过夹取的方法可以获得宫颈外口复层鳞状细胞转化为柱状上皮处的组织。由于在大多数病例中，鳞柱交界处是宫颈癌的原发部位，使得早期诊断、与炎症过程鉴别成为可能。这里只介绍正常和病理性细胞的最主要特点。

出于诊断目的，鳞状上皮细胞根据其来源部位被分为三层——深层、中层和表层。深层的基底细胞和稍大的旁基底细胞大小相对一致，细胞核比较尖。中层的中间型和未角化细胞比深层细胞大，核小不易染色。表层的角化细胞具有角化细胞的染色特点。其细胞核小，不易辨认。这些上皮细胞在炎症过程中变化很小，当然在很多情况下就难以看出炎症的特点。上皮细胞的表现不是总能和临床表现一致，它们可以自然恢复正常细胞的细胞学特点。基本来说，正如专题 8-19 所示，炎症细胞的细胞核更大更不规则，细胞质嗜酸性更强，给人一种未角化和角化的印象，但有证据表明这不是真正的角化（“假角化”）。脱落细胞增多，如专题 8-19 所示。呈现基底细胞或未成熟细胞增多的表现。

早期的癌前病变表现不具特异性。巴氏涂片“ASC”诊断已发展为描述鳞状细胞超过反应性改变但没有达到鳞状上皮内瘤变［鳞状上皮内病变（SIL），高和低度］程度的变化。巴氏分级已经被细分为“非典型鳞状细胞 - 意义不明”（ASC-US）和“非典型鳞状细胞 - 不除外 HSIL”（ASC-H）。后者有细胞学表现支持高度鳞状上皮内病变（HSILs），但不足以确定诊断。然而细胞学的“非典型腺细胞”包括的范围从宫颈管内或子宫内膜细胞良性反应性改变到腺癌。各层细胞的主要特征是具有分叶状深染的核和大量具有明显细胞核和巨细胞表现的角化细胞。

不论是临床早期还是进展性的宫颈癌，其细胞改变都与其他器官的癌变相同。专题 8-19 展示缺乏分化、背离正常细胞类型而趋向于原始（胚胎性）的细胞类型（退行性变）、角化失败、色素过多，核不规则，核浆比增大。缺乏角化细胞也具有特征性，但并不表示不会从正常组织上刮取到角化的细胞。

## 二十、宫颈癌 II——不同分期和分型

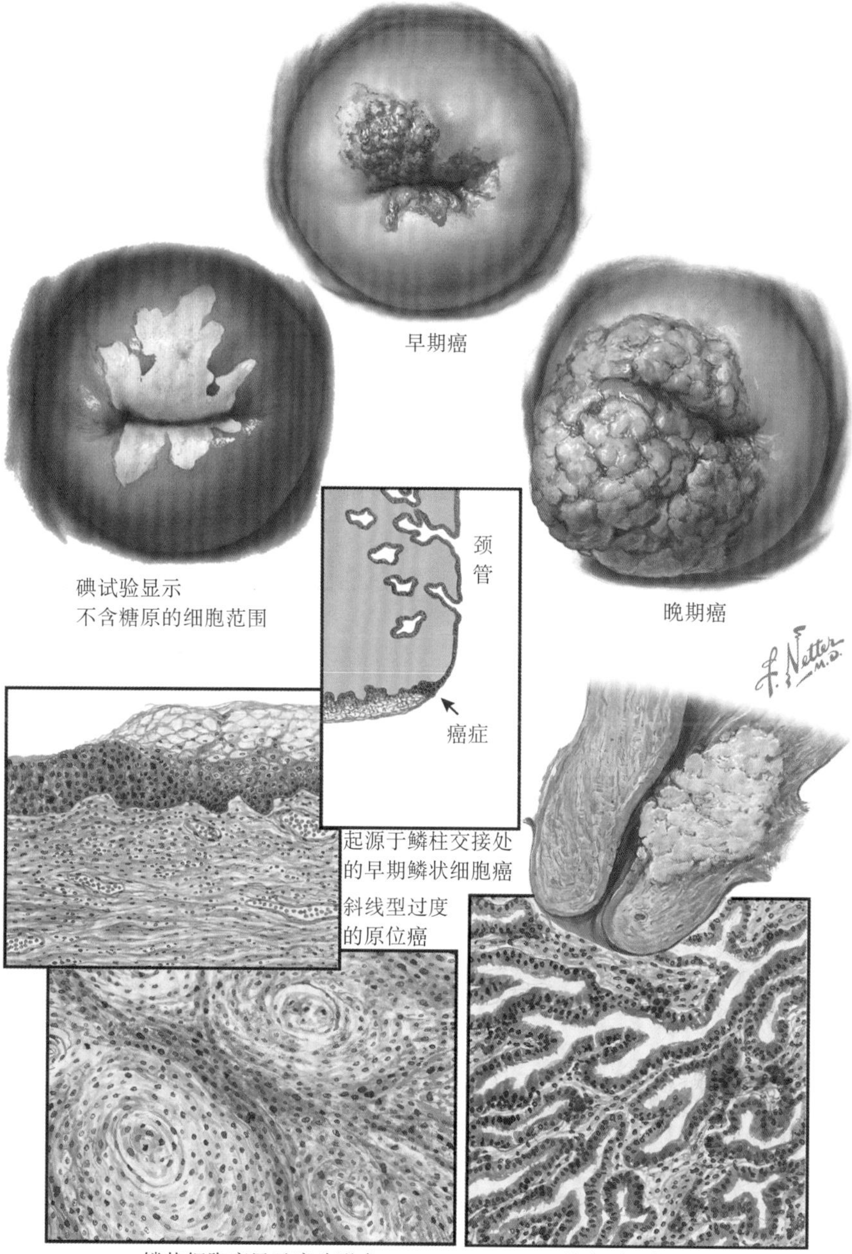

早期癌

碘试验显示不含糖原的细胞范围

颈管

癌症

晚期癌

起源于鳞柱交接处的早期鳞状细胞癌

斜线型过度的原位癌

鳞状细胞癌显示癌珠形成

腺癌（子宫颈内）

几乎所有的宫颈恶性肿瘤都是癌——85%～90% 是鳞癌，10%～15% 是腺癌。宫颈癌患者的平均年龄是 40—60 岁，中位年龄是 52 岁。宫颈鳞癌与高危型人乳头瘤病毒（HPV，99.7% 的癌症中可检测到致癌的 HPV DNA）高度相关，而且和 HPV 感染一样，与性活动早和多性伴相关。治疗要根据疾病的分期。根治性手术限于 I 期和 II 期者。放疗（短距离、远距离）用于 I B 期和 II A 期或更晚期者。术后放疗可降低近 50% 的复发风险。化疗不能达到长期治愈，但是联合用药（顺铂、阿霉素和依托泊苷；其他联合疗法也已经取得成功）可有 50% 的反应率。

原位癌组织学表现为全上皮内缺乏分层。它是宫颈上皮的形态学改变，上皮全层被异型的细胞取代（CIN III）。虽然上皮全层被异常（异型）细胞取代，但没有底层基质浸润。这种改变在空间上或时间上与宫颈浸润癌相关。尽管基底层完整，但在基质中可见相当多的白细胞浸润，常常可以见到正常和非正常细胞间清晰的斜行分界。这种病理性发现不一定会发展为浸润性恶性病变，因为在疾病不治疗的情况下，只有 15%～40% 的病人在 12～86 个月中进展为浸润癌。早期病变的治疗是宫颈锥切术和分段诊刮术，可确定没有浸润或更广泛的病灶。对希望保留生育能力者来说，这可以作为治疗方法；对于其他病人，应考虑标准的子宫全切术。病灶切除治疗只有在整个病变均可见并排除浸润时才考虑。

早期浸润癌在盆腔检查时也不易与裂伤或宫颈糜烂造成的良性病变区分。和其他地方一样，宫颈鳞癌在切片上可见病变内上皮角化珠形成。当进展的恶性肿瘤表现为菜花状生长时，通常表面污秽，在损伤或检查时破溃并很快出血，此时癌症的诊断基本可以确定。然而在这些进展的病变中，细胞学检查可能只显示血细胞和坏死的上皮成分。一些病变通过黏膜下浸润可能已达晚期，但宫颈表面受累很少。宫颈管内来源的病变更是容易如此。当临床有所怀疑时，活检是唯一确诊的手段。

宫颈鳞癌淋巴受累的风险取决于疾病分期，I 期仅有 15% 有盆腔淋巴结受累，III 期则增加到 47%。生存率也取决于分期，I A 期 5 年生存率 99%，而 IV B 期下降到仅有 2%。1/3 的病人会复发，其中一半发生在初始治疗 3 年内，越晚复发的预后最好。短期严重的并发症发生在 1%～5% 的手术病例中。

宫颈腺癌发生于宫颈内腺体在显微镜下表现为典型的分化良好的上皮腺肿瘤类型。

## 二十一、宫颈癌Ⅲ——扩散和转移

宫颈癌最初是一种局部浸润的肿瘤，从宫颈扩散到阴道、宫颈旁和宫旁区域，通过一种较为明确的模式扩散：病灶扩散最初是通过局部淋巴管或直接浸润周围器官。最初受累的是阔韧带淋巴结，接着是盆腔深部淋巴结。腹股沟淋巴结很少受累。但是，如果阴道下 1/3 受累，应考虑腹股沟中央淋巴结是初始转移淋巴结。从原发部位起，肿瘤可以直接浸润和扩散至宫颈全层、阴道上部、膀胱后壁或直肠前壁。病人死亡的原因更多的是由于病灶局部扩散或扩散到上述含淋巴结区域导致输尿管阻塞，引起尿毒症，而不是晚期的肝、肺和骨转移。

宫颈癌有两方面特点：组织学上根据分化等级分为Ⅰ级到Ⅳ级，表示恶性程度增加和生长更快的细胞类型；临床上根据术前已可证实的肿瘤生长范围进行分期。从预后的角度看，经过充分的治疗，组织学分级对 5 年生存率意义不大。提示在疾病早期开始治疗是取得良好预后的关键，因此，初次检查的临床分期对生存率有直接影响。宫颈癌的分期如下：Ⅰ期是肿瘤局限在宫颈内；ⅠA 是微浸润（临床前期），ⅠB 期包括其他病灶局限于宫颈的情况；ⅡA 期肿瘤扩散到阴道上 2/3，ⅡB 期是肿瘤扩散到宫旁组织但未到达盆壁；ⅢA 期指肿瘤到达阴道下 1/3，ⅢB 期肿瘤到达盆壁或阻塞任意一侧输尿管；Ⅳ期肿瘤扩散到膀胱或直肠黏膜或超出盆腔。

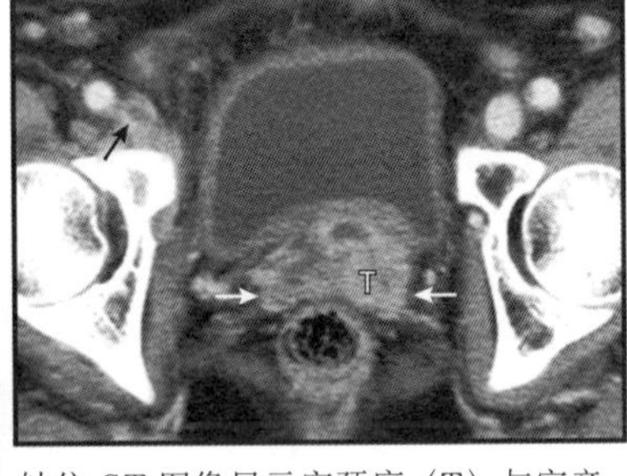

轴位 CT 图像显示宫颈癌（T）与宫旁脂肪相连，提示存在宫旁浸润（白箭头）。注意右外侧股静脉的充盈缺损提示深静脉血栓（黑箭头）

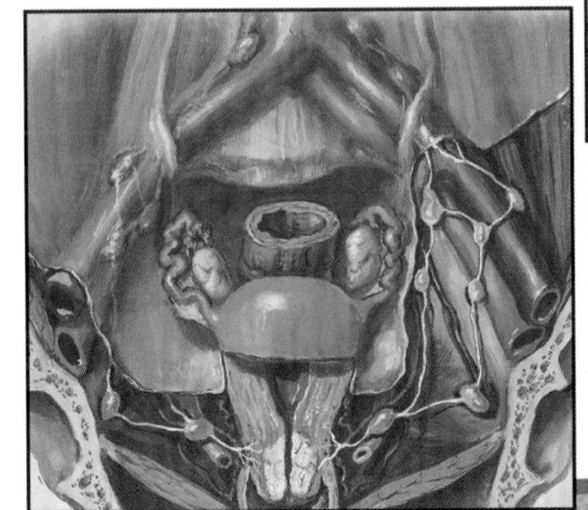
淋巴管的走行

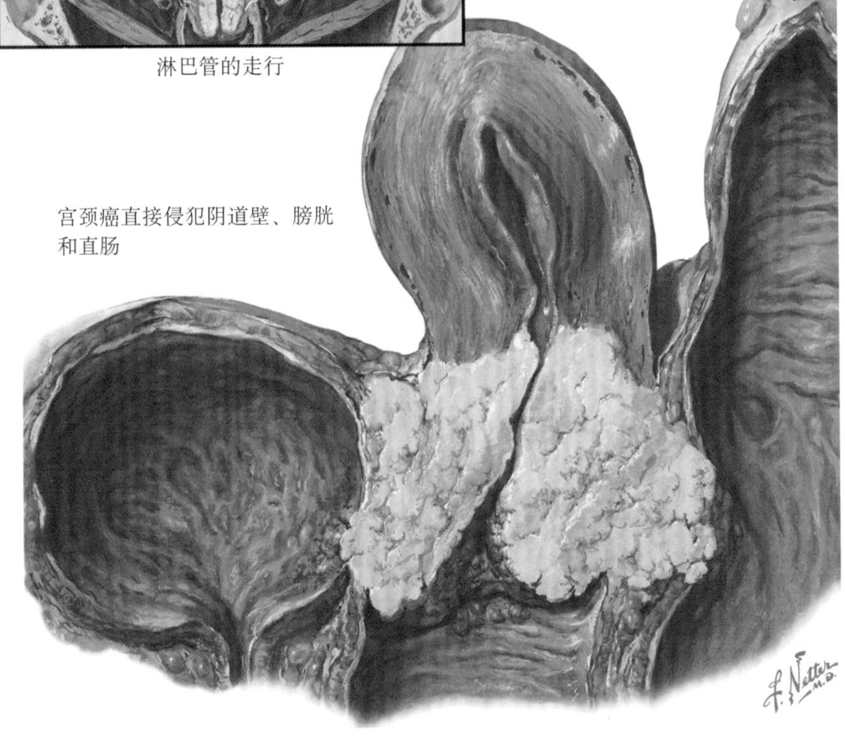
宫颈癌直接侵犯阴道壁、膀胱和直肠

这类病人的评估应该包括胸片、静脉肾盂造影、CT 或磁共振成像（MRI）评估病灶范围协助分期［随着经验累积，MRI 正逐渐替代其他影像学方法，因为它可以评价淋巴结（72%～93% 的准确率）和肿瘤可能的扩散范围］。可能需要阴道镜检查、宫颈活检（首选锥切）和阴道、宫旁组织活检来评估疾病范围。目前的分期是临床分期，依赖于临床检查和输尿管情况。但是出于两个原因，最准确的术前临床分析也不能对每一个体给出准确的预后评估。第一，不可能通过查体和其他检查准确判断一个明显早期、局限、生长界限清楚的肿物是否已经通过淋巴管和淋巴结转移。第二，肿瘤对放疗的反应有很大的个体差异。

疾病的治疗根据分期。根治性手术仅用于Ⅰ期和Ⅱ期病人。放疗（近距离、远距离）用于ⅠB 和ⅡA 及以上者。术后放疗减少近 50% 的复发率。在原位癌，如果切缘的健康组织与肿瘤有足够的距离，手术可以取得满意的治愈效果。

## 二十二、子宫出血的原因

子宫内膜是人体唯一以规律的、周期性出现的坏死和剥脱出血为健康标志而不是疾病的器官，这种周期性的出血是由于垂体卵巢系统精细的激素平衡控制和靶器官——子宫内膜的特异反应形成的。月经周期中正常衰退和增长的雌激素和孕激素，按照先升高后降低的规律顺序对子宫内膜给予支持。这样，一次在来潮时间、量、持续时间上规律重复的月经来潮出血，见证了一个个体正常规律的内分泌链的完成，任何一个特征的不规律都提示有功能性干扰或器质性病变。下面我们将讨论一些会引起或者伴随月经过多（量多或出血时间延长）或不规则出血（停经或月经间期出血）的主要病理状态。

在正常的周期中，雌激素水平逐渐升高，在接近月经第 14 天时随着卵泡的成熟有一个激增，引起子宫内膜所有成分有一个平行的生长——基质、腺体和浅表螺旋小动脉。排卵后，黄体分泌的孕激素缓慢增长和增殖，使组织变成分泌期。如果没有妊娠，黄体 14 d 就退化了，它产生的雌激素和孕激素就都衰退了，并且子宫内膜收缩、营养动脉充血堵塞、溶解、坏死和剥脱。

月经过多（月经出血多）一般分为原发性和继发性：继发性是由（继发于）一些临床可确定的原因引起；原发性是由前列腺素分泌紊乱造成的。月经过多一般要与急性阴道出血（大多与妊娠或妊娠合并症相关）相鉴别。月经过多可能与子宫前列腺素（前列腺素 $E_2$，前列腺素 $I_2$，血栓素 $A_2$）产生过多或相对比例不平衡有关。

由于持续排卵障碍所致的持续性雌激素作用且没有孕激素的产生，就会趋向于建立有巢状间变性腺体的过度增生的子宫内膜，偶然的卵泡生长破裂会引起循环雌激素水平的波动。自发的或者药物引起的循环雌激素的偶然降低会破坏子宫内膜的支持，从而不可避免地引起坏死和出血的改变。老年人由于雌激素缺乏及子宫内膜发育不良，有时会从一个易碎点突破性出血导致轻度创伤或感染。

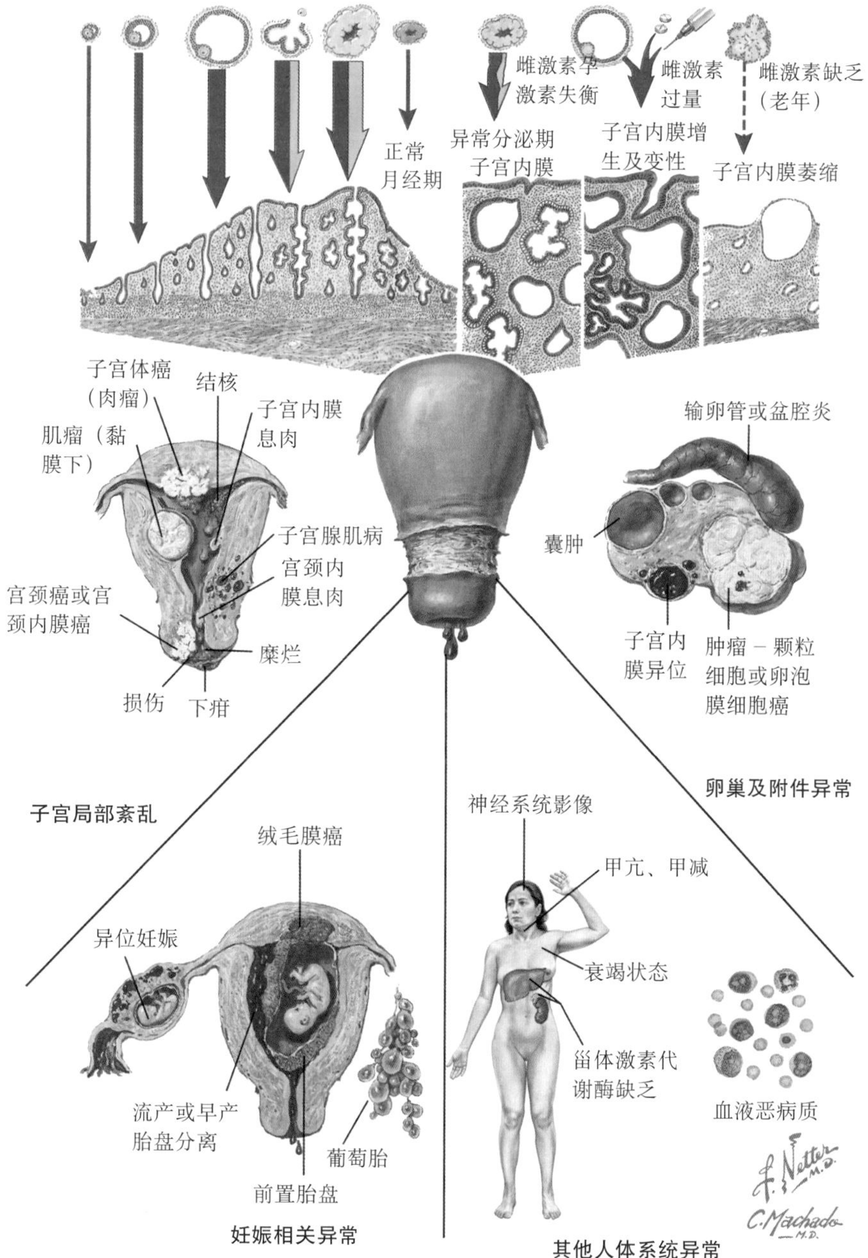


导致不规则出血的局部子宫疾病包括宫体或宫颈的恶性肿瘤、良性的黏膜下肌瘤或息肉、子宫腺肌病和感染，比如子宫内膜炎或输卵管炎。分娩裂伤或者糜烂很少是不正常出血的独立原因。

局部卵巢或附件疾病包括原发恶性肿瘤，包括分泌类固醇激素的卵巢囊性或实性肿瘤。盆腔炎性疾病和子宫内膜炎也可能会引起不规则出血。

妊娠疾病不仅仅指胎盘位置异常、如图示的大体条件异常，还有流产、异位妊娠或变性疾病如葡萄胎、恶性绒毛膜上皮癌，都是妊娠相关子宫出血的最常见原因。

很多系统疾病也可能是不规则出血的原因，比如恶病质、白血病、紫癜，经常表现为各个地方的出血征象。慢性和消耗性疾病状态包括缺铁性贫血、甲状腺功能减退或亢进症，能够产生不规则出血也能够破坏胎盘功能。激素代谢或者肝肾排泄功能的缺陷也会造成循环雌激素的积累和继发内分泌影响。

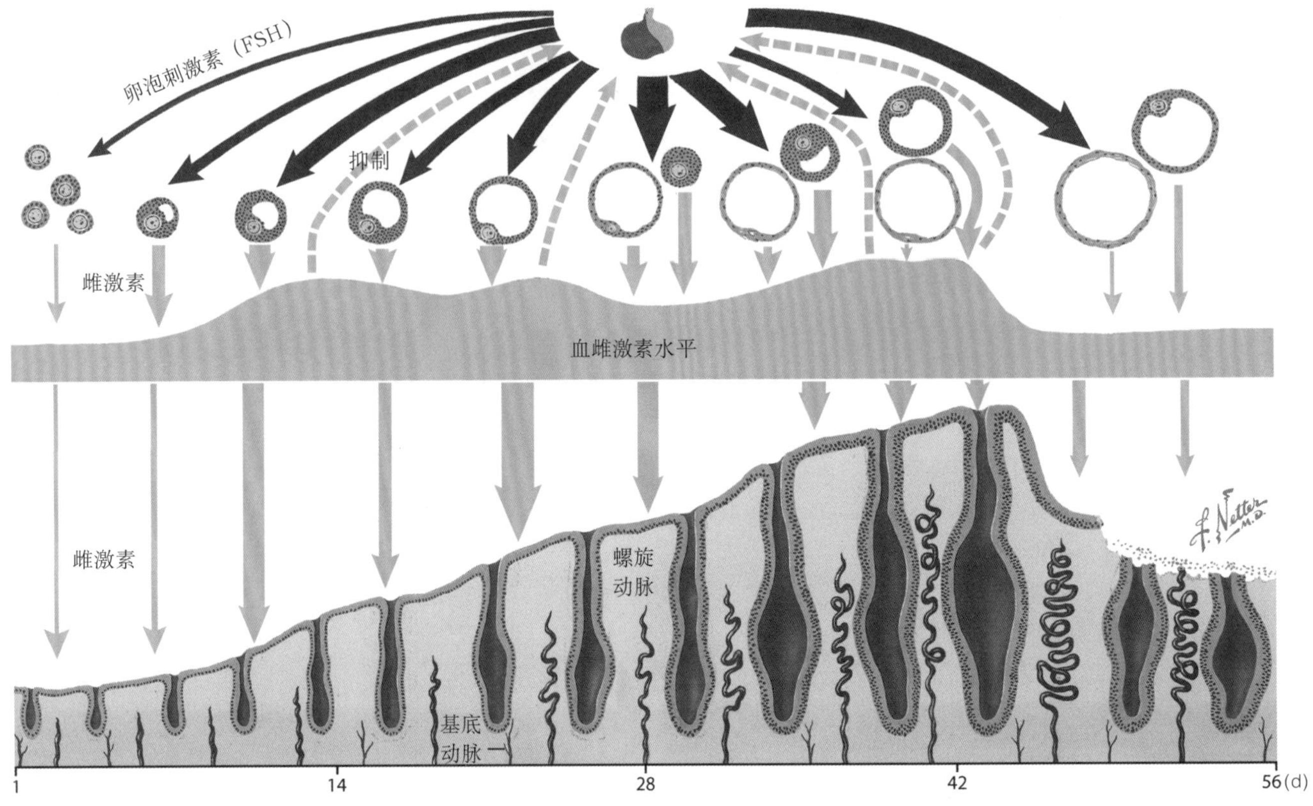


## 二十三、子宫内膜增生的关系

如前所述，子宫内膜周期变化是受卵巢激素分泌调节和控制的，当排卵失败或者孕激素分泌不足，同时雌激素分泌没有减退时，子宫内膜就不能转变成月经周期中的分泌期或黄体期。持续的雌激素刺激使增生期持续，这个增生期有时候——不是所有时候——会造成子宫内膜过度增生。然而众所周知，虽然子宫内膜没有在分泌期得到重新排列增长，但单独无排卵周期经常也可以在预期时间以正常的出血结束。很多病例显示，无拮抗的雌激素刺激不一定能维持足够长的时间以建立起过度增生的子宫内膜。为什么有些病例即使是无排卵周期也可以从增生期子宫内膜规律出血，而一些无排卵病例却导致子宫内膜增生过长仍然不清楚。

子宫内膜增生表现为子宫内膜腺体和基质成分组织结构特征改变的一种不正常增生，正是这种结构上的改变区分了增生和由月经周期早期雌激素刺激形成的正常增殖期子宫内膜。单纯性增生结构上的变化最小而复杂性增生结构上的变化最大。最常见的引起子宫内膜增生的原因是子宫内膜受没有拮抗的雌激素刺激［如长期无排卵、雌激素治疗（4～8 倍风险）、肥胖（3 倍风险）］，其他原因包括未产妇（2～3 倍风险）、糖尿病（2～3 倍风险）、多囊卵巢综合征和使用他莫昔芬。5% 的绝经后出血的病人伴有子宫内膜增生。

最可靠的检测子宫内膜增生过长的方法是子宫内膜活检，超声可以检测子宫内膜条带的厚度，但是理想的阳性和阴性预测值的子宫内膜厚度阈值的标准还没有出现，因此，超声不能取代组织学评价。磁共振也可以诊断子宫内膜厚度，但是高花费和低敏感性限制了它作为诊断工具的使用。

不定期或不规则子宫出血在黏膜处于任何时期，甚至是萎缩了的器官，都能够出现，子宫内膜增生并不是其唯一原因。由于缺乏更确切的术语，功能失调性子宫出血被用于一系列临床观察到却发现不了器官损伤的出血。

即使已经经子宫内膜活检或者没有活检的宫腔镜检查确诊或者排除了肿瘤——恶性及良性——和增生，仍然会有很多没有病理异常发现的不正常子宫出血，此种原因可能与卵巢激素撤退与黏膜萎缩、间质液体吸收、子宫动脉进一步螺旋化、自溶、缺血的时间关联性相关，正常月经出血和大量持续了几周的功能性出血的原因有可能是一致的。

在一些病例中，组织学图像是混合的——一些区域是典型的增殖期，另一些区域表现出典型的分泌期图案特点，而一些区域则表现出坏死和月经期的类型。描述性术语“*非同步子宫内膜*”或“*不同步增殖期子宫内膜*”被用于此种发现，尽管这种子宫内膜改变的原因还没有被发现。当出现核异型性时，40% 的病人合并有子宫内膜癌。激素疗法，如口服孕激素或雌孕激素联合（口服避孕药），经常是治疗单纯增生的唯一方法。

## 二十四、子宫腺肌症

子宫腺肌病是子宫内膜腺体和基质在子宫壁（子宫肌层）被发现的一种状态。这是等同于子宫内部的子宫内膜异位症。这一点有时会引起误解，因为 15% 的女性同时患有子宫内膜异位症和子宫腺肌病，然而临床上却是两种不同的疾病，唯一共同特点是出现异位的子宫内膜腺体和基质。子宫腺肌病被认为影响到所有女性中的 10%～15%，而且可能影响到 40—50 岁女性的 60%。子宫腺肌症病人的主要年龄段是 35—50 岁，并且显现出轻度的家族倾向性（多基因或多因子遗传）。

尽管没有找到明确的原因，子宫腺肌病可能是由子宫内膜基底层畸变的腺体衍变而来的。腺体向子宫肌层直接侵袭。这些腺体几乎不与正常子宫内膜有相同的周期改变。组织结构上这些腺体表现出不活动的或者增殖期模式。周围以腺体和基质为焦点聚集着增生的子宫平滑肌，造成临床上观察到的典型的器官球形增大。

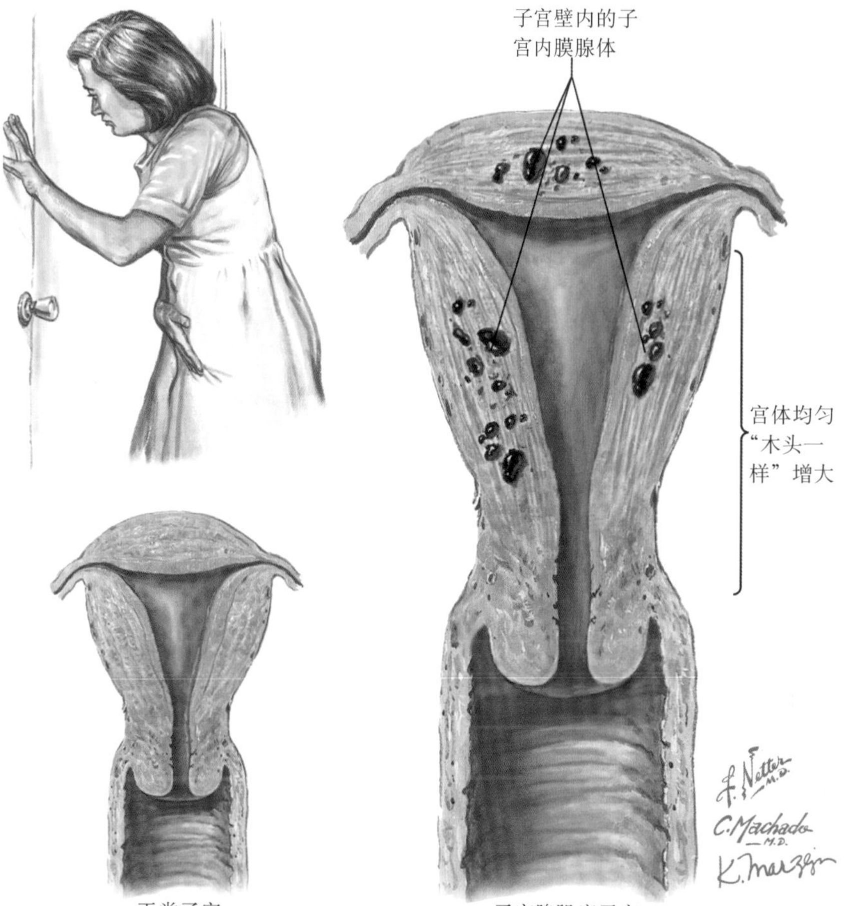


正常子宫　　子宫腺肌病子宫

**子宫腺肌病症状治疗**

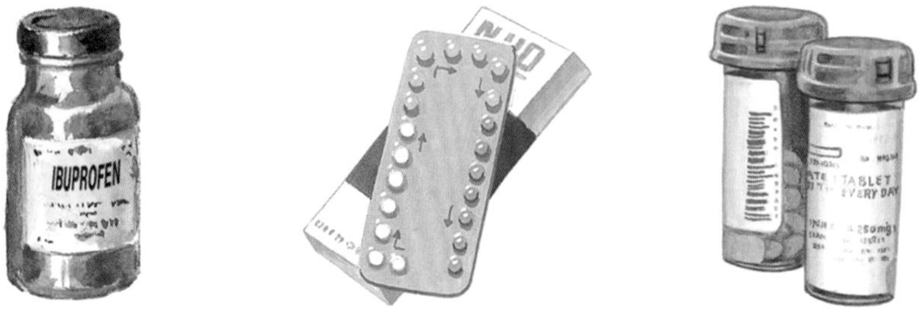


非甾体类抗感染药　　激素序贯治疗　　促性腺激素释放激素抑制药（GnRH-a）治疗

子宫腺肌病的发病原因不清楚，但是推断子宫内膜和子宫肌层之间屏障的破坏是第一步，有一些假说认为高水平雌激素、多次分娩或者产后子宫内膜炎病史组成了子宫腺肌病发展的危险因素，但是这些仍旧是猜测。剖宫产术后、子宫肌瘤剔除术后或刮宫术后也可见到局部子宫内膜侵袭。

许多子宫腺肌病的病例没有临床症状，但是一半的病人诉有月经过多或痛经，经常进行性加重。体格检查可能发现“像木头一样质硬的”对称的子宫增大（大于正常 2～3 倍），并且可能出现随周期变化的子宫压痛（月经来潮前最重）。因为症状相似，子宫腺肌病必须与子宫肌瘤（常导致子宫非对称改变）、子宫内膜异位症或宫腔疾病（息肉、增生、癌）相鉴别。

子宫腺肌病的诊断的建立通常以病史、体检为基础，结合影像［超声或磁共振（MRI）］，以排除其他可能的病理情况。经阴道超声或 MRI 都能够发现异常（超声中，子宫表现为不均匀的质地，没有局部的异常）。磁共振（$T_2$ 像或 $T_1$ 加强像）会比超声更特异，并且减少了基于观察者的主观变化，但是不管是哪一种检查都不是诊断所必需的。有疼痛、月经过多，伴随一个增大、对称、质硬“木头似的”子宫这些典型的病史特点，提示子宫腺肌病的可能，但并不能确诊（诊断标准要求在子宫内膜基底层以下见到大于 2.5 mm 的腺体）。子宫内膜活检在子宫腺肌病的诊断确立中很少用到，尽管当怀疑子宫内膜癌时可以帮助排除癌症。子宫腺肌病经常是在手术切片组织检查时偶然发现的。

镇痛药（非甾体类抗感染药）、激素周期疗法或 GnRH 拮抗药可能对于子宫腺肌病症状的治疗都是有效果的，没有令人满意的治疗子宫腺肌病的药物疗法，所有的药物治疗目标都是改善症状或延缓疾病的进展。症状一般在绝经无月经来潮后缓解。子宫切除是子宫腺肌病最后的治疗方法，并且，除非伴有子宫内膜异位症，采用手术治疗，效果都比较确切。有研究者提出子宫动脉栓塞也可以控制症状，但仍在实验中。

## 二十五、Asherman 综合征（子宫粘连）

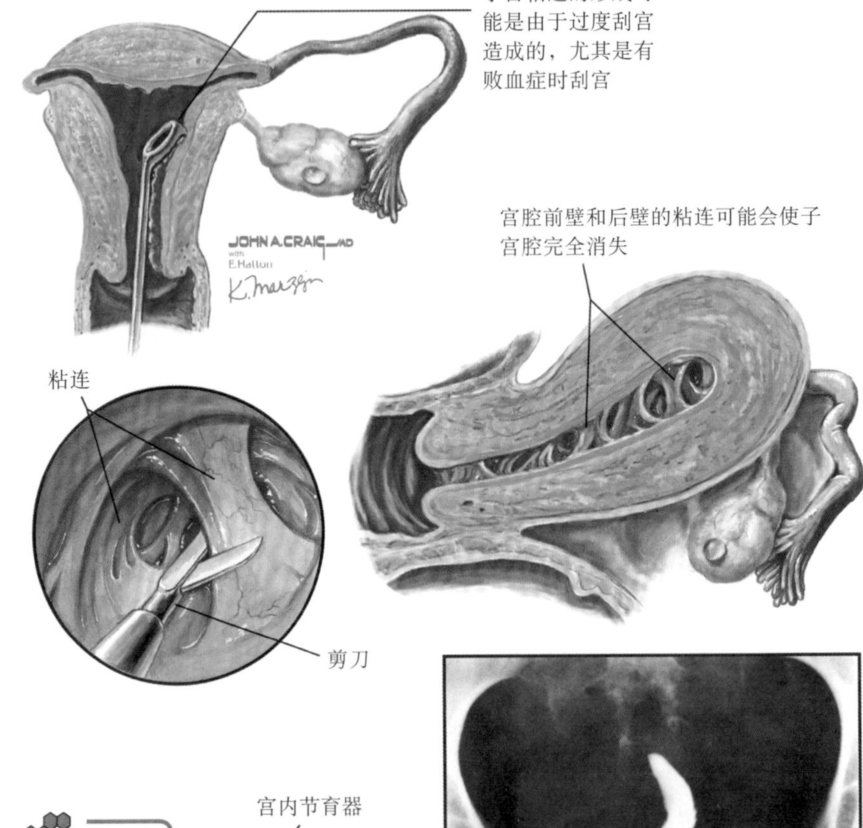
子宫粘连的形成可能是由于过度刮宫造成的，尤其是有败血症时刮宫
JOHN A.CRAIG MD
with E.Hatton
宫腔前壁和后壁的粘连可能会使子宫腔完全消失
粘连
剪刀

宫内节育器

结合雌激素

术后放置宫内节育器（IUCD）或持续被结合雌激素刺激

子宫粘连患者的 X 线造影

病人（33 岁，孕 3，产 0，人流 3 次）有人流术后持续 6 个月闭经，造影剂充盈子宫位置，但宫腔不能显影，提示宫腔粘连或在宫颈内。水平的宫腔下段粘连，这种现象也常见于子宫内膜结核，（括号内为出处，可原文引用）

Asherman 综合征（子宫粘连）是子宫腔在刮宫，尤其是在人流合并感染或产后时做手术引起的宫腔瘢痕形成或闭塞（尽管治疗性子宫内膜消融也可能发生相似的病变，但该名词却不包含这一情况）。这种瘢痕的形成一般是包括基底层的子宫内膜损伤（正常刮宫、过度刮宫、感染时刮宫或产后刮宫——30% 患者宫腔粘连形成是过期流产刮宫造成的）或者子宫内膜感染（结核或血吸虫病）造成的。超过 90% 的病例是妊娠相关刮宫造成的，非手术原因的严重感染，包括子宫内膜结核，也可能会引起 Asherman 综合征（在发展中国家，生殖系统结核引起的慢性子宫内膜炎是一个引起严重宫腔瘢痕形成的重要原因）。引起宫腔粘连（IUA）的一个不常见的原因是发生于子宫肌瘤剔除术后、子宫成形术后或剖宫产术后严重的子宫内膜炎或纤维化。有些病例整个宫腔可能都形成瘢痕或闭塞，引起继发性闭经。即使形成的瘢痕相对少，但子宫内膜可能会失去对雌激素正常的反应，这意味着瘢痕形成的严重程度和症状之间没有明显的联系。

由于缺乏对症状和诊断的认识以及症状的不特异性，Asherman 综合征的确切患病率并不清楚。宫腔瘢痕形成估计影响到 1.5% 行子宫输卵管造影术的女性、5%～39% 复发性自然流产的女性和超过 40% 的行过妊娠物残留刮宫的女性（不全流产）。

子宫粘连的患者通常表现为闭经、月经过少、复发性早期流产或由于宫腔范围和粘连部位造成的不孕症。由于有宫腔的封闭和梗阻，有时候也会有月经期和排卵期疼痛。最常见的情况是，病人会有一个或多个危险因素，比如刮宫或者感染，并且症状的出现与这些因素的发生有时间关系，就提示宫腔瘢痕形成。宫腔镜、超声宫腔造影术、子宫输卵管造影也可以用于确诊。没有盐水灌注的超声检查不是诊断宫腔瘢痕形成的可靠方法。宫腔瘢痕形成的初始诊断推荐用雌激素孕激素序贯试验。不幸的是，大多数宫腔粘连的女性在激素序贯治疗后都能出现撤退出血，造成此种方法特异性差。如果不治疗，逆流的经血（如果出现）可能因为流出道梗阻而引起子宫内膜异位症。

当诊断了宫腔粘连后，治疗应采取宫腔镜引导下宫腔瘢痕切除（有时候还需要腹腔镜联合保护，避免子宫穿孔）放置宫内节育器（IUCD）及雌激素疗法，治疗后能够恢复正常的月经功能和生育能力。50% 的病例会有瘢痕的复发，就需要术后跟踪或者重复治疗。因此，跟踪试验，包括子宫输卵管造影术、宫腔镜检查或超声宫腔造影术，对于确认瘢痕复发是必要的检查。做过宫腔粘连切除的患者妊娠后，有更高的发生胎盘异常的风险，包括胎盘植入。

这些患者的预后取决于疾病最初的严重程度：小的瘢痕通常能够治愈；大范围的宫腔或输卵管口闭塞需要数次外科干预，甚至不能够挽回，对于这些病人来说，代孕、体外受精（IVF）、领养可能是唯一的选择。

## 二十六、子宫内膜增生和息肉

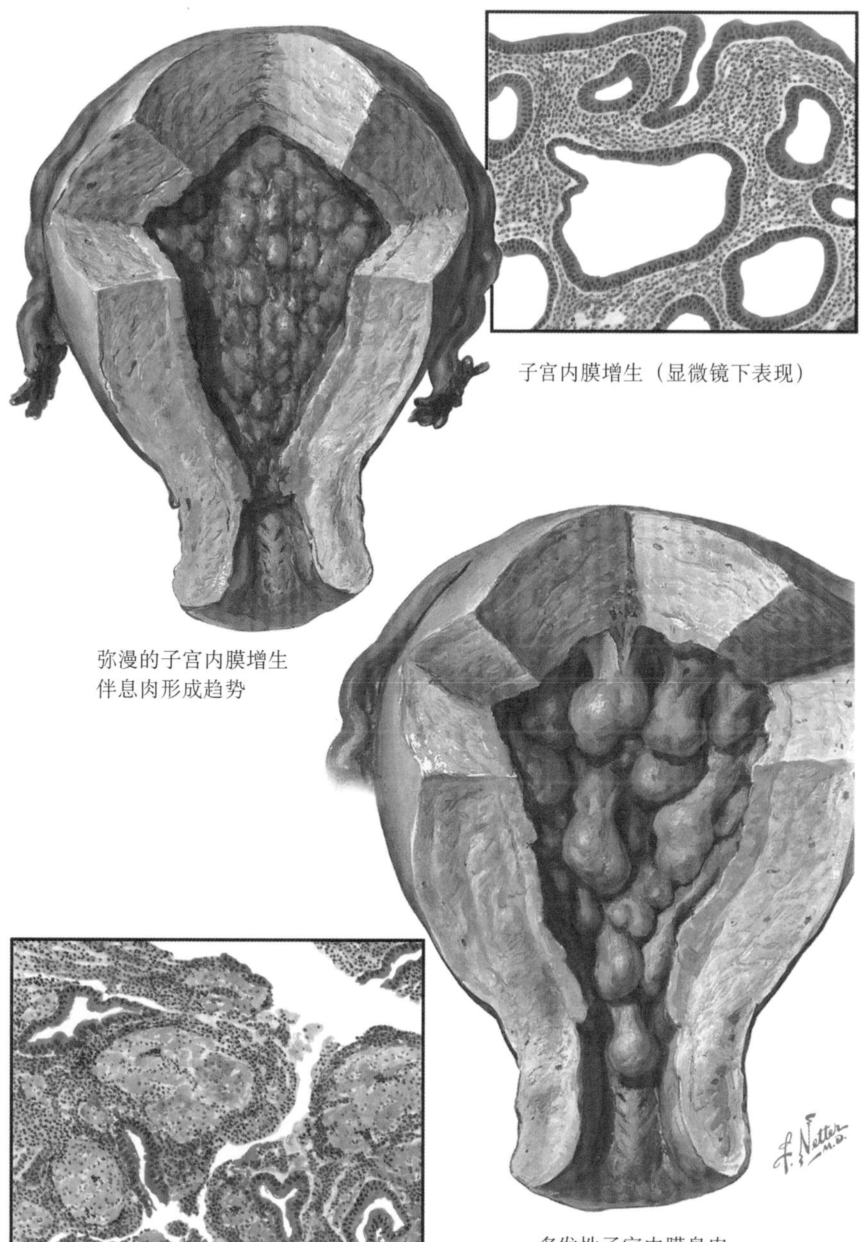

子宫内膜增生（显微镜下表现）

弥漫的子宫内膜增生伴息肉形成趋势

多发性子宫内膜息肉

结核性子宫内膜炎

在持续的雌激素刺激下，子宫内膜组织增厚水肿，子宫内膜的这种增生改变通过镜下上皮腺体、基质和血管的结构特点识别，腺体通常表现为不规则囊性扩张，表面被覆矮柱状立方上皮，在一些长期病例中，腺体的大小和腺腔扩张很大，从而形成一个特征性的组织空洞，成为“蜂窝奶酪”征。其他的区域或病例中，可能出现由上皮排列堆积形成的腺瘤芽或囊。腺体和基质的过度增长及有丝分裂活跃的子宫内膜增生都能够用持续的雌激素刺激来解释。毛细血管网丰富、静脉充盈、螺旋小动脉壁厚且丰富，这些腺瘤改变有时候非常广泛，因其显著的增生改变，容易和正常或子宫内膜增生相鉴别，但却不容易与早期腺癌的改变相鉴别。当出现核异型性时，超过 40% 的患者会同时存在子宫内膜癌。

这之中有一个引人注意的概念有重要临床意义，即子宫内膜增生可能原发于一个规律月经周期中的某些不正常改变，进而出现单纯息肉，进一步或许是巧合或许是继续发展成囊性增生、腺瘤增生、间变、原位癌，最后变成子腺癌。尽管没有证据，但经过许多年，这种病理改变不可避免地会导致癌症的发生，这一理论有效地警醒我们这种明显的良性病变也能够导致严重的结果。

大体病理上，只能够见到上皮表面的弥漫性水肿，表现为有些灰白，但其实是充血的。有时候，弥漫水肿的子宫内膜上可长出单发的息肉样斑点，也有的时候会出现多发息肉，引起整个表面不平整。这些肉质的肿瘤是子宫内膜腺体和基质的过度生长，并且突出于子宫内膜表面息肉在子宫腔任何位置均可发生，但最常见的还是宫底。息肉通常比较小（几毫米），但是可能会增大到充满整个宫腔。息肉形成很常见，10% 的女性（尸检研究）和 20% 因癌切下的子宫都发现有息肉。这些息肉——单发或多发——发生于绝经后或绝经前，可能引起不规则出血，因为它们可能在正常的排卵周期中发生，甚至表现出不同的分泌改变，这种生长是由于子宫内膜局部受到刺激或内膜局部其他因素造成的，而非内分泌不正常造成的。而充满宫腔的弥漫性多发内膜息肉的病理所见可能与子宫内膜增生相同。

由于子宫内膜结核在发达国家已经不常见了，且没有特征性的症状学表现，只能够靠切片镜检诊断，所以经常被忽略。随着病毒介导免疫抑制的增加，结核的发病率上升了，这迫使我们意识到结核的可能性。月经稀发或量稀少可能不是明显的特点，需要刮宫观察充足的子宫内膜来诊断。发现特征性的子宫内膜基质中心干酪样伴巨细胞形成是此疾病病理特征性改变。一半的生殖系统结核患者会有子宫受累，但是通常是继发于输卵管或盆腔腹膜结核感染。

## 二十七、子宫肌瘤 I——位置

子宫肌瘤是女性盆腔最常见的肿瘤，报道的发病率约 4%~11%。30% 的女性及 40%~50% 年龄大于 50 岁的女性有子宫肌瘤（一个研究表明 80% 大于 50 岁的非裔美国人有子宫肌瘤），平滑肌瘤（Leiomyomata）是 30% 子宫切除的原因。它们是子宫或子宫周边的良性的结缔组织肿瘤，很少扩散，通常被称之为“纤维肌瘤（Fibrous）”。尽管这些肿瘤不是起源于纤维组织结构而是起源于血管平滑肌细胞，病理学家认为，这类肿瘤应被分为平滑肌瘤（Leiomyomata，leios 意为平滑）。

历史上曾认为，这种纤维肌性的肿瘤是由于卵巢激素分泌不平衡或过量造成的。在几乎所有的病例中它们的大小几乎保持稳定，甚至绝经后会明显缩小，提示雌激素为它们的生长提供了刺激。现在认为这些肿瘤的生长是由一个平滑肌细胞(血管起源的)单克隆生长成为一个肿瘤的。认为雌激素、孕激素和表皮生长因子都刺激它们的生长。一般来说，肌瘤是多发的。

子宫肌瘤通常长在子宫壁间质实质中。随着它们的增长，其可能保持为一个壁内肌瘤，或者朝向子宫表面生长成为浆膜下或黏膜下肌瘤。70%~80% 的子宫肌瘤是壁间肌瘤，5%~10% 在子宫内膜下，少于 5% 生长在宫颈或近宫颈。85% 的患者是多发子宫肌瘤。生长通常是缓慢的，然而，在绝经、雌激素分泌停止前，总是在进展的。子宫肌瘤可能被认为与前列腺腺瘤类似，但是，需要重点指出的是，后者常见恶变，而子宫肌瘤恶变很少。

最常见的症状——出血增多或延长——在约 50% 的报道病例中出现。由于肿瘤的大小、位置、形态有多种多样的变化，我们可以认识到许多病例引起出血的最根本原因可能不是肌瘤本身。这一点很重要，很明显，在有些病例中，单纯切除肿瘤并不能确保随后不再出血。除非肌瘤巨大，疼痛和压迫症状不是常见的主诉，30%~40% 的患者有痛经、月经过多、月经间期出血。盆腔检查通常就足够可以建立诊断，尽管超声检查可能会增加诊断，但通常是不需要的。

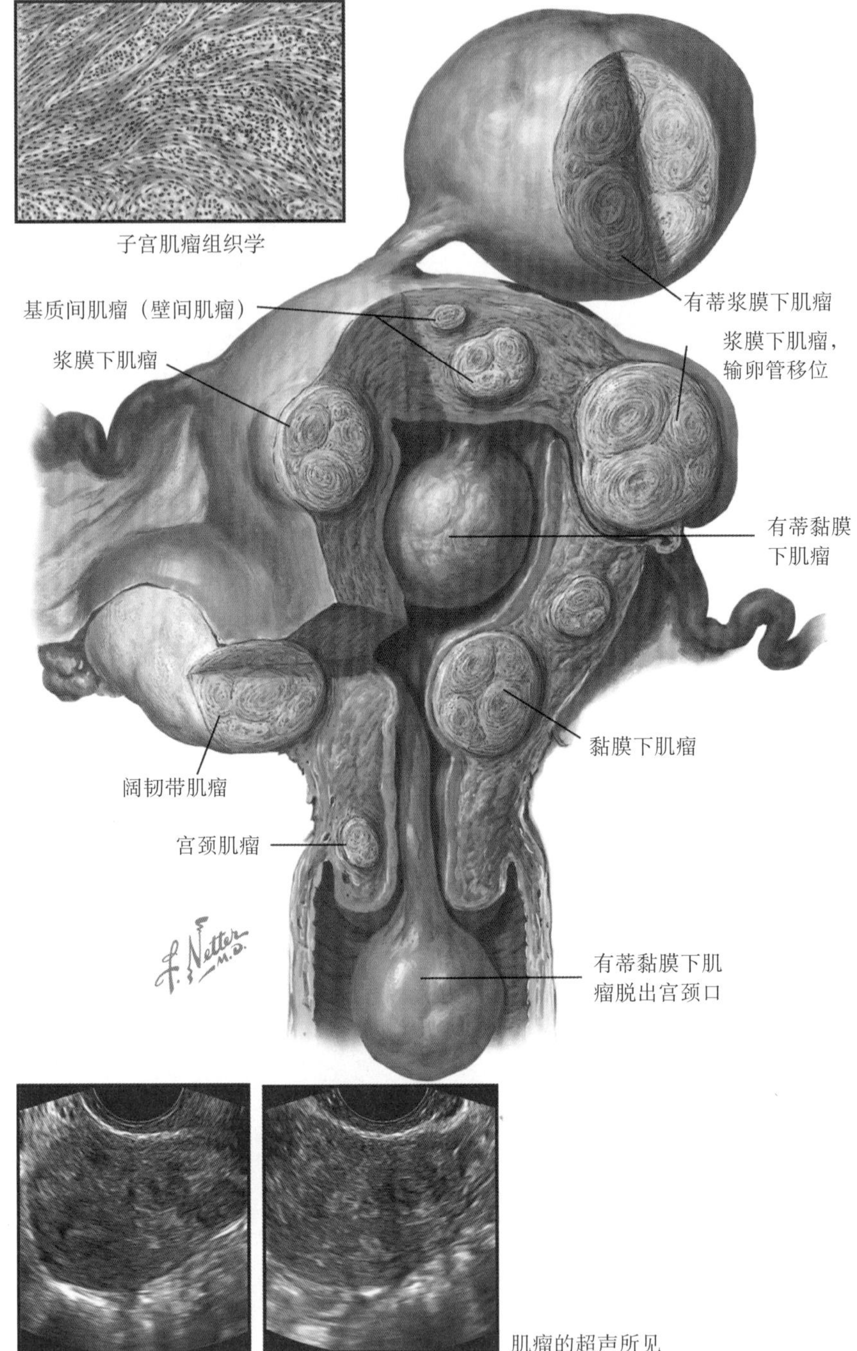


肌瘤的超声所见

一个有肌瘤的子宫是增大的且不规则的，肿瘤质韧、硬度一致。切开后为典型的坚固的旋涡状排列的粉白色肌肉束，切开的表面像嘴一样噘起，来解除分界清晰的假包膜束缚的限制。子宫肌瘤没有包膜，但是有很好的边界，易于外科切除。在镜下切片中，肌瘤是致密的且多细胞的，表现为缺少有丝分裂活动的梭形细胞成股或束。

肌瘤可能会向侧面生长入阔韧带。当增大后，它们会严重地扭曲子宫及子宫血管的解剖位置。长在宫角的肌瘤可能会影响输卵管内口的开放。肌瘤的血供如果已经成为蒂状就会持续处在危险中，因为蒂有可能发生扭转，导致急性症状发生。

## 二十八、子宫肌瘤 II——继发性改变

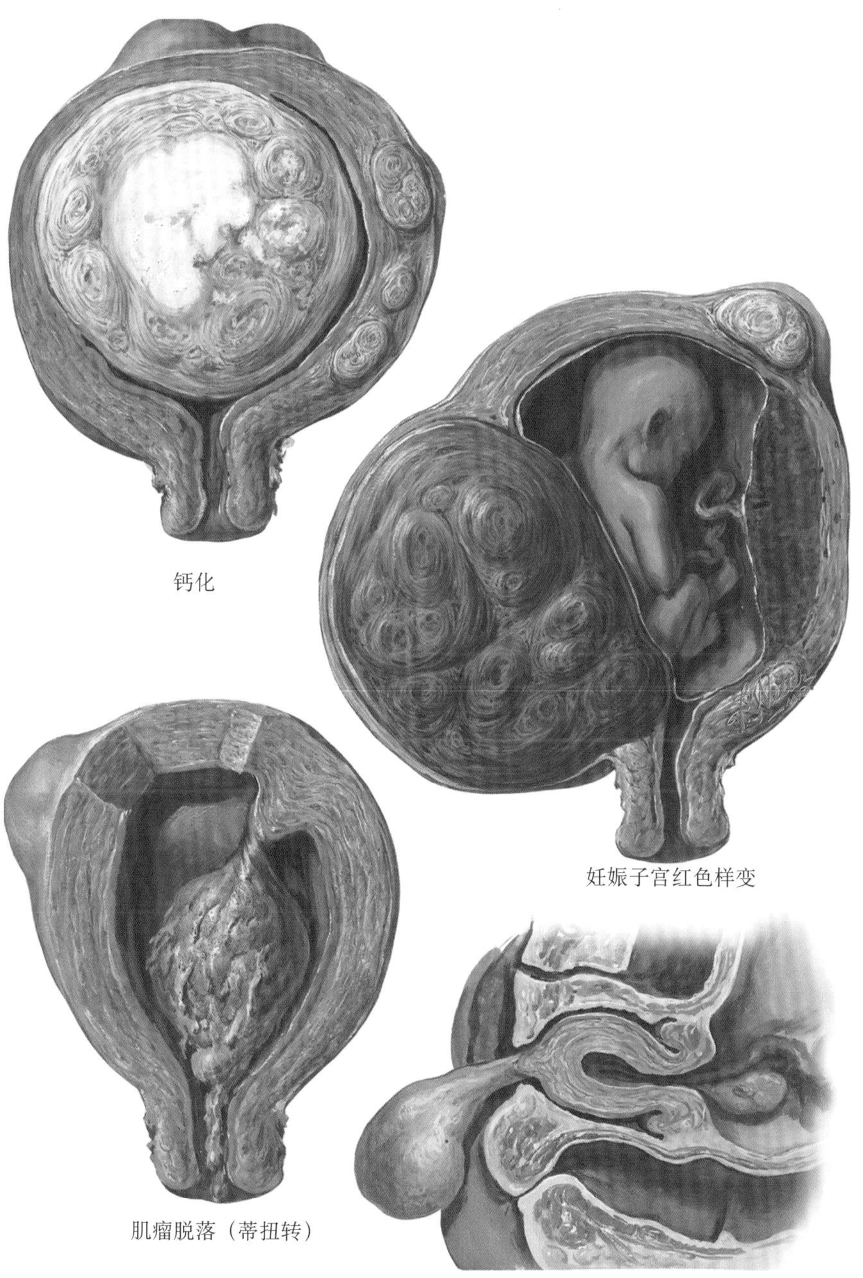

钙化

妊娠子宫红色样变

肌瘤脱落（蒂扭转）

黏膜下肌瘤脱出造成子宫内翻

肌瘤大小和位置的变化很多，合理的处理要求考虑肿瘤的生物生命周期及每个患者年龄、生理状态、妊娠要求等个体评估。

诊断子宫肌瘤的子宫本身并不是行子宫肌瘤切除或子宫切除的证据。历史上，手术的指征是过度出血、逐渐增加的膀胱或直肠压迫症状、肌瘤尺寸明显增大或肿瘤一致性的改变或一些退行性改变引起疼痛。随着影像水平和药物治疗有效性的提高，需要手术干预的情况更有限了：药物治疗无反应或急性疼痛。当出现一些大的肌瘤且有复发的流产时，肌瘤切除也有一定的应用。

当诊断子宫肌瘤缺少上述提到的指征时，观察等待是比较合理的。当一个患子宫肌瘤的年轻女性没有这些体征或症状，而又伴有不孕时，问题就变得复杂了。小的浆膜下或肌壁间肌瘤不会引起生育力下降，除非一侧或双侧宫角被严重扭曲，相反，黏膜下肌瘤更像是一个可能的原因，因为黏膜下肌瘤通常认为能够引起经期延长和经量增多，也可能会影响胚胎植入。如果没有可疑的复发早期流产的病史，把不孕归咎于子宫肌瘤也比较困难。

阔韧带肿瘤尽管少见，但可能也要考虑切除，因为如果它们留下来会越长越大，这一区域的手术会变得十分复杂。有蒂的黏膜下肌瘤可能会发生蒂扭转，切断血供而引起腐烂和坏死。偶尔一个长蒂的肌瘤逐渐被推出宫颈口，引起一定程度的脱垂，甚至导致子宫内翻。

大的肿瘤有时超过了它的血供能力，就可能会出现囊性变。在这些病例中，肌瘤失去了坚韧、一致的橡胶样特性，并且需要等切除后病理切片来和肉瘤样变鉴别。对比肉瘤糟脆、红色、固体的表现，囊性变的特点是无组织的明胶样物质。

有时候，宫底后壁子宫肌瘤朝下生长被箝闭在骶骨窝里，令人惊讶的是，即使是这种情况，底部直肠或输尿管梗阻却很少见，整体的解剖关系扭转，如子宫和乙状结肠向侧方移位可能会出现。

子宫肌瘤钙化并不少见，沉积的钙在 X 线检查时可见到特异的钙化影，这一点有时候对鉴别老年女性盆腔石化、坚硬的肿物有帮助。

子宫肌瘤和妊娠成功的关系与个体的情况有关，肌瘤的位置可能比大小更重要，长在宫颈或下段的肌瘤可能太大，使得胎头通过产道时受阻。尽管小的浆膜下或肌壁间肌瘤不会影响妊娠，但是在妊娠的过程中（可能由于压力增高），肌壁间肌瘤的血液供应有时候非常艰难，使得肌瘤的间质出血，这种肿瘤的“红色样变”可能会导致坏死而成为妊娠严重的并发症。

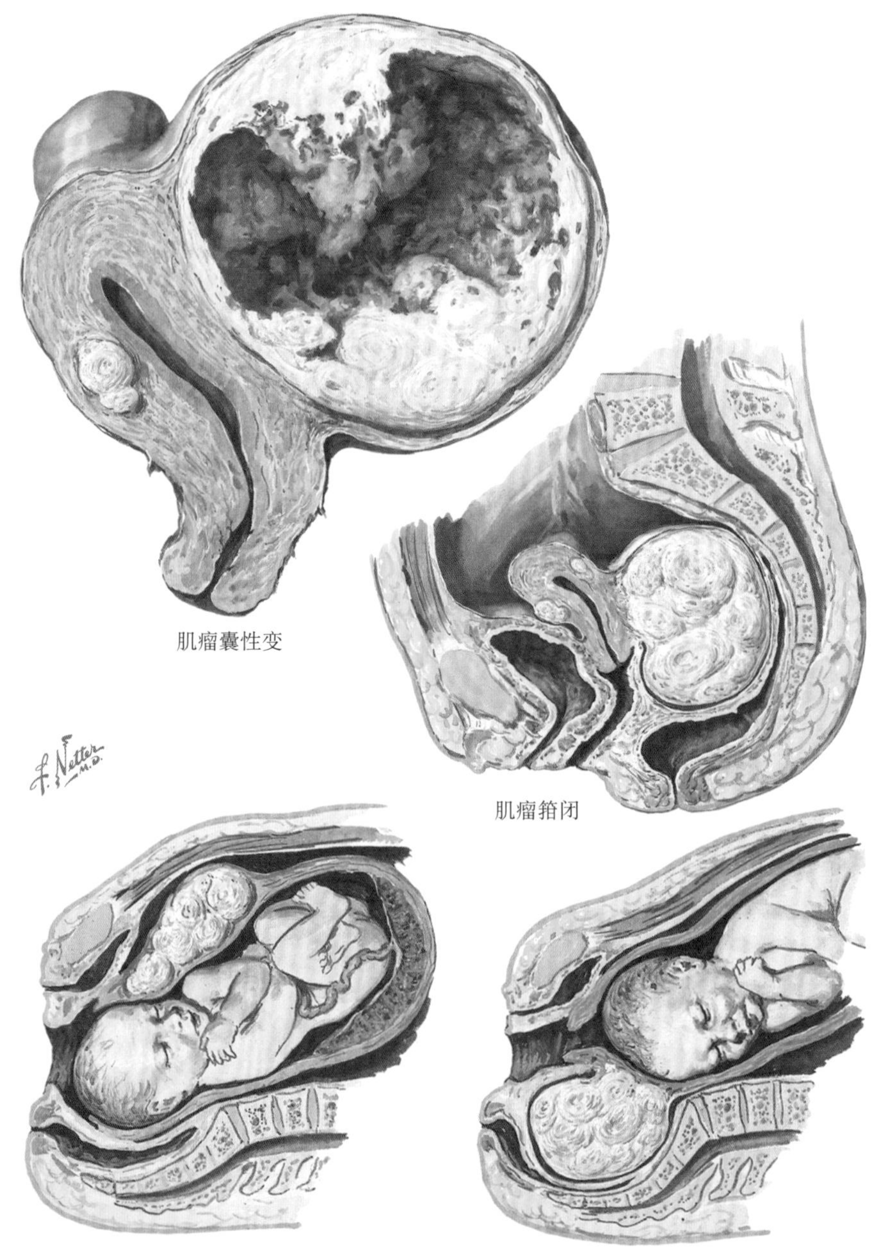
肌瘤囊性变

肌瘤箝闭

肌瘤回缩，胎儿能够通过宫颈

箝闭的肌瘤造成难产

## 二十九、子宫肌瘤Ⅲ——变性和梗阻

尽管子宫肌瘤的诊断通常是临床诊断，但是需要记住的是，除非是手术治疗，否则我们无法证实子宫肌瘤的诊断或症状就是这个肿瘤引起的。卵巢恶性肿瘤有时候粘连并且侵入宫底后壁从而表现出有误导特点的肿物，有的时候出血也可能是由内分泌功能失调引起的。绝经后良性子宫内膜增生的出血提示可能有功能性的卵巢肿瘤被忽视了，因为子宫肌瘤几乎不引起绝经后的出血，更不会引起子宫内膜增生。

许多因素会影响一个病人子宫肌瘤的处理。想要保留生育功能是多发子宫肌瘤剔除的一个指征。对于那些有不规则出血和小肌瘤的更年期患者，通过子宫内膜活检或刮宫排除癌变后，无排卵周期可行激素替代疗法，希望在卵巢功能消失后症状能够控制住。子宫动脉栓塞适用于不适合手术治疗或希望保留生育能力的患者（成功妊娠是可能的，但是由于子宫栓塞有一系列短期和长期的并发症，所以只用于那些想保留生育能力的女性）。如果宫颈出现持续的异型性，或者出现膀胱膨出、直肠膨出、子宫脱垂，这些女性又没有生育需要，子宫切除后重建一个结实的盆底是比较好的选择。不幸的是，有时候当告诉一个女性患有肌瘤时，她可能会精神压力过大，害怕癌变，以至于除了手术切除肌瘤外没有办法缓解精神压力。

有时，一个大的肌瘤生长超出其血供能力，会出现囊性变，肌瘤的动脉血液供应比起相似区域的正常子宫肌层的血供是非常少的，因此，当肿瘤生长超出血液供应能力时会变性。肌瘤生长和其血供的差异严重程度决定了变性的类型：透明样变、黏液样变、钙化、囊性变、脂肪样变、红色变性或坏死。最轻的变性是肌瘤透明样变，在这种变性下，肌瘤表面失去旋涡状特点，变得均匀一致，组织结构上，透明变性的细胞结构消失，平滑肌细胞被纤维结缔组织取代。

起源于一个极度后倾的宫底部位的子宫肌瘤可能被箝闭在骶骨窝里，压迫直肠，造成顽固性便秘，尽管此种原因引起的梗阻可能非常少见。宫颈部位生长的肌瘤也可能会引起相似的情况。

子宫宫颈肌瘤在生产时，随着宫颈的扩张可能会向上缩回，从而顺利地生产，也可能会被强制下降，引起难产，使得分娩不能成功。很少的情况下，高水平的生长激素和卵巢激素会刺激已经存在的子宫肌瘤在孕中晚期迅速增长而引起妊娠期的问题，这种迅速的增长可能会引起疼痛，尤其是当肌瘤生长超过血液供应能力而变性进而坏死时，变性出现在 5%～10% 的有子宫肌瘤的妊娠女性。

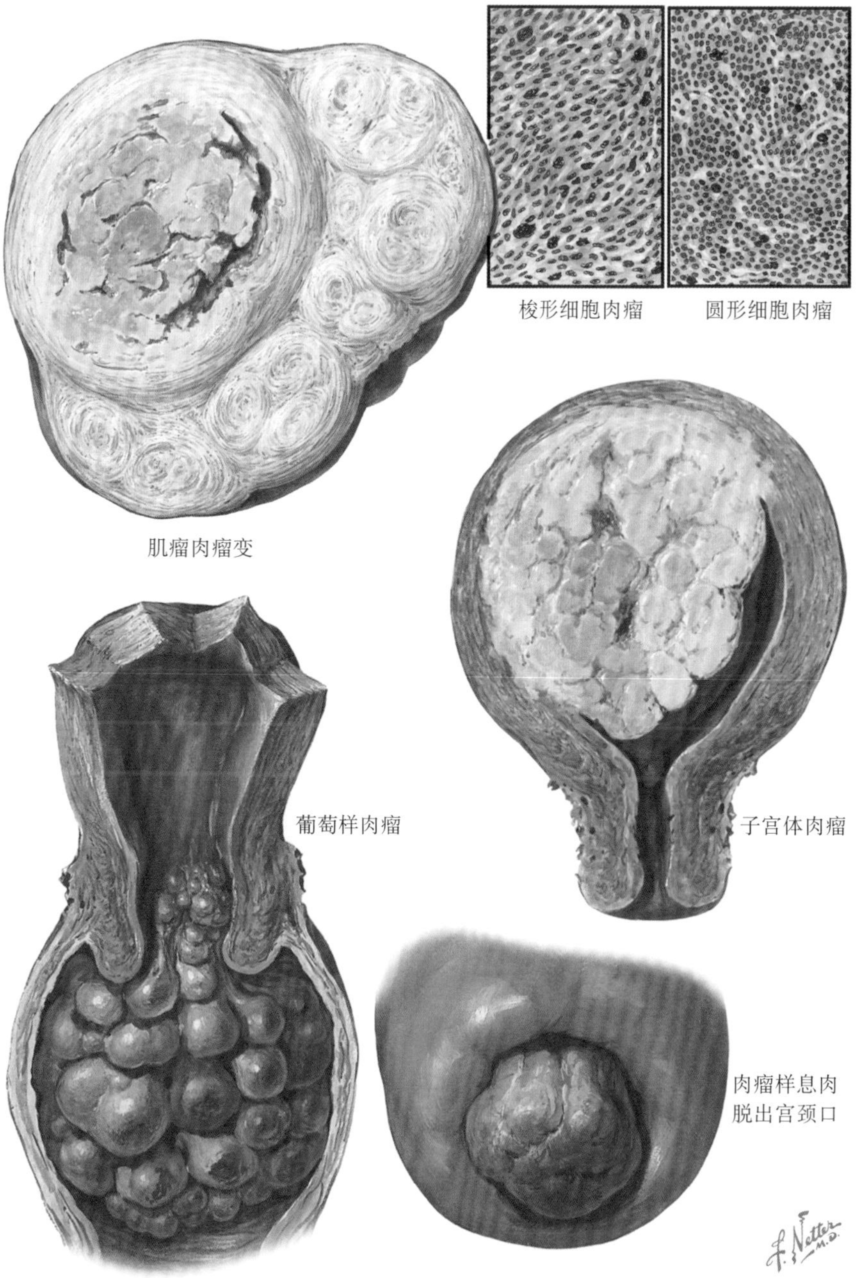

梭形细胞肉瘤　圆形细胞肉瘤

肌瘤肉瘤变

葡萄样肉瘤

子宫体肉瘤

肉瘤样息肉脱出宫颈口

## 三十、肉瘤

肉瘤变可以发生在苗勒管系统，包括子宫内膜基质和子宫内膜。混合苗勒管肉瘤可能包含一些非生殖道的元素，比如软骨或骨质（异源型）。子宫肉瘤，无论是原发或是继发于以前存在的子宫肌瘤，都是相对少见的疾病，在所有女性生殖道恶性肿瘤中，肉瘤占子宫恶性肿瘤小于 5%，平滑肌肉瘤大概 1/800，大于 20 岁女性的发病率是每 100 000 人中有 0.67 人，子宫肌瘤的肉瘤样变性小于 1%，发生年龄段可以从儿童期至绝经后很多年。肉瘤没有基因遗传倾向，尽管据报道肉瘤在黑种人女性更多发，但其实没有种族倾向性。尽管缺乏证据，但有雌激素刺激和肥胖患者的子宫肌瘤被认为是肉瘤的危险因素，使用口服避孕药可能会降低风险。

这些肿瘤生长出奇得快。即使是儿童，肿瘤也可长得比足月妊娠子宫还大。由于这种肿瘤的预后极差，即使是行根治术，也要把所有切下来的肌瘤都切开并把所有手术标本都提交去行病理检查。肉瘤最常出现在一个大肿瘤的中心，在横剖面标本上很容易认出，因为它是肉感的、松软的，缺少子宫肌瘤坚硬、旋涡状外观的特点。血供不足通常是中央坏死出血的原因。

肉瘤可能原发于子宫任何一部分，包括中胚层组织，但是无论肿瘤是子宫壁或子宫内膜肉瘤，无论是原发于结缔组织或子宫内膜、宫颈内膜、血管、子宫内膜肌细胞、肌瘤细胞，无论它被分型成纺锤细胞、圆细胞或混合细胞，它的侵袭性和转移倾向都是相同的。肿瘤的大小和范围对于预后更重要，比它的位置和组织学分型重要。

许多病例的诊断是困难的，并且在最终术后肿瘤的广泛病理检查给出决断之前也是没有必要的。由于技术困难，冷冻切片活检技术很少有帮助。

直接原发于子宫体的肉瘤容易被误诊为良性黏膜下肌瘤。有时候，鉴别纺锤细胞肉瘤和良性细胞肌瘤不借助于显微镜检查是不可能的，显微镜检查能够发现肉瘤病例中存在有丝分裂现象。

有时候，子宫息肉也可以肉瘤样变。出现这种情况，唯一的治疗方法就是广泛全子宫切除。

葡萄肉瘤是非常罕见的。它包括多个、软的、浆果样的组织，大小从黄豆到橄榄不等。这种肿瘤的预后极差，且几乎仅出现在年幼的儿童身上。成堆的肿瘤块从宫颈长出来或从阴道口脱出，它们可能因为受挤压而出血。鉴于这些恶性肿瘤的快速增长，非常早期的广泛子宫切除加盆腔淋巴结清扫是唯一生存的希望。年龄较小的儿童出现阴道出血，千万不要忽略这种严重的恶性肿瘤。

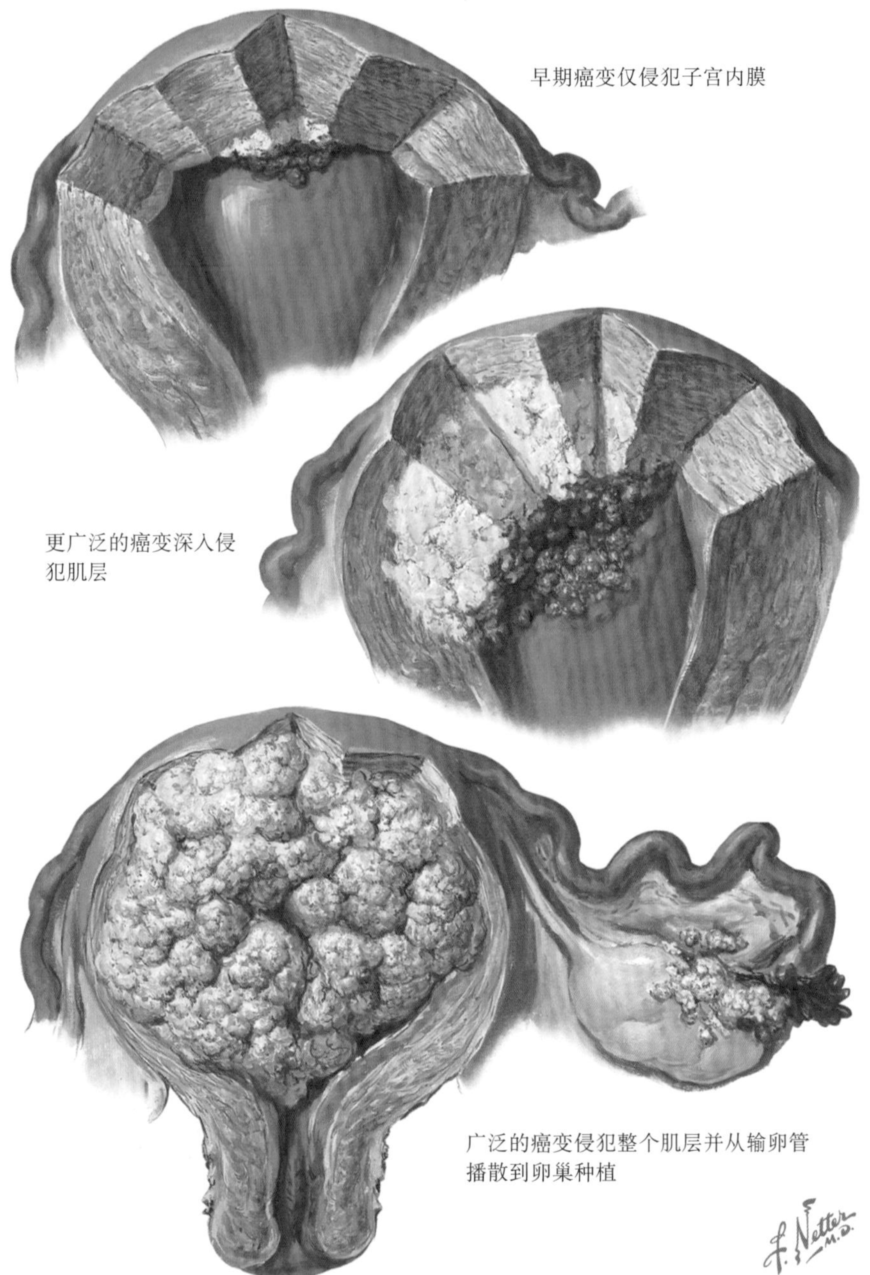
早期癌变仅侵犯子宫内膜
更广泛的癌变深入侵犯肌层
广泛的癌变侵犯整个肌层并从输卵管播散到卵巢种植

## 三十一、子宫体癌症 I——不同的期和型

子宫体癌症通常包含子宫内膜恶性变。通常有腺癌、腺鳞癌、透明细胞癌、乳头状浆液细胞癌。这些癌症是最常见的女性生殖系统恶性肿瘤，是导致美国女性癌症相关死亡的第八位因素。

尽管绝经前的女性有不正常出血必须要考虑到腺癌的可能，但是 50 岁后出现不正常点滴出血的女性一定要怀疑子宫体癌。如果宫颈正常，绝经后年龄的女性有任何分泌物都应按照高度怀疑子宫恶性肿瘤对待。分泌物有时可能是水样的而不是血性的。除非子宫积脓，否则疼痛并不是一个早期信号，当疼痛出现时，可能提示侵犯了其他器官。

子宫内膜癌的高危因素包括无拮抗的（无孕激素）雌激素刺激（比如多囊卵巢综合征、肥胖、长期无排卵、无孕激素联合的雌激素替代治疗），这可能是 90% 病例的原因。选择性雌激素受体调节药对子宫有激动作用（如他莫昔芬），可能也会增加风险。口服避孕药降低子宫内膜癌的风险。

如果在阴道涂片中找到了脱落的恶性子宫内膜细胞，诊断基本可以明确。（宫颈细胞学检查只能够监测出 20% 的已经知道的子宫内膜癌）。经阴道超声或超声宫腔造影术可能有用（尽管一些人认为超声宫腔造影时输卵管溢出的液体可能会引起肿瘤的子宫外播散）。最终的诊断无疑基于组织取样和组织学检查，子宫内膜活检的准确率约 90%。

1988 年提出了一个基于手术评价的手术分类分期，特别强调了子宫肌层浸润是 I 期，I A 期肿瘤局限于子宫内膜；I B 期浸润小于一半子宫肌层；I C 期浸润超过一半子宫肌层。II A 期只有宫颈腺体受累；II A 期宫颈基质受累；III A 期肿瘤侵犯浆膜层或附件或腹腔细胞检测阳性；III B 期有阴道转移；III C 期转移到盆腔或腹主动脉淋巴结；IV A 期包括肿瘤侵犯膀胱或直肠黏膜；IV B 期包括远处转移，包括腹腔内或腹股沟淋巴结转移。大多数病例诊断时是 I 期，因为绝经后出血能够让我们及时评价，提高了总体的预后，因为预后很大程度上取决于疾病的分期：I 期 5 年生存率 90%，IV 期的则小于 10%。组织类型也与预后相关，预后最好的是典型的分化好的腺癌，无论组织中有没有鳞化或分泌现象。约 80% 的子宫内膜癌是属于预后分类好的，预后差的病理类型有乳头状浆液性癌、透明细胞癌、伴或不伴鳞化的低分化癌。

肿瘤分级和分类都会影响子宫内膜癌淋巴结转移的危险性。I B 期和 I A 期病例淋巴结阳性的比率和肿瘤级别都不一样。更高级别的肿瘤和更深的子宫肌层浸润淋巴结受累的可能性更高：对于子宫内膜癌仅累及子宫内膜或低级别肿瘤浸润子宫肌层小于 1/3 的情况，淋巴结受累的风险是微乎其微的。

## 三十二、子宫体癌症 II——组织学和范围

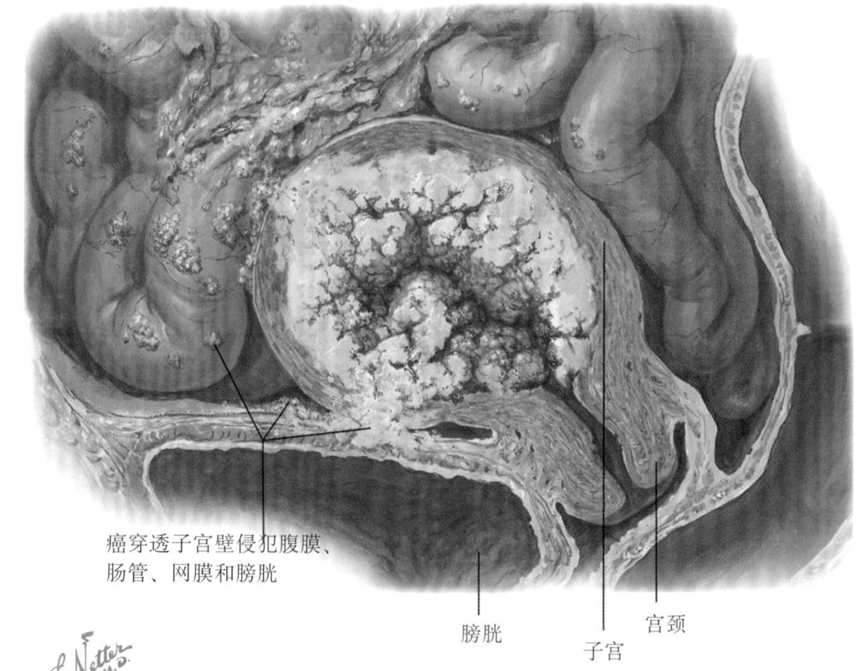


**原位癌（0 期）**
一处簇拥的腺体有不典型细胞（箭头处）

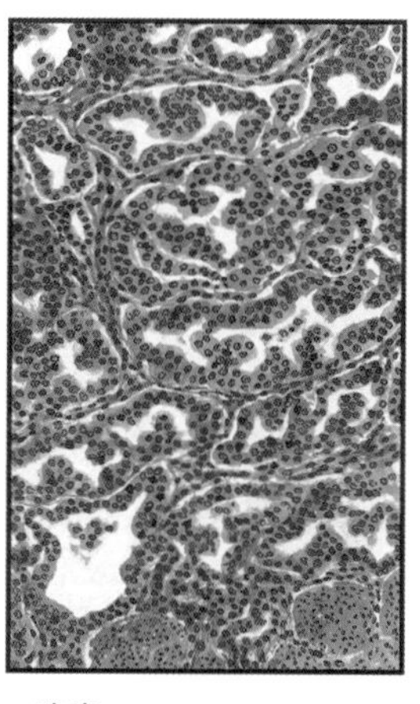

**腺癌**
大簇不正常腺体有不典型细胞

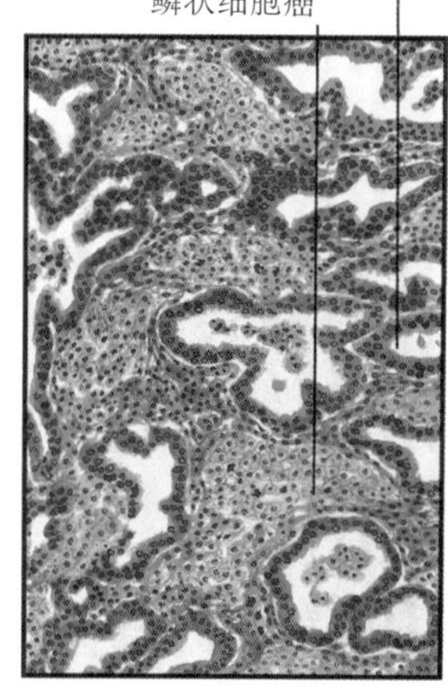


**腺棘皮癌**
片状鳞状细胞癌混合恶性腺体

大多数子宫癌都有分化相对好的腺体结构。总的来说，与分化成熟的腺癌相比，未分化肿瘤长得更迅速、转移更早。分化好的子宫内膜腺癌和子宫内膜非典型腺瘤样增生的鉴别诊断是不简单的，且经常混合存在，比起冷冻切片，染色切片在诊断恶性并要给予治疗前必须要做。

鳞状上皮通常和子宫内膜肉瘤的腺样元素一同出现。组织学上，短语“腺棘皮癌”是用来描述一个分化好的肿瘤的，而腺鳞癌是来描述一个有鳞化的未分化癌的。短语“腺癌伴鳞化”是用于描述腺体和鳞化部分的分化程度的。子宫内膜浆液性乳头状癌是一个高致命性的子宫内膜癌组织学亚型（5%～10% 的病例），这种肿瘤的组织学与身体其他部位的乳头状浆液性癌一样（如卵巢）。子宫内膜透明细胞癌更少见（< 5%），组织学与卵巢、宫颈、阴道透明细胞腺癌相似，透明细胞肿瘤易发生于绝经后女性，并且预后更差，与子宫内膜癌 65% 甚至更高的生存率相比，透明细胞癌报道的生存率是 39%～55%。

当病变局限于子宫时，治疗的成功率主要取决于手术对病灶的清除。不幸的是，许多这样的病人由于长期或间歇的疾病和六七十岁的高龄而不能进行良好的外科手术。初期手术包括手术探查、全子宫切除、双附件切除、腹腔大网膜细胞灌洗液检查和腹主动脉淋巴结取样。对于有明显并发症的患者，单纯放疗可能有用，尽管疗效并不佳。手术后阴道残端放疗降低局部复发率，远处转移可用大剂量孕激素、铂类、多柔比星（阿霉素）治疗。对基于系统手术分期诊断的病灶局限于子宫的女性使用辅助放疗是有争议的。对于 I 期的患者，肿瘤分级 1 级，如果超过深肌层外 1/3 或有浸润但手术分期受限时，可以考虑手术后放疗（阴道短距离放疗或外照射）。

II 期的治疗没有很好的定义，有三个治疗建议：手术（根治性全子宫切除加盆腔淋巴结清扫术）、手术（筋膜外）后放疗（子宫内和阴道置入和外照射）和单纯全子宫切除加外照射。大多数联合放疗和筋膜外全子宫切除的 II 期患者，5 年生存率接近 75%。

III 期和 IV 期的子宫内膜癌患者有很高的血源性和淋巴播散的风险。所以系统治疗对于这些病人有很关键的作用。激素和细胞毒药物对于高级别子宫内膜癌有效，并且，放疗对局部控制或盆腔病灶的治疗都有效。

治疗以后，应检测患者阴道断蒂涂片，每 3 个月 1 次直至 2 年，然后每 6 个月 1 次直至 3 年，然后每年 1 次，每年应查胸部 X 线片，10% 的复发在最初诊断的 5 年后出现。

子宫内膜癌比起宫颈癌更易出现远处转移至重要脏器而引起死亡，这些远处转移无疑是血液播散的。输尿管局部梗阻是很少见的。

（米 兰 贺欣然 黄 艳 译
张 岱 校）

# 第 9 章

# 输 卵 管

## 一、输卵管

卵管长约 12cm，为肌膜结构，通常分为壁内部、峡部、壶腹部。

输卵管壁内部（间质部）在子宫壁内基本为直行，仅在与子宫腔联通前呈现壶腹状扩张。行子宫输卵管造影时，细小的输卵管腔或者通过线状的连接带与子宫腔相通，或者通过狭窄的空白区与子宫腔分离。输卵管的这一狭窄结构，通常被称为输卵管括约肌，它由子宫黏膜在子宫与输卵管两器官的连接部位的环形皱褶形成的。

输卵管峡部并不像壁内部一样狭窄，其走行略成波浪状。壶腹部走行弯曲，且沿远心方向逐渐增宽。输卵管的末端呈漏斗状，漏斗周缘有指状突起为输卵管伞，其外形类似有褶饰边的牵牛花或海葵。输卵管伞中的一条表面有沟槽，沿输卵管系膜外侧缘走行，指向卵巢，被称为卵巢伞。输卵管系膜边缘常可见一个或数个充满透明浆液的囊泡状物通过细长的蒂与其相连，被称为泡状附件或卵巢冠囊肿。它们是中肾小管的残迹。

输卵管壁由三层构成——最外的浆膜层、中间的肌肉层和内侧的黏膜层。肌肉层由内环外纵分布走行的平滑肌纤维构成。但是，壁内部（间质部）较特殊，其肌层最内侧有额外的纵向的肌纤维分布，即其肌层肌纤维走行为内纵、中环、外纵。输卵管中段的肌层较壶腹部厚，壶腹部的纵向肌纤维分布较为疏松。输卵管伞纵向肌纤维收缩，可使输卵管漏斗部与卵巢表面紧密接触。

输卵管血供丰富，其血管供应来源于卵巢、子宫血管的分支，输卵管漏斗部及输卵管伞的血管分布尤其丰富，血管在肌束之间穿插，形成一个勃起组织，充血时，可使输卵管漏斗部在卵巢表面摆动。

输卵管黏膜层有纵行的皱襞，壁内部的黏膜皱襞稀疏、低矮、分布广，而壶腹部的黏膜皱襞丰富、细长、分支多。与壁内部黏膜皱襞相当简单的分布相比，壶腹部黏膜皱襞分布极其复杂，多分支，貌似迷宫。

输卵管黏膜依附在薄层基底膜上，通过菲薄、疏松、血管丰富的结缔组织与肌层相连，当受精卵在输卵管着床之后可以发生适度的蜕膜反应。

输卵管黏膜层由单层的柱状上皮细胞构成，其中一部分细胞有纤毛，另一部分具有分泌功能。在纤毛细胞和分泌细胞之间，有第三种细胞——楔形细胞，其细胞核深染。楔形细胞可以替代老化细胞，老化细胞将逐渐排出输卵管腔。纤毛细胞和分泌细胞的数量比随月经周期而变化。在黄体期，卵细胞停留在输卵管，分泌细胞可以分泌营养物质支持卵子。输卵管黏膜上皮细胞的高度也随月经周期变化，排卵时最高，而月经期最低。

输卵管纤毛运动的方向是朝向子宫的，可将小微粒运送到宫腔。但是，驱使卵细胞向子宫运动的是输卵管蠕动而不是纤毛运动。

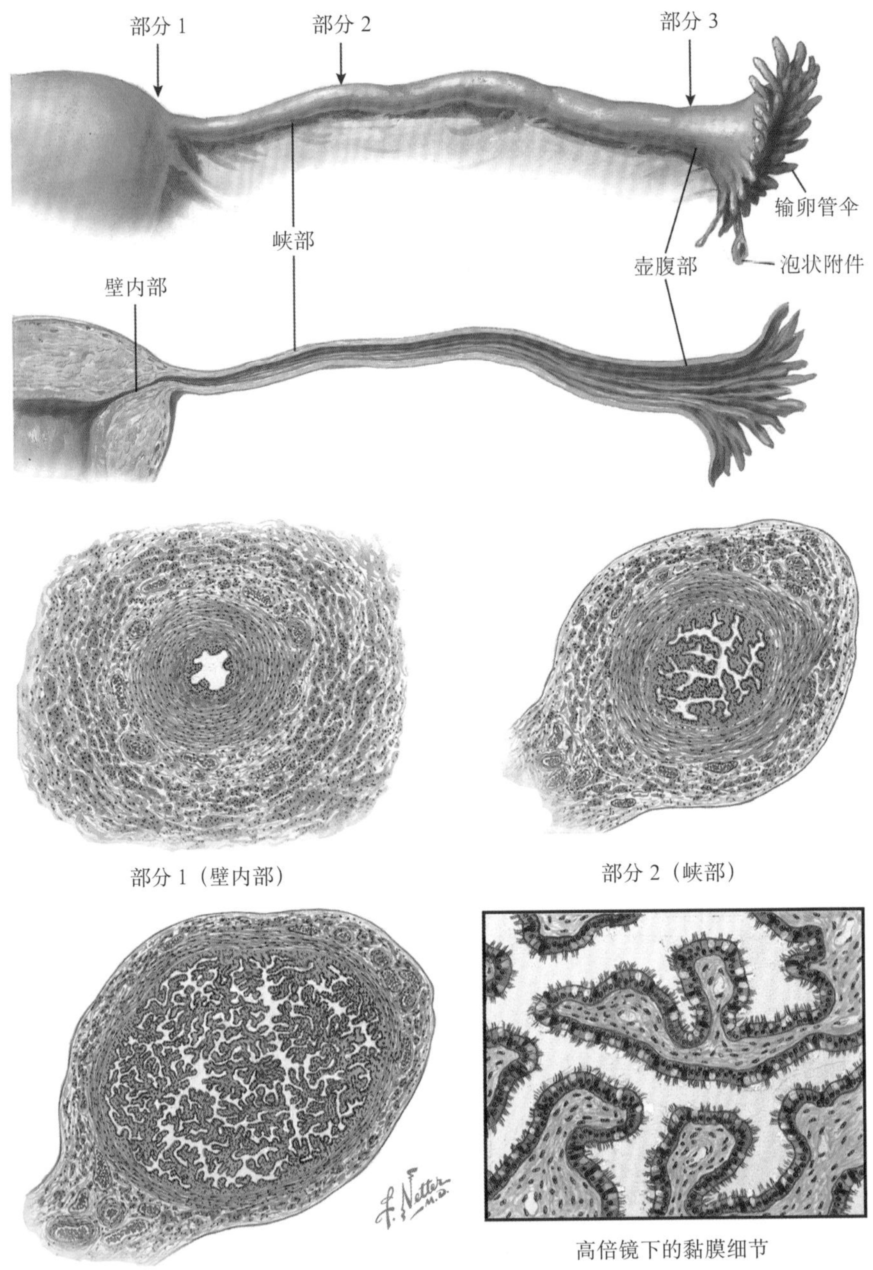

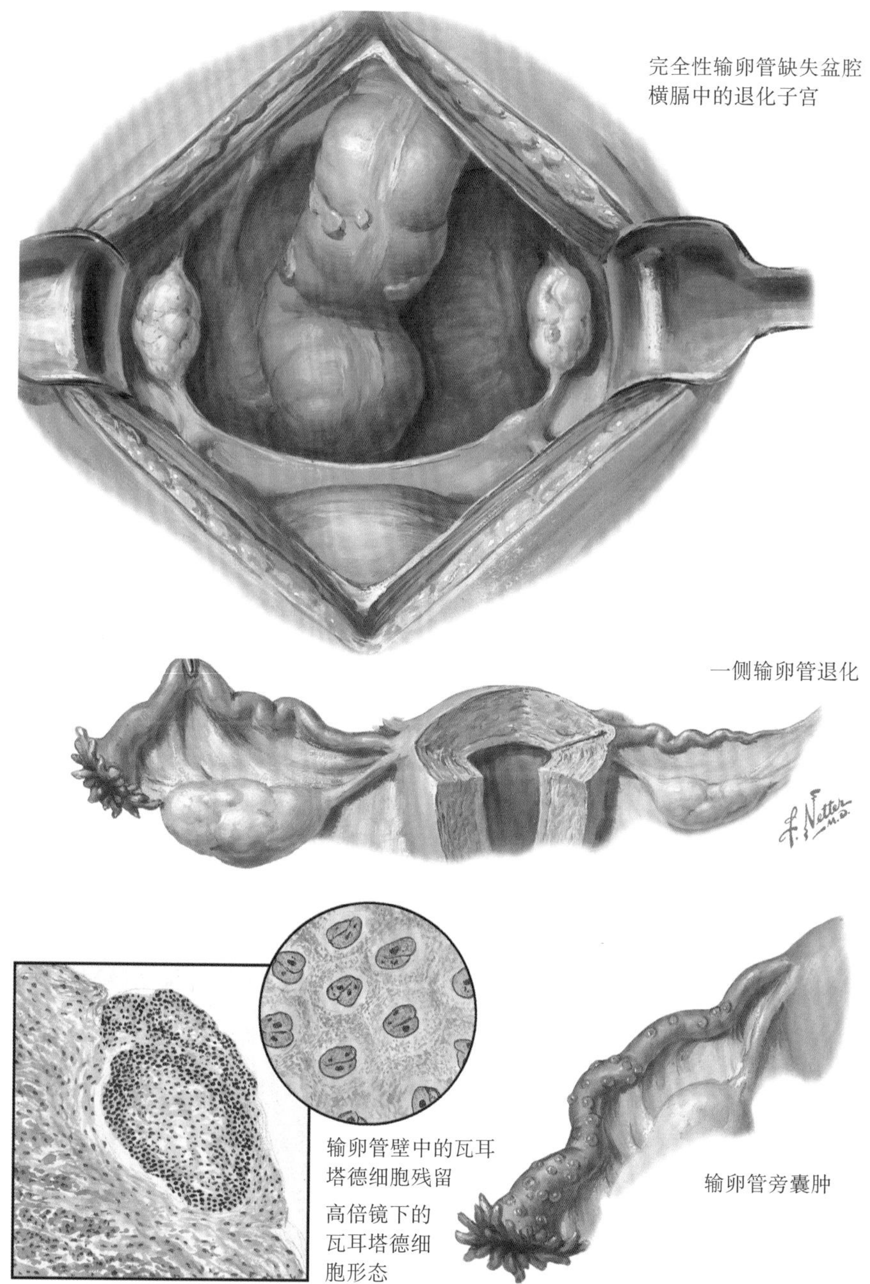


## 二、先天异常Ⅰ——缺失和退化

输卵管起源于未融合的米勒管（中肾旁管）的头端。胚胎阶段，输卵管起源最早可被识别时，长仅8.5~10mm，其发育的最早阶段是增厚的尿生殖嵴上皮横向至午非管（中肾管）的凹陷。很快，凹陷加深发育形成管状，直至其达到突起的米勒结节上的尿生殖窦上皮。

米勒管的发生发育必须依赖午非管的存在。当同侧的午非管缺失时，则该侧米勒管不能发生发育。睾丸发育时睾丸支持细胞分泌米勒管抑制因子，如果米勒管抑制因子缺失，则中肾管退化，中肾旁管发育成女性生殖道。中肾旁管的头端直接与腹腔相通，形成输卵管。

相对于胎儿整体的发育，中肾管及中肾旁管的发育较慢。因此，中肾管、中肾旁管体腔口的位置逐渐下降至第四腰椎旁。最初，尿生殖褶包括午非体、中肾管、中肾旁管，呈与脊柱平行的矢状面生长。随着顶端的肾上腺、肾的生长发育，尿生殖褶的方向发生了改变，其上端向侧面弯曲。随着卵巢和输卵管进一步下降，米勒管就更加呈横向了，此时两侧米勒管下端在中线位置逐渐融合，并继续保持原有的纵向，发育成子宫。

输卵管的肌肉及结缔组织最早可在胚胎发育的第三个月观察到，到第五个月就非常清晰了。但是，直到妊娠的最后一个月，输卵管壶腹部仍未表现出其特征。

输卵管的先天异常多归咎于发育异常或损伤，例如扭转或炎症。双侧输卵管缺失常合并有子宫发育不全。在这样的病例中，与阔韧带相对应的会出现一个横向的盆腔膈膜，连接卵巢，其上缘侧面包含肌结节，是米勒管的退化残迹。而圆韧带，因为是独立起源的，因此可发育正常。这种病例中可合并阴道发育不全，但不是必然的。

输卵管壶腹部缺失的主要原因是扭曲和随之而来的输卵管壶腹坏死、吸收，而不是发育异常。午非管如果先天缺失，必将导致同侧的米勒管发育缺陷，则其解剖发育的特征表现为输卵管、子宫角、肾、输尿管缺失。

在输卵管浆膜下层组织中，常可见到一种实性或囊性的小结节即卵巢上皮小岛，因为被 WALTHARD（瓦耳塔德）首次描述，也被称为瓦耳塔德细胞残余。瓦耳塔德细胞有其标志性的特征——细胞核中央有沟或皱褶。

在许多正常输卵管表面常可见到多发的细小浆膜表面的囊肿，也被称为输卵管旁囊肿。这些小囊肿常由浆膜上皮内陷或闭合导致，没有什么实际意义。因此，部分笔者认为这些囊肿是由慢性感染引起的并不恰当。

## 三、先天异常 II——闭锁和缺陷

单侧完全或部分的副中肾管（米勒管）缺失较双侧副中肾管发育不全更为常见。这种畸形及其变化经常出现，比如单角子宫，合并或不合并对侧退化的宫角，单侧输卵管闭锁，输卵管全部、部分或阶段性缺陷。输卵管部分性缺陷的原因很难解释，这同样适用于常出现类似先天性缺陷的其他中空器官，例如食管、小肠和输精管。迄今为止，这些缺陷发生的原因都没有合理的解释，是否存在暂时的抑制因子导致了这些器官的内腔缺陷或连续性缺陷也尚无定论。

与输卵管发育不良导致的缺陷相比，输卵管发育过度导致的异常更为常见，例如副输卵管口、副输卵管、额外的输卵管。尽管如此，额外的输卵管例如重复输卵管或第三输卵管仍是极为罕见的。这种额外输卵管通常与主输卵管平行，并且结构相同，可以合并或不合并额外卵巢的发生。

与此相反的是，副输卵管和副输卵管口非常常见。副输卵管常起源于主输卵管或输卵管系膜，包含或多或少的发育较好的环状带蒂的输卵管伞，通常较为细小，中空或是实性的。但即使是中空的，也不与主输卵管内腔相通。如果副输卵管中空的内腔两端均封闭，其将转化为一个小的带蒂囊泡，而其闭锁的腔内产生的输卵管液将导致囊泡膨胀，形似输卵管积水或卵巢囊肿。

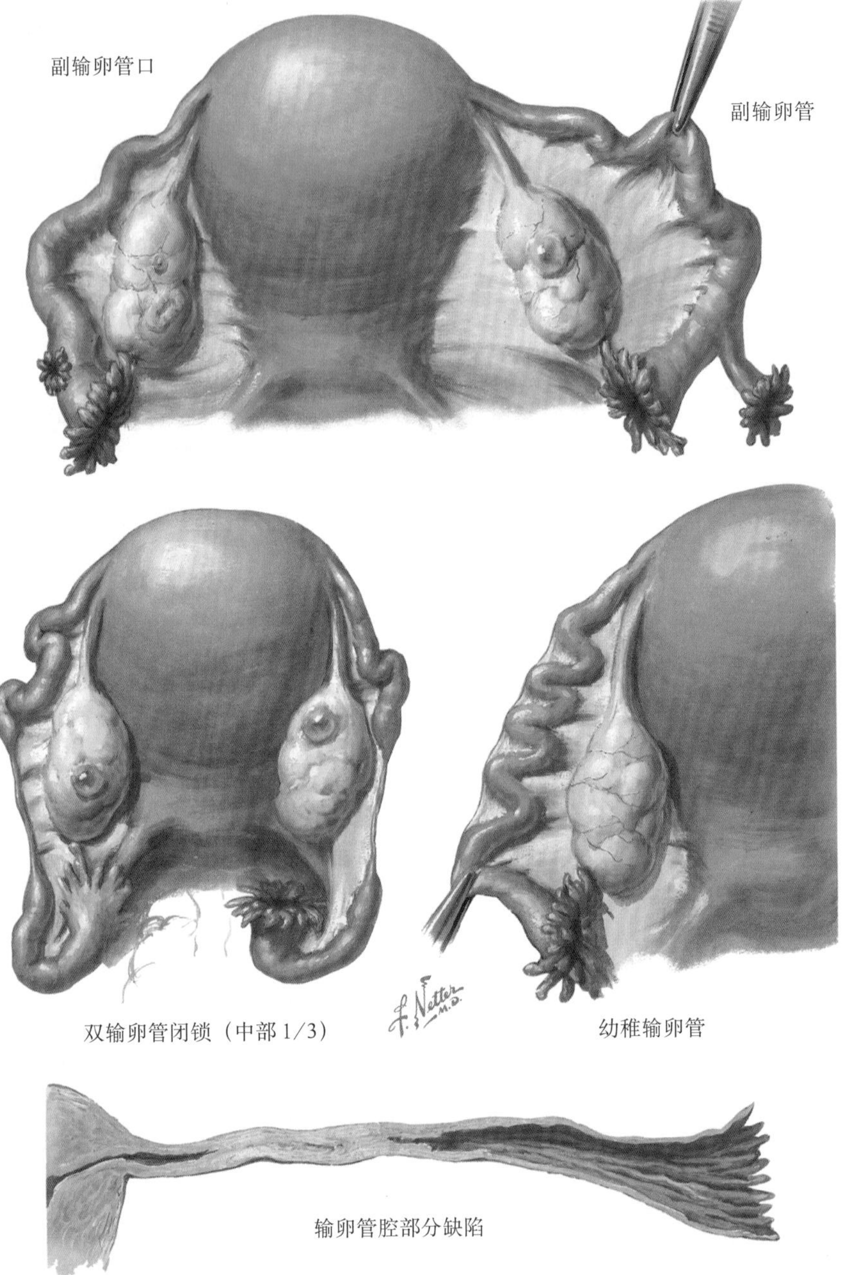


尽管副输卵管可以来源于输卵管壶腹的任一部分，也可来源于输卵管峡部，副输卵管口则总是出现在主输卵管口的附近，其形态与结构也总是与主输卵管口相同。二者总是可以通过输卵管腔互通。仅有的一个个案报道称，在一剖腹手术当中，发现一输卵管的近端部分缺失，而远端则分离成三支。

输卵管发育不全较为常见。发育不全的输卵管常细小缺血，其肌层组织薄弱，其壶腹部发育不良。其中，一种特殊类型的输卵管发育不全被称为“幼稚输卵管或婴儿输卵管”，其特征是输卵管外观呈紧致的线圈状，腹膜皱襞牵拉导致输卵管不能伸直是其产生的原因。也许，正是由于线圈状输卵管内部的腹膜皱襞牵拉作用影响了输卵管蠕动，引起粘连和炎症，导致受精卵在输卵管内滞留，从而导致异位妊娠的发生。

宫内发育期受到已烯雌酚（DES）作用，常伴随输卵管异常，表现为点状的输卵管口，输卵管伞收缩、短小、囊状或卷曲。这些变化可能是女性不孕不育的原因之一，并且通常不能通过子宫输卵管造影检查发现。有理论认为，结节性输卵管峡炎就是因为妊娠期间已烯雌酚暴露导致的。

输卵管的不完全下移和倾斜是发育停止的其他表现形式。在腹股沟疝中，偶然可见卵巢输卵管的过度下移和错位，尤其是在雌雄间性的个体。米勒管子宫部分的不完全融合、子宫角的侧屈有助于卵巢输卵管下降错位至腹股沟疝中。

传统的治疗方案包括外科矫正，但是也许有效而成功的采卵、试管内受精、胚胎移植将逐渐取代手术治疗。

# 四、细菌性感染、子宫旁（组织）炎和急性输卵管炎 I

炎性疾病不但发生率高，而且可造成严重的影响，包括急性症状和慢性的后遗症。由于输卵管位于卵巢和子宫之间，所以感染很容易从这两个器官扩散到输卵管。同时，由于输卵管开口与腹膜腔联通，因此任何的腹腔感染都可能蔓延到输卵管，反之亦然。阑尾炎是常见的右侧甚至双侧输卵管感染的起源，乙状结肠炎或憩室炎则常影响左侧输卵管。血行播散也是输卵管感染的途径之一，结核性输卵管炎就主要是通过这种途径感染的。

子宫的炎性疾病常蔓延至输卵管，输卵管的纤毛运动对子宫炎症向输卵管扩散起到微弱的对抗作用，而输卵管子宫联通部位狭窄也是阻挡感染扩散的一道屏障。此外，当输卵管发生炎症感染时，输卵管管腔狭窄也是阻止炎症扩散的重要机制。黏膜肿胀将导致子宫输卵管接合处完全堵塞，可阻止炎性分泌物流入宫腔，迫使炎性物质流向输卵管伞及腹膜腔。

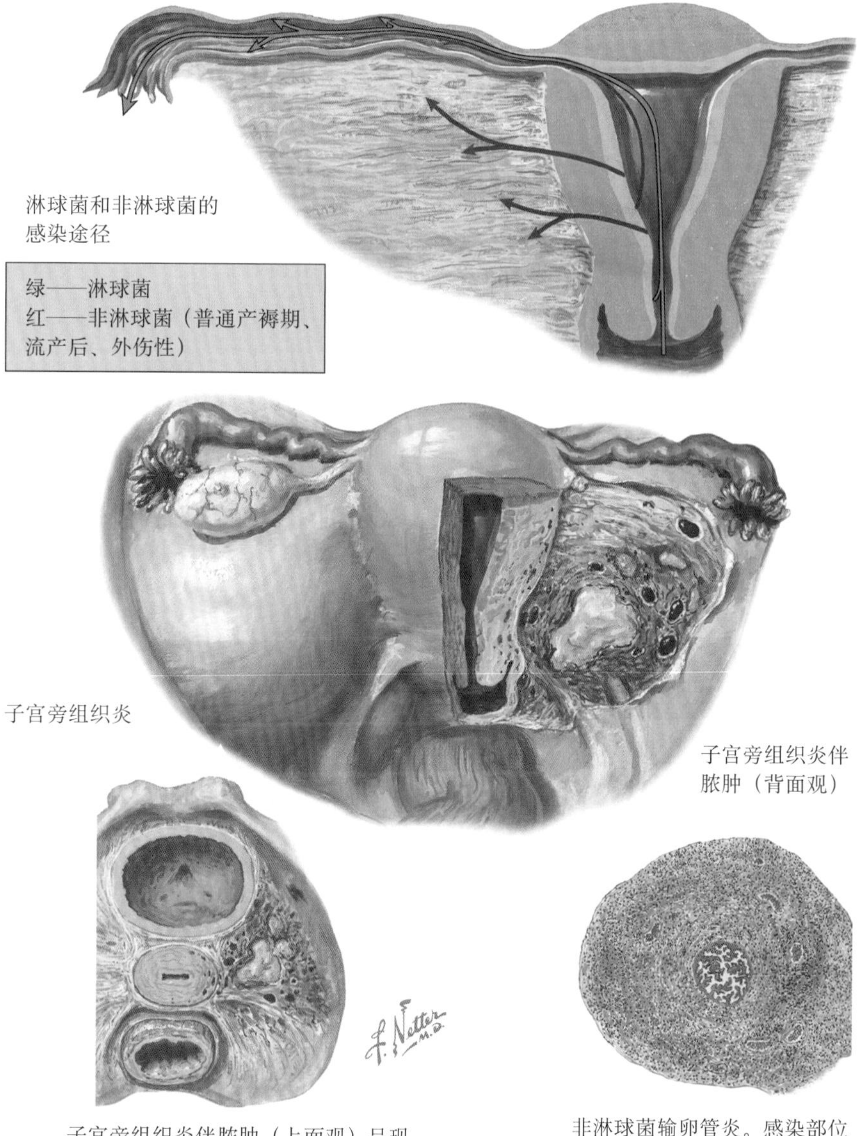

绿——淋球菌
红——非淋球菌（普通产褥期、流产后、外伤性）


淋球菌和非淋球菌的感染途径

子宫旁组织炎

子宫旁组织炎伴脓肿（背面观）

子宫旁组织炎伴脓肿（上面观）呈现横向、向前、向后的延伸

非淋球菌输卵管炎。感染部位主要位于输卵管壁

炎症在闭塞的输卵管中持续存在时，子宫由于有周期性月经来潮内膜脱落和顺畅的引流通道，其炎症常可自愈。另一方面，子宫对异常刺激例如细菌、化学物质等的反应倾向，是导致输卵管发生炎性疾病的常见原因——通过子宫颈外口内部的痉挛和收缩，促使有毒物质进入输卵管腔，引起疾病。常用于子宫输卵管造影等的脂类造影剂可对输卵管造成严重的损伤。

细菌可以经由子宫或经血行播散感染输卵管，其中结核分枝杆菌常通过血行播散途径感染输卵管，而*淋病奈瑟菌*、*衣原体*和其他细菌则通过生殖道黏膜扩散感染输卵管。淋病奈瑟菌主要定植在黏膜层，很少侵犯深部组织，因此常导致管腔内的炎症。相反，衣原体感染则可导致较温和却长期持续存在的炎症反应，虽无痛但可对输卵管造成程度更深的长期损害。

链球菌和葡萄球菌也通过黏膜播散，但可迅速穿透深部组织，侵犯子宫、输卵管壁的淋巴血管组织及邻近的结缔组织。链球菌和葡萄球菌感染最显著的病变和损害常出现在盆腔结缔组织。

宫旁的淋巴静脉充满脓液和半液化半固态的血栓，周围组织也因浆液性或浆液脓性的渗出物而扩张，这正是宫旁组织炎的表现，包括了淋巴管炎、血栓性静脉炎。血管和淋巴管位于盆腔结缔组织聚集的区域，炎症感染呈楔形侵袭这一区域，楔形的基底部朝向盆壁，钝圆的指向子宫。根据盆腔结缔组织聚集区域的分布，可以分为前、中、后宫旁组织炎。感染严重时，前中后三个区域均可被感染。有时，如化脓性感染破坏宫旁结构，可形成宫旁脓肿，侵犯周围的疏松结缔组织带并在其中迅速蔓延，甚至蔓延到周围区域，大的圆形宫旁脓肿可导致宫旁组织炎症扩散的楔形区域发生变化。

输卵管炎的高危因素包括性生活年龄早和多性伴。这些高危因素及其他相关的危险因素主要是引起宫颈的淋病奈瑟菌、衣原体感染，然后感染上行至上生殖道，导致输卵管炎。宫腔操作包括子宫输卵管造影、宫内节育器放置、子宫内膜活检、宫颈扩张、刮宫术等也可导致输卵管炎，但在没有性传播感染的情况下，这些操作引起输卵管炎的概率极低。

## 五、急性输卵管炎 II 和输卵管积脓

急性输卵管炎时，输卵管肿胀发红，弯曲度增加，黏膜充血增厚，管腔内充满脓液。输卵管浆膜层失去原有的光泽，被纤维素性或纤维脓性渗出物覆盖，为输卵管腹膜炎。

非淋球菌性输卵管炎输卵管各层均表现为同样的炎性改变，淋巴管血管均扩张，并充满了多核白细胞及血栓。淋球菌性输卵管炎主要侵袭黏膜层,大范围的黏膜皱襞上皮水肿破坏，光滑的边缘变得粘连。

输卵管炎的发展过程可相当缓慢，在特殊病例中，急性输卵管炎痊愈可达到功能和结构完全恢复。但是，通常急性输卵管炎后常伴随有亚急性和慢性的感染，将导致不同程度的结构和功能方面的后遗症。特别的是，在大量淋球菌性输卵管炎中，可见多核白细胞的数量减少，浆细胞取而代之，但这并不算淋球菌性输卵管炎特征性的表现。输卵管壶腹端开口会因为输卵管伞的反转和粘连而早期闭合，这种表现可以是单侧的也可以是双侧的。感染同样会导致输卵管子宫端的闭合，在某些病例中输卵管两端均可表现为部分或完全阻塞闭合。当双侧均发生闭合时，输卵管将逐渐膨胀，失去其正常的弯曲，变成腊肠样或甑形结构，称为输卵管积脓。通常,致病菌并不存在于化脓性组织中，而是长期在输卵管壁的深部组织中潜伏生长，维持慢性炎症的状态。随着输卵管的扩张，黏膜襞将逐渐变浅直至破坏。输卵管壁常增厚，部分区域结缔组织取代肌肉组织。大范围的输卵管浆膜内皮被损害消失，输卵管与周围组织发生粘连。输卵管积脓的内容物呈液性，可表现为浆液性渗出液中漂浮着脓性纤维素性絮片，可以是黏稠的黄绿色脓，也可以是黏液性脓性液体。陈旧的输卵管积脓中通常含有胆固醇晶体，有时也可有胆固醇凝结体。

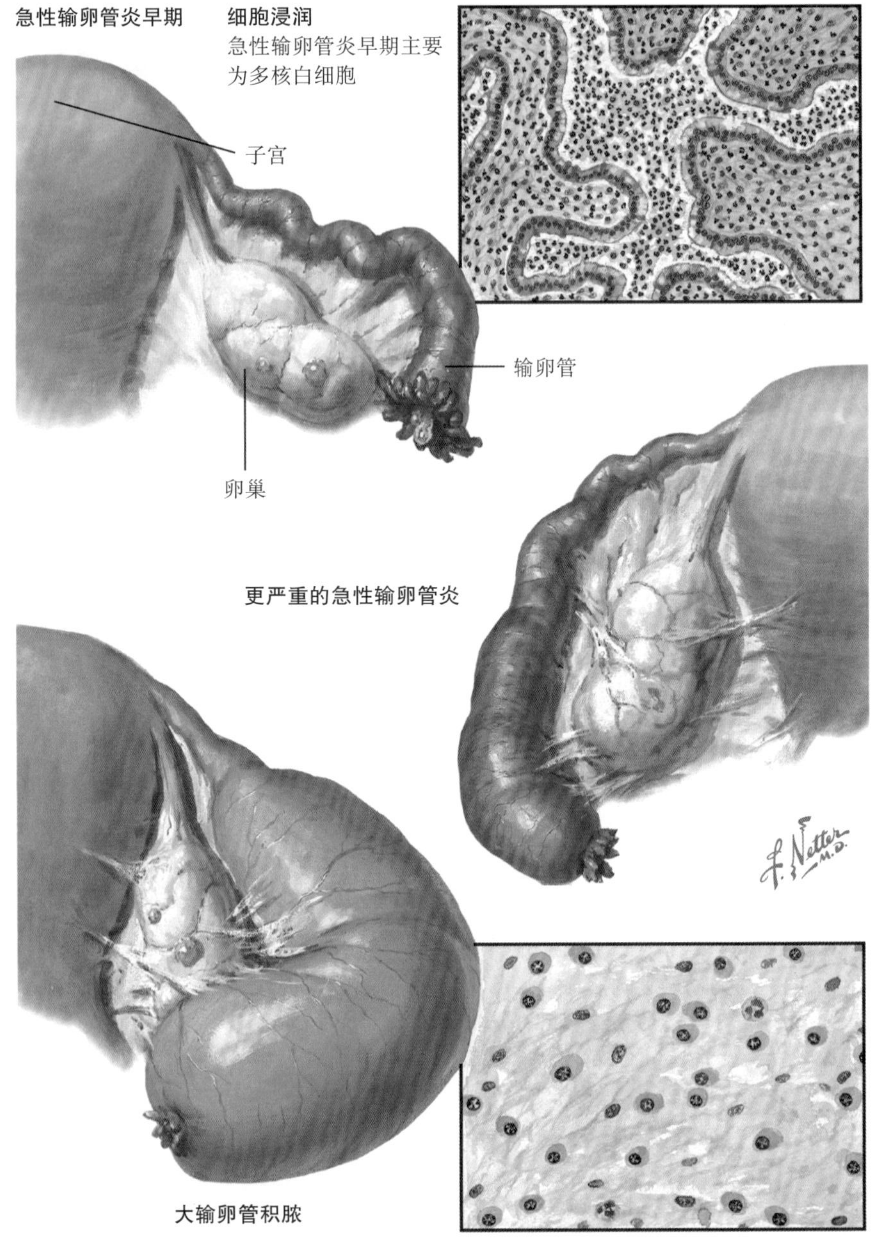


在适宜的情况下，免疫系统可以清除致病微生物，终止炎性过程，但是仍会导致输卵管增厚、闭锁、紧密粘连于卵巢和阔韧带后叶。另一些病例中，炎症发展进程变化，输卵管积脓穿孔进入直肠、腹膜腔，甚至极个别的进入到膀胱。输卵管积脓如穿孔进入直肠，可暂时缓解疾病；穿孔进入膀胱则将引起严重的排尿困难；进入腹腔将导致严重的腹膜炎，需要立即外科手术治疗。

妊娠期出现单侧输卵管积脓将相当危险，在这种病例中常可见保护性粘连分离松解、输卵管积脓破裂，脓液蔓延至上腹部。

输卵管积脓常与其他盆腔感染联合发生，尤其是产后脓毒病伴有宫旁组织炎，感染可沿淋巴系统、静脉和黏膜蔓延。得益于宫旁组织炎有较好的治愈趋势，其炎性渗出物将被吸收，输卵管积脓如转化为亚急性或慢性病变，则可形成可触的、固定的、混合性的腊肠样或卵圆形肿物，常位于道格拉斯陷凹结，如肿物足够大，则可使子宫向前方和病变较轻的一侧移位。

## 六、输卵管积水

输卵管积水是复发性或慢性附件炎症导致的输卵管囊性扩张，以附件包块的形式存在。输卵管积脓的脓性内容物可变得更加浓稠，逐渐被肉芽组织取代，部分可出现钙化，在极个别的病例中甚至出现骨化。更多的情况中，输卵管的固态成分逐渐液化，变成浆液性或血清血液性的液体，则输卵管积脓转化为输卵管积水。

炎性浸润和退化组织被重吸收后，输卵管壁变薄，肌纤维数目减少，呈现半透明外观。输卵管积水的大小差异相当大，小的可以为正常输卵管体积的两倍体积，大的可呈腊肠状，直径达 3cm 甚至更大，完全丧失了正常输卵管的外形。在这种输卵管病例中，输卵管伞结构将完全消失。

从输卵管的横截面上可以观察到，输卵管黏膜皱襞变浅，稀疏分离，皱襞间有较大范围的平坦区域，有时输卵管皱襞完全被破坏，仅可见平坦的隆起或完全不可分辨。

这种输卵管积水又被称为单纯输卵管积水，病情稳定，常存在发展数年却无明显的症状，患者也不会因不适而就诊。与之相符的是，即便在高倍显微镜下也难以从单纯输卵管积水菲薄的管壁和管腔内找到任何原发感染和炎症的证据。而在另一些病例中，可以从输卵管壁中找到慢性感染的病源灶。但是，通常从输卵管积水的囊液中不能培养出致病的微生物。

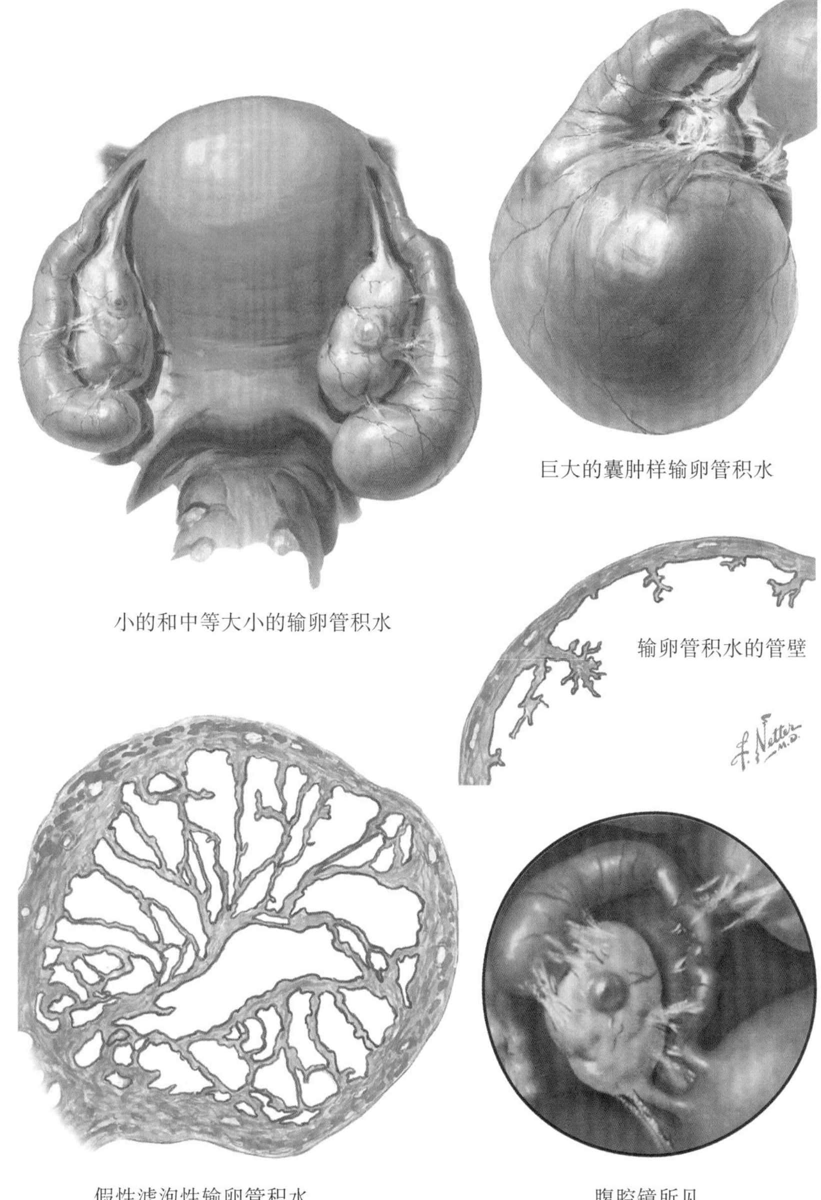


小的和中等大小的输卵管积水

巨大的囊肿样输卵管积水

输卵管积水的管壁

假性滤泡性输卵管积水

腹腔镜所见

假性滤泡性输卵管积水与单纯输卵管积水类似，仅在输卵管的横截面上可以观察到不同，可以区分两者。在假性滤泡性输卵管积水中，其黏膜皱襞呈一种程度的保留，在脊凸和分支的对侧皱襞粘连融合，形成了错综复杂的空洞样结构。这种假性滤泡性输卵管积水多由淋病奈瑟菌感染导致，也可由其他病原体引起的慢性输卵管炎发展而来。

输卵管与子宫间的闭塞不总是致密完全的，在个别病例中，输卵管腔仅仅是被皱襞瓣膜阻塞，当输卵管积水膨胀，皱襞瓣膜将打开，输卵管腔可与子宫相通，因此输卵管内容物可周期性排向子宫，并引起绞痛，这种情况被称为“间歇性输卵管积水”。

输卵管积水时，输卵管周围的粘连很少或仅有稀薄的膜状粘连，因为输卵管扭曲并不罕见。当经血逆流至扭曲的输卵管，则输卵管积水变成输卵管积血。

某些情况下，输卵管积水及输卵管积脓的诊断是比较困难的，尤其是当输卵管积水较大时，容易与卵巢囊肿混淆，通常卵巢囊肿的活动性较好。妊娠试验有助于区分输卵积水与异位妊娠。对配合度较好的患者进行详细的病史采集，可发现其既往有急性盆腔感染的病史，结合查体情况，常能准确对输卵管积水进行诊断。但是，患者能提供既往急性发作的病史，却通常不会主动提供其盆腔感染的病史。

输卵管切除或输卵管卵巢切除等手术是治疗输卵管积水的有效方法。如需保留生育功能可考虑行输卵管整形术，但是其成功妊娠的概率与输卵管积水的大小成反比，通常小于 15%。舍弃受损的输卵管，进行体外受精是更值得推荐的方法，但其成功率仍较低。在进行体外受精胚胎移植之前，切除输卵管积水将提高胚胎着床妊娠成功的概率。

## 七、盆腔腹膜炎和脓肿

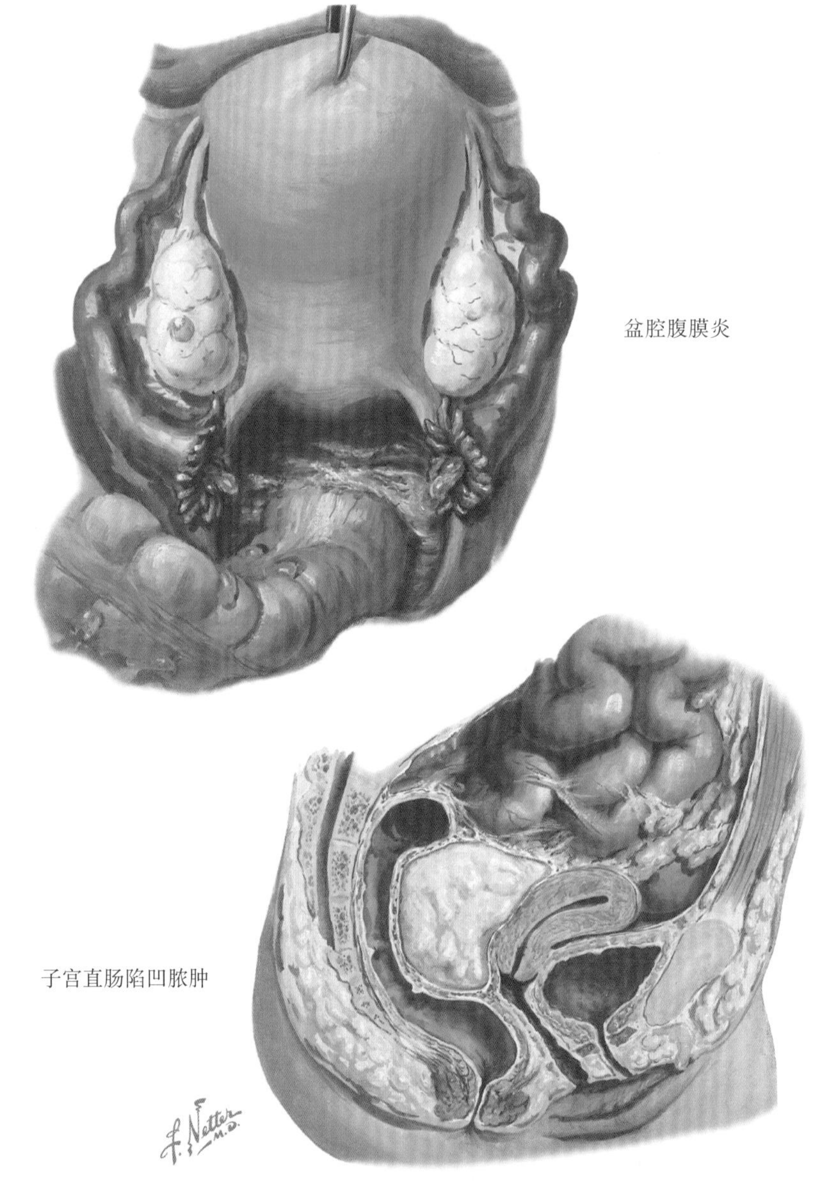

盆腔腹膜炎

子宫直肠陷凹脓肿

当输卵管口开放时，感染输卵管管腔内的脓性物质可进入腹膜腔，引起腹膜炎，这是感染扩散的开始。在适宜的条件下，感染通常被局限在盆腔。即便在输卵管口完全堵塞的情况下，输卵管腹膜炎、输卵管淋巴管炎、输卵管破裂等均可使感染扩散，导致广泛的腹膜炎。急性宫旁组织炎常可引起败血症，如果液化或松散脱落的感染性栓子进入全身血液循环，急性输卵管炎将引起局限或弥漫性的盆腔腹膜炎。因此，*盆腔炎性疾病*是盆腔器官的严重的、弥漫性的、多病原体的感染，可导致较高的患病率。

腹膜炎的严重程度和播散范围取决于致病微生物的种类和致病性，也与患者的抵抗力和治疗的有效性相关。大约 1/3 的病例是单一的*淋病奈瑟菌*感染，1/3 的病例是*淋病奈瑟菌*和其他病原体的混合感染。剩下的 1/3 是厌氧菌和需氧菌的混合感染，其中 5% 以上的病例中有呼吸道致病菌如*流感嗜血杆菌*、*肺炎链球菌*和*酿脓链球菌*等的感染。腹腔镜确诊的输卵管炎当中，超过 40% 的患者为多种致病菌的混合感染。一项研究结果报道，每个病人感染的致病菌种类平均达 6.8 种。宫颈*淋病奈瑟菌*感染的病例中，仅有约 15% 的会发展成为急性盆腔感染。性高潮时子宫痉挛、排卵期和月经期宫颈保护性黏液栓分解、精子接触携带*淋病奈瑟菌*者，宫内节育器放置术等手术操作直接传播等情况均可导致感染蔓延至上生殖道。约 20% 的患者有*衣原体*的感染，住院患者*衣原体*感染的比率更可高达 40%。衣原体导致的上生殖道感染多为无明显症状的隐匿性输卵管炎。

上生殖道感染时，脓性物质可聚集于某些陷凹如道格拉斯窝，盆腔脏器、网膜、肠襻之间的粘连可将其与腹腔的其他部分隔离。乙状结肠及乙状结肠系膜常与子宫底及阔韧带上缘粘连，在脓性物质聚集的上方形成类似屋顶的保护性结构。这是一种局限感染限制扩散的保护性机制，可阻止感染向上扩散，这样的盆腔腹膜炎脓肿常被称为输卵管卵巢脓肿。

输卵管卵巢脓肿可以通过手术进行切开并经前腹壁引流，手术路径可选择开腹、腹腔镜甚至经阴道。在某些特定的病例中，介入放射科医生可在成像系统的引导下将导管插入感染区域对输卵管卵巢囊肿进行引流。盆腔腹膜炎治愈后，盆腔脏器、乙状结肠及网膜之间常仍存在粘连。通常，由于子宫与直肠及盆壁的粘连的存在，子宫被向后牵拉，呈固定的后屈位置。子宫后屈固定会引起很多不适症状，例如腰痛、便秘、排便痛、性交痛等。如果症状严重或其他治疗方法无效，则手术切除是唯一的选择。

约 1/4 的急性盆腔炎性疾病会出现后遗症。盆腔炎性疾病可导致高比例的输卵管因素不孕、异位妊娠、慢性腹痛等。每次盆腔炎性疾病急性发作后不孕的风险将翻倍，三次急性发作后，不孕的风险将高达 40%。单次严重的急性盆腔炎性疾病发作即可导致不孕。有输卵管炎病史的患者，发生异位妊娠的风险升高四倍，由于盆腔炎性疾病的损害，5%～15% 的患者需要接受手术治疗。腹膜参与时，感染可广泛蔓延，甚至形成肝周炎（菲 - 休 - 柯氏综合征）。输卵管卵巢脓肿破裂，可引起感染性休克，危及生命。

## 八、慢性输卵管炎和粘连

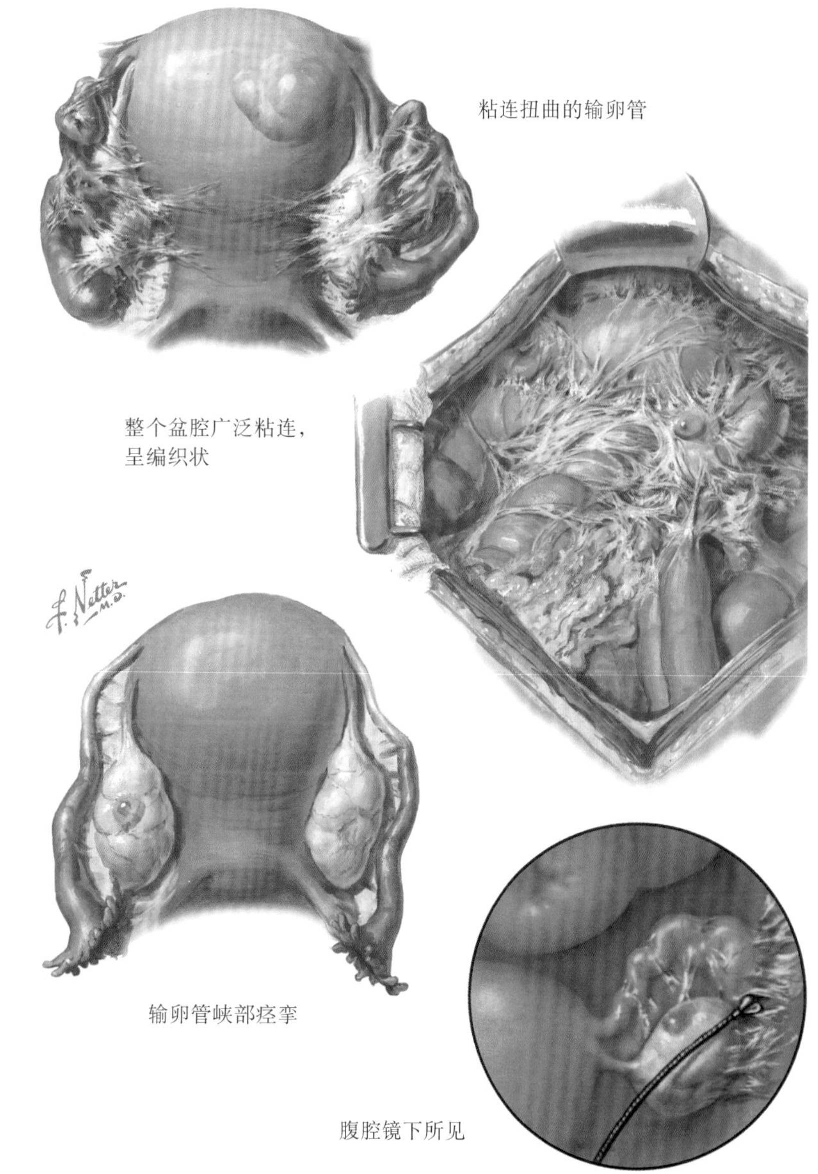


在慢性输卵管炎患者中，子宫与输卵管之间的管腔通常是堵塞封闭的，此时行子宫输卵管造影。输卵管不能显影。这正是输卵管峡部痉挛与慢性输卵管炎的重要区别。输卵管峡部痉挛也可导致子宫输卵管之间的管腔闭塞，引流受阻，但给予适宜的压力或在给予全身麻醉的腹腔镜手术中，管腔可恢复通畅。

输卵管与卵巢、阔韧带后叶之间的腹膜粘连，可导致输卵管扭曲变形，引起不孕，行子宫输卵管造影可见特征性的造影图像和造影剂扩散模式。盆腔腹膜炎形成的粘连可涉及盆腔所有脏器，包括网膜及低位小肠襻。形成初期，粘连带通常血管供应丰富，随后粘连带供血逐渐减少，变得脆弱，成蛛网样结构，仅在个别案例中可见粘连带完全消失。

慢性输卵管炎最主要的症状是疼痛，疼痛可呈持续性或间断性，精神压力增加、排便或性交时、充血水肿的月经前期疼痛将发作或加重。痛经也是症状之一，但更常见的是月经缓解疼痛，患者在月经期或月经后会自觉症状缓解。性交痛是常见症状，偶尔也有患者表现为经间痛。

慢性附件炎患者常不孕，即便其堵塞的输卵管复通；由于受损的输卵管蠕动异常、管腔狭窄、纤毛功能异常、输卵管扭曲等因素，也常发生异位妊娠。辅助生殖技术可避开受损的输卵管，帮助患者受孕，但是其发生流产的概率仍明显高于正常女性。

附件炎性肿物和宫旁组织炎浸润灶的鉴别诊断较为困难。附件肿物外形多为外凸的，而宫旁组织炎浸润的病灶多为内陷型。如附件肿物和宫旁组织炎并发，则可触及的包块上部外凸下部凹陷，其宽阔的基底部横向与盆壁相连。行妇科检查时，附件肿物可与盆壁分离，而宫旁组织炎的浸润病灶则常与盆壁紧密粘连。因为超声影像中，仅能显示囊性小腔，因此超声很难区分卵巢囊肿、联合的附件病损、肠管网膜等。

异位妊娠常发生于合并输卵管慢性病变的患者，这种病例中不一定有明确的停经史。异位妊娠和附件肿瘤均可表现为查体发现附件包块伴压痛、红细胞沉降率升高、白细胞中度增加，妊娠试验阳性可有助于鉴别诊断，但妊娠试验阴性亦不能完全除外异位妊娠。附件包块迅速增大，体温正常而一侧腹部绞痛进行性加重或突发休克，都支持异位妊娠的诊断。异位妊娠时，超声检查可观察到宫腔内有内膜蜕膜样变而无孕囊，部分病例可在附件区发现妊娠囊，部分病例则无明显的附件妊娠囊。

区分输卵管癌及附件炎症肿物很困难。如无炎性疾病病史，应考虑到输卵管恶性肿瘤的可能。输卵管癌可能出现淡血性或琥珀色的浆液性分泌物，但有时容易被误诊为间歇性输卵管积水。通常只有在手术后进行显微镜下的病理检查才能明确诊断。

病史、病变双侧对称和淋病奈瑟菌检出均有助于区分淋病奈瑟菌导致的输卵管炎、产褥感染和阑尾炎。右侧腹部发现与子宫相连的包块，也有可能是阑尾炎导致的继发右侧输卵管感染。准确的腹壁压痛点定位有助于区分慢性阑尾炎和输卵管炎，利用CT和MRI等影像学技术观察阑尾也有助于诊断。有时，为明确诊断尚需进行腹腔镜或开腹探查。

## 九、慢性输卵管炎后梗阻

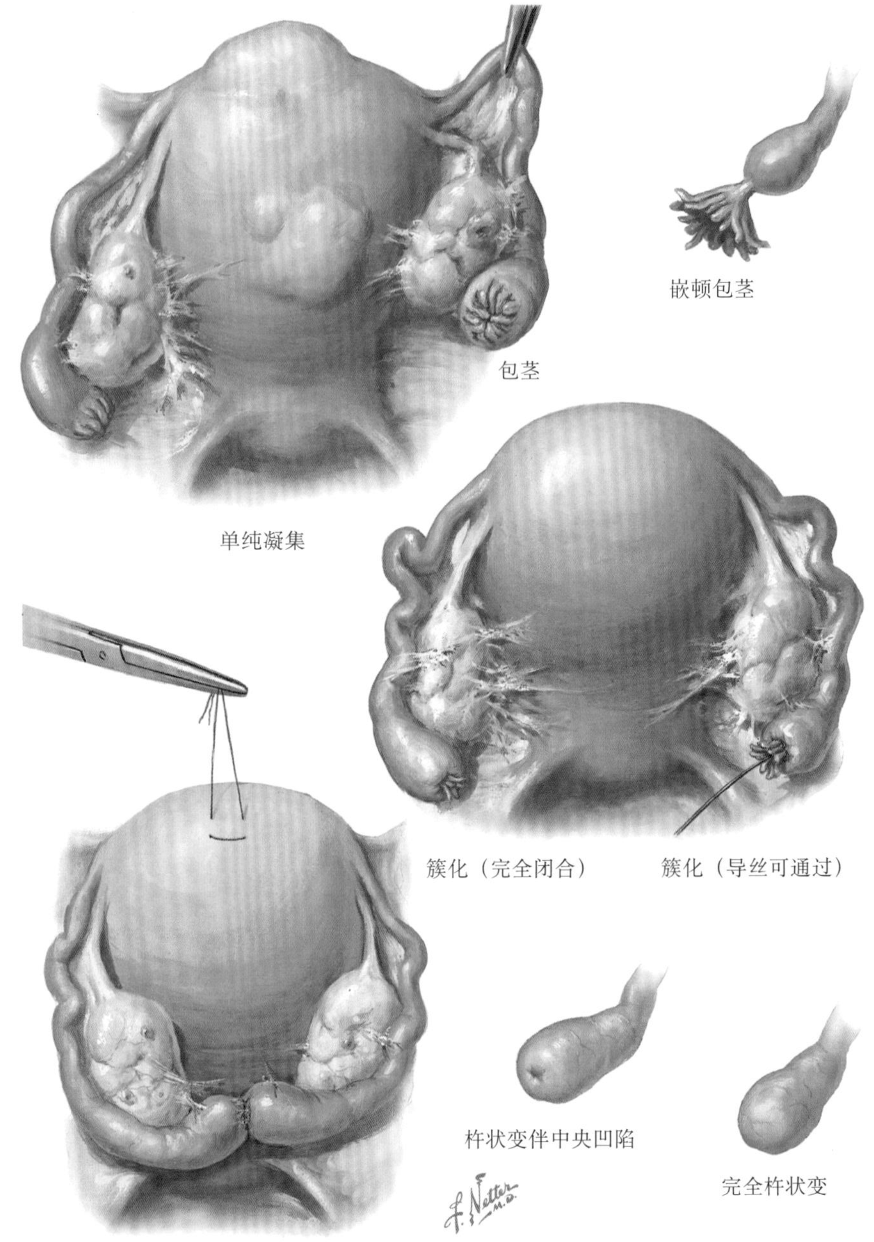


复发性或慢性附件炎症可导致输卵管囊性扩张即输卵管积水，可表现为附件包块。除输卵管结核外，慢性感染的输卵管管腔常是堵塞的。尽管输卵管壶腹端仍保持开放，但是由于输卵管壁发生了变化，基本上卵细胞不能与精子相遇受精，受精后受精卵也难以进入子宫。40% 的女性不孕是输卵管病变导致的，其中最为严重的病变形式即为输卵管积水。大部分输卵管积水患者不孕，输卵管积水是非活动性输卵管疾病的终末阶段。

输卵管堵塞可位于子宫输卵管连接部、输卵管峡部或输卵管伞，管腔堵塞可能仅局限在一个狭小的区域，也可能涉及广泛的输卵管区域，尤其易发生在狭窄的输卵管峡部。如果仅仅是间质部或峡部堵塞，输卵管远心端可无病变变化，输卵管峡部呈增大的结节状是极为少见的。

发生炎症感染后，输卵管壶腹末端的形状将发生一些变化。输卵管壶腹可表现为短流苏状小簇或发生杵状变，失去正常的输卵管伞结构。有时，原来的输卵管开口消失，仅在中央部位残留浅小的凹陷；有时，输卵管开口仍可辨认但输卵管伞反转，这被称为输卵管“包茎”；另一种更少见的情况被称为输卵管“嵌顿包茎”，表现为输卵管伞端内侧部分的输卵管紧紧收缩。

有时一侧输卵管完全堵塞，但另一侧输卵管则仍保留有狭小的可通的管腔。通常，两侧输卵管是独立的，但在个别病例中，两侧输卵管相互粘连于子宫后方。

对输卵管伞端闭合的机制有很多推测猜想，但均未成功获得公认。

输卵管梗阻的部位可通过腹腔镜探查或子宫输卵管造影明确。要正确解读子宫输卵管造影的结果需要丰富的经验，而且如果使用的是不能被吸收的造影剂例如碘油等，进行子宫输卵管造影是有害的，这些不被吸收的造影剂可在堵塞的输卵管中残留数年，浓缩并引起异物反应，可对尚未堵塞的部分输卵管产生有害影响。现在使用的造影剂多数是水溶性的，使上述风险降低。同时，与油性造影剂相比，水溶性造影剂可以使输卵管黏膜皱襞更好地显像，这对于准确评估输卵管管腔内的结构和形态、判断输卵管病变程度相当重要。如果子宫输卵管造影术中发现了输卵管积水，应在术后连续应用多西环素等抗生素一周。应用腹腔镜探查对输卵管梗阻部位进行诊断相对简单。

输卵管切除或输卵管卵巢切除等手术是治疗输卵管积水的有效方法。如需保留生育功能可考虑行输卵管整形术，但是其成功妊娠的概率与输卵管积水的大小成反比，通常小于 15%。舍弃受损的输卵管，进行体外受精是更值得推荐的方法，但其成功率仍较低。如果输卵管积水较大或能在超声检查中清楚显像，最好在进行体外受精胚胎移植之前进行腹腔镜下输卵管切除。

合并的盆腔粘连症状经过腹腔镜或开腹手术分离粘连后症状可缓解；但如果症状并不是由粘连引起的，或者手术创伤形成新的粘连，其治疗效果将不尽理想。

输卵管卵巢脓肿的发病机制

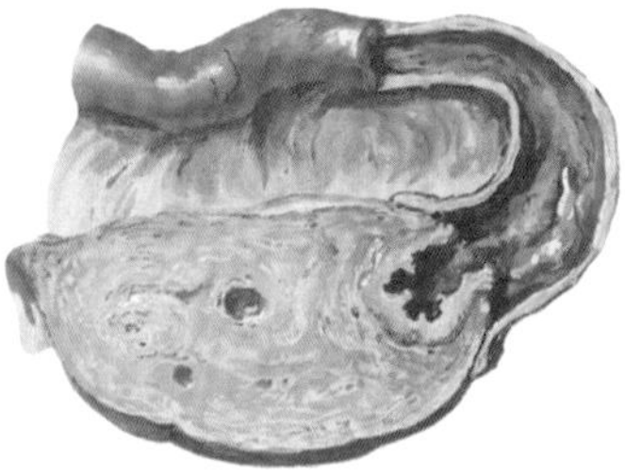

邻近的输卵管和感染的卵泡（黄体）

脓肿发展涉及大部分卵巢

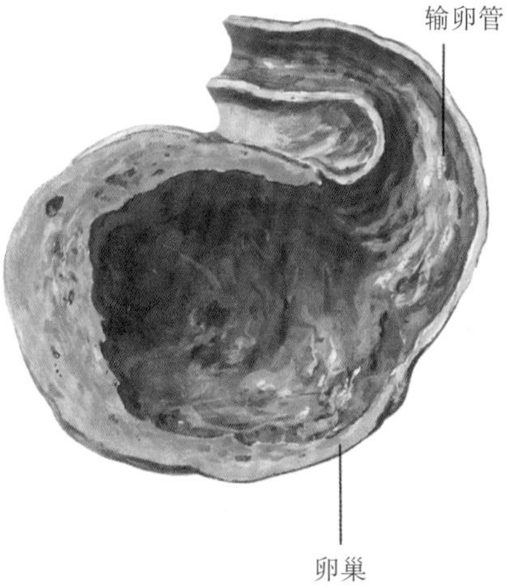

输卵管

卵巢

充分发展的脓肿

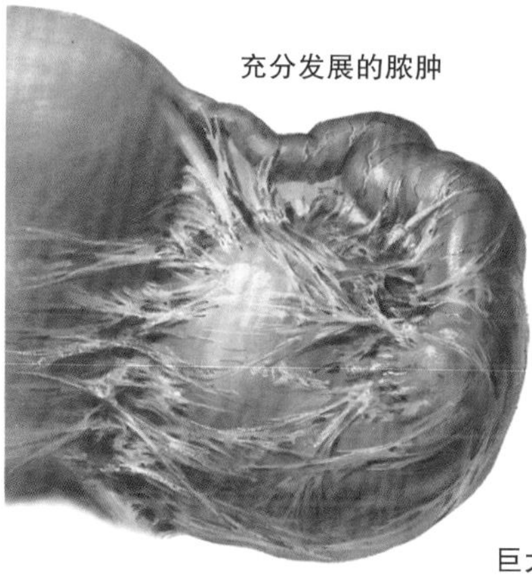

巨大的输卵管卵巢脓肿

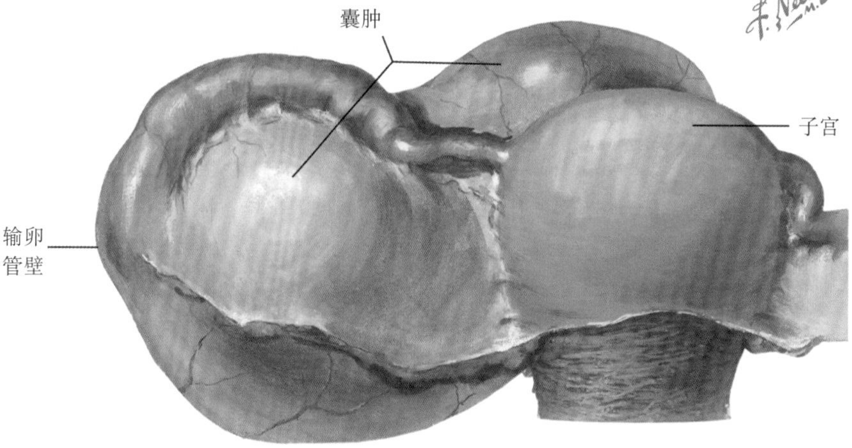

囊肿

子宫

输卵管壁

## 十、输卵管卵巢脓肿

输卵管积脓如偶然感染破裂的卵泡或黄体，可导致输卵管卵巢脓肿。输卵管和卵巢的联合病变并不局限于这一种特定的形式，但这是一个存在于所有输卵管感染的传播规律。卵巢可以是真正的细菌性炎症感染的部位，也可能仅仅是因为紧邻的输卵管发生炎症感染出现循环障碍和退行性变。后者可能出现的变化有充血、出血、卵巢间质水肿、滤泡结果退变、表面上皮丢失、卵巢周围粘连等。

细菌感染轻微，则一段时间后常可痊愈，遗留或不遗留卵巢实质的纤维化；如感染严重则可能形成脓肿，脓肿可继发于破裂的卵泡或黄体，也可来源于卵巢结缔组织。卵泡和黄体脓肿通常见于卵巢表面感染，例如，脓性输卵管炎和阑尾炎继发的感染。而卵巢间质脓肿，常来源于血行播散，即便其体积增大到一定程度，也多仍局限于卵巢内，有时病变也可侵及输卵管、腹膜腔或紧邻器官如直肠膀胱等。

这样的病例中，卵泡和卵巢实质逐渐被完全破坏，卵巢脓肿的厚壁仅由坚硬、缺乏血供的结缔组织构成，大量白细胞、淋巴细胞及浆细胞浸润其中，这些细胞聚集在囊肿壁内部的粒化层。

与卵巢间质脓肿相比，卵泡和黄体脓肿更易发生穿孔进入输卵管。如脓液引流至输卵管，卵泡和黄体脓肿可痊愈；如果卵巢实质破坏加重，则可演变为输卵管卵巢脓肿。由于其脓肿壁相当厚，卵巢和输卵管卵巢脓肿发生自愈的可能性极小，尽管如此，静脉应用广谱抗生素可治疗感染。如果药物治疗失败，则需进行手术治疗。如果脓肿较大，可以经阴道后穹隆或经腹清除脓肿，避免脓性内容物污染腹腔。尽管如此，有时只有完全切除病变附件甚至与其相连的子宫才可以实现绝对治愈。

在少数情况下，输卵管卵巢脓肿最后会演变为输卵管卵巢囊肿。输卵管卵巢囊肿呈曲颈瓶样外观，由扩张的输卵管及与其相通的单房卵巢囊肿构成。通常，输卵管卵巢囊肿内为透明浆液性囊液，但有时合并有红细胞和白细胞。囊肿内壁常有一锐利的环状结构，标志输卵管和卵巢的交界，是扁平的输卵管伞进入卵巢囊肿在其内壁上伸展形成的矮嵴。在一些病例中，输卵管和卵巢的交界没有肉眼可见的标志物。几乎所有的输卵管卵巢囊肿都是由于炎症产生的，仅一部分起源于输卵管卵巢脓肿。多数病例中，输卵管卵巢囊肿起源于输卵管积水和卵巢滤泡囊肿或浆液性乳头状囊肿的联合。通常输卵管卵巢囊肿是良性病变，很少随时间推移发生变性。仅有极个别病例，输卵管卵巢囊肿转变为癌。如输卵管卵巢囊肿本身产生不利影响或导致后遗症例如疼痛症状、影响生育、反复感染等，必要时需手术治疗。

**输卵管浆膜结核** 是广泛传播的腹膜结核的一部分

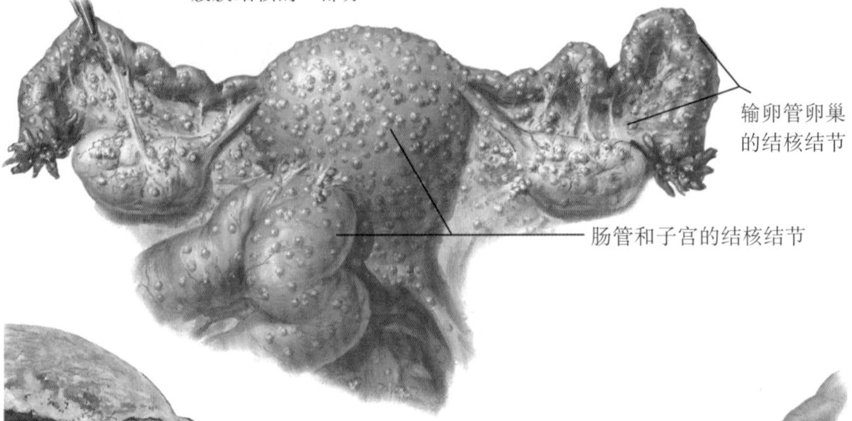

输卵管卵巢的结核结节

肠管和子宫的结核结节

**结核性输卵管内膜炎合并浆膜结核结节**
合并结核性子宫内膜炎

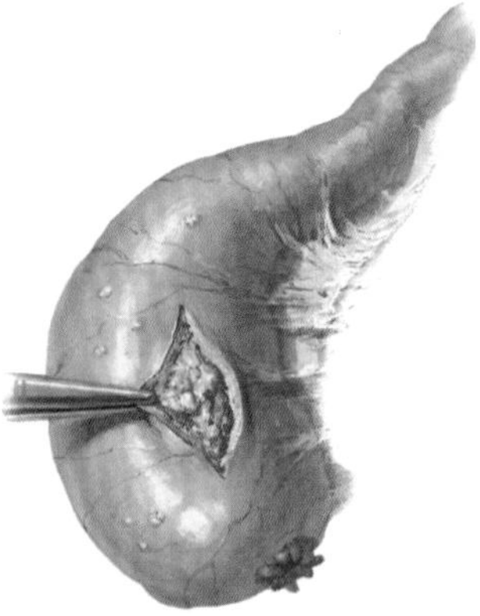

**化脓性结核的输卵管**

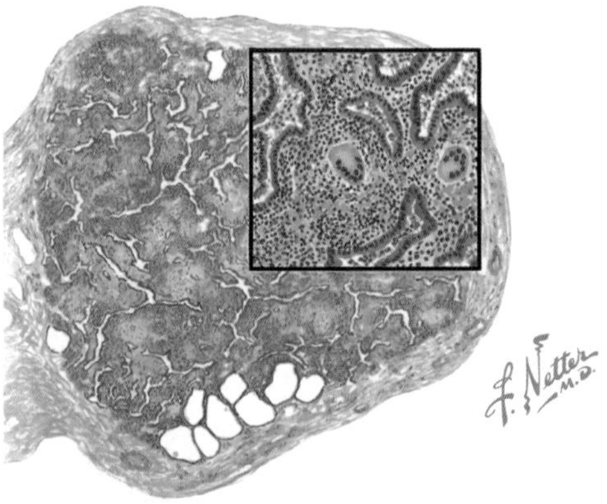

**干酪样变的闭塞的输卵管** 插图显示的是多核巨细胞浸润的肉芽肿性炎

**腹腔镜所见** 注意粟粒样结节和纤维性粘连

## 十一、结核

过去约 10% 的输卵管炎性疾病是结核性的。在美国，上生殖道的结核感染是一种罕见病，主要包括慢性结核性输卵管炎和慢性结核性子宫内膜炎。但美国肺结核的发病率稳步增加，与此同时，与之相应的，盆腔结核的发生率也将上升。在世界上其他国家和地区，结核是引起慢性盆腔炎症和不孕的常见原因，移民（尤其是来自亚洲、中东和拉丁美洲的移民）可能患病。生殖道结核可以发生在任何年龄，但主要发生在 20—30 岁的女性，10% 发生在绝经后女性。结核病变时，绝大多数为双侧输卵管受累，超过 50% 伴有子宫受累，其他生殖器官很少感染。

通常结核感染输卵管是原发于肺部或肺门淋巴结的结核菌血行转移造成的。肺部感染早期，结核分枝杆菌血行传播，感染并定植于输卵管，此后结核分枝杆菌可从输卵管播散到子宫内膜但很少播散到卵巢。除那些混合感染外，输卵管是盆腔结核感染的最初和最主要部位。盆腔结核可由结核分枝杆菌或牛分枝杆菌引起。病灶可能很小，无任何临床症状。大多数病例中，难以明确感染是由输卵管播散至腹膜或是由腹膜播散至输卵管。当然，结核分枝杆菌也可来源于感染的男性，性交时结核分枝杆菌进入阴道，通过生殖道管腔或淋巴系统上升感染输卵管，但这种感染模式极为罕见。

输卵管结核感染后，输卵管可出现不同程度范围的结核结节病灶。在疾病的初始阶段，输卵管黏膜将满布粟粒状结节。当出现结核性腹膜炎时，输卵管浆膜面、子宫和卵巢的表面也都满布小的结核结节病灶。疾病进一步发展，到结核性输卵管内膜炎阶段，粟粒状的结核结节融合形成渗出物，浸润输卵管外层，导致输卵管壁显著增厚。由于结核的结节化病变是独立发生在输卵管的不同位置，没有呈弥散状，因此输卵管外观将呈串珠状，并且其弯曲度增加。浸润病灶可能发生干酪样坏死，形成充满干酪样脓性物质的输卵管积脓。在较为适宜的情况下，肉芽组织可发生纤维化、萎缩和钙化。

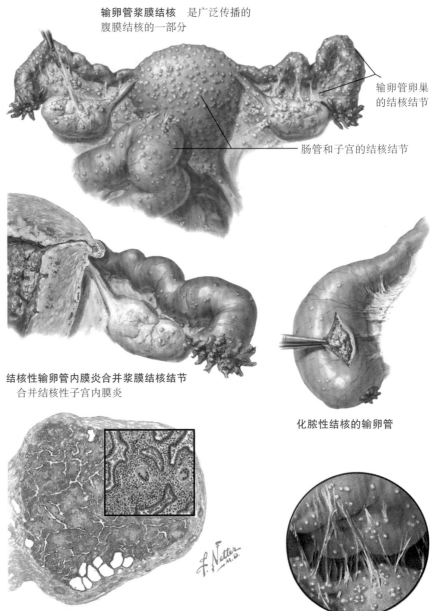

多数时候，生殖器结核的诊断比较困难。患者的症状多不明显，常仅表现为闭经或下腹痛（仅 35%），只有当出现不孕时患者才有治疗的要求。生殖道结核可能出现的症状体征包括：缓慢隐匿发展的附件肿物，没有任何病史、症状、体征的淋病或手术感染，直肠子宫陷凹的可触结节，串珠样增厚的输卵管，低热，淋巴细胞增多。50% 的患者盆腔检查正常。子宫内膜活检、诊断性刮宫或在子宫分泌物中找到结核分枝杆菌可确诊生殖道的结核感染。对结核分枝杆菌分型需进行培养。

如出现弥漫性腹膜炎或干酪样输卵管积脓继发于化脓性细菌，则疾病的进展将相当猛烈。感染过程可能为隐匿性发展，也可进展相当迅速。

## 十二、峡部结节性输卵管炎和输卵管癌

输卵管峡部最深处呈结节状膨大，被称为峡部结节性输卵管炎，针对其起源和发病机制，妇科医生和病理学家进行了激烈的争论。峡部结节性输卵管炎是由黏膜腺上皮网状凸出进入增厚的输卵管壁形成的。多数学者认为，峡部结节性输卵管炎起源于炎性疾病。但是，在一些甚至绝大多数病例中，它也可能是非炎性的子宫内膜异位造成的，其形成的条件与子宫腺肌病及子宫内膜异位症密切相关，约 2/3 的子宫腺肌病患者在同时进行的盆腔病理检查中可发现峡部结节性输卵管炎。一些研究结果显示，超过 50% 的异位妊娠患者，其组织学检查可证明合并有峡部结节性输卵管炎。最好的峡部结节性输卵管炎的诊断方法是子宫输卵管造影，从所得造影的放射线片上可发现其特征性的变化——多个结节性憩室空间接近真正的输卵管管腔。腹腔镜探查见输卵管结节状增厚也可协助诊断。

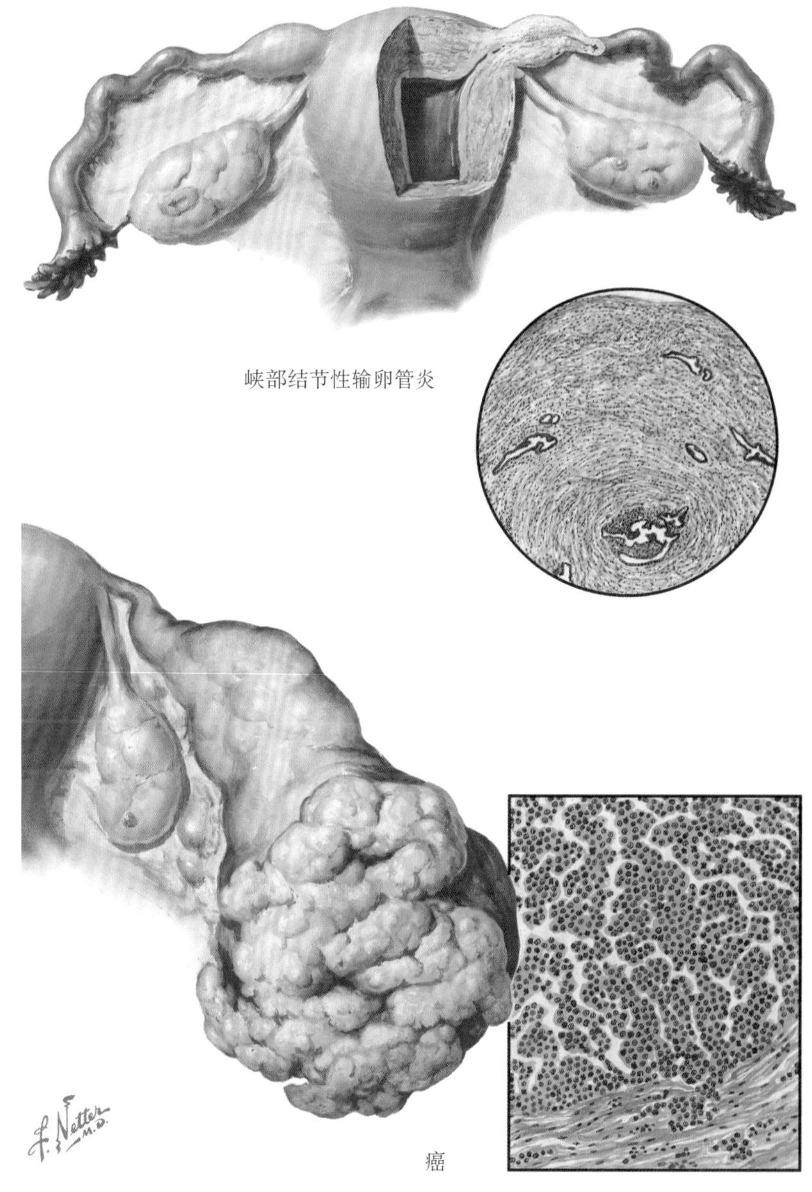

峡部结节性输卵管炎

癌

输卵管的肿瘤卵巢子宫的肿瘤罕见，输卵管肿瘤可以是上皮性的如乳头状瘤、腺瘤、癌和绒毛膜上皮癌等，也可以是间质来源的肿瘤如纤维瘤、肌瘤、脂肪瘤、软骨瘤、骨瘤、血管瘤等。极少的情况下，输卵管壁也会形成混合性肿瘤。输卵管子宫内膜异位症介于输卵管炎性疾病和肿瘤性疾病之间。

在输卵管内膜，尤其是输卵管间质部内膜常常可以找到灶状子宫内膜组织，这些组织常可以使输卵管间质部及毗邻的峡部结节状增厚，与慢性炎性疾病刺激造成的病变类似。两种情况下，均可见结节中最显著的成分是网状腺上皮突起。但是，在子宫内膜异位的结节中，可见细胞形成的间质；而峡部结节性输卵管炎的结节中无细胞形成的间质，却有瘢痕组织和圆形细胞浸润，证明了炎性起源。

癌是最重要的输卵管肿瘤，它可能起源于输卵管黏膜或继发于原发的卵巢、子宫或胃肠道癌。原发性输卵管癌中，输卵管将形成有弹性或坚硬的、腊肠样或梨形的肿瘤，常与周围组织粘连，充满乳头状、菜花状或绒毛状的、灰红色或灰白色的糟脆的肿瘤组织。肿瘤可分泌透明或浑浊的液体，有时可从子宫排出，造成相当显著的水状阴道分泌物。肿瘤细胞呈单层或复层排列，有丝分裂象多见。鳞状细胞癌也会发生在输卵管，但极为少见。

输卵管癌转移可通过淋巴和血流，也可沿腹膜蔓延或直接向邻近器官蔓延。子宫和输卵管常被肿瘤累及，髂淋巴结和腰淋巴结转移也很常见。

输卵管癌初期几乎没有临床症状，可能出现的症状包括下腹烧灼感或刺痛、出血、清澈或浑浊的浆液性或血清血液性阴道分泌物。约 50% 的输卵管癌患者仅在晚期出现阴道出血、腹水和渐进性消瘦等症状。10%～40% 的病例出现宫颈细胞学检查异常。

由于缺乏明显的症状和体征，输卵管癌的诊断相当困难，多数情况下，仅为假设性诊断。由于肿瘤很少能在早期发现，其预后极差，仅个别病例可通过手术和放疗获得长期生存。

回顾性研究显示，17% 的输卵管癌患者有 *BRCA* 基因的变异，这证明 *BRCA1/BRCA2* 突变在输卵管癌的发生发展中起到一定作用。

## 十三、卵巢旁或卵巢冠囊肿

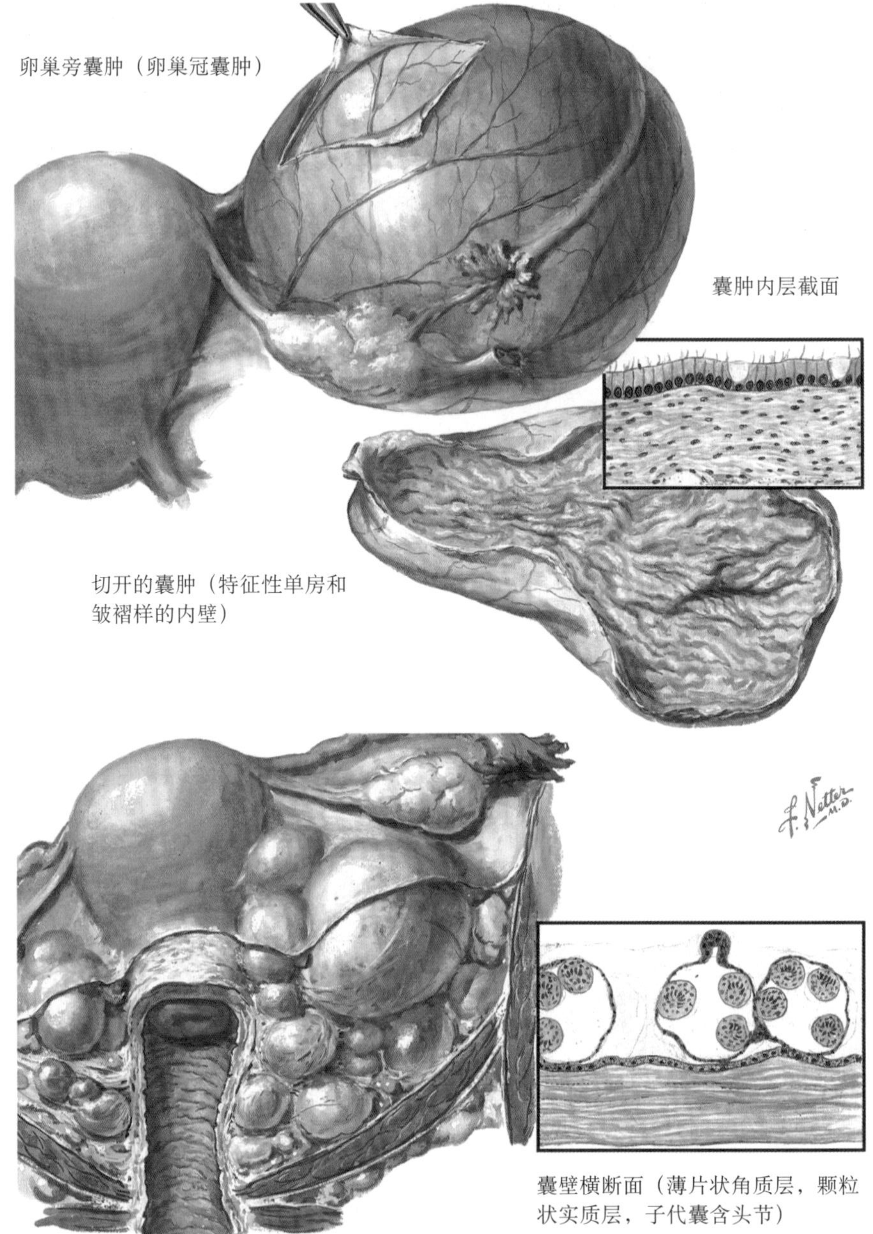


中肾管囊肿可以起源于中肾管的恒定部分，即卵巢旁或卵巢冠，也可起源于中肾管残留的易变部分。前者就是卵巢旁或卵巢冠囊肿，它可以是很小的单纯性潴留性囊肿，也可以是真正的胚细胞瘤，能不断生长，最后形成一个巨大肿物。通常，即便囊肿体积相当大，也仍是单房的。

由于卵巢管位于韧带内，卵巢旁囊肿也总是位于韧带内，并被阔韧带扩张的腹膜覆盖。特殊的是，卵巢旁囊肿常通过致密的炎性粘连带与周围组织粘连固定，囊肿不是向上朝腹膜腔扩张，而是向下生长，朝向盆底或进入乙状结肠系膜。

通常由于卵巢旁或卵巢管囊肿的存在，输卵管和卵巢会出现移位和拉伸，输卵管由前至后环绕囊周表面，最后其末端输卵管伞到达扁平细长的卵巢。

卵巢旁囊肿没有真正的蒂，但当其继续生长进入腹膜腔，可以形成一个由输卵管、卵巢固有韧带、卵巢悬韧带等组成的蒂，此蒂发生扭转并不罕见。

卵巢冠囊肿的囊壁通常非薄而松弛，囊壁的外层是密集的薄片状结构，内层是松散的网状结缔组织，最深处还有单层的上皮内衬。结缔组织内混有弹性纤维和稀疏的平滑肌纤维。上皮内衬的部分区域上皮细胞为矮柱状，部分区域为圆柱状有纤毛的上皮细胞。多数情况下，囊肿内壁是光滑的，但当囊肿被切开并清空，内壁常可变成有皱褶的。囊壁的皱褶样外观是囊壁的弹性成分回缩造成的。有时囊肿内壁是皱褶样的，在特定的病例中还可见内壁有乳头状或菜花样的赘生物。通常，卵巢旁囊肿是良性的，恶变极为罕见。

当囊肿位于阔韧带内或盆腔深处的结缔组织内时，均应考虑到*棘球囊*的可能性。*棘球囊*是*细粒棘球绦虫*的一种罕见形态，是绦虫在各种动物尤其是狗和羊的肠道内生存的形态。本病在美国多为散发，但在澳大利亚、冰岛、阿根廷、德国和俄罗斯的某些区域很常见。到达人体肠道后，六钩蚴失去其保护鞘，利用小钩刺穿肠壁，直接或通过淋巴系统进入血液循环中，常在肝和肺中定植，偶尔进入盆腔结缔组织，在这里，六钩蚴发育成樱桃到头部大小的囊，其内充满透明的低比重（1.010 到 1.015）液体。囊壁由外层的薄片状角质层和内层的颗粒状实质层构成。子代囊从囊壁内层发育，呈花蕾样结构，其头节均有排列成环状的小钩和横向两侧的吸盘。

在盆腔结缔组织中，棘球囊通常为多发，这可以是单个的原始棘球囊外生性增殖扩散导致的，也可能是初始感染即为多发的六钩蚴感染。炎症性结缔组织膜中含有淋巴细胞和白细胞，尤其是大量的嗜酸性粒细胞环绕在棘球囊周围。

治疗依靠手术，只有彻底完全清除所有棘球囊才能预防复发，应尽量避免使棘球囊破裂导致其内容物外溢。

（曾浩霞　译　梁旭东　校）

# 第 10 章

# 卵　巢

## 一、卵巢的结构及发育

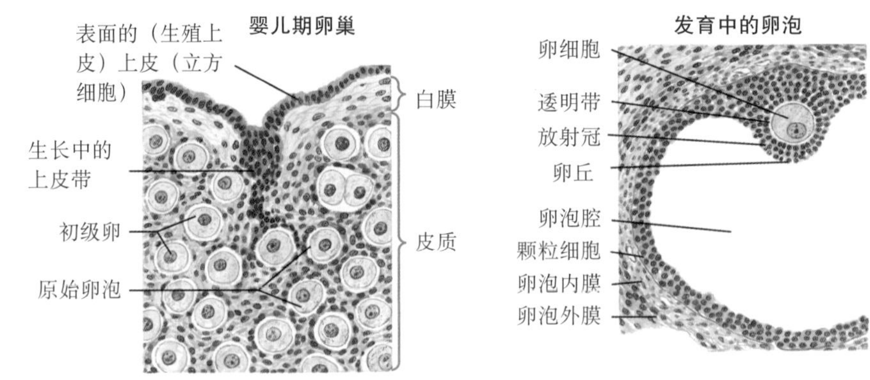


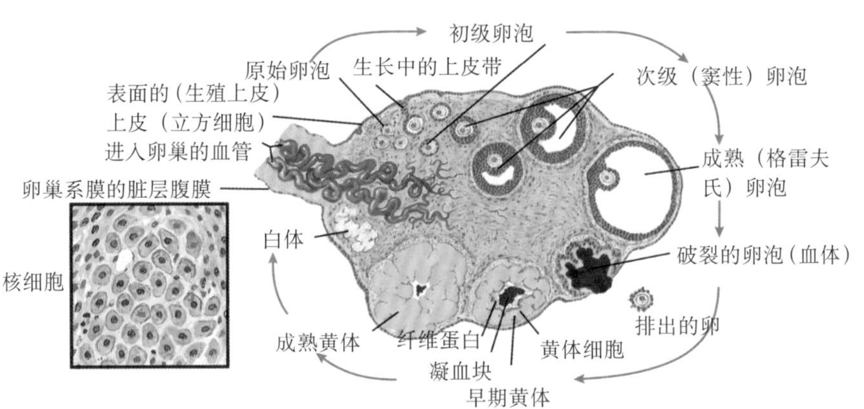


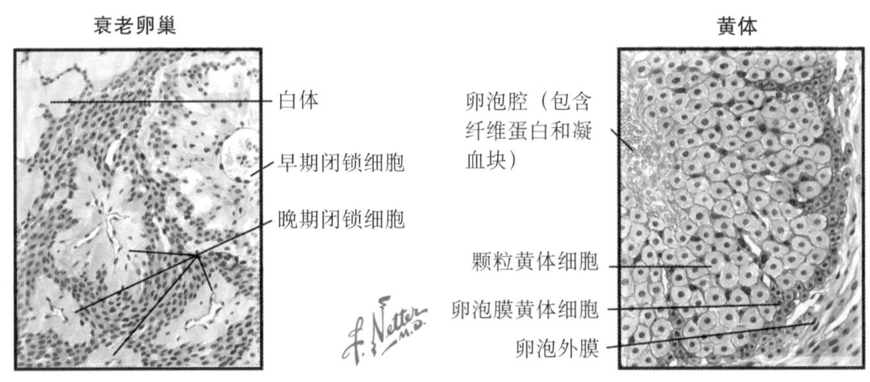


卵巢是由来源于米勒管和午非管组成的生殖嵴内侧的细胞增厚发育而成的。生殖嵴出现在胚胎发育的第六周。初级卵母细胞产生于脐囊（卵黄囊）并沿后肠肠系膜进行迁移，到达胚胎的性腺，到出生时，卵巢聚集了数不清的卵细胞。

在妊娠的第三个月，卵巢开始朝着盆腔方向下降。卵巢的下降是通过引带对生殖嵴的向下牵拉作用完成的。引带是一个腹部皱褶，较胎儿的其他组织生长缓慢。随后，这些褶皱的中部与同侧的米勒管融合，发育成子宫底部，皱褶的外侧和内侧则分别发育成圆韧带和卵巢悬韧带。

婴儿期的卵巢外观形似腊肠，表面光滑，色苍白。10 岁以前，卵巢逐渐缩短并增厚。初潮之后的整个青春期，卵巢的质量和体积发生了最快速的增长。青春期前卵巢的表面分为两层——生殖上皮和白膜。原始卵细胞挤满卵巢表面，其周围环绕的深染细胞是未来的颗粒细胞的起源。颗粒细胞呈多边形，其细胞核形圆、均匀、轮廓清晰，而周围的细胞质则染色差，但富含颗粒，颗粒细胞因此得名。

在发育过程中，原始卵泡及其周围的单层上皮细胞一起向卵巢中央迁移。随着卵泡的发育，卵泡周围的颗粒细胞由一层增殖为多层。新月形的卵泡腔偏心性生长，其内为卵泡液。在周围的卵巢间质中，分化出卵泡膜细胞，卵泡内膜血管丰富，无血管的颗粒卵泡膜通过它来获取营养。在月经初潮之前，很少或没有促卵泡激素的分泌，因此，这些卵泡不能进一步发育，将退化闭锁。

成熟的卵巢外观呈杏仁样，其表面有排卵造成的凹陷和瘢痕。螺旋动脉经由卵巢门进入卵巢，在卵泡发育及黄体形成等一系列过程中起到了重要作用。在卵巢门，可以发现一些无论在细胞形态学还是组织化学上都与睾丸间质细胞类似的细胞，这些细胞是胎儿期性别分化发生以前遗留下的。这些细胞增殖或形成肿瘤，将导致男性化。

在成熟的卵泡中，卵母细胞是一个有清澈的原生质组成的球体，细胞内有一个圆形的、深染的细胞核，细胞核表面有明确的膜和偏心的核仁。透明带是一层透明的膜，它包裹了充满液体的卵周腔隙，卵细胞在卵周腔隙内自由漂浮。卵丘由一层致密的颗粒细胞组成，卵丘紧紧包裹住卵并将其固定于卵泡壁。紧邻透明膜的卵丘细胞朝外呈放射状排列形成放射冠。

卵泡表面有两层卵泡膜。卵泡内膜由较大的上皮细胞构成，这些细胞周围的结缔组织富含血管和淋巴管。卵泡外膜厚而致密，由环形分布的结缔组织纤维组成。

如果卵泡没有发育成熟而是退化了，颗粒细胞将首先变得杂乱无章，放射冠也将失去其放射状排列的结构。随后，卵泡腔缩小，卵细胞很快也将丧失其特征，透明带变成波浪状的同心环带。到此时为止，卵泡内膜仍是由大的囊性的有核细胞组成的层次。随后，退行性变化迅速进展，仅残留下一个无组织的透明瘢痕，其他什么都没留下。

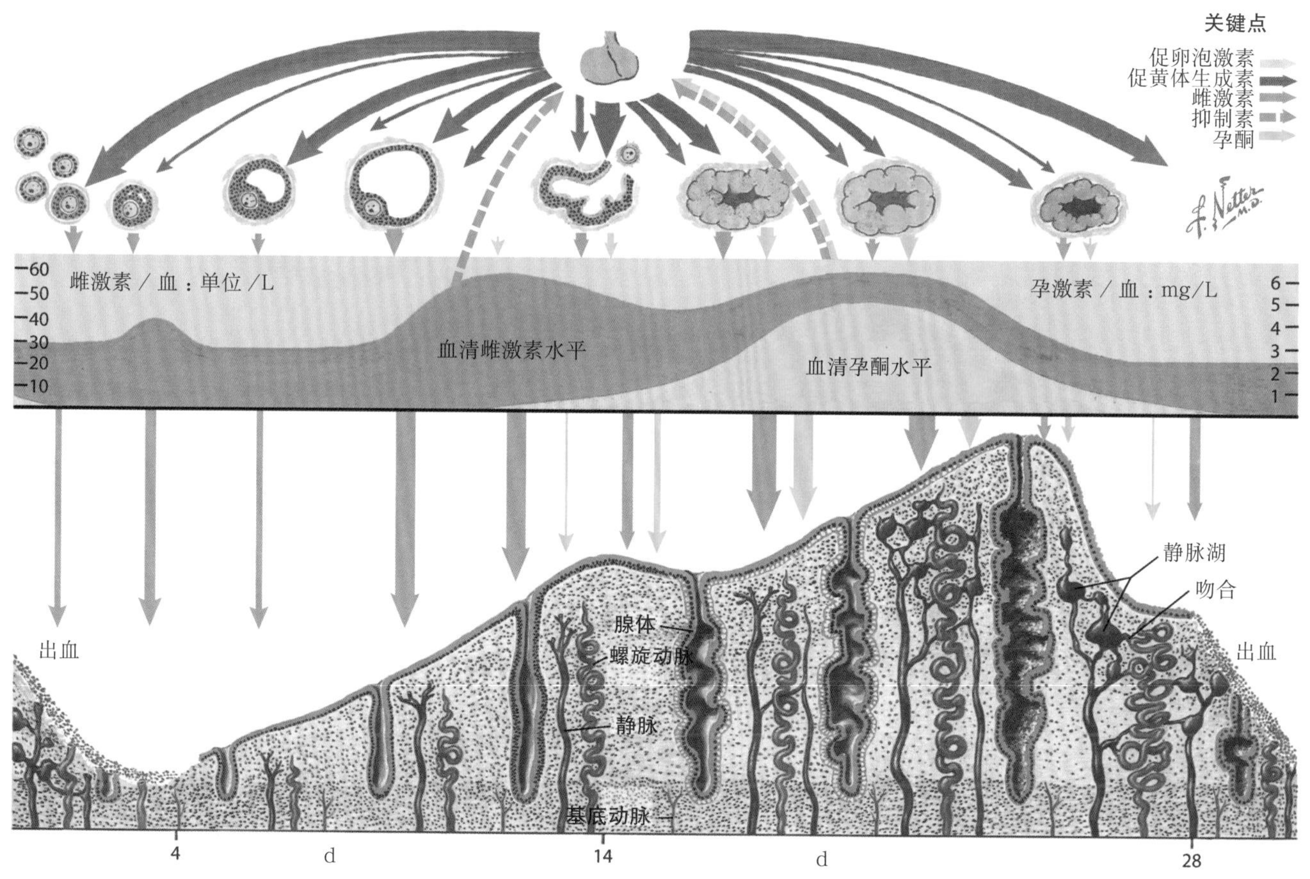


## 二、内分泌变化周期

初潮即第一次月经来潮，是生殖功能开始成熟的标志，月经周期将一直持续到主要的卵巢功能停止即绝经期。从初潮到绝经，女性将一直出现周期性激素分泌变化及月经来潮。

周期性的月经来潮主要涉及两种垂体前叶促性腺激素及两种卵巢分泌的类固醇激素：垂体分泌的促卵泡激素（FSH）和促黄体生成素（LH）、卵巢分泌的雌二醇及孕酮。

直到青春期前，甚至是在胎儿期，卵巢的卵泡不断发育至特定阶段——形成卵泡腔结构，卵泡逐渐退化最后闭锁。最后，一个或更多的卵泡产生足够的雌激素导致子宫内膜增殖。与早期的卵泡发育不同，虽然可以产生雌激素形成排卵，但更多时候，卵泡闭锁、内膜脱落，联合导致阴道出血。在第一次月经来潮后的几个月内，月经周期都难以成熟地建立起来。

月经的第一天，雌激素水平极低，但 FSH 出现上升，并刺激周围其他卵泡发育。在月经来潮的第 1 天的约前 375 d，一批泡就开始了其成熟的过程，到月经初潮，这些卵巢已经足够成熟，可以在雌激素的刺激下生长增大。然而，绝大多数的卵泡生命极其短暂，其颗粒细胞及卵巢退化遗留一个闭锁卵泡；另一些卵泡继续增大，但在多数月经周期中仅有一个能发育成成熟卵泡并在月经周期的第 14 天破裂排卵。

月经周期的前 12 d，随着雌激素增多，FSH 分泌下降。超过卵泡腔发育阶段的卵泡发育是由垂体促动的，并且垂体的刺激作用将持续约 1 周，但从月经第 8 天开始，卵泡的发育就是自主的了。月经中期，在雌激素迅速增高的刺激下，LH 分泌出现一个高峰（峰值小于 FSH），是诱发排卵的内分泌机制。

排卵后，因为卵泡成熟的雌激素分泌高峰与黄体充分发育后的激素分泌高峰之间存在一段滞后期，雌激素水平可轻微下降。这时，常出现子宫点滴出血甚至持续 1~2 d 的子宫出血，被称为月经中期阴道出血即排卵期出血。

在排卵后的几个小时内，破裂卵泡形成的空腔就充满了凝血块，同时毛细血管自卵泡内膜延纤维蛋白素向内呈指状伸展，形成毛细血管网。卵泡膜细胞内含有被称为叶黄素的黄色脂色素，可沿毛细血管网迅速向心性增殖。孕酮很快就出现加速分泌，引起子宫内膜呈分泌期改变，在排卵后 48h 内即可检测到这种变化。

孕激素可刺激脑干的体温控制中枢，导致基础体温升高，持续整个黄体期。此时宫颈黏液变得稀少和黏稠，置于载玻片后会迅速干燥，无法形成羊齿状结晶。到月经的第 20 天，雌激素水平将升高达到排卵前水平，而黄体分泌的孕酮也将达峰值。

在雌激素和孕酮的影响下，子宫内膜先后出现增殖期和分泌期改变，共持续 25 ~ 26d。除非发生受精，否则黄体将开始退化，随后雌激素和孕酮水平下降，而子宫内膜将不可避免地出现坏死、脱落。到第 28 天，雌激素水平足够低，垂体不再受雌激素升高的抑制，开始迅速分泌 FSH 并使其到达峰值，又开始新一轮的卵泡发育。

## 三、卵巢周期

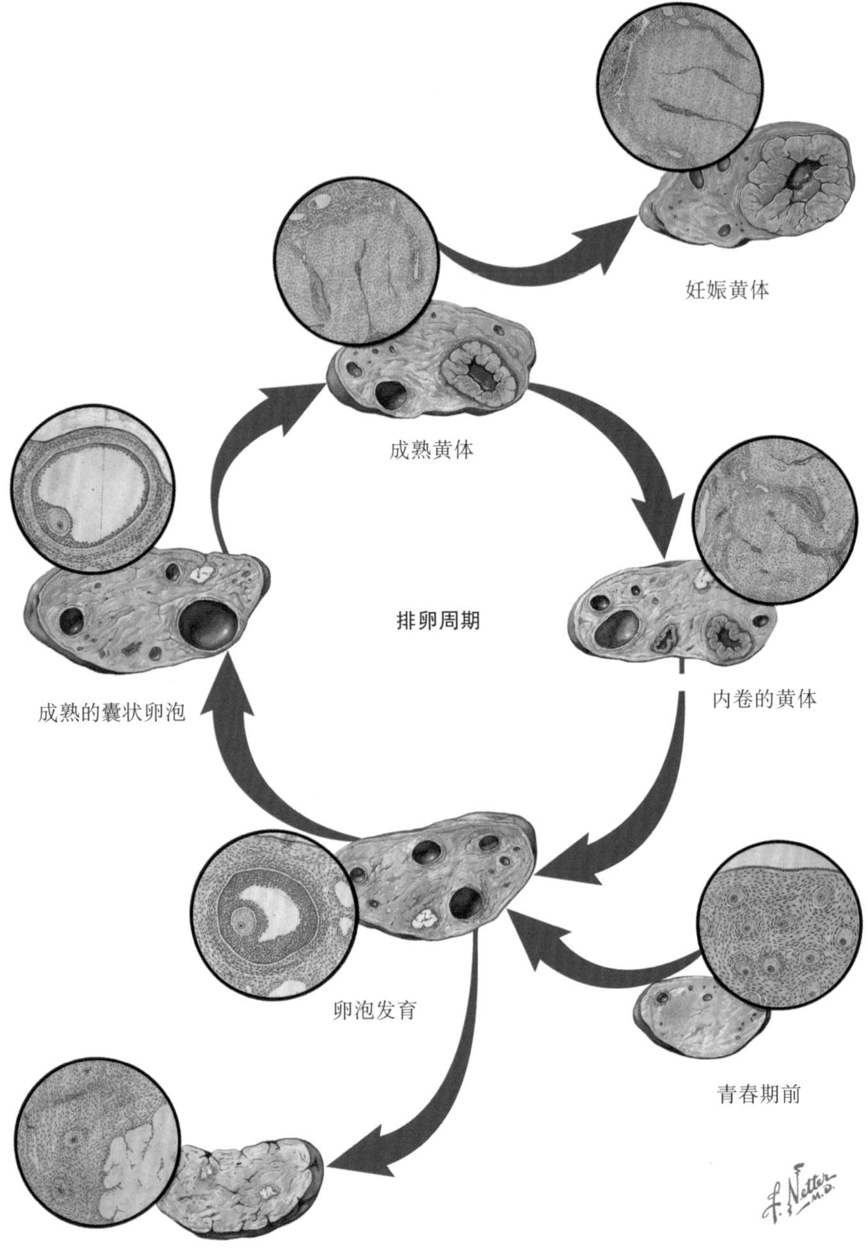


卵泡生长相对均匀、缓慢，持续10 ~ 12d，在卵泡发育期间，颗粒细胞层增厚，富含雌激素的卵泡液增加，导致卵泡腔扩张。当卵泡直径达到约0.5cm，就开始自内向外朝卵巢表面迁移。在卵泡开始发育的第 12 天，一侧卵巢中的一个卵泡获得生长优势地位，成为优势卵泡，在短时间内迅速增大，直径达 1.5 ~ 2cm，并开始突出于卵巢表面。与优势卵泡激增性生长相伴的是其他卵泡同样突发的、激烈的闭锁过程，双侧卵巢所有落后于优势卵泡的发育中的卵泡均将闭锁退化。由于颗粒层是卵泡闭锁过程中最早退化的，因此在这一过程中，可能是由泡膜细胞负责临时内分泌功能。

卵泡迁移的机制尚未完全明显，可能是激素或酶促反应的结果，也可能仅仅是卵泡在坚韧缺乏弹性的纤维间质膜的封闭下囊性结构迅速扩张产生的物理作用导致的。在 LH 激增的影响下，卵子经历了第一次减速分裂，排出第一极体，染色体数目从 46 减半至 23。由于水肿，颗粒细胞发生分离，卵子及其周围的卵丘就从卵泡腔内的固定点被松解开了。最后，由于接近卵巢表面的卵泡壁最薄弱处毛细血管网受压，形成了一个相对的无血管区，这个区域发生了破裂，在卵泡腔内压力的驱使下，卵泡、卵丘及相连的部分颗粒细胞随卵泡液被排出，进入腹膜腔。

排卵时，血管丰富的卵泡内膜破口总会发生一定程度的出血。通常破口会迅速被封闭，但某些凝血功能异常的患者可能会出现出血。卵泡腔内由于充满了血性液体也被称为血体。从残留的颗粒细胞层开始，立即出现细胞分化，并向内扩散。这种含油脂和色素的细胞被称为黄体细胞，在起自卵泡内膜的毛细血管网上生长。此过程导致从前的卵泡壁增厚并内折，侵占更多的纤维蛋白内容物，充满血液卵泡腔最终发展成为成熟黄体。如果发生妊娠，在人绒毛膜促性腺激素的影响下黄体的发展发育将持续，直到黄体增大甚至可达到卵巢体积的一半即形成妊娠黄体。通常在妊娠的第 2 个月后，黄体开始出现缓慢的退化，伴随着黄体到胎盘的转化，此后胎盘将成为妊娠期技术分泌的主要器官。

如果没有受孕，黄体将退化。黄色锯齿状的黄体边缘迅速收缩，黄体细胞退化为无定形的透明组织，并被结缔组织紧紧包裹，大部分黄颜色丢失，形成了卷曲的萎缩的透明组织，被称为白体。在黄体退化阶段，雌激素和孕酮分泌减少，激发垂体分泌促性腺激素，刺激新的一批卵泡发育，并启动新的排卵生长周期。

衰老的卵巢体积缩小，产生皱褶，即使有卵泡数目也极少，乳头体和闭锁卵泡占绝大部分。在绝经期，衰老的卵巢仍持续低水平分泌激素，且分泌的雄激素更多。

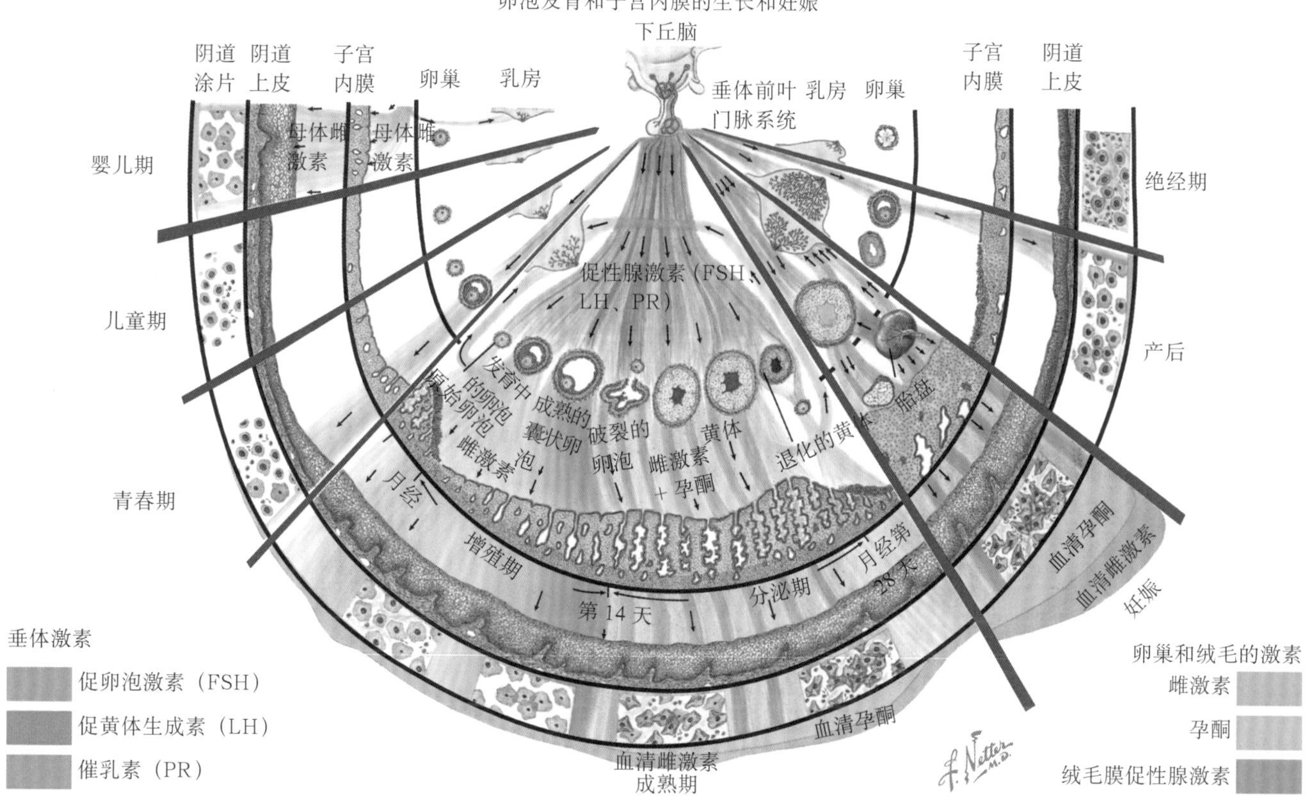


## 四、整个生命中激素的影响

分娩前，由于胎盘屏障并不阻止母体内较高溶度的雌激素影响胎儿，因此，新生儿可能出现乳房增大，偶尔可出现泌乳，外生殖器可有早熟表现，子宫内膜也会在雌激素刺激下增生，这些由雌激素刺激造成的特征会在出生后大约 1 周内消失。

从出生后母体激素撤退到青春期，卵巢不断蓄积纤维间质，并逐渐呈现出间质组织增长，同时，卵巢持续有原始卵泡退化闭锁。

青春期，垂体成熟并分泌促性腺激素，触发卵巢分泌类固醇激素增加，子宫是首先感受到继续变化并做出相应反应的器官——子宫内膜增殖伴直行的管状腺生长。随后，阴道壁增厚并变为复层，并出现角质化的雌激素细胞。在卵巢，原始卵泡也不再是由一层或二层颗粒细胞及很小的卵泡腔组成的了，而是发育成含有可辨别的复层颗粒细胞和卵泡内膜层的节后。在乳房，随着乳房呈穹顶状变化，乳晕逐渐着色，乳房上升形成圆锥形的突起。脂肪则在肩带、髋部、臀部和成熟的盆腔堆积，随后开始出现女性特征性腋毛。

在青春期的 10 年内，雌激素也影响了骨骼系统，首先，长骨呈现加速生长，其次出现骨骺闭合加速，这种平衡会影响人体最后的身高。

成熟的月经周期中，子宫内膜经历了周期性的变化，这正是由于垂体分泌的促卵泡激素（FSH）刺激卵巢分泌雌激素影响内膜生长。到典型的 28 d 一次的月经周期的第 12 天，一个卵泡获得优势发育，并迅速发育成熟。在月经周期的第 14 天，促黄体生成素（LH）的分泌诱发成熟卵泡排卵，并发动迅速形成的黄体分泌孕酮。子宫内膜的腺体变成锯齿状，呈分泌期表现。如果受精和着床没有发生，在月经周期第 26 天黄体退化，随后雌激素和孕酮的分泌迅速下降，子宫内膜出现萎缩、自我分解并脱落，在月经的第 28 天出现阴道出血。

如发生妊娠，早期分泌的绒毛膜促性腺激素支持黄体的存在。妊娠过程中，在约末次月经后第 90 天，绒毛膜促性腺激素达高峰，此后逐渐下降呈平台期。妊娠前 3 个月，雌激素及孕酮主要由黄体分泌，此后一直到妊娠结束，改由胎盘分泌雌激素及孕酮。在整个妊娠的 9 个月当中，雌激素及孕酮几乎呈线性增加。类固醇激素上升，刺激乳房的乳腺管及乳腺腺泡发育增加，乳腺充血但无明显泌乳。

胎盘娩出后，雌激素及孕酮水平迅速下降，新生儿的吸吮刺激触发精神神经机制，促进催乳素的分泌，而乳腺此时已发育得足够好，可以开始分泌乳汁。完全母乳喂养的女性，其卵巢功能常被抑制大约持续 6 个月，部分母乳喂养的女性则卵巢功能恢复会较快。垂体－卵巢周期常在断奶前恢复，因此在月经来潮之前，有可能发生新的妊娠。

在美国，绝经常发生在四十几岁的晚期或五十几岁的早期，平均年龄是（51±2）岁。此时，卵巢已经没有可以在垂体刺激下进行发育的卵泡，由于雌激素及抑制素水平降低，垂体分泌的 FSH 增加。雌激素缺乏，乳房、子宫、阴道、皮肤、骨骼、血管系统等均出现衰老性的变化。

## 五、绝经

绝经是指由于年龄、化疗（烷化剂）、放疗或手术，卵巢失去正常的类固醇分泌功能（绝经可以被看作是一种内分泌病，由于失去正常的内分泌功能，出现不利于健康的后果）。自然绝经发生的平均年龄是 51.5 岁，约 95% 的女性在 44—55 岁经历了这种转变。吸烟的女性可能在更年轻的时候就会发生绝经，这与营养不良、慢性疾病及其 X 染色体长臂的部分遗传物质丢失有关。

卵巢失去分泌类固醇激素的能力后，月经（如果还有子宫）周期就停止了，多达 85% 的女性会出现潮热、潮红、盗汗等，激素水平突发急剧下降时（如手术导致的绝经），出现的相关症状最为严重。雌激素水平下降，女性常会出现阴道萎缩、外阴疼痛、排尿困难、尿急、尿失禁、尿频、夜尿增多等症状，压力性尿失禁的发病率也会增加。许多女性还会出现性欲减退、阴道干涩、性交困难等。在围绝经期，会出现骨量加速丢失。有观点认为，自然绝经与心血管疾病发病的风险增高有关，而在自然绝经前因手术过早绝经的人群中，其心血管疾病发病的风险增高更明显。

从卵巢有正常排卵功能过渡到卵巢功能呈绝经后表现的阶段（更年期），许多女性都会出现阴道不规则出血，并开始出现潮热、潮红。绝经后，卵巢并不是完全真正静止，黄体生成素 LH 会刺激卵巢间质中的卵泡膜细胞岛，分泌睾酮及雄烯二酮，尽管这些激素的水平显著低于绝经前，但雄激素变成绝经后卵巢主要分泌的激素。

通过病史采集和物理检查，仅依靠特征性的停经时间和症状就足以进行绝经的诊断。但当症状不明显或停经时间不够时，应考虑到有妊娠、甲状腺功能减退、多囊卵巢综合征，分泌催乳素的肿瘤、下丘脑功能障碍等诊断的可能。检测血清的促卵泡激素（FSH）有助于明确卵巢衰竭的诊断。FSH 高于 100 mIU/ml 有诊断价值，如合并有明显的症状则 FSH 从低水平升高达 40～50 mIU/ml 也可诊断，但单次检测出现的这种 FSH 低水平增高用于诊断绝经并不可靠。也可检测的血清雌二醇水平通常低于 15 pg/ml，但不能作为诊断卵巢衰竭的可靠指标。对于性生活活跃而没有采用避孕措施的围绝经期女性，应该进行妊娠检测。尽管不作为诊断依据，但仍应进行阴道细胞成熟指数的检测。骨密度检测可有助于评估判断骨质丢失的风险。如果出现阴道不规则出血，应强烈建议进行妇科盆腔检查、巴氏涂片、子宫内膜活检。30 岁前出现卵巢衰竭的患者应进行染色体核型的检查。

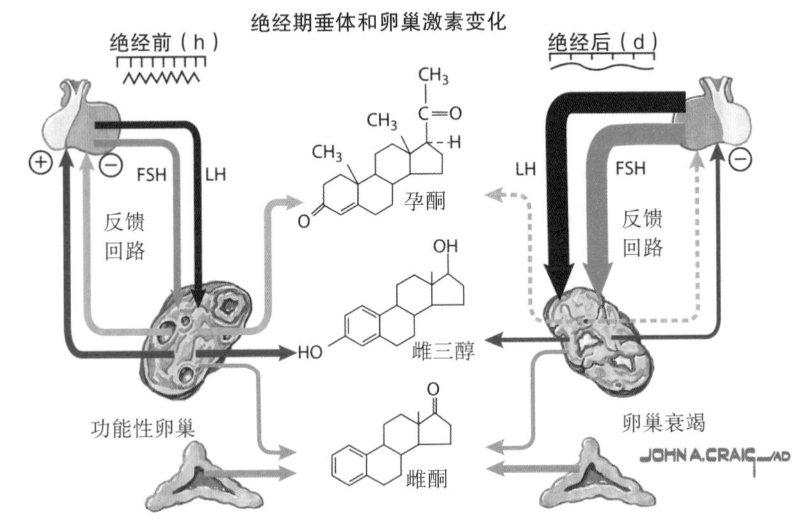


在月经周期中，雌激素水平呈周期性上升或下降，垂体通过释放促性腺激素并进行正反馈和负反馈对此调节

由于卵巢功能衰竭，促性腺激素水平上升，卵巢激素水平下降，内源性雌激素主要依靠肾上腺，且雌酮与雌三醇的比例颠倒了

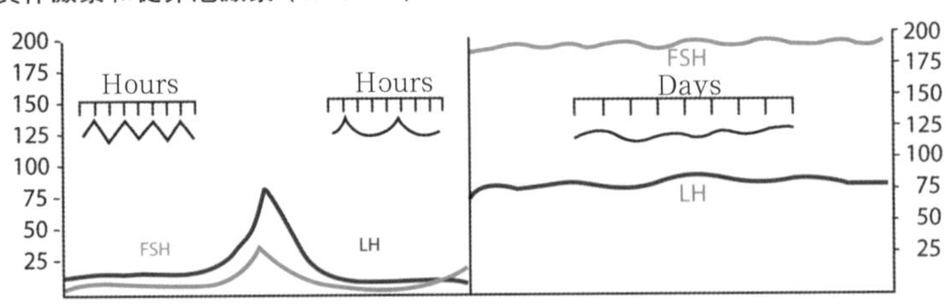


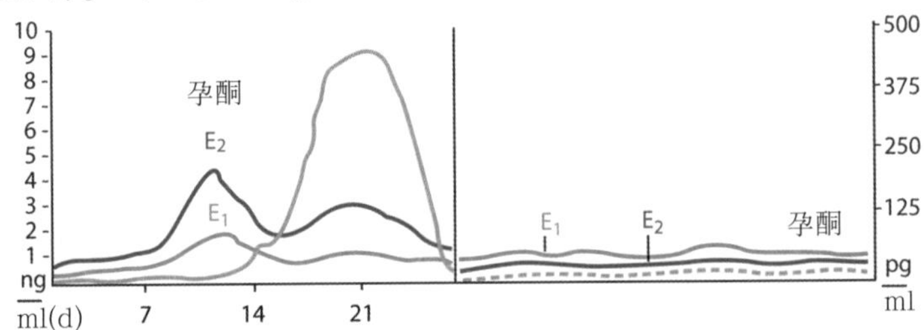


对于绝经及其症状的处理治疗近几年出现了争议。当患者有明显的症状如血管舒缩症状、泌尿生殖症状时，仍应行雌激素替代治疗，但多数学者建议这种雌激素替代治疗应该有时间限制。激素替代的主要治疗目标是预防骨质丢失，降低心脏病的风险，但已经被更为专业的骨质疏松症治疗和心脏病风险降低策略所取代。应用雌激素进行替代治疗时，如患者仍保留有子宫，则应添加孕激素，以降低子宫内膜增生和子宫内膜癌的风险（持续应用雌激素而没有同时或周期性添加孕激素将使子宫内膜癌的风险增高 6～8 倍）。

## 六、发育异常

卵巢衰竭是特纳综合征的特征性表现之一，典型的表现不仅有卵巢发育不全，还合并有骨骼、心血管系统、神经系统的先天发育异常。这种疾病的患者，特征性的表现为身材矮小、原发性闭经、性幼稚症、高促性腺激素水平及其他多种先天性发育异常。

与正常发育的卵巢相比，这种患者在母体妊娠中期之后即出现快速增长的卵泡闭锁，导致了早期的卵巢衰竭。因卵巢完全衰竭的比例不同，部分患者表现为原发性闭经，无第二性征发育，其他患者则表现为不同程度的青春期发育。衰竭的卵巢外观薄而狭长，质地坚硬，与阔韧带相连的后表面增厚发白。衰竭的卵巢通常由纺锤状细胞构成，呈螺旋状排列，没有生殖细胞和卵泡。与正常新生儿相比，其内生殖期体积较小，呈显著发育不全。

青春期之后，如患者出现原发性闭经、第二性征未发育并合并有其他特征性的先天发育不全，常可诊断为特纳综合征。由于雌激素缺乏，患者将出现乳房和外生殖器不发育，阴毛、腋毛稀疏，骨骺愈合延迟，骨质疏松，皮肤皱纹（早衰）。

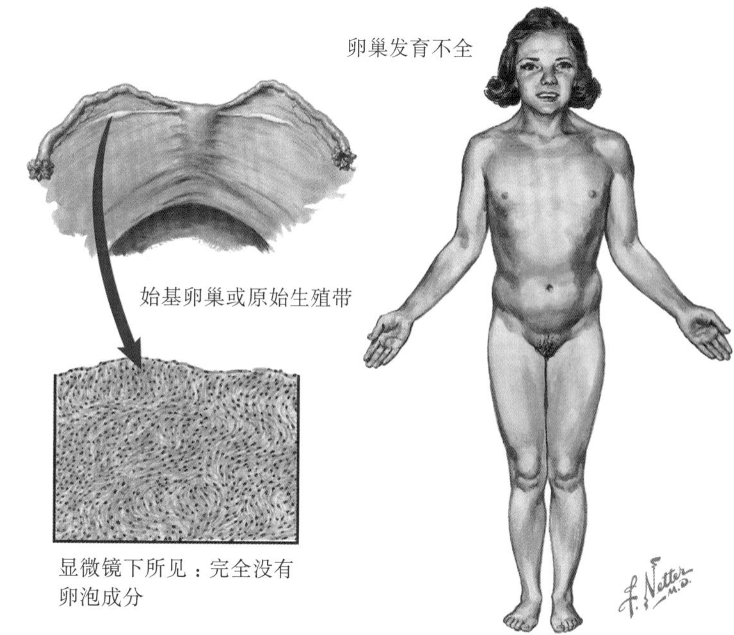


身材矮小，第二性征缺乏，幼稚型生殖器，阴毛稀疏，高促性腺激素、雌激素缺乏，多种先天异常（蹼颈、盾状胸、肘外翻）

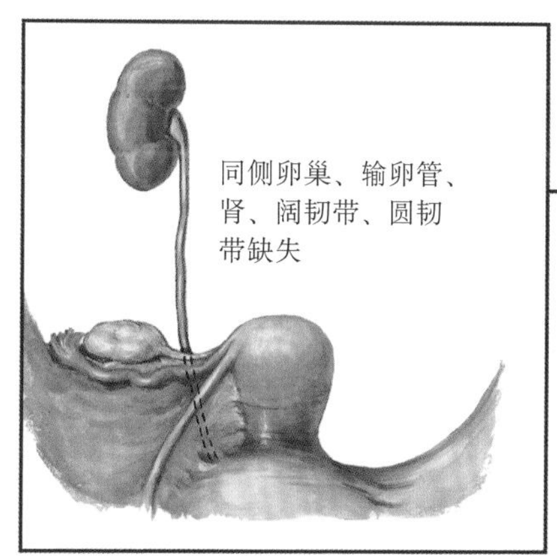


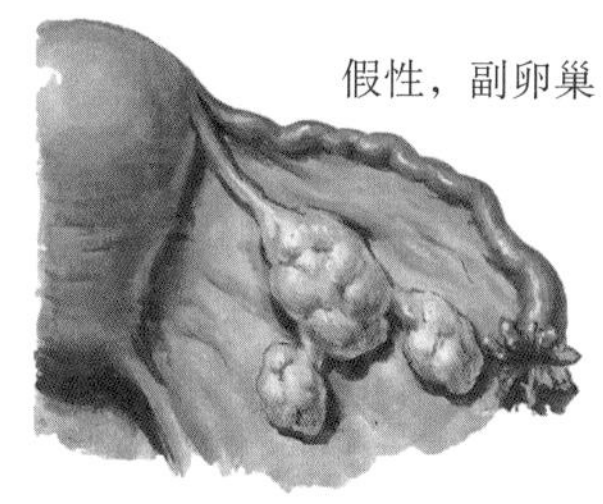


该疾病患者通常很矮，平均身高约 52 英寸（1 英寸 =0.0254 m），很少有患者能达到 58 英寸（1 英寸 =0.0254 m）。特纳综合征合并有多种先天异常，包括肘外翻（手肘关节的外偏角增大）、蹼颈（对称性的翼状皮肤皱褶从颅骨底部一直延续到锁骨上）、盾状胸（宽而深，健壮结实的胸部）。其他异常还包括：脊柱裂，并指（趾），肋骨、腕关节、脚趾的畸形，克－菲二氏综合征（颈椎融合综合征），主动脉狭窄，耳聋，智力缺陷，高血压及眼部疾病。

实验室检查可有部分异常，包括促性腺激素水平显著升高，达到绝经后或去势女性的水平，17- 酮甾族轻微下降。但是，即便是这种最小限度的肾上腺皮质功能的下降，也可影响腋毛阴毛的发育，致其稀疏。染色体核型分析可以确诊该病。

因为卵巢已衰竭，不能通过刺激分泌激素，因此该病的治疗主要是激素替代。首先需每日使用雌激素 2～6 个月以启动性发育，然后改为周期性用药。在 4～6 个月的雌激素治疗后，应合理地周期性添加孕激素，以使患者形成接近自然的月经周期，减少医源性子宫内膜增生的风险。这一治疗方案同样可促进乳房发育，使阴毛腋毛增加，促进内外生殖器发育成熟，是阴道变得更宽大。

除卵巢发育不全以外，其他卵巢发育异常比较罕见，包括单侧卵巢、异位卵巢、第三卵巢和先天性移位。单侧卵巢即一侧卵巢缺失，几乎总是合并有相应侧的输卵管、肾、输尿管及子宫相应侧的发育失败。异位卵巢则输卵管末端与骨盆相连，卵巢可能异位到腹膜后腰区或腹股沟区。第三卵巢相当罕见，是由于性腺复制造成的，如果同时有第三卵巢对应的第三输卵管，则诊断就毫无疑问了。真性的多卵巢可在腹膜腔内或腹膜外，容易形成囊性肿瘤、畸胎瘤或肉瘤。假性的副卵巢则是卵巢部分分离后产生的，通常通过带状中性粒细胞浸润的结缔组织或衰减的卵巢组织与正常位置的卵巢相连。这种由于卵巢分裂或分区造成的情况，被称为二连卵巢或副卵巢。在极端情况下，疝可脱垂至道格拉斯陷凹，有时会导致真正的卵巢阴道疝。

先天性移位是腹膜囊外凸形成疝，而卵巢亦在疝囊内，疝囊可在腹股沟、股部、坐骨、闭孔或会阴等区域。

## 七、性腺发育不全

性腺发育不全是指无特纳综合征特征性表现，但因染色体异常或性腺异常（呈条带状）出现闭经的发育异常患者。这些患者通常比较高（高于 150cm），外观比较正常，但染色体核型异常：46，XX，46，XY，或 X/XY 嵌合体。经典的特纳综合征是由于一个 X 染色体缺失导致的。特纳综合征的特征表现包括手足水肿、蹼颈、身材矮小、左心或主动脉异常、性腺发育不全导致原发性不孕。

2500 个新生的女婴中会出现 1 个性腺发育不全，而特纳综合征的比率是 1：2700。绝大多数的特纳综合征患者存在偶发的一个 X 染色体缺失（45，X0，占 60%，其他为部分缺失：长臂缺失表现为闭经，短臂缺失表现为身材矮小）。80% 的单 X 染色体胚胎会在妊娠早期流产。性腺发育不全可以表现为其他染色体异常，包括：46，XY 性发育不全（斯威伊尔综合征），46，XX q5 X 染色体长臂缺失，混合型或嵌合型染色体异常。

性腺发育不全的患者，其症状和特征出现的情况取决于其 X 染色体缺失的情况，原发性闭经和不孕是最常见的，发生率为 95%~98%（性腺发育不全是最常见的原发性闭经的原因，占原发性闭经的 69%，在胚胎或新生儿期就发生了性腺分化和功能的异常）。这些患者早期就出现加速的卵泡闭锁，到青春期，卵巢皮质几乎没有卵母细胞（生殖细胞在迁移到未分化性腺后不久就开始退化，导致性腺呈纤维性条状，无内分泌活性）。那些 X 染色体完全缺失的患者通常表现为身材矮小（身高小于 150cm）、短颈、高腭、低发际线、双乳间隔宽且发育不全（80%）。70%~75% 合并有宽胸（盾状胸）、指甲发育不全、淋巴水肿、肘外翻、异常突出的耳朵、多痣、听力障碍。2/3 的患者有蹼颈和第四掌骨短小。肾和心血管异常也很常见。45，X/46，XY 嵌合体患者会发生性细胞瘤或男性化。

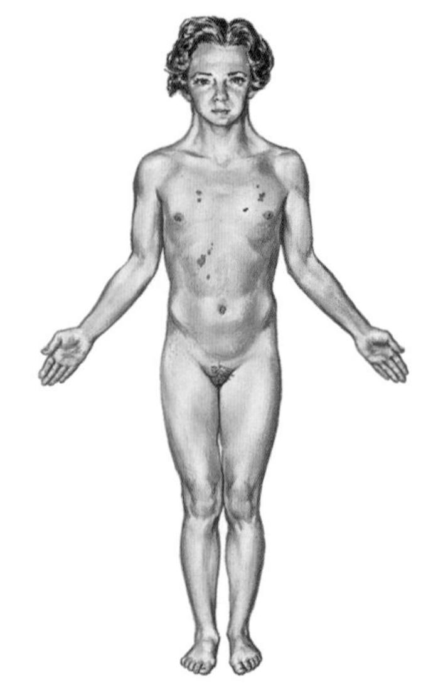

身材矮小，第二性征缺乏，阴毛稀疏高蹼颈，盾状胸，肘外翻，多痣，和（或）其他先天异常

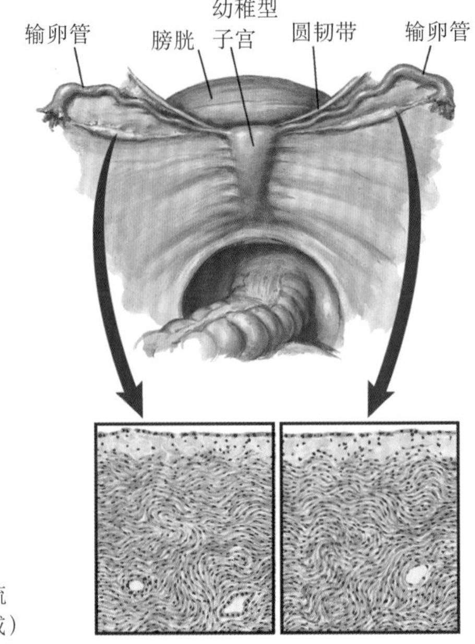


原始生殖带代替性腺，波浪状基质无生殖元素

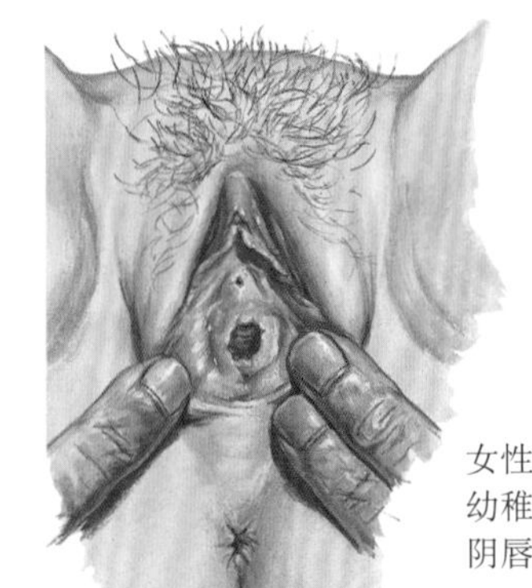

女性外阴，但为幼稚型。通常小阴唇发育不全

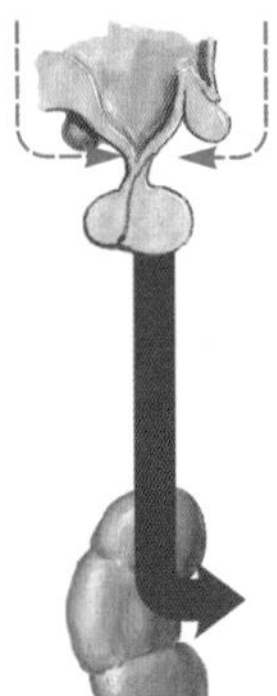

性腺雌激素分泌缺失，导致垂体促性腺激素水平升高

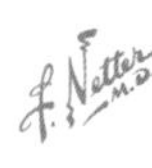

尿促性腺激素水平升高（24h 大于 50μg/L）

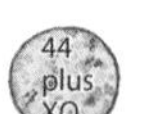


80% 的病例为染色体阴性；XO 染色体核型最为常见

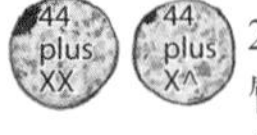


20% 的病例为染色体阳性，XX 等臂染色体，X 染色体片段易位或缺失 X，XO/XX/XY 嵌合型或其他

性腺发育不全或特纳综合征的诊断通常需依靠染色体核型分析（40% 被认为是特纳综合征的患者表现为嵌合体或 X、Y 染色体异常），这些患者常呈现促卵泡激素（FSH）和促黄体生成素（LH）升高，但这种升高并非是特异性的。

这些患者通常需要激素替代治疗，如果在 10 岁以前确定诊断，还需要加用生长激素治疗。如果在 Y 染色体上呈现出嵌合型，应该进行手术切除性腺，因为发生恶性性腺肿瘤的风险是 25%~30%。对有 Y 染色体的患者，切除性腺的时机目前仍存在争议，部分认为应该在诊断成立后尽快切除，另一部分则认为应延迟切除直到青春期的变化都已经完成（XY 性腺发育不全的患者发生恶性肿瘤的风险 10 岁时为 3%，13 岁时达 10%，到 26 岁时为 75%）。如果没有进行激素替代治疗，那么在开始进行时应该慎之又慎，因为与绝经后女性相比，青少年对雌激素的刺激更为敏感。允许的剂量范围为每日 0.3mg 结合雌激素，或 0.5ng 雌二醇或相等效价的药物。这种剂量治疗 6~12 个月以后，雌激素剂量应该翻倍并加入孕激素，或者改用联合的口服避孕药。在患者骨龄达 13 岁以前，这样的治疗方案不但可使月经规律来潮，还可使青春期发育进程正常。在 10 岁以前开始使用生长激素才有效。

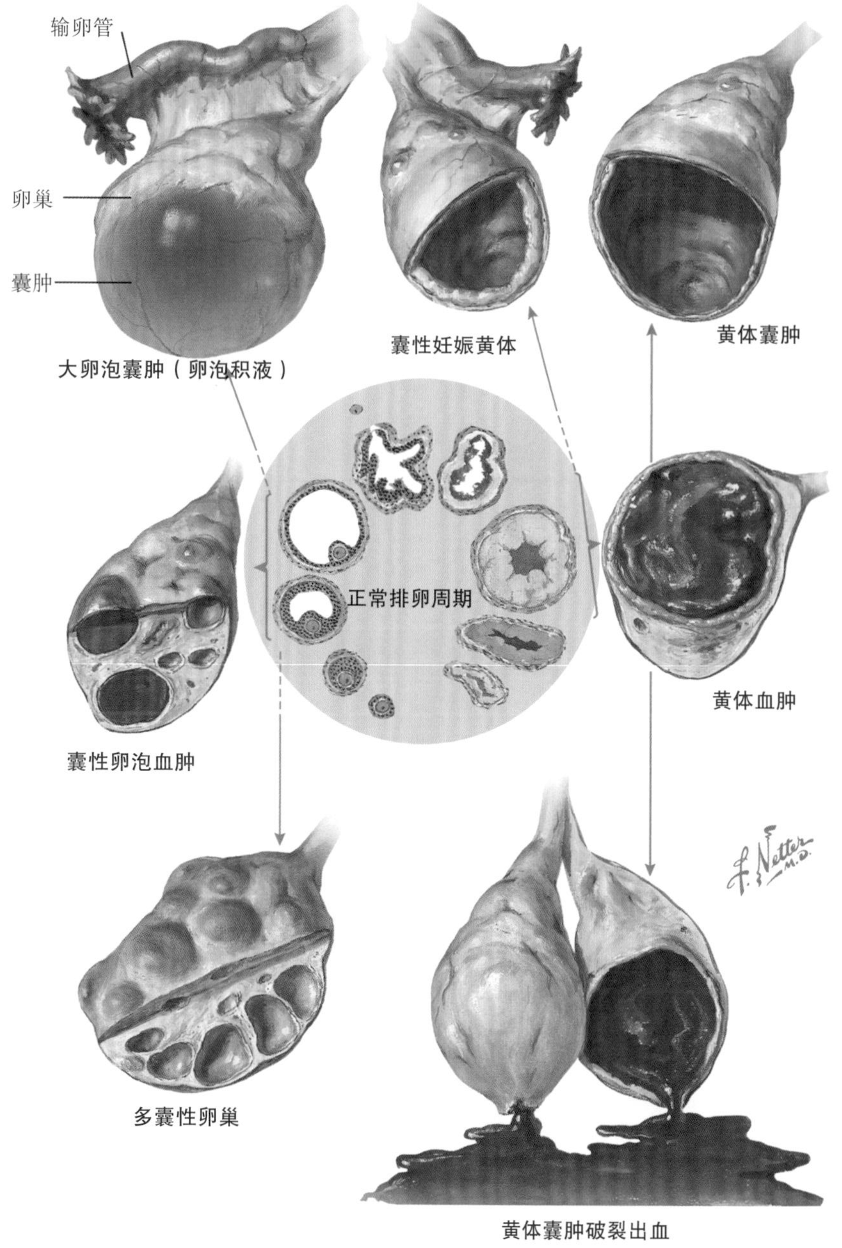

输卵管
卵巢
囊肿
大卵泡囊肿（卵泡积液）
囊性妊娠黄体
黄体囊肿
正常排卵周期
黄体血肿
囊性卵泡血肿
多囊性卵巢
黄体囊肿破裂出血

## 八、生理变化和非肿瘤性囊肿

卵巢内小的囊肿样结构多数是正常排卵周期的生理变化产生的。这些卵泡或黄体的衍生物是非肿瘤性的，它们不能自发性生长。在临床上，诊断并将它们与真正的卵巢囊肿鉴别是相当重要的。小的肿瘤性卵巢囊肿可能与单发的大卵泡囊肿、多发囊性卵泡或黄体囊肿等类似。大的囊性妊娠期黄体可被误认为异位妊娠或卵巢囊肿。黄体血肿可有与小囊肿蒂扭转类似的体征和表现。囊状卵泡或黄体破裂出血可被误诊为急性阑尾炎或输卵管妊娠破裂。在因其他病症进行盆腔超声时，常可发现附件囊肿，这些囊肿常无任何临床意义。

卵泡囊肿是闭锁的卵泡膨胀而成的，直径超过6～8 mm，但通常小于1～2cm，壁薄，半透明，充满水样的液体。卵泡囊肿常位于卵巢表面或略深部的卵巢皮质。刺破囊肿，其内的卵泡液可在压力作用下喷出，囊肿内壁光滑而闪亮，有光泽。在显微镜下观察，可见颗粒细胞内衬厚度不一，可能完好也可能已出现退化。盆腔检查时，可及单侧、光滑、囊性、轻压痛、活动性好、李子大小的卵巢。生育年龄囊性卵巢直径不超过6cm，除非有证据诊断为其他疾病，均可被假定认为是生理性变化，可在随后被吸收消失，治疗是以此假定原则为基础的。一段时间间隔后，患者将接受再次检查，如果卵巢肿大持续存在或增大，将考虑进行手术治疗。

成熟的黄体其中央核心部分充满血液，随着再吸收，其内的出血、透明液体和新生的结缔组织将导致囊腔扩张。囊腔的大小通常变化很大。血管化过程中，过量的出血进入到囊腔内，导致卵巢黄体血肿。血液蓄积导致压力增加，可引起局部疼痛、卵巢肿大和压痛。黄体血肿再吸收后形成黄体囊肿，直径通常2～4 cm。总体来说，囊肿壁呈明显的黄色。白体囊肿是黄体囊肿的继发产物，在白体囊肿中，黄体细胞被密集的、波浪状排列的纤维或胶原组织所替代。

囊状卵泡破裂或黄体出血均可伴有不同程度的腹腔内出血。前者易发生在月经周期的第12～16天，后者易发生在月经周期的最后一周。破裂可能是自发的，也可能继发于外伤、盆腔检查、性交、运动，其症状体征包括下腹痛、恶心呕吐、腹部痉挛、腹部压痛反跳痛，增大触痛的卵巢充满一侧附件区或后面的道格拉斯陷凹，宫颈举痛、摇摆痛。体温可轻度上升，也可有白细胞增多的表现，但白细胞沉降率正常。超声科可见囊性包块和后穹隆的游离液体。轻症患者可被误诊为急性阑尾炎或卵巢肿物蒂扭转。卧床休息后症状体征将逐渐缓解，如破裂伴随有严重的出血，易与异位妊娠破裂混淆。有时出血可超过1000 ml。

## 九、子宫内膜异位Ⅱ——盆腔

子宫内膜异位指子宫内膜在其正常的子宫内位置以外的其他位置（异位）生长，但保留子宫内膜组织学特征及生物学反应。子宫内膜异位是非肿瘤性的，无自发生长的能力，其生长依赖雌孕激素的刺激。子宫内膜异位的产生机制可能包括淋巴播散、体腔上皮化生或苗勒管残留化生、经血逆流导致的播种或直接的血源性播散。医源性传播（外科手术）的实例已有报道。免疫学缺陷被假定是子宫内膜异位发生的原因，但没有被最后确认，尚需进一步研究证实。子宫内膜异位发病的高峰年龄是 30—40 岁，5%~15% 的女性患子宫内膜异位，接受妇科开腹手术的患者中有 20%、慢性盆腔痛患者中有 30%、不孕患者中有 50% 有子宫内膜异位症。

30% 患者病灶较小，无明显症状。当出现不孕、痛经、腰骶痛、性交困难深部痛和异常的子宫出血应考虑到子宫内膜异位症的可能性。子宫内膜异位症引起的疼痛具有一定的特征性，在月经前出现，月经结束后很快缓解。子宫内膜异位病灶出现在直肠阴道隔、道格拉斯陷凹或直肠壁可引起直肠痛。如果肠道子宫内膜异位病灶穿透肠壁，可有周期性的直肠出血，膀胱子宫内膜异位症可引起周期性的血尿和膀胱刺激症状。

盆腔子宫内膜异位症的假定性诊断首先应基于病史，没有前期的盆腔感染，然后应该在经阴道和直肠的双合诊三合诊有特征性的发现。最后的诊断需要通过腹腔镜、开腹探查或组织学证据。盆腔检查可在子宫骶韧带、道格拉斯陷凹、子宫后表面触及小而质硬的触痛混合性结节。子宫呈现后倾后屈固定很常见。子宫内膜异位囊肿多为双侧的，体积多小于柠檬或橙，囊性，常固定于子宫后方。

因其他盆腔疾病尤其是子宫平滑肌瘤和子宫后移等进行开腹手术时，常可发现子宫内膜异位病灶。腹膜子宫内膜异位症可呈现为细小的、散在的、有瘢痕皱褶或不规则的、棕色的（烟草颜色）病灶，可出现在盆腔腹膜的任何位置。腹膜也可有非典型的子宫内膜异位病灶，表现为小囊泡病灶，颜色从透明到红色到经典的暗褐色。卵巢或子宫骶韧带可有单发或多发的，独立或融合的瘢痕结节伴细小的、暗蓝或棕色的、包膜不完全的出血性滤泡。

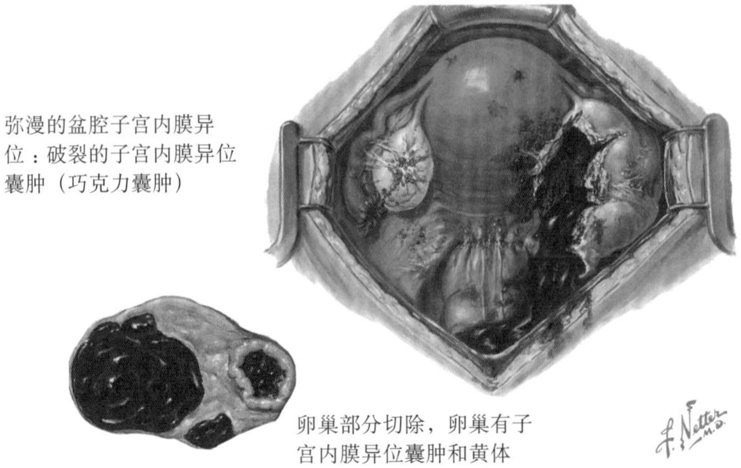

卵巢子宫内膜异位可以表现为卵巢表面的微小种植，也可表现为皮质类的小的出血性囊肿，也可以是替代部分卵巢实质的大巧克力囊肿。子宫内膜异位表面细小的红色、紫色或深棕色的出血性水疱被瘢痕皱缩的组织包绕。子宫内膜异位囊肿（巧克力囊肿）的体积大小不同，但其直径很少超过 10 cm，多为双侧，其表面常不规则呈皱褶样，常有粘连，有明显的褐色或褐色的出血性区域。沿与其相连的输卵管，卵巢常粘连于子宫阔韧带后叶、子宫、后盆壁和乙状结肠直肠。为了分离附件粘连，常导致囊肿破裂，则大量稠厚的巧克力色液体溢出。子宫内膜移位囊肿的囊壁厚而不规则卷曲，呈黄白色，囊肿内壁呈深色的出血性染色。显微镜下，囊肿壁中可见典型的子宫内膜间质和腺体。陈旧性病变中，由于反复的脱落和残留血液的压力，可以没有子宫内膜组织。囊肿内可由广泛区域的假黄瘤细胞形成内衬，含有血红蛋白衍生物（含铁血黄素），其他区域可能出现透明样变和纤维化。

治疗方案的选择，需综合考虑患者的年龄、经产数、病灶的位置和程度、症状的严重性、生育要求和妊娠概率、患者对停经及提前去势的态度、其他共存的盆腔疾病如子宫肌瘤等各种情况。

弥漫的盆腔子宫内膜异位：破裂的子宫内膜异位囊肿（巧克力囊肿）

卵巢部分切除，卵巢有子宫内膜异位囊肿和黄体

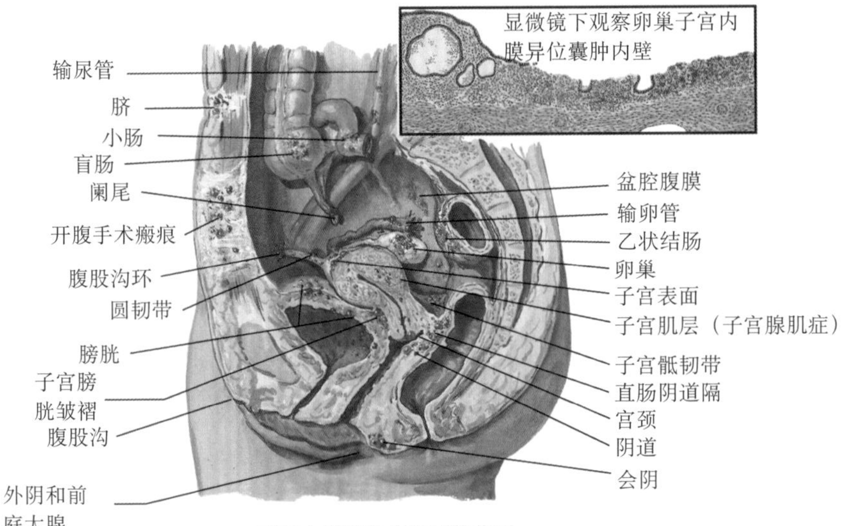

显微镜下观察卵巢子宫内膜异位囊肿内壁

子宫内膜异位症的可能位置

# 十、感染

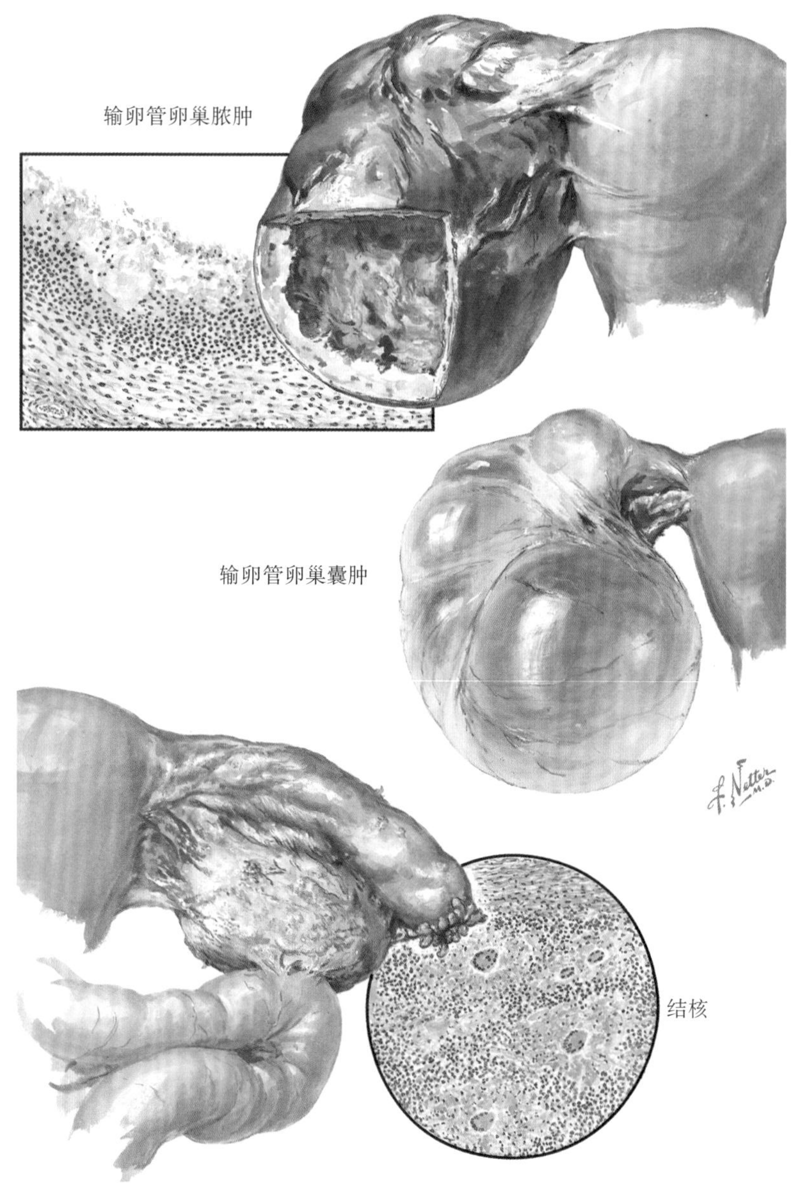


卵巢的感染多为继发性的，最常见的是宫颈淋病奈瑟菌或衣原体感染上行感染上生殖道（盆腔炎性疾病，PID）导致的，结核感染和胃肠道感染（尤其是合并阑尾炎）也可继发卵巢的感染。可以通过直接接触相邻的感染器官而继发感染；可以通过淋巴转移传播感染，例如，子宫的链球菌转移至卵巢门；也可以从远隔部位的病灶通过血液完成感染扩散，例如，腮腺炎、猩红热、麻疹、白喉、扁桃体炎、伤寒、霍乱等。

急性卵巢炎为感染侵袭卵巢表面，病情轻而肤浅，可导致菲薄、含纤维素的卵巢周围粘连。慢性卵巢周围炎是盆腔炎性疾病的残留病变，致密的纤维性粘连将卵巢固定于输卵管、子宫阔韧带后叶和后盆壁。显微镜下，弥漫性卵巢炎可有充血、水肿和白细胞浸润。多发的小脓肿提示淋巴侵袭。囊性卵泡的破裂口或仅有菲薄组织覆盖的出血性黄体是邻近感染器官向卵巢扩散的有利侵入点。有时，增大的卵巢囊肿可取代整个卵巢。卵巢病灶与输卵管融合，或者输卵管积脓伴中间组织分解，均可形成输卵管卵巢脓肿。

淋病奈瑟菌感染形成的输卵管卵巢脓肿可继发出现链球菌和大肠埃希菌的感染。临床上难以与大输卵管积脓区别。输卵管卵巢脓肿可逐渐消退，可间歇性加重，可局部穿孔形成大的盆腔脓肿，也可破裂进入直肠、膀胱或腹腔。慢性的输卵管卵巢脓肿相对静止无明显症状。在较为急性的情况下，可以引起下腹痛、恶心呕吐、腹胀、膀胱直肠受压表现、发热、下腹部痉挛压痛、白细胞增多、细胞沉降率增加等。盆腔检查可发现子宫后移固定，子宫后方或侧面可及双侧、不规则、质软、固定的压痛包块。随着感染的消退和重吸收，可形成输卵管卵巢囊肿，这些囊肿体积巨大、呈甑形、壁薄、呈囊性结构、牢牢粘连于盆腔腹膜、阔韧带或子宫。输卵管卵巢脓肿需与卵巢肿瘤伴梗死、继发感染或破裂，阑尾炎合并盆腔脓肿，憩室炎，卵巢、输卵管或乙状结肠癌，子宫内膜异位症，输卵管妊娠破裂伴积血等相鉴别。

卵巢和邻近器官的淋球菌感染可继发于手术后或产褥期的感染，宫颈操作、手术或烧灼，插入性镭腔内放射治疗，宫颈狭窄伴积脓等。子宫旁组织炎和盆腔蜂窝织炎进行性发展，最后可形成坚硬、强壮、固定的压痛性包块，占据道格拉斯陷凹并向两侧蔓延膨胀直至侧盆壁。通过淋巴转移和直接接触的途径，继发感染卵巢。形成巨大的脓肿，脓肿可引流、穿孔、分解或复查。

盆腔结核总是继发于其他部位尤其是肺部的陈旧或新发的抗酸杆菌感染。血行转移首先侵犯输卵管内膜，通常是双侧感染，然后直接侵袭输卵管肌层、输卵管浆膜层及盆腔腹膜。然后形成卵巢周围炎，感染侵袭卵巢皮质。因此卵巢结核是由输卵管结核通过接触传播而造成的。卵巢将呈现极不正常或轻微的增大，表面满布结核结节，并被致密的粘连带覆盖。在晚期病变中，可见干酪样病变和粗糙的厚壁脓肿，有时会进展形成盆腔脓肿。显微镜下观察，结核结节和显著的干酪样病变很少见。如果标准的抗结核治疗后疾病不能治愈，则全子宫及双侧输卵管卵巢切除是治疗疾病的最好选择。

## 十一、浆液性囊肿和囊腺瘤

囊腺瘤是最常见的卵巢肿瘤。卵巢良性肿瘤多数无症状，多在常规检查时被发现诊断。根据其被覆上皮的不同，可以分为浆液性或黏液性肿瘤。年轻女性的卵巢肿瘤约 90% 都是良性的、代谢不活跃的。75% 的良性附件肿物是功能性的。功能性囊肿不是真性肿瘤，而是正常卵巢功能导致的解剖学变异。

浆液性囊肿的增殖元素除上皮成分外还有结缔组织。根据各组分的生长率和优势情况不同，可形成多种不同的肿瘤类型。根据大体标本和显微镜下的不同表现，可将肿瘤分为不同的亚型。最简单的类型是浆液性囊肿，由单层立方上皮组成纤维性囊壁。浆液性囊腺瘤中上皮细胞则呈现增强的腺瘤样增殖。乳头状浆液性囊腺瘤上皮细胞有额外的呈乳头样生长的趋势。在乳头瘤表面，单层的浆液性上皮覆盖在众多的纤维瘤的小瘤表面。当纤维组织增生加强，而浆液性上皮细胞仍保留腺瘤的趋势，则被称为*纤维腺瘤*或*腺纤维瘤*。如果这种变体出现囊性扩张达相当大的体积，则被称为浆液性囊性腺纤维瘤。

单纯的浆液性囊肿（浆液性囊瘤）是由浆液性上皮细胞组成的单房卵巢囊肿，尽管可以达到很大的体积，但其大小很少超过一个橙子。浆液性囊肿多为单侧的、椭圆形或球形、壁薄、表面光滑、呈灰白色或半透明的琥珀色。剖开肿物，可见囊肿的薄壁塌陷，有清澈的浆液性稀薄液体或稻草黄色液体流出。后者中富含血清蛋白但缺乏黏液的黏性。囊肿内壁光滑而有光泽。显微镜下观察可见特征性的浆液性上皮由单层立方细胞或低柱状细胞构成，细胞核深染，位于细胞中央，可明显地见到纤毛。薄片样的纤维瘤组织构成了囊肿壁的其他部分，但缺乏腺瘤的结构。在囊肿的内表面，偶尔可见扁平的疣状乳头，乳头表面是囊肿内衬细胞相似的立方细胞，其内为结缔组织核心。

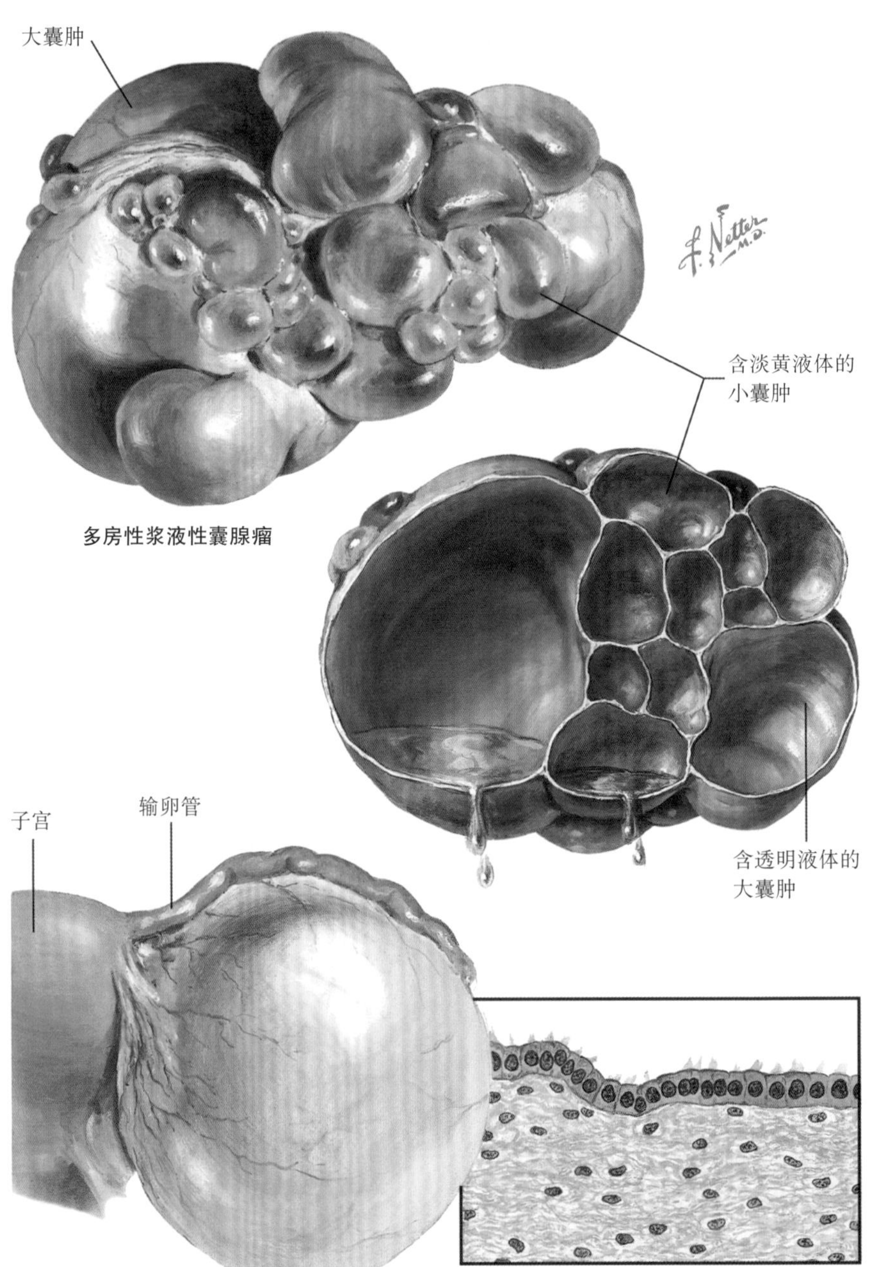


多房性浆液性囊腺瘤

单纯性浆液性囊腺瘤（浆液性肿瘤）

浆液性上皮内衬

浆液性囊腺瘤是囊壁上皮细胞呈腺样或腺瘤样增殖的单房或多房浆液性囊肿。通常黏液性囊肿小，但可以达到儿童头大小。极少病例中，肿瘤可极大。该肿瘤多表现为双侧。肿瘤为多房浆液性时，其外形多不规则，表面光滑但有突起，有许多细微的血管，各独立囊腔的颜色可以不同。纤维性厚壁可为灰白色，根据出血和褪色程度的不同，囊肿可呈现琥珀色、棕色、红色、蓝色或紫色。剖开多房浆液性囊腺瘤，可见各囊腔大小各异，囊腔间的分隔有薄有厚，有部分性的有完全性的。压迫性坏死可使囊腔间形成交通。在各囊腔间隔壁中较为实性的部分可有明显的小的子囊肿形成。组织学上，典型的单层立方或低柱状纤毛上皮细胞排列形成了腺泡和囊肿壁。

葡萄样囊腺瘤是浆液性囊腺瘤的变异，其特征是卵巢表面有多发的、独立的、带蒂的囊肿。肿瘤是多囊的而非多房，因其外观像一串大小不同的葡萄而得名，组织学特性与囊腺瘤类似。

单纯囊肿和浆液性囊腺瘤是良性肿瘤，行囊肿剥除或卵巢部分切除就足够了。

## 十二、乳头状浆液性囊腺瘤

乳头状浆液性囊腺瘤是浆液性囊肿的一种，其特征是浆液性上皮细胞除呈腺瘤样增生以外，在囊肿内外壁呈乳头状增生。乳头状浆液性囊腺瘤通常是多房、球形并呈分叶状。如果乳头仅限于囊肿内壁，则囊腺瘤多仅见于单侧卵巢且可达相当大的体积；如果囊肿内外壁均可见乳头，则囊腺瘤通常较小，且多为双侧。除具有乳头结构外，该肿瘤与浆液性囊腺瘤非常相似：轮廓均不规则，组成肿瘤的各囊肿大小和浆液性内容物的颜色变化不一，有厚而完整的囊肿间间隔。乳头状小瘤是浆液性囊腺瘤最鲜明的特征，可仅局限于一个或数个囊腔的部分区域，也可散布整个囊肿的内表面。这些乳头或扁平或有疣状结节或呈绒毛状。细小的、有蒂的、分支状乳头可融合，形成菜花样结构。充血加重可使颜色变成红色或覆盆子的颜色。水肿和黏液瘤性变可使肿物颜色变白、肿胀，呈半透明外观。坏死和脂肪变性可以导致灰黄的颜色。钙盐以砂粒体的形式沉积，使乳头变得触之有砂质感。

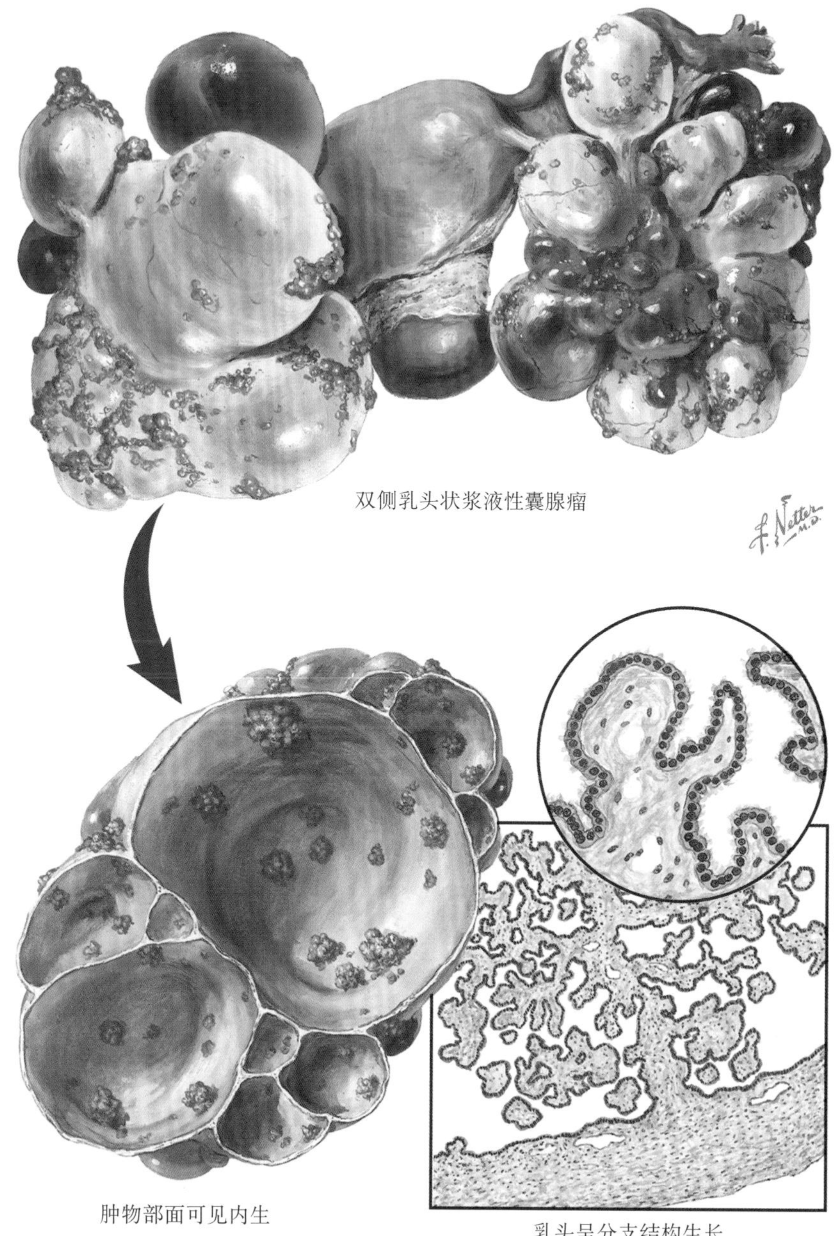

双侧乳头状浆液性囊腺瘤

肿物部面可见内生

乳头呈分支结构生长

显微镜下观察，囊肿壁由厚度密度悬殊的纤维组织和浆液性内衬上皮组成。剖面观察虽可见假复层，但浆液性内衬仅由单层细胞构成。通常细胞为低柱状或立方形，有深染的泡状细胞核位于细胞中央，常可见纤毛。细胞结构可有一定变化，例如，出现梨形细胞或有闰绍细胞插入其中，与输卵管上皮类似。囊肿壁的被覆上皮呈腺样泡状增生，呈现为腺瘤样外观。有时，可见局部呈鳞状上皮化生。肿瘤的腺瘤样部分随着浆液性分泌物增多出现膨胀，可转变为囊腔。乳头可呈现不同的组织结构，包括形成树枝状结构。乳头由结缔组织中轴和其表面覆盖的单层浆液性上皮构成。结缔组织中轴可宽可窄，可粗可细，可致密可水肿。如随后出现局部变性，常可见小的钙盐沉积或砂粒体。

约 2/3 的乳头状浆液性囊腺瘤发生在生育年龄（20—50 岁）。乳头状浆液性囊腺瘤可无症状，也可导致局部不适，腹部增大，出现压迫性症状及胃肠道功能异常等。肿瘤发生蒂扭转伴梗死并不少见。外伤或扭转后可发生囊肿破裂。盆腔检查可触及中等大小、外形不规则的活动性好的卵巢肿物。切除卵巢的乳头状浆液性囊腺瘤后，由其造成的腹膜表面的种植可自行消退。另外，确切的良性乳头状浆液性囊腺瘤切除后仍可出现复发。判断这类患者的预后必须相当谨慎，因为肿瘤的大体标本和组织学结构可能均为良性，但仍不能除外有恶性的倾向。基于此，对于乳头状浆液性囊腺瘤，病理切片必须仔细选择有代表性的组织区域，并增多切片数量。一般地说，除非有其他证据，外生乳头或腹膜腔种植被认为是恶性肿瘤的表现。腹水并不常见，但有时因为梅格斯综合征乳头状浆液性囊腺瘤可出现胸腔积液。

治疗方案的选择需综合考虑多种因素。对于年轻患者，如肿瘤为单侧、生长缓慢、包膜完整、乳头稀疏可保守观察；如患者为四十多岁，或肿物为双侧、有腹膜种植、有外生乳头或腹水，则应考虑行全子宫 + 双附件切除术。尽量避免抽吸囊肿或肿物破裂以防止肿瘤的播散和种植。

## 十三、乳头状瘤、腺纤维瘤和囊腺纤维瘤

卵巢的浆液性上皮肿瘤中，有三种亚型除浆液性上皮增殖外有显著的纤维瘤的成分。这些肿瘤组织发生类似，但其大体及镜下结构均有区别，可被分为表面乳头瘤、腺纤维瘤、囊腺纤维瘤三类。腺纤维瘤最常出现在卵巢，但也可发生在宫颈或子宫体。腺纤维瘤与囊腺纤维瘤关系密切，后者含有囊性区域但纤维结缔组织成分仍超过 25%。

表面乳头瘤为实性的被覆浆液性上皮的纤维瘤性乳头瘤，可以是局部细小疣状赘生物聚集，可以是明显的多发指状、息肉状结构，也可以大到呈菜花样生长完全覆盖卵巢并充满盆腔。镜下观察，乳头由纤维组织和被覆的单层间皮或立方细胞构成，其纤维组织有变化多样的细胞结构和透明样变。表面乳头瘤可以单独存在，也可以与其他类型的浆液性上皮肿瘤联合发生。通常乳头瘤为良性，无特殊临床意义。但是，如出现明显的活跃性增殖，形成大的外生型乳头，仅从大体外观上是很难区分其良恶性的。

卵巢的浆液性腺纤维瘤是良性的，其纤维瘤性肿瘤中含有浆液性囊腺瘤的成分，是浆液性上皮肿瘤的一种变异，也常被称为纤维腺瘤，含包涵的纤维瘤、囊性纤维瘤、浆液性囊腺瘤、实性腺瘤、腺样囊性卵巢纤维瘤。该肿瘤罕见，常见于 40 多岁的女性。该肿瘤常在盆腔检查或剖腹手术时意外发现。个别病例中，肿瘤足够大，可引起局部不适和压迫性症状。大体观，肿瘤为实性，轮廓略有不规则，表面光滑，质地硬。肿瘤剖面可见灰白、致密、交错成束的结缔组织，可有小的囊腔。肿瘤大小差异很大，可以是单侧的也可以是双侧的（15%），可单发亦可多发。早期病变可以是卵巢表面细小、坚硬、白色、扁平的椭圆或锯齿状结构，也可以是卵巢皮质内的小结节。肿瘤增长可占据替代大部分卵巢。大体上，浆液性囊腺纤维瘤类似卵巢纤维上皮瘤、纤维瘤、纤维肌瘤或卵泡膜细胞瘤。组织学上，浆液性囊腺纤维瘤由致密的结缔组织基质组成，其内含有很多小囊腔，这些小囊腔内衬紧凑的单层立方或低柱状纤毛上皮细胞。纤维瘤性组织占主导地位，其特征为梭形细胞呈螺旋状排列，伴不同程度的透明样变。上皮腺体可呈圆形、椭圆形、不规则或裂缝样。砂粒体比较常见。

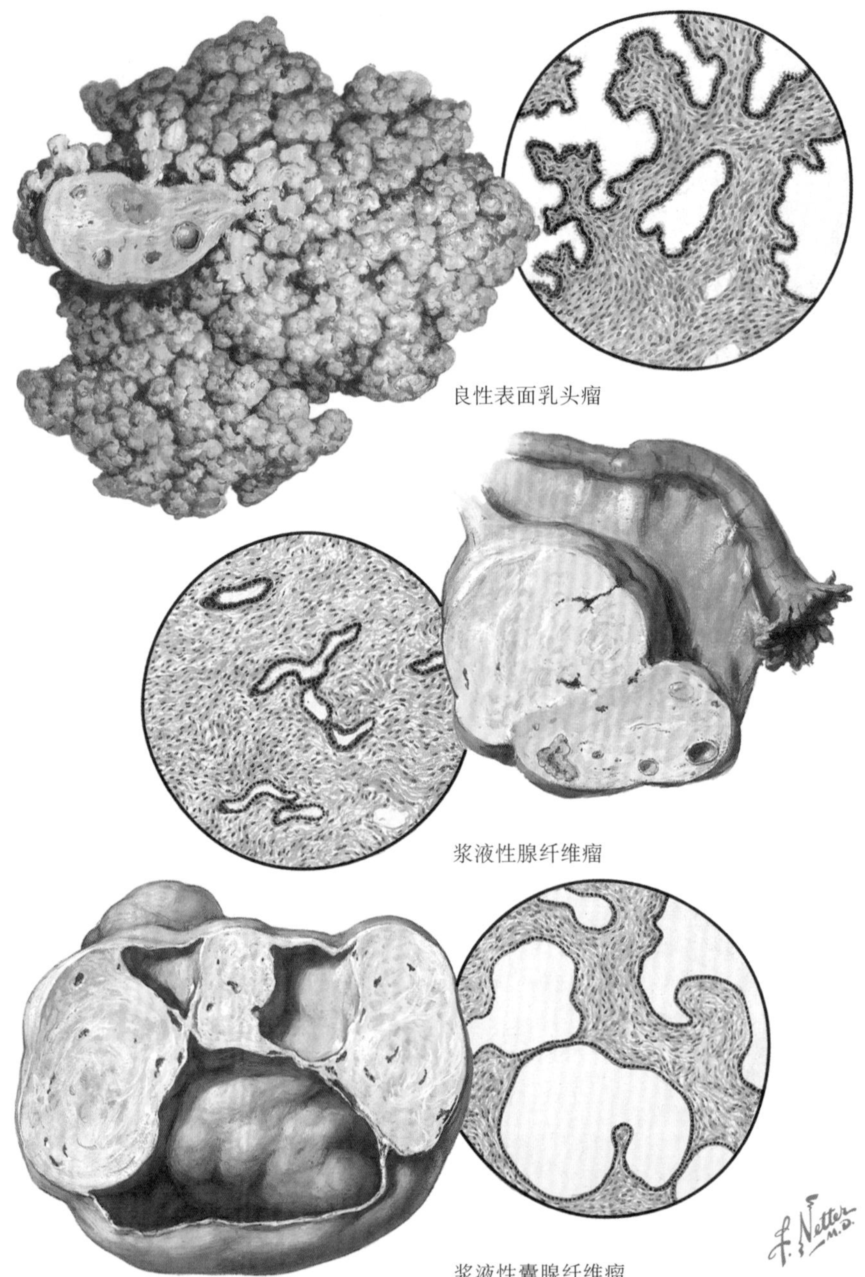

良性表面乳头瘤

浆液性腺纤维瘤

浆液性囊腺纤维瘤

浆液性囊腺纤维瘤是囊性空间显著增大的腺纤维瘤，如肿瘤的 1/4 以上为实性的纤维瘤性结构也可以被认为是囊腺瘤。浆液性囊腺纤维瘤几乎具有腺纤维瘤的所有大体和镜下特点，但与后者相比，前者通常更大，更不规则，更加半囊性，在囊性部分，可见到乳头状突起。

浆液性腺纤维瘤和囊腺纤维瘤均为良性，恶性病例还未见报道，但不排除它们有与浆液性囊腺瘤一样的恶性潜能。治疗主要是手术切除，这与单纯的浆液性肿瘤不同，因为其更易出现不好的分化。卵巢的乳头表面癌多为浆液性。任何类型的卵巢肿物伴可疑的恶性表现，均应考虑进行冷冻病理组织切片检查。

## 十四、黏液性囊腺瘤

黏液性（假黏液性）囊腺瘤是一种内衬可分泌黏液的上皮细胞的卵巢囊性肿瘤，通常为单侧，多房，呈分叶状，表面光滑，囊性张力大，是有蒂的良性肿瘤。黏液性囊腺瘤是最常见的卵巢囊肿，其发生率略高于浆液性囊腺瘤。黏液性囊腺瘤多见于生育年龄（20—50 岁），青春期和绝经后期少见。与浆液性上皮肿瘤不同，黏液性囊腺瘤很少为双侧（10%），有乳头的概率也较小（10%），恶性罕见（5%～15%）。黏液性囊腺瘤的体积差异相当大，可以极小，也可以大到充满整个腹腔。巨大的卵巢囊肿多为黏液性。黏液性囊腺瘤通常在直径超过 15～30 cm 之前就会被发现并手术切除。肿物蒂扭转比较常见，发生率为 20%。可有腹水，但比较罕见。梅格斯综合征时可有胸腔积液和腹水。囊内出血、继发性化脓性感染和自发性破裂均较罕见。如黏液性上皮穿透肿物包膜，在腹膜腔内种植生长，可形成腹膜假黏液瘤。肿物通常生长缓慢。应尽量避免因穿刺、抽吸、手术导致肿物破裂。治疗方案应选择单侧卵巢和输卵管切除，但必须对标本进行仔细检查，检查囊壁是否有局限性的、坚实的浸润。

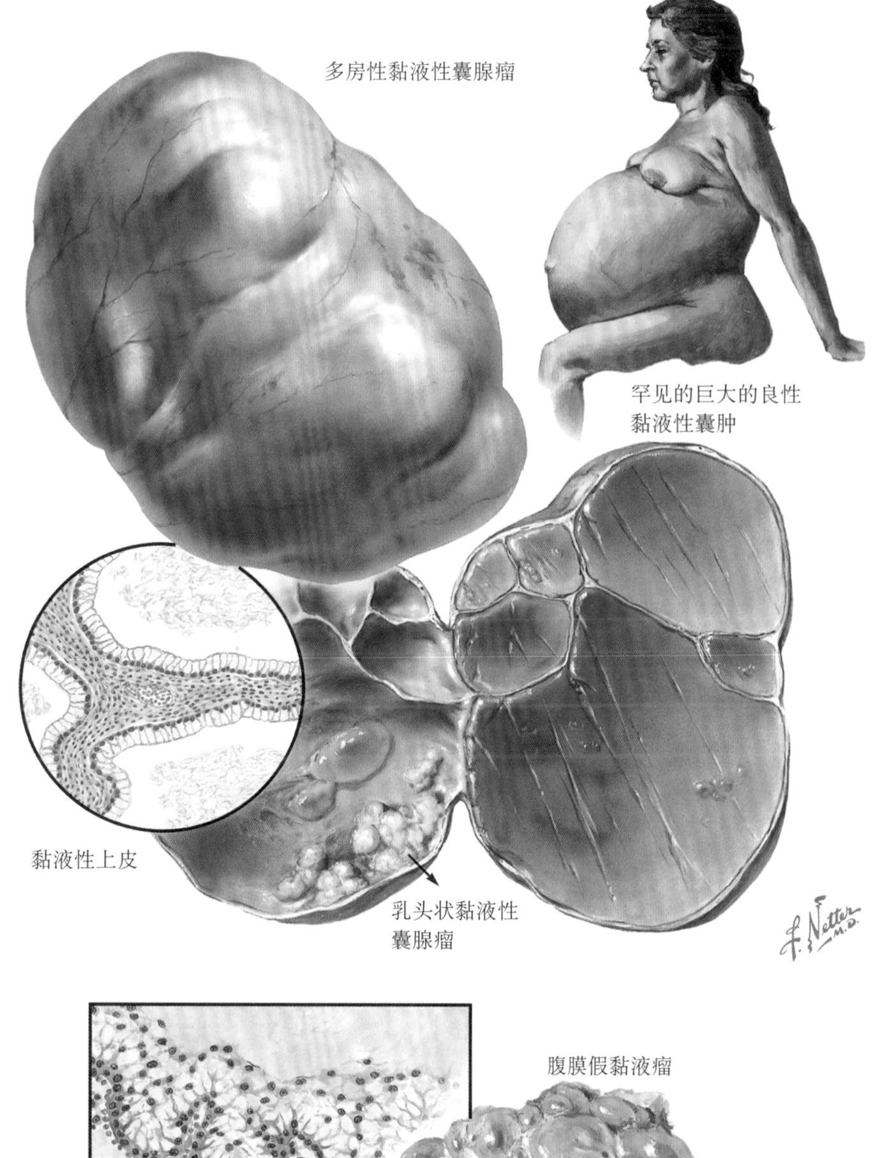


大体观，黏液性囊肿的外表面光滑，为分叶状，呈有光泽的灰白色或白蓝色。肿物剖面可呈多种不同的结构模式：有的为单房囊肿，其内有镰状嵴，是既往囊腔间膈膜的残留部分；有的为多房性，半实性肿瘤有不同大小的囊腔和凸向腔内的蜂窝状囊性聚集；有的实性成分更多，由众多的小隔室构成，形似海绵。内生性乳头较为少见，仅为 10%。囊壁为纤维性，厚薄不均，而囊腔间的膈膜完整或不完整，较为坚实，为纤维性或腺瘤性。特征性的囊液为透明或浑浊的黏液性半流体。如果发生出血，则囊液可变为红色、褐色或黑色。

镜下观，囊肿结缔组织的包膜外层为致密的纤维组织，内层则较为疏松，并由更多的细胞组成。可以发现有局部变性的表现，包括水肿、感染、坏死、脂肪酸沉积和钙化。肿瘤内部的膈膜是结缔组织内层延伸扩展形成的。囊壁及小梁则内衬分化较好的单层上皮细胞，上皮内陷进入结缔组织基质，形成腺瘤样外观。上皮细胞内衬由高柱状细胞组成，细胞基底核深染，细胞质中富含嗜酸性小颗粒。在柱状细胞之间，不规则地分布着分泌活跃的杯状细胞。

腹膜假黏液瘤是指黏液组织继发种植于腹膜，并后继出现局部浸润、扩散、增殖，产生过量黏稠的胶状黏液性物质，充满盆腔、腹腔及隔下间隙。腹膜假黏液瘤可能继发于卵巢黏液性囊腺瘤破裂，也可来源于阑尾的黏液囊肿。最新的组织学研究显示，多数患者的肿瘤起源于阑尾。腹膜表面的细胞化生亦可导致腹膜假黏液瘤，但极为罕见。临床上，腹膜假黏液瘤可导致腹部进行性增大，出现腹压增加的表现，影响膀胱和肠道的正常功能，并引起恶病质。尽管肿瘤组织病理学为良性，但当肿瘤进展，由于机械性压迫等，仍可威胁生命。肿瘤可生长迅速，也可缓慢进展拖延数年。

## 十五、畸胎瘤

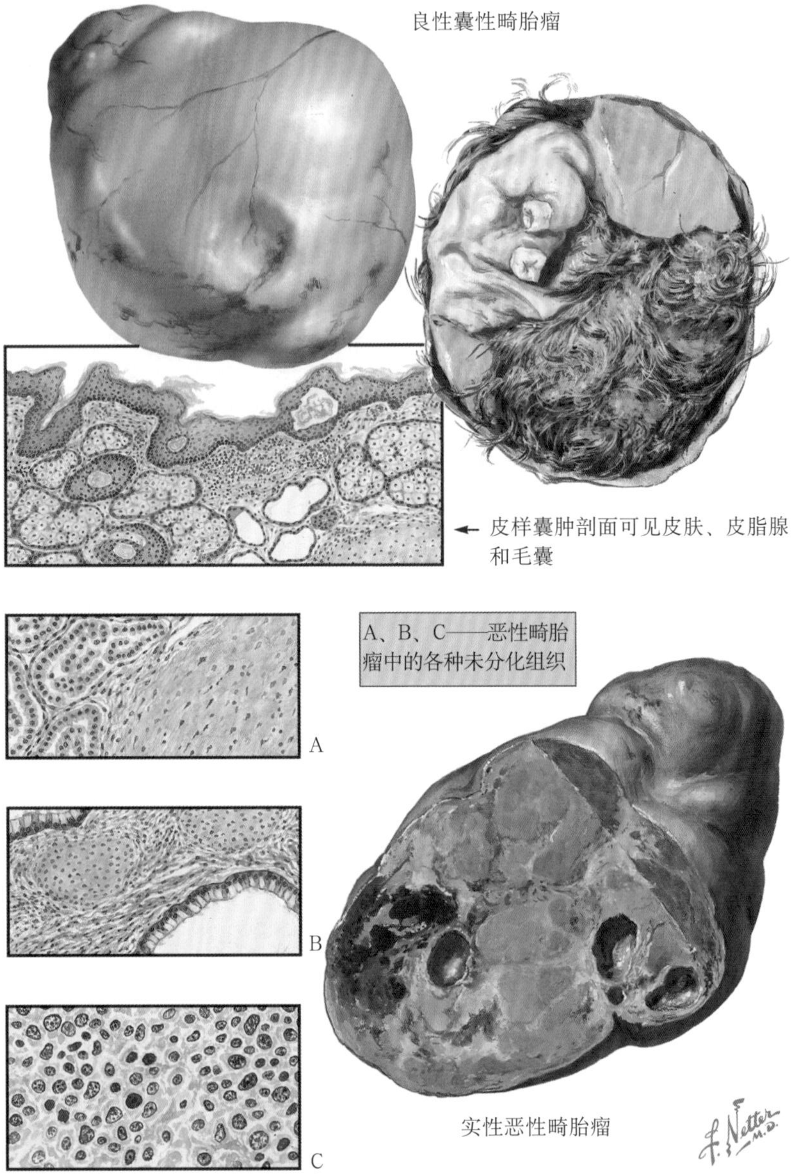

生育年龄的年轻女性最常见的卵巢肿瘤是囊性畸胎瘤，也被称为皮样囊肿。此类肿瘤起源于生殖细胞，可含有来源于三胚层的各种成分。畸胎瘤多为良性的，但也有恶性可能(恶性率 1%～2%，通常发生在 40 岁以上的女性)。畸胎瘤占所有卵巢肿瘤的 20%～25%，占卵巢良性肿瘤的 1/3。皮样囊肿体积可以极微小，也可极大，直径可达 40 cm。畸胎瘤双侧发生的概率是 25%，肿瘤通常为圆形或椭圆形，质地柔软，但相当重，其外表光滑、不透明，呈灰白或黄色。遇冷后，肿瘤内的脂肪性物质通常变硬。剖开的标本显示，其内有油脂、脂肪性组织、长头发及被像头皮一样的皮肤覆盖的囊内塞。头发主要在皮肤分布的区域产生，头发的颜色与宿主无关。其余肿瘤的内衬或光滑有光泽或粗糙呈颗粒状。2/3 的畸胎瘤内可见软骨、骨和牙齿。

组织学上，几乎可以见到分化良好的内胚层、中胚层或外胚层起源的所有组织成分。皮肤及其附属物为主要成分。剖视皮样囊肿，胚区相对应的位置可见复层鳞状上皮、皮脂腺、汗腺和毛囊。偶尔可见起源于中胚层的成分，如软骨、气管、甲状腺或脂肪组织。特定的组织可发展成为卵巢甲状腺肿样瘤（功能性甲状腺组织）、假性黏液囊肿、纤维瘤、软骨纤维瘤或骨纤维瘤。除皮样囊肿外，畸胎瘤的部分囊壁，可见内衬扁平、立方上皮或含有吞噬性假黄瘤细胞及异物巨细胞的肉芽组织。

临床上，皮样囊肿可无症状，也可引起下腹痛、腹部膨大或压迫性症状。常位于子宫前方，触诊可及柔软、囊性、质重的卵巢肿瘤。X 线检查见牙齿是皮样囊肿的特征性表现。因为皮样囊肿几乎都有蒂，因此肿物蒂扭转很常见。肿瘤破裂或肿瘤内容物外渗可导致刺激性化学性腹膜炎和致密粘连，皮样囊肿周围的粘连很常见。治疗方案包括囊肿剥除和卵巢切除。因为皮样囊肿双侧多见，因此应注意仔细检查对侧卵巢，同时要警惕，皮样囊肿可以在单侧卵巢呈多发性。

实性或胚胎性畸胎瘤为恶性肿瘤，由来源于三胚层的各种低分化、高增殖的组织构成。幸运的是这些肿瘤很罕见，在畸胎瘤中占的比率小于 1%。肿瘤多为单侧发生，呈圆形或椭圆形，表面光滑或呈分叶状，肿瘤通常较小或中等大小，但有时也可极大。通常肿瘤呈实性，质地坚硬，但坏死和囊性变可致质地变软。肿物的包膜可完整，但也可被高度恶性的增殖组织穿孔，并粘连于周围结构。肿瘤剖面着色一致呈彩斑，根据占主要地位的组织成分不同和变性、出血、空化程度不同，着色不同。镜下观，分化好的区域可能并排有未分化的年轻胚胎成分和未分化的肉瘤和癌组织。中胚层来源的组织结构更为丰富常见，包括结缔组织、软骨、骨、淋巴组织、平滑或横纹肌。代表性的外胚层来源的成分为神经系统组织，而皮肤及其附属物很少见。

在进行开腹或腹腔镜手术探查前，通常不能做出诊断。但年轻患者出现实性、质重、生长迅速的肿瘤应考虑到该诊断。肿瘤包膜穿孔将导致肿瘤局部转移，转移扩散至整个腹腔，也可能出现腹膜后淋巴结转移和远处转移。肿瘤转移可仅涉及一种肉瘤或癌的成分。预后极差。

良性囊性畸胎瘤

皮样囊肿剖面可见皮肤、皮脂腺和毛囊

A、B、C——恶性畸胎瘤中的各种未分化组织

A

B

C

实性恶性畸胎瘤

F. Netter M.D.

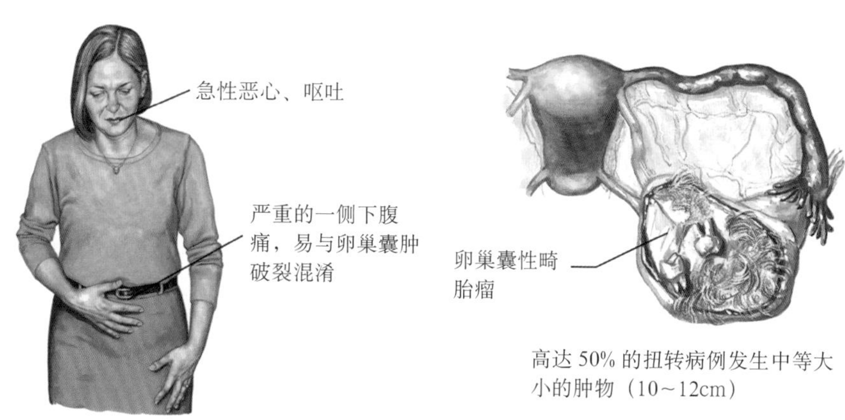


## 十六、附件扭转

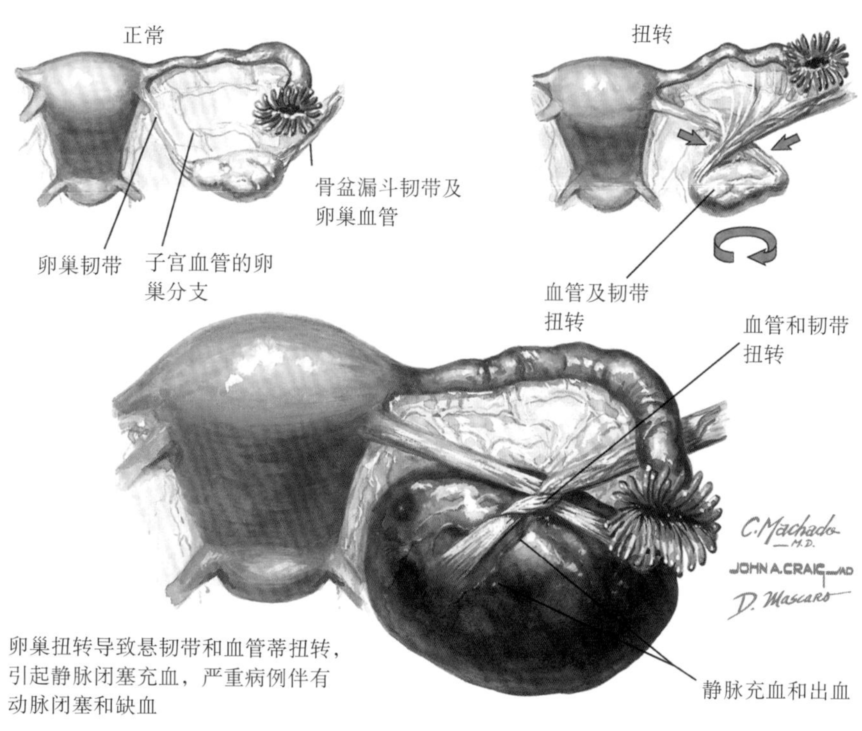


卵巢扭转导致悬韧带和血管蒂扭转，引起静脉闭塞充血，严重病例伴有动脉闭塞和缺血

附件扭转是指部分或全部附件在系膜处发生扭转，导致组织缺血甚至梗死。扭转通常包括卵巢，但有时候也会涉及输卵管。尽管附件扭转仅占妇产科急症手术治疗的 2%~3%，但该疾病可能引起严重的后果——卵巢坏死必须切除。附件扭转往往伴随有卵巢肿物、输卵管或输卵管周围包块（50%~60% 合并有卵巢肿瘤或囊肿）。妊娠期间，附件扭转的风险增高（20% 的病例），促排卵治疗后也易发生附件扭转。附件扭转发生的平均年龄为 25 岁左右。

青春期前女性发生附件扭转的原因多为盆腔肿物或儿童独有的机械因素。青春期前，卵巢位于骨盆边缘，进入青春期后，由于促性腺激素的分泌增加，卵巢在青春期早期自骨盆边缘下降至骨盆内。一些女性的支持韧带较长，则易在此时发生附件扭转。约 60% 的卵巢扭转发生在右侧，易与阑尾炎混淆。乙状结肠位于左下腹，对于减少左卵巢扭转有帮助。

附件扭转的首发症状通常是突发的剧烈的单侧腹痛，是由静脉阻塞导致的肿胀和炎症引起的，常出现在动脉阻塞前。附件扭转的疼痛一般呈周期性，疼痛周期长短不一，短则数小时长则数天，甚至更长，与肠道、子宫或胆总管梗阻引起的变异性疼痛不同，附件扭转引起的疼痛更加规律而频繁。疼痛时常伴有恶心、呕吐（60%~70%），体格检查时 90% 的病例可触及单侧的包块，并伴有压痛。由于症状及查体均无特异性，应考虑到其他疾病，例如异位妊娠、囊肿破裂或出血、小肠梗阻等。

附件扭转时，超声可见囊性的附件包块，但由于疾病的急性特征且症状严重，诊断多在手术中明确。利用彩超多普勒检测是否有流向卵巢的血流有助于诊断，但血流缺失不是附件扭转的特征，有血流才是附件扭转，不包括卵巢完全梗阻或完全缺血。

明确诊断或高度可疑为附件扭转的患者通常需接受外科手术探查。75% 的患者可采取保守性手术。在原发梗阻后的 72 h 内卵巢多不会发生不可逆的缺血，因此允许将卵巢复位并保留。大多数学者建议在复位后切除卵巢或输卵管肿块，以减少复发。因此，如果干预措施采取得足够早，可以挽救部分甚至整个卵巢。但是，当存在显著的缺血或潜在的病理变化时，则需要切除部分或全部卵巢。目前，没有足够的证据支持扭转后需进行卵巢固定术。

对于阻塞的附件静脉中血栓脱落的关注越来越多，因为如果确实存在血栓，为扭转的附件复位解旋，则血栓脱落可能引起心脏血栓和肺栓塞。尽管理论上存在这样的风险，但在临床中并未见到，这样的病例进行保守性手术更合理。

## 十七、女性化肿瘤

颗粒细胞瘤是一种女性化肿瘤，由与囊状卵泡的颗粒细胞形态和排列均类似的细胞组成，是最常见的具有内分泌功能的卵巢肿瘤，占所有卵巢肿瘤的 6%。与卵泡膜细胞瘤不同，颗粒细胞瘤可以发生在青春期前（5%）。肿瘤的内分泌活性差异很大。颗粒细胞瘤的临床特征与年龄相关：在儿童期，雌激素过多可导致性早熟假青春期综合征，主要表现为第二性征提早发育，包括出现女性体态、乳房发育、阴毛腋毛生长、外生殖器增大、无排卵月经、非周期子宫出血、子宫内膜增生、阴道涂片呈雌激素影响；在性成熟期，可导致不规则的阴道出血；在绝经后期，可引起不规则子宫出血、雌激素高度影响的阴道涂片、子宫内膜增生或过度增生。颗粒细胞瘤可引起发乳房增大、子宫肌瘤、子宫内膜增生、子宫内膜息肉及伴发的子宫内膜癌。由于肿瘤的大小和质量，颗粒细胞瘤可引起腹痛、压迫性症状、蒂扭转伴梗死、出血、破裂、腹水（10%）及梅格斯综合征。颗粒细胞瘤的预后与组织学类型无相关性：90% 的肿瘤为 I 期，预后较好，10 年生存率 90%；如肿物直径超过 15 cm 并破裂、有丝分裂丰富或为非整倍体则预后较差。

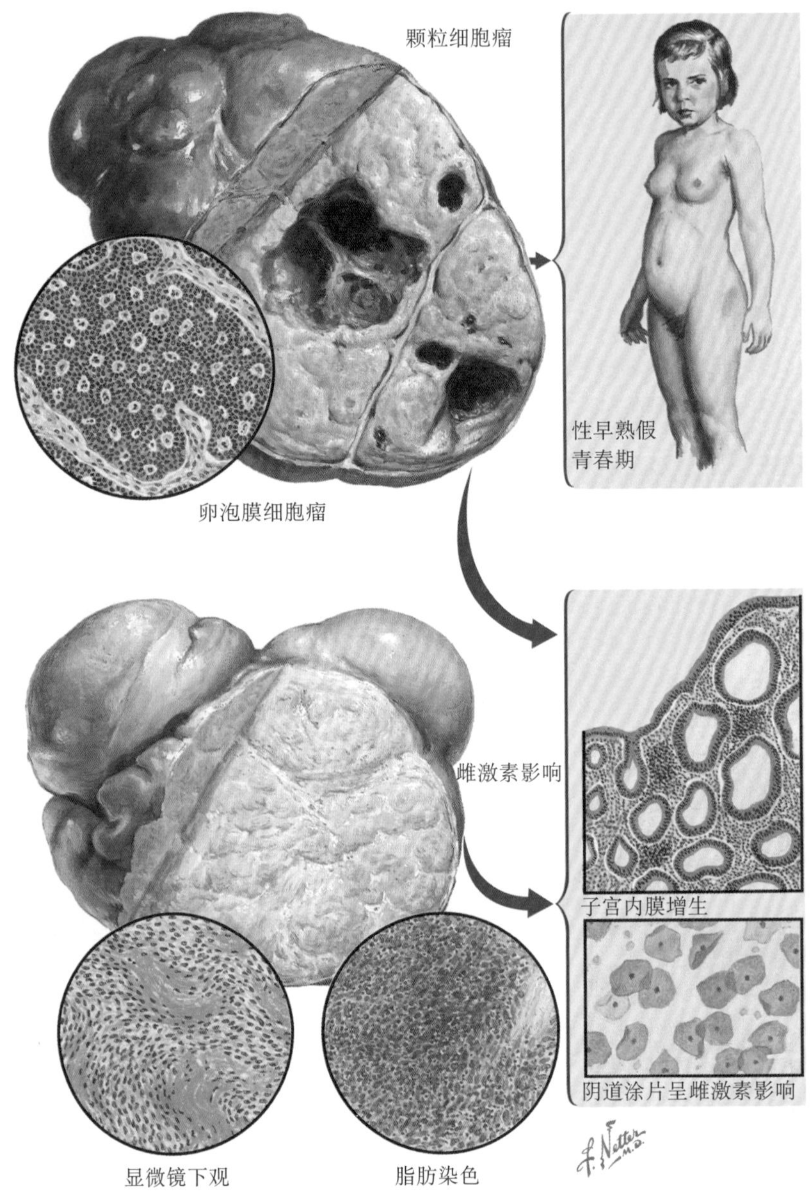


颗粒细胞瘤 98% 是单侧的，通常为实性，活动性好，圆形或椭圆形，有光滑呈分叶状的黄褐色包膜。肿瘤质地均匀，或中等坚硬或柔软，取决于坏死及囊性变的程度。肿瘤的大小差异极大，直径小的数毫米，大的 40 cm。剖面为实性或部分呈囊性、蜂窝状、颗粒状或有浅小梁，大部分区域为灰白色到黄色再到褐色、棕色，有散在的坏死、出血和液化。

来源于卵巢性索或发育中的性腺基质的肿瘤，颗粒细胞占主导地位。特征性的是，这些肿瘤的颗粒细胞周围环绕有嗜酸性小体（卡 - 埃二氏小体）。分化较差时，易被误诊为腺癌尤其是小细胞癌。

卵泡膜细胞瘤是良性的单侧发生的实性肿瘤，可分泌雌激素。肿瘤由类似卵巢内膜细胞的细胞构成。卵泡膜细胞瘤的组织发生和生物学特性都类似颗粒细胞瘤，两者可能在一定程度上并存。70% 的卵泡膜细胞瘤发生在绝经期后或绝经后期，30 岁以前极少发生，不会发生于青春期前。其内分泌功能与颗粒细胞瘤类似。

卵泡膜细胞瘤呈实性，是圆形或椭圆形的、外观略不规则、质硬、浅黄色、有包膜的纤维瘤性肿瘤，直径小至数毫米，大的可超过 22 cm。肿瘤表面光滑无粘连，为灰黄色。肿瘤剖面可见组织互相交织或呈螺旋状，呈典型的纤维瘤样表现。其与颗粒细胞瘤的本质区别在于——黄色区域的存在，有时也可能为橙色、褐色或棕色。可有坏死、囊性变和钙化病灶。

组织学上，肿瘤由大片的相互交错的细胞组成，其细胞构成呈多样化。产胶原的带状中性粒细胞和纤维组织将典型的卵泡膜细胞瘤细胞分割呈束。典型的卵泡膜细胞具有上皮样细胞的外观，呈细长的卵形，其细胞核丰满，呈卵圆形，边缘不清晰，其细胞质呈纤维状或网状，偶尔形成空泡。肿瘤表面可见线状排列的黄体细胞。整个肿瘤中，有玻璃样斑块及胶原束不规则分布。受累或不受累的卵巢实质均可见间质性增生的表现。

## 十八、男性化肿瘤

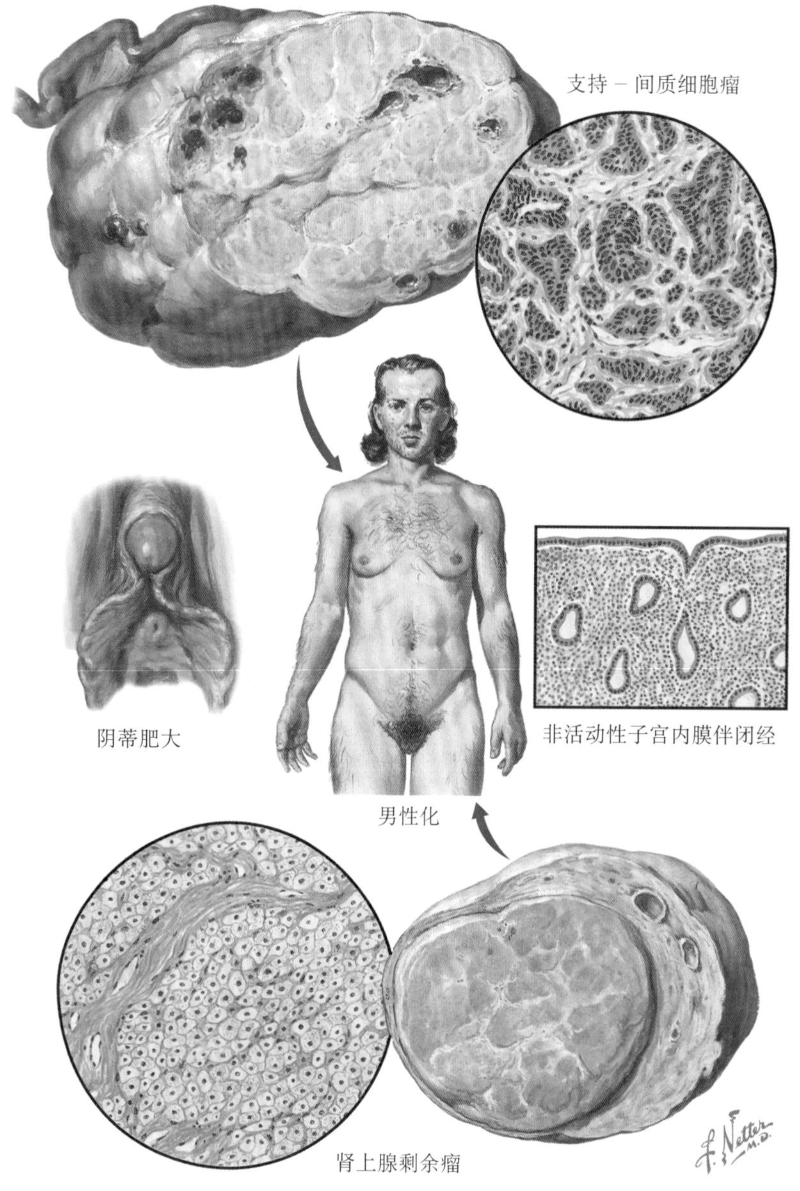


男性化肿瘤是罕见的卵巢性索间质肿瘤，占全部卵巢肿瘤的0.5%，常含有男性元素，与男性化有关，肿瘤大小不一，但直径多在5~15cm。为简单起见，肿瘤被分为两类：卵巢支持－间质细胞瘤（既往被称为男性细胞瘤）和肾上腺剩余瘤。与这些肿瘤相关的男性化表现是由于失女性态和雄性化导致的。失女性态主要表现为闭经、不孕、失去女性体态、乳房体积变小、生殖器发育不全和皮肤纹理粗糙。男性化则表现为多毛症、男性表观、阴蒂肥大、肌肉组织发达、痤疮和声音嘶哑。

卵巢支持－间质细胞常出现代谢紊乱，包括高血压及碳水化合物代谢异常，但肾上腺剩余瘤诱发的代谢紊乱很少见。血浆中睾酮、雄烯二酮及其他雄激素的水平可升高，但尿中17-酮类固醇的水平多正常。肿瘤分泌雄激素可导致红细胞增多症。很难通过实验室检查区分由肾上腺肿瘤引起的男性化和由卵巢引起的男性化。症状多于盆腔肿物有关，例如，卵巢肿瘤蒂扭转、坏死、出血或腹水。

外科手术探查和切除是主要的治疗手段，年轻的IA期患者（占80%）可选择患侧输卵管卵巢切除。未分化肿瘤或晚期肿瘤则需要更积极的手术治疗和辅助化疗（长春新碱、放线菌素D和环磷酰胺等）放疗。

卵巢支持－间质细胞瘤被认为起源于未分化的两性潜能的胚胎性腺中最初的男性定向细胞，该肿瘤与睾丸结构有不等程度的相似性。卵巢支持－间质细胞瘤虽然罕见，却仍是男性化肿瘤中最常见的类型。70%的患者年龄大于30岁，超过50岁患者小于10%。卵巢支持－间质细胞瘤多为单侧发生（95%）、实性、光滑、分叶状、有包膜、呈灰黄色。肿瘤直径多为5～15cm。肿瘤切面质硬，呈浅黄色，可见众多的坏死、出血和囊性变。性索细胞（Sertoli细胞）和间质细胞（Leydig细胞）的比例变化较大，但管状模式占主导地位。个别细胞可能呈未成熟表现。20%的肿瘤内可见脂色素（Reinke类晶体）。此类肿瘤与颗粒细胞瘤鉴别困难，也可与子宫内膜样肿瘤或库肯勃瘤类似。

此类肿瘤表现为低度恶性，5年生存率差别较大，为70%~90%。晚期、低分化的肿瘤预后差，生存期短。多毛可以减轻但不会消失，阴蒂肥大和已经发生的声音变化则不能逆转。高雄激素水平抑制排卵，故此类肿瘤患者不易怀孕。如果发生妊娠，肿瘤对妊娠没有直接作用，但肿瘤的内分泌作用可能影响胎儿，但是，除雄激素极端增多的个别情况，胎盘的芳香酶通常可将雄激素转化为雌激素。

肾上腺剩余瘤也常被称为黄体瘤、肾上腺样瘤、肾上腺腺瘤或肾上腺类皮质激素瘤，肿瘤来源于异常的肾上腺残余。此类肿瘤极为罕见，呈单侧实性，体积小，为圆形或椭圆形，有包膜，可占据并取代部分卵巢组织。肿瘤表面呈黄－橘色或棕色，质韧或适度坚硬，肿瘤被纤维性膈膜分为多个小叶。坏死、出血及囊性变很常见。组织学上，可见大量较大的多面体边界清楚的细胞，其细胞核明显，呈不规则形，细胞质丰富，有小颗粒，具有液泡。其他区域可见小的多边形细胞聚集成巢或形成合胞体，这些细胞的细胞核质地均匀呈圆形，细胞质质纯，有小颗粒，与肾上腺皮质的周围细胞类似。

## 十九、内分泌疾病 I——黄素化

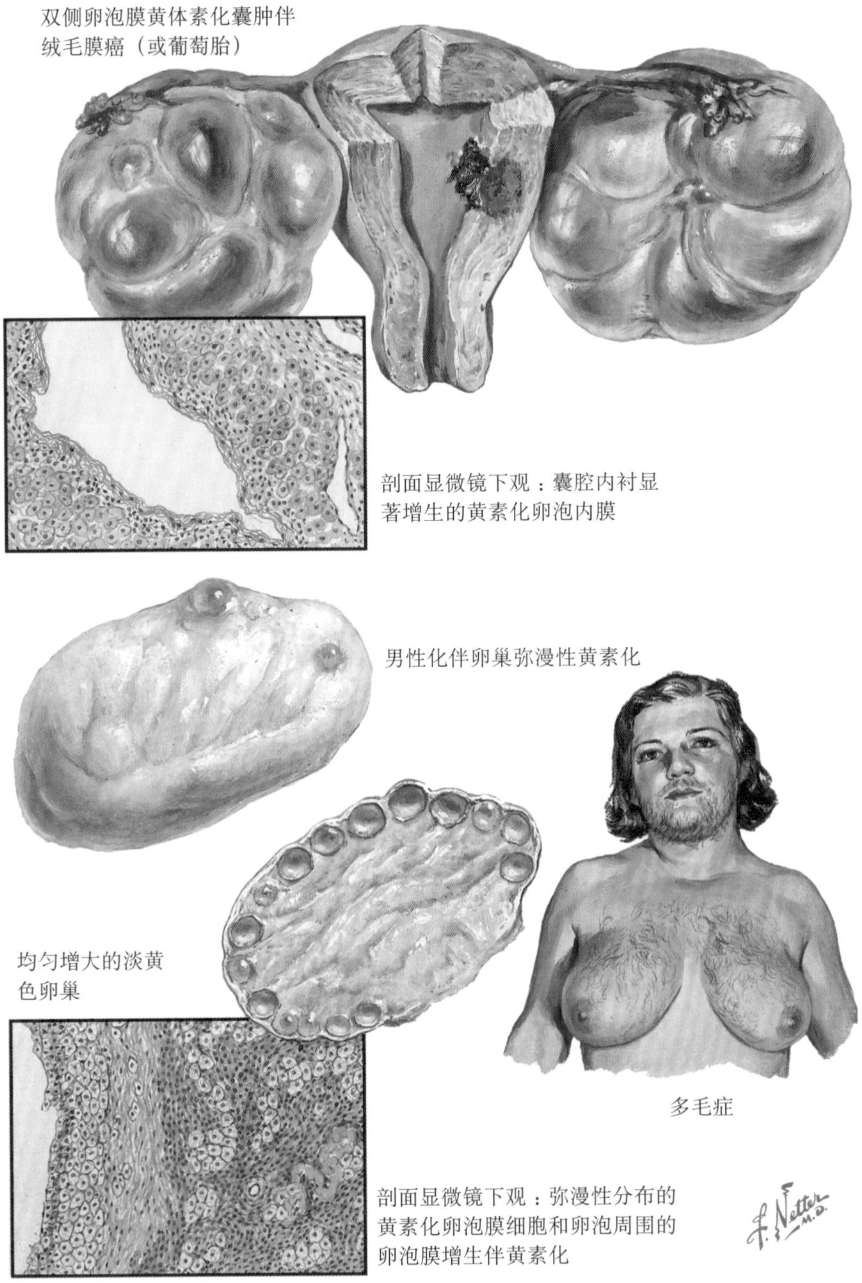

葡萄胎或绒毛膜癌时，卵巢对促性腺激素水平升高过度反应，并形成多发的卵泡膜黄素化囊肿。60% 的葡萄胎和 10% 的绒癌病例中，因为卵泡膜黄素化囊肿的形成，卵巢增大可触及。卵泡膜黄素化囊肿可以很小，也可以直径大到 20～30 cm。多胎妊娠中，可见较小的卵泡膜黄素化囊肿。病变常累及双侧卵巢，但多不对称。卵巢呈多囊，为不规则的椭圆形，外表光滑呈分叶状。各个黄素化囊肿大小不一，壁薄，为灰色或半透明，常呈淡黄色。剖视囊肿，可见其为多房或呈蜂窝状，其内囊液为透明的、琥珀色或淡血性。而较为实性的部分卵巢组织则会出现水肿，并有细小的囊腔形成。镜下观察，可见卵泡内膜细胞显著增生并黄素化。卵泡膜黄素化囊肿的囊壁内衬为瘢痕组织，外层为增厚的黄素化卵泡膜细胞。偶尔，卵泡膜细胞层中可见灶状聚集的颗粒细胞，也有增生和黄素化表现。卵巢实质中，可见孤立的黄素化卵泡膜细胞岛分布。卵巢呈多囊，可无明显症状，也可因为卵巢体积和重量增加出现相应的明显症状。病理性妊娠终止数周内，黄素化囊肿逐渐退化甚至消失。

女性出现男性化，可能是由肾上腺皮质增生、肾上腺皮质腺瘤、腺癌、垂体嗜碱性细胞腺瘤、垂体嗜碱性细胞增殖（库欣综合征）、胸腺肿瘤等引起的，但也可能是由各种卵巢肿瘤引起，常见的有卵巢支持－间质细胞瘤、肾上腺剩余瘤、卵巢门间质细胞过多增生等。

双侧卵泡膜黄体素化囊肿伴绒毛膜癌（或葡萄胎）

剖面显微镜下观：囊腔内衬显著增生的黄素化卵泡内膜

男性化伴卵巢弥漫性黄素化

均匀增大的淡黄色卵巢

多毛症

剖面显微镜下观：弥漫性分布的黄素化卵泡膜细胞和卵泡周围的卵泡膜增生伴黄素化

F. Netter M.D.

男性化综合征通常伴有弥漫性的卵巢黄素化，被称为卵泡膜细胞增殖症，被认为是多囊卵巢综合征的一个变种。与能使女性化特征丧失的卵巢原发肿瘤不同，在这些内分泌疾病中，性腺的变化多为继发的。卵巢弥漫性黄素化的患者有明显的临床表现，包括脸部、躯干及四肢明显并进行性发展的多毛、男性化面容、阴蒂肥大、暂时性的声音和乳房变化、肥胖、月经稀发或闭经、月经失调或经量过多、不孕等。

卵巢的体积可增大超过正常的 2～5 倍，质硬，光滑，浅灰白色伴有不规则的黄色区域。剖视可见卵巢皮质边缘有众多小囊性卵泡，卵巢髓质则过度增生，有散在的橘黄色区域。镜下的基本特征包括卵巢实质多度增生、弥漫性的黄素化细胞聚集、卵泡周围的卵泡膜细胞增生并黄素化。囊性闭锁卵泡显著膨胀。在整个卵巢的皮质和髓质中，均可见成簇或成组的大的圆形或椭圆形细胞散在分布，这些细胞的细胞质浅染，有颗粒并形成空泡，细胞核有明显的核仁，与发育良好的黄素化卵泡膜细胞类似。苏丹Ⅲ染色可见细胞内充满脂性物质。尽管有乳头体，但通常无新近形成的黄体。卵巢实质增生不仅是增厚还有明显的细胞构成增加。许多实质细胞呈上皮样。整个病变的基本特征与多囊卵巢综合征（斯李综合征）极其相似，但前者有显著的男性化和卵巢实质内大量弥漫性分布的黄素化细胞。

## 二十、内分泌疾病 II——多囊卵巢综合征

1935 年，Stein 和 Leventhal 首先对一组患者的症状进行了描述，包括闭经、不育、轻微多毛、暂时性肥胖及双侧卵巢增大呈多囊状。现在，这种综合征被称为多囊卵巢综合征（PCOS）。多囊卵巢综合征的病理生理学尚未完全明确，青春期促性腺激素释放激素波动振幅增加和促卵泡激素、促黄体生成激素的异常分泌，被认为是导致雄激素过多的原因。持续的促黄体生成激素水平增高有助于诊断。胰岛素抵抗是多囊卵巢综合征患者的突出特征，40% 的患者合并有胰岛素抵抗。多囊卵巢综合征有遗传易感性，可能涉及多个基因。

多囊卵巢综合征发病率不高，5% 的女性患有多囊卵巢综合征，30% 的继发性闭经患者为多囊卵巢综合征，但多囊卵巢综合征是育龄期女性最常见的内分泌疾病。多囊卵巢综合征的诊断标准已达成共识，满足以下三条中的两条即可确诊：月经周期不规则，临床或生化检查提示雄激素增多，超声提示卵巢呈多囊状态，但必须排除由其他原因引起的不排卵。患者通常因不孕或继发性闭经就诊并被诊断。70% 的病例可有不同程度的男性化。多毛症可较轻微也可很明显，涉及的部位包括脸部、胸部、乳房和四肢，伴有男性外观。50% 的患者有全身性肥胖。盆腔检查时，双侧卵巢均匀性增大，可达高尔夫球大小。子宫可能有发育不全。子宫内膜活检通常提示为增殖期内膜。促黄体生成激素水平升高有助于诊断（促黄体生成素与促卵泡激素比值超过 2∶1 可考虑诊断）。对于可疑有肾上腺来源的雄激素增高患者，可进行 24 h 尿游离皮质酮测定、促肾上腺皮质激素刺激试验或过夜的地塞米松抑制试验，以排除肾上腺功能亢进。血清总睾酮通常为 70～120 ng/ml，雄烯二酮为 3～5 ng/ml。50% 的患者硫酸脱氢表雄酮（DHEA-S）升高。经腹或经阴道的超声可对卵巢增大或多发小卵泡进行鉴别。磁共振或 CT 可对肾上腺进行评估。

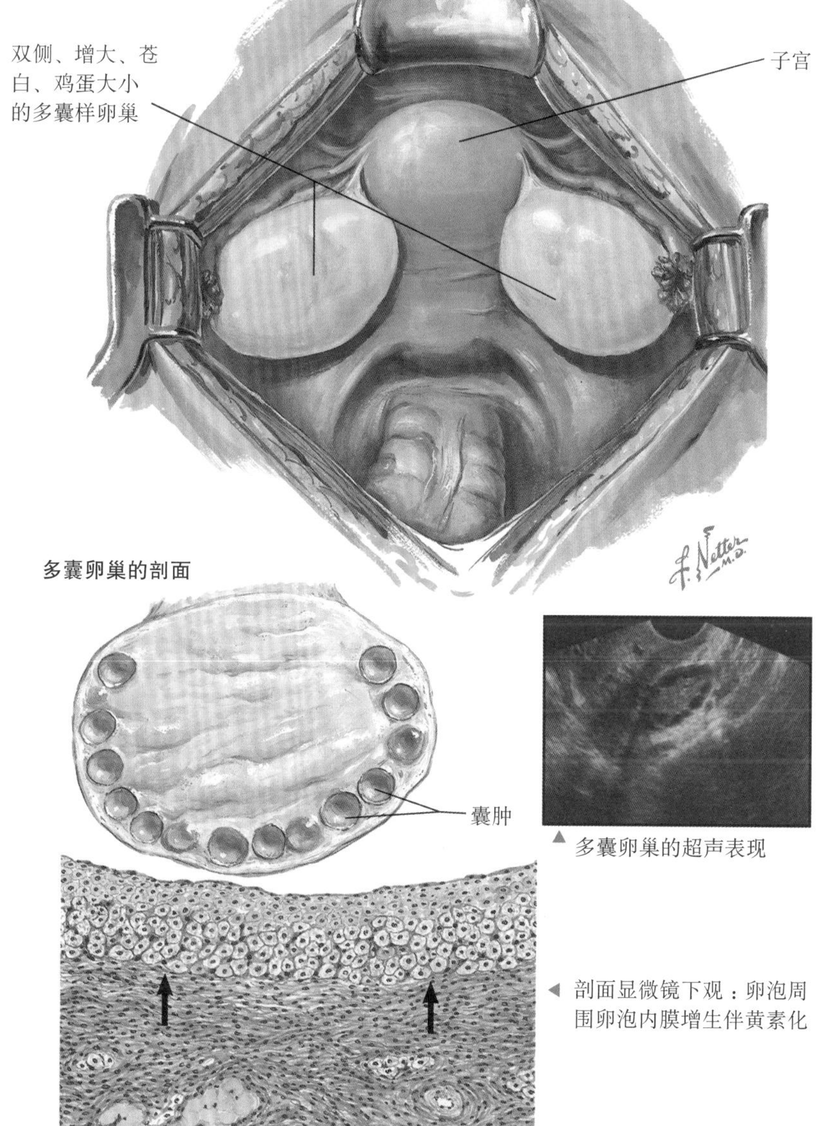


▲ 多囊卵巢的超声表现

◀ 剖面显微镜下观：卵泡周围卵泡内膜增生伴黄素化

大体观，卵巢呈明显的对称性增大，可达到正常卵巢大小的 2～5 倍，呈圆形或椭圆形，颜色为灰白或珍珠白。卵巢表面光滑，偶有轻度的隆起提示其下有囊性卵泡。有时，卵巢可略扁平（“牡蛎”卵巢），或者一侧卵巢略大于另一侧。卵巢剖面可见白膜增厚，白膜之下可见众多囊状卵泡，直径为 2～15 mm，环绕卵巢皮质。卵巢实质显著肥大，可含有偶见的黄色斑点。显微镜下观察，最显著的特点是卵泡膜细胞增殖症。在许多闭锁的囊状卵泡周围，卵泡内膜层有明显的增生和黄素化。卵巢实质增生伴有细胞质增多。许多细胞呈上皮样外观，小群的黄素化细胞可在整个卵巢实质中散在分布。

药物治疗已经取代了手术治疗。治疗方案的选择取决于生育要求，如有生育要求则应进行促排卵治疗。症状消失常可伴有体重下降，轻度或早期的多囊卵巢患者月经恢复正常。复方口服避孕药（$< 50\,\mu g$ 的黄体酮而非炔诺孕酮的配方）可减轻多毛症状。如果硫酸脱氢表雄酮升高，则在口服避孕药的基础上应加用地塞米松。二甲双胍（每日 1500 mg）常被用于促排卵的辅助治疗，目前已经成为多囊卵巢治疗的一线方案。

多囊卵巢和持续无排卵患者患糖尿病、子宫内膜增生、子宫内膜癌的风险增加。

## 二十一、无性细胞瘤和布伦纳瘤

卵巢无性细胞瘤由生殖细胞和间质构成，其结构类似男性睾丸的精原细胞瘤。尽管罕见，但无性细胞瘤是最常见的卵巢恶性生殖细胞瘤，占所有卵巢恶性肿瘤的 1%～2%。有时，无性细胞瘤与性发育不全或假两性畸形有关。无性细胞瘤可见于任何年龄，但大于 75% 的病例发生在 10—30 岁的年轻人身上。通常为单侧，约 90%。

无性细胞瘤的临床表现主要是由盆腔肿物引起的，肿瘤变性可能引起低热、白细胞增多和血沉增快。腹水并不常见，蒂扭转伴梗死的发生率约为 5%。无性细胞瘤通常生长较快，传播转移途径包括包膜穿孔破裂直接浸润转移、腹膜扩散、淋巴转移和血行转移，更倾向于通过淋巴管扩散转移。肿瘤的复发率约为 20%，但复发患者对于再次手术、化疗及放疗的反应多良好。直径小于 15 cm 的单纯无性细胞瘤预后良好。肿瘤局限，手术探查无肿瘤扩散证据的 I 期患者通常 5 年生存率可达 90%。

大体观，无性细胞瘤为圆形、椭圆形或不规则的实性肿瘤，肿瘤体积差异较大，小至直径仅 3～5 cm，大则可占据整个盆腔。无性细胞瘤可以是坚硬有弹性的，也可以是圆滑柔软的。肿瘤剖面通常为浅灰呈蜂窝状，有时形似脑组织。变性、坏死、出血及空化较为常见。组织学上，肿瘤特征性的细胞成柱状或巢状聚集，被由松散水肿血管化的结缔组织构成的条带或小梁间隔分离，这些结缔组织呈明显的透明样变和淋巴细胞浸润。无性细胞瘤细胞体积较大，边缘锐利清晰，圆形或多边形，细胞核位于细胞中央，圆形质均，细小但松散，有明显的核仁，可见有丝分裂，而细胞质丰富透明有小颗粒。细胞核细小。变性或坏死伴异物巨细胞浸润很常见。

移行细胞瘤（Brenner 瘤，布伦纳瘤）是一种上皮细胞肿瘤，与膀胱上皮细胞和瓦耳塔德细胞类似的肿瘤细胞聚集成巢，混杂在卵巢间质中。此类肿瘤多为良性，发病率低，占全部卵巢肿瘤的 1%～3%，多发于超过 40 岁或绝经后女性。有时，可在卵巢囊肿的囊壁上见到小的布伦纳瘤，通常黏液性囊肿多见。临床上，布伦纳瘤无显著的特征，伴发梅格斯综合征的情况很罕见。剖腹探查时，很难将布伦纳瘤与卵巢纤维瘤、纤维肌瘤、卵泡膜细胞瘤和腺纤维瘤区分开。

小布伦纳瘤仅显微镜下可见，大布伦纳瘤直径可从数厘米到 13 cm 不等。布伦纳瘤多为单侧，实性，圆形或椭圆形，伴不规则突起，表面光滑，质硬，色浅灰白。肿物剖面，与纤维瘤类似，被很好地划分分割，可见多发的细小囊腔，其内含有不透明的黄棕色黏稠液体。

组织学研究可见多边形细胞聚成不规则的肿块或柱状，周围被致密的纤维组织包绕。这些上皮细胞体积较大，形态不规则，呈多边形或椭圆形，有清晰的细胞膜。细胞质丰富，有颗粒，空泡状。细胞核椭圆形或略不规则，有明显的染色质粒。细胞核有纵沟，是染色质线性沉积形成的。细胞群中可见单发或多发的微小囊肿，由含糖原和黏蛋白胭脂红染色的分泌颗粒的扁平或立方或柱状上皮细胞排列构成。分割上皮细胞群的结缔组织通常呈蜂窝状、透明样变且无血管，不时会出现钙盐沉积。

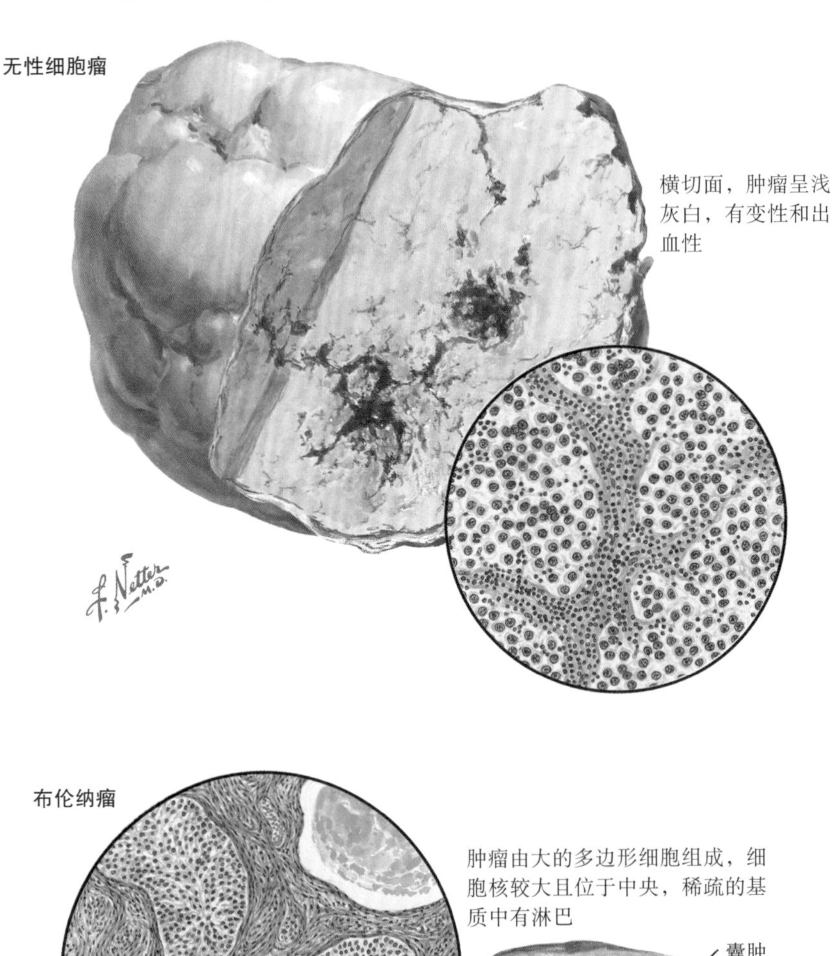


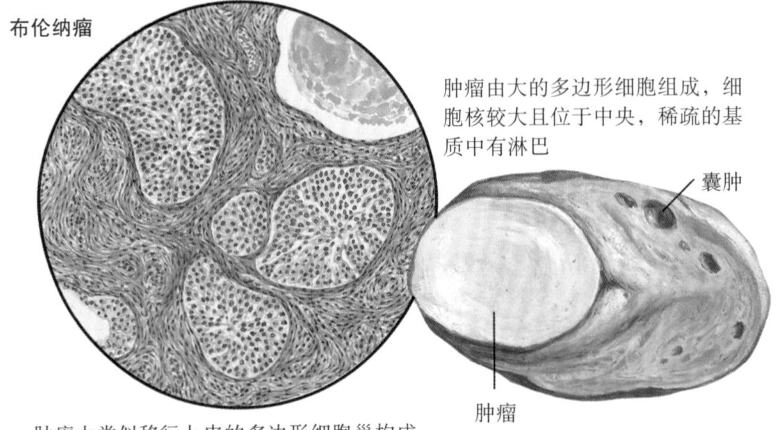

肿瘤由类似移行上皮的多边形细胞巢构成

## 二十二、间质肿瘤

卵巢纤维瘤是良性的间质性肿瘤，是最常见的卵巢肿瘤，由间质细胞即成纤维细胞构成。尽管是良性的，但这类肿瘤有时也会出现胸腔积液和腹水，即梅格斯综合征，发生率约为 1%。纤维瘤可极微小，也可直径大致超过 27cm。肿瘤单侧多见，占 90%，单侧卵巢偶可有多发的纤维瘤，发生率为 10%。纤维瘤可见于任何年轻，但绝经后女性多见。由于其重量的原因，较易发生肿瘤蒂扭转。

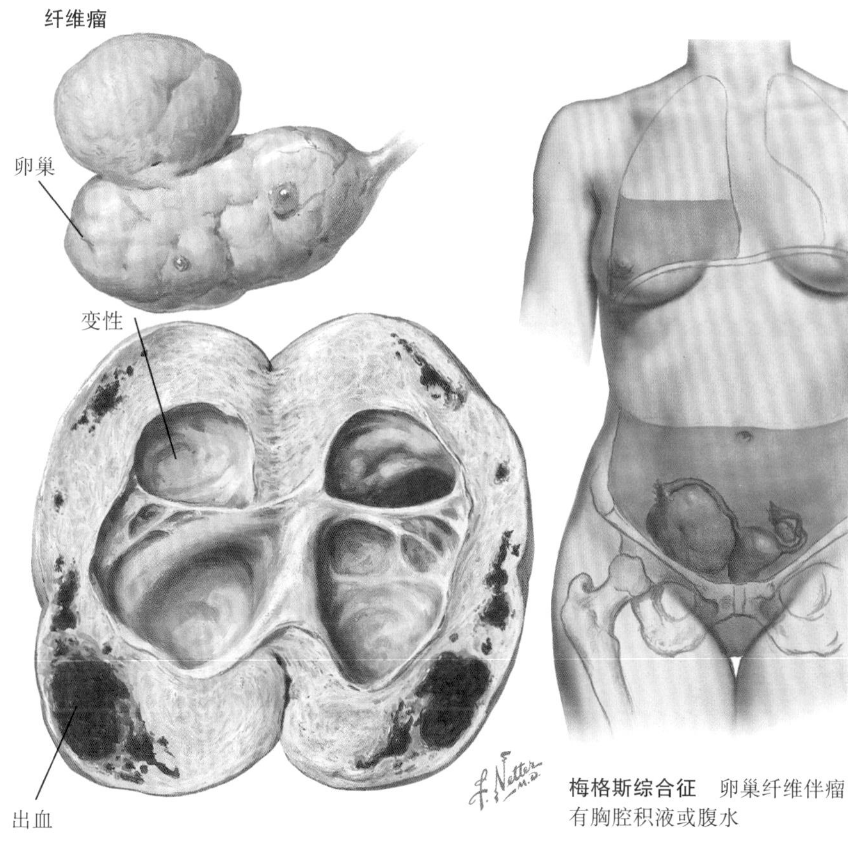


纤维瘤　切面可见囊性变和出血

梅格斯综合征　卵巢纤维伴瘤有胸腔积液或腹水

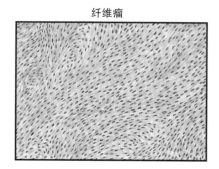

纤维瘤

梭形细胞瘤

纤维瘤为实性、质重的椭圆形浅灰白色肿瘤，表面光滑但有不规则突起，有完整的包膜，可有粘连。肿瘤剖面色白，可见致密的结缔组织呈编织状。较大的肿瘤有局灶或弥漫性的水肿、变性、出血区域，可有囊腔形成。囊腔的形成源于组织坏死，囊腔多不规则呈凹凸不平状，内含透明或血性液体。10% 的病例有孤立或弥漫性的钙化。显微镜下观察，肿瘤由梭形细胞构成，这些细胞交错成带状或螺旋状，单个细胞的边界轮廓不清晰，含中等量的细胞质，其内有微小颗粒，细胞核狭长深染。较大的纤维瘤因循环供血不足，可导致肿瘤的水肿、出血、梗死、变性、坏死或钙化。在水肿区域，细胞被较远分隔开，并呈星状外观，淋巴管呈显著扩张。透明样变是粉染的胶原组织类似物沉积而形成。坏死区域内可见含有脂性物质的吞噬细胞。梗死灶可见弥漫性红细胞浸润和变性、坏死。钙化则是深染的嗜碱性物质呈颗粒或团块状沉积。

小卵巢纤维瘤无明显临床症状，当纤维瘤体积较大时，可引起局部不适、疼痛、压迫症状和腹部增大。发现单侧、质硬活动的卵巢肿物伴有腹水或胸腔积液，应首先考虑到卵巢纤维瘤的可能。治疗方案为手术切除。

梅格斯综合征指盆腔肿物尤其是卵巢纤维瘤合并腹水、胸腔积液，其他肿瘤如纤维腺瘤、纤维肉瘤、布伦纳瘤、卵泡膜细胞瘤、畸胎瘤、浆液性囊腺瘤、多发性假黏液性囊腺瘤、腺癌、乳头状囊腺癌、子宫肌瘤等也可能并发梅格斯综合征。大多数中等大小或较大的纤维瘤伴有腹水，肿瘤直径达 10cm，腹水出现的概率是 40%。75% 的病例出现右侧胸腔积液，10% 为左侧胸腔积液，而双侧胸腔积液的概率为 15%，卵巢肿瘤的侧别与出现胸水的胸腔侧别无明显管理。不同量的液体在胸腔或腹腔内迅速聚集。梅格斯综合征发生腹水的病理生理学尚在探讨阶段。切除盆腔肿瘤后，腹水和胸腔积液将完全消失。需将梅格斯综合征与恶性肿瘤的肺转移、心脏或肾病、肝硬化及结核性腹膜炎相鉴别。

卵巢的纤维肉瘤极为罕见，通常为单侧、实性、不规则的有蒂肿物，肿物大小不定。纤维肉瘤的剖面呈彩斑状，其颜色取决于细胞构成情况和出血、坏死、囊性变的程度，部分区域可呈灰白色或粉红褐色，类似生猪肉。组织学上，纤维肉瘤与细胞性纤维瘤或实性的未分化癌类似，肿瘤包括梭形、混合性或圆形等多种细胞变种，有不规则的深染细胞核和巨细胞。肿瘤的临床症状没有特征性，可发生腹水和肿物蒂扭转，肿瘤可以通过直接侵犯和血行转移实现转移。单侧、包膜完整、恶性程度低的纤维肉瘤手术治疗后预后相对较好，其余情况则预后很差。

## 二十三、原发性囊性癌

卵巢癌是发病率第二的生殖道恶性肿瘤，仅次于子宫内膜癌，但在妇科肿瘤中病死率最高。终生罹患卵巢癌的风险约为 1∶70。乳头状浆液性囊腺瘤是最常见的卵巢癌，约半数卵巢囊性癌发生在绝经后，平均发病年龄 59 岁，60—64 岁是发病高峰年龄。尽管如此，绝经后女性的卵巢肿瘤仅有 1/4~1/3 为恶性。小部分病例呈现家族性聚集，与乳腺癌基因（*BRCA1* 和 *BRCA2* 基因）变异有关。遗传性卵巢癌虽罕见，但病死率高，95% 的卵巢癌为散发，超过 95% 的卵巢癌患者没有高危因素。口服避孕药、高位输卵管结扎、子宫切除和母乳喂养可降低卵巢癌的发病风险。

检测血清肿瘤标志物例如 CA125、脂质相关的唾液酸、癌胚抗原、甲胎蛋白、乳酸脱氢酶等，可以用于协助判断肿物的良恶性及疾病的进展，但不能用于预后评估。超声、磁共振成像（MRI）和计算机断层扫描（CT）可用于对可疑患有卵巢癌的患者进行评估（正常绝经后的卵巢为 1.5~2cm 大小）。无症状的单纯囊肿，如直径＜5cm，通常可保守观察（目前，没有证据证明对无明显危险因素或症状者进行常规经阴道超声筛查有价值。）

直到肿瘤进展为晚期，都可能没有症状或症状不明显。绝大多数病例会出现下腹疼痛和腹部进行性增大。卵巢癌还可能出现体重减轻、乏力、贫血、食欲减退、早发的饱腹感、消化不良、恶心、呕吐等症状。局部压力增加或肿瘤浸润可能引起尿频、尿急、直肠疼痛和腰痛。1/3 的病例会出现腹水。查体时，多数的卵巢癌体积相当大，直径超过 15cm。超过半数的病例为双侧卵巢病变。大多数卵巢癌诊断时已经是Ⅲ期或Ⅳ期。肿瘤可有局部腹膜种植转移，可累及网膜，可转移至腰、腹和盆腔淋巴结，还可以远处转移至肝、肺和骨。似乎仅局限于卵巢的病变也有 20% 的概率已发生淋巴转移。

乳头状浆液性囊腺瘤

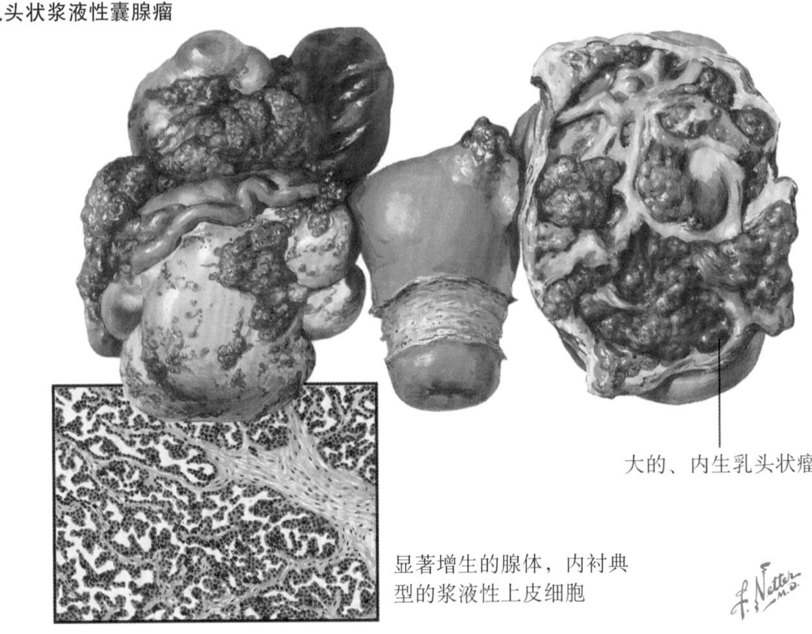


黏液性乳头状囊腺瘤

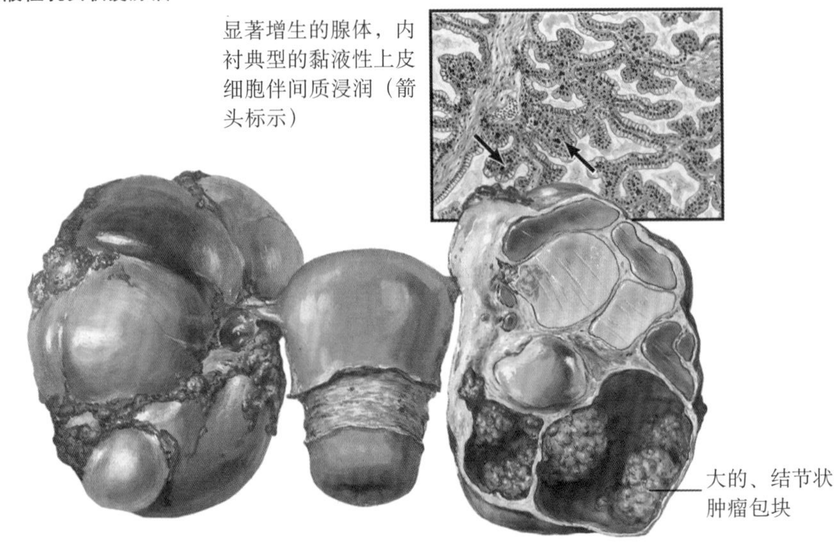


治疗卵巢癌，需进行手术探查和切除（通常包括子宫和双侧卵巢），根据肿瘤的位置和期别，在手术之外尚应进行辅助化疗（铂类＋紫杉醇）或放疗。

迄今为止尚无有效的筛选手段可早期发现原发性卵巢癌。超声、磁共振成像（MRI）、计算机断层扫描（CT）、CA125 等生化指标对于评价肿物良恶性和治疗效果有意义，但不能早期发现肿瘤。可疑复发的患者或其他有指征的患者应进行二次探查手术，对病情进行评估并发现隐匿的病灶。如果二次探查术为阴性，则其 5 年生存率约为 50%。在现有的技术条件下，与长期随访观察相比，对少数的真正的高风险患者（家族性肿瘤综合征）生育后进行预防性卵巢切除更有价值，即便这样激进的手段，也不一定能完全阻止卵巢癌的发生，10% 的卵巢癌发生在已经切除双侧卵巢的患者。

如果早期发现疾病，并进行积极有效的手术和辅助治疗，有可能实现无瘤生存。生存率与肿瘤期别、分化、细胞类型、手术残留病灶有关。Ⅰ期、Ⅱ期、Ⅲ期、Ⅳ期肿瘤的五年生存率分别 80%、60%、25%、15%。浆液性腺癌是卵巢上皮恶性肿瘤中预后最差的类型。

## 二十四、原发性实性癌

卵巢原发性实性癌也指未分化或未分类的卵巢癌，根据上皮组织及结缔组织构成肿瘤的比例和模式，可以将其分为实性腺癌、髓样癌、硬癌、蜂窝状癌、丛状癌、透明细胞癌、子宫内膜样癌及鳞状上皮化生的腺癌（腺棘皮癌）等。原发性卵巢实性癌发病率远低于囊性癌。实性癌可单侧可双侧，可大可小，圆形或椭圆形，表面光滑或呈结节状，质地硬，可呈浅灰或粉红色。实性癌的质地和颜色主要取决于上皮组织和结缔组织两者的比例。如果上皮细胞较多，则肿瘤更倾向于质地较柔软、肉样、色粉，常有变性区域；如果细胞结构较少，则肿瘤质硬且呈灰白色。坏死、出血、空化、钙盐沉积、砂粒体并不常见。晚期病例可以出现肿瘤穿透包膜、浸润、扩散和转移。

卵巢透明细胞癌是卵巢实性癌的一种，肿瘤细胞内含有大量糖原，故呈透明的鞋钉样外观。透明细胞癌也可发生在子宫颈内膜、子宫内膜和阴道。宫颈和阴道的肿瘤与宫内的己烯雌酚暴露有关。尽管肿瘤的鞋钉样细胞与宫内有己烯雌酚暴露的女性的宫颈内膜、宫颈、阴道细胞类似，但没有证据显示己烯雌酚对卵巢透明细胞癌的发生发展有影响。透明细胞癌占所有卵巢癌的5%～11%。透明细胞癌以盆腔包块的形式出现，直径可达30cm，部分区域呈囊性，为黄色或灰色，常有含乳头结构的出血灶，所以肿瘤质地柔软。40%的透明细胞癌累及双侧卵巢。透明细胞癌为恶性肿瘤，通常需要进行手术探查和切除，包括子宫和双侧卵巢，根据肿瘤的位置和期别，通常还需进行辅助化疗或放疗。对于可疑复发或其他有指征的患者，应进行二次探查手术，有助于评估病情并发现隐匿病灶。

子宫内膜样肿瘤由类似子宫内膜细胞的上皮细胞组成。卵巢的子宫内膜样肿瘤的比率远低于浆液性或黏液性肿瘤，约占5%，但是在卵巢癌中，

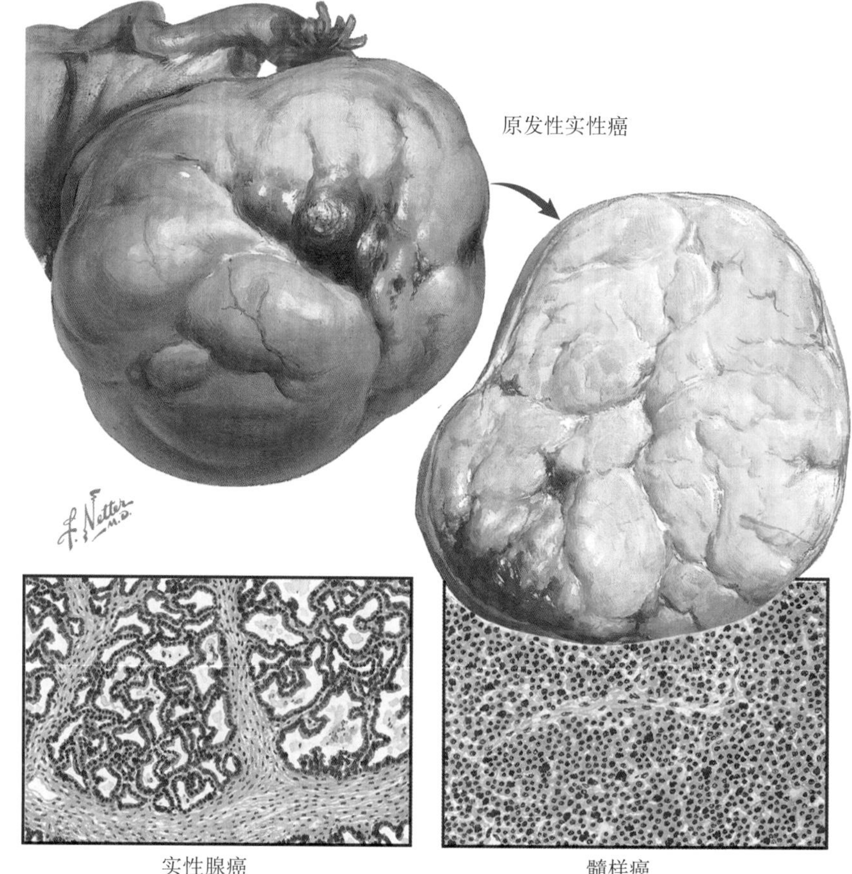


实性腺癌　　髓样癌

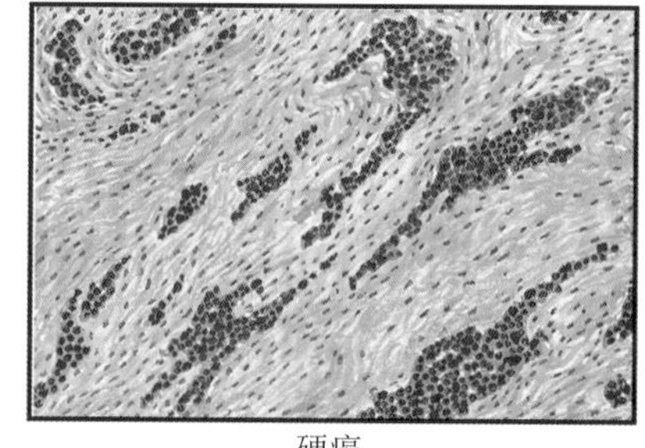

硬癌

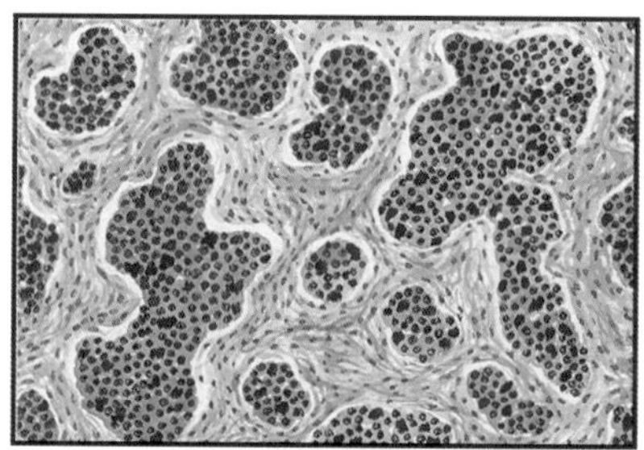

蜂窝状癌

恶性子宫内膜样肿瘤占20%。子宫内膜样癌多发于四五十岁的女性，可合并有子宫内膜异位和卵巢子宫内膜瘤，但来源于子宫内膜异位的子宫内膜样癌极为少见。和其他上皮性肿瘤一样，多数的子宫内膜样癌直接起源于卵巢表面的上皮。

髓样癌中的上皮成分丰富，结缔组织极少，是一种发生在年轻女性的、恶性程度很高的致命性卵巢恶性肿瘤，发病年龄通常为15—30岁。因其组织学形态，髓样癌也被称为小细胞癌。髓样癌常伴有高钙血症，但不是必需的。髓样癌恶性程度很高，肿瘤进展快，致死率高，对手术、化疗、放疗等治疗手段均不敏感，因此即使发现时为早期，也几乎全部死亡。

硬癌中纤维组织占据主导地位，而上皮细胞呈窄带或巢状分布。在蜂窝状癌中，结缔组织将上皮细胞分隔成不规则的群。

单纯癌中的上皮细胞成分和纤维组织成分的比例基本一致。丛状癌与硬癌类似，但其上皮细胞分布呈狭窄的相互吻合的柱状。卵巢腺棘皮癌指腺癌中出现鳞状上皮化生，这些鳞状上皮细胞体积较大，为多边形棘细胞，可观察到角质化和珠状物形成。

## 二十五、继发性卵巢癌

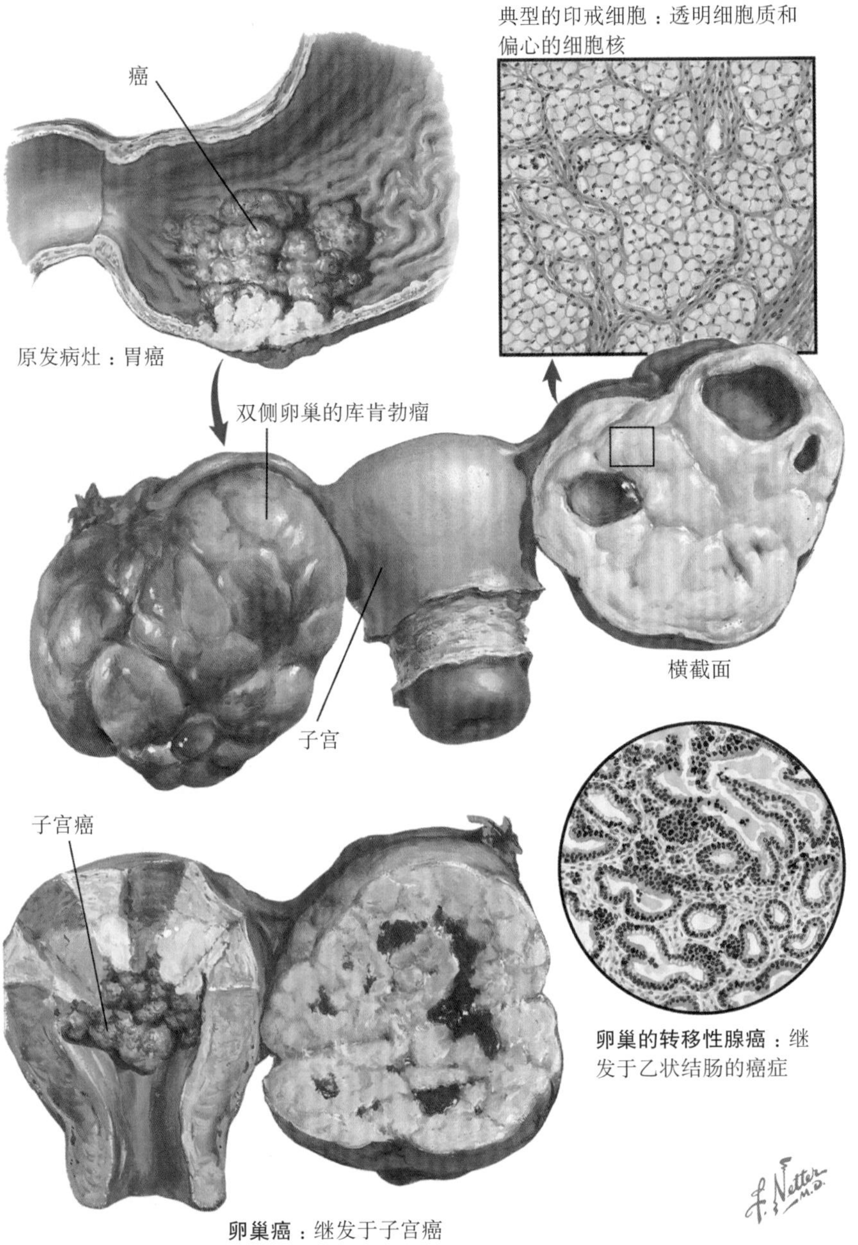

卵巢的转移癌占所有卵巢癌的5%。卵巢是一个特别容易被转移癌侵犯的器官，转移癌可来源于乳腺、胃、小肠、大肠、阑尾、肝、胆囊、胆管、胰腺、子宫、输卵管、对侧卵巢、膀胱、输尿管、肺和脑脊膜等。通常，卵巢转移癌来源于女性生殖道其他部位的恶性肿瘤，尤其是子宫内膜和输卵管。卵巢继发性癌多发于40—60岁的女性。转移癌多累及双侧卵巢，概率为66%～75%。50%的患者合并有腹水。卵巢转移癌可无症状，也可表现出与原发性卵巢癌类似的症状和体征。在已知有其他部位原发癌症的情况下，触及双侧卵巢增大，应考虑到继发性肿瘤的可能。同样，如盆腔检查时双侧卵巢呈实性生长增大，应进行全面彻底的检查，除外其他部位原发的肿瘤。当可疑肿瘤来源于胃肠道时，食管镜、胃镜、乙状结肠镜或结肠检查可以用于病情的评估。

半数病例中，卵巢无明显肉眼可见病灶，卵巢转移癌可极小，但也可较大，直径可达20～30cm。通常，卵巢仍维持其原有的外观。典型的卵巢转移癌中等大小、椭圆形或肾形，表面光滑或呈分叶状，质硬，色灰白，包膜完整，可能有轻微粘连。因肿瘤坏死、囊性变、出血和黏液瘤性改变等情况及结缔组织所占比例的不同，转移癌的剖面可分别呈质硬实性、海绵状、部分囊性或凝胶状，颜色可为灰白或黄色，如有出血区域，可呈红色或棕色。

转移癌的组织学形态与原发病灶类似。未分化的较原始的上皮细胞聚集构成腺泡、细胞束、片状病灶或肿块，可伴有不同程度的黏液性改变。间质丰富或稀疏，呈富余细胞结构状或水肿或黏液瘤样。

库肯勃瘤是卵巢继发性癌的一种，其特征是显著的结缔组织增生，形成肉瘤样区域，上皮间变，呈黏液性上皮或黏液瘤变化。库肯勃瘤是转移性卵巢癌中第三常见的类型，仅次于上皮细胞和生殖细胞肿瘤，占转移性癌的14%。与其他类型的癌不同，库肯勃瘤的发生没有种族性。库肯勃瘤的特征是含有印戒细胞，这类细胞由于分泌和膨胀，将细胞核挤至细胞的一侧。库肯勃瘤最常见的原发位置是胃或大肠，但源于乳腺的转移癌也可呈类似的组织学表现。胃肠道来源的卵巢转移瘤，与性激素尤其是雌激素的分泌有关。极少数库肯勃瘤没有明确的远处原发恶性肿瘤，提示这可能是原发于卵巢的肿瘤，但组织学特性类似库肯勃瘤。

胃肠道肿瘤转移至卵巢的具体机制目前仍存在争议，尚无定论。传统观点认为，肿瘤是通过直接腹腔种植实现转移的；但也有观点认为，是通过淋巴或血行转移的，因为多数的转移瘤发生在卵巢实质而非卵巢表面。

卵巢继发性癌的预后极差，几乎不能达到5年生存期。在卵巢病变被发现时，原发肿瘤多已发生肿瘤进展和扩散转移。如果确有肿瘤广泛转移，不适宜进行手术。如果是在开腹探查过程中做出的诊断，则应行全子宫＋双侧输卵管卵巢切除，以暂时缓解患者的病情。



卵巢癌：继发于子宫癌

## 二十六、卵巢肿瘤的诊断

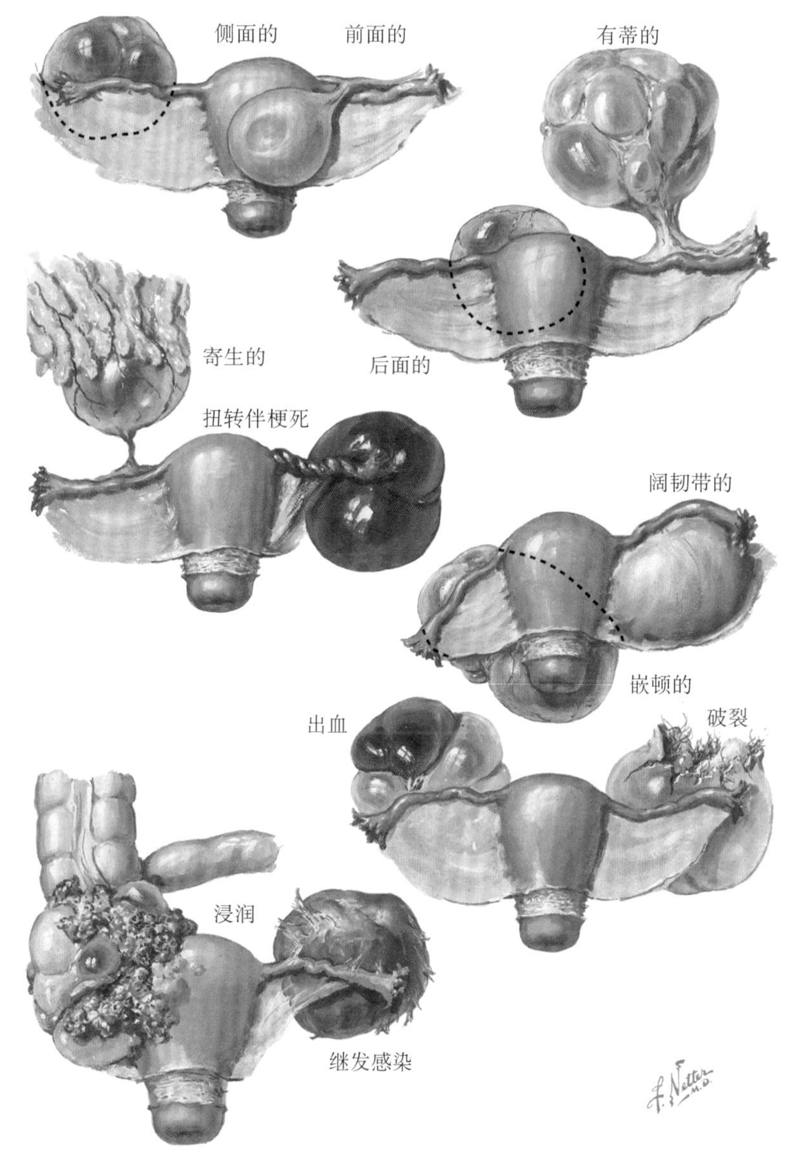


卵巢肿瘤可发生在任何年龄，但大多数发生在生育年龄。有 4% 的卵巢肿瘤发生在小于 10 岁的女童，其中 50% 为恶性肿瘤，如无性细胞瘤、实性畸胎瘤、癌和颗粒细胞瘤等，其他为良性肿瘤，如皮样囊肿和上皮囊肿等。所有卵巢肿瘤中恶性的占 15%，卵巢恶性肿瘤发病的高峰在 40—60 岁。

对卵巢肿瘤而言，及时诊断肿瘤的类型和来源最为重要。只有做出正确的诊断，才能进行后续的治疗方案选择及预后评估。对于出现急性症状的卵巢囊肿，迅速做出评估并采取有效的干预措施很重要。

良性肿瘤多无症状，常在常规的体检中被发现诊断。有时，肿瘤可能隐匿性生长直至较大的体积，唯一的自觉症状是腹围增加。出现症状时，可以是严重症状伴灾难性并发症，例如，肿瘤出血、破裂或蒂扭转；也可以是非特异性的慢性无痛性症状，例如，不确切的压迫症状或肿胀。卵巢肿瘤出现的症状与多种因素有关，包括肿瘤的大小、位置、类型及是否伴发有扭转、出血、感染、破裂等并发症。卵巢肿瘤可引起疼痛，但疼痛多较温和，呈间断性，局限于小腹或一侧下腹，可放射至股前或股侧。严重的疼痛通常源于急性并发症。在多数情况下，月经不受影响，但偶尔可出现痛经、月经过多或月经过少。有生物学活性的卵巢肿瘤常伴有内分泌功能。实性、固定伴有浸润性肿瘤多引起压迫症状，提示肿瘤可能侵犯膀胱、直肠乙状结肠或输尿管。

病史和体格检查通常就足以明确卵巢肿物的存在。目前，没有一项实验室检查可以特异性地用于所有卵巢肿瘤的诊断，但是实验室检查可以支持特异性的诊断。超声、磁共振成像（MRI）、计算机断层扫描（CT）等对年轻患者的无症状小肿瘤进行诊断评估时价值有限；但当临床评估未能确诊或证据不足（如患者相当肥胖），或者可疑有恶性肿瘤时，这些检查就能起到作用。血清肿瘤标志物，如 CA125、脂质结合唾液酸、甲胎蛋白、癌胚抗原、乳酸脱氢酶等，可用于卵巢恶性肿瘤患者的病情监测，但不能用于预后评估。

对于年轻患者有良性可能的囊性小肿物，一些研究者建议给予抑制排卵治疗，例如，口服避孕药，以加速肿瘤消退。应用这种治疗后，肿瘤消退的比率为 65%～75%，但这种治疗方案更多的是一种个人选择，目前尚缺乏明确研究证明有效，多数证据显示口服避孕药能更好地预防新发肿瘤或现有肿瘤的生长，而不是加速其消退。使用口服避孕药时，不会出现卵巢生理性增大，包括卵泡囊肿和黄体囊肿。基于以上原因，已经在服用口服避孕药的患者出现附件囊肿更倾向于是病理性肿物，不会自然消退，当肿物增大，最后需要进行手术探查。围绝经期或绝经后女性的附件肿瘤也可能是良性的，但为恶性肿瘤的可能性显著增高，约 1/3 的病例为恶性，因此需改变处理方案。对于这些患者，如肿物直径超过 6cm，通常建议进行手术探查和切除。因为经阴道超声可测量并监测附件肿瘤的大小及变化，过去需要进行手术探查的小附件肿瘤现在可以进行保守观察。对于年轻患者的肿瘤，应对其大小、形状、活动性和质地均匀性进行评估。不规则、活动差或混合性的肿物不论实性或囊性，都更倾向于是恶性肿瘤，应立即行外科手术探查。卵巢癌的最后确定诊断必须依靠手术探查。

# 二十七、易与卵巢肿瘤混淆的其他疾病 I

1. 扩张的低位盲肠　通常，盲肠位于右侧髂窝，在髂腰肌以上，其顶端或最低点邻近腹股沟韧带中央。但在一些病例中，盲肠接近盆腔边缘或完全位于盆腔内，可被误认为是卵巢囊肿。

2. 乙状结肠冗长症　乙状结肠位于真骨盆内，与宫底的关系密切。当冗长的乙状结肠回路中充满粪便等物质和气体时，可能被误认为是卵巢肿瘤。

3. 阑尾脓肿　当盲肠位置较低或阑尾较长时，阑尾可位于右侧盆腔。急性阑尾破裂时，可在右侧附件区形成局限性脓肿。盆腔检查时，可被认为是卵巢肿瘤出血、破裂或扭转。低位的阑尾发生急性炎症，并与网膜形成粘连，偶尔也可与卵巢肿物混淆。

4. 卵巢冠囊肿　卵巢冠囊肿位于韧带内，起源于阔韧带内残留的午非体。卵巢管囊肿可以很小，多在手术时偶然发现，也可以生长至较大的体积。如果触诊时发现单侧的卵圆形固定的薄壁囊肿，应考虑到卵巢冠囊肿的可能性。

5. 异位妊娠破裂　有时，异位妊娠破裂伴有积血，可被误认为是卵巢肿瘤伴急性并发症，例如，不全流产伴增大的囊性黄体、囊状卵泡破裂或黄体出血、急性阑尾炎伴网膜粘连、慢性附件炎单侧急性发作等。

6. 膨胀的膀胱　部分充盈的膀胱可模拟柔软、壁薄、位于子宫前方的卵巢肿瘤。如果膨胀部分张力大，可能提示较大的囊肿或宫内妊娠。导尿管或床旁超声可以明确诊断，解决问题。

7. 宫内妊娠　妊娠的子宫光滑、质软、囊性，呈椭圆形，活动性好，可从一侧移动至另一侧。如果子宫峡部尤其特别柔软（黑格尔征），妇科检查时易被压于阴道和腹部的手指之间，多提示为与宫颈无关的囊性肿物。妊娠子宫如果显著后倾后屈，容易被误认为是位于道格拉斯陷凹内的囊肿。

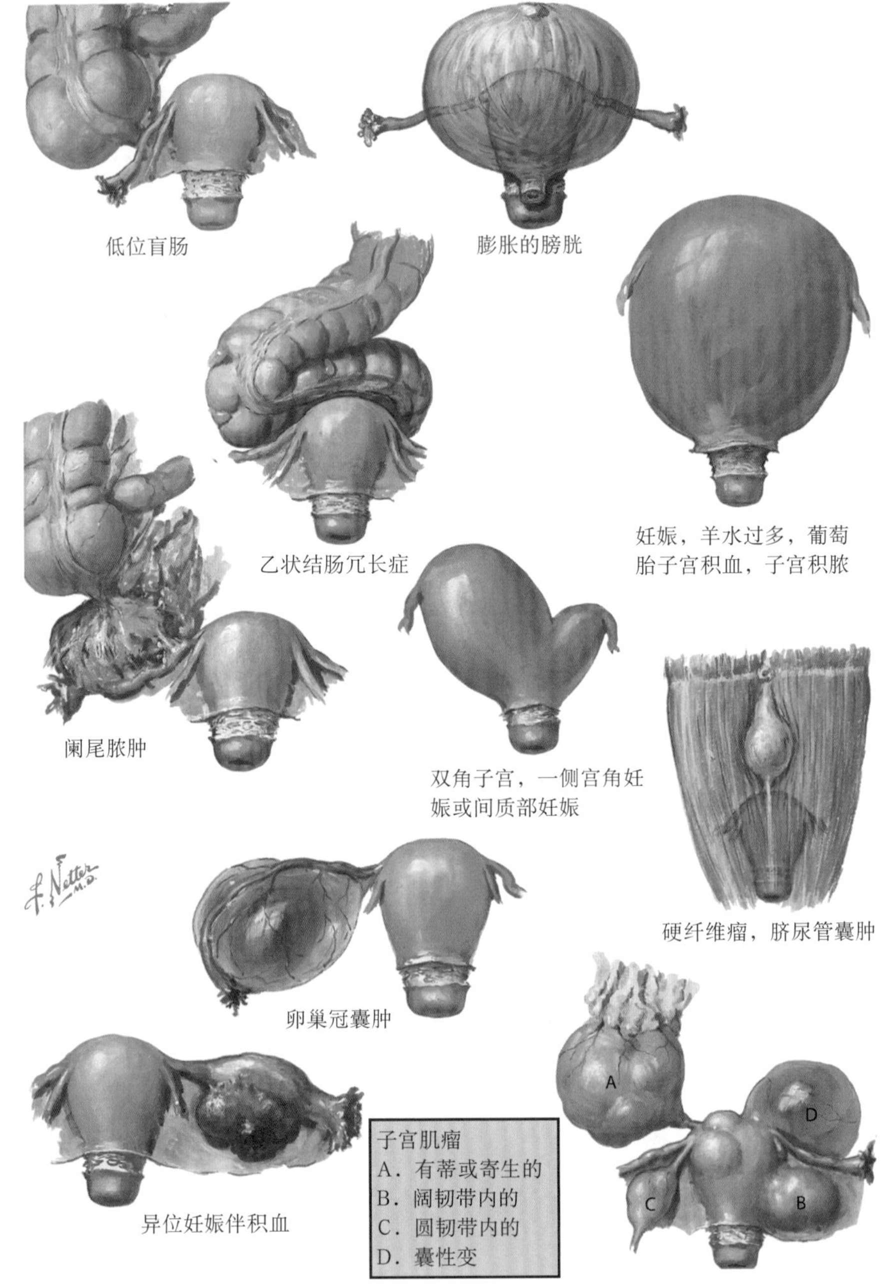


8. 双角子宫的单角妊娠　双角子宫妊娠发生在一侧宫角，则另一侧宫角也会轻微增大，因此在妊娠前半期进行盆腔检查时，可发现与增大子宫紧邻的囊性包块。如患者有双阴道或双宫颈，应考虑到双角子宫或双子宫的可能性。

9. 硬纤维瘤　硬纤维瘤位于前腹壁下腹部，查体时，这种肿瘤可能起源于骨盆。硬纤维瘤质地坚硬，是纤维性的良性肿瘤，多为椭圆形，有时体积可相当大。偶有发生肉瘤变。

10. 脐尿管囊肿　脐尿管囊肿是由于出生时脐尿管未完全闭合形成的囊性扩张，有时可出现在下腹。当其位于前腹壁和壁腹膜之间的正中线上时，有助于诊断。

11. 子宫肌瘤　多发子宫肌瘤时，其他子宫肌瘤的存在有助于协助诊断，但这并不是鉴别肿瘤起源的最终证据。有蒂的子宫肌瘤可自由活动，这点与大多数卵巢肿瘤类似，但其附着点是子宫的一部分而非卵巢韧带。有蒂的子宫肌瘤可以发生蒂扭转，并伴梗死和腹膜刺激症状，类似于卵巢囊肿蒂扭转。超声、磁共振成像（MRI）、计算机断层扫描（CT）有助于诊断，但这些检查并不一定总能提供确切的诊断。

## 二十八、易与卵巢肿瘤混淆的其他疾病Ⅱ

1. 肠系膜囊肿　在极少情况下，横结肠系膜或小肠系膜或网膜的囊肿可达较大的体积，也可混淆为带蒂的、活动性好的盆腔外卵巢肿物。

2. 多囊肾　多囊肾中，肾的多发性囊肿取代了肾皮质和髓质，可达相当巨大的体积。当腹部触诊时，触及巨大的有粘连的卵巢囊肿应考虑到多囊肾的可能。静脉肾盂造影可提示双侧肾受累，特征性的是肾盏延长并分离。腹部超声可见肾呈典型的多囊样结构，有时可以见到肝的多发囊肿。

3. 骨盆肾　骨盆肾指肾异位，下移至腰区、髂窝或真骨盆内。骨盆肾可以无症状，也可能引起骶尾部腰部疼痛及下腹痛，可放射至臀部及股部。盆腔检查时可及位置较低的、光滑、椭圆形、固定的腹膜后肿物，且质地均匀，为独特的柔韧有弹性的结构。

4. 腹膜后盆腔肿物　盆腔内，可以出现多种腹膜后肿物，易与粘连的卵巢肿瘤混淆。盆腔的腹膜后肿物可无症状，也可因为肾的压迫出现局部疼痛或牵涉性痛。进行直肠检查或直肠阴道检查时，可在直肠后方或侧面触及一固定的腹膜后肿瘤。乙状结肠镜检查和钡灌肠可有外压性表现。腹膜后盆腔肿物包括脂肪瘤、纤维瘤、肉瘤、皮样囊肿、恶性畸胎瘤、转移癌、骨软骨瘤、神经节瘤等。腹膜后盆腔肿物还应考虑到骶髂关节化脓性感染、骨盆的骨髓炎、源于脊柱结核的脓肿、膀胱周围感染和腰大肌脓肿等。

5. 腹直肌血肿　腹壁腹直肌直接外伤或罕见的牵拉劳损可导致肌纤维断裂，可能形成血肿。如血肿位于腹部的左下或右下象限，可引起局部肿胀伴压痛及自发性的痉挛，可被误诊为卵巢囊肿伴急性并发症。可能有瘀斑，也可能没有。紧张的腹部肌肉可提示血肿的表面位置。如经直肠或经阴道的检查未触及明显的肿物，可更进一步支持该诊断。

6. 肠粘连或网膜粘连　盆腔手术或盆腔感染后，网膜、乙状结肠或小肠可能与一侧附件发生粘连，可形成不规则的、表面粗糙的包块，造成盆腔肿瘤的假象。

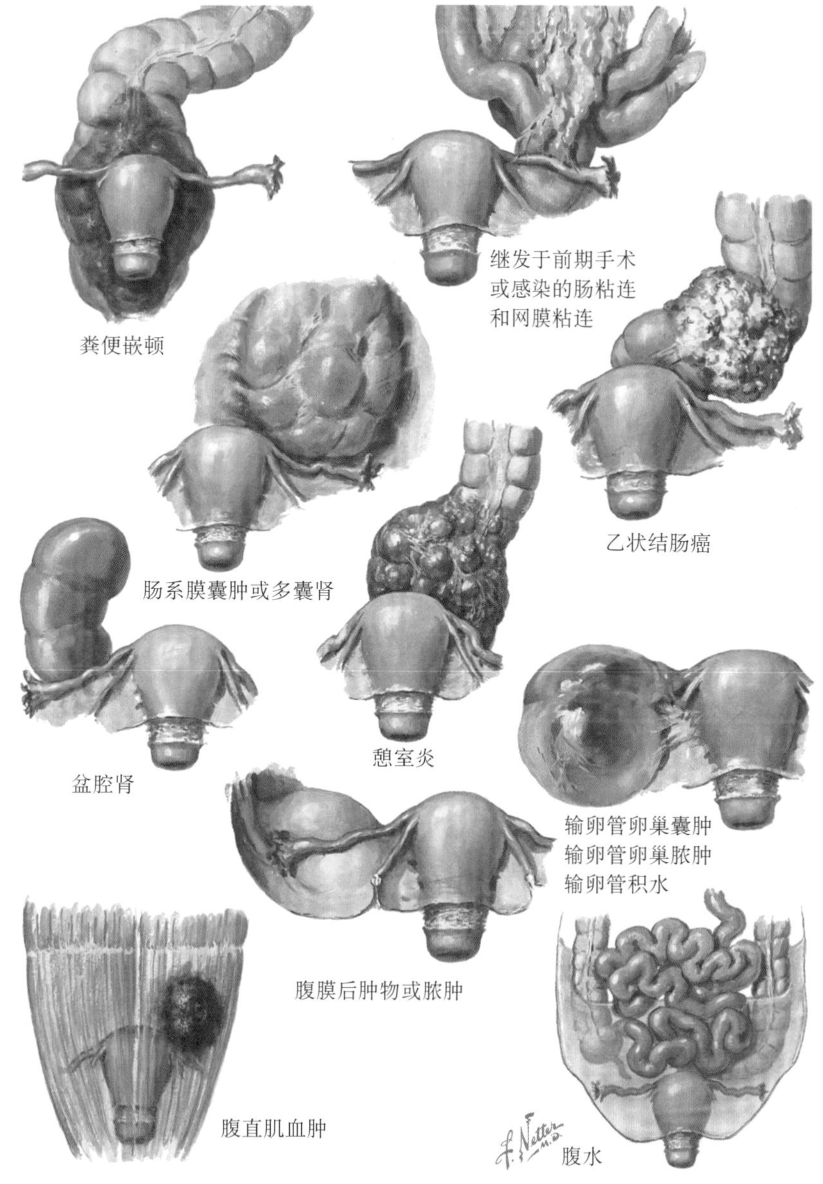


7. 乙状结肠癌　被认为是乙状结肠癌的不规则的、质地异常坚硬的固定肿物，其实可能至卵巢癌，反之亦然。无论考虑肿物为哪一种起源，都应进行进一步鉴别确诊。排便习惯改变、腹泻、便秘、腹部绞痛、带状粪、黑便等提示可能为肠道病变。直肠检查、乙状结肠镜、钡灌肠和活检将证明病变和充盈缺损的存在。

8. 憩室炎　降结肠和乙状结肠的单纯憩室病常无症状。憩室炎穿孔可引起局部脓肿、肠管网膜或邻近器官的粘连、瘘管、肉芽肿及肠道狭窄。乙状结肠的憩室炎可呈现类似卵巢癌或乙状结肠癌或盆腔感染的表现。

9. 输卵管卵巢的炎性包块　体积较大的输卵管积水或输卵管囊肿在触诊时，均可触及薄壁甑形的囊性结构，并与子宫、阔韧带或盆腔腹膜粘连。

10. 腹水　腹水易被误诊为巨大松弛的囊肿。其叩诊音单为实音，超过卵巢囊肿，侧翼有鼓音。双合诊检查，可以引起波动。腹水存在时，鼓音位于中央，且移动性浊音阳性，可有液波震颤。

（曾浩霞　译　梁旭东　校）

# 第 11 章

# 卵子和生殖

## 一、卵母细胞和排卵

排卵指卵母细胞完成第一次减数分裂的最后步骤，并从卵巢实质中释放。通常这一过程约需 375d（周期为 13 个月），大量的休眠未发育卵泡开始生长。复杂的双向激素分泌反馈控制了这些过程，最后选择出一个（偶尔多于 1 个）优势卵泡（年龄增加，发生多个卵泡释放和排卵的概率越高）。排卵前卵泡（成熟的囊性卵泡）包含一个处于第一次减数分裂前期的卵母细胞，卵母细胞外围绕一层颗粒细胞（放射冠）、一层壁颗粒细胞、一层保护性基底膜，在卵泡内膜细胞与卵泡外膜细胞之间有提供血供的毛细血管网。大量的卵泡液在卵泡腔内占据主体地位。生长发育中的卵泡周围环绕了颗粒细胞，这些细胞为卵泡膜细胞和卵母细胞提供了双向信息传递，以促进卵泡的发育和功能。通常在月经周期的第 5～7 天，优势卵泡形成。

在排卵之前，卵母细胞重现继续减数分裂，并接近完成其减数分裂（只有当一个精子进入卵子之后，减数分裂才能完成，第二极体被排出）。在排卵前期，卵泡的颗粒细胞增大，并获得脂质包含物，卵泡膜层经过细胞空泡形成后其血液供应更加丰富。有抑制素分泌，控制 LH，确保 FSH 水平持续下降。

卵泡液迅速增加及蛋白水解酶和前列腺素导致了排卵。随着卵泡的发育，卵泡液逐渐蓄积，但出现 LH 峰后，卵泡液反应性迅速增加到 1～3 ml，同时卵泡壁弹性发生变化。此外，在蛋白酶、胶原酶、纤溶酶、前列腺素 $E_2$、$F_{2A}$ 和其他类花生酸类物质的帮助下，卵泡周围的卵泡膜细胞开始侵蚀并穿透覆盖在卵巢表面的上皮。这些作用削弱了卵巢包膜并刺激卵巢皮质的平滑肌收缩，促进卵泡破裂和卵子排出。LH 峰本身不足以诱发没有足够成熟的卵泡排卵。一旦卵母细胞从卵泡中释放出来，不论其是否受精，都会被输卵管伞拾起并向子宫输送。

发育中的卵泡

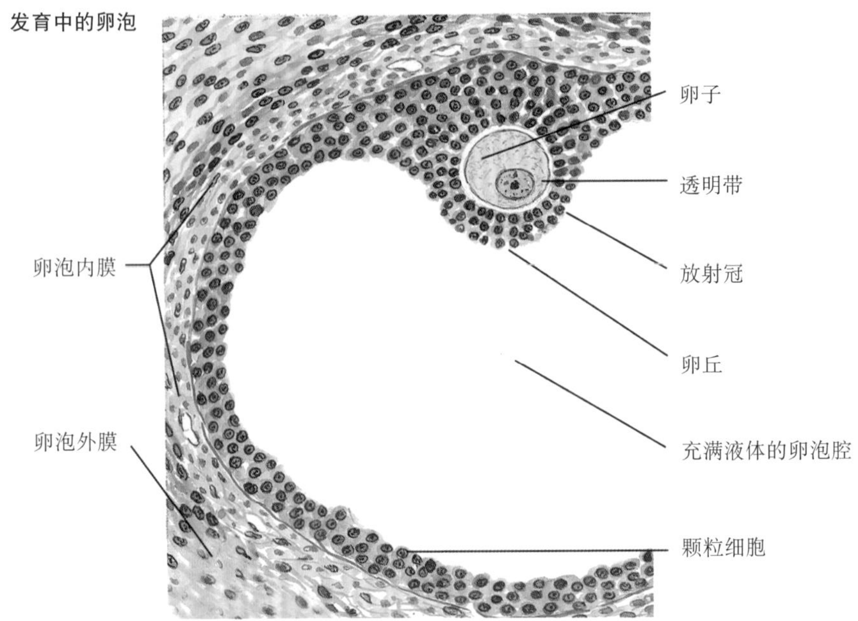


卵母细胞的发育阶段及排卵

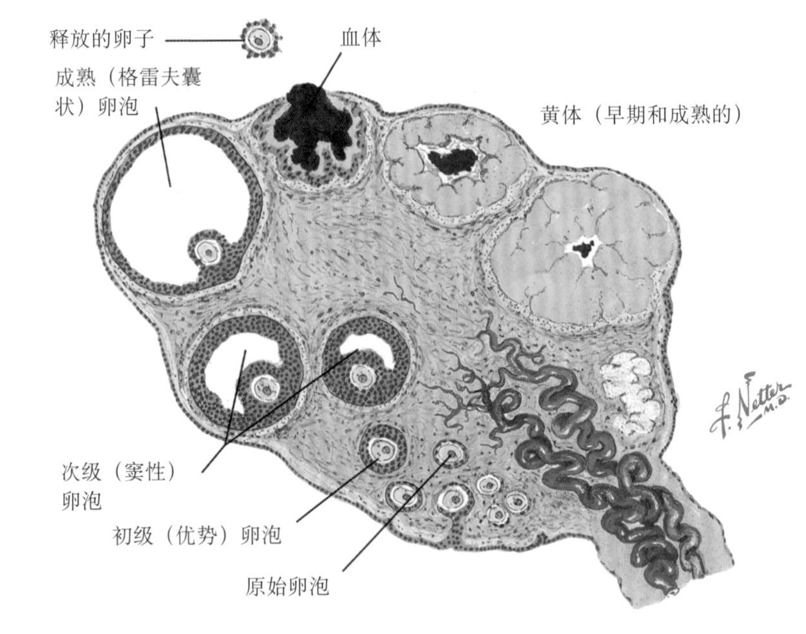


排卵后，残留的卵泡，有 LH 致敏（黄体化）的颗粒细胞，形成黄体，继续负责分泌激素。黄体化的颗粒细胞增殖并充满卵泡腔。在排卵后第 10 天，黄体分泌的雌激素和孕激素达到高峰，如果没有发生妊娠，则黄体开始退化，并在排卵后约第 14～15 天结束其功能。黄体退化的确切机制尚不明确，但人绒毛膜促性腺激素（HCG）可以组织黄体的退化。

雌激素、孕激素和抑制素持续分泌，抑制下丘脑，使促性腺激素释放激素分泌减少。然后，垂体分泌的 FSH 和 LH 减少，进一步阻止预防其他卵泡成熟排卵。这种自限机制确保每个月仅有一个卵子能受精。如这一系统发生故障不能成功抑制其他卵泡，或者同时有一个以上的卵泡破裂，可能出现异卵双胎。

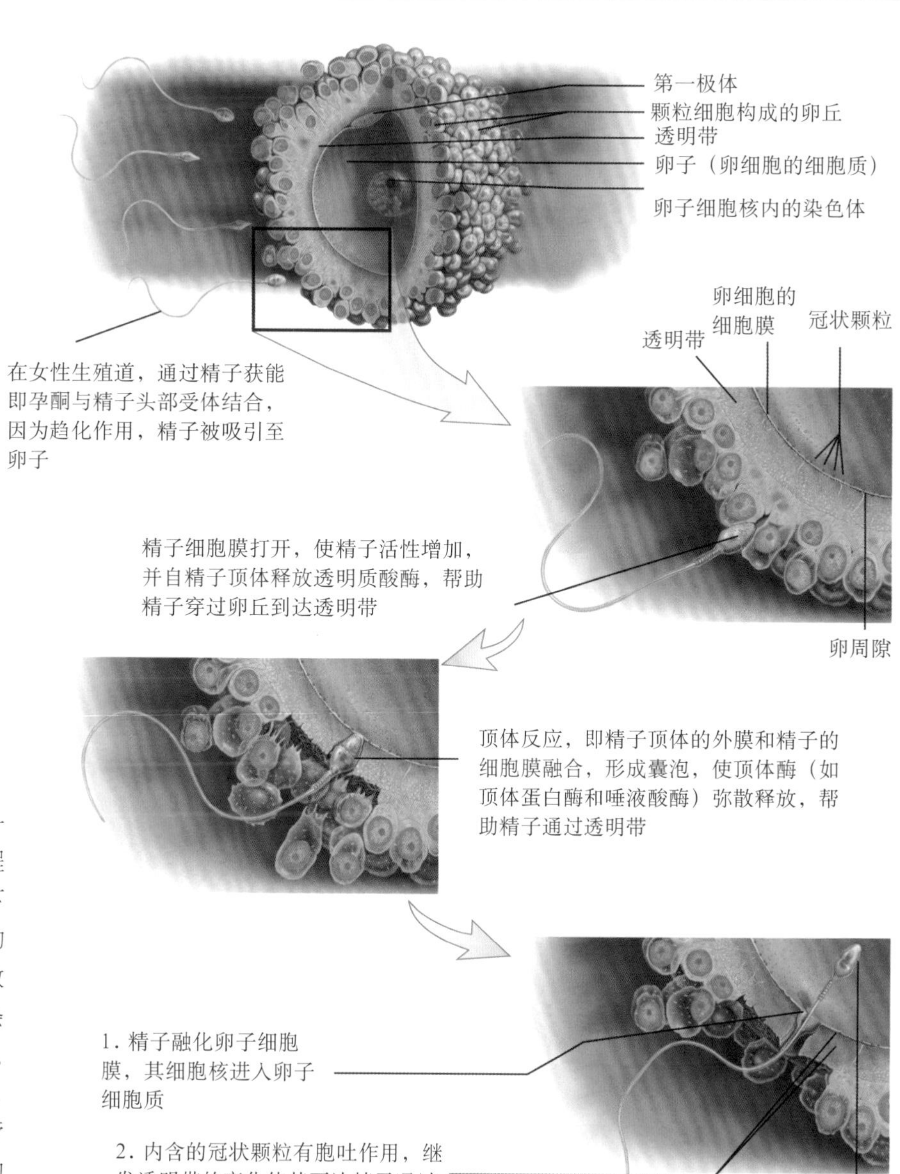

第一极体
颗粒细胞构成的卵丘
透明带
卵子（卵细胞的细胞质）
卵子细胞核内的染色体
在女性生殖道，通过精子获能即孕酮与精子头部受体结合，因为趋化作用，精子被吸引至卵子
透明带
卵细胞的细胞膜
冠状颗粒
卵周隙
精子细胞膜打开，使精子活性增加，并自精子顶体释放透明质酸酶，帮助精子穿过卵丘到达透明带
顶体反应，即精子顶体的外膜和精子的细胞膜融合，形成囊泡，使顶体酶（如顶体蛋白酶和唾液酸酶）弥散释放，帮助精子通过透明带
1. 精子融化卵子细胞膜，其细胞核进入卵子细胞质
2. 内含的冠状颗粒有胞吐作用，继发透明带的变化使其不让精子通过，避免多精子受精
3. 精子头部肿胀并释放精原核，精原核(单倍染色体) 膜消失，染色体按其特定方式排列，形成纺锤体并开始有丝分裂
C.Machado M.D.

## 二、受精

精子与卵子的结合即受精。这一看似简单且频繁发生的现象其实过程相当复杂。要完成受精必须满足以下条件：优势卵泡中的卵母细胞恰当的成熟，成功排卵并释放卵子，足够数量的有受精能力的精子。即便这些条件都满足了，也不能确保受精和妊娠。

排卵后，卵子被输卵管伞拾起，并运送到子宫腔。卵子进入输卵管时，其周围环绕着由颗粒细胞构成的卵丘，并被透明带紧紧包围。透明带内有卵子(处于第二次减数分裂中期)和第一极体。同时，精子穿过宫颈管黏液和子宫，到达输卵管。精子在这一运动过程中经历了两个变化：精子获能和顶体反应。这些变化激活了精子头部的酶，使精子能够穿过透明带和卵丘。

一旦精子与卵子相遇（通常在输卵管壶腹部），因为趋化性，通过精子获能及孕酮与精子表面的受体结合，精子被吸引至卵子。这些变化使精子的活动力增加，有助于静止穿过卵丘和透明带等障碍，然后精子接触到卵细胞的细胞膜并进入到细胞质。精子进入细胞质后，细胞质内的结构和冠状颗粒在细胞质膜下、细胞质最外层的部分有序排列，遂精子头部膨胀，并释放精原核。在这种刺激之下，卵细胞完成第二次减数分裂，释放出第二极体至紧邻透明带的位置。原核同时含有分别来自母系和父系的单倍体组染色体，不会互相融合，但细胞核膜消失，染色体按其特定的方式排列，形成纺锤体开始有丝分裂。通过这种方式，恢复了染色体的二倍体结构，完成了受精的过程。

在染色体形成纺锤体的 20 个小时后，发生细胞分裂（卵裂），形成两细胞胚胎。许多受精的卵子不能完成卵裂，原因包括染色体在纺锤体内不能正常排列、特定的基因缺陷阻止纺锤体形成、环境因素等。

此过程后 3~4 d，细胞分裂球通过输卵管朝子宫内膜腔运动。在囊胚期，早期的滋养细胞形成，透明带被消化，使胚胎进入到增厚的子宫内膜内。胚胎植入通常发生在其进入子宫腔后的第 3 天。在此过程中，毒性物质（致畸因子或放射物质）暴露通常造成全或无的影响，即使胚胎完全破坏死亡或者对胚胎没有影响。在植入前，从两细胞阶段到囊胚期的任何阶段都可能形成双胎。

## 三、生殖遗传学

生殖最主要的功能之一，是将遗传物质及其携带的信息一代一代传递下去。有性繁殖时，单倍体配子的结合使新个体兼具来自于父母双方的遗传物质，也为遗传物质重组排列组合提供了机会，确保遗传的多样性和新基因特质产生。

为了实现最终的单倍体状态，配子必须通过减数分裂缩减其遗传物质。细胞经两次减数分裂（第一次减数分裂和第二次减数分裂）才能实现此目标。通过细胞的两次减数分裂，男性可产生四个具有相同生育潜能的单倍体配子，但女性仅能产生一个卵母细胞。精子的产生始于青春期并维持终身，每天可产生数亿精子。而女性的减数分裂始于胎儿期，但持续停留在第一次减数分裂前期，直到卵母细胞开始成熟（10～12 周的女性胎儿已有停留在减数分裂早期的卵母细胞）。形成卵母细胞必须经过减数分裂的 5 个阶段。第一次减数分裂的前期时间最长，仅在胚胎期发生，并有遗传物质的交换，以保证遗传多样性。儿童期减数分裂处于静止状态，青春期内分泌的变化使减数分裂继续进行。随着青春期下丘脑－垂体－卵巢轴的成熟，每月有一个卵母细胞完成第一次减数分裂并释放，即为排卵，如果发生受精，则继续进行第二次减数分裂。

第一次减数分裂前期，同源染色体之间相互交换且独立分离，确保了减数分裂中的遗传变异。第一次减数分裂前期，染色体联会（或配对）将复制的同源染色体连接，形成的四分体由两条分别来自于同源染色体的染色单体构成，为致密的四链结构。一个染色单体断裂并重新再挂接在其同系物时，造成可遗传物质的交换。这种遗传物质的重新排列导致了各种意想不到的连锁遗传形状变化，使各种特性（即使是同一染色体携带的）分离，确保来自父母的特性混合。经典的孟德尔遗传定律对配对的子代之间遗传特性交换的情况进行了描述，但第一次减数分裂前期，同源染色体之间遗传物质的交换允许定位在同一染色体的基因遗传独立互不依赖。这种独立性的程度与一对基因之间的距离呈函数关系，在不同染色体上的基因之间独立性最强，位于同一染色体但距离较远则其独立性稍差，在同一染色体上相邻的位置则独立性最差。

根据单纯的孟德尔定律，尽管等位基因是配对存在的，但只表达显性基因所提供的基因表型，除非配对的两个基因均为隐性基因。这种特征体现在基因的表型表达，而非基因指导蛋白合成的能力。如果出现有缺陷的基因，只要来源于父母另一方的基因健康，可提供足够数量的细胞必需的蛋白，则此个体表型正常。但此规律在细微之处，例如，选择性基因失活、基因下调、复杂基因功能的新特性等，可能出现漏斗。为患者提供遗传疾病风险和遗传条件咨询时，这也许有帮助。

精子发生
精原细胞（2n）
初级精母细胞（2n）
次级精母细胞（1n）
早期精子细胞（1n）
精子（1n）

卵子发生
卵原细胞（2n）
初级卵母细胞（2n）
青春期
次级卵母细胞（1n）
第一极体
次级卵母细胞（1n）停留在第二次减数分裂中期
受精
第一极体分裂
第二极体
卵子（1n）

第一次减数分裂
第二次减数分裂
成熟

J. Perkins MS, MFA

交换
一对同源染色体（四分体）
染色体交叉点
重组染色体

孟德尔遗传定律
父母基因
F1 代
F2 代 3 ∶ 1 红∶白

## 四、不孕 I——原因

在一般情况下，正常夫妻尝试生育，1 年内受孕的概率是 80%~90%，2 年内受孕的概率为 92%~95%。

不孕症，指无防护性交超过 1 年未怀孕，但如果女性超过 35 岁，则未避孕性交 6 个月未怀孕即为不孕症。根据双方既往的生育史，可分为原发性不孕和继发性不孕：从未怀孕的女性和没有生育孩子的男性为原发性不孕；而那些曾经妊娠过的女性或曾使女性妊娠的男性，不论妊娠结局如何，均为继发性不孕。不孕同时影响男女双方，但分类通常依据女性的生育史，而对于男性的生育史强调较少。略多于一半的不孕患者为原发性不孕。据估计，在美国不孕症影响了约6.1万对夫妻。随着女性年龄增长，不孕症发生率增高，在美国超过 20% 的女性推迟生育直到 35 岁以后，因此，年龄相关的不孕症越来越普遍。年龄对男性不育的影响尚未明确，但显然影响并不明显。

多种因素均可能导致不能受孕或不能生育。活性的配子在适当的时机出现并相遇，才有可能受精并怀孕。一旦发生受精，受精卵必须被运送到已经做好恰当准备的子宫腔，确保受精卵可以在这里植入并生长。这种生长需要功能正常的黄体支持，直到胎盘形成并可以负责妊娠的内分泌支持。只有胚胎正常成功的生长发育、分化，然后转化到胎儿状态，并继续有活力地成长，才能最后分娩一个新生儿。以上任何一个步骤失败均可导致不孕或习惯性流产。

试图怀孕的夫妇，男方必须提供有活力的精子，用于与卵细胞结合。35%~50% 的不孕是由男性因素引起的，例如，精子缺乏（无精子症）等。导致不能产生或释放有活力精子的原因可能是遗传因素，也可能是本身或周围环境的问题，在后面——不孕Ⅲ中将详细讨论。

导致不孕的女性因素很多，其中输卵管病变占 20%~30%，排卵障碍占 10%~20%，宫颈因素占 5%，这三大原因占女性因素不孕的 50%~60%。其他 10%~20% 的夫妇没有明确的导致不孕的因素，称为特发性不孕。与既往曾经怀孕过的夫妇相比，原发性不孕的夫妇更多的是特发性不孕或染色体问题导致的不孕。肥胖、过度运动、药物或毒物暴露等可增加不排卵的风险；感染、手术和子宫内膜异位等可导致盆腔粘连性疾病，腮腺炎、精索静脉曲张等可影响精子的产生，射精功能障碍等可影响精子的释放，以上各类因素均可增加不孕的风险。但是在许多情况下，不孕患者并没有明确影响生育的既往临床事件和因素。因输卵管因素不孕的女性，半数既往没有过感染或手术的病史。

对不孕的评价和诊断值得进一步讨论，但是有一点很重要必须意识到，不孕的评价和诊断可能影响患者，且并不一定有助于找到令人满意的解决方案。即便已经被诊断为不孕，仍应对其进行指导，建议夫妇在周期中最易受孕的时间进行性生活以尝试妊娠。不到 40% 的原发性不孕夫妇在治疗 6 年内可怀孕，而继发性不孕的夫妇在治疗 3 年内，超过 50% 异常成功怀孕。

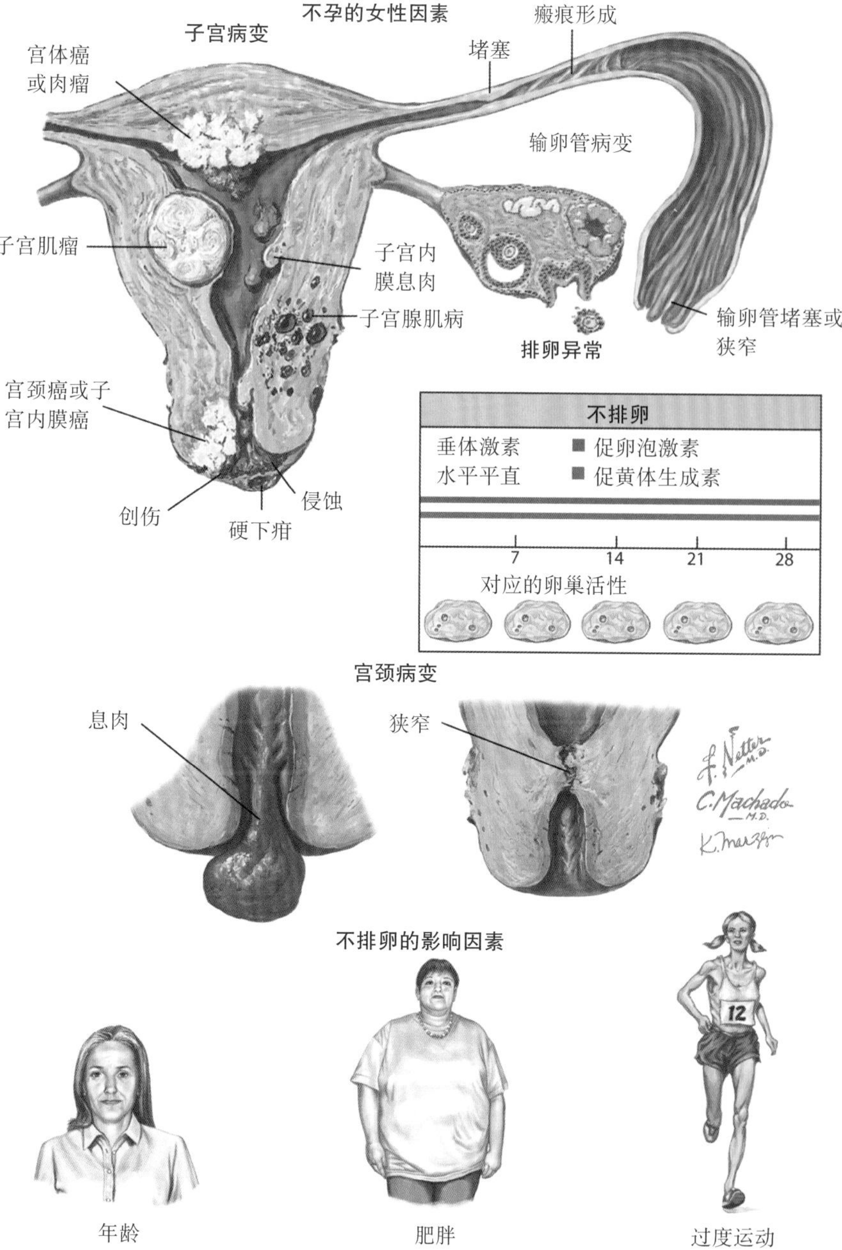

## 五、不孕 II——女性不孕的评价

为不孕夫妇提供任何咨询和干预治疗之前，应对影响受孕的原因进行鉴定。因为 50%~60% 的可识别的导致不孕的因素为女性因素，因此对不孕评价的重点在女性。女性不仅要提供卵子用于受精，还要提供专门的通道使精子与卵子相遇并运送受精卵，还需准备好子宫腔使胚胎能够植入、生长并发育。

女性不孕最常见的因素是输卵管病变（占 20%~30%），输卵管损伤可影响精子和受精卵的运输。半数输卵管因素导致不孕的女性没有既往的感染或手术病史，因此，无论患者既往有无相关病史，都需对输卵管的通畅情况进行评估。子宫输卵管造影或腹腔镜术中用含染色剂的无菌盐水进行输卵管通液，可以用于评价输卵管的通畅度，这两种方法准确性较高，已经取代了一些准确性较差的输卵管通畅评价方法，例如，使用二氧化碳的输卵管通气实验。子宫输卵管造影可以对子宫腔的大小和形状进行评判，这对于复发性流产很有价值。腹腔镜检查可以直接观察输卵管、卵巢及其周围环境，这对于盆腔粘连性疾病和子宫内膜异位很有价值。这些检查都是侵入性操作，并分别有各自的优势和劣势，因此，应根据患者的病史及其他临床因素选择合适的检查方法。

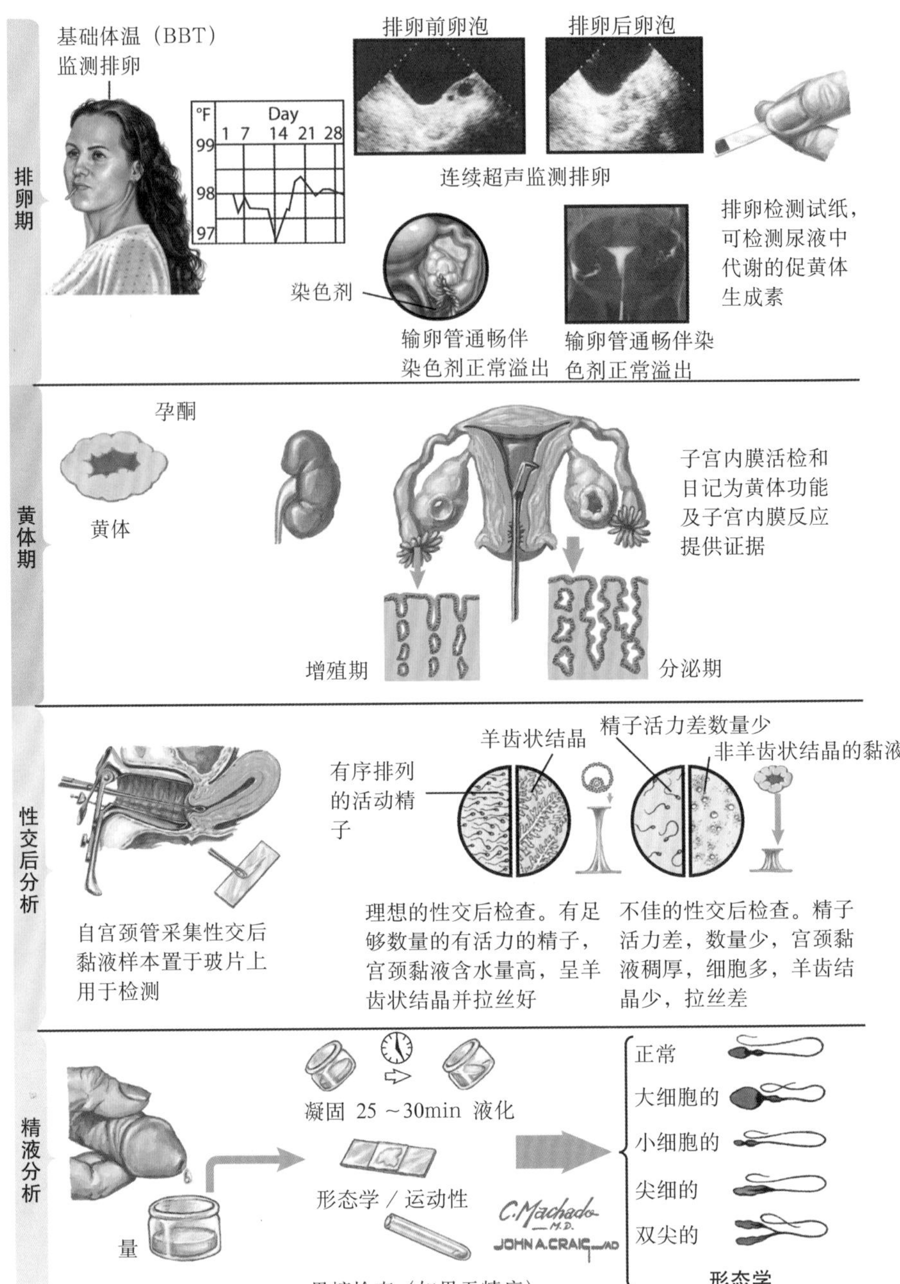


女性不孕第二常见的病因是排卵异常（占 10%~15%）。排卵失败可由中枢性或外周性因素造成，如卵巢不能对垂体激素信号做出正常的反应（例如，性腺发育不全或烷化剂化疗后等）就不能排卵。同样的，如果下丘脑 - 垂体 - 卵巢轴被破坏或干扰，内分泌信号不能恰当正常地传递，则卵母细胞不能成熟或释放。排卵后，孕激素激增可导致基础体温升高，因此，基础体温的测量可用于监测排卵，这一方法已经被监测尿促黄体生成素变化所取代，但是促黄体生成素激增并不能确保有排卵。在假定排卵以后，进行内膜活检，可以获得是否排卵的证据，但这种方法也已经被其他侵害性较小的检测手段取代。与此类似，可用于评估体内激素状态的阴道细胞学检查也不再用于不孕评价。如果考虑到有垂体或卵巢异常的可能性，可直接测量血清中的促卵泡激素和促黄体生成素以评估垂体和卵巢的状态。

宫颈因素通常占女性不孕的 5%。由于辅助生殖技术可直接绕过有害或不恰当的宫颈黏液对生育的不利影响，因此，宫颈黏液检查在不孕评估中的地位和作用显著下降。尽管宫颈黏液呈羊齿状结晶或宫颈黏液拉丝现象，可用于评估是否排卵，但与子宫内膜活检评估排卵一样，都已经被其他的检测方法取代。

腹腔镜检查在不孕评价中有很重要的作用，不但可以直接评估输卵管，还可以对子宫内膜异位症、盆腔粘连等情况进行检查和评估。宫腔镜可以有效地评价子宫内膜腔，尤其是对于因习惯性流产导致无子女的女性而言，宫腔镜检查很有意义。除了高度怀疑由于染色体因素导致不孕的病例外，一般很少对不孕夫妇进行染色体检查。

# 六、不孕Ⅲ——男性不育的评价

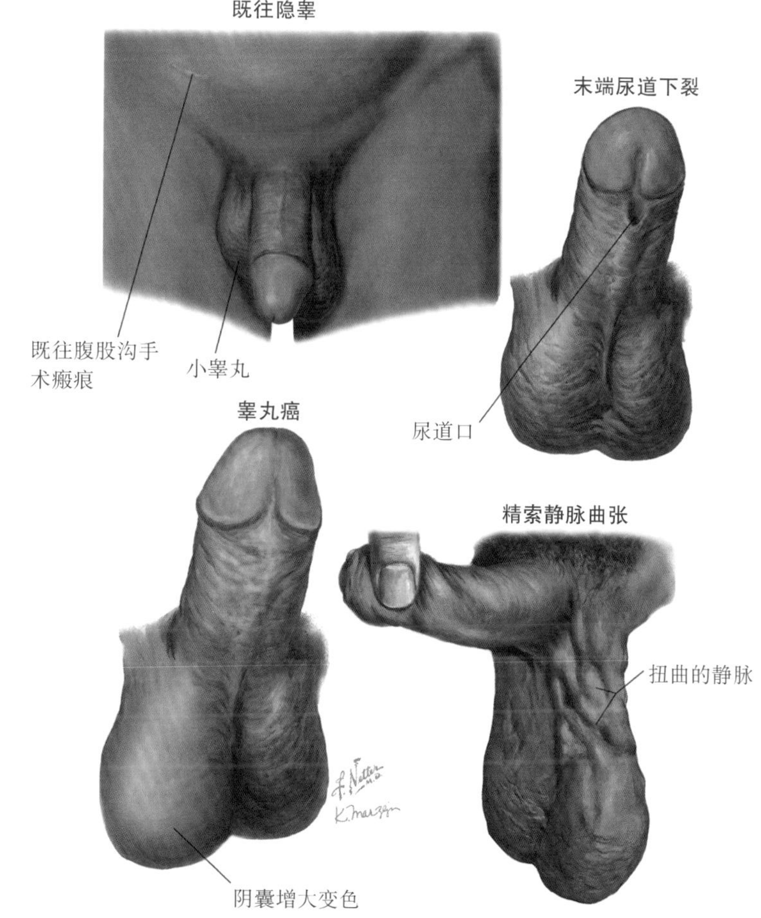


不孕夫妇中，男性因素不孕或与男性有关的不孕共占约50%，且2%的男性因素不孕是由危及生命但可治疗的疾病造成的。因此，在对女性进行评估时，应对男性也进行系统性评估，包括：病史采集、体格检查、精液分析和激素检查等。治疗手段包括手术和非手术治疗及辅助生殖技术。

病史采集应包括既往和现在尝试生育的情况。必须详细询问并明确某些重要疾病的情况，包括发热、系统性疾病如糖尿病、囊性纤维病、肿瘤和感染等。既往手术史，包括睾丸固定术和疝气修补术，外伤，腹膜后、盆腔、膀胱和前列腺的手术操作等均可能影响生育。隐睾、中线缺陷及性腺功能减退的家族史也很重要。尿道下裂和先天异常的发育史及药物的使用情况对于男性不育的评估也有意义。通过社会史的调查，明确腺毒性物质如乙醇、烟草、消遣性毒品、合成类固醇等的使用情况和习惯。性爱史的采集应记录杀精子润滑剂的使用情况及不正确的性交模式和时机。最后，工作经历也应被采集，以明确患者的电离辐射、慢性热、苯类溶剂、染料、杀虫药、除草药及重矿物暴露情况。

体格检查应评估体型，包括如肥胖、男子乳腺发育、第二性征发育情况等。阴茎检查可以发现尿道下裂、勃起性淋病、皮疹或性病。对睾丸的评估应包括大小、轮廓、对称性，如呈不规则形则提示存在肿块。睾丸体积的80%取决于精子发生，因此，睾丸萎缩可能与精子产生下降相关。触诊附睾，如有硬结、肿胀或小瘤提示有感染或阻塞。详细检查每条输精管，可以发现输精管的发育不全、闭锁或损伤。精索检查时，如不对称，提示有脂肪瘤或精索静脉曲张，为鉴别疾病，应分别采取站位和仰卧位进行检查，通过体格检查可以诊断特异的精索静脉曲张。最后，应进行直肠检查，这对于鉴别大囊肿和精囊扩张很有价值，这两种疾病均可与不孕相关。

尽管精液分析不是确切的生育力的衡量手段，但如果精液分析异常，则说明实现生育的概率明显低于正常。因为精液治疗存在较大的生物学差异，精液分析应进行两次，并在禁欲2~3 d后进行，应避免使用润滑剂，且精液样本在运输过程中应保存在与体温相同的环境内。精液分析的正常值已经被确定，可参看专题5-2。尽管如此，对于正常的判定标准仍存在争议。由于精子发生的整个过程需要70~80 d，因此，单次精液分析反映的是2~3个月以前的生物学影响。

如果精子浓度较低或有内分泌疾病的征象，应进行激素检查，包括睾酮、促卵泡激素水平的检测，可用于评估垂体 - 性腺轴。临床上，明显的内分泌疾病表现为不孕的概率约为2%。

初期男性评价可能正常也可能异常。如果正常，应进一步对女性进行不孕评价，包括更彻底的排卵、盆腔解剖及与年龄相关的不孕因素的评估。如果初期男性评价异常，应对男性进行进一步评估或治疗。应根据前期的检查结果选择进一步辅助检查，可包括经直肠超声或睾丸超声（用于评估射精管堵塞或精索静脉曲张）、精液的抗精子抗体及白细胞检测（见专题5-2），射精后尿检、尿或精液培养、精液果糖检测、基因检测（见专题5-3）等。考虑进行辅助生育前，应对男性的异常情况进行治疗或矫正。

男性或女性没有有关不孕异常检测结果的夫妇，被称为不明原因性不孕。在这种情况下，应当进一步对男性不育因素进行评估，但是目前仍没有明确定义一个可供遵循的规则。对这样的病例进行精液分析，10%可发现抗精子抗体或染色质结构差，后者提示精子DNA变性的情况增加。也可考虑进行精子功能的检测，例如，精子穿透测定和半透明带精子结合试验。最后，许多夫妻接受辅助生殖技术帮助，进行子宫内受精。

## 七、习惯性流产

习惯性流产指连续两次或总计三次在妊娠前三个月自然流产，无论该患者其他妊娠的结局如何（也有定义更严格得限制必须是连续三次自然流产）。生育年龄的女性有 0.4%~0.8% 为习惯性流产。胚胎的染色体异常、妊娠的激素环境、子宫及子宫内膜的物理属性等均可在习惯性流产中起到一定作用。习惯性流产的高危因素与单次自然流产一样，包括年龄增加（女性或男性）、某些特定的疾病（如控制不良的糖尿病和血栓形成）、自身免疫性疾病等。但 40% 的病例没有明确的致病原因或高危因素，70% 的习惯性流产患者即便不经治疗，也能再次正常妊娠。

如果流产发生在妊娠早期，则染色体异常导致的流产的可能性大；晚期流产，则多数由母体因素如子宫异常造成。胚胎染色体异常，多数是配子形成时的减数分裂或受精后的有丝分裂异常造成的，但 5% 的习惯性流产夫妇本身有可检测的染色体平衡异位。因此，如出现早期流产，建议行夫妇双方的染色体核型检查，可能的话，也应进行流产胚胎的染色体核型检查（要求新鲜的组织、特殊的转运介质、适当的实验室条件）。染色体异常的夫妇需要接受赠卵或使用供体的精子进行人工授精。

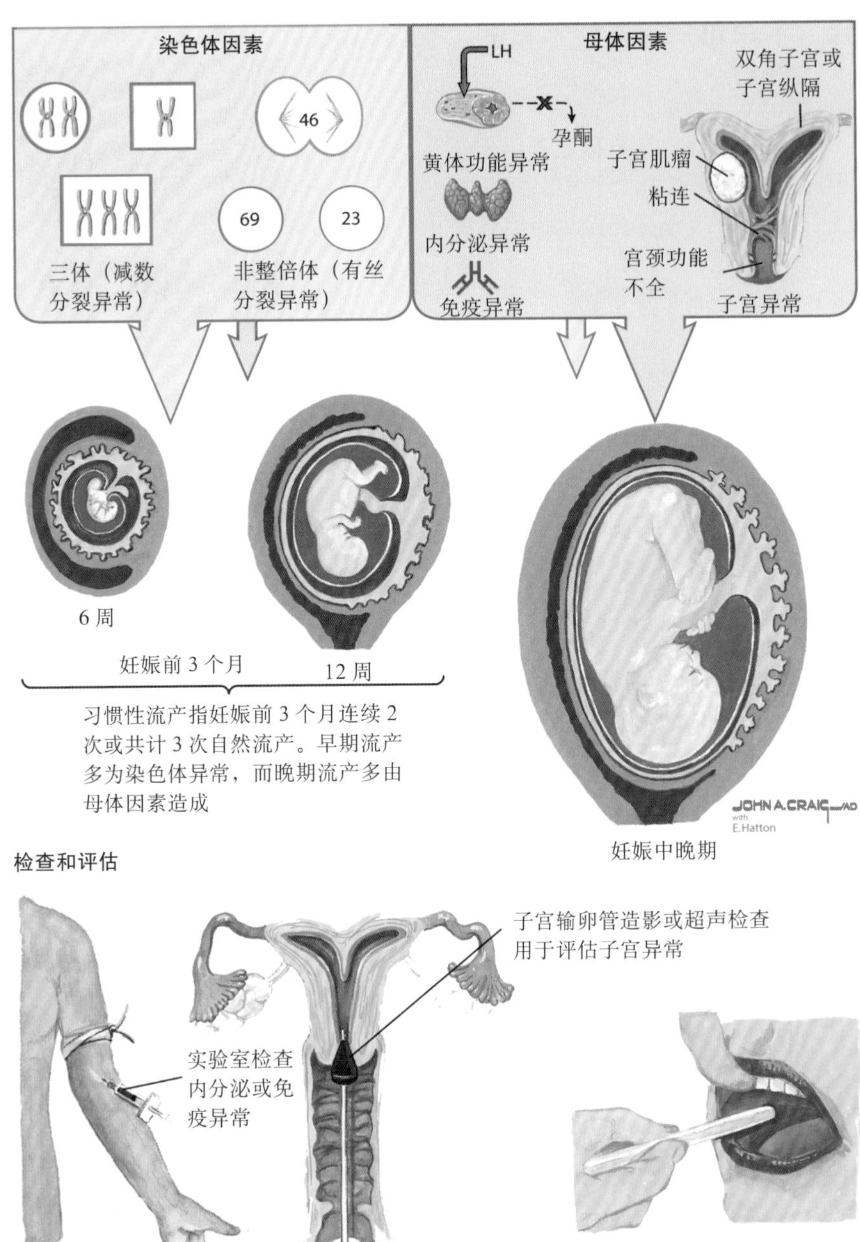


习惯性流产指妊娠前 3 个月连续 2 次或共计 3 次自然流产。早期流产多为染色体异常，而晚期流产多由母体因素造成

2/3 的习惯性流产发生在妊娠 12 周以后，这说明母体因素和环境因素的影响和作用比遗传因素更大。可手术矫正的子宫异常，如子宫颈内口松弛、宫腔间膈、宫腔粘连等是与早期流产相关的最常见子宫异常。15%~25% 的习惯性流产女性合并有子宫异常。如可疑有子宫异常，首选宫腔镜进行诊断和治疗。宫腔镜可治疗子宫异常或黏膜下肌瘤，但必须注意该治疗手段对未来生育可能存在的影响，而且可能同时存在其他原因导致持续妊娠失败。

如临床可疑由系统性疾病导致习惯性流产或其他原因已经排除，应对系统性因素，例如，甲状腺功能减退、凝血异常、血栓形成倾向、免疫因子（如狼疮抗凝物）等进行评估。如有免疫因子或免疫因素存在，使用低剂量的阿司匹林和肝素（皮下注射，5000U 每日两次）可减少后续发生流产的概率。

对习惯性流产患者进行评估诊断时，首先应进行详细的病史采集和体格检查，重点注意宫颈功能不全、用药史或化学物质暴露情况、胃肠道疾病，流产的家族史，出生缺陷或血栓。病史及查体的结果可指导进行恰当的实验室检查，包括促甲状腺激素、甲状腺抗体的检测及血栓形成情况的检查。如果所有这些检测均正常，应考虑使用宫腔超声造影或宫腔镜对子宫腔进行评估检查。子宫内膜的细菌培养和夫妇双方的人类白细胞抗原检测则不是必需的。

必须针对习惯性流产的原因进行治疗和干预。目前没有证据证明补充孕激素或甲状腺素可降低流产风险。

## 八、辅助生殖

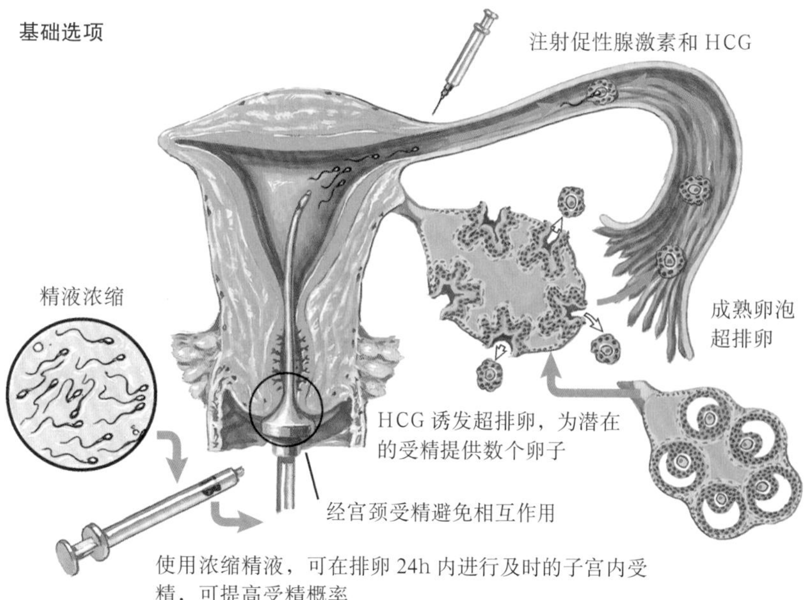
基础选项
注射促性腺激素和 HCG
精液浓缩
成熟卵泡
超排卵
HCG 诱发超排卵，为潜在的受精提供数个卵子
经宫颈受精避免相互作用
使用浓缩精液，可在排卵 24h 内进行及时的子宫内受精，可提高受精概率

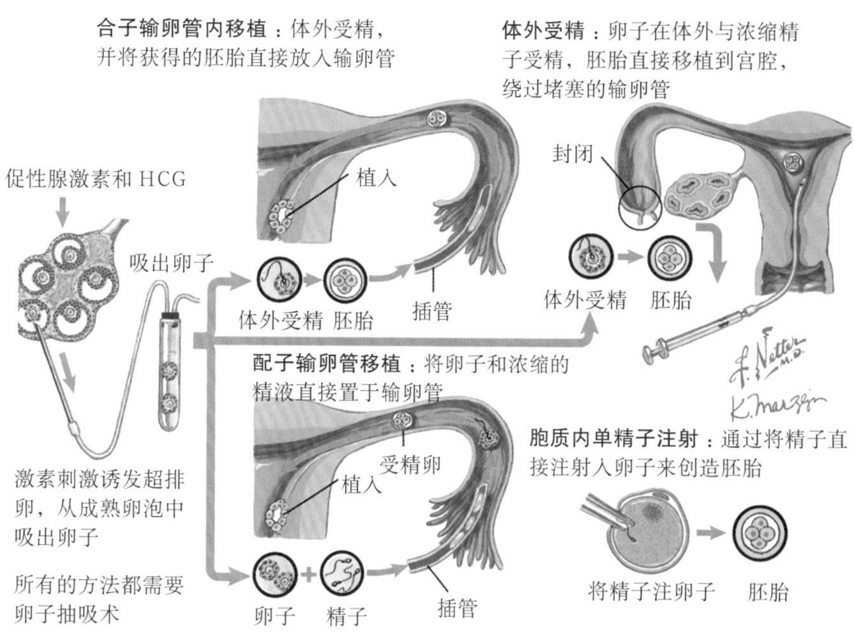
高级选项
合子输卵管内移植：体外受精，并将获得的胚胎直接放入输卵管
体外受精：卵子在体外与浓缩精子受精，胚胎直接移植到宫腔，绕过堵塞的输卵管
促性腺激素和 HCG
植入
封闭
吸出卵子
体外受精 胚胎
插管
体外受精
胚胎
配子输卵管移植：将卵子和浓缩的精液直接置于输卵管
受精卵
植入
胞质内单精子注射：通过将精子直接注射入卵子来创造胚胎
激素刺激诱发超排卵，从成熟卵泡中吸出卵子
所有的方法都需要卵子抽吸术
卵子
精子
插管
将精子注卵子
胚胎

不孕治疗能否成功，很大程度上取决于导致不孕的原因，女性的年龄也是影响治疗效果的关键因素，35岁以后，治疗成功率下降且自然流产率升高，很不利于成功妊娠并生育。

现在，有许多技术和方法可以帮助成功怀孕。85%～90% 的不孕夫妇通过常规的药物和手术治疗可成功生育，不需要更高级的辅助生殖技术，例如，体外受精等。某些时候，治疗不孕的方法相对简单，例如，改变性交的时间和次数。每周性交 4 次或以上，则 80% 的可在 6 个月内怀孕；相反，如果每周性交次数少于 1 次，则怀孕的概率是 15%。从排卵前 3～4d 到排卵后 2～3d，应维持性交隔日 1 次。可以借助排卵检测试剂盒（可检测促黄体生成素高峰）确定排卵的时间并完成以上过程。

20% 的不孕女性存在排卵障碍，对这些患者，诱导或控制排卵可增加其妊娠的可能性。应根据不排卵的原因选择恰当的治疗方案，一些患者需要间接的治疗如减肥、二甲双胍（针对多囊卵巢综合征），另一些患者则需要进行直接的内分泌治疗，例如，氯米芬（克罗米芬）、三苯氧胺、芳香酶抑制药或促性腺激素等。所有涉及刺激卵巢排卵的辅助生殖技术都会增加多胎妊娠的概率（可高达 40%），其中双胎妊娠占绝大多数（25%），5% 为更多胎数的妊娠。

输卵管因素造成的不孕则可以选择手术修复输卵管病损，也可以采用体外受精胚胎移植的方式直接绕过异常的输卵管。仅有 5% 的不孕夫妇需要进行体外受精胚胎移植，该技术的成功率为 32%（活产数 / 取卵数）。手术修复包括绝育术后复通，成功率差异很大。

如果是男性因素如无精子症等导致的不孕，某些技术如使用供体精子进行宫腔内人工授精，有助于增加生育概率。男性无精子症分为两大类：梗阻型和非梗阻型。梗阻型无精症患者，可以从附睾处获得精子。合并囊性纤维化和无精子症的男性患者，检测其配偶是否为囊性纤维化等位基因的携带者很重要。非梗阻型无精子症患者有不同程度的原发性睾丸衰竭，可能是继发于染色体异常，例如克兰费尔特综合征（47，XXY），此类患者可自睾丸寻获精子。从附睾或睾丸寻获精子后，可借助胞质内单精子注射（ICSI）技术成功妊娠，该技术仅需很少数量的精子，针对每一个卵细胞甚至只需要一个健康的精子。当夫妻双方任一方不能提供生育必需的配子时，则需通过捐精或赠卵实现妊娠。

体外受精和胚胎移植技术可实现前所未有的对配子和早期胚胎的研究检验。随着近期基因学（包括人类基因组计划、单细胞 DNA 扩增技术及新的诊断检测等）的发展，利用体外受精时的显微操作即单个或两个卵裂球活检，可以实现胚胎移植前的基因诊断（preimplantation genetic diagnosis，PGD）。PGD 技术可对有异常基因的高危夫妇的胚胎进行评估，并选择未受影响（正常或杂合子）的胚胎进行移植。

## 九、避孕

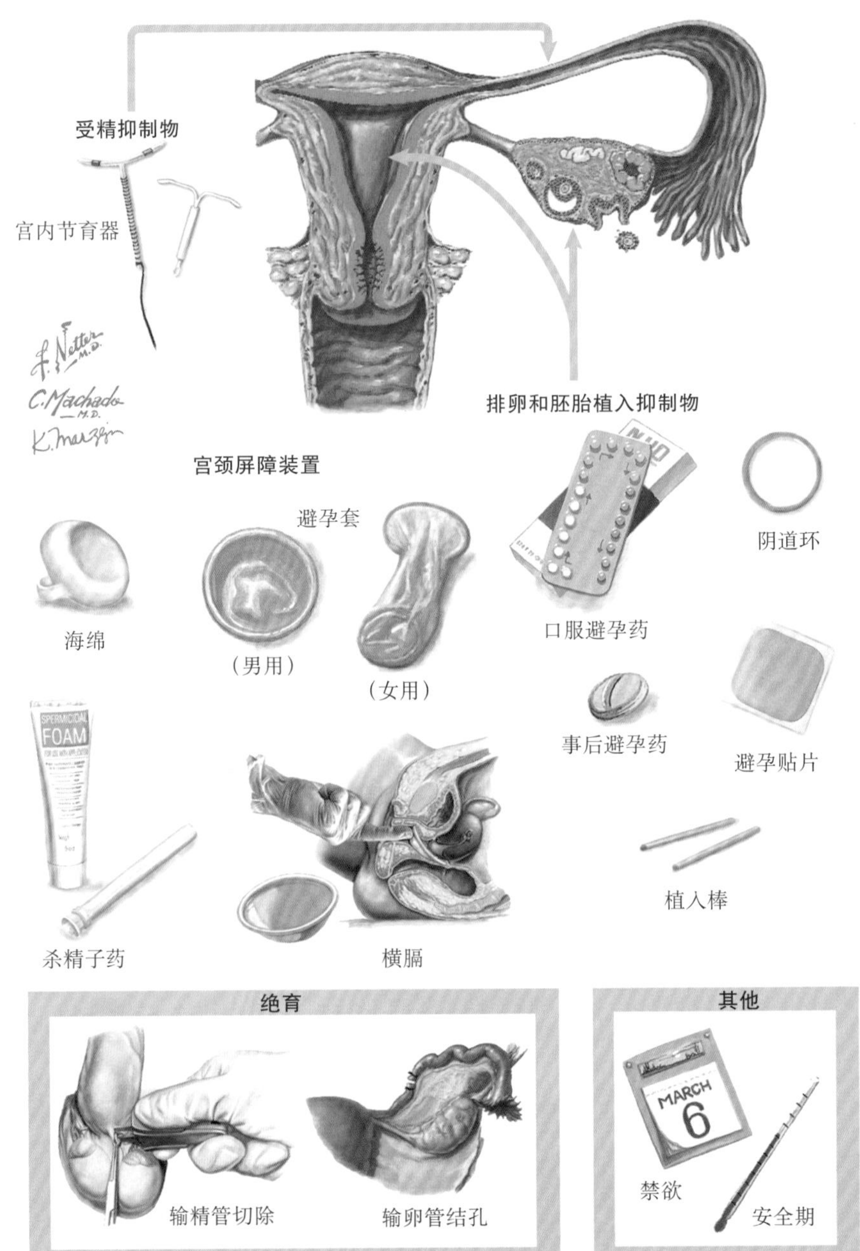


控制生育的能力对社会有深远影响，几乎没有其他能力可超过。性表达形式的改变、新技术的出现、消费增加、剧增的成本压力均对选择生育控制的方法产生影响。

在美国，约半数（49%）的妊娠为计划外妊娠。90% 有生育风险的女性（有生育能力、性活跃，即没怀孕也不想怀孕）采取了避孕措施，其他 10% 的女性不使用避孕措施，导致了超过半数的意外妊娠。剩余的意外妊娠则是由于避孕方法失效或选择了不恰当的避孕方法。

没有完美的避孕方法。尽管避孕效果及其不良反应对避孕方法的选择而言非常重要，但通常这并不是影响最终选择的关键因素。是否能主动并坚持使用避孕方式，与教育情况、文化背景、花费、个人需求、喜好和偏见有关。一些因素，例如，有效性、花费、性交依赖、个人接受程度及其风险意识，均对避孕方式的最终选择有一定影响。一对夫妻选择某一种避孕方法，要求这种方法必须是可接受理解的、可及时使用的（尤其性交依赖或定向使用的方法），且花费合理。避孕方法对男女双方性表达产生和性表达模式的影响也很重要，需要综合考虑。

目前，可使用的避孕方式多通过以下途径阻止妊娠的发生：阻止精子与卵子的结合、阻止受精卵发育而成的胚胎着床。大多数避孕方法通过多重的机制阻止妊娠发生。例如，激素类避孕药，包括性交后避孕药，主要的避孕原理是阻止卵子的发育和影响排卵，但如果发生了排卵，则药物即可影响精子与卵子的结合，也可降低受精卵植入的可能性。含铜的宫内节育器主要对精子和卵子有毒性影响，即便发生了受精，其着床植入的可能性也明显减少。屏障性避孕方法包括机械屏障（如男用或女用避孕套）、化学屏障（如杀精子药）、暂时性屏障（如体外射精或安全期等），则专门通过阻止精子及卵子结合实现避孕的目的。

青春期的男女需要可靠的避孕措施，但通常这些人依从性差，需要为其提供详细的咨询帮助，内容应包括方法选择（包括禁欲）、妊娠和性传播疾病的风险、避孕及疾病防护的必要性等。与必须坚持使用的避孕方法（如定向使用的避孕措施、单纯的孕激素避孕药等时间敏感的避孕方法）相比，选择对使用者可靠性依赖较少的避孕方法如宫内节育器或长效避孕药（通过注射、环、贴片或植入灯方式）等对青春期个体更为合适。

35 岁以上的患者如不吸烟也无其他高危因素，可以持续使用低剂量的口服避孕药。这类患者的依从性通常较好，更容易接受定向使用的避孕方式，也可保证措施的可靠性。长期避孕措施，例如，宫内节育器、长效的孕激素避孕药或绝育等，也可以选择。临床和实验室研究都证明，必须坚持使用避孕措施直到绝经。

发生无防护性交后，使用大剂量孕激素（性交后 120 h 内，0.75~2 mg 左炔诺孕酮片）或放置含铜的宫内节育器（月经中期性交后 10 d 内）通常可有效地预防意外妊娠。

（曾浩霞　译　梁旭东　校）

# 第 12 章

# 妊 娠

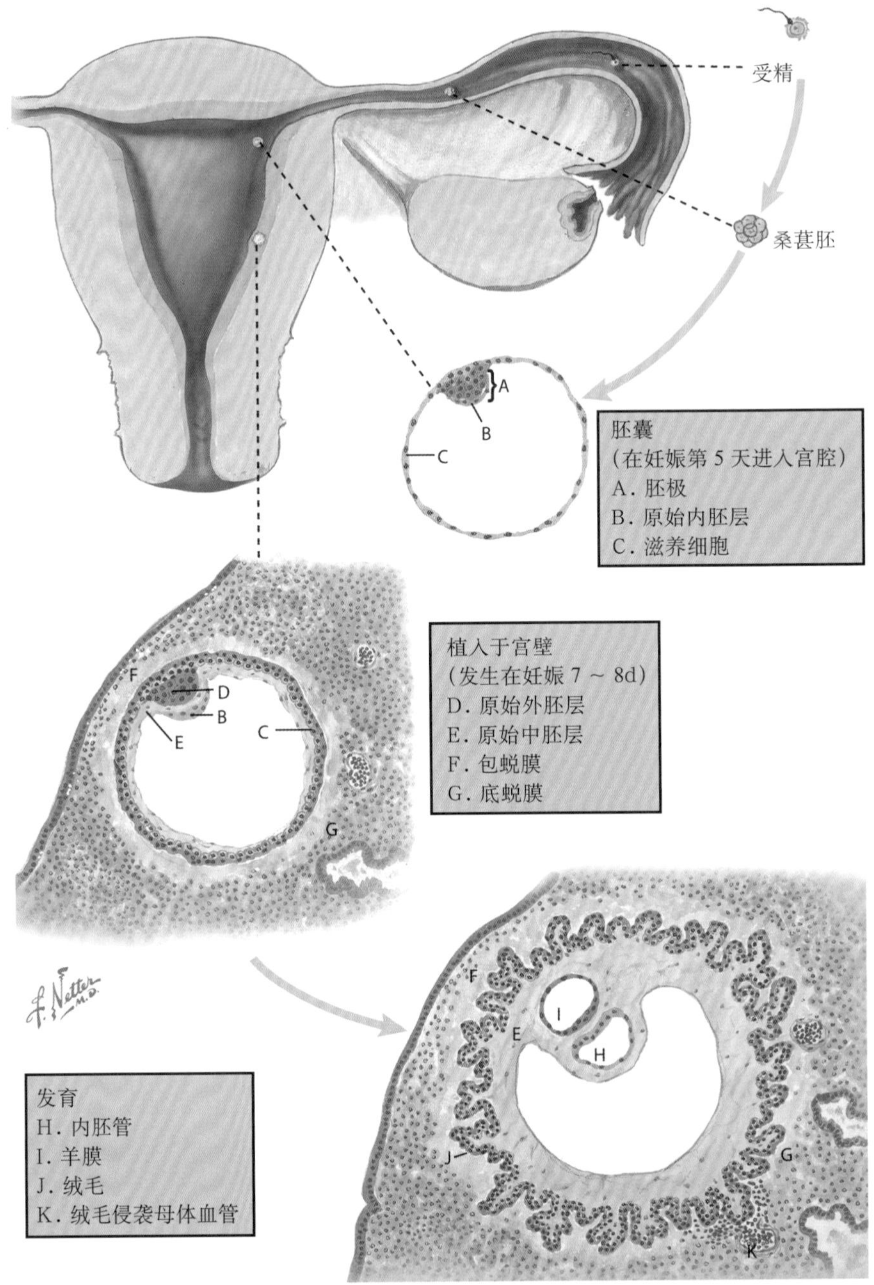


## 一、受精卵着床及早期发育

卵子在输卵管壶腹部受精，个别时候也可在生殖系统的其他部位甚至卵巢上发生受精。精子进入卵子后，形成的男性或女性的原始核转化成快速分裂的分裂核，随着不断分裂，原始受精卵转化为一团细胞，称为桑葚胚。

在这一早期阶段，有两类细胞分化出来，增殖较快的细胞形成外壳包裹于分裂较慢的细胞团外。外层细胞分泌半液体类物质，并聚集成一个腔。该外层结构被叫作胚泡。在胚泡外层的一点，快速分裂的细胞组成了内部的细胞团，构成原始的胚胎。除此之外，包绕胚泡外层的单层外胚层细胞形成原始滋养细胞。

当这些变化发生的同时，受精卵被运输至宫腔，并在受精的第 7 或 8 天开始着床。各种因素如果减慢或阻止其进入宫腔，而导致受精卵着床于宫腔外的地方，就会导致异位妊娠的发生。

如果受精卵卵裂成两个细胞并分开（受精的第 2 天），每个细胞可以独自发育自己的胎盘、胎膜（双绒毛膜双羊膜双胎），其发生率为 18%～36%。单卵双胎受精卵细胞在受精 2d 后分开，发育成一个胎盘和两个独立的囊（单绒毛膜双羊膜双胎），发生率为 60%～70%。1%～2% 的单卵双胎分开得较晚，导致共用一个胎盘和胎囊（单绒毛膜单羊膜双胎）。再晚分开的受精卵细胞将导致联体双胎的发生。

在整个月经周期，子宫内膜受卵巢雌激素和孕激素的作用，在月经期会脱落。只有当受精发生后，才会仍然存在，并且转化成早期的蜕膜。一旦受精卵进入宫腔后，就会快速地与之发生黏附。

在滋养细胞的侵蚀下，胚泡侵入到子宫内膜，直到完全被子宫内膜包绕。包绕胚泡宫腔表面的子宫内膜即包蜕膜，使其与宫腔分开。胚泡深处的蜕膜叫底蜕膜。除包绕胚泡周围的以外，其余全部子宫内膜叫作*真蜕膜*。

在胚泡游走和着床的过程中，胚胎区域的细胞发生明显的增殖过程。在内部细胞团中，三种细胞分化出来组成了原始的三个胚层：外胚层、内胚层和中胚层。

外胚层细胞将分化成中枢神经系统、表皮和特定的皮肤附属器。内胚层将分化成黏膜上皮、胃肠道腺体和呼吸系统。中胚层将分化成泌尿和生殖系统的上皮、浆膜腔的浆膜面及身体的各种支持组织、血液和心血管系统。

在着床后，中胚层细胞从原始的滋养细胞内生长出来，在蜕膜中增殖形成绒毛状结构，每个绒毛结构以中胚层为核心外层附着两层滋养细胞，最外层细胞具有核深染和边界不清的特点叫作合体滋养层，内层结构清晰的细胞层叫作细胞滋养层，它们随孕周增长数量会逐渐减少。在妊娠晚期将很难被找到。

神经沟
神经板
体节出现（妊娠 20d）
1.8mm

妊娠 3 周（后期）

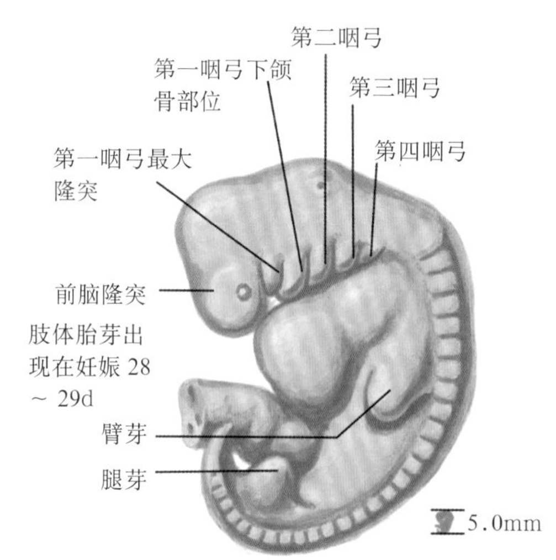


妊娠 4 周（后期）

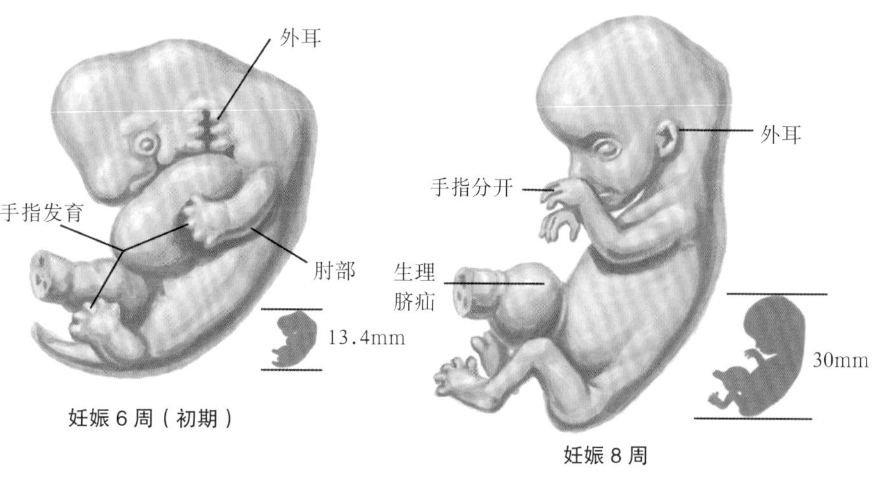


妊娠 6 周（初期）

妊娠 8 周

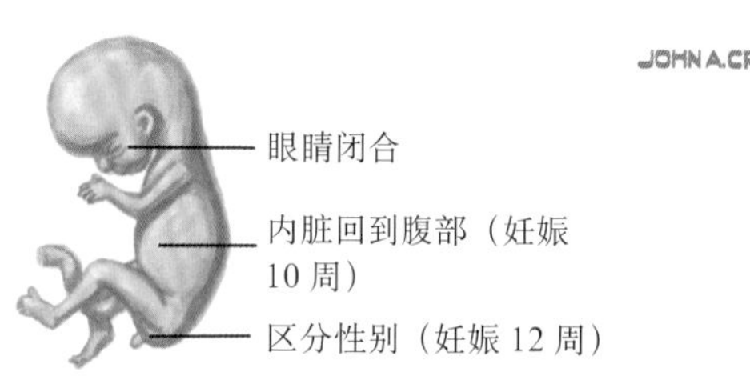


**胎儿早期**（妊娠 8 ~ 16 周：头臂长 5.0 ~ 14mm）

## 二、早孕期胚胎发育

受精后的第 1 周是成功妊娠的关键时期。在早孕期高达 50%~60% 的受精卵没能成功妊娠。尽管在妊娠前 14 周胚胎发生了戏剧般的变化，但仍然有许多孕妇没有意识到她们怀孕，从而延迟产前保健。

对于受精卵和胚胎来说许多重要的事情即将发生。在早孕期，胚胎在子宫内膜内着床（除异位妊娠外）。连接母体的胎盘建立，胎儿的重要结构和器官开始形成。大约在妊娠的第 12 周，胎盘代替黄体分泌的激素来维持妊娠。如果这个过渡不能顺利进行，胚胎就会丢失。当血清内人绒毛膜促性腺激素（β-hCG）的水平大于 1500 mIU/ml，经阴道超声将可以识别宫腔内正常单胎胎囊。

发生着床时，多数的孕妇不会有特殊的征象和体征。个别人在孕早期会有少量阴道出血和轻微腹痛。在着床后很快便可通过临床的血液和尿液检测 β-hCG 来证实妊娠。最早可发生在受精后的 6~8 d。家中自测的尿妊娠试验至少在受精后的 12~15 d 才能发现怀孕。大约 70% 的孕妇会出现早孕反应，并且会在孕早期度过后有很大的改善。一些孕妇会在孕早期有下腹绞痛，如果不伴有阴道出血可不必过于担心。在妊娠早期也可出现疲乏、乳房肿胀，在早孕期的后半段有腹胀等症状。

在胚胎生长的前两个月中，胚胎对毒物、药物、放射线及母体不良环境的影响极为敏感。暴露在这些因素中可使发育过程中断。甚至可导致胎儿结构和功能的严重缺失或者流产。在相关器官系统发育过程中，暴露在致畸因素下可导致该器官系统畸形的发生。心血管系统畸形多发生于胚胎的早期。而泌尿生殖系统畸形则多发生于胚胎发育晚期。

当胚胎的头臂长达到 30 mm 的时候，大约为受孕后的第 49 天，胚胎发育基本完成（宣告胎儿期的开始）。在妊娠的第 3 个月开始，流产的风险明显降低。大的结构包括手、脚、头、脑和其他器官将出现，它们将继续生长发育。超声可以探及胎儿的心脏跳动，胎儿弯曲头部可以做全身运动。最早大约在 12 周可以识别性别。脑干活动最早可以在受孕的第 54 天探测到。在妊娠的第 12 周可以最早测量到脑电活动。如果有明确指征胎儿需行遗传学方面的检测，可以在妊娠的 10~12 周行绒毛膜穿刺，或在妊娠 15~20 周行羊膜腔穿刺检查。

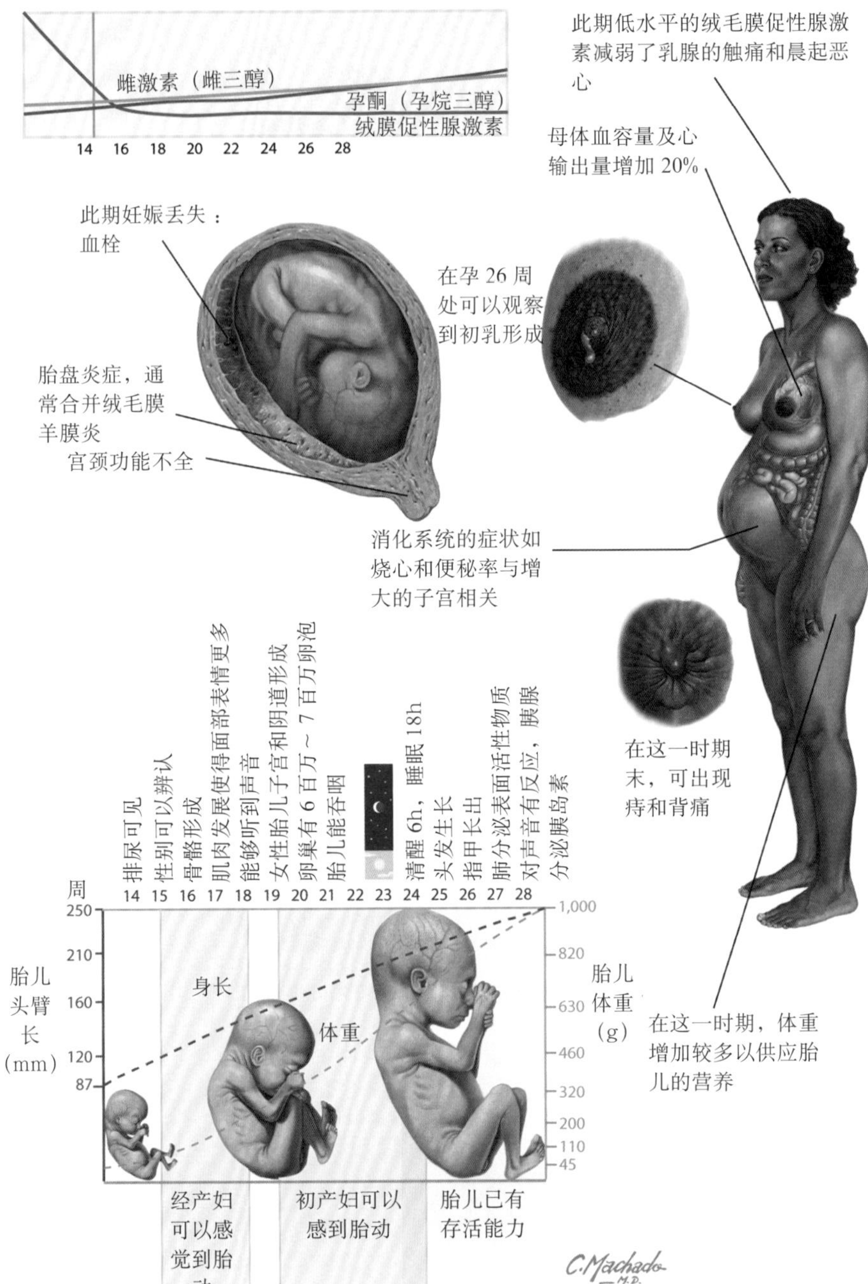


## 三、中孕期胎儿发育

中孕期（14～28 周）是胎儿生长和器官功能完善的一个阶段。所有重要器官包括手、脚、头、脑和其他器官都在持续生长和发育中。在这一时期，流产的风险会显著降低，人绒毛膜促性腺激素的水平趋于平稳，并经常会有所降低。早孕期的一些症状如乳房胀痛、早孕反应会有所缓解。而增大的子宫可能会导致胃灼热（烧心）或便秘症状出现［当出现晚期流产时，病因可能与胎盘感染密切相关，经常是由于上行感染和（或）急性绒毛膜羊膜炎引起，也有可能是由于胎儿染色体为非整倍体、易栓症、宫颈功能不全或其他原因所致］。早孕期减轻的体重会得到恢复，并且在此基础上会增加体重，为胎儿生长储备营养。尽管在这一时期很少发生合并症，但晚孕期一些合并症的早期表现可能会在这一时期出现。

尽管在孕早期胎儿开始有胎动，但直到孕中期母体才能感觉到胎动。初产妇多于 20～24 周、经产妇多于 16～18 周开始自觉胎动。胎儿睡眠觉醒周期开始建立，并模仿新生儿每天觉醒 6 h。

在妊娠中期胎儿和母体间频繁交换：在这一时期，胎儿从第 14 周重约 100 g、长约 3 英寸（1 英寸 =0.0254 m），到妊娠中期末长到 900 g。在第 15 周，胎儿心搏量达到每天 23～24L。24 周之后胎儿开始有存活力，但神经系统不受损伤并存活下来是几乎不可能的。为了适应妊娠增加的需求，母体血容量和心搏量增加（增加约 20%）。在妊娠中期末，母体痔疮和腰痛症状开始出现。在妊娠 26 周开始出现初乳。胎盘已经完全形成，并代替了妊娠黄体分泌的雌、孕激素的作用。胎儿可自己合成胰岛素并且排尿，胎儿的尿液成为羊水的重要组成部分（在妊娠 16 周左右，胎儿开始体重大于胎盘重量）。胎儿牙龈内已经形成牙齿，并开始出现胎脂和胎粪。在妊娠中期末，胎儿开始长头发，并对外界声音有反应。

在妊娠中期开始，外生殖器已经完全形成，并可以通过超声识别胎儿性别。并且在这一时期，女性胎儿拥有她一生中最多的卵细胞。在妊娠 16～20 周卵母细胞峰值可达 6 百万～7 百万个，出生后数量降至 1 百万。

在妊娠 15～20 周开始筛查开放性神经管畸形和其他畸形（通过测量母体血清 AFP 和其他指标）。如果有产前诊断指征，可以在妊娠 15～20 周行羊膜腔穿刺术。

在妊娠中期可以对胎儿是否符合孕周、胎儿生长情况及严重胎儿畸形进行超声筛查。

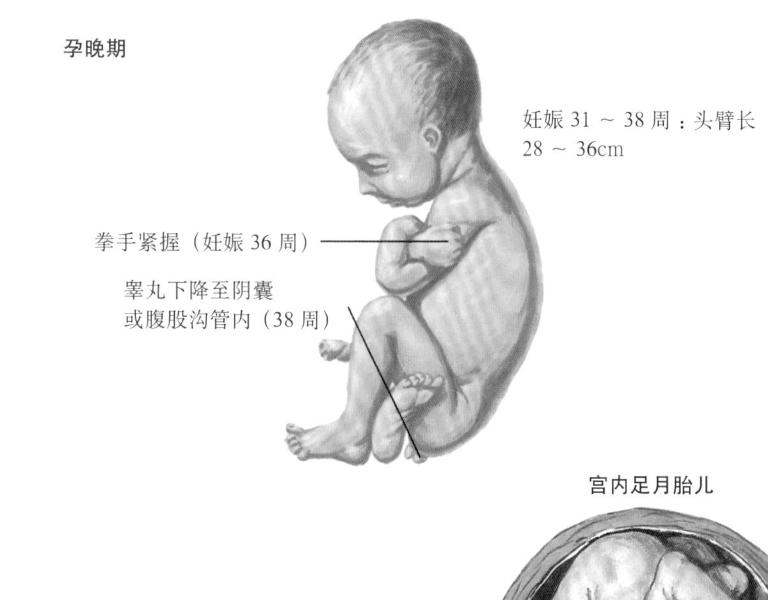


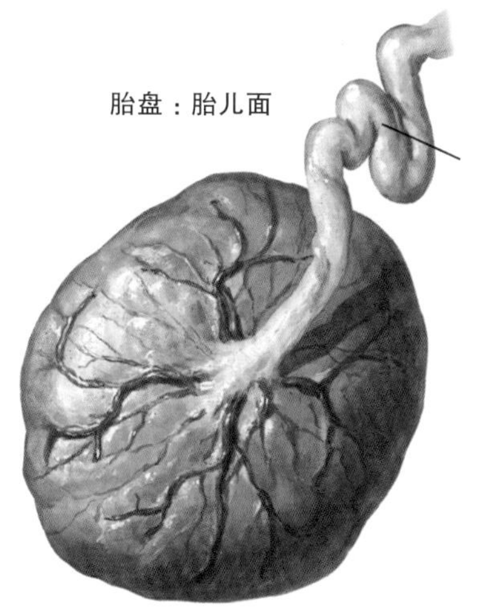


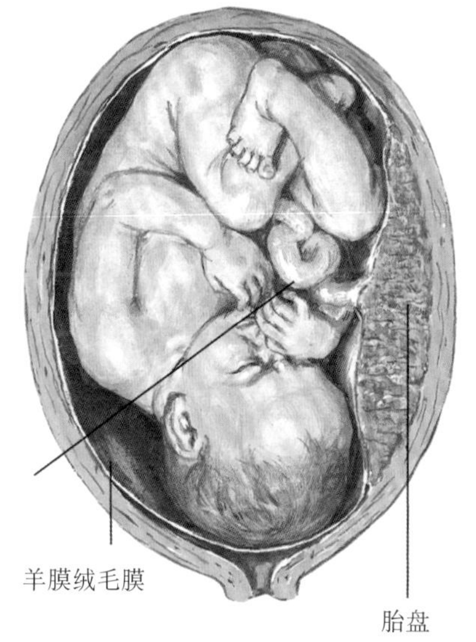


## 四、晚孕期胎儿发育

在晚孕期（27~40+ 周）胎儿继续生长发育，母体生理上发生改变，为分娩做准备。通常在这一时期出现一些合并症，例如，子痫前期、产前出血、糖尿病或高血压、胎儿生长和羊水异常及早产等。

在妊娠晚期，胎儿快速生长以达到出生体重，并且各器官发育，为作为独立个体而作准备。胎儿积累脂肪足月时达体重的 15%，为出生后前几天提供营养和保暖。在妊娠第 29 周，胎儿有 300 块骨骼，最终有超过 90 块骨骼会融合，所以出生后会是 206 块骨骼。在晚孕期初，男性胎儿的睾丸在精索的引导下降至阴囊，而女性胎儿将出现圆韧带发育并维持子宫宫底的位置。在妊娠 36 周，大部分胎儿将呈现出生时的模样。

母体血流将增加一倍，心排血量将达到最大值。足月时，母体心排血量的 20% 将供应子宫和胎盘。在妊娠终末期，宫颈发生变化为分娩时颈管消失和扩张作准备。子宫肌肉细胞内缩宫素受体的数量和细胞间的缝隙连接明显增加。细胞间的孔道连接是分娩时有效、协调的子宫收缩的基础。

在妊娠晚期宫缩会变强并且被母体感知到。羊水量在妊娠 37 周达到峰值，约 1 L。随着宫底的升高，腹部被子宫占据会有饱腹感、胃灼热（烧心）和便秘症状，并且母体的重心也会发生调整，母体身体后倾，导致孕晚期孕妇出现下腰痛，并且蹒跚摇摆行走。大约 36 周胎先露部分入盆后，孕妇呼吸和胃肠功能会有所改善，但盆底的压力增加，膀胱容量减低。

在这一时期应该着手准备母乳喂养。不需要身体上准备，而是在分娩前应该学习母乳喂养的相关知识。在妊娠晚期会有一定的初乳分泌。

数胎动是评估胎儿是否健康的重要方法。每小时胎动大于 4 次意味着这是个健康的胎儿。所有孕妇都应鼓励监测胎动情况。胎盘功能在 40 周之后逐渐衰退。当出现妊娠合并症或是超过预产期后，可以用 NST、OCT、生物物理评分、胎儿各种血管血流的测量等方法评估胎儿和胎盘的储备功能。

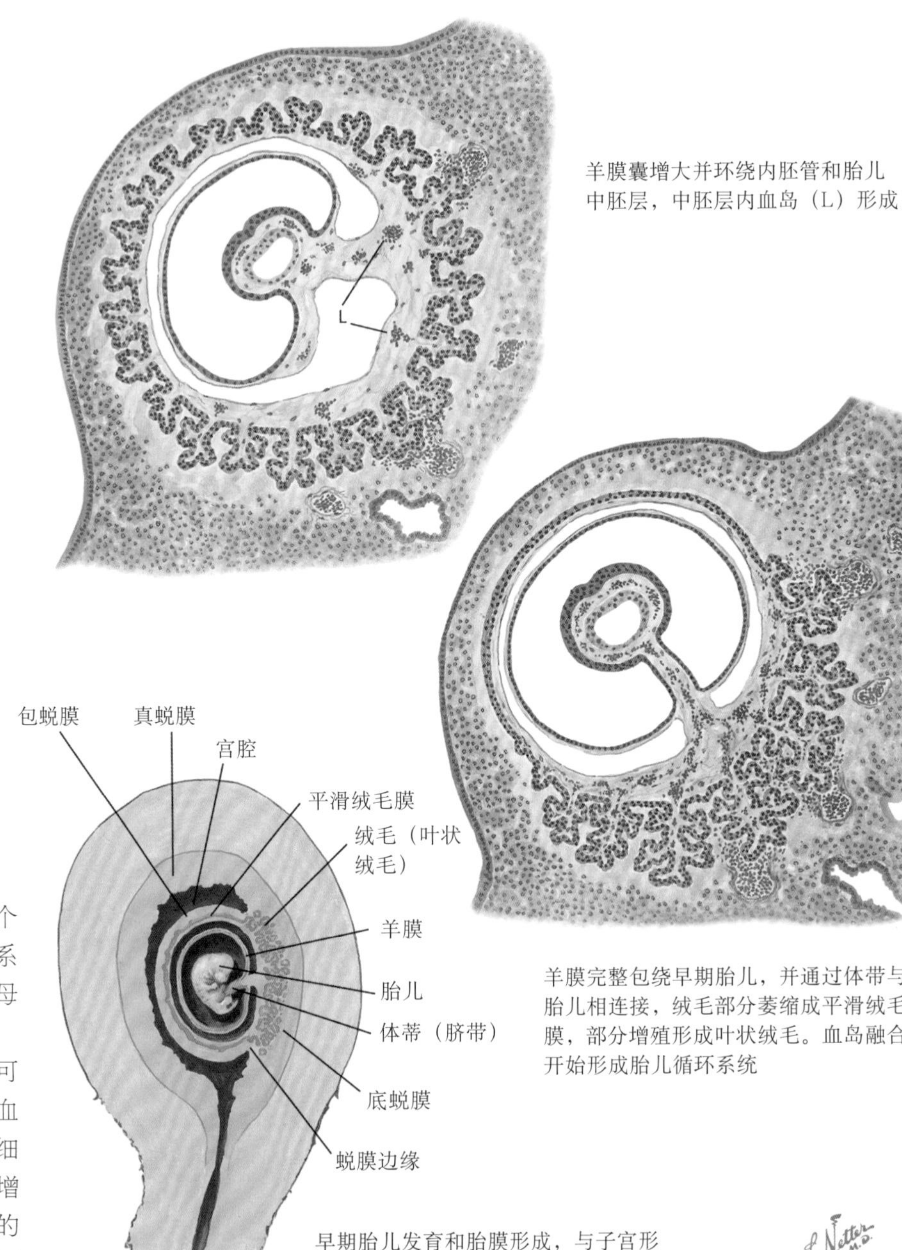


羊膜囊增大并环绕内胚管和胎儿中胚层，中胚层内血岛（L）形成

羊膜完整包绕早期胎儿，并通过体带与胎儿相连接，绒毛部分萎缩成平滑绒毛膜，部分增殖形成叶状绒毛。血岛融合开始形成胎儿循环系统

早期胎儿发育和胎膜形成，与子宫形成一个整体

## 五、胎盘和胎膜的发育过程

当胚胎生长时，必须建立一个有效获得营养并能排除代谢产物的系统，这就是胎盘。胎盘协助胚胎与母体间进行有效的交换。

滋养细胞具有很强的侵袭力，可以生长至母体的血管壁内，与母体血流建立联系。在妊娠早期，滋养细胞侵袭至子宫肌层，但随着孕周增加，蜕膜细胞大量增殖，滋养细胞的侵袭范围被限制，仅达到胎盘附着区域的下方。在少数病例中，由于蜕膜细胞生长不良，或是胚胎着床于陈旧子宫瘢痕层或纤维层发育上有缺陷(Nitabuch layer)，绒毛广泛侵袭至子宫肌壁间，导致胎盘植入的发生。

在胚胎着床后，滋养细胞包裹着内胚层细胞形成原始的绒毛。同时，在胚胎周围外胚层细胞繁殖形成一个腔，即羊膜腔出现。羊膜腔包裹着胚胎逐渐增大，并形成皱襞。这个皱襞逐渐延伸形成体带，即脐带。

在羊膜囊发育的早期阶段，另一囊泡出现在胚胎区域，在发育过程中的一段时间该囊泡甚至比羊膜囊大一些，这是卵黄囊，它在哺乳动物中的作用现在还尚不知晓。随着胚胎的生长，卵黄囊逐渐缩小，足月时仅在脐带与绒毛膜板的连接处可以找到微小的遗迹。

在着床后三周，初级绒毛包绕整个胚胎快速生长，形成叶状绒毛结构。随着胚胎逐渐生长，羊膜囊逐渐突向宫腔，包蜕膜和其下方的绒毛逐渐伸展，扁平并萎缩，变为平滑绒毛膜。而在底蜕膜内的绒毛快速增长形成胎盘的一部分。

在极少数情况下，在包蜕膜下的绒毛如果没有萎缩，并且与蜕膜间的血管建立联系，这种情况叫作膜样胎盘。菲薄的胎盘容易出血，并在第三产程不易剥离。

在妊娠前两周绒毛内不含血管，胚胎亦没有建立循环系统，营养物质主要靠渗透作用获得。在第三周末，中胚层特定细胞分化成血岛，围绕其周围的血管壁很快出现。通过血管的不断分支生长并融合，全部绒毛血管化。同时，胎儿心脏及循环系统亦建立。在第四周末，通过脐带、绒毛及胎儿间的血管联系建立，从而胎儿-胎盘循环建立。

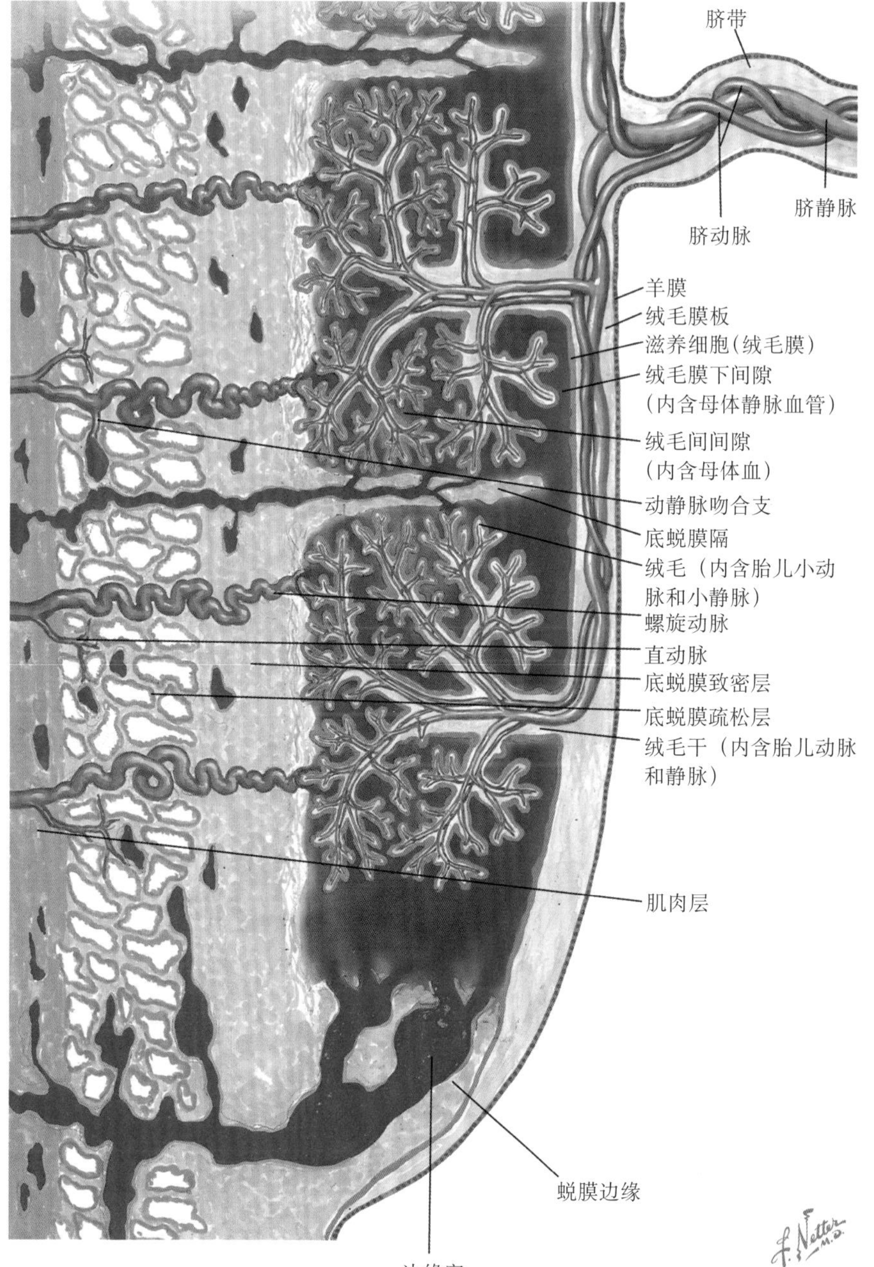


## 六、胎盘循环

在妊娠的前三周，胎盘基底绒毛变得坚实，牢牢固定于底蜕膜。绒毛附着处的底蜕膜变成蜂窝状，绒毛间富含血管。底蜕膜内的螺旋小动脉弯曲度减少，直径增宽，因而胎盘内血流增加，血管阻力减少。滋养细胞和纤维蛋白成分取代了血管内层的弹性膜及中间的平滑肌组织。这种变化在底蜕膜中螺旋小动脉较为明显，并随着妊娠的进展逐渐扩展到肌层间血管内。基底动脉不受影响。

初级滋养细胞侵袭底蜕膜内血管，使其开放，从而使绒毛间富含血液，由此增加的母体血液供应胎盘，足够维持至妊娠早期末（12～13 周）。如该过程血管重塑异常，可能导致胎儿生长受限和子痫前期的发生。

绒毛从绒毛间隙内的母体血管内吸收营养和氧气，通过脐静脉将其运送至胎儿。代谢产物通过两条脐动脉输出至母体。脐动脉与胎儿腹下动脉连续，并终止于绒毛内的毛细血管网。绒毛直接从母体血液中摄取氧气。并当绒毛周围母体血流停止的时候会出现梗死表现。

母体血流如何流经胎盘尚不得所知。胎盘不同区域的血流有很大的不同。胎盘母体面血液为动脉血，而绒毛下为静脉血。多数胎盘静脉回流至边缘静脉窦内，一部分静脉血直接回流到底蜕膜内的子宫静脉内。底蜕膜内大的分隔将胎盘分隔成许多叶状结构，叫作胎盘绒毛小叶。

边缘静脉窦位于由胎膜和蜕膜间形成的灰色区域下的较大静脉通路，较易出现栓塞、静脉窦破裂、消失等现象。蜕膜和其相邻的绒毛在这个区域也较易发生各种退变。这些现象目前对临床尚无指导意义。

胎盘对于胎儿不仅是呼吸、营养、代谢的器官，同时对于母体和胎儿来说，也是一个强大的内分泌器官。在受精后的 10d 里，滋养细胞组织，或许是朗格汉斯细胞，开始分泌 HCG。在妊娠第二个月末，胎盘主要分泌雌激素和孕激素。胎盘分泌的其他激素还包括胎盘泌乳素、胰岛素样生长因子和其他生长因子。

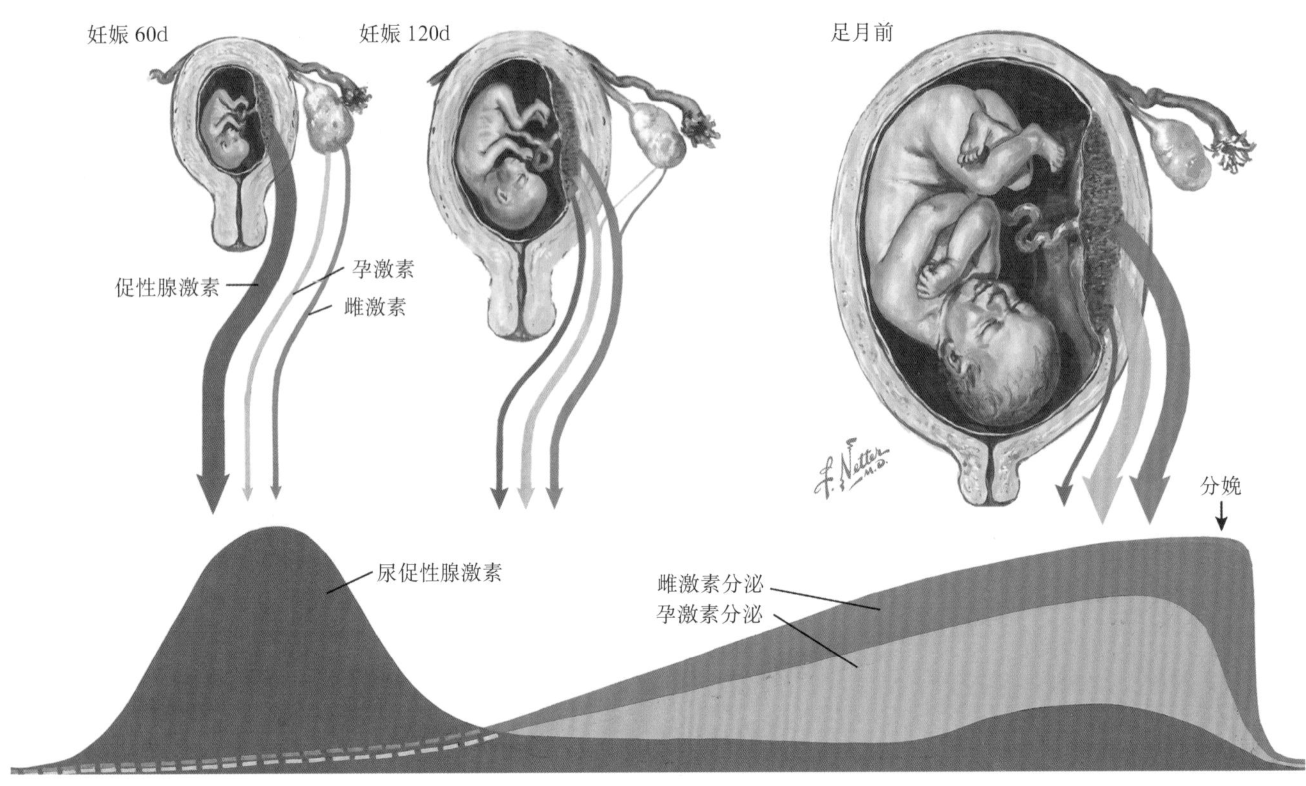


## 七、妊娠期激素的变化

除了气体和营养物质的交换外，胎盘还有分泌功能。它分泌孕酮，这是维持妊娠的重要激素；还有胎盘泌乳素，它的作用是增加在母体血液中的血糖和血脂；还分泌雌激素、胰岛素样生长因子、人绒毛膜促性腺激素。这些激素可以升高母体血糖水平，从而增加糖和脂质转运给胎儿。

直到妊娠第 4 个月，卵巢黄体分泌的雌激素和孕激素仅比正常周期排卵后所分泌的激素量增加 1.5 倍。而不晚于妊娠 60 d，胎盘开始分泌激素，并逐渐增加，到妊娠末期达到最大量。

妊娠黄体在怀孕初期分泌孕激素和雌激素，直到大约妊娠 2 个月时胎盘会产生足够的孕激素和雌激素，妊娠黄体便开始凋亡。正是因为在妊娠 4 个月胎盘分泌的雌激素和孕激素显著增加，故妊娠 4 个月后双侧卵巢切除的孕妇并不影响妊娠结局。雌激素和孕激素是由胎盘的合体滋养层分泌的。滋养细胞所分泌的孕激素在妊娠的最后 1 个月开始逐渐减少，这可能是分娩发动的原因，目前分娩的完整触发过程机制尚不明确。

在受精卵着床后胎盘便开始分泌人绒毛膜促性腺激素，并到妊娠第 3 个月达到高峰，在妊娠第 4 和第 5 个月后其水平快速降低，然后逐渐趋于平缓，直至妊娠结束。绒毛（特别是合体滋养细胞分泌的激素）除了可以促进妊娠黄体持续分泌孕激素外，hCG 被认为影响了受精卵的免疫耐受。由于其高度的负电荷，hCG 可以击退母亲的免疫细胞，在妊娠的前三个月保护胎儿。在化学结构上，hCG 是一个比较大分子的糖蛋白，它由 244 个氨基酸组成，分子量为 36.7 kDa。它由两个亚基构成，与促黄体生成激素、促卵泡激素、促甲状腺激素具有同样的 α 亚基，而 β 亚基则是 hCG 的唯一亚基。目前临床通过化学发光或荧光免疫检测 β -hCG 水平。

在妊娠初期，hCG 的作用是为了保持妊娠黄体的活力。hCG 通过与跨膜受体作用，促使孕激素的持续分泌，促使子宫内膜的蜕膜化。当胎儿和胎盘很好地发育后，黄体开始凋亡，hCG 亦变得不是很重要了。

促性腺激素、雌激素和孕激素的分泌有很大的不同。图中的曲线代表了不同激素的分泌在妊娠期间的变化，在相应时间段给出的是一个近似的图形演示而不是精确值。在妊娠期也会增加的肾上腺皮质激素没有在图示中表示。

## 八、异位妊娠 I ——输卵管妊娠

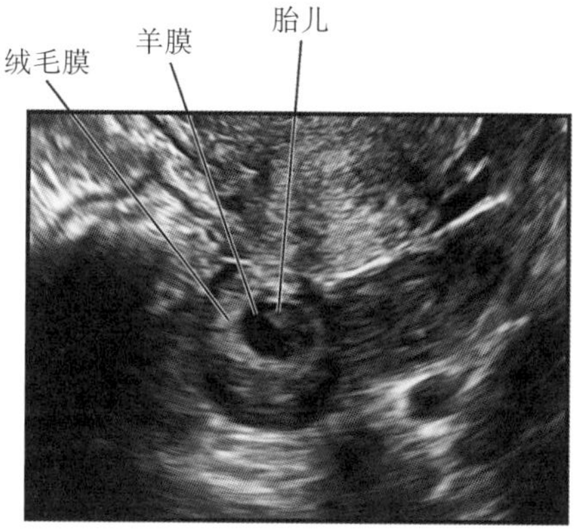

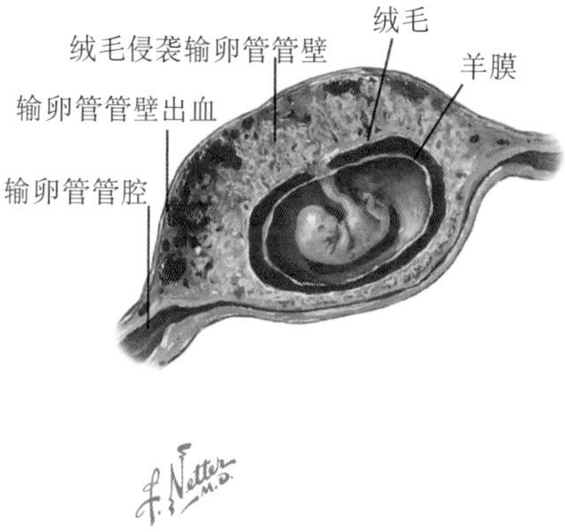

异位妊娠是指胚胎着床于宫腔以外的地方。根据着床部位不同，分为四型：输卵管、卵巢、腹腔或腹膜和宫颈异位妊娠。发病率在 10/1000 ~ 15/1000，发病率与年龄、种族和地理位置等不同而不同（在牙买加和越南最高）。

目前最常见的便是输卵管妊娠。输卵管妊娠根据部位不同分为四类：间质（宫角）、峡部、壶腹和伞部。壶腹部输卵管妊娠的发病率最高，而间质部妊娠从临床的角度来看则是最严重的。

异位妊娠的发生和发展最重要的因素是输卵管损害或蠕动的改变，使受精卵的运输不当，导致在宫腔以外着床。输卵管损伤最常见的原因是有急性输卵管炎病史（约占 50%），而在其余患者中大多数找不到原因（50%）。胚胎发育异常可能也会起到一定的作用。盆腔感染的患者异位妊娠增加了六倍的风险，既往异位妊娠的患者增加了 10 倍的风险，其次可使风险增加的因素有：既往绝育的女性、年龄的增长（35—44 岁比 15—24 岁妇女的风险大 3 倍），非白种人（风险增加 1.5 倍）、辅助生殖、吸烟（30+/d，风险增加 3~5 倍）、子宫内膜异位症。虽然使用宫内节育器避孕较无避孕而言显著降低宫外孕的发病风险，但如果宫内节育器合并妊娠，则很有可能是宫外孕。

宫外孕的早期发展过程和正常宫内妊娠是一样的，除了它的着床位置不同：滋养细胞具有相同的特质，参与维持妊娠黄体分泌绒毛膜促性腺激素。后者分泌足够的雌激素和孕激素诱导妊娠早期阶段特征的所有母体变化。最初，如在正常发展的怀孕中，尿中的绒毛膜促性腺激素水平是相同的，母亲的子宫内膜向蜕膜转化，子宫轻微增大、质地变软。

异位妊娠着床部位

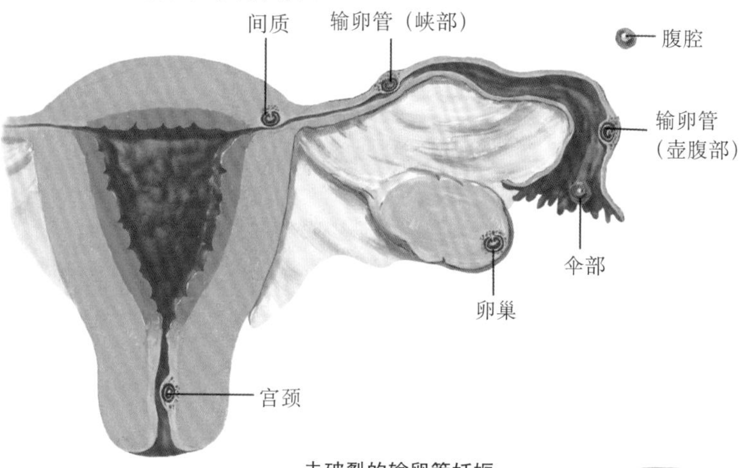

未破裂的输卵管妊娠

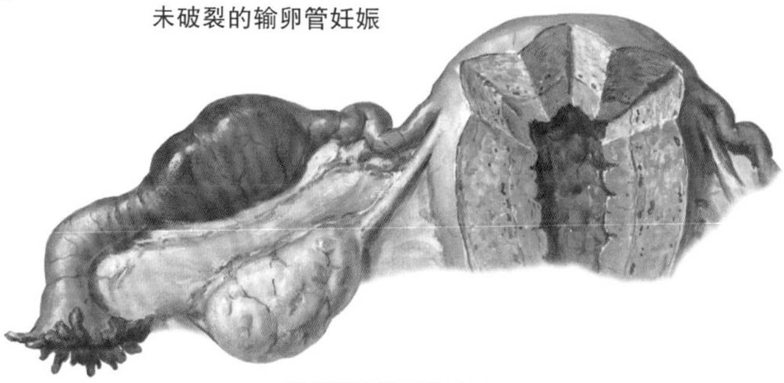

输卵管妊娠截面图

要时刻警惕异位妊娠。一个很好的线索是闭经的几个星期内，伴随着轻微或剧烈的腹痛会有阴道出血（通常点状出血）；而正常妊娠的早期则可能不存在或是有很轻微的上述表现。体格检查可能会在附件区发现肿物、轻微膨大的子宫，无宫颈扩张。当出现严重的失血性休克时会有失血性休克和循环衰竭的表现。当然，到这一阶段，诊断已经不怎么困难了。经阴道超声检查可发现宫腔内未见孕囊、附件包块和后陷凹游离液区，后陷凹液区是很常见的，但不是诊断依据。发现附件区胎儿心跳可明确诊断。

实验室检查应包括动态监测血 β-hCG 水平（如果患者病情允许）（约一半的情况下 hCG 的水平低于 3000 mIU/ml）。正常妊娠血清 β-hCG 水平每 48 小时增加了 1 倍，而异位妊娠则不能成倍增长。对于妊娠小于 6 周、血清孕酮低可能对诊断有帮助。几乎 90% 的宫外孕患者孕酮水平低于 30 nM/L（10ng/ml）。约 1/4 的妇女发生宫外孕破裂时血红蛋白 < 30 ml/dl。

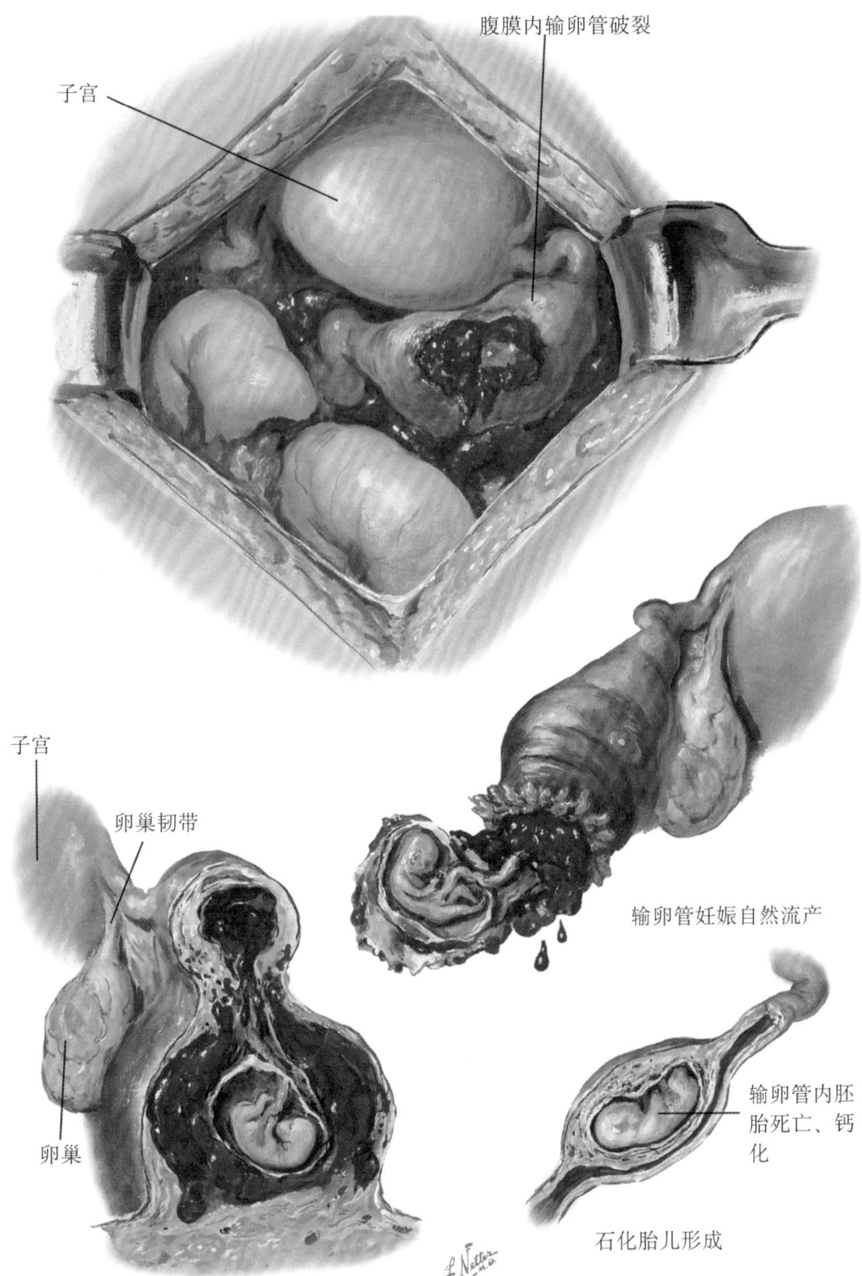


## 九、异位妊娠 II——破裂和流产

个别情况下，输卵管异位妊娠发育长达4或5个月而没有症状和体征。输卵管妊娠最常见的结果是异位妊娠流产，胚胎通过输卵管进入腹腔。它通常发生在妊娠第 2 个月的中段和第 3 个月末之间。滋养细胞部分或全部从输卵管壁分离，导致胚胎死亡。血液外渗将胚胎挤压进入腹腔，然后它们被慢慢吸收。子宫蜕膜有时作为一个整体从宫腔剥脱。脱落的蜕膜可以与早期自然流产相混淆，因此，脱落的组织物应仔细检查。

在许多输卵管妊娠中，滋养细胞侵蚀输卵管壁，这导致输卵管破裂，严重、灾难性的腹腔内出血往往伴随着急性休克。输卵管破裂时间随着床部位不同而不同。如果胚胎着床于输卵管间质部，发生破裂相对较晚，而着床于峡部破裂发生较早，因为不同部分输卵管肌层组织有很大差异。输卵管妊娠的自发破裂也有可能发生，但破裂往往发生在排便、性交和阴道检查时。输卵管间质部妊娠破裂的后果最为严重，因为在这一区域血管十分丰富。

在少数情况下，破裂发生在输卵管较低的边缘。该处无腹膜覆盖，仅有阔韧带前后叶疏松地附着。在这种情况下，输卵管内容物进入输卵管系膜的结缔组织内，血肿持续发展，胚胎死亡，或继发阔韧带妊娠，也被称为阔韧带内或腹膜外妊娠。

输卵管妊娠破裂或流产伴随腹腔内出血是外科急症，需要腹腔镜手术。药物治疗应用于无症状或临床症状轻微的患者。血 β-hCG 高于 15 000 mIU/ml、附件包块直径 > 3 cm 或患者的血流动力学状态不稳定时，均不应该使用甲氨蝶呤。患者有活动性肝病或肾病、胎儿可及胎心搏动、活动性溃疡或血常规（白细胞计数 < $3 \times 10^9$/L，血小板计数 $10 \times 10^9$/L 以下）也不适合应用甲氨蝶呤治疗。

所有 Rh 阴性血、未致敏的异位妊娠患者在妊娠少于 12 周时应接受 Rh 免疫球蛋白 50 μg 治疗，如果超过 12 周则需要 300 μg。

异位妊娠也可以发展成葡萄胎和绒癌，但极为罕见。

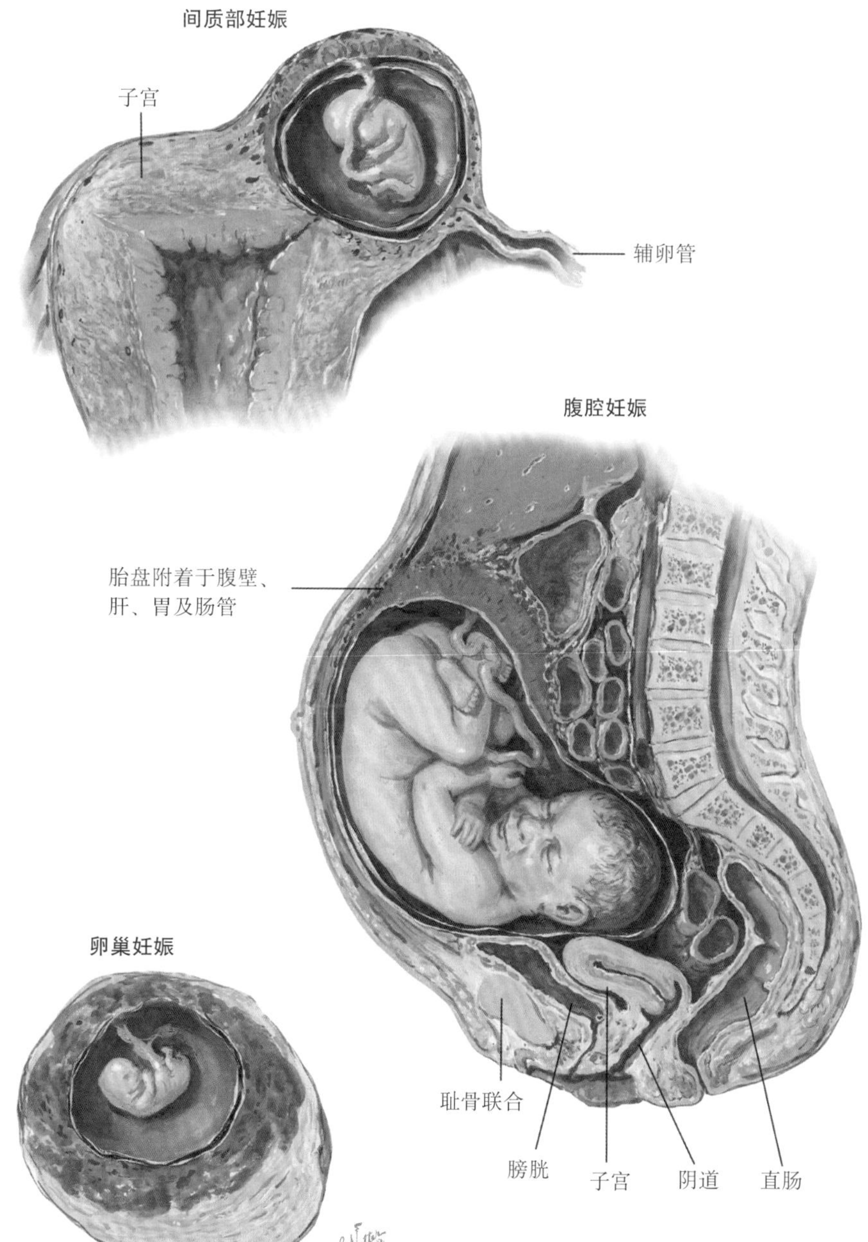


## 十、异位妊娠III——间质、腹腔和卵巢

输卵管妊娠流产或破裂过程中，滋养细胞从输卵管管壁分离后，再次在腹膜着床，在极少数情况下，它可能会继续成长，发展成继发性腹腔妊娠。胚胎在这种情况下可能会留在其原始的羊膜囊中，或者从周围的组织形成一个新的囊。继发性腹腔妊娠也可能是原发输卵管妊娠破裂后妊娠物进入阔韧带间，阔韧带妊娠再次破裂后胎囊进入腹腔，胎盘残留在腹膜外阔韧带内。在更特殊的情况下，受精卵可通过输卵管的伞端掉落，附着于内脏腹膜或大网膜，发展成原发性腹腔妊娠。甚至有研究者报道，腹腔妊娠发生个别是由于子宫壁的缺陷，子宫肌壁在剖宫产后愈合时被大网膜填塞导致愈合不良。腹腔妊娠的显著特征是其可能会持续妊娠近足月而偶尔被诊断出来，反复的超声检查也不能帮助诊断。腹腔妊娠的发病率大约为1/10 000。

在腹腔妊娠中，胎儿存活是极其例外的，尽管如果妊娠超过 30 周，胎儿存活率已超过 50%。但胎儿畸形率较高，包括面部或颅不对称、肢体缺损、中枢神经系统异常。必须通过剖腹探查术终止妊娠，即使术中不处理胎盘，手术中也极易发生大出血。

卵巢妊娠是异位妊娠最罕见的形式。虽然有足月的卵巢妊娠记录，但更多的是被包裹和胎儿团块退化。只有显微镜下羊膜囊周围找见卵巢结构方可诊断卵巢妊娠。在原发性卵巢妊娠，输卵管和阔韧带均不应参与。

在输卵管妊娠中，受精卵着床于输卵管根部 - 间质部妊娠，由于这里富含肌肉和血管，较其他输卵管妊娠部位可能胚胎发育会延续较长时间。但一旦产生破裂会更危险，因为在很短的时间内会出现致命的出血。此外，间质部异位妊娠的诊断是比较困难的，缺乏超声检查子宫不对称增大，有时可能被误诊为正常妊娠。

少数病例报道了宫颈妊娠。宫颈内上皮细胞不发生典型的妊娠变化，不利于滋养细胞生长。胎盘附着于宫颈肌层，妊娠的进展不超过 3 个月，便会发生流产。宫颈收缩力差，因而去除胎盘时大出血的风险增加，甚至在刮宫时也有可能出现。

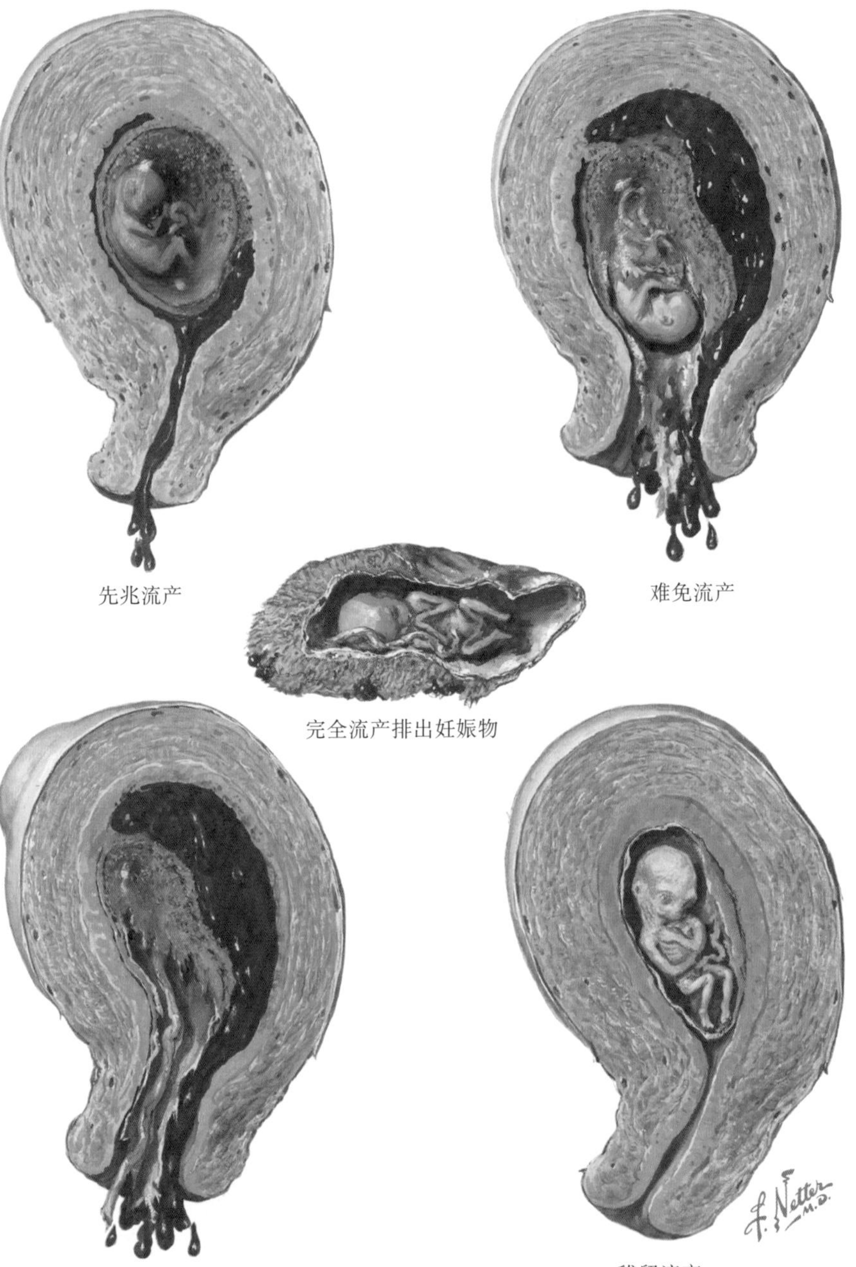


## 十一、流产

流产是早期妊娠丢失，它有几种形式：完全流产、不全流产、难免流产、稽留流产、感染性流产和先兆流产。完全流产是指妊娠不到 20 周，胎儿重量＜ 500 g 的妊娠结束。多数完全流产发生在妊娠前 6 周或 14 周后。不全流产是指部分妊娠物排出。胎膜破裂和（或）宫颈扩张则为难免流产，接着伴随宫缩，最终妊娠自然流失。稽留流产是流产失败，妊娠物在宫内长时间保留。感染性流产是不全流产继发感染。先兆流产是妊娠期阴道出血或发生子宫收缩，但宫颈没有发生变化。

完全流产的发病率在妊娠中高达 50%～60%。不到 2% 的胎儿丢失发生稽留流产。感染性流产在自然流产中的发病率为 0.4/100 000～0.6/100 000。30%～40% 的孕妇出现先兆流产。

流产可能由胚胎或胎儿死亡开始，此后不久逐渐累及胎盘，从而导致其部分或全部剥离。另一种可能为胎盘剥离导致胎儿死亡。无论在哪种情况下，流产的临床症状和体征均表现为先阴道出血，接着为子宫收缩和宫颈扩张。

先兆流产和难免流产在临床上是有区别的。前者有轻微的阴道出血，伴或不伴微弱的子宫收缩，但不伴宫颈扩张。而难免流产的特点是伴随宫颈扩张，有更严重的阴道出血及子宫收缩。先兆流产和难免流产间的区别对预后很重要，因为大部分先兆流产可以继续妊娠。

难免流产是子宫收缩会越来越强，出血变得更加严重，最终妊娠物排出宫腔。当整个胎儿、胎盘和胎膜完全排出时称为完全流产。而当胎儿排出，胎盘全部或部分仍保持在子宫内这就是不完全流产。不全流产阴道出血会持续，直到胎盘被移除。

稽留流产是胎儿已死亡，但胎盘仍附着于子宫壁。在这种情况下羊水被吸收，胎儿脱水并纸质化。

超声检查是确定胎儿是否存活的重要方法。只要胎盘组织与母体循环间保持着联系，人绒毛膜促性腺激素的检测就是阳性的，并且直到完全流产后循环内绒毛膜促性腺激素才会完全消除。虽然证实胚胎存活是令人欣慰的，但并不能保证妊娠结局最后成功。

胎膜凸出

宫颈管扩张

胎儿排出

胎膜破裂

宫颈功能不全典型表现为妊娠中期宫颈管扩张

如果不进行治疗，扩张的颈管可导致胎膜破裂和（或）胎儿排出

## 十二、宫颈功能不全

宫颈功能不全的特点是在妊娠期无症状宫颈内口扩张。这通常会导致在孕中期整个宫颈管扩张，从而增加了胎膜破裂和（或）胎儿娩出的风险。发病率为 1/54～1/1842（因诊断标准不同发病率不同）。宫颈功能不全被认为是妊娠中期胎儿丢失的原因之一，占 20%～25%。

宫颈功能不全可是医源性，最常见的原因是刮宫或其他操作扩张宫颈，或手术造成损伤（宫颈锥切手术）。其他原因包括先天性组织缺损、子宫畸形、既往产时分娩裂伤或暴露于己烯雌酚中。

宫颈功能不全通常有孕中期自发胎膜早破，或快速、无痛早产史。发现胎膜突入阴道强烈支持宫颈功能不全。宫颈功能不全必须与绒毛膜羊膜炎、子宫畸形和其他原因导致妊娠中期流产进行仔细鉴别。

**宫颈功能不全的手术治疗（环扎术）**

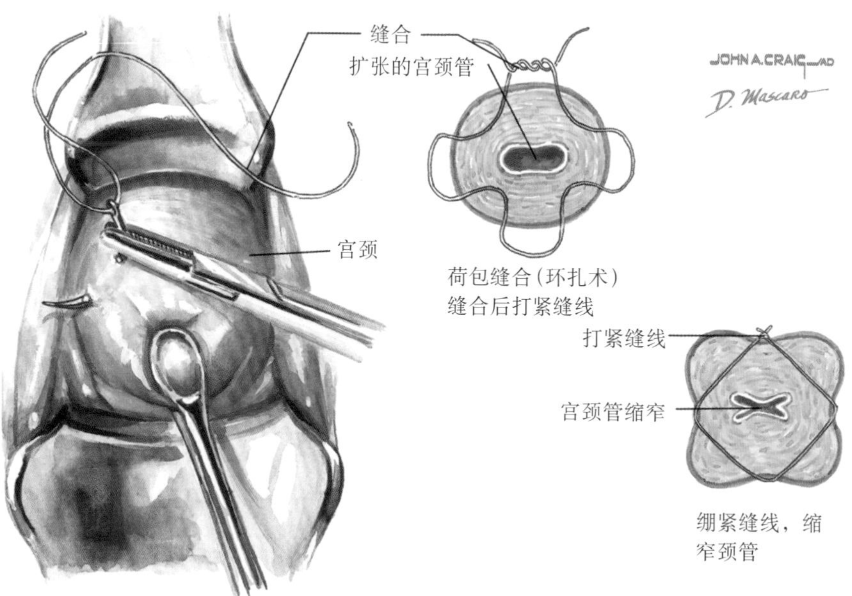


用不可吸收的缝线
在宫颈内口水平环扎宫颈

当患者有宫颈功能不全的高危因素或宫颈有可疑变化时，应使用超声评估宫颈长度。超声检查也必须在进行宫颈环扎术前评估胎儿是否发育异常。B 超检查宫颈长度已被证明是一种有效的筛选工具（在 14～28 周时正常宫颈长度为 4.1 cm±1.02 cm，并逐渐缩短，到 40 周，平均长度为 2.5～3.2 cm）。宫颈呈漏斗形状和宫颈缩短都是早产风险增加的征象。

目前最好的筛选技术仍然是在以往宫颈发生变化的时段或孕中期进行频繁的阴道检查。通过宫腔镜、牵拉球囊和宫颈扩张时阻力检测及 MRI 和其他技术来诊断宫颈功能不全目前并没有被临床接受。

宫颈功能不全的治疗是在妊娠 10～14 周时行宫颈环扎术（于宫颈内口水平予不可吸收线缝扎）。一般在妊娠 38 周去除环扎线。如果在 38 周前发动分娩，并不可阻止时，立刻要拆除环扎线，否则由于出口梗阻会增加子宫破裂的风险。有时可经腹行宫颈环扎术。当以这种方式手术时，这些缝合线将永久保留，所以产妇不能经阴道分娩。使用阴道栓剂（如 Smith-Hodge）已报道的结果与环扎是相似的，但这种方式不经常使用。出血、子宫收缩、明确的感染或胎膜早破是环扎术的禁忌证。由于环扎后瘢痕形成，有些患者需要剖宫产终止妊娠。通过正确的诊断和宫颈环扎术，胎儿存活率从 20% 增加至 80%。

环扎后建议限制活动，但缺乏证据支持这样改变妊娠结局。妊娠 24 周后，卧床休息则是唯一的治疗方法，因为此时环扎发动分娩的风险可能超过潜在利益。预防性应用抗生素和 β 受体激动药对预防性环扎是否有效还没有被证明。

## 十三、多胎妊娠

大约 3.4% 在美国出生的婴儿中，有双胎或多胎胎儿共存。这个比率呈上升趋势，自 1980 年以来，已经上升了 70%。在约 1/10 000 胎儿中，会有自然三胎。多胎的概率上升被认为是由于生育药物和其他技术的使用及 30 岁以上的妇女（更容易受孕多胞胎）妊娠率增加。有趣的是，高达 50% 的双胎妊娠的最初几周中其中之一会默默（silently）流产（伴或不伴阴道出血）。

受精后的第一个星期是妊娠的最关键时期。这期间，受精卵分裂形成一个或多个“相同”（同卵）胚胎。发生率约为 4/1000。在同一月经周期当一个以上的卵子被释放（自然或通过辅助排卵）并受精，导致异卵双胎、三胞胎或更多的胎数。异卵双胞胎的母亲再次怀异卵双胞胎是比较常见的。

多胎妊娠与围生儿发病率和病死率相关，占 17% 的早产（妊娠 37 周前分娩），23% 的早期早产（妊娠 32 周前分娩），24% 的低出生体重儿（< 2500 g），26% 的极低出生体重儿（< 1500 g）。多胎妊娠的妇女在医院花费比相同胎龄的单胎妊娠高出 40%，因为她们住院时间较长且产科并发症增加。

当子宫大小大于相应孕周或通过听诊或多普勒超声闻及多个胎儿心脏音时，应该考虑多胎妊娠可能。确定妊娠早期的胎儿数量是很重要的，因为多胎妊娠的妊娠糖尿病及其他异常的风险增加。多胎妊娠也可引起妊娠相关的实验室指标异常，如母体血清甲胎蛋白，多胎的数值以正常的单胎妊娠来界定时则异常。对于特定的孕妇孕期选择行羊膜腔穿刺术，因为双胎妊娠胎儿畸形的风险升高 2 倍（同卵有 2%~10% 的概率）。多胎妊娠时，妊娠早期通过超声测量孕囊间胎膜厚度能确定绒毛膜性质。随着妊娠的进展，绒毛膜的鉴别变得更加困难。

为了给多胎提供营养，孕妇需要比正常妊娠多摄入 330 千卡左右的热量（双胞胎）。还应确保适当的铁和叶酸的补充。

多胎妊娠的围产儿发病率和病死率是单胎妊娠的 2~5 倍。早产(50%)是导致发病率或病死率最常见的原因。事实上，大多数双胎妊娠在 36~38 周分娩。其他并发症包括胎儿宫内生长受限（12%~47% vs 单胎妊娠 5%~7%）或生长差异、脐带问题、羊水过多、先天性畸形（增加 2 倍）、胎位不正。同卵双胎有 1% 的概率位于同一个羊膜囊，由于合并脐带缠绕或联体婴，胎儿病死率达 50%。1/5 的三胞胎和 50% 的四胞胎会导致至少一个孩子会有长期的缺陷，如脑瘫。当相同孕周分娩时，多胞胎妊娠的婴儿脑瘫风险增加 3 倍。

多胎妊娠的母体并发症包括先兆子痫、胎盘早剥、前置胎盘、羊水栓塞、肾盂肾炎、胆汁淤积、产后出血、并增加手术产率。

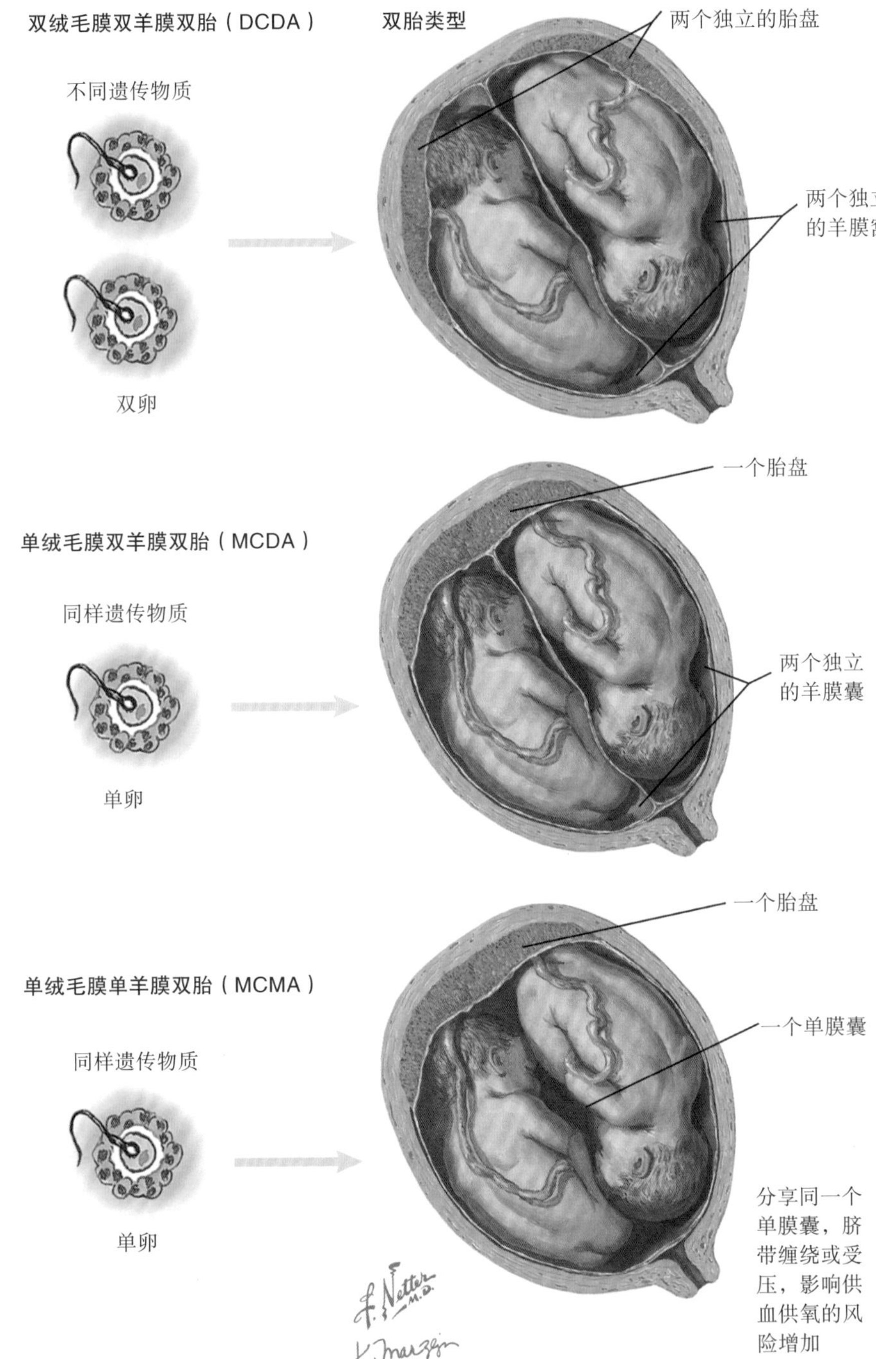

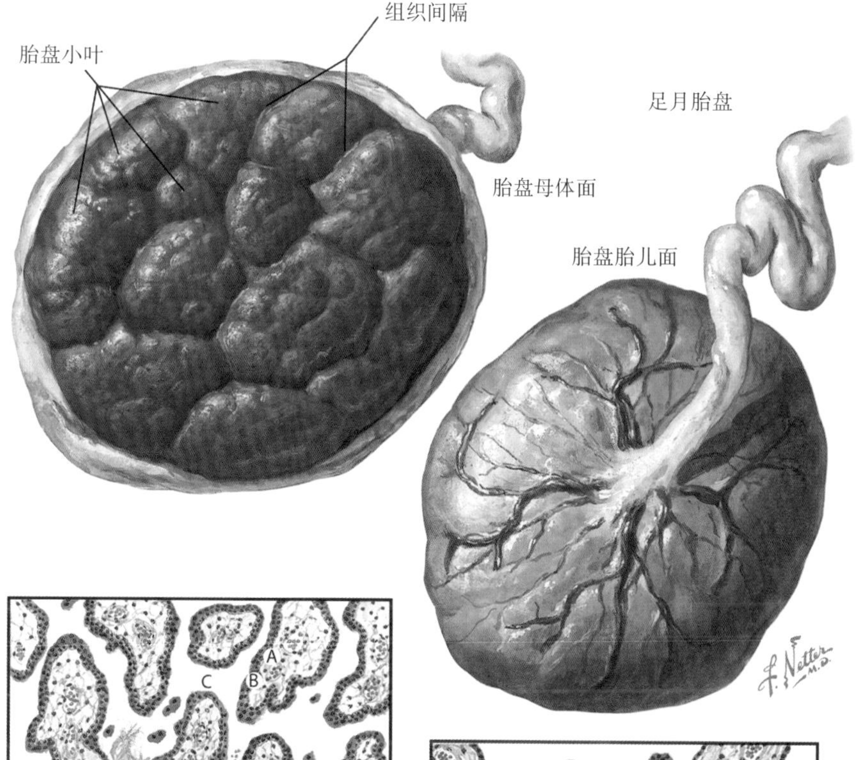


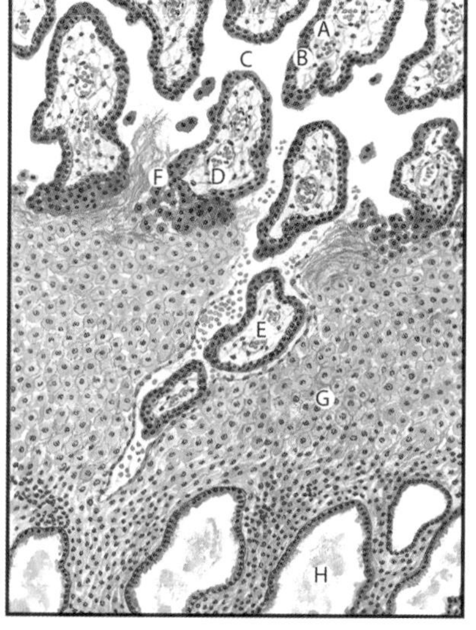


早期妊娠时胎盘深部的切面
A. 绒毛；B. 滋养细胞；C. 绒毛间隙；D. 固定绒毛；E. 绒毛侵袭血管壁；F. 纤维样退化；G. 底蜕膜；H. 腺体

足月胎盘表现
A. 合体细胞团变成滋养细胞栓子；
B. 胎儿血管内皮细胞和单薄的合体滋养细胞共同拥有同一个基底膜，细胞滋养细胞消失

## 十四、胎盘 I——形成和结构

足月胎盘是扁平的，蛋糕状，呈圆形或椭圆形，直径 15~20 cm，厚度 2~3 cm。它的重量为 500~600 g 或胎儿体重的 1/6 左右。巨大胎盘可见于红细胞增多症和梅毒患者，有时原因不明。胎盘不同形状没有什么临床意义，有时可能会导致胎盘后出血、异常着床或蜕膜组织血供不足。

母体方面，正常胎盘呈小叶状。当患红细胞增多症或有些不明原因时，分叶可能会加重。正常胎盘边缘是蜕膜、绒毛膜板和胎膜汇合的地方，褶皱的胎膜和蜕膜形成灰色不透明环状。在这里通常会发现边缘窦。胎盘边缘是曲折和不规则的。很少发生血栓形成或边缘窦破裂。边缘窦是绒毛内血流回到母体血流的重要途径。褶皱的胎膜厚度很少超过 1 cm，但在轮廓胎盘的情况下，褶皱胎膜被拉伸，底层绒毛可能发生退化或缺血，导致早产发生。然而，有时虽然褶皱胎膜被拉伸导致绒毛膜板面积上可能会减小，但由于绒毛通常富含血管和胎盘的多样性，可能并没有导致临床发病。

正常胎盘的颜色是均匀的红色。绒毛膜下小叶间的区域为暗红色，这里运载的血液为静脉血。在这些静脉区域内常出现胎盘内静脉血栓和纤维蛋白沉积。这些纤维蛋白沉积因为呈现为白色结节而被错误地称为“白色梗死”。

正常胎盘是均匀海绵状结构。足月时绒毛膜下纤维蛋白和钙化斑点形成的结节，目前临床或病理学上认为没有意义。

显微镜下，正常胎盘绒毛由富含毛细血管的胶原基质层构成，绒毛表面的隆起使胎儿的血液非常接近母体血液，两者之间仅由一层薄薄的胎儿毛细血管内皮细胞和合体细胞相分隔。合体滋养细胞的细胞核堆积在绒毛的表面，这些聚集被称为胎盘巨细胞。它们经常脱落进入母体血液循环，并形成滋养细胞栓子，在妊娠期和产褥期可以在母体的肺脏和肺毛细血管中找到。他们在肺脏中并不扩散，因而也是无害的（在产后多年仍可在母体循环中找到胎儿细胞）。这与羊水栓塞是有区别的，羊水栓塞由羊水成分所致。

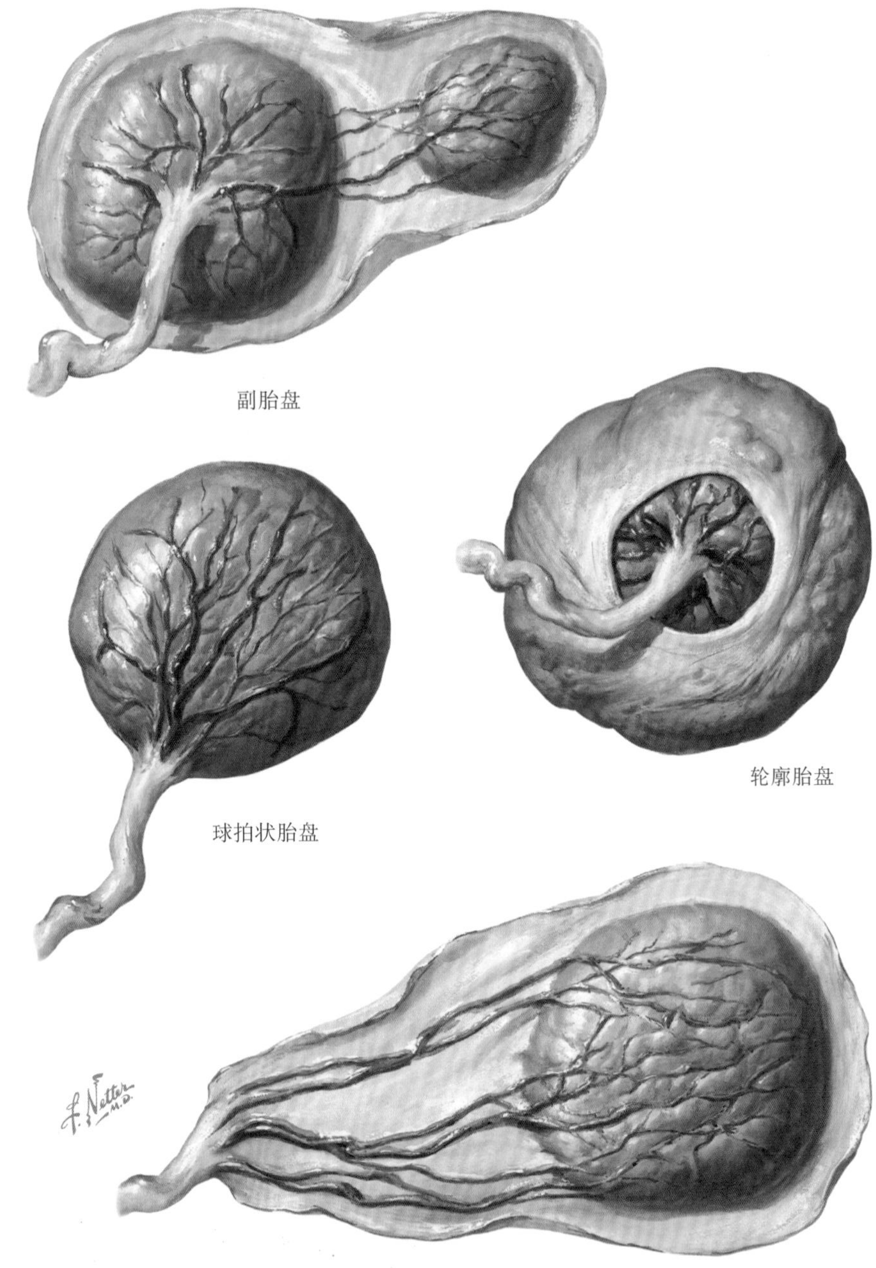


副胎盘

球拍状胎盘

轮廓胎盘

帆状胎盘

## 十五、胎盘 II——数量、脐带和胎膜

单胎妊娠常规为一个胎盘。有时候可能会遇见副胎盘，即由血管连接的两个未完全分离的胎盘。也可遇到被胎膜完全分离的两个胎盘。在多胎妊娠中可能有多个胎盘或胎囊。同卵双胎一般有两个羊膜、一个绒毛膜(双羊膜单绒毛膜双胎)。双胎在同一个羊膜囊内比较少见（单羊膜单绒毛膜双胎），并且其中有 50% 的胎儿会因脐带缠绕或联体婴儿而死亡。单绒毛膜双胎共用一个胎盘，有双胎输血综合征（TTTS）的风险。这种综合征由于胎盘血管吻是合支导致双胎间血液分配的不平衡。 尽管人们逐渐了解 TTTS，但确切的病理生理机制仍有待阐明。

副胎盘与主胎盘间有血管连接。如果宫腔内残留副胎盘没有被及时发现可能造成产后出血和感染。因此在检查胎盘时，应仔细检查胎盘胎儿面是否有血管断裂。

脐带平均长度为 55 cm，它通常是白色、湿润和卷曲的。它包含两条动脉和一条静脉，彼此盘绕在黏液性胶质中。显微镜下脐带覆盖了一层立方上皮，一端连接胎儿皮肤，另一端连接羊膜囊。单脐动脉（发病率为 1%）其胎儿畸形的风险增加了 20%。这种情况被认为是正常动脉，最经常是由左侧动脉萎缩引起的。

宫内感染时，脐带血管壁可出现黄色脓性渗出物，管腔内可被灰色栓子阻塞。当胎死宫内时，脐带和胎膜（但不包括的胎盘）可呈现与死胎相似的变化。有时候会发生脐血管破裂，形成脐带、胎膜或绒毛膜板下血肿，如果在第三产程中出现以上情况，不会造成伤害。

脐带多于胎盘中心或偏心附着。附着于胎盘边缘（球拍状胎盘）或附着于胎膜（帆状胎盘）是罕见的。如果附着胎膜的脐血管较大分支位于宫颈内口（前置血管），在妊娠晚期分娩时胎膜破裂后会出现严重的阴道出血。

胎膜由湿润、晶莹、透明的羊膜和稍厚一点且毛茸茸坚韧的绒毛膜构成。

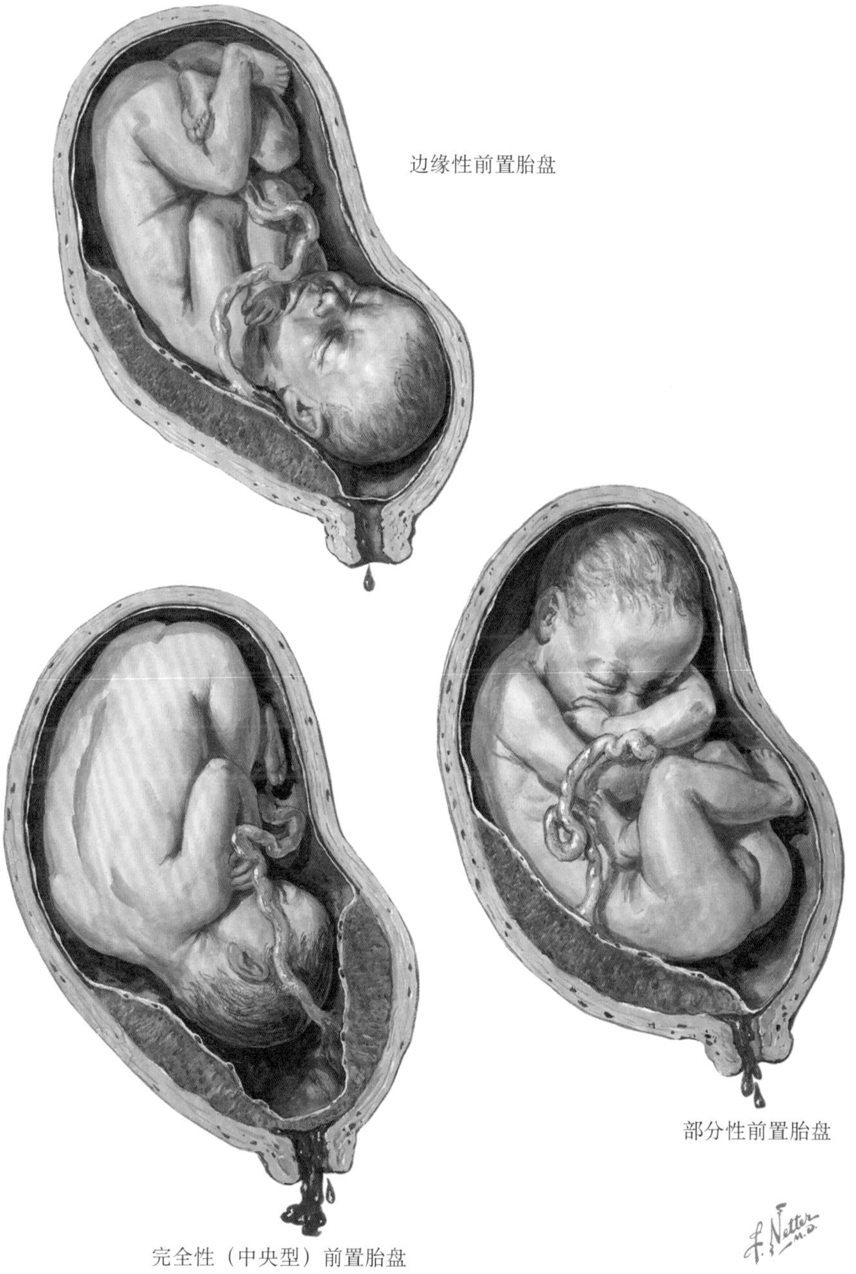

边缘性前置胎盘

部分性前置胎盘

完全性（中央型）前置胎盘

## 十六、前置胎盘

前置胎盘是指胎盘附着于子宫下段，部分或完全覆盖宫颈内口。前置胎盘和胎盘早剥占妊娠晚期阴道出血的 85%。前置胎盘常伴随着潜在的灾难性的产妇出血和产道梗阻。

根据胎盘位于宫颈内口的部位，将其分为四种类型：完全或中央性前置胎盘，宫颈内口完全被覆盖；部分性前置胎盘，胎盘部分覆盖宫颈内口（10%～90%）；边缘性前置胎盘，胎盘很小的边缘位于宫颈内口；胎盘低置，胎盘位于子宫下段，但未达到宫颈内口。胎盘分度常常会随着子宫下段延长和孕周的不同而发生变化。

超声研究表明，胎盘位置会在妊娠过程中发生一定程度上的“迁移”，并且由于妊娠晚期子宫下段延长，这些关系可能会改变。因此，前置胎盘分类只是相对的。当子宫下段延长时，部分和完全性前置胎盘会出现轻微不可避免的胎盘分离，因此势必会出现一定程度的阴道出血。

前置胎盘发病率为 1/100～1/200。多次妊娠、高龄（35 岁以上为 1%，40 岁以上为 2%）、剖宫产史（增加 2～5 倍）、吸烟（增加 2 倍）、辅助生殖、多胎妊娠的发病率增加。

前置胎盘的病因尚不明。目前认为蜕膜内血管生成缺陷可能是前置胎盘的一个因素。在这种情况下，胎盘被迫延伸到很宽的区域以获得足够的血液供应。另外，也可能有多种因素导致受精卵着床较低致使胎盘向宫颈内口生长。

前置胎盘的症状包括无痛性阴道出血（占 70%），通常出现在妊娠的第 7 个月后。出血可以在任何时间，在没有任何警告的情况下，甚至在孕妇睡眠过程中。通常开始有轻微的间歇性出血。前置胎盘出血的机制知之甚少，原因可能为子宫壁延长致使胎盘小面积剥离和血管断裂。血液丢失来自母体。

当出现典型症状时，诊断通常并不难。超声检查已取代其他影像学技术被广泛应用（阴道检查需在手术室中进行，以备一旦大出血时可立即急诊手术终止妊娠）。切记任何阴道操作都可能导致大出血。

由于子宫下段的延长和胎盘附着异常，子宫下段可能无法充分收缩止血，胎儿娩出后也有可能发生大出血。前置胎盘中，胎盘植入的发生率为 15%～25%，特别是在剖宫产史的患者中易发生胎盘植入。

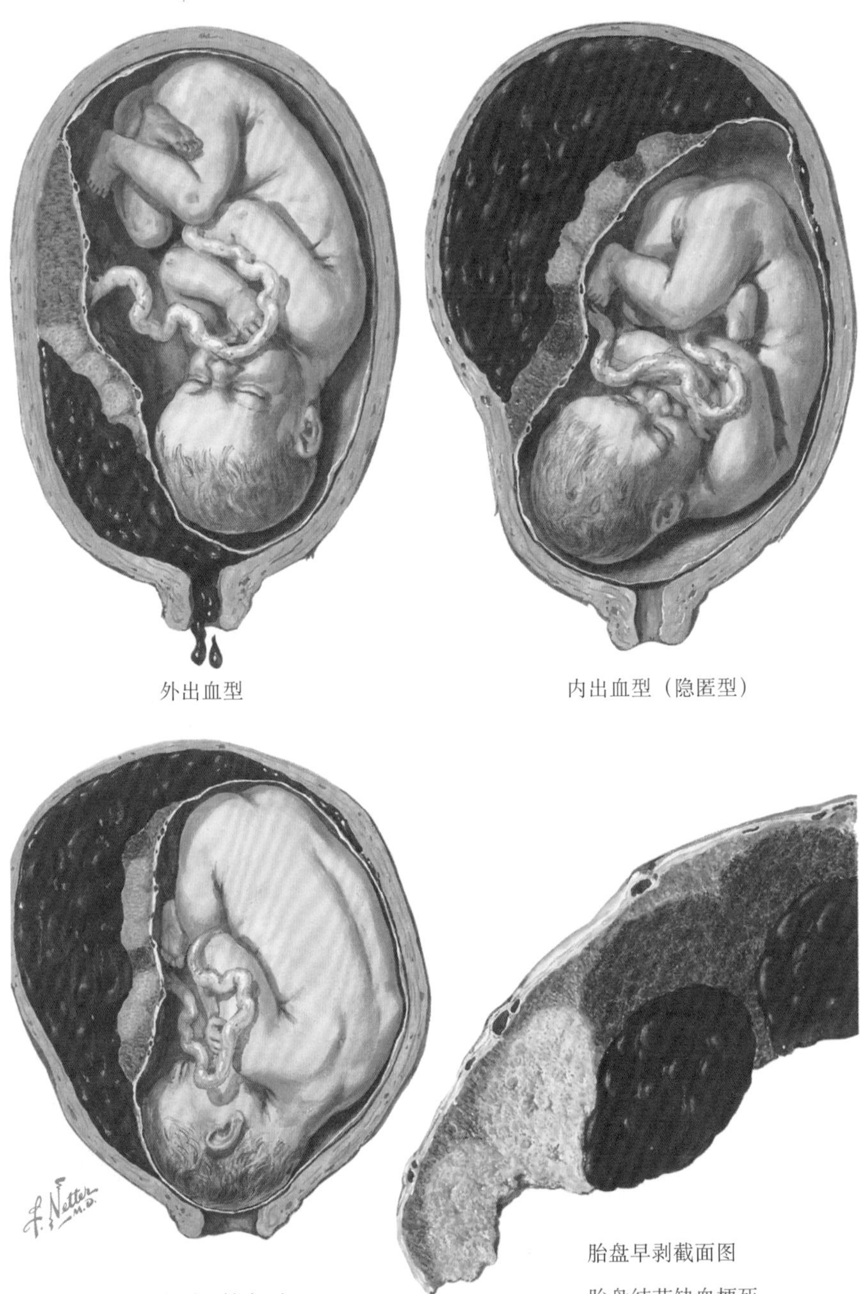


## 十七、胎盘早剥

足月胎盘早剥是指妊娠 20 周后正常附着的胎盘过早分离。20 周以前，胎盘剥离被看作是流产。胎盘早剥是妊娠晚期阴道出血的主要原因之一。胎盘剥离出血可能是向外或向内。在外出血的情况下，血液经过胎盘或胎膜和子宫壁之间，通过宫颈和阴道流出。内出血时，由于胎盘不完全剥离，血液隐藏于胎盘与子宫壁之间。当整个胎盘或至少胎盘下缘剥离时，通常表现为外出血，由于宫颈阻塞，尤其是头先露阻挡宫口时。即使胎盘完全剥离，也不会表现出显性出血。这些因素都可能会延误诊断，从而导致严重的后果。妊娠末期胎儿死亡接近 10% 是由于胎盘早剥所致。

胎盘早剥的程度建立在胎盘剥离的比例基础上，从小面积的剥离到整个胎盘的剥离。因此疾病严重程度和出血量等临床表现也有很大的不同。许多小面积的胎盘剥离由于缺乏临床症状而没有被识别出来。

虽然胎盘早剥的主要原因尚不完全清楚，但一般认为，与先兆子痫或其他类型的高血压的疾病相关。患者血液中过量的凝血酶原和纤溶酶与胎盘早剥的病因相关。其他危险因素包括胎盘早剥史（如果既往有一次胎盘早剥，则再发概率为 15%，如有两次以上概率达 20%～25%）、吸烟、多产、酗酒、吸毒、羊水过多、产妇患有高血压、早产胎膜早破、创伤、子宫肌瘤、高龄、多胎妊娠。

胎盘早剥开始于蜕膜和绒毛之间，形成小血肿，血肿反过来增加更多的出血和胎盘的剥离。有时蜕膜大量出血导致短时间内胎盘完全剥离。胎盘早剥的临床表现很特异，与妊娠晚期其他原因引起的出血有很大不同，表现为突然出现绞痛样腹痛伴子宫强直、子宫张力大、痉挛性收缩且不能完全松弛。子宫弛缓欠佳是胎盘早剥的重要特点。如果是完全胎盘或至少 50% 面积的胎盘早剥，胎儿将没有心脏活动。阴道出血可能会存在。患者大量出血会伴有严重的休克，但休克程度与出血量是不成正比的。当子宫呈强直状态，子宫逐渐增大时，要怀疑是否有血液积聚在宫腔内。严重的胎盘早剥可能会伴随弥散性血管内凝血。

胎盘早剥的治疗取决于个体情况。如果胎心存在但有危害的时候，应立即急诊剖宫产可能会挽救母儿的生命。胎盘剥离的程度较轻时，可能会保守治疗。如果宫颈质软、缩短伴有不同程度宫口开大时，人工破膜就足以启动分娩、娩出胎儿。

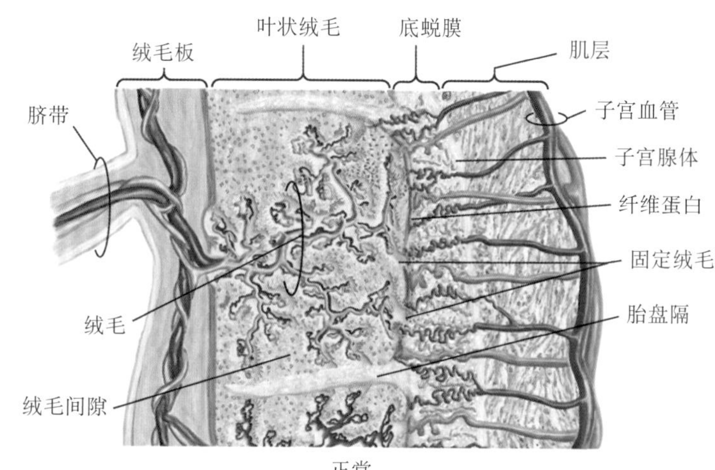

正常

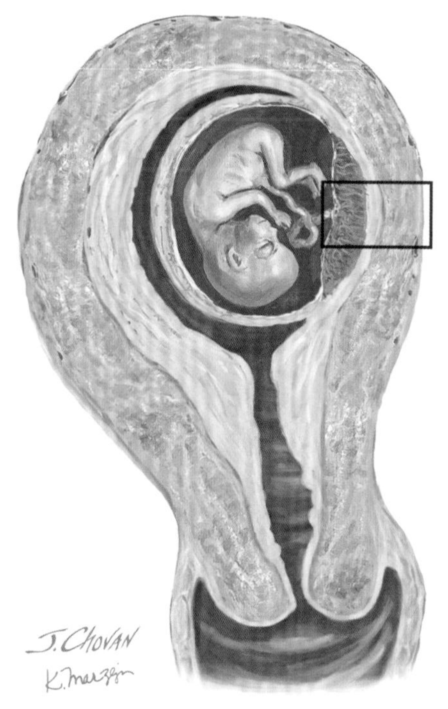


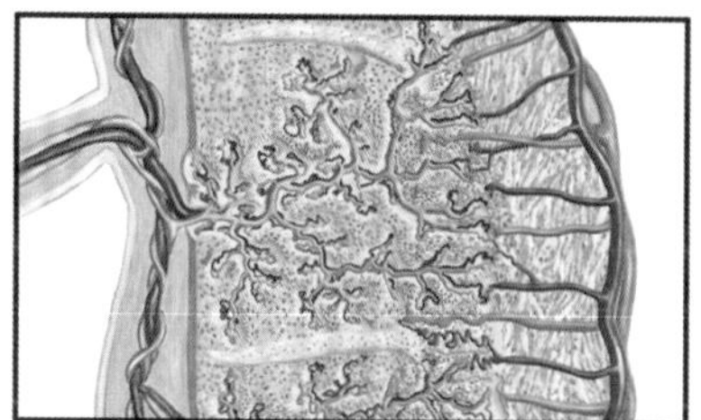
胎盘粘连

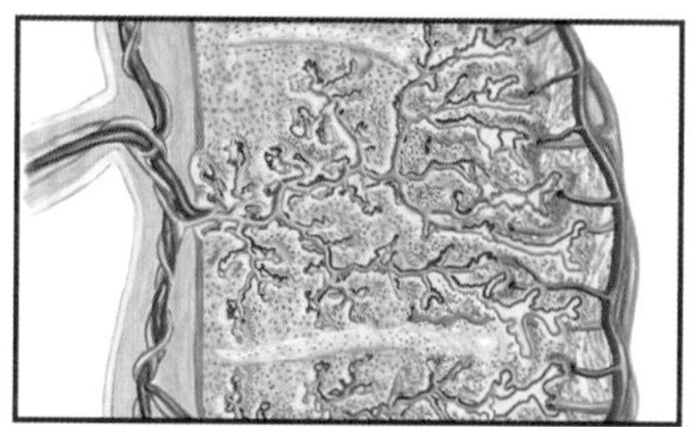
胎盘植入

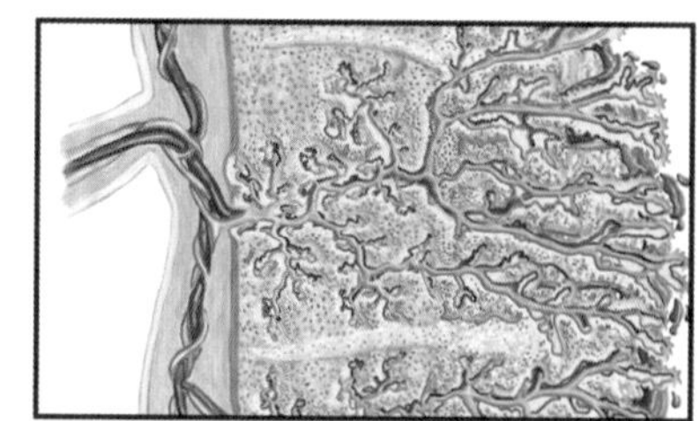
穿透性胎盘植入

## 十八、胎盘植入

蜕膜形成过程中异常常常导致胎盘植入的发生，其中绒毛粘连于肌层（胎盘粘连，78%）、侵袭肌层（胎盘植入，17%）或穿透肌层（穿透性胎盘植入，5%）。部分或全部胎盘都可能发生植入。发病率为 1/1667～1/ 70 000，大多数学者认为发病率接近 1/7000。胎盘植入随剖宫产率的增加而增加。大多数患者可达足月，且胎儿发育正常。

胎盘植入的发生与蜕膜形成异常时胎盘植入发育不完善的纤维层相关。可发生在胎盘位置异常时，例如，前置胎盘，有 64% 合并胎盘植入。前置胎盘不伴子宫手术史的孕妇，胎盘植入的风险约为 5%，伴手术史的孕妇风险增加（15%～70% 的病例）。剖宫产史、多产（产次＜ 3，比率为 1/500 000，产次＞ 6，比率为 1/2500）、高龄孕妇、宫腔操作史、子宫炎症、既往人工剥离胎盘病史，子宫肌瘤、子宫畸形、流产史，均增加胎盘植入异常的风险。

胎盘植入征象是胎儿娩出后胎盘剥离困难，由于胎盘不完全剥离导致胎盘娩出后阴道大量出血。

分娩前应用超声可以诊断胎盘植入。妊娠 30 周以前胎盘低置可以发生“迁移”，90% 胎盘在足月时已经离开宫颈。对于高风险患者，应用超声确定是否存在胎盘下低回声区或腔隙性血流模式。如果存在，则开始自体献血并选择性剖宫产终止妊娠。如缺乏上述表现不排除有胎盘植入的可能。

胎盘植入的最终诊断是建立在组织学上蜕膜基底层的缺失。

如果可疑胎盘粘连、植入或穿透性胎盘植入，快速的静脉输液和输血是必要的。胎盘娩出后，应用缩宫素或其他宫缩剂促进子宫收缩。当合并危及生命的阴道出血时，子宫切除术后病死率为 2%～6%，而保守治疗病死率高达 30%。凝血功能障碍常继发于大量失血后。个别报道临产前发生子宫自发性破裂，子宫破裂或内翻可能发生在尝试取出胎盘时。

大多数患者需要切除子宫。如果不完全侵袭肌层和膀胱未被受累的情况下，宫腔填塞治疗也是可能的。在试图剥离胎盘时，一定要做好子宫切除术的准备，包括全麻、手术器械和充足的血源。

子宫卒中

肌肉横截面可见肌肉断裂，间质出血

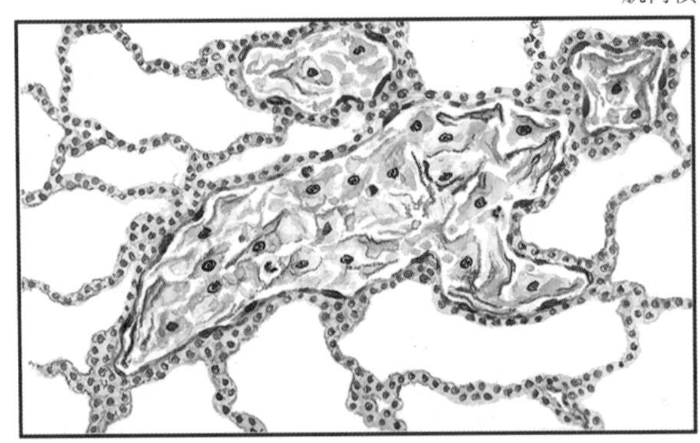

肺血管内羊水栓塞

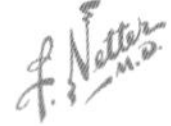

## 十九、胎盘子宫卒中和羊水栓塞

Alexandre Couvelaire（1873—1948 年）首次描述了子宫胎盘卒中的病理状态，也称为 Couvelaire 子宫。它通常伴有胎盘早剥。子宫（偶尔包括输卵管和卵巢）会变成蓝色或紫红色。有时阔韧带中甚至腹腔内发现血性液体。在这种情况下，子宫无法收缩，甚至在阴道或剖宫产分娩后子宫仍无张力。子宫持续出血往往需要切除子宫治疗。

这种情况的真正原因还不是很清楚，但它通常伴有严重的胎盘早剥，特别是隐匿性胎盘早剥。胎盘后的血液渗入子宫肌纤维之间，达到腹膜表面，并最终渗透进入腹膜腔。肌肉出血使肌肉纤维分离，失去其收缩功能；也有研究者认为这与凝血因子消耗相关，胎盘着床的区域血液渗透到周边的蜕膜和子宫肌层，不易凝血，在 Couvelaire 子宫表面可见到瘀斑。

羊水栓塞是一个罕见的，但常常是致命的并发症。发病原因可能是含有胎儿鳞状细胞和头发的羊水物质进入母体血液系统并沉积在肺毛细血管床。机械阻塞和过敏性反应相结合，产生往往是致命的临床过程。*足月妊娠过敏性综合征*已经被提出，但还没有被广泛地接受。临床上，病情多发生于经产妇胎膜破裂后子宫强直性收缩。症状多出现在第二产程末，包括呼吸困难、发绀、周围循环衰竭。经常在几个小时内死亡。虽然该病很罕见（1/30 000），但它是美国和其他发达国家的孕产妇死亡的最常见原因之一。

羊水栓塞的病因和发病机制尚不明确，普遍认为是羊水的颗粒物由于子宫强有力收缩进入子宫静脉。高危因素有胎膜破裂或胎盘剥离、前置胎盘、子宫破裂。通过静脉注射人类羊水和胎粪到动物体内可以模仿人体发病。

临床高度可疑时，肺组织纤维镜检查是明确诊断的基本检查。在患者的肺小动脉和毛细血管内可以找到胎儿外胚层脱落细胞、胎脂、胎粪、胎毛。栓塞区域周围有大量多形核白细胞浸润。

羊水栓塞的治疗为气道控制和心肺复苏（包括心肌的支持、正性肌力药物和液体维持、高浓度氧气治疗）。升压药的使用已被报道是成功的。纠正凝血功能异常（输注血液和血小板、新鲜冰冻血浆）可能是必要的。分娩前突发心搏骤停时，应立即剖宫产改善新生儿结局。对于没有心脏骤停的产妇，需优先考虑产妇的安危。

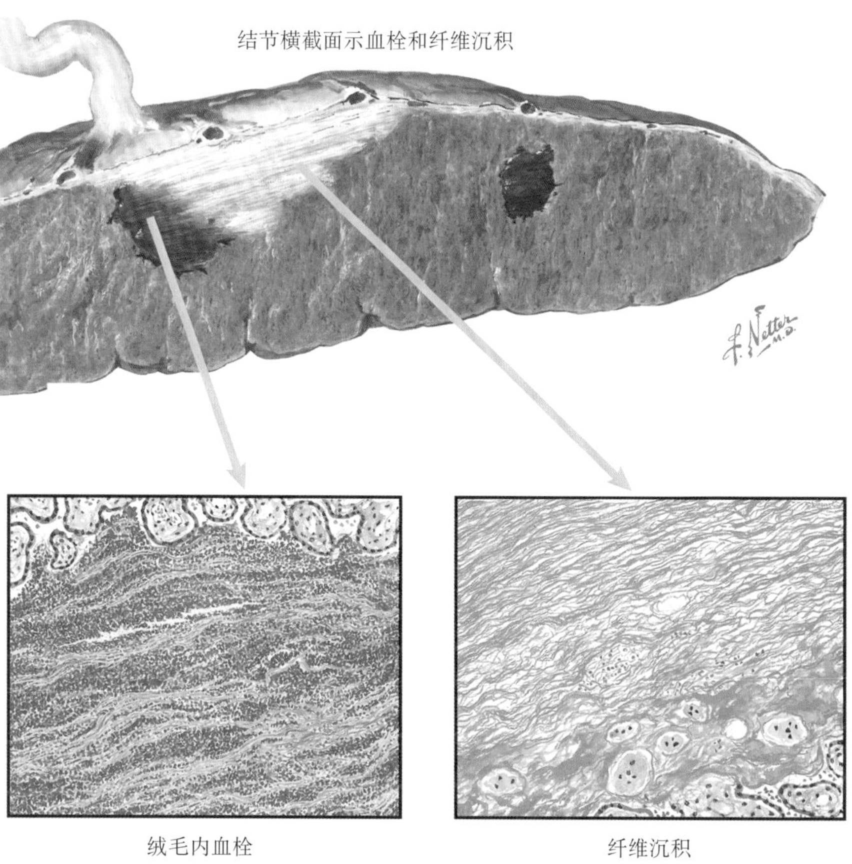


绒毛内血栓　　纤维沉积

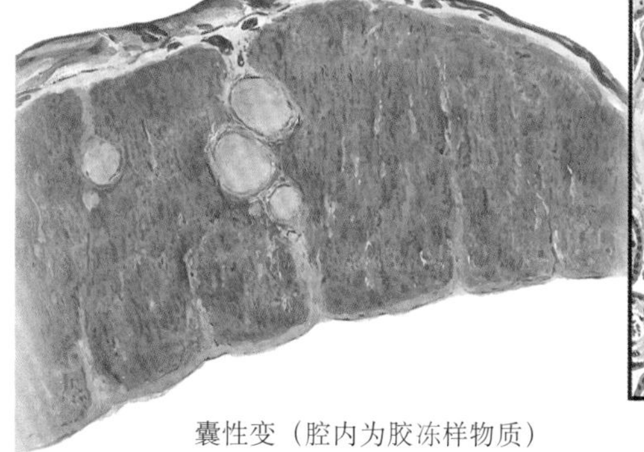

囊性变（腔内为胶冻样物质）

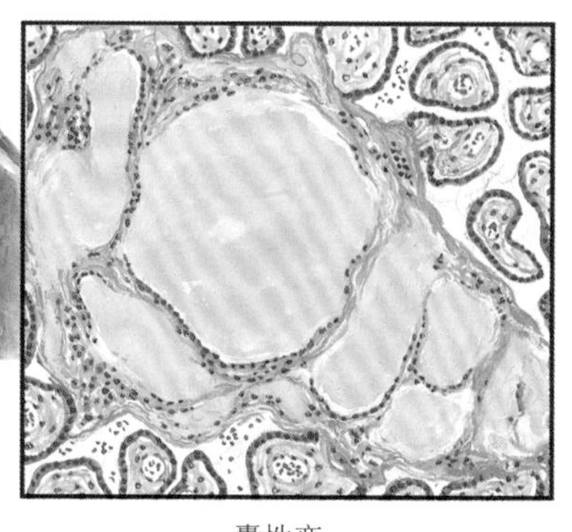

囊性变

## 二十、胎盘结节性病变

虽然各种结节经常被发现在足月胎盘组织中，但除非在子痫前期或高血压的情况下，真正的梗死很少见。最常见的结节常位于胎盘胎儿面，是结实的、白色的大小不一的结节，截面为楔形，精细地层叠于绒毛膜板下，呈白色或浅黄色。在通常情况下，在其周边出现新鲜血块。这种病变长期以来被误称为“白色梗死”。显微镜下，它由绒毛膜板下细纤维蛋白堆积而成，沉浸在纤维蛋白网络的红细胞呈现不同程度的溶血。几个残存的绒毛也是缺血表现，但稀疏绒毛坏死与真正的梗死病变是有区别的。这种胎盘组织中的纤维蛋白沉积没有临床意义。

另一种常见的结节可能出现在胎盘任何地方，是由深红色血块构成。显微镜下胎盘内血块可分为两个主要类别：血栓和血肿，在教科书中被称为“红梗死”和“血肿”（在不同的时间）。血管内凝块形成往往是血管内皮细胞受损后诱发纤维蛋白、血小板、血细胞凝集而成。不完全吸收的血栓纤维蛋白残存形成结节。

胎盘血管破裂出血，组织中形成凝血块导致胎盘血肿的形成。胎盘血肿也可由于在脐带、胎膜或绒毛膜板上的胎儿血管破裂，或在胎盘梗死的区域内形成。母体蜕膜或蜕膜基底的血管破裂也导致胎盘后血肿。有时候，在胎盘边缘的边缘窦破裂导致大血肿。胎儿的血液和母亲之间是不兼容的，当胎儿血液进入母体血液循环时，可导致母体血液中抗体的产生。

另一种与梗死结节较易混淆的结节是结节囊性变。蜕膜内小绒毛在缺乏滋养层细胞下，可能会液化并形成被胶质填充的囊样。显微镜下没有坏死的绒毛可以与梗死相鉴别。

胎盘血管瘤酷似红色梗死。它是罕见的病变，因为其肿瘤性质，并可以很容易地从显微镜下与梗死相区分。

纤维蛋白沉积、血栓、血肿、囊性病变在病理上呈现退化过程。它们的病因及临床意义尚未知。虽然少量的这类病变在足月胎盘中较常见，但在有些胎死宫内的胎盘中大量存在，其中的原因尚不清。

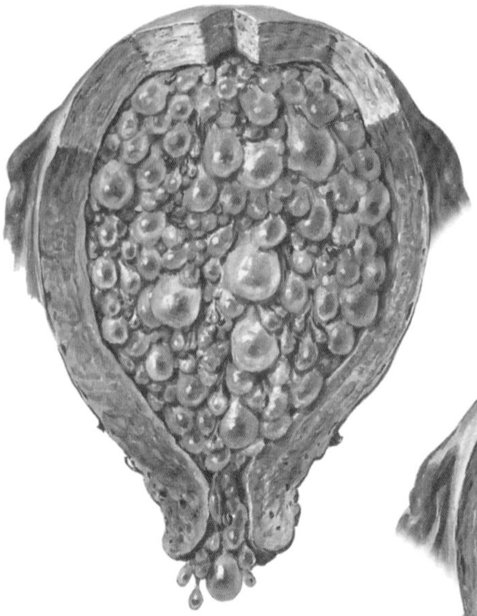

## 二十一、妊娠滋养细胞疾病

目前已知胎盘组织肿瘤有 4 种，即胎盘血管瘤和胎盘部位滋养细胞肿瘤、葡萄胎和绒癌。 血管瘤是原始绒毛间质细胞形成的罕见良性血管肿瘤,其病因不明。它在产妇年龄增加、糖尿病、高血压、多胎妊娠中比较常见,常表现为一个单独的、深红色的、分叶状结节状肿瘤。它的临床意义不大。

葡萄胎为葡萄状集群囊泡，分为完全性葡萄胎，无胎儿存在；或不完全（部分）性葡萄胎，胎儿（一般异常胎儿）和葡萄胎组织共存。囊泡为覆盖着两层或两层以上的滋养细胞的新的绒毛分支结构，但他们没有胎儿血管，基质是一个疏松网状结构，充满了胶质。葡萄胎在美国的发生率为 1/1500～1/1000，而在亚洲高达 10/1000。葡萄胎主要来源于父系的遗传属性：完全性葡萄胎的染色体核型大多是 46，XX，均来自父系，虽然也存在母系来源的线粒体 DNA。不完全葡萄胎常见为三倍体（69，XXY 或 69，XXX），所有均来源于父系。

葡萄胎与正常妊娠的临床表现是相同的，不同的是子宫增大比平常更迅速，并放大了妊娠的症状。超声表现为经典的“暴风雪”征象。葡萄胎常伴有高血压、先兆子痫、蛋白尿、恶心、呕吐（剧烈呕吐约占 8%）、视力改变，心动过速、气短等症状（早孕期妊娠高血压几乎都为葡萄胎所致）。

葡萄胎的治疗方法为手术治疗：吸出宫腔内容物。由于一些葡萄胎体积较大，子宫有收缩乏力的倾向，术中需应用缩宫素和配血。清宫后，患者应密切随访至少 1 年，因葡萄胎有复发或恶变可能。当 HCG 增加或清宫 12 周后未能降至 10 mIU/ml 以下需仔细评估病情。一般每 2 周监测血 HCG 水平，直到连续 3 次测定为阴性后，改为每月监测至 6～12 个月。应避免 1 年内怀孕，这些妇女非妊娠时血 HCG 水平升高可能表明继发绒癌。

虽然不到 10% 的患者出现恶变，但仍需注意妊娠滋养细胞肿瘤恶变可能。绒癌是一种罕见的恶性肿瘤，早期转移到肺部。它是由合体滋养层细胞和细胞滋养细胞共同组成，破坏性地向宫壁内生长。约一半继发于葡萄胎，其他情况可继发于流产或足月妊娠，在极少数情况下与畸胎瘤并存。初步治疗后，大约 80% 的葡萄胎预后为良性。15%～25% 的患者发展为侵袭性葡萄胎，3%～5% 最终有转移病灶。原发或复发的恶性滋养细胞疾病患者的预后总体上是好的（治愈率 > 90%）。只有不到 5% 的患者将需要子宫切除术达到根治绒癌的目的。

葡萄胎

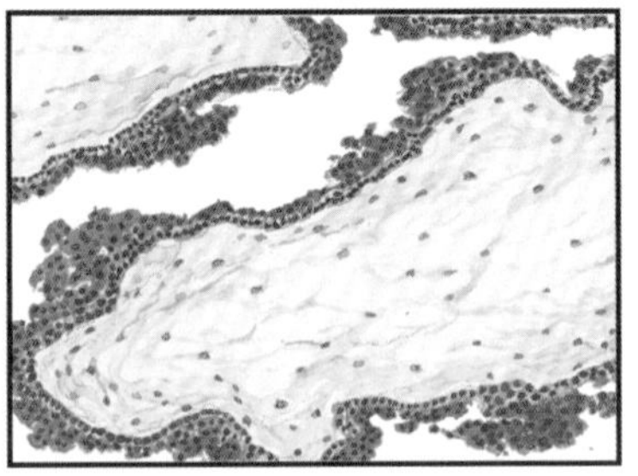

葡萄胎截面

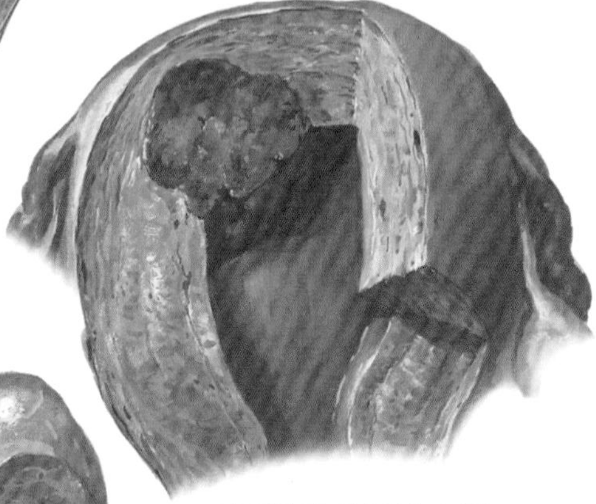

绒毛膜癌（绒毛上皮瘤）

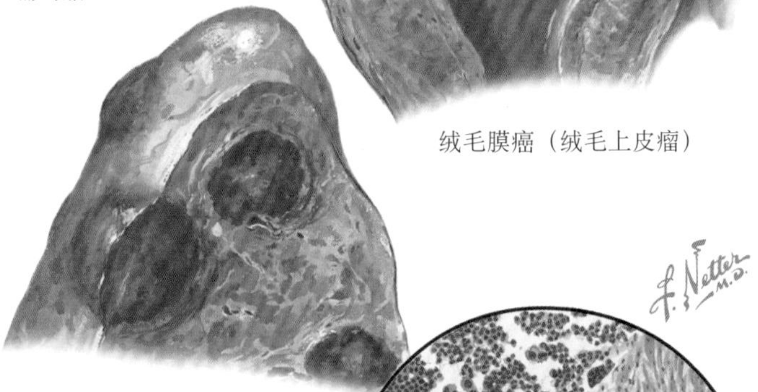

绒毛膜癌转移至肺内

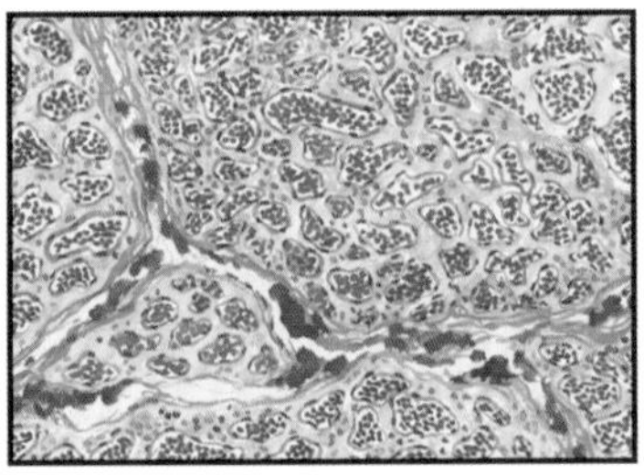

绒毛血管瘤

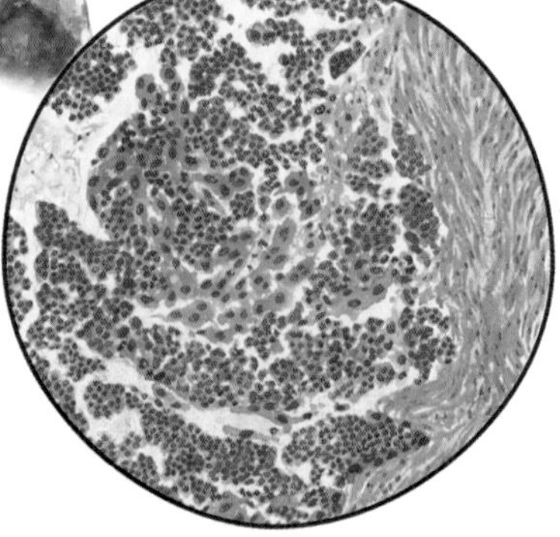

显微镜下表现

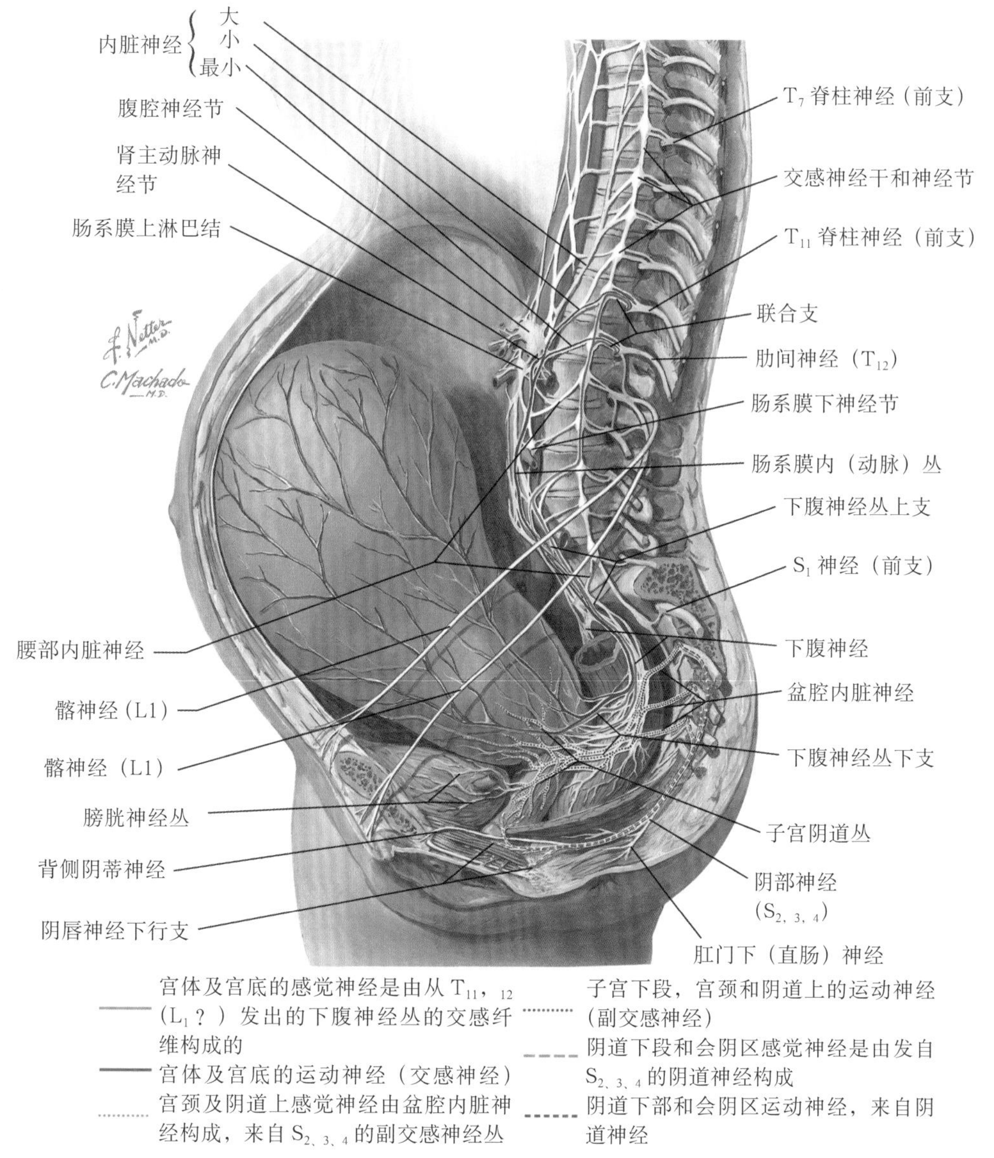


## 二十二、分娩的神经通路

分娩镇痛是在产科临床工作中一个重要的因素。疼痛已成为评估患者生命体征中的一个关键因素，因此，了解参与分娩中所有器官和结构的神经通路是很重要的。分娩时子宫收缩，腹横纹肌、肋间肌肉，包括膈膜所产生的产力是产科医生需要协调的。

分娩疼痛的特征为子宫有节律的、阵发性疼痛，子宫收缩每 3～4 min 持续 30～40 s。这种疼痛最先从子宫体部和底部（蓝色实线部分）的感觉神经传输神经节，再经腹下神经和主动脉下交感神经节后纤维，传输第二、三腰椎水平的椎旁交感神经。这些神经穿过第 11 和第 12 胸椎，和第一腰椎神经组成了分娩疼痛的传输系统。通过第 11 和 12 椎旁阻滞，或第一腰椎硬膜外阻滞都可以打断上述神经通路，减轻分娩疼痛。

分娩疼痛的第二个组成部分是宫颈扩张产生的腰痛，是通过第二、三和第四骶神经（蓝色虚线部分）的副交感神经系统将这些刺激发送出去。表现为这些神经分支分布区域的皮肤和筋膜节段性疼痛。椎管内阻滞及不常使用的骶管阻滞能缓解这种痛苦。

分娩疼痛的第三个组成部分是产道和会阴拉伸所产生的刺激。这种疼痛可以通过阴部和会阴部神经阻滞缓解，麻醉神经在图片中的虚线所示。这种局部阻滞也可使会阴肌肉松弛，从而方便了手术或产科操作。

在美国，分娩常用硬膜外麻醉，因为它提供了良好的镇痛效果，具有很好的安全性。不到 1/100 的产妇可能会遇到硬膜外麻醉后头痛。使用硬膜外麻醉可能会使收缩频率或强度降低，或产力受损，因此缩宫素或手术分娩可能成为其必要的干预措施。

成功的椎管内麻醉能够使会阴部分或全部镇痛，并且可以麻醉骶丛至第 10 胸椎节段。依赖于患者的体位及麻醉后恢复体位的时间，脊髓前脚及支配下腹壁肌肉的神经常常会持续发挥作用，帮助产妇增加腹压以利于分娩。

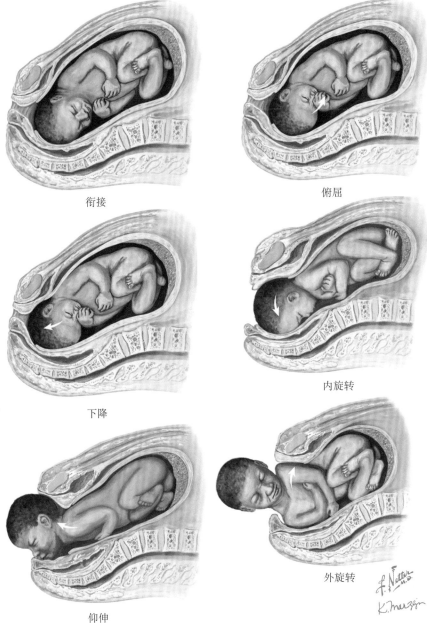

衔接

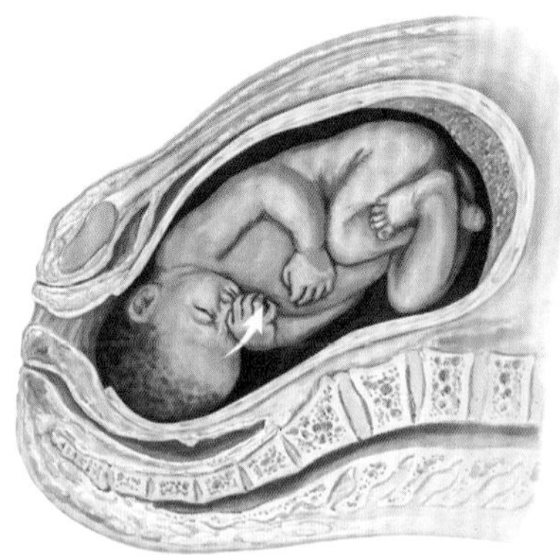

俯屈

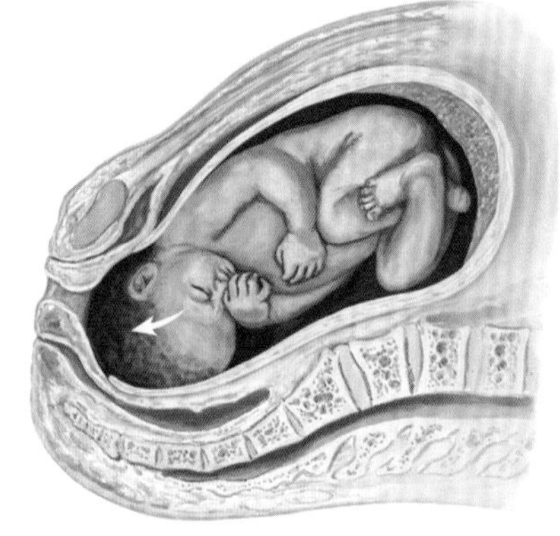

下降

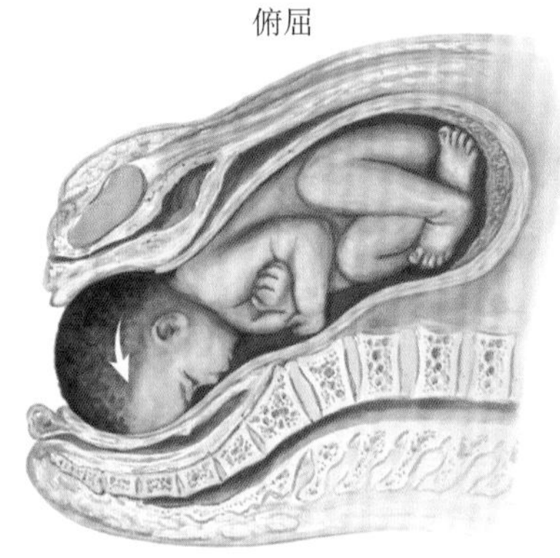

内旋转

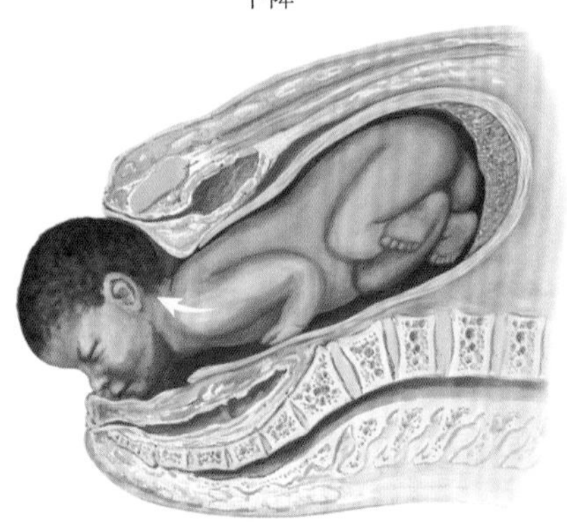

仰伸

外旋转

## 二十三、正常分娩

分娩一般在 38～42 周开始。临产前子宫颈发生的生理变化被统称为“成熟”，当出现日益频繁、强烈的妊娠晚期子宫收缩时，宫颈开始消失。在这个设计好的良性循环过程中，宫颈消失引起更多的前列腺素产生和释放，进一步刺激子宫收缩（弗格森反射）。宫颈消失是分娩发动前的普遍现象。

分娩开始于规律的宫缩，导致宫颈进行性消失和扩张。虽然分娩是一个连续的过程，但被人为划分为四个功能阶段：①第一阶段是分娩发动到宫口开全（10cm）；②第二阶段是从宫口开全至胎儿娩出；③第三阶段是从胎儿娩出至胎盘娩出；④第四阶段为胎盘娩出后的 2h，在这段时间有显著的生理改变。分娩的第一阶段可进一步分为潜伏期和活跃期，通过宫颈扩张 3～5cm、宫颈以更快的速度变化来划分。初产妇和经产妇分娩的平均时间分别约为 9h 和 6h，持续时间的上限（第 95 百分位数）分别是大约 18h 和 13h。

一旦宫口开全，胎儿先露必须经过 6 个步骤下降并通过阴道。这些步骤包括俯屈、下降、内旋转、仰伸、外旋转和复位。胎头衔接发生在宫口未完全开全时。衔接为胎儿双顶径进入骨盆入口平面以下，临床上表现为胎先露在坐骨棘水平以下。胎头俯屈是胎头以更小的直径通过产妇骨盆。下降是胎头通过阴道，完成分娩的必要环节。内旋转和俯屈一样都是为了使胎头的最佳径线通过骨盆。最常见的是从横向旋转为枕前或枕后。仰伸是胎头达到阴道口和远端产道后的胎头上升曲线。外旋转和复位发生在胎头娩出后，胎头为适应胎肩而旋转。这些步骤并不是独立出现，而是胎儿分娩中同时发生。

产程中，母亲和胎儿的状况必须进行评估，定期评估母亲的生命体征和胎心。胎心可通过宫缩后的间歇性听诊或持续胎心监护监测。产妇应给予静脉输液，因为在分娩过程中经常可能发生胃排空。在产程早期可以通过全身麻醉或局部麻醉来缓解疼痛。

胎盘娩出后，应加强子宫收缩以防止产妇大出血。可使用子宫按摩以及宫缩剂如缩宫素、甲基马来酸盐或前列腺素。大量失血时，应考虑是否合并宫缩乏力、子宫内翻及未识别的宫颈、阴道或其他裂伤的可能性。

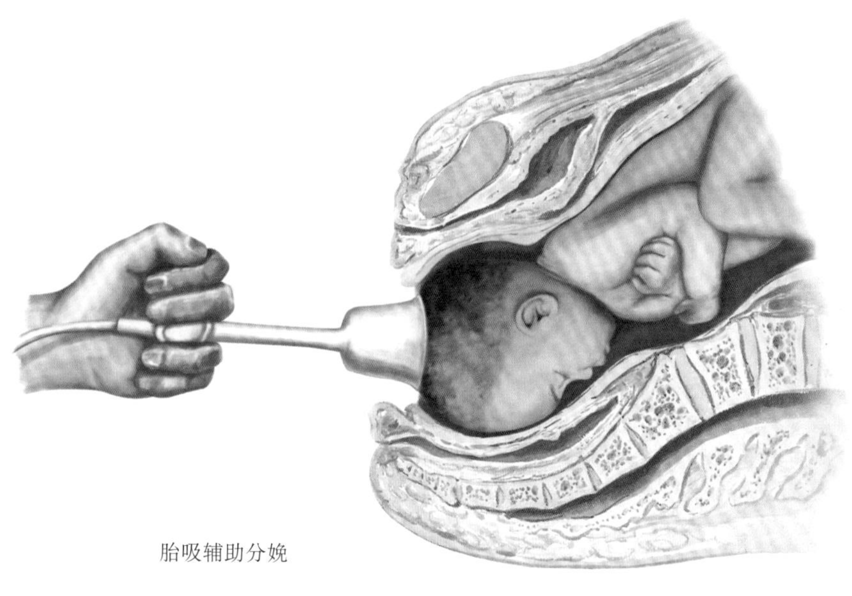
胎吸辅助分娩

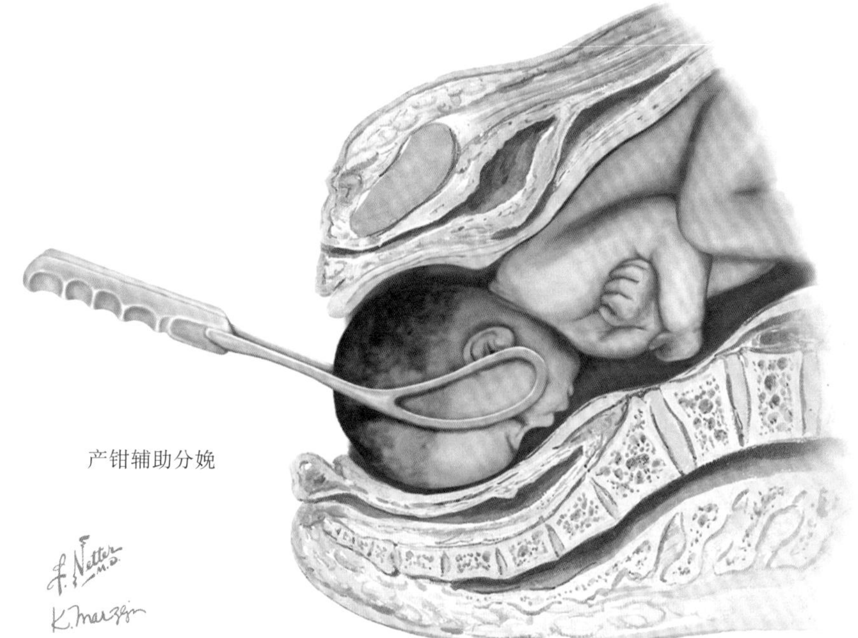

产钳辅助分娩

## 二十四、手术阴道分娩

手术阴道分娩是通过产钳或胎吸协助或加快阴道分娩。当产妇过度疲劳、二程延长或母体合并心肺或神经系统的疾病时，辅助阴道分娩是必要的；或当胎儿处于不确定或急性宫内窘迫状态时，手术阴道分娩可能会提供一个更安全、更迅速的方式保护胎儿的健康。

无论是产钳还是胎吸助产，必须宫口开全，先露位置、方位必须是已知的，并且胎膜已破裂，患者能够配合。手术阴道分娩的禁忌为胎龄 < 34 周、胎儿缺钙或合并凝血障碍。此外，在行头皮血取样或胎儿头皮放置电极后，一般不做胎吸。

阴道助产时，应确保产妇充分麻醉或镇痛。产妇应排空膀胱（通过尿管）。必须通过触诊矢状缝和囟门确定胎头的位置，也可以通过触诊胎儿耳朵补充确定。

目前临床中已经极少应用过去极富挑战性的困难产钳助产。中位产钳是指当先露顶点未下降到会阴部和（或）需要旋转胎头至枕前位（OA）的产钳，现在只在严重威胁胎儿的生命而又不能迅速行剖宫产这样紧急的情况下应用。出口产钳或胎吸适用于枕前位且先露顶点达会阴部，由经验丰富的术者实施。目前没有证据产钳和胎吸哪种方法更有优势，选择通常取决于术者个人的偏好和经验。

无论使用哪种方式，重要的是小心放置器械，避免对母亲或胎儿造成医源性创伤。放置到位后，应该是辅助增强母体产力的作用，避免过大的力和多余的动作，否则可能会导致母体或胎儿的创伤：产钳可能会造成子宫或阴道壁撕裂，而胎吸时施加的旋转力可以导致胎儿头皮裂伤或撕脱。

无论使用哪种设备，牵拉必须与母体用力配合。开始水平或稍微向下（母体骨盆轴）牵拉。应模仿正常的分娩过程，在水平面上牵拉，直到胎头下降至外阴。如果需要这时可以行外阴切开。随着胎头进一步下降至会阴，牵引轴逐渐向上转动，模仿正常胎头在耻骨联合下仰伸的动作。一旦经会阴可见胎儿额头，立刻撤出器械。其余分娩步骤与自然分娩相同。

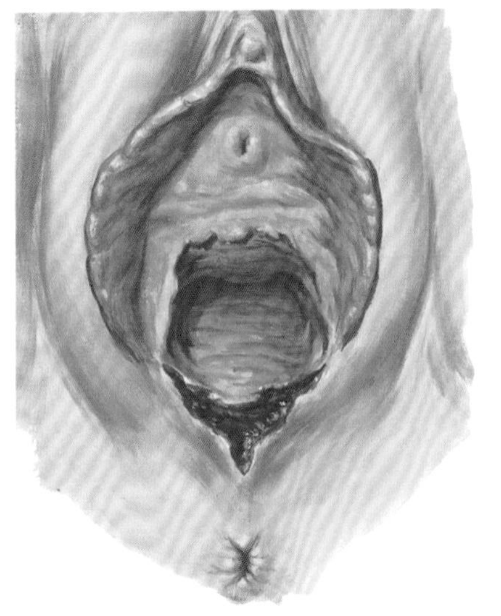
Ⅰ度会阴裂伤

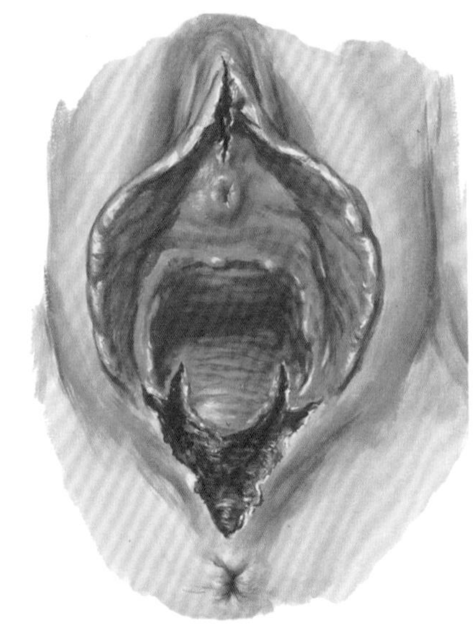
Ⅱ度会阴裂伤伴阴蒂裂伤

## 二十五、产科裂伤Ⅰ——阴道、会阴和外阴

几乎每一个初产妇分娩后至少会合并轻微阴道、会阴、外阴的损伤。传统上认为适时的会阴中切或侧切，有减少严重撕裂的可能性，但常规会阴侧切的作用已受到质疑。当预防性切开后，严重的撕裂有时也会发生。会阴裂伤根据裂伤的程度和方向分为三种。最简单的类型是Ⅰ度会阴裂伤，裂伤向后向肛门方向延伸。阴道上皮和会阴部皮肤裂伤，有时，阴唇的下边界也被撕裂，从切口两缘在切断面的横向收缩引起的伤口敞开。出血可能是活跃但自限性的。因为没有基本的结构被损坏，相邻的组织需进行彻底检查，以排除存在其他隐匿性损伤。

Ⅱ度会阴裂伤涉及皮肤、阴道上皮和会阴浅层肌肉，但不包括肛门外括约肌的纤维。它们往往沿阴道的两侧向上延伸，因为浅表会阴肌肉的收缩形成一个三角形的缺陷。在边缘较低的Ⅱ度裂伤，外括约肌凸向伤口。Ⅱ度撕裂常伴随阴道前壁、阴蒂、尿道、阴唇的裂伤。

Ⅲ度会阴裂伤是更为严重的裂伤，因其预后可能会干扰正常排便功能。在这种情况下，皮肤、阴道上皮和会阴体撕裂，肛门外括约肌在前方断裂，断端回缩。会阴受到主要的压力经常撕裂，阴道前壁裂伤发病率也会成比例增大，可能导致浅表上皮的裂伤、膀胱穿孔，甚至尿道损伤。

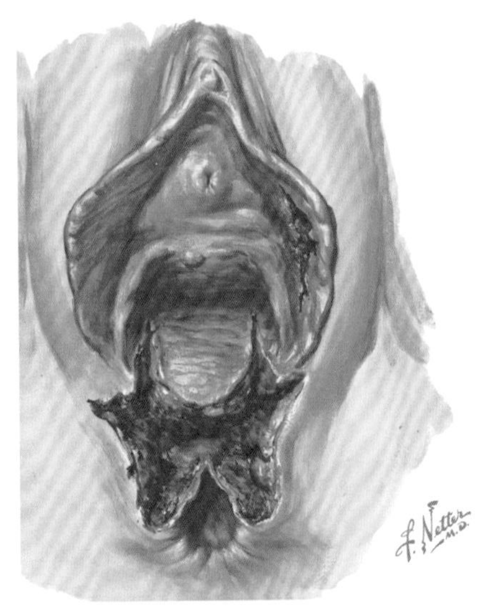
Ⅲ度会阴裂伤伴阴唇裂伤

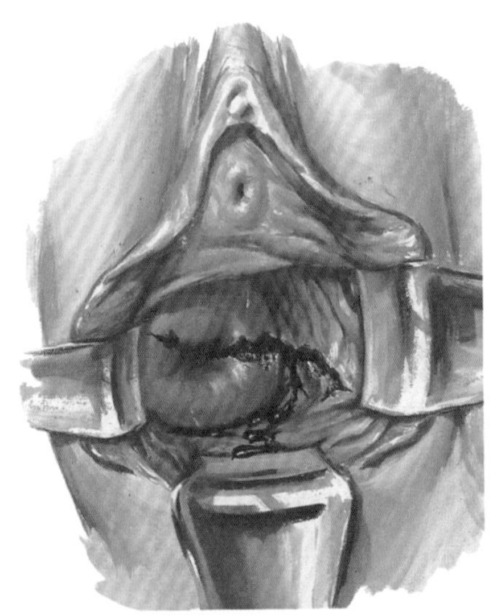
高位宫颈阴道裂伤

直肠浆膜或延伸到直肠前壁包括内括约肌的裂伤被称为Ⅳ度裂伤。Ⅲ度和Ⅳ度裂伤如果不及时治疗通常会造成大便失禁和愈合缓慢。褶皱的瘢痕组织需要二次治疗，往往是很痛苦的。

分娩后无论是否存在外部伤口都应检查宫颈和阴道上部。宫颈裂伤带来的结果包括产后出血及宫颈功能不全。如果宫颈裂伤扩展至阴道穹隆，可能会由于内部膀胱括约肌的下移而导致性交痛或尿失禁。多数急性表现为出血、血肿或感染性脓性白带。

所有裂伤的早期和晚期的临床表现有助于分析手术治疗的必要性。当严重出血甚至伴休克时，输血是十分必要的。应仔细缝合，在困难的情况下需要助手协助暴露伤口。第三产程后，所有的裂伤均应被修复。Ⅲ度和Ⅳ度裂伤的情况下，直肠括约肌可以通过断端对断端或重叠的缝合加固。为了提供额外的支持，过去提倡在直肠阴道之间做肛提肌折叠缝合术。这些修复应在分娩后立即开始，虽然目前缺乏数据证实这样做是否有效。

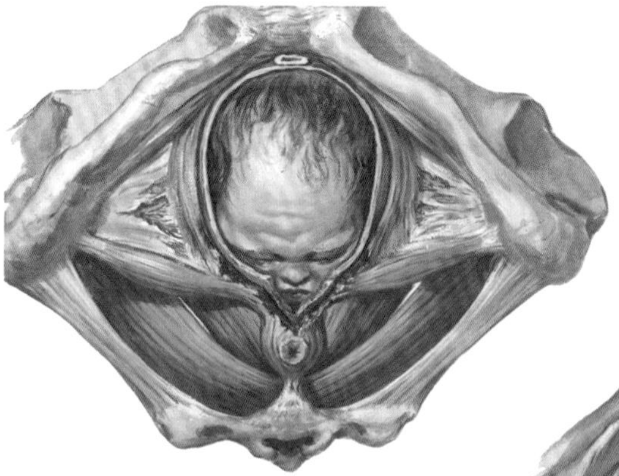

会阴及会阴肌肉裂伤延伸至肛门外括约肌

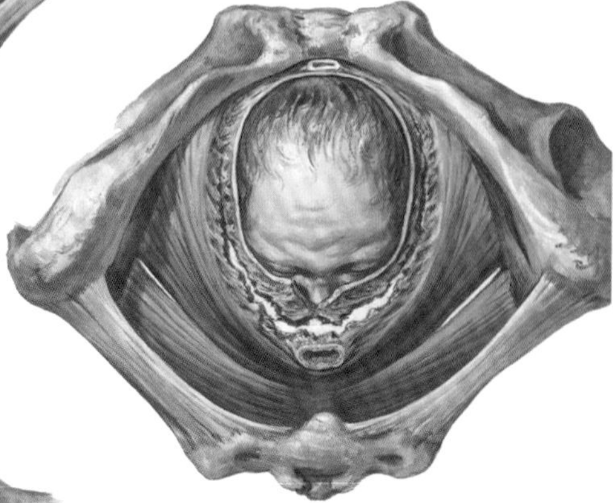

脊柱间纤维和内脏纤维肌肉向下延伸至两侧分开的耻尾肌，其裂伤可降低出口的张力

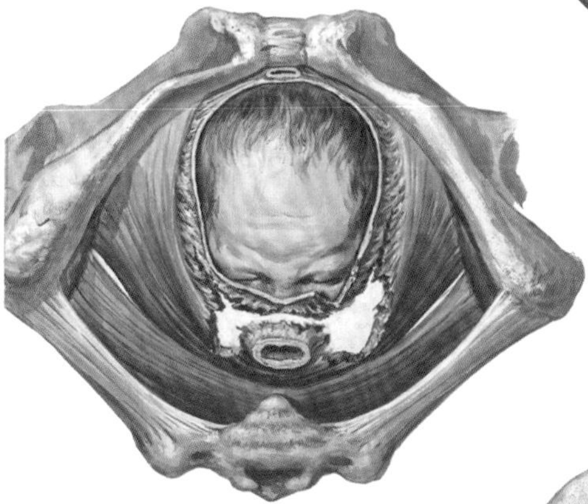

耻尾肌后部分及脊柱间纤维裂伤

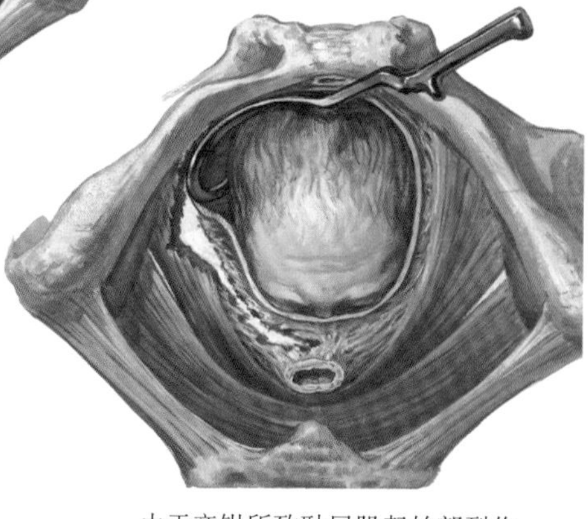

由于产钳所致耻尾肌起始部裂伤

## 二十六、产科裂伤 II——肌纤维支持

造成阴道直接损害的最常见的原因是分娩。在 1900 年之前，大多数婴儿在家分娩，这些伤害更加频繁。虽然产科管理和手术技术不断改进，但轻微和严重损伤的情况不断发生。大量有关分娩的数据分析，原因包括分娩过程中胎头突然娩出、先露异常和手术阴道分娩、胎儿偏大、母体组织亦撕裂或夸张的截石位。阴道裂伤在产道和会阴的肌肉没有拉伸过的初产妇中更常见。

胎儿头部下降太快，当可见胎儿额头时，胎儿随之增加的直径必须经过骨盆两侧悬吊组织间。因此，压力施加在阴道，其肌肉支撑力在几个方向上传播，特别是向后方肛门方向。会阴浅表肌肉撕裂包括横向会阴肌肉、外肛门括约肌上缘、耻尾肌浅表纤维，形成一个巨大的伤口。有些压力也被横向传播，导致球海绵体肌撕裂和薄弱的尿生殖膈筋膜后缘损伤，这些损伤可能造成尿和大便失禁。个别情况由于未及时发现和修复的直肠黏膜损伤，从而形成直肠阴道瘘。

阴道向下和向前是通过由肌筋膜扩展到耻尾骨肌间的空间，当胎儿头部向下牵引在阴道中部受阻，则可能造成这些结构的裂伤及阴道和直肠间的肌肉纤维损伤。阴道和直肠在外肛门括约肌水平上完全分离，并延续至表面，但不损坏耻尾肌的主要分支。这种损伤发生在坐骨棘水平，是由于产钳牵拉造成的。

在相同水平的另一种严重裂伤——耻尾肌连接阴道外侧及后侧分支断裂，可能会向后撕裂主要支持直肠和盆底的耻骨直肠肌的部分肌肉。产后的临床表现是脱肛的发生。

产钳不当应用可能会导致耻骨尾骨肌近耻骨支起始处的深层撕裂。这种类型的损伤是难以辨认或修复的，并可能发生严重的出血或血肿形成。撕裂经常向下延伸，使阴道右侧壁和后壁与其支持结构及直肠前壁分离，造成盆腔膈膜的支持结构损失。在分娩后的几个月中，可能会导致不同程度的盆腔脏器脱垂。

子宫破裂往往在产钳助产时常见，罕见的情况下于放置产钳或旋转产钳的过程中发生子宫破裂。当使用产钳，阴道持续出血，应考虑子宫下段撕裂的可能性，并通过手法探查子宫来排除。

对于所有手术来说，视野清晰，细致止血，精心处理，组织无张力，恢复损坏组织的正确解剖结构，可获得一个满意的结果。

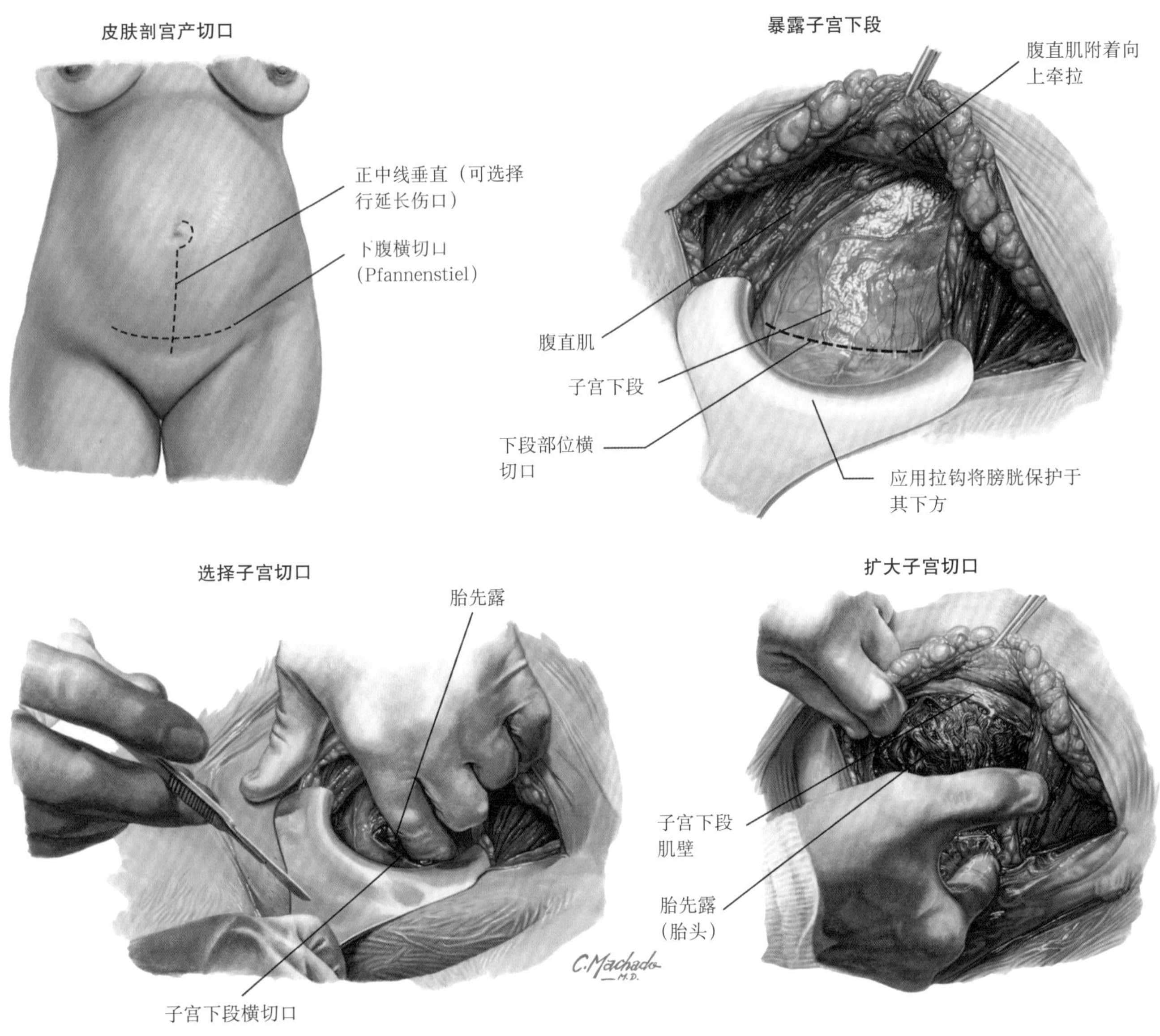


## 二十七、剖宫产

剖宫产是指通过母亲的腹部和子宫的切口娩出胎儿。在胎儿不能经阴道分娩或阴道分娩不安全时选择剖宫产。剖宫产率在世界各地不同，从10% 到 50% 以上，其受文化因素和手术护理的可行性影响。在美国，剖宫产率在 20 世纪 90 年代后的 20 年期间增加了 5 倍，到 2006 年为 30%。增加的原因包括责任担忧、普遍使用胎儿电子监测、出生体重增加、剖宫产再次分娩的人数增加。

剖宫产是一个重大的外科手术，孕产妇病死率较阴道分娩高 3~4 倍。剖宫产的潜在风险包括住院时间长、由于医源性早产新生儿呼吸系统疾病的风险增加和再次妊娠相关合并症，其中包括子宫破裂及胎盘植入的风险增加。对于每个剖宫产来说，前置胎盘、胎盘植入和需要子宫切除的危险增加。有人认为剖宫产降低了盆底功能障碍和尿失禁的风险，但分析表明压力性尿失禁率在分娩后的 2~5 年在不同分娩方式上没有什么区别。母乳喂养率在分娩后 3 个月和 24 个月在不同分娩方式上也没有差异。

剖宫产切口为下腹中线垂直切口或横向的 Pfannenstiel 切口。剖宫产不是通过腹部切口分类，而是通过子

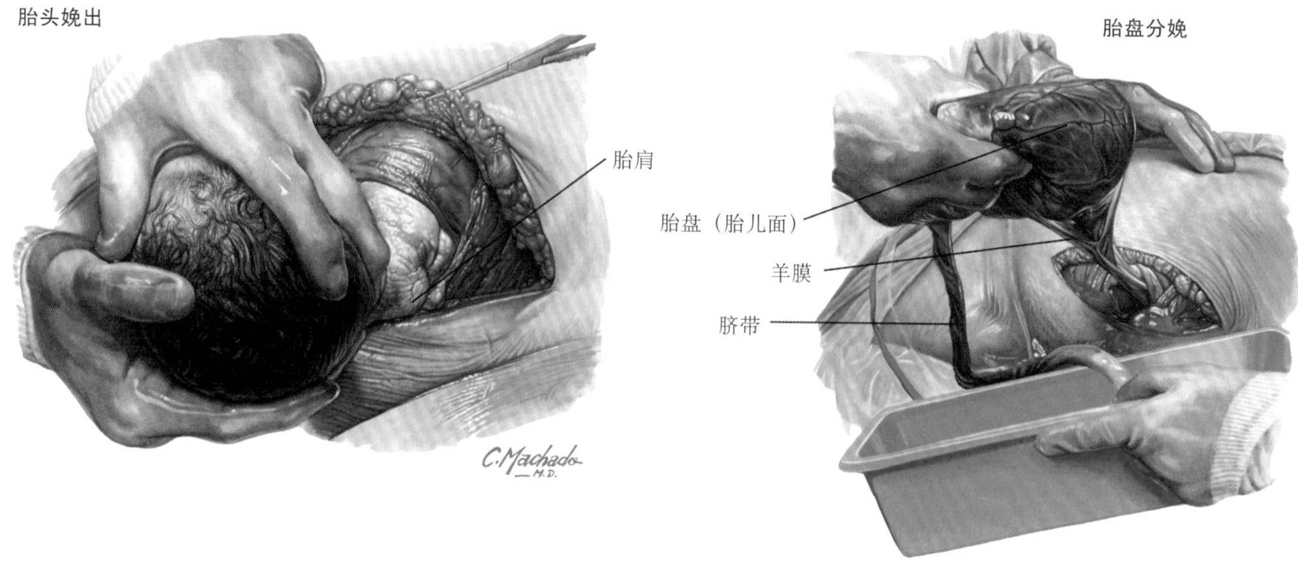


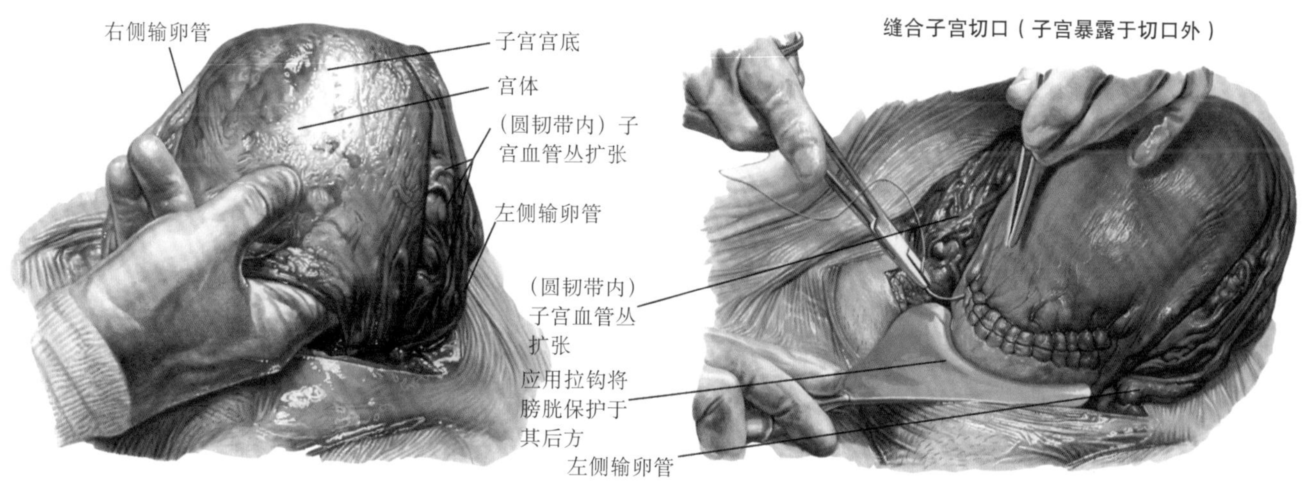


宫下段切口（横向或垂直）来分类。经典剖宫产子宫切口在子宫上部。子宫下段剖宫产适用于希望下次阴道分娩的产妇，因为再次分娩时发生子宫破裂的风险小。而当子宫肌瘤剔除术、子宫畸形修复、宫角切除等情况可选择经典剖宫产。经典剖宫产由于子宫瘢痕在再次妊娠分娩前或产时子宫破裂的风险更大，一般不建议再次妊娠。

剖宫产术后恢复类似于其他重大腹部手术，在术后的4~6周所有功能基本恢复。

剖宫产麻醉一般选择局部麻醉。这可使母亲参与这个过程并且避免胎儿被镇静。在紧急情况必须使用全身麻醉时，快速娩出胎儿可能会减少麻醉剂的影响。

在严密监测孕产妇和胎儿及医务人员和紧急剖宫产条件完备的情况下，剖宫产后阴道分娩（VBAC）可以是安全的，并有效降低产妇发病率和剖宫产率。虽然剖宫产后阴道分娩是适合大多数子宫下段剖宫产史的产妇，但当危险因素增加时，不但导致分娩失败，还会增加产妇和围生儿的病死率。随着剖宫产后阴道分娩率增加，子宫破裂和其他合并症的发病增加。因此，许多医生和医院已经停止这种尝试，这导致剖宫产率增加及VBAC率下降到不足15%。

经典剖宫产瘢痕破裂

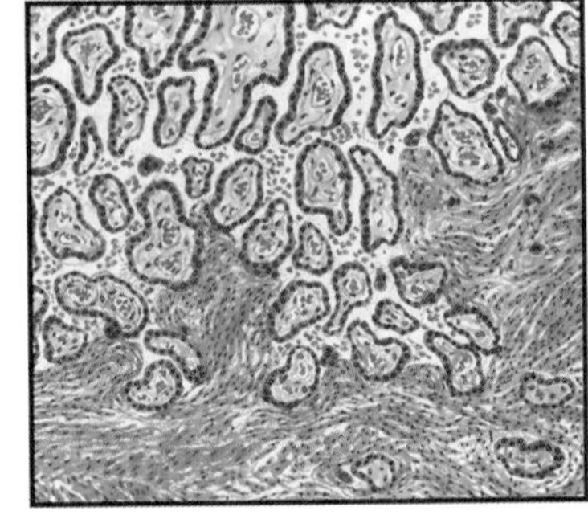

胎盘植入

## 二十八、子宫破裂

在怀孕期间发生子宫破裂被认为是最悲惨和最严重的产科意外，因为它可能会导致母亲和胎儿的死亡，它发生在分娩开始之前或之后。可以发生自发破裂，与既往剖宫产瘢痕、子宫异常相关；也可由创伤引起破裂，例如，产钳旋转等产科操作。

没有进入产程孕期子宫自发破裂是一种极其罕见的情况。通常原因在于子宫本身、子宫腺肌病或胎儿着床于双角子宫中一个宫角时发育不良，通常在宫底发生破裂；而相反在产程中发生破裂则通常发生在子宫下段。

产程中自发性破裂通常是由于困难（阻塞）阴道分娩或未识别的头盆不称。横位、脑积水、肿瘤阻挡、额和面先露是造成难产的最常见因素，也在很大程度上导致了分娩过程中无瘢痕的子宫自发破裂。

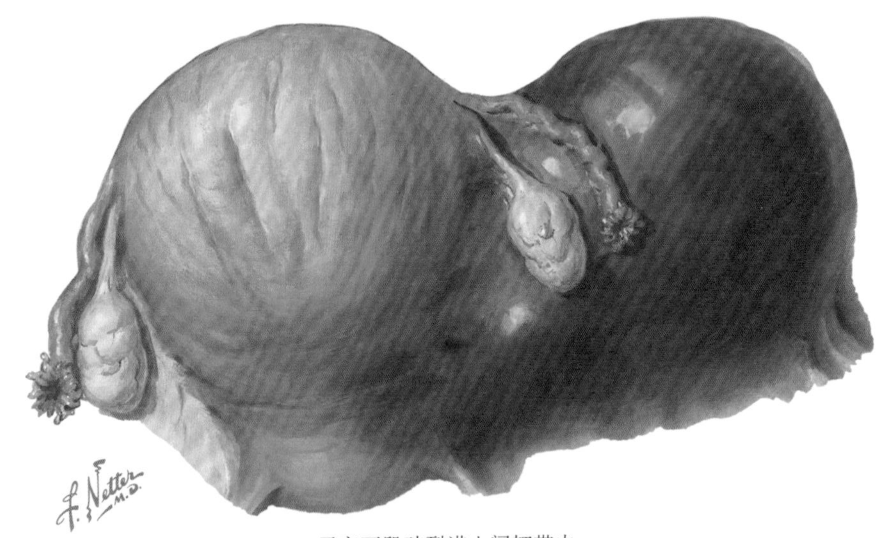


子宫下段破裂进入阔韧带内

子宫下段破裂可以延伸到宫底。子宫侧面经常受到影响。如果发生破裂使覆盖子宫的腹膜鞘打开，血液直接流进腹腔，否则血液进入阔韧带之间，从而引起腹膜后血肿。后者出血可能暂时止住，因为破裂的血管被凝血块暂时压迫住。

临床自发性子宫破裂预兆是下腹剧烈的“射击”样疼痛，这通常发生在强烈的子宫收缩时。腹部压痛，特别是子宫下段压痛是显著特征。胎儿心跳及胎动可能会立即停止。先露部分从盆腔进入腹腔。当衔接的先露突然脱离骨盆应强烈怀疑是否发生子宫破裂。可以通过床边超声检查确认。子宫下段破裂有时可以通过阴道发现。可以伴随或不伴随轻微阴道出血。休克症状可能出现，血压可能不会急剧下降。心动过速往往比低血压更常出现。许多子宫破裂几个小时内未能识别，腹部压痛和模糊的腹痛是唯一的标志。

经典剖宫产比子宫下段剖宫产更易发生剖宫产瘢痕破裂。剖宫产术后病人再次妊娠尝试阴道分娩，发生破裂的概率为1%～5%，在多次剖宫产分娩的患者比率更高。这种子宫破裂发生原切口切开，瘢痕组织没有主要血管供应，在许多情况下发生少量出血，子宫破裂可以几小时甚至几天没有什么显著表现。可能存在的唯一标志是一个轻微的破裂部位的压痛。有时手术中可以见到羊膜囊或胎体部分疝入破口。

子宫破裂治疗方法包括立即开腹探查和娩出胎儿。剖宫产时子宫切除术是严重子宫破裂的首选方法，而在患者年轻并希望保留生育功能时，可尝试修复破裂部位。

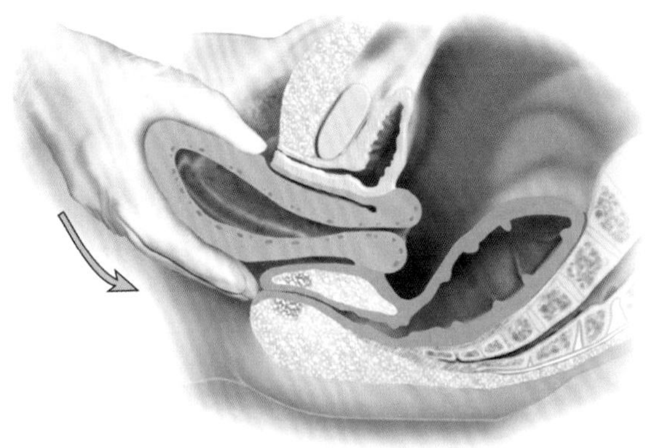

A：术者的手抓住宫底部并沿胎儿娩出的方向将子宫回推

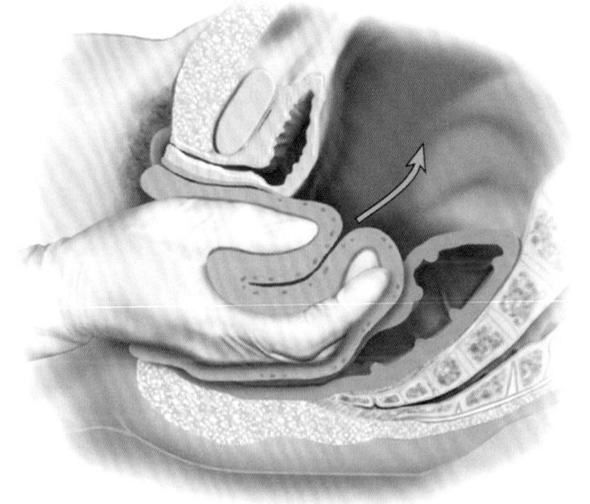

B：当子宫被推回腹腔时，推动宫体恢复它的正常形状

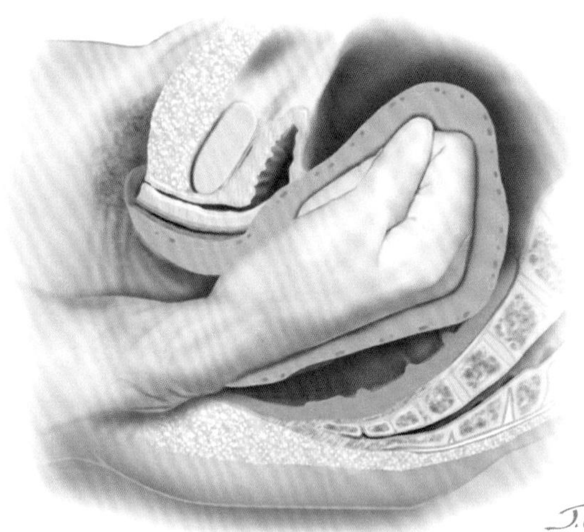


C：在操作的手移出宫腔时，务必保证子宫底部充分展开回复到正常位置

## 二十九、子宫内翻

在个别情况下，子宫紧随胎盘娩出立刻向内翻转。常为医源性所致，可能会导致灾难性大出血和循环系统衰竭。不完全子宫内翻也可能发生（个别情况未孕妇女宫内病变，如带蒂子宫肌瘤或巨大的子宫内膜息肉也可导致子宫内翻）。子宫内翻的发病率在 1/25 000～1/6500。

胎盘娩出时牵拉脐带或按压宫底导致子宫内翻发生，往往发生于过度按压和子宫或子宫下段收缩不良的时候。胎盘异常（胎盘粘连或植入）也可以发生这种情况。子宫内翻的风险因素还包括多产继发的宫缩乏力、子宫过度膨胀（多胞胎，羊水过多）、产程长、长时间的缩宫素刺激、肌肉松弛药（如硫酸镁）或急产。

在某些情况下，分娩时可看到与胎盘相连的包块（子宫）。更多的时候，是新鲜红色阴道出血并伴有心动过缓（由于迷走神经刺激）和（或）心动过速、低血压、失血性休克。子宫内翻伴有失血可能是灾难性的，往往被低估。子宫内翻与单纯宫缩乏力必须加以区别，胎盘残留或生殖道裂伤一般都可以通过简单的临床检查发现。虽然超声可用于明确诊断子宫内翻，但不是必要的，并会延迟治疗。

子宫内翻要快速评估、输液支持或复苏及麻醉辅助。延迟治疗明显增加病死率。通过使用子宫松弛药以使宫底还纳（可以用全身麻醉松弛药如氟烷），也可能需要手术还纳（还纳或子宫切除术）。一旦宫壁松弛下来，缓慢手法按压宫底向内和向上还纳直到恢复其正常位置，应用宫缩药加强宫缩和止血。如果合并明显的失血，应该不受限制大量补液。如果胎盘仍附着在宫壁上，应该留在原地，直到宫底还纳复原到其正常位置。该过程中应该应用抗生素预防感染。

如果宫底不能经阴道手法还纳，立即剖腹探查是必要的。这可以从上面和下面同时还纳，有时可放置牵引缝合协助这项工作。如果存在收缩环阻止还纳，使用局部麻醉剂可打破肌肉痉挛或可能需要切开收缩环（大致沿子宫后方）。可考虑子宫切除术以控制出血。

尽管未识别的或未经治疗的子宫内翻常常需行子宫切除术，失血性休克、循环系统衰竭也经常发生，但是如果快速处理，预后是好的。

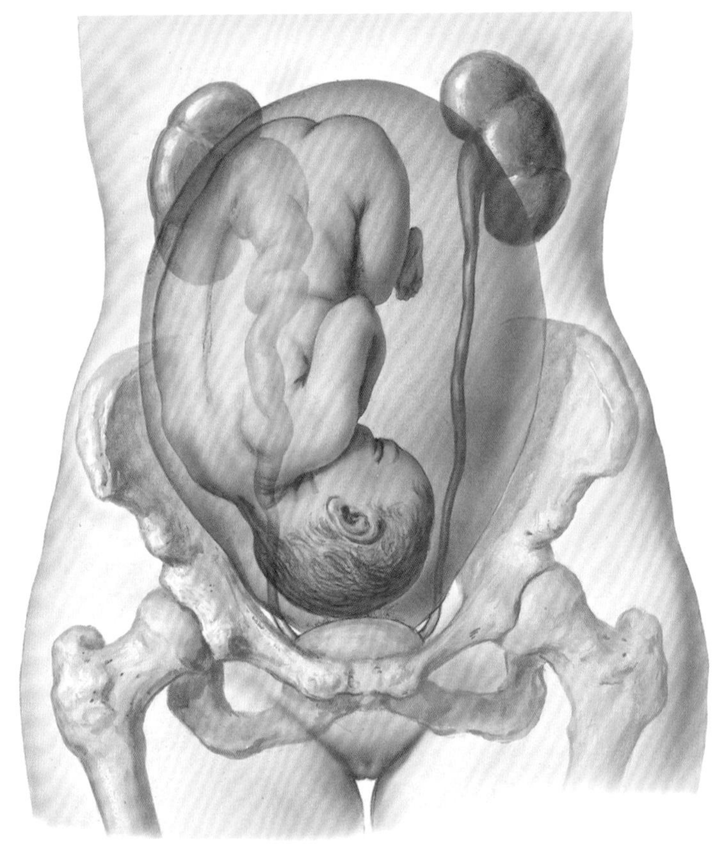

右侧肾盂和盆腔以上输尿管扩张

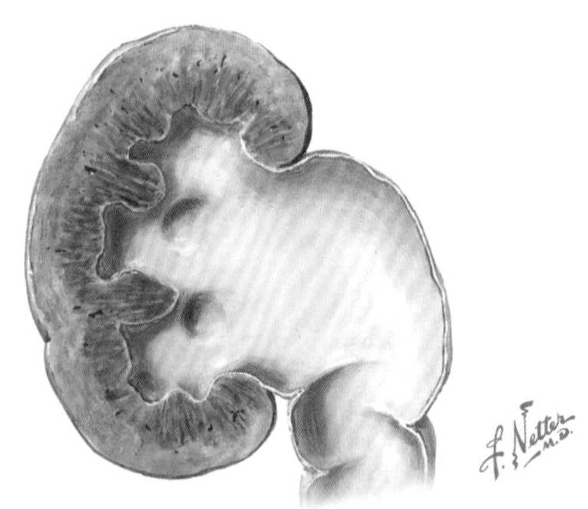

肾积水

## 三十、妊娠泌尿系统并发症

在妊娠第 4 个月后，大多数孕妇输尿管上 1/3 处的直径有所增加。管腔大于管壁，该区域在骨盆边缘，且右侧比左侧更为显著。输尿管扩张的原因是由于以下几个因素共同作用：妊娠子宫对输尿管和肾的压力产生的机械效应；输尿管壁的结构变化，X- 射线研究已经证实了肌肉组织失去张力的假设；输尿管迂曲扩张在动物实验中通过应用雌激素证实；输尿管平滑肌松弛是机械、神经和荷尔蒙因素共同造成妊娠期的生理变化。其中，绝大多数的孕妇不会导致任何不良后果。分娩后，输尿管迅速恢复到正常大小。

然而由于某些不明原因，输尿管扩张可能达到影响正常功能的程度。每个输尿管扩张伴随着一定程度的尿流不畅、逆流，可能会影响到肾盂。功能检查和肾盂造影已经证明在怀孕期间排泄时间延迟，尿液流动缓慢，这些变化可能会导致显著的输尿管积水和肾积水的发生。在极少数情况下，肾积水可造成肾盏扁平和肾实质萎缩。超声检查可以用来记录和评估输尿管和肾的扩张程度。

肾积水时上尿路集合系统感染会频繁发生。肾盂炎或肾盂肾炎、输尿管炎是妊娠相关并发症。它们可能不伴极度的输尿管扩张，感染可能不会延伸到肾。怀孕后期比早期尿路感染的发病率更大。分娩后肾盂炎可能会变得明显，这可能是由于输尿管损伤。

细菌更易侵入扩张的输尿管及尿液淤滞、静脉充血和水肿的输尿管黏膜。孕妇肾盂肾炎确切的传染途径尚未确定。细菌的入侵可能通过输尿管黏膜静脉、淋巴管或直接膀胱输尿管反流。最常见的微生物是大肠埃希菌，在 90% 插管导尿的培养中可被发现。

尿路感染在急性或严重情况下是很容易诊断的，在轻微或亚急性的情况应该也不会造成困难。产前保健时清洁中段尿检查可能在感染的早期阶段发现，导尿得到新鲜标本对于明确诊断是首选。典型临床症状包括腰背部疼痛、发热（通常较高）、呕吐、尿频伴烧灼的感觉和白细胞增多。除非及时和充分治疗，否则肾盂肾炎不仅构成一个严重的妊娠并发症，其也可能有慢性和复发的倾向，可能会产生不可逆的肾功能损害，导致肾功能不全及高血压。

膀胱炎通常伴随上尿路感染。严重的膀胱炎可伴随广泛的溃疡性膀胱炎，输尿管炎、膀胱炎和尿道炎一般会有尿频、尿急、尿痛的典型症状。

临床表现

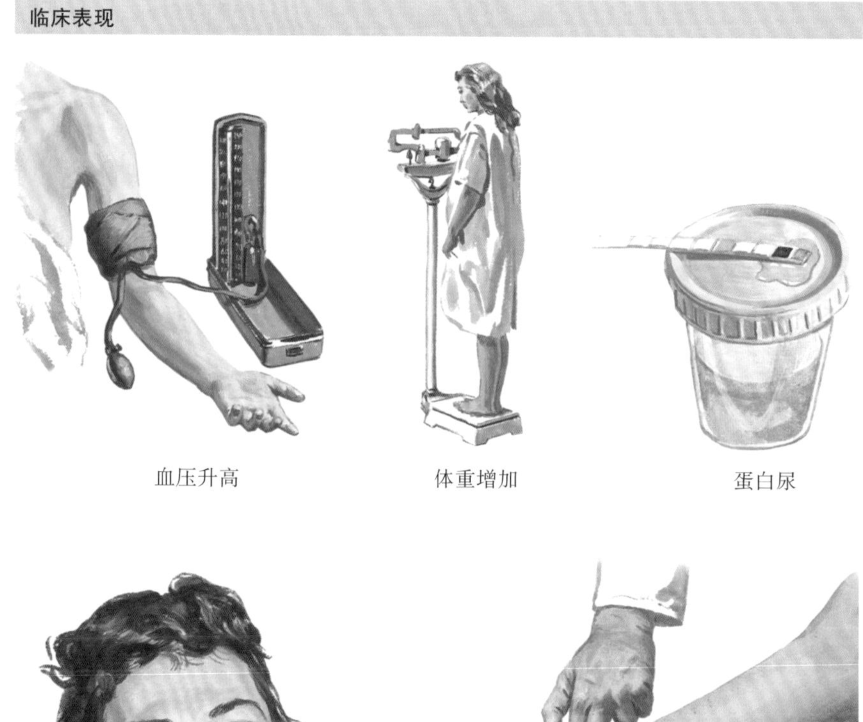
血压升高　体重增加　蛋白尿

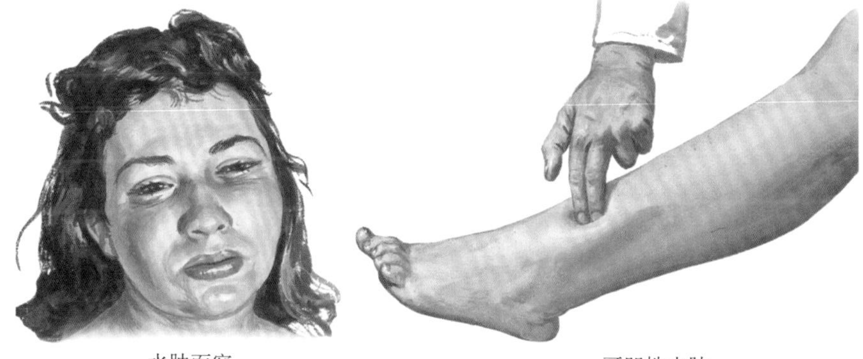
水肿面容　可凹性水肿

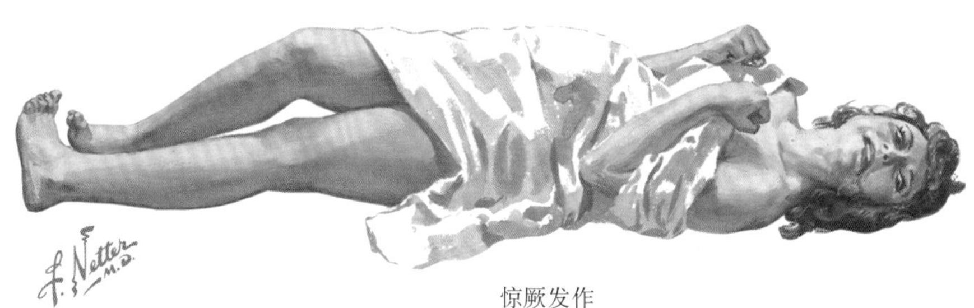

惊厥发作

## 三十一、子痫前期一：症状

子痫前期（一度被称为妊娠毒血症）是一种妊娠期特有的综合征，妊娠 20 周后发生。涉及器官灌注减少、血管痉挛、内皮活化，并以高血压、蛋白尿等症状为特征。妊娠可诱发高血压或加重原有的高血压。水肿和（或）蛋白尿是典型的妊娠引起的变化。如果子痫前期未经处理，可能会发生抽搐（子痫）。由于妊娠引起的变化，慢性高血压可能会恶化。严重的情况下可能引起 HELLP 综合征，包括溶血、肝酶升高、低血小板计数，高达 20% 的重度子痫前期患者会发生 HELLP。所有妊娠中的 5%～8%（每年 25 万例）会发生子痫前期，每年导致 150 名产妇及 3000 例胎儿死亡（总体来说，在美国 12%～22% 的孕妇会罹患高血压性疾病，占产妇直接死亡原因的 17.6%）。

在绝大多数情况下，子痫前期的临床表现发生在妊娠 20 周后，并于分娩后消失。妊娠 20 周以前发生的子痫前期可能合并有妊娠滋养细胞肿瘤和抗磷脂抗体综合征。子痫前期另一个不常见的表现是发生在产后期，据报道最晚可发生在产后 7 d。

子痫前期最早的临床症状通常是突然和明显的体重增加，同时伴有血压高于 140/90 mmHg 和蛋白尿。体重增加是水和电解质潴留的表现，最终会出现可凹性水肿，尤其是腿部和脸部。然而，在显性可凹性水肿前，间隙可能已经积聚了大量水。怀孕期间每月正常的体重增加平均不超过 2.5～3 磅（1 lb=0.453 592 kg），更多的体重增加应怀疑为异常水潴留。水肿发生可能先于高血压，但临床若诊断子痫前期，血压升高是必不可少的。血压升高方面，舒张压比收缩压升高更为显著，因为舒张压反映的是外周血管阻力的状态。

诊断子痫前期所需的条件包括 24 h 尿蛋白定量 > 300 mg，且合并血压 > 140/90 mmHg。这些患者有特征性的肾小球病变（毛细血管内皮增生）和血管反应性增高，且常有肝酶升高和血小板减少的表现。在过去，子痫前期的血压标准被定义为收缩压较基线升高 > 30 mmHg 或舒张压升高 > 15 mmHg，但是，这并未被证明是良好的预后预测因子，因此不再作为子痫前期的诊断标准，但这些患者仍需要密切监测。只有中度血压升高和轻微水肿的子痫前期患者也可能会发生抽搐。

尽职尽责、定期做产前检查是很重要的，以尽早发现先兆子痫的迹象。先兆子痫的发生可能是隐匿或突然的，患者可能会感觉良好，而且不知道异常的体重增加、蛋白尿或血压上升。到抽搐阶段有可能会病情急剧恶化，必须终止妊娠，从而导致婴儿早产，而早产是子痫前期围生期死亡最常见的原因。目前认为重度子痫前期患者易患慢性高血压疾病，并在日后妊娠时重度子痫前期的发病率增加。

## 三十二、子痫前期二：子痫前期和子痫时眼科的变化

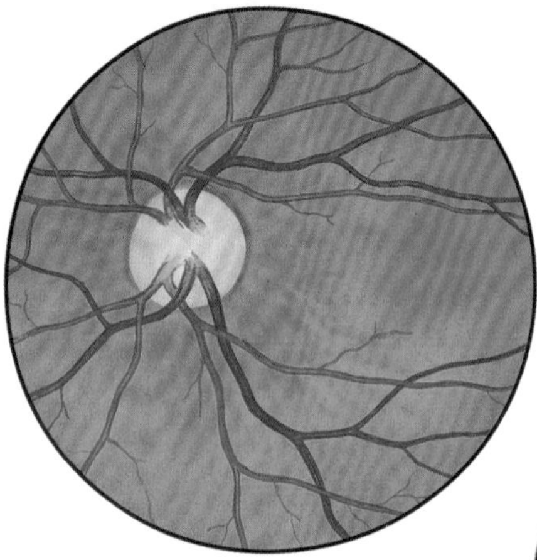

视觉障碍在子痫和子痫前期中很常见（据报道高达 1/3 的病例会有眼部后遗症）。视觉障碍包括从轻微视物模糊到不同程度的暂时失明，其他症状包括闪光感、盲点和复视。这些干扰被认为是由视网膜血管痉挛引起的缺血、水肿，有时也会有视网膜脱离。也有报道显示，一些有视力改变的子痫前期患者，黄斑厚度弥漫性增加。

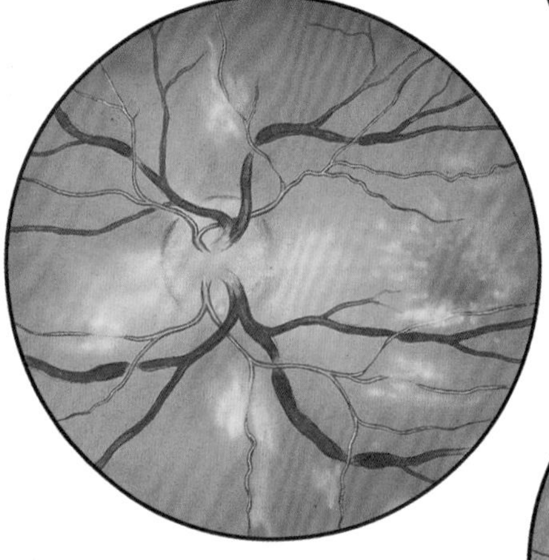

眼底检查对鉴别子痫前期、子痫和其他妊娠合并的高血压有很大的帮助。在子痫前期时，视网膜血管最早的改变是小动脉痉挛，通常是局限在某些区域的视网膜血管收缩。在视网膜血管的末端或靠近视盘的位置，可以看见一些香肠状相连的或纺锤形的收缩血管，此现象在鼻侧分支更容易见到。有时候，可以看到所有的视网膜血管都明显收缩。

为了清楚地观察这些血管的变化，用阿托品或类似的药物散瞳是必不可少的，之后可以观察视网膜小动脉和视网膜静脉的直径比。在正常个体中，动静脉直径之比为 2∶3。子痫前期时，这个比例可能变为 1∶2 甚至 1∶3，说明存在视网膜小动脉变窄。

正常

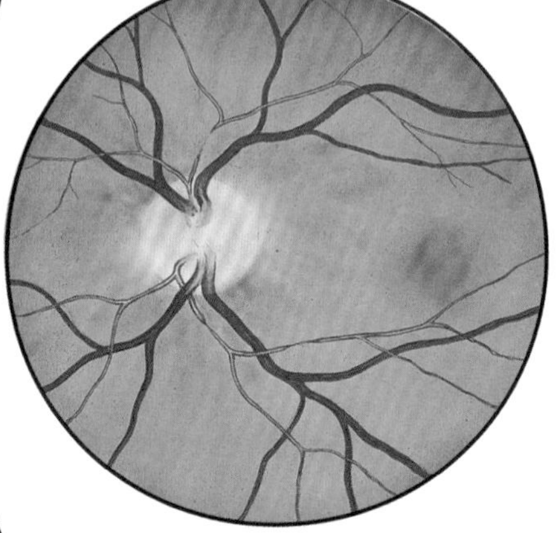

子痫

原发性高血压

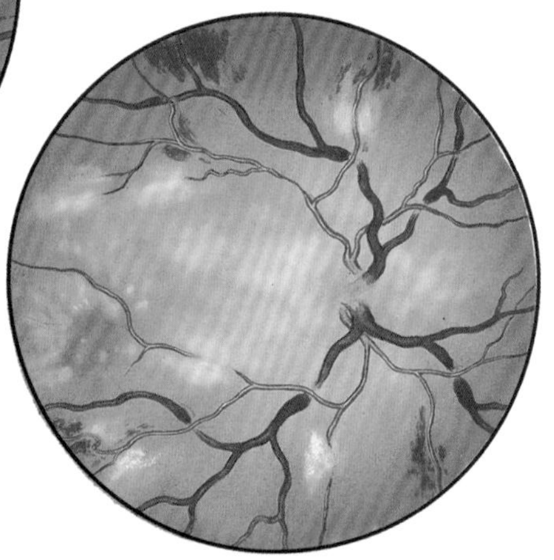

肾炎

在子痫前期和子痫时，偶尔可以见到视网膜水肿，频率远低于血管痉挛。水肿通常首先出现在视盘的上极和下极，之后沿着视网膜血管进展。在极少数情况下，视网膜水肿发生得很严重，以至于完全发生视网膜脱离。

在单纯的子痫前期和子痫时，眼底出血和分泌物很少见，出现这些更提示慢性心血管疾病或肾病。继发于新生血管的神经纤维层梗死和玻璃体出血也很常见。尽管如此，一旦合并子痫前期，大多数的变化是可逆的。重度子痫前期或子痫时可能会发生浆液性渗出性视网膜脱离，往往是双侧的，呈大疱性，并伴有子痫前期患者视网膜病变。其机制最可能与脉络膜视网膜无灌注和由此产生的泄漏有关。大多数合并浆液性分离的患者在妊娠后几周内症状消失。

一种罕见的并发症——皮质盲被报道是子痫前期视力下降的原因之一，继发于脑水肿。这可能是由于脑血管痉挛引起短暂性脑缺血，产生细胞毒性水肿；也有可能是因为循环调节异常，子痫前期引起血管通透性增加，从而引起血管性水肿。子痫前期相关的改变及由此产生的脑水肿消失，通常会使视力恢复。

在良性原发性高血压，眼底检查的结果不同，视网膜小动脉更加狭窄和曲折，类似于银或铜导线。在原发性高血压，动静脉刻痕是很常见的，但很少见于子痫前期。可以看到新旧不一的分泌物，分布在视网膜区域，类似于棉花。原发性高血压的患者中出血并不常见。恶性高血压和慢性肾病除了上述动脉的变化，还可以见到大量的新旧分泌物和新旧不一的出血。在这些心肾疾病中，视盘收缩非常明显，以至于划定其轮廓可能变得非常困难。

# 三十三、子痫前期三：子痫前期和子痫的内脏病变

子痫前期和子痫的区别在于患者是否发生惊厥，两者病理本质上是相同的。最常出现的特征性病变在肝、肾、脑，但它们并不一定发生，即使在严重的发生惊厥的患者也有可能不全出现。因此，它们不能被认为是原发改变，而可能是子痫前期的三个特征性改变所引起的，这三个特征性改变是血管收缩、高血压和液体潴留。

在典型的情况下，肝呈肿胀和斑驳的小出血。显微镜下，在肝门区周围的肝窦被纤维素样物质堵塞，周围是出血灶和肝细胞坏死灶。偶尔可以看到仅中间区域坏死，但连续切片通常显示较大的连续的门脉周围病变。这种情况可能是广泛的，也有可能只涉及个别包膜下小叶。

三种类型肾病与子痫前期相关。最常见的特征性改变是肾小球毛细血管管腔变窄合并上皮－内皮肾小球膜增厚，这就是所谓的肾小球毛细血管内皮细胞增生，由内皮细胞增大引起。入球小动脉壁常变得僵硬，偶尔有嗜酸性物质插入。肾小球血管簇的血液阻塞可能导致远端肾小管缺氧变性。这种现象偶尔会引起坏死，被称为低级肾单元肾病。在子痫前期致命的病例中，中度肾小管上皮细胞变性是很常见的，而坏死是罕见的。更少见一些的一种肾病称为双侧皮质坏死，由严重的血管收缩和小叶内动脉坏死引起，其次是对称的双侧肾皮质组织梗死。无论男性还是女性，在其他严重血管收缩起重要作用的疾病中，肾病也可以有如上改变，最常见的原因还是子痫前期。

大脑中的特征性改变是水肿及小灶状变性，都是缺氧的后果。惊厥发作后，点状出血常见，致命个案中可能出现大面积的出血和软化灶，毛细血管和小动脉变得僵直。在显微切片中可见到更多的毛细血管和小动脉，因为他们不会被切片刀切断，而是平铺在表面上。

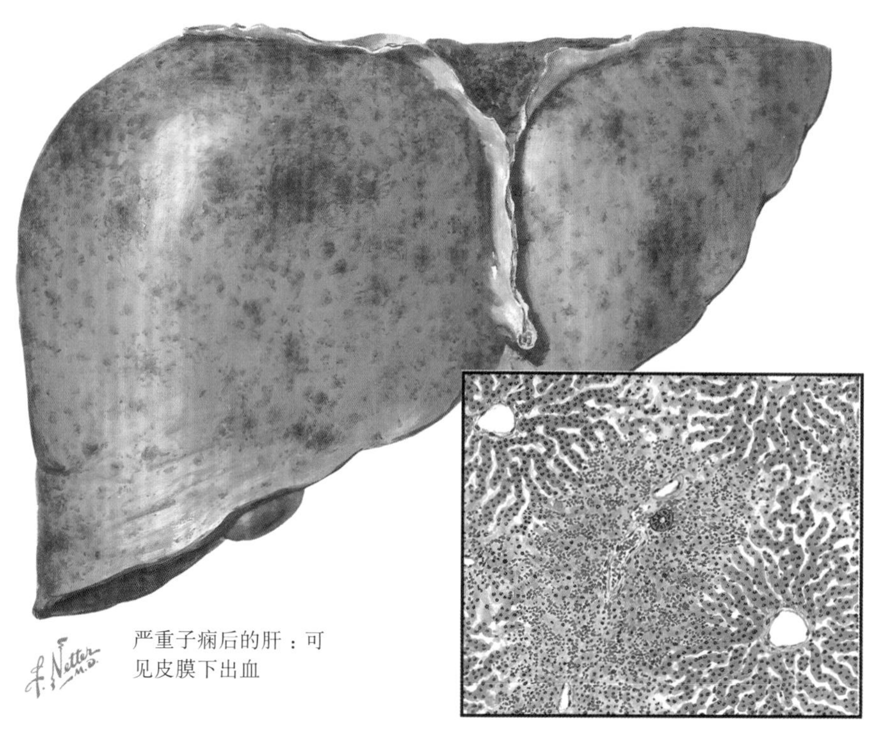


严重子痫后的肝：可见皮膜下出血

肝切面可见坏死

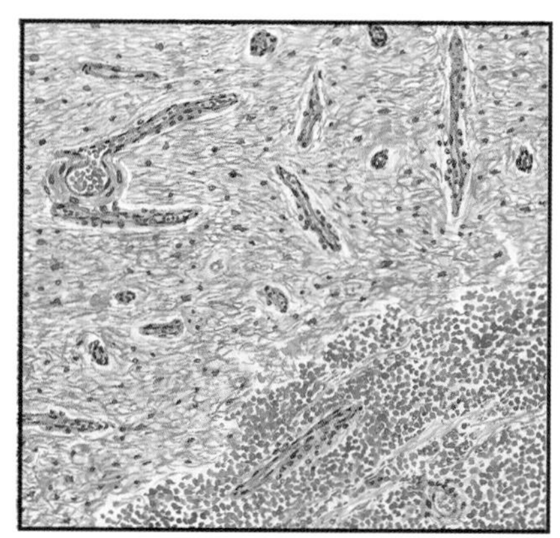

脑出血和坏死

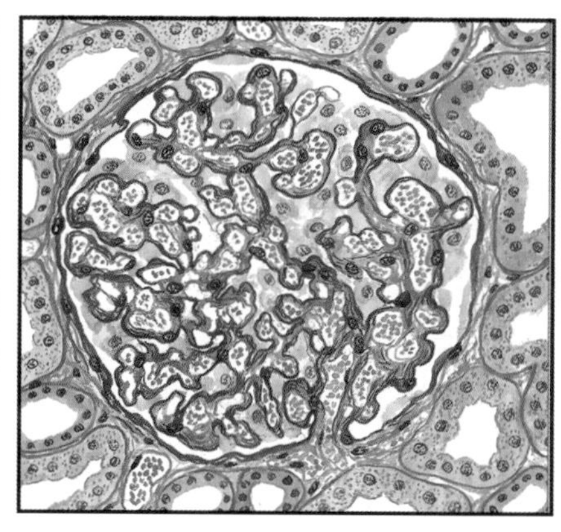

肾小球后纤维素沉积及上皮细胞肿胀

皮下组织、肺、内脏的间质组织可以存在不同程度的水肿。同样，小灶状变性和点状出血灶是常见的，尤其是在肾上腺和心肌。

所有这些病变是建立在广泛的血管收缩、外周阻力显著升高、对血管紧张素Ⅱ的反应增强及继发的肾血流减少和肾小球滤过率降低的基础上。正常妊娠的生理机制已经在动物模型上被广泛研究，但目前先兆子痫的相关介导因子了解得很有限。虽然一些动物模型已经开发研究先兆子痫，但是一些包括肾功能和肝功能受损的介导机制缺乏。

当存在严重血管收缩时，通过眼底、肾及脑血流的检查是可以发现的。先兆子痫的高血压在许多方面与肾病的恶性高血压相类似，前者肾的病变更像是由于血管收缩所带来的结果，而不是造成血管收缩的原因。最近的研究发现宫内缺血的发病率较高，这表明血管收缩因子的来源可能是缺血的宫内组织或胎盘本身分泌的。大量实验室数据支持先兆子痫中胎盘起到核心作用的假说。

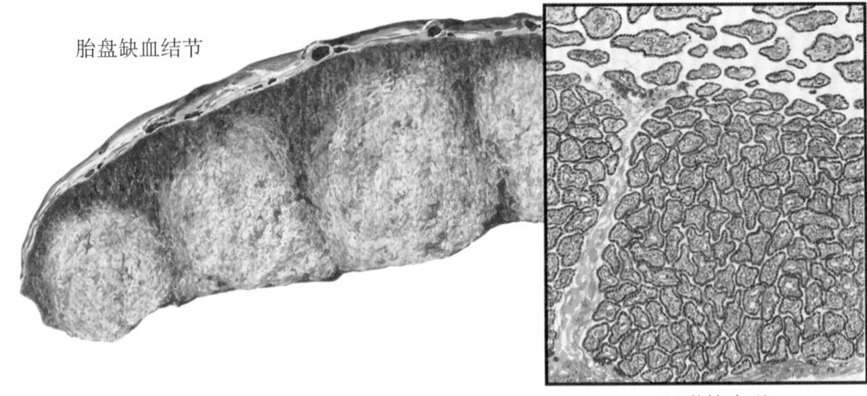


## 三十四、子痫前期四：胎盘梗死

先兆子痫是妊娠特有疾病，分娩后通常症状和病理损害会迅速消退，似乎有理由相信，妊娠子宫的内容物可能是血管收缩因子的来源或在介导机体其他部位产生相关因子中起着重要的作用。胎儿不是一个必需的因素，因为在葡萄胎中偶尔伴随重度子痫前期发生；而滋养层组织或妊娠子宫内膜看上去也不相关。没有微观或宏观胎盘病变可以作为先兆子痫的特异性诊断。

病理研究显示先兆子痫的发生与造成母体循环至胎盘和蜕膜的血流减少是密切相关的。母体血液流动到一个或多个胎盘小叶受阻引起相关区域的真正梗死。不幸的是，长期梗死经常出现在各种各样的结节性胎盘病变中，先兆子痫中合并这种病变的意义仍有限。

真正的梗死通常在胎盘母体面发现，但往往是不可见的。它们外表是圆形或椭圆形结节，密度增高，根据形成的时间不同可出现不同深浅的红色、黄色或灰色。显微镜下，可见绒毛坏死，母体流向绒毛叶的血流立即停止，绒毛间的空间坍塌，部分变得苍白和密度增加，这就是所谓的结节性缺血。绒毛膜板下富含静脉血的区域，其间的绒毛小叶受到的影响要小于结节中心区域。如果胎儿存活，未阻塞的绒毛毛细血管扩张并充盈，部分变得拥挤并造成红色急性梗死。如果胎儿死亡，梗死部位持续缺血。在这两种情况下，绒毛坏死，细胞核发生碎裂和核溶解，红细胞溶血，整个区域呈现黄色。中性粒细胞在坏死和有活力组织间形成一个反应带，环状密集围绕在病灶周围。这就是所谓的亚急性期梗死。

进展中的胎盘梗死

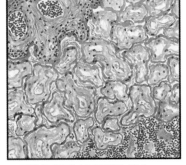

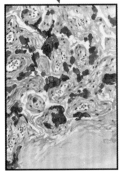

急性梗死（红色期）。绒毛间隙塌陷，绒毛内毛细血管扩张

亚急性梗死，绒毛坏死，溶血、边缘及绒毛根部中性粒细胞沉积。梗死内可见出血

梗死恢复期、钙化，中心区域液化

胎盘梗死不能由组织生长愈合。在梗死组织中无纤维细胞增殖或新的毛细血管生长。在病变周围钙化常见，变成灰色或白色。中心容易液化成为囊状。

绒毛小叶内分布大量胎儿血管，通常包括在深处大的梗死灶内，胎儿循环一直持续到支持组织坏死，胎儿血液流入坏死区域。如果广泛出血，它可能会导致胎盘后破裂，这可能是胎盘早剥的启动因素，这也可导致胎儿抗原如 Rh（D）暴露于母体。

在过去几年的研究中表明妊娠合并先兆子痫／子痫组的胎盘和有缺血表现的对照组的胎盘之间没有显著差异。血管内滋养细胞进入血管基底层，在先兆子痫／子痫的缺血性病变发展中起到一定的作用，但这也可能是该种疾病某种黏附因子异常表达的间接证据。在先兆子痫中，滋养细胞不适宜的侵袭、血管内皮功能障碍，均被认为在其发病机制中发挥一定作用。但仍尚有争议。

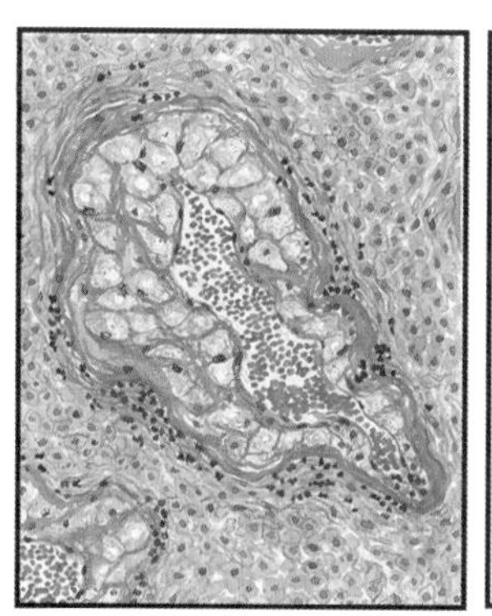

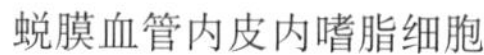

蜕膜血管内皮内嗜脂细胞

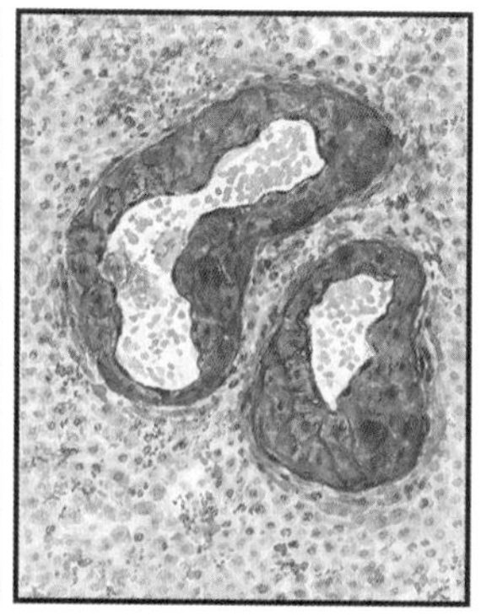

血管内脂质沉积（脂肪染色）

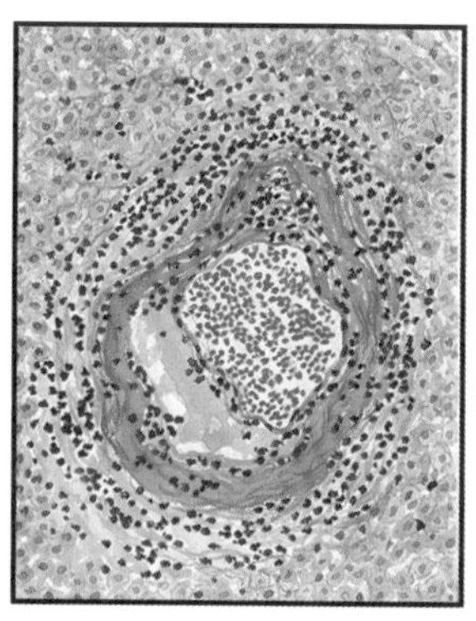

蜕膜血管内粥样硬化和炎症反应

## 三十五、母体循环减少的原因

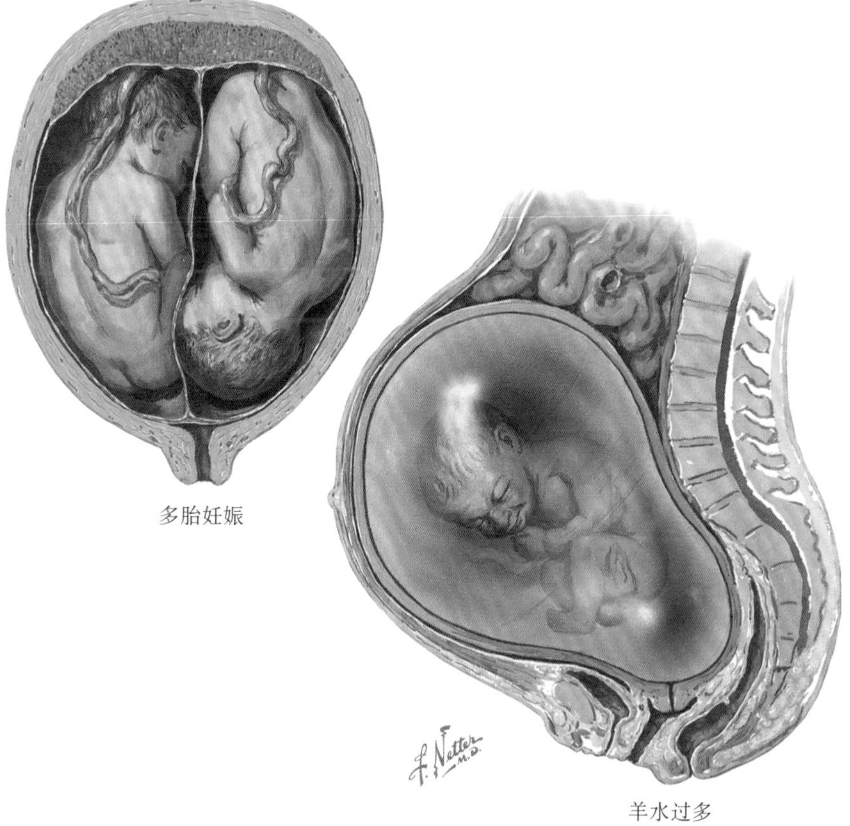

多胎妊娠

羊水过多

可能会妨碍母体血液至胎盘循环的各种病理条件被分为以下几组。

1．子宫血管疾病：①急性动脉粥样硬化；②原发性高血压相关的动脉硬化；③炎症（脉管炎）与绒毛膜羊膜炎相关疾病。

2．胎盘早剥伴有胎盘后出血或炎症渗出。

3．导致宫腔内压力增加：①多胎妊娠；②巨大儿；③羊水过多；④葡萄胎。

4．绒毛间隙或边缘窦广泛血栓形成。

5．母亲死亡。

在先兆子痫的情况下，胎盘梗死最常见的原因被认为是蜕膜血管的急性动脉粥样硬化。这种病变显微镜下表现为蜕膜动脉和子宫内膜动静脉内膜脂质沉积。该病变与其他部位急性暴发性动脉粥样硬化相类似，会导致明显的内膜增厚和血管闭塞。病变发生在蜕膜及基底层，但它们不涉及子宫肌层或体内其他组织的同等程度的血管。脂肪没有堆积造成胎儿血管病变。分娩后病灶逐渐消退。造成这种情况的原因仍然未知。

在先兆子痫中50%左右发现合并急性动脉粥样硬化，但这不是构成产妇血管阻塞的唯一原因。另一个胎盘梗死的常见原因是胎盘后出血导致胎盘早剥，病因尚不确定。此外，急性宫内感染的炎症性病变在怀孕期间偶尔会透过血管壁蔓延，导致血栓形成和闭塞。宫腔内压力增加可阻碍血液流向胎盘，也可导致宫壁过度牵拉和薄弱的蜕膜血管破裂。虽然在这种情况下先兆子痫发病率较高，原因可能是由于通过蜕膜血管血流量减少导致其发病，但这种灌注减少的假说尚未被证实。

同样，当绒毛间隙或边缘窦广泛血栓形成时会妨碍胎盘充分氧合，因为静脉回流阻塞往往会导致梗死发生。

患者妊娠前患有高血压，子宫和身体其他部位的小动脉玻璃样变，管腔狭窄，这种病变本身似乎不足以产生胎盘梗死，但会促使在原发性高血压基础上合并先兆子痫的发生。事实上，这两种情况常合并在一起导致严重的先兆子痫或子痫的发生。

产妇死亡被列为子宫血流不畅的原因是为了强调一个事实，在产妇猝死后胎儿循环会持续几分钟。在这种情况下，整个胎盘结节性缺血。通常一些绒毛的毛细血管充血，胎儿的血液开始出现在一些结节灶内。这构成了胎盘急性出血性梗死的初级阶段。

## 三十六、胎儿宫内生长受限

对称或非对称性的胎儿宫内尺寸和重量，较同等胎龄的胎儿减小时称作胎儿宫内生长受限。这种生长缓慢的原因很多，但最常见的原因还是作为胎儿死亡或存在危及胎儿风险的征象。一些学者主张将胎儿增长在10% ~ 20% 称为生长减少，并作为相关并发症的中等风险。确定明确的胎儿生长受限是很困难的，目前多以小于同龄 5% ~ 10% 为界。

胎儿宫内生长受限危险因素包括胎盘灌注减少（高血压、先兆子痫、吸毒、吸烟）或胎儿营养供给减少（慢性肾病、营养不良、炎症性肠道疾病）。胎盘植入或功能异常也可导致供给胎儿养分显著减少。在极端产妇年龄中发病风险也增加。多胎妊娠除外，< 15 岁的妇女低出生体重率是 13.6%，而 25–29 岁的妇女发病率则为 7.3%，大于 45 岁的妇女发病率则达 20% 以上。多胎妊娠生长受限的风险也增加。多数生长受限是没有具体原因的。

生长受限的胎儿宫内状态逐步恶化，甚至宫内胎儿死亡的风险增加 2 倍（围产儿病死率的风险增加 8~10 倍：生长受限是导致早产围生儿病死率的第二大重要原因）。远期常合并身体和神经系统后遗症。不良预后的风险与生长受限的严重程度成正比。

发生显著的生长受限之前往往没有生长受限的明显预兆(通过查体约，2/3 的母亲没有诊断出来，超声检查可以排除或确诊分别为 90% 和 80% 的病例)。生长受限的征象包括外部测量与同等孕周不符。超声检查胎儿长骨生长或腹围及头围与同等孕周不符，也可同时合并羊水过少。早期确定可靠的预产期是准确检测胎儿生长受限的关键。最准确的诊断是建立在序贯检查以提供个体胎儿生长信息的基础上。

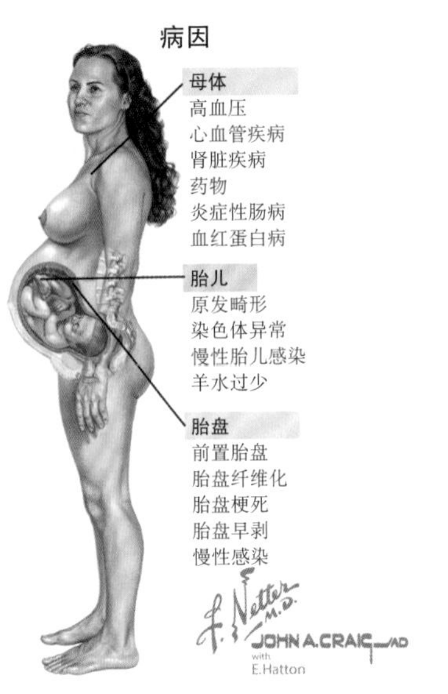


宫内生长受限可以表现为对称性或非对称性表现。生长受限的评估以超声测量胎儿头围和腹围与同孕周相比较，其他产前检查也可用于评估胎儿宫内状态。

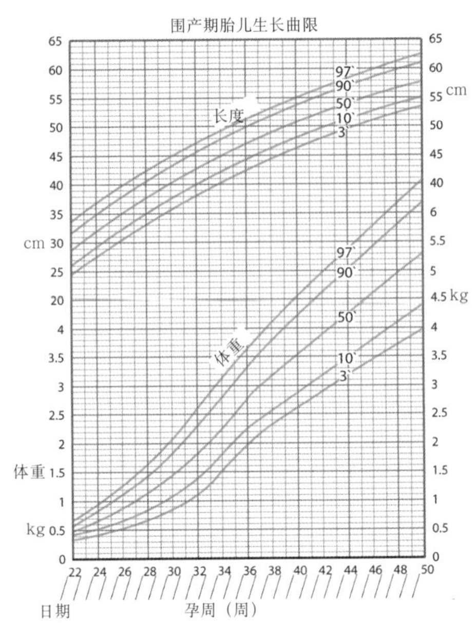


来源：宫内体重—见原文
身长及头围—iklasson（原文）
产后 –CDC 生长曲线，2000
36 ~ 45 周围生期生长曲线

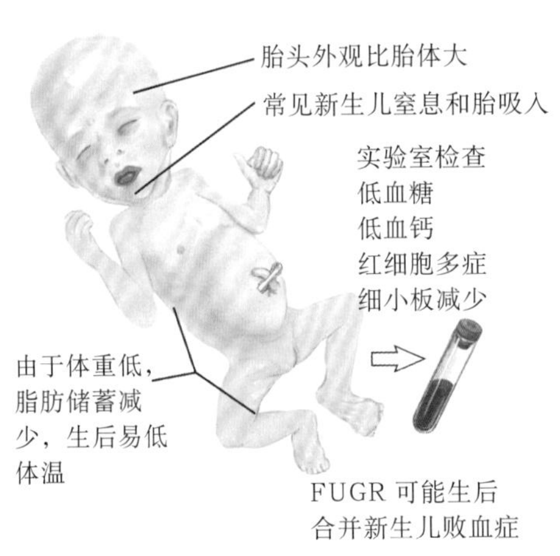


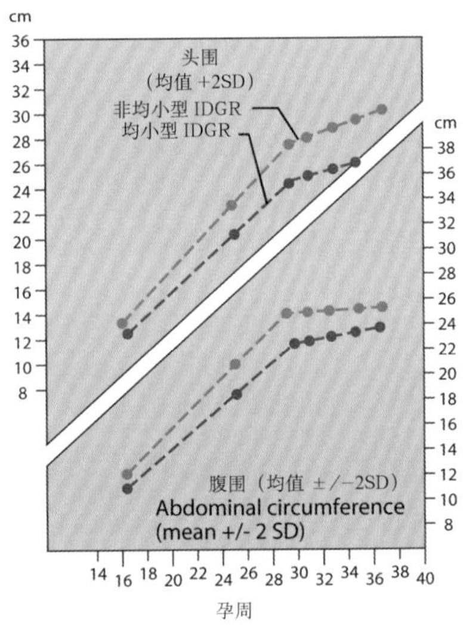


胎儿宫内生长受限必须与小于胎龄儿相鉴别，后者不增加相关风险。非对称性生长受限不认为是全身性原因所致，早期宫内受到损害更可能导致对称生长受限，而晚期受到损害则导致不对称生长受限。同样，内在因素通常会导致对称性生长受限，外在因素通常会导致不对称生长受限。

当怀疑胎儿宫内生长受限时，要加强胎儿评估和产前胎儿监测［包括 NST、生物物理评分和（或）OCT］。当胎儿生长受限时，脐动脉舒张期血流出现反流、消失时被认为对于胎死宫内有很强的预测价值。当有母体相关疾病时应早期评估胎儿生长（双顶径、头围、腹围和股骨长），并且随着妊娠的进展应频繁地评估。严重疾病要每 2~3 周进行一次评估。这些胎儿产时要严密监测。

## 三十七、胎儿红细胞增多症（Rh 致敏）

母亲对不同血型的胎儿发生同种免疫是可能发生的，历史上最常见的例子是 Rh（D）血型。胎儿红细胞增多症（新生儿溶血病）中，母体特异抗体（IgG 抗体）穿过胎盘到达胎儿从而持续破坏胎儿的红细胞，它是导致胎儿死亡的常见原因。可以通过注射母体免疫球蛋白封闭 Rh（D）因子，从而降低其风险。

人血红细胞含有一个复杂的遗传性抗原群，其中之一是 Rhesus CDE 抗原系统。CDE 血型的基因与 ABO 血型是分开遗传的。它位于 1 号染色体短臂。在此组中最重要的抗原之一是 Rh（D）因子。大约 85% 的人是 Rh（D）阳性，而 15% 是 Rh（D）阴性。任何血液携带 D 抗原，包括输血、流产、宫外孕和正常怀孕、妊娠期间受到创伤、羊膜穿刺术和其他暴露均会导致抗 Rh 抗体形成。IgG 抗体可以通过胎盘进入胎儿循环，并导致破坏 Rh 阳性的胎儿血。其他同种免疫（最常见是 Kell 或 Duffy 抗原）也可以产生类似的效果。

本病的三个主要特征是溶血性贫血、黄疸、水肿。表现程度的不同取决于母体血液中发生免疫的程度。当母血抗体滴度 ≤ 1∶8，不需要临床干预；当母血抗体滴度 ≥ 1∶16 或 1∶32，应考虑行羊膜穿刺术、脐带血采样或测量大脑中动脉多普勒流速了解对胎儿的影响。当严重影响胎儿时，可能需要宫内输血来防止溶血性疾病和水肿。

胎儿水肿是该疾病最严重的形式，胎儿往往出生后死亡。胎儿浆膜腔和身体组织内积液，在某些严重的情况下预示着溶血性贫血可能在进展。胎儿血液中有核红细胞可能远远多于白细胞，内脏有髓外红细胞生成区域，最典型的可以看到在肺泡血管内充满巨大幼红细胞。

在不太严重的情况下，婴儿出生后可以存活，并伴随轻微水肿和轻度贫血。由于缺乏胎盘运输胆红素，在几个小时内红细胞被破坏，黄疸会加重，释放出的血红蛋白迅速转化成胆红素，并在肝内清除。黄疸和贫血可逐渐消退或在几天内加重，导致新生儿死亡。在其他情况下，婴儿的血液中抗体较少，可能会出现轻度黄疸，临床上仅表现为贫血（先天性贫血）。大多数病例需要换血疗法治疗。

在严重的情况下，胎盘非常大，过度分叶状、苍白、水肿。显微镜下，绒毛肿胀、水肿。胎儿血液中富含幼红细胞和其他有核红细胞。经常可见胎盘内血凝块。

在第一次产检时，所有患者都应该检查 Rh 血型和同种免疫实验（间接 Coombs 测试）。Rh 阴性血的病人在分娩、羊膜穿刺术、胎儿死亡、流产、宫外孕或任何可能接触 Rh 阳性细胞之后，都需要接受 D 免疫球蛋白治疗。标准的预防性接种是在妊娠的 28～30 孕周。应用预防治疗，同种免疫的风险估计为 0.3%。

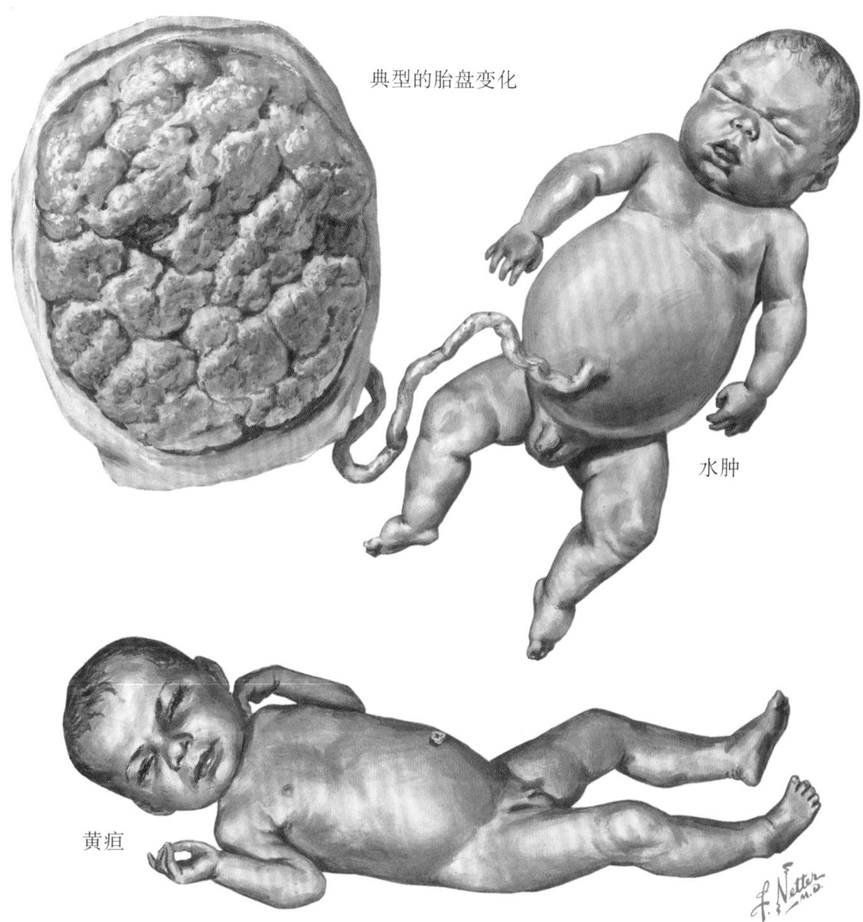


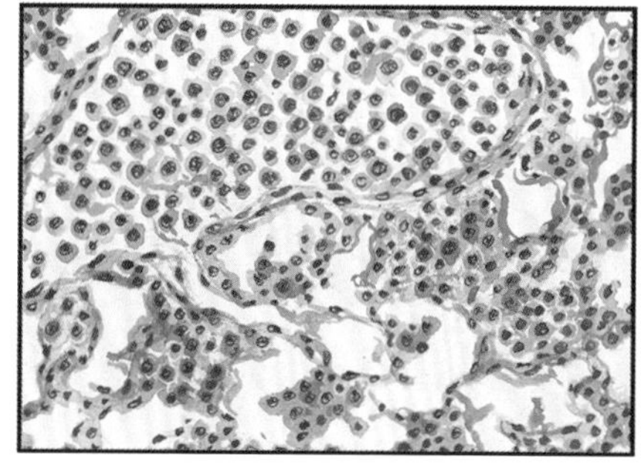
肺内红细胞生成

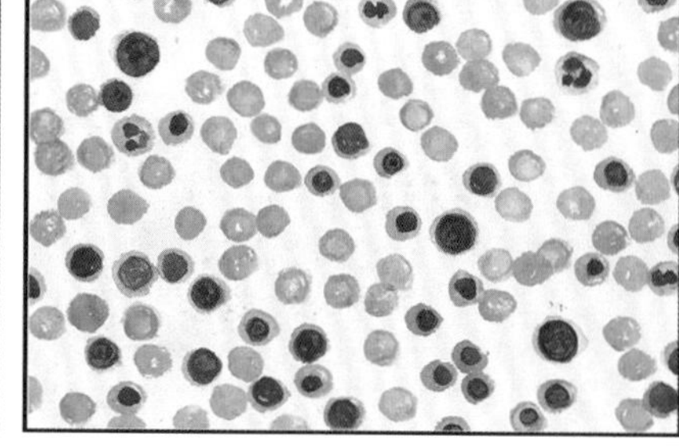
血图片显示红母细胞

## 三十八、梅毒

在很多地区，梅毒仍然是晚孕期导致胎儿死亡最常见的原因。在发达国家，20 世纪 80 年代晚期和 90 年代初期，由于毒品滥用及毒品性交易的盛行，原发梅毒和继发梅毒的案例迅速增加。尽管在发达国家很罕见，但在发展中国家（东欧经济过渡体和苏联）尤其是在艾滋病常见的地区，梅毒的发病率越来越高。患有原发梅毒或继发梅毒的母亲孕育的婴幼儿，早产、胎死腹中或死于新生儿期的发生率最高为达 50%。在许多情况下，幸存的孩子生下来就有先天性缺陷，有的先天性缺陷几年内不会十分明显。

胎儿通过胎盘从母体感染。当一个被感染的胎儿出生，先天性梅毒的症状很快会出现。对母亲进行适当的治疗能够预防先天性梅毒，但由于无法有效识别感染梅毒的患者，因此无法让他们接受治疗从而减少梅毒感染并发症。孕早期的非梅毒螺旋体筛查如快速血浆反应素或性病研究实验室测试联合梅毒螺旋体的特异性试验如荧光螺旋体抗体吸收（FTA-ABS）分析是有效但昂贵的筛查策略。这些应该在孕晚期再次测试。

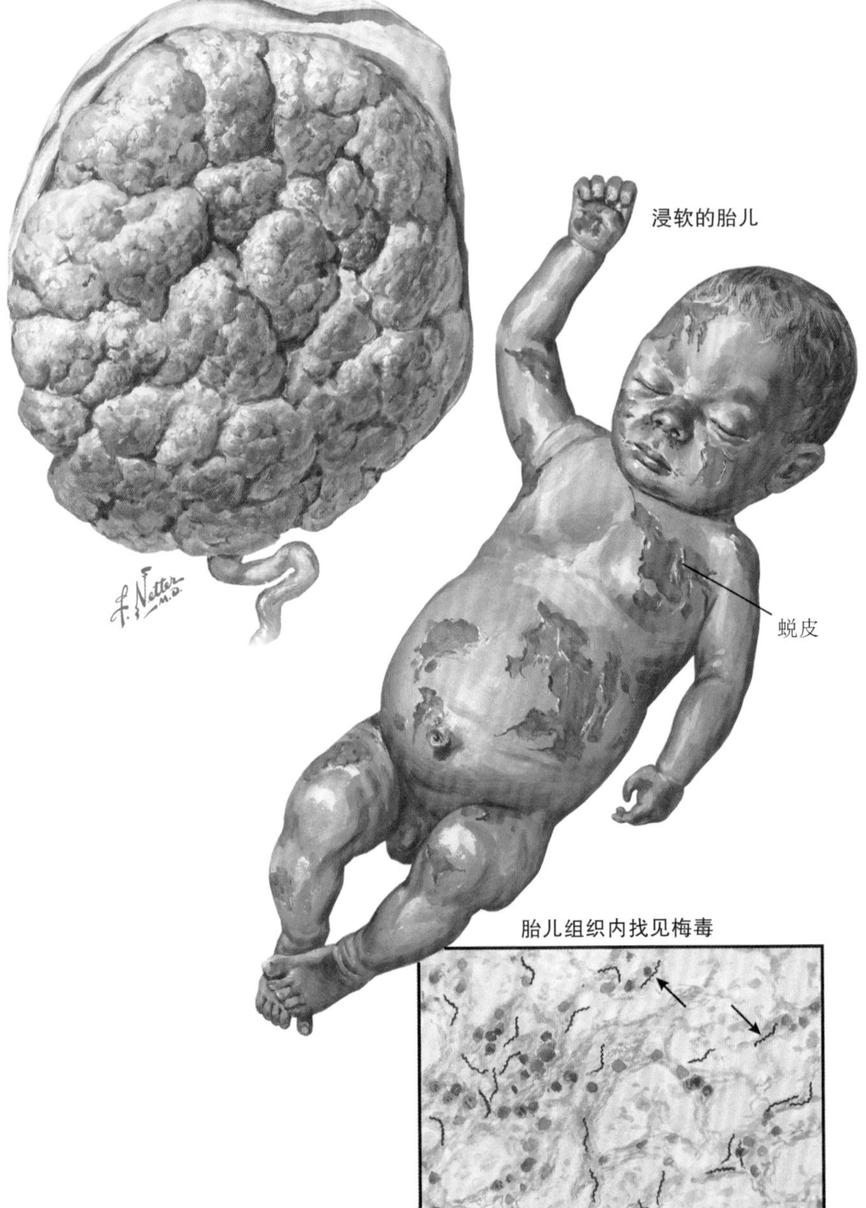


一个在胎儿期流产的胎儿或成熟婴儿期出生的梅毒感染胎儿通常生长发育受限。分娩的活胎或子宫里的死胎，其皮肤呈现干燥、脆弱，有时没有光泽。在不同的身体区域可以发现囊泡。胎儿死亡或在子宫内停留一段时间后快速的浸渍作用时常出现，可能会有很大变化。这些外部的病变提示应该进行尸检，通过检测内部器官的特异性变化以确诊。炎症和退行性变化通常存在于肝、脾、肺、肾和胰腺。最具特征性的变化是骨软骨炎，伴随骨化紊乱和错乱的软骨组织。对孕早期流产的胎儿进行内脏器官或骨的*梅毒螺旋体*检测很少成功。在孕晚期，尤其是当胎儿部分自溶时，内脏通常充满了*梅毒螺旋体*。

没有胎盘或胎儿的哪一部分能够不受*苍白螺旋体*的侵袭。在未经治疗的案例中，胎盘增大、过度分叶、苍白、水肿。脐带和胎膜呈褪色变化及胎儿浸渍后期变化。在显微镜下，可以发现胎盘弥漫性炎症改变，缺血的绒毛纤维间质增加，胎儿血管内膜显著增生。尽管这些都是梅毒的特异性病变，唯一确凿的证据还是在组织中发现*梅毒螺旋体*（莱瓦迪蒂染色法或暗视野检查）。

无论梅毒感染是在哪个阶段，即使第一疗程治疗后血清学仍然是阴性，产前保健、对孕妇的强制性血清学检查、怀孕期间青霉素治疗都很成功，极大地减少了先天性梅毒的发病率。在确定适当的治疗时，产妇感染阶段、胎儿感染时间的长短、孕期生理变化对药物代谢的影响都应该考虑到。这些决定可能由于青霉素过敏或者 HIV 进一步复杂化。即使有适当的治疗，胎儿仍然有 14% 的概率感染梅毒。

## 三十九、产褥期感染

产褥期感染一般指产后的生殖道感染。几个世纪以来，产褥期感染是导致孕妇死亡的主要原因，尽管抗生素的应用已经改变了这种状况。与感染相关的孕产妇病死率约为0.6/100000 活产。子宫内膜炎仍是最常见的产后感染，尽管其他来源的产后感染包括手术后的伤口感染、会阴蜂窝织炎、乳腺炎、麻醉呼吸并发症或基础肺部疾病如哮喘或阻塞性肺病、尿路感染、感染性盆腔静脉炎。总的来说，产后感染估计影响 1%~3% 的正常阴道分娩、5%~15% 计划剖宫产、15%~20% 计划外剖宫产。

产褥感染病原体绝大多数是厌氧菌及需氧肺溶血链球菌。这些病菌通常出现在产道，在产时或产后进入宫腔而致病。

产后子宫内膜炎通常是多种微生物感染（70% 的案例），涉及 2~3 种厌氧和需氧菌。在大多数情况下，导致子宫内膜炎的细菌通常是存在于肠道、阴道、会阴和宫颈。常被分离出来的微生物包括*解脲支原体*、*消化链球菌属*、*加德纳菌属*、*拟杆菌*及 B 族链球菌；其他少见的微生物包括*白色葡萄球菌属*（*微球菌扩散*）、厌氧菌及*大肠埃希菌*。*支原体*也和迟发型产后子宫内膜炎相关。

临产及分娩期间无菌操作不规范、反复的阴道检查、使用受污染的材料是可避免的致病因素。妊娠晚期的性行为同样被认为与帮助微生物传播及感染相关。失血和创伤是产后感染最常见的原因。创伤为细菌的侵入创造了通道，并为细菌创造了有利的繁殖条件。过长时间的分娩，尤其是胎膜早破、胎盘残留及宫颈阴道裂伤可能导致或促进产后感染。

产后感染的病理结果与其他感染伤口类似。胎儿及胎盘娩出后，子宫内膜有利于细菌生长。会阴切开术和裂伤的伤口感染可能出现，后者是迄今为止最常见的产后脓毒症发生的位置。不同的生物体感染使子宫内膜呈现不同的表现，通常出现坏死和黄绿色，也可能是血液分解的黑色。炎症过程可能只在宫腔或扩散到宫旁组织，或广泛播散。从子宫内膜来看，炎症可能沿着子宫和其他盆腔静脉蔓延，导致盆腔血栓性静脉炎；也可能出现下肢静脉血栓性静脉炎。炎症通过淋巴管扩散至宫旁组织和腹膜，导致子宫旁组织炎、盆腔蜂窝织炎、腹膜炎。扩散到遥远的肺部或肝可能形成脓毒性栓塞，引起败血症坏死和脓肿。

诊断通常是没有难度的。产后发热、伴有下腹部压痛，应该考虑产褥感染可能，除非有证据除外。腹部和子宫压痛伴随腹壁变硬和活动减弱提示腹膜炎。恶露的特征和气味有助于诊断，并可能辨别出感染微生物类型。有些感染，尤其是 A 组乙型溶血性链球菌感染，可能伴有稀疏的、无味的恶露。

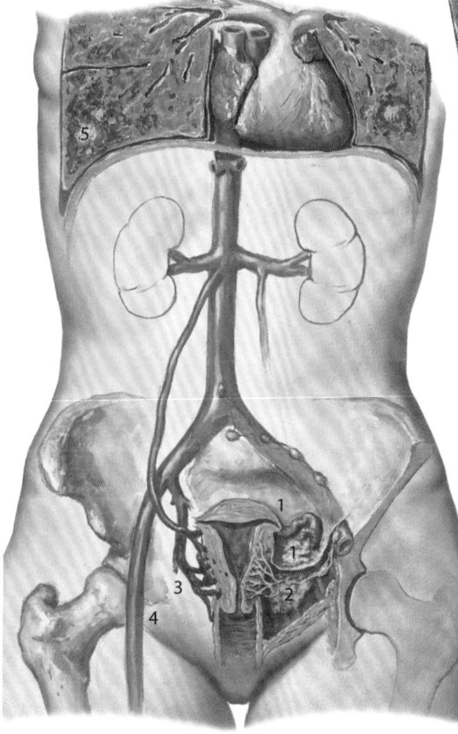

子宫内膜炎播散：
1. 腹膜炎；
2. 子宫周围炎；
3. 盆腔血栓性静脉炎；
4. 下肢静脉血栓；
5. 肺梗死或脓肿

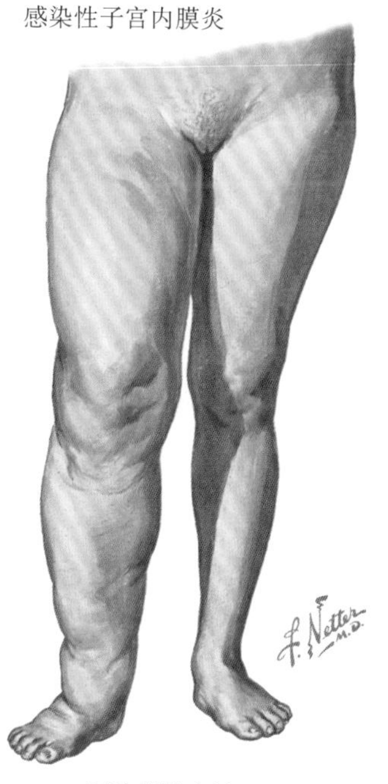

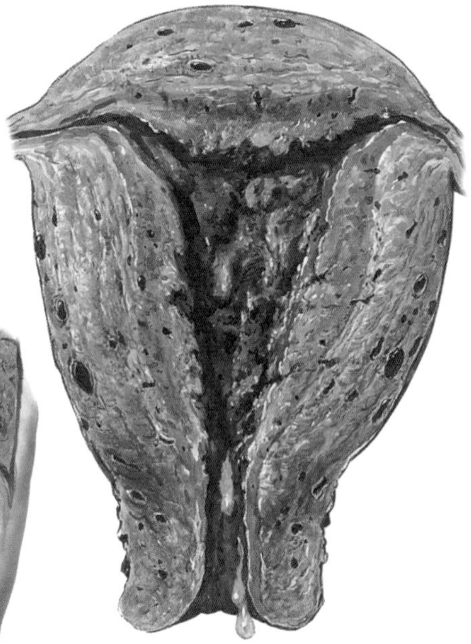

感染性子宫内膜炎

下肢静脉血栓

（陈 施 译 张 岱 校）

# 第 13 章

# 乳　腺

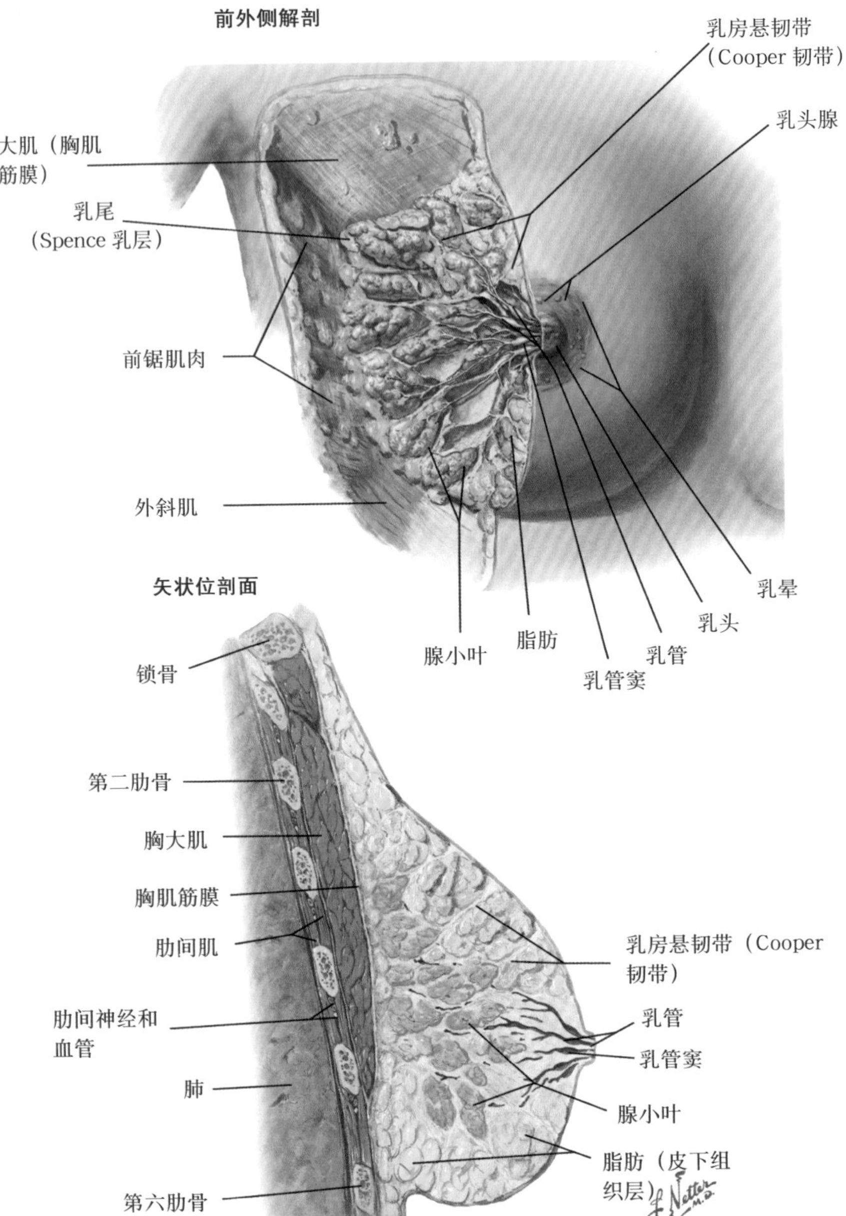


## 一、位置和结构

乳腺的分解剖面结构在右侧的图示中显示，靠上的是平面结构，靠下的是矢状面结构。乳腺的大小变化较大，但是一般来说分布于第 2 肋至第 6 肋之间，两侧于胸骨及腋前线之间，同时乳尾位于外上象限，该部分可以在沿胸大肌触诊时触及。乳腺组织紧贴胸大肌前缘，一层脂肪组织分布于乳腺和胸大肌筋膜之间并将两者分开，这层脂肪组织实际是乳腺腺体的脂肪间质组织的延续。脂肪组织分布在乳腺腺体结构周围，并由其组成了乳腺的主要结构，并由此形成了乳腺的体积及形状。乳腺腺体组织和脂肪组织的比例存在年龄和个体差异。绝经后，乳腺中的脂肪组织比例升高而腺体组织比例下降。丰富的血管系统和淋巴管网（后续章节介绍）供应着乳腺。乳腺的神经符合正常的皮肤神经分布，这些神经主要来源于颈神经 $T_3$–$T_5$ 的外侧和内侧分支。从颈丛下纤维发出的锁骨上神经主要分布于乳腺的上部和侧面。乳头的神经感觉是来源于 $T_4$ 的侧向皮肤分支。

成年女性完全发育的乳腺形如半球，它的正中央是类圆形的乳晕，是含有色素的皮肤，直径 1.5~2.5 cm。乳晕的表面因为其下方大小不等的皮脂腺的存在而显得高低不平，称为蒙氏腺，这些腺体分布于皮肤下菲薄的皮下组织层。乳晕组织中的束状平滑肌使得乳头形态挺立，利于为婴儿哺乳。乳头高出乳腺皮肤表面数毫米，含有 15~20 个纤维肌肉组织环绕的乳腺导管，表面覆有褶皱的皮肤。在乳头的正下方的腔隙间，乳管在此处扩张膨大形成短小的乳窦或称为壶腹，乳汁可以储存于此处。这些壶腹是乳管的延续，乳管自乳头向四周胸壁放射样分布，并分支形成次级乳管。这些乳管止于上皮细胞形成的乳腺腺泡或者小叶。乳腺小管的数量及乳腺腺泡的大小在不同的个体间以及不同的年龄阶段间存在较大的差异。但是总的说来，终末乳管和腺泡结构在育龄期增加，并且在怀孕及哺乳期时达到顶峰。上皮组织结构组成了腺体的实质，乳腺的间质组织是由纤维组织和脂肪组织构成，这些组织决定了未孕或未哺乳妇女的乳腺大小和坚韧程度。

乳腺筋膜是胸肌筋膜的延续。这些筋膜组织将腺体组织隔开，形成小叶，同时发出束带样组织，直到乳腺的上半部分皮肤组织，称之为 Cooper 悬韧带。由于这些束带样组织并不是紧绷的，这就容许乳腺在一定范围内活动，但是随着年龄的增加，这些韧带松弛并导致乳腺下垂。

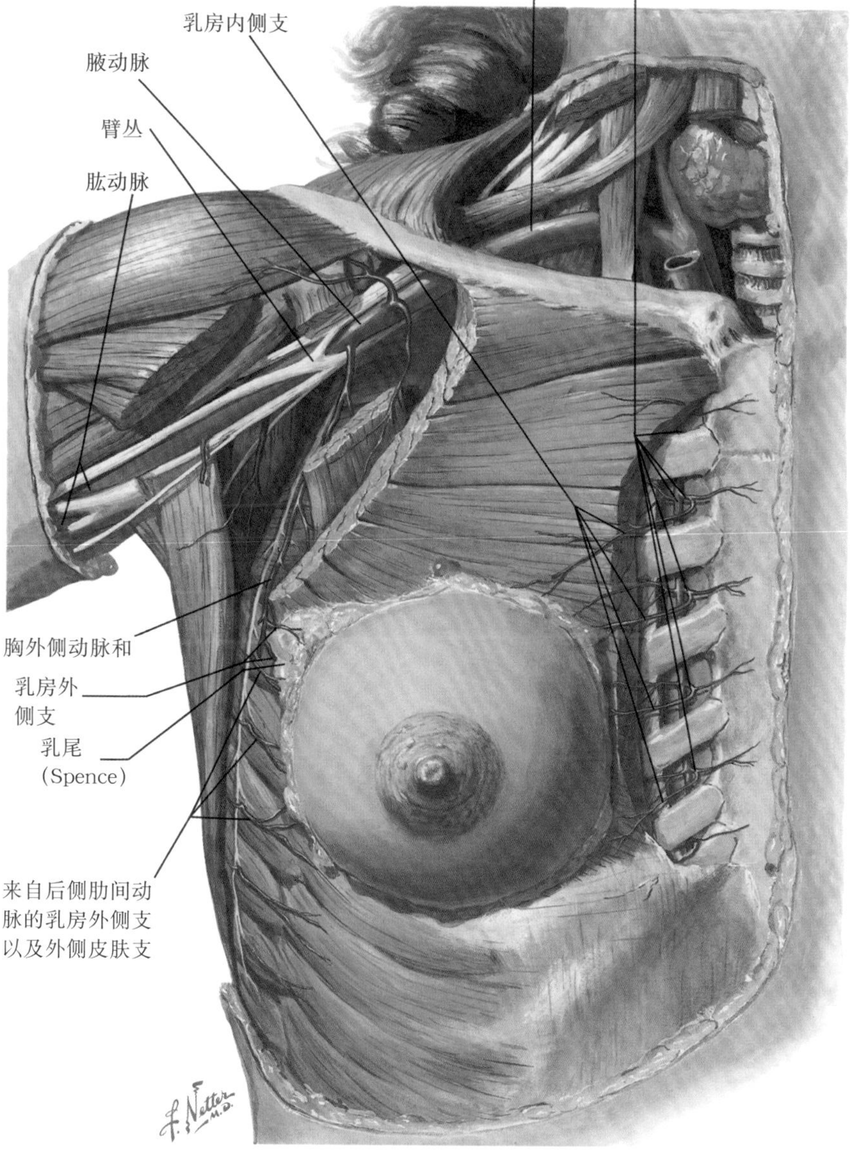

乳内动脉及其穿支
锁骨下动脉
乳房内侧支
腋动脉
臂丛
肱动脉
胸外侧动脉和
乳房外
侧支
乳尾
(Spence)
来自后侧肋间动
脉的乳房外侧支
以及外侧皮肤支

## 二、血液供应

乳腺组织丰富的血管供应主要来源于胸主动脉的降支发出的肋间动脉分支、锁骨下动脉发出的乳内动脉、腋动脉发出的侧支，有时候也通过其他分支，如乳外侧动脉供应乳腺。额外的血液供应来源于胸背动脉及腋动脉发出的胸肩峰动脉的一支。胸小肌的上侧缘与胸肩峰动脉的起始位置相重叠。

乳内动脉的肋间分支走行于上6根肋骨肋软骨后方，紧贴胸腔的壁层，主要供应乳腺的中部血供。胸主动脉的肋间动脉位于第3、4、5肋间的侧皮分支进入乳腺的侧面。肋间动脉的侧支穿过侧胸壁的肌肉后分为前后两支，其中只有前支是供应乳腺的。胸外侧动脉沿胸小肌的下缘走行的分支从外上象限的后方到达腺体。这些分支中的其中一支（在女性中发育的要明显强于其他分支）称为乳外动脉，它沿胸大肌边缘回转，如果将乳腺掀起，可以在图片中看到这支血管。由胸外侧动脉和乳内动脉发出的分支构成了密集的吻合，而后者又与肋间动脉之间形成网络，从而形成强大的血管网络为乳腺提供丰富的血流。这三支主要的供血血管在乳晕处的分支形成环状的血管网，确保了乳头及乳晕的血液供应。而乳房的皮肤依靠这些血管在皮下的丛状分支供应。这些分支又与深部的腺体实质的供应血管形成交汇，从而在乳腺的较为深的区域形成另一个血管丛。

存在不少血管分布的变异现象，这被认为是抵御坏死的发生，比如说乳头周围的环状血管网。乳腺丰富的血供允许肌体耐受多种乳腺外科手术、治疗及美容手术后，仍然能保证乳腺的皮瓣及腺体有着足够的血供。然而这种优势在乳腺的感染性疾病或者恶性肿瘤中却成为不利因素。

静脉血管基本上是与同名动脉相伴行的。主要的静脉引流到腋静脉，也有部分引流至乳内静脉。腋静脉的解剖往往不很规则，造成了在上臂位置手术的复杂性。浅静脉环绕乳头，并引流至乳内静脉、肋间静脉、腋静脉及肺的血管。这些连接就为乳腺癌细胞通过浅静脉流向肺并形成肺转移灶。肋间静脉与椎静脉形成复杂的网络传入或者环绕脊椎，这又为恶性肿瘤细胞的骨转移提供了另外的通道。

引流乳腺实质的静脉也如同身体其他部位的静脉一样会受到炎症及血栓的影响，分别形成胸壁浅表血栓性静脉炎及血栓性静脉炎。

## 三、淋巴引流

乳腺的淋巴系统引流非常复杂，而且形成丰富的淋巴管路网络，该网络可以分为两个平面结构，浅层或称为乳晕下丛，另一个为深层或称为筋膜丛。两者都起源于小叶间间隙及乳管壁。引流乳腺的淋巴结并不是按照线性分布的，相反，它们是相互交错的、多样的并与脂肪垫混在一起。这样的情况造成了在乳腺癌手术过程中淋巴清除的复杂性。

来自乳腺中央部分的皮肤、乳晕、乳头的淋巴液中大多数浅部淋巴丛向侧方的腋窝区引流，第一站流至胸肌前组淋巴结，通常称为腋下组淋巴结。胸肌前组淋巴结通常有4～6枚，沿着胸肌的边缘分布，毗邻胸外侧动脉。引流通过腋静脉分布的腋窝中央区淋巴，或者向腋窝中部淋巴结区。经过该区后继续向锁骨下区引流，该区的淋巴结成为腋窝尖组淋巴结，腋静脉和锁骨下静脉在附近汇合。腋窝淋巴结的数量是较大的，通常在30～60枚，接近75%的乳腺淋巴引流集中到该区域的淋巴结。

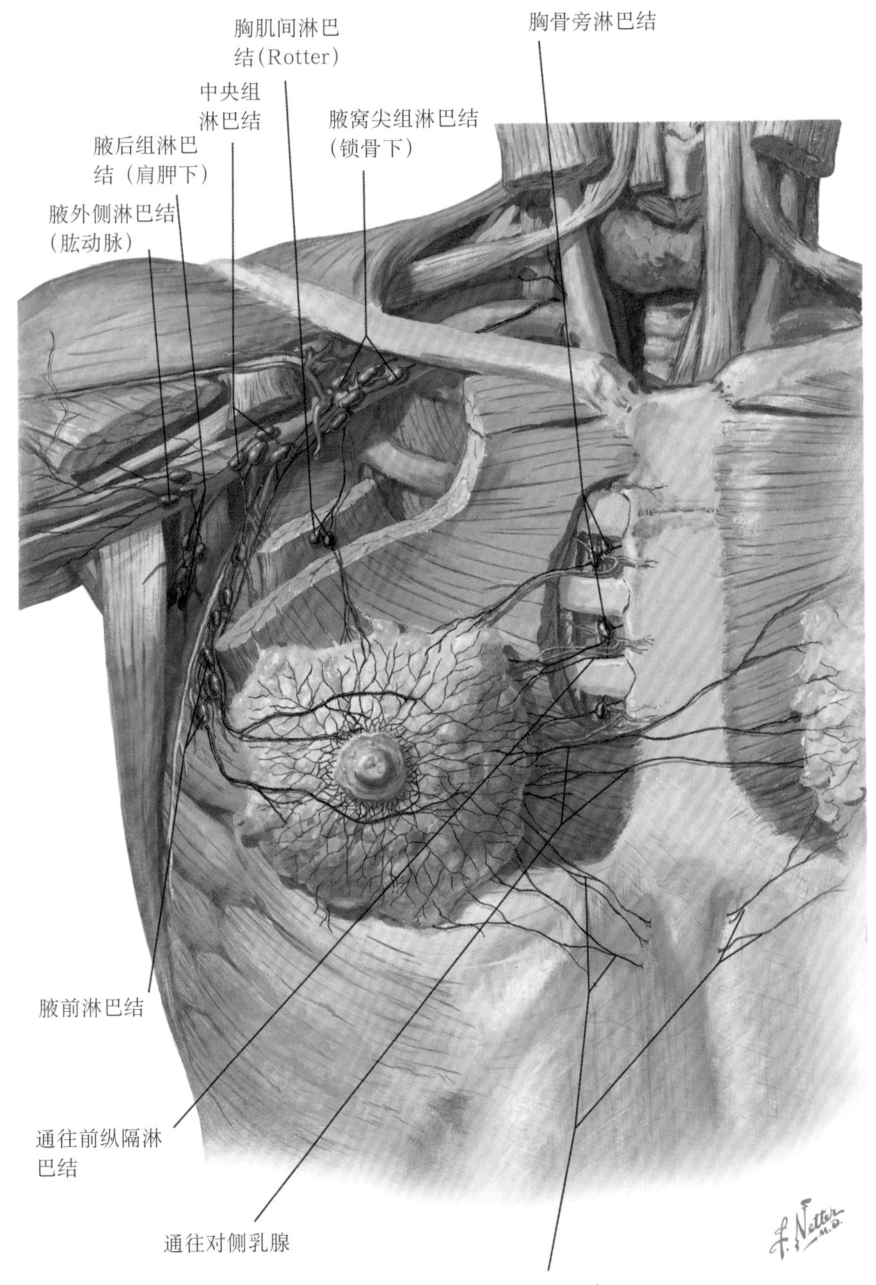


深层丛沿着胸肌延伸到达Rottor淋巴结（胸肌间淋巴结），该淋巴结位于胸大肌的下方，并通向锁骨下区的淋巴结，这条通道也成为Groszman通路。深层淋巴丛的其他部分大多数向内侧方向引流至乳内动脉周围淋巴结，并由此通向纵隔淋巴结，其他的淋巴管路就负责引流乳腺的下半区域和中央部分。其中乳周的一部分通过腹部腹直肌前鞘淋巴管通向肝或者膈肌下淋巴结，还有两侧乳腺间的交通支引流。通过浅层淋巴管丛向对侧的乳腺及腋窝区域引流，恶性肿瘤向对侧的转移往往就是通过这条途径。乳腺的下中央区的深层组织淋巴可以通过胸骨下到达前纵隔淋巴结，即主动脉前的淋巴结。还有些淋巴可以引流到位于肋骨近脊柱附近位置的淋巴结或者通向胸肋下及膈肌下。

淋巴结在乳腺癌的转移中起到至关重要的作用，其中腋窝的淋巴结占据了主要的地位，它们往往是乳腺恶性肿瘤转移的第一站去处，这些淋巴结在临床上也成为第一组（第二组淋巴结位于胸小肌的下方，而第三组则为锁骨附近）。其他的转移途径有通过乳内血管周围淋巴结直接向纵隔转移的。

淋巴引流通常来说是按照就近的原则，这是乳腺癌前哨淋巴结分布规律概念的基础。多数情况下，乳腺癌的淋巴结转移途径是可以预计的，可以依据原发的肿瘤癌床位置、相关的前哨淋巴结及其通向的腋窝淋巴结链。但是有些特殊情况下，恶性肿瘤的淋巴结转移方式可以是多样的，且无明显规律。尽管如此，前哨淋巴结的概念仍然是可以信赖的，因为一般不超过3%的乳腺癌不是向腋窝方向转移。

## 四、乳腺的发育

人一出生的时候，无论男女，乳腺都发育成较为明显的半球形并隆起，触诊为柔软的并且是可移动的，在过期产儿这种情况尤为明显。组织学上，可以很容易地发现有很多排列成索状的细胞，其末端是基质细胞形成的小栓，这些结构将在未来分别发育成乳管及乳腺小叶。很大一部分的新生儿可以见到内卷的乳头，大约有 1/10 的新生儿乳腺可触及明显增大的腺体，尽管没有明显的炎症反应存在，但是依然给这种情况起了个不太好听的名字叫作新生儿乳腺炎。这些早期的腺体样结构甚至可以在出生的前 2~3 d 分泌乳汁样物，成为“婴儿泌乳”。所有这些新生儿泌乳现象基本上都是由于在子宫内发育期间从母体接受了较多的孕激素的作用。这种情况多数在生后的 2~3 周后消失。从此以后，乳腺退化，进而在婴幼儿期呈现“静止”状态。这个时期内男孩和女孩的乳腺腺体会保留一些扁平上皮细胞的导管残迹，周围是胶质结缔组织。

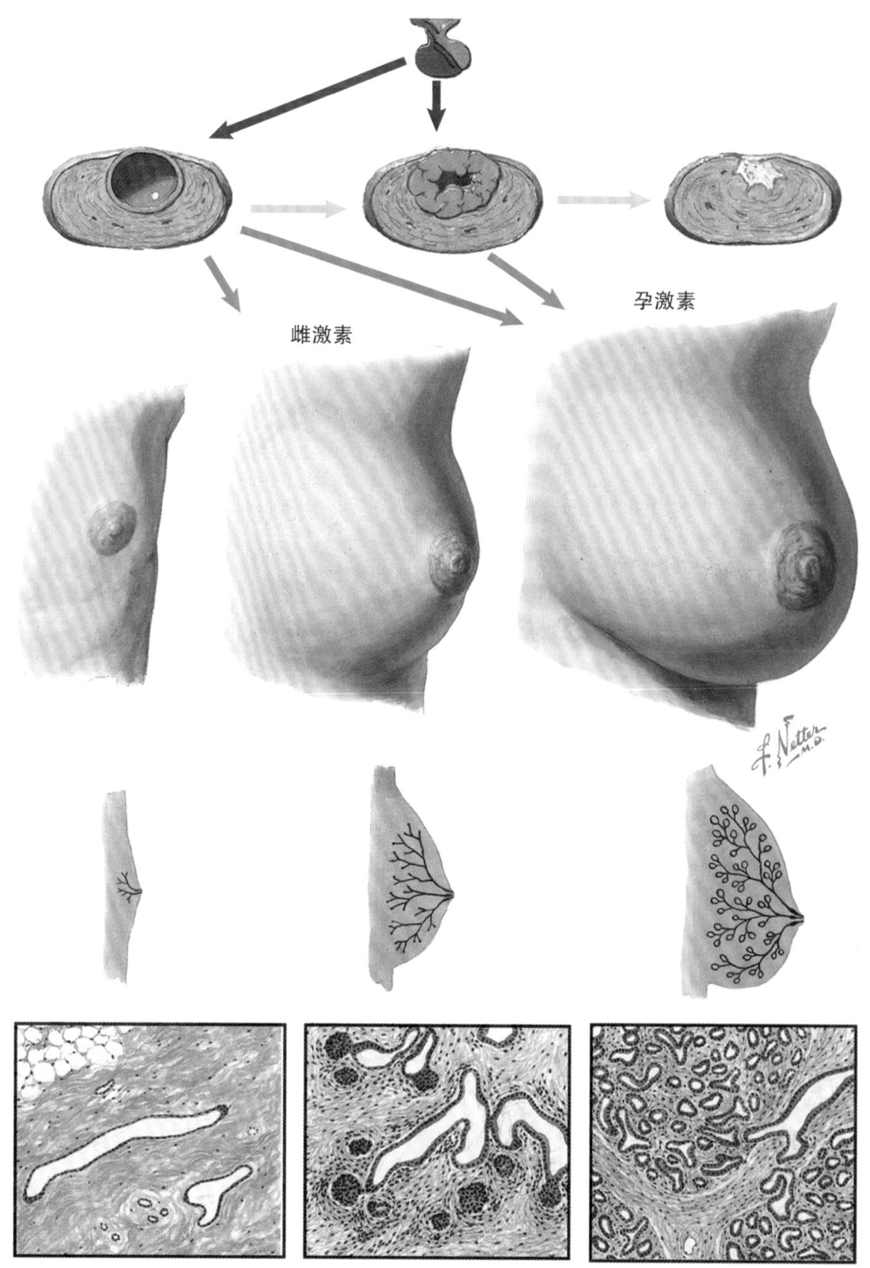


对于女孩来说，青春期的第一性征是乳腺的发育。在美国，女性青春期的乳腺发育开始时间为 10.8（± 1.1）岁。青春期发育开始，由于腺垂体分泌的卵泡刺激素的作用，卵巢中卵泡成熟，伴随着孕激素的释放。在孕激素的作用下乳腺导管开始变长，乳腺导管内的上皮细胞开始复制和增生，将来会形成乳腺小叶。导管上皮细胞的生长往往伴随着管周纤维组织的生长，结果是造成了青春期女孩乳腺尺寸以及坚韧程度增长，同时乳晕及乳头开始发育增大并出现色素沉着。

随着卵泡的形成，分泌雌激素的黄体形成，从而出现了月经，而乳腺发育的第二阶段也由此开始。乳腺的小叶以及腺泡结构开始形成。在成年女性，尽管雌激素与孕激素同时存在，但是无数的试验结果证实了由于雌激素的优势地位，乳腺小叶的发育仍然是雌激素作用的结果。生育期的女性乳腺小叶特征性的结构也是这种现象的结果。乳腺小叶的分化大多在月经初潮的 1~1.5 年结束，然而腺泡细胞自此之后仍然在月经周期激素的交替刺激作用下持续发育，尤其是在怀孕时期分化得更加明显。青春期脂肪的沉积并且纤维间质的形成促进了乳腺的增大。

乳腺的发育作为评价女性青春期性成熟的一项标准（Tanner 标准）。1969 年 Marshall 和 Tanner 按照女性乳腺和阴毛的发育情况将青春期发育分为 5 个阶段，并称为 Tanner 标准。对大多数女孩来说，乳腺开始隆起是青春期的第一标志，而月经初潮被认为是青春期结束。

## 五、乳腺功能的变化和泌乳

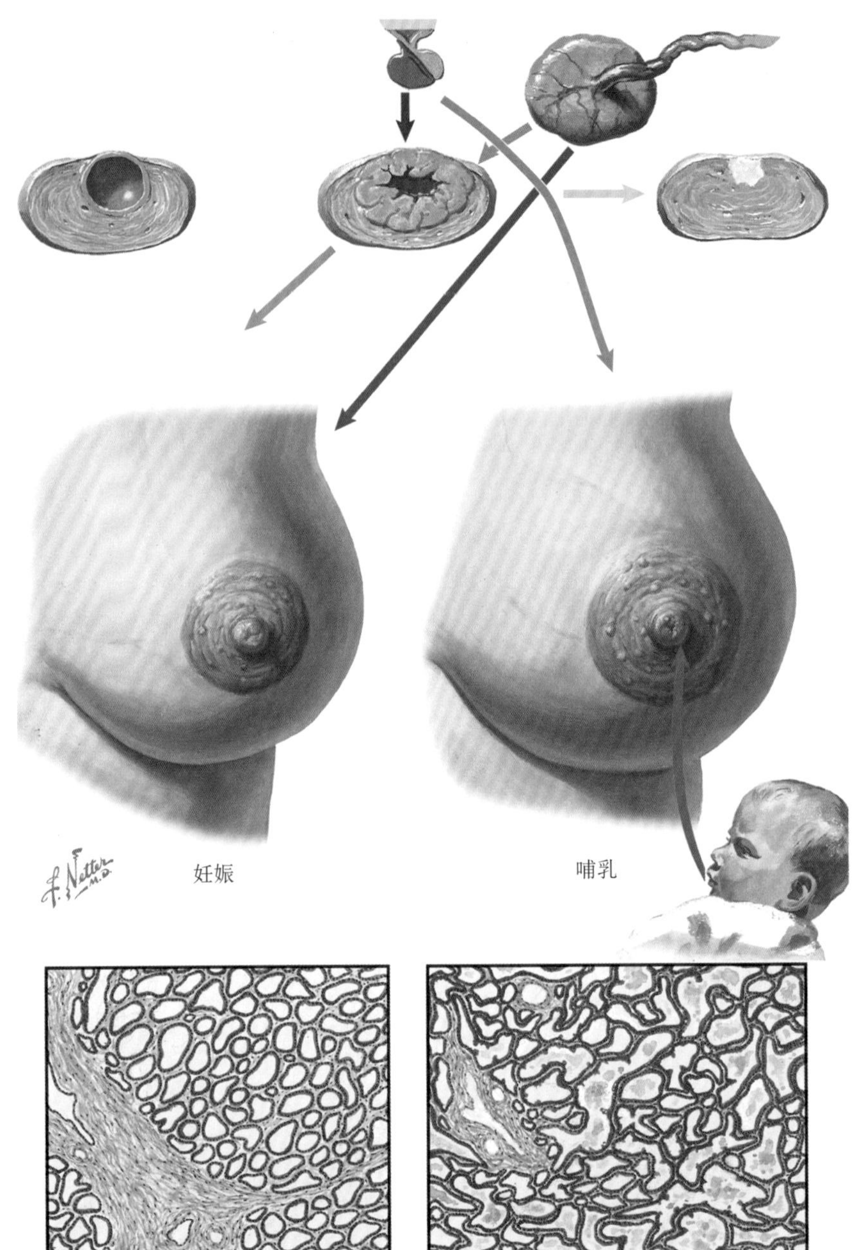


腺垂体和卵巢分泌激素功能逐渐成熟使得乳腺的发育和功能逐渐成熟。卵泡刺激素及黄体生成激素作用在卵巢而引发雌激素和孕激素的生成，雌孕激素的交替出现控制着乳腺的发育。虽然这些是乳腺发育的因素，但仍不是乳腺泌乳的主要原因。

非怀孕期的妇女的乳腺暂不具备泌乳的功能。只有妊娠才使乳腺出现为哺乳而出现的相应变化。在怀孕的前 3 个月，乳腺导管的终末端开始增殖，从而为将来腺泡形成提供最大数量的上皮细胞。在接下来的 3 个月，终末导管上皮细胞复制并且聚集形成肥大的腺体叶。导管腔也开始扩张，这时候腺泡结构充分形成并且管腔转为立方上皮细胞。这时可以偶然见到类似初乳分泌。妊娠的最后 3 个月，在前期形成的腺泡结构充分扩张。造成这一结果的是高水平的孕激素和雌激素的存在。

伴随着妊娠开始，孕激素的水平升高，垂体中产生泌乳素的细胞相应出现增生和肥大。当受孕卵细胞在宫腔内植入后，血清中的泌乳素和孕激素随之很快升高。循环中的泌乳素水平在整个怀孕期间持续稳定地升高，在最后 3 个月时达到峰值约 200 ng/ml。这种升高是与循环中的雌激素水平相一致的。尽管泌乳素持续升高，但是并没有出现泌乳，是因为高水平的孕激素阻止了泌乳素对乳腺的作用(最可能的是阻止了泌乳素与其受体的相互作用)。

当孩子出生后，在腺垂体分泌的高水平的泌乳素作用及对新生儿的哺育下，极度扩张的腺泡结构开始出现泌乳。在胎盘娩出后 1~2 d 后，泌乳素和孕激素的水平迅速下降，乳汁开始泌出。如果母亲没有哺乳，泌乳素的水平将在生后的 2~3 周恢复到孕前的基础水平。在哺乳的母亲体内的泌乳素会在生后的 6 个月内降到怀孕前的范围，但是只要有哺乳活动，泌乳素又可以明显增加。

泌乳素在生后的 3~4 d 受到婴儿吮吸的刺激而保持足够的浓度。对乳晕的吮吸刺激除了能脉冲式升高泌乳素外，还有升高催产素的作用。催产素可以通过促进乳管收缩而起到喷乳反射作用。这些因素的存在就佐证了吮吸活动促进并保持了泌乳的存在。

泌乳素对于乳腺腺体本身来说并不造成形态学或者组织学上的影响。只不过是在功能上刺激了这些在怀孕期间就充分发育的组织产生乳汁（发育由雌孕激素作用）。持续的哺乳使卵泡的成熟被抑制 6 个月。

在扩张的腺泡中，大量的立方或者柱状上皮细胞的细胞核位于细胞质基底或者顶端，由这些上皮细胞排列而成的结构是乳汁形成的部位。这些上皮细胞位于一组由毛细血管包绕的细窄的结缔组织带当中。在哺乳高峰时，乳房体积的 1/5~1/3 参与乳汁的分泌和储存。

对乳头和乳房的刺激同样可以升高非孕期妇女的泌乳素水平。引起泌乳素升高的可以是午饭的进食、活动、睡觉及应激。由于这些因素，泌乳素的水平通常在一天中是波动的。在一天中，午夜睡眠和下午较早时间是其峰值出现的时候。

## 六、多乳头症、多乳房症和乳房肥大症

乳房的先天异常包括乳房发育不全、无乳房、乳房不发育或者无乳头／乳晕，是极端罕见的（无乳头或者无乳房往往是 Poland 综合征的一部分，该综合征还包括胸壁肌肉缺失、第 2～5 肋骨缺失、无手或者无椎骨畸形）。

相比较而言，多个乳房或者乳头的发生概率要高一些。这些畸形是可以用乳房的胚胎发育过程来解释的。胚胎发育的前第 6～12 周发育成乳腺实质的上皮细胞，首先形成固态生长，并沿着腋窝到腹股沟形成一条称之为"乳线"区域分布。发育后期，这条嵴状分布消失，而保留了胸肌前的一对正常的乳房。

副乳头或者称为多乳头症在男性中的发生率约为 1%，女性则为 2%。尽管可以见到关于家族性聚集病例的报道，但这些病例往往是散发出现的，总体来说也属于罕见病例。通常出生的时候，副乳头被认为是胎记或者痣，只是因为其特殊的解剖位置才会引起人们的注意。多数情况下，在正常一对乳腺的下方 5～6 cm 处，朝向正中线的位置可以看到多出的乳头。多乳头并不一定合并有成型的乳腺或者乳房。在胚胎时期的任意时段都可以在乳线上发现不带有乳腺组织的多个乳头。而在成年人，这些多余乳头分布在自腋窝到腹股沟的区域上。在正常乳房的下方，乳线向中线方向走行，而在乳房上方，乳线则是向侧面朝向腋窝方向走行。乳线上位于侧面的多乳房症相比较于位于中间位置的更容易发育成具有一定形状大小且有泌乳功能的"乳房"结构。在腋窝位置的多乳房组织，可以在怀孕期间与正常乳腺一样生长，增大并出现泌乳。这种情况在欧洲后裔女性中的发生率为 1%～2%，而在亚裔女性中概率为 5%～6%。根据副乳发育情况的不同，可以将其分成 8 个不同的度，从犹如一片毛发的 1 级到小型的成熟并有泌乳功能的 8 级。这种分级方法是基于

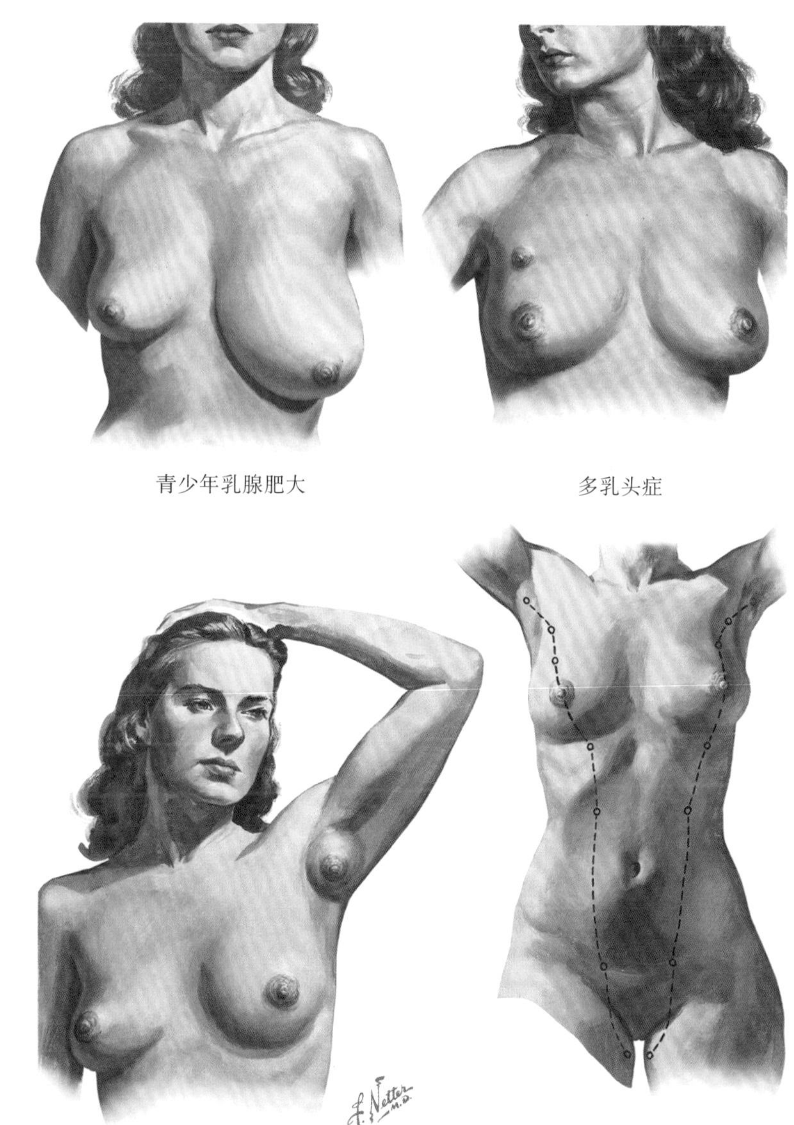


青少年乳腺肥大　多乳头症　多乳房症　乳线

副乳中腺管、脂肪组织、乳头、乳晕或者丛状毛发存在情况而定的。

腋窝中无乳头的多余乳腺组织比有乳头的多乳症乳房更易于形成恶性肿瘤，它的恶性肿瘤发生率和正常乳腺的发生率是几乎相当的。乳腺的良恶性疾病都可以在多乳症或者副乳中发生。有意思的是在*美国心脏病学杂志* 2000 年的一篇文章中提到，此类患者似乎与二尖瓣脱垂的发生有所关联。

乳房肥大症是一种常见的乳腺异常，在两性中都可以见到。在女性中，婴幼儿乳房肥大往往见于早熟性肥大、婴儿乳房肥大症，青少年及妊娠妇女常见处女期肥大、妊娠期肥大等。性早熟、性乳腺肥大常见于卵巢内分泌功能紊乱。处女期及妊娠期乳腺肥大症的病因尚不清楚，可以是单侧发病也可以是双侧，受累的乳房长得异常巨大。巨乳中可以见到纤维间质的数量异常增大，其中含有高度增生的导管，同时伴有小叶的形成。巨乳一旦形成，将是持久的，如果是在青少年中出现，将影响到患者自我外形的认识及其社会功能。最有效的治疗方法是乳腺的减容成形手术。

某些程度的乳房不对称是正常的，大约有 3% 的女性可以发现一侧乳房与对侧相比有着明显的体积差异。一般来说，这种乳房不对称的情况是良性的正常的变异，但是如果出现可以触及的异常情况则另当别论了。

## 七、男乳女化

男孩在青少年出现的乳腺增生是正常现象。14—17 岁的男孩当中，大约有 2/3 可以在乳头下触及类似于硬币样的边界不清的结节，称为青春期结节。尽管男乳女化常常累及双侧乳腺，但单侧病例也是可以见到的。正常情况下，这种结节会在 21 岁之前退化。但是有些时候，这种青春期结节的生长要比正常大 2~3 倍，并且长期存在。有时由于其位置散在，且质地坚硬，导致检查者认为这是乳腺纤维腺瘤。只有脂肪组织的堆积而没有腺体样的增生则称之为假性男乳女化。

男乳女化多数在新生儿、青春期及老年时期出现。触诊时，增大的乳腺组织和脂肪组织感觉就像是正常女性的乳房。散在地摸着较坚硬的增生在镜下可以看到管周结缔组织增生及形成乳腺导管的上皮细胞的增生。

青春期乳腺的生长可以用特殊年龄阶段的内分泌变化来解释。男乳女化是由于体内孕激素和雄激素失衡所导致的，雌激素（刺激因素）作用强于雄激素（抑制因素）作用，或者是乳腺的雌激素受体对循环中的正常含量的雌激素敏感性增高。在雌激素作用下，导管上皮细胞增生，导管延长并出现分支，管周的成纤维细胞增殖，形成更多的血管。这些和雌激素作用于女性乳房组织的发育作用是一致的。在雌激素作用下，男性和女性的乳房组织变化表现在组织学涂片上是非常相似的。分泌雄性激素的睾丸间质细胞也会分泌雌激素。男性体内大多数雌激素是雄性激素在外周组织中通过芳香化酶作用转化而来（睾酮和雄烯二酮分别转化为雌二醇和雌酮）。这种转化多发生于肌肉、皮肤、脂肪组织中。由于这种原因，超重的青少年男性比正常体重的同龄男孩更容易出现这种改变或者改变得更加明显。青少年的男乳女化的总体发生率为 4%~69%。

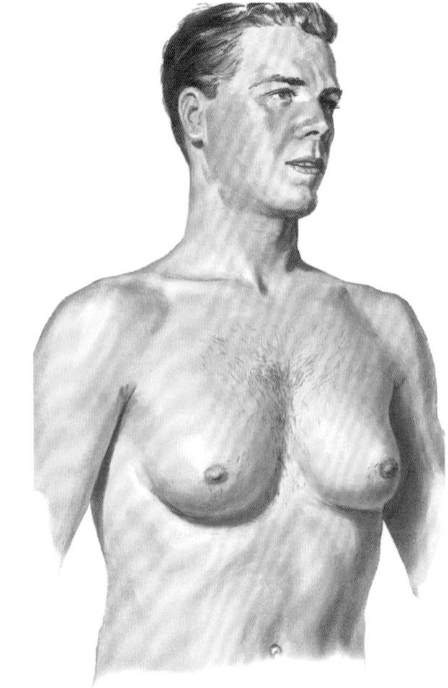

真性男乳女化症（女性化）

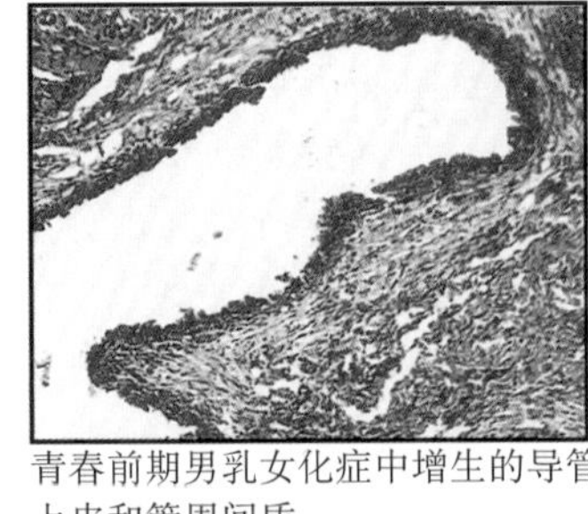

青春前期男乳女化症中增生的导管上皮和管周间质

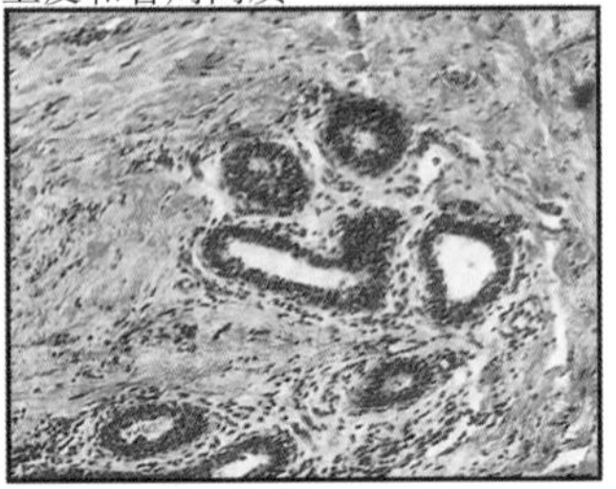

成年人男乳女化症的纤维腺瘤样形成

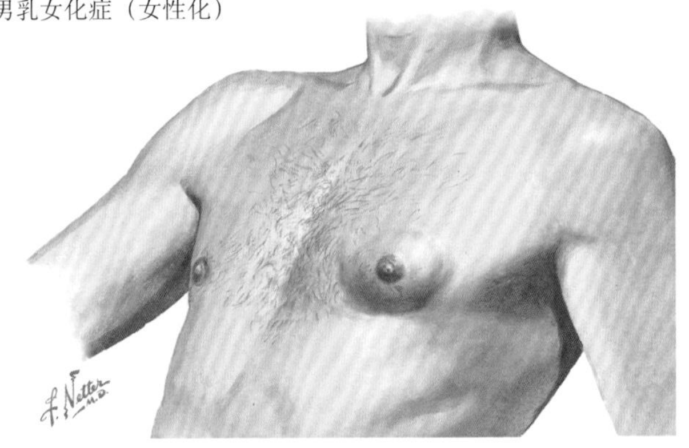

单侧乳房的纤维腺瘤

青春晚期或者成年男性的男乳女化基本上是因为内分泌异常导致的，这种异常常见于雌激素的过量或者雄激素不足。任何原因导致的性发育异常，无论是原发［如 Klinefelter 综合征（46，XXY）］或是继发的（如腺瘤引起的下丘脑垂体功能减退症），都可以引起男乳女化。其他原因还有睾丸的或者肾上腺的导致女性化的肿瘤出现。甲状腺功能亢进症也被认为与此病有关，因为甲状腺功能亢进症可以通过升高甲状腺激素刺激性激素结合球蛋白及增加循环中的芳香化酶，从而降低引起循环中的睾酮。男乳女化症的遗传因素包括完全或者不全性的雄激素失敏感或者一些遗传的肾上腺增生。

成年男性的乳房女性化常常是多因素的结果，在老年男性外周循环中睾酮大量芳香化，转变为雌二醇；由于年龄增大睾丸产生睾酮的量下降，导致男乳女化的发生。其他还有些医源性的因素导致男乳女化，包括使用雌激素样类似物，某些抗生素如甲硝唑的使用、降压药中的螺内酯、抗消化性溃疡的雷尼替丁及精神药物如吩噻嗪、饮用乙醇（尤其是在合并有肝硬化时）、吸食大麻，滥用美沙酮、安非他命同样可以引起男乳女化。

相当一部分罹患睾丸肿瘤（尤其是绒毛膜上皮癌、畸胎瘤及间质细胞肿瘤）的患者发生男乳女化，睾丸功能不足可以出现不同程度男乳女化。男乳女化往往是临床发现 Klinefelter 综合征的始发因素。只有当睾丸的小管系统出现明显的透明化改变后才可能出现男乳女化的改变。

沿乳晕边缘的弧形切口行单纯的乳腺切除手术可以起到充分治疗的效果。

## 八、痛性肿胀和哺乳期乳腺炎

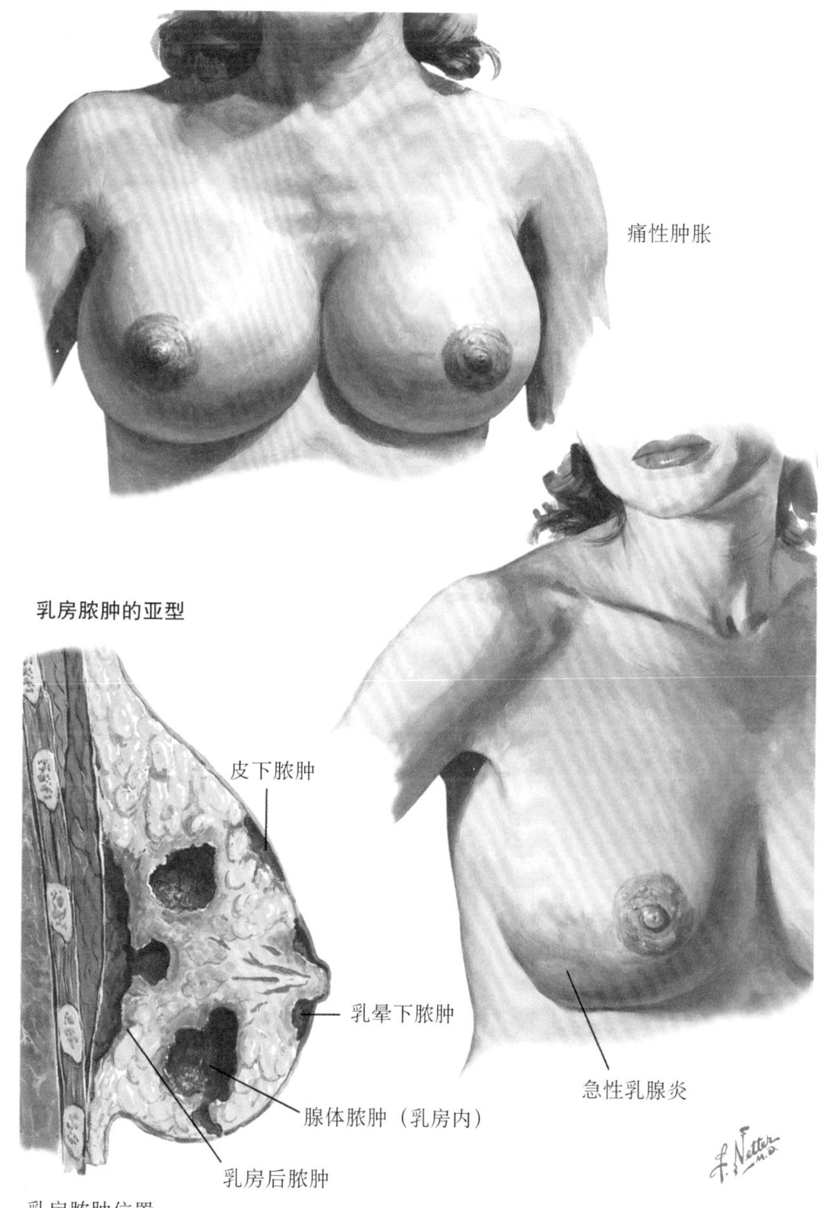


痛性肿胀往往是由于血管系统或者淋巴管路系统出现了淤滞而引起。通常情况下，这种肿胀发生在产后的第三天或者第四天开始哺乳前。哺乳开始后也可以发生类似的情况，一旦形成，哺乳往往会被中断。发病时乳腺会变得沉重、疼痛、发热，触诊乳房感觉坚实而敏感，并且肿胀向腋窝方向延展（Spence 乳尾区，乳腺沿胸大肌下侧缘向腋窝延续的部分）。体温比正常升高多不超过 1 ～ 2°F(华氏)，乳腺表面皮肤充分水肿，由此乳头变得平坦而导致婴儿无法用口含。吸乳器或者手法挤压排空乳汁可以帮助减轻肿胀，同时要注意婴儿正确的怀抱和喂养。乳房肿胀的程度可随着生育的次数而改变，第一胎生育的母亲乳房肿胀的程度要重于其他生育二胎或更多胎的母亲。在哺乳的间歇期，乳房要束缚比较紧并可以使用冰袋或者镇痛药物，以减轻乳房的疼痛感。

哺乳前或者乳房操作前，充分地洗手（洗涤其他的哺乳用器械）可以有效地减少感染性乳腺炎发生的可能性。此外，每次哺乳前乳头和婴儿面部都应做相应的清洁处理。

急性乳腺炎在开始哺乳的头 4 个月内比较容易发生。在美国，约有 10% 的母亲在哺乳期内发生急性乳腺炎，这其中接近一半的患者是初次生育和喂养婴儿。感染病原进入乳腺的门户往往是皲裂或者破损的乳头，来自婴儿口腔及鼻腔的病原微生物通过乳头感染母亲。体征上表现为发热、血象升高、受累乳房的触痛，甚至出现拒碰。一些病例出现病情迅速进展，体温升高达华氏 105 ～106°F（40.5 ～ 41℃）。这些病例多数在 48h 内即出现化脓。使用恰当的经典的抗生素治疗可以避免脓肿形成。大多数患者此时并不需要停止婴儿的哺乳，适当紧度的胸衣可以帮助改善症状，同时可以使用冰袋冷敷及镇痛药物以减轻症状。化脓性感染患者使用双氯西林可以控制感染，但是一旦脓肿形成，抽吸或者引流是必需的。抗生素的使用应参考患者的既往史、药物过敏史及耐甲氧西林*金葡菌*（MRSA）感染的可能。环丙沙星、克林霉素、复方新诺明可以有效地治疗 MRSA 的感染，但是复方新诺明应避免在为 2 个月以内的新生儿哺乳期的母亲使用。

根据感染灶的不同位置，急性乳腺炎可以分为三型：乳晕下型、腺体型、间质型。乳晕下型脓肿形成的位置在紧贴乳头的位置。在腺体形成脓肿往往累积 1 个或者多个小叶，脓肿也经皮肤自发破溃，从而形成乳瘘窦道。间质型是脂肪组织和结缔组织受累，会形成乳房后与胸肌间隙脓肿，如图所示。一旦出现化脓性的征象，需要通过热探测技术以定位脓肿的位置，尽快地切开引流处理脓肿。有些急性病例处理不当会转化成为慢性乳腺炎。急性乳腺炎的全部症状及体征可以持续数周到数月，但是程度会略轻。慢性乳腺炎的处理原则和急性病例是一致的。

乳腺炎在一些近期没有生育的女性，甚至在绝经后的女性也会发生，但是比较罕见。由于炎性乳腺癌的临床表现和急性乳腺炎非常相似，因此应当注意隐藏在急性乳腺炎表现下恶性肿瘤的可能。

## 九、溢乳症

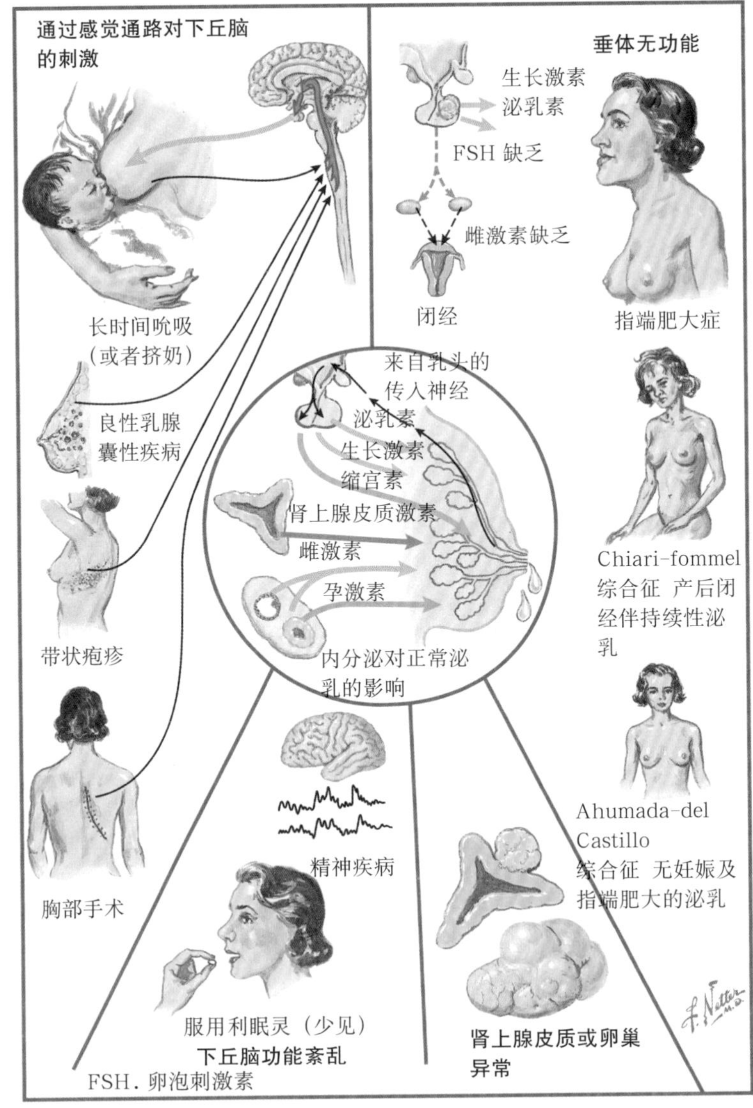


溢乳症是指两侧乳腺自发地从乳头有乳汁样液体溢出（许多妇女，尤其是那些生育后的女性一侧或者两侧乳头有乳汁样液体溢出，这种情况并非异常）。溢乳症的发生率变异率较大，由于调查人群的不同，发生率从1%到30% 不等。尽管不是确定的危险情况，但溢乳症可能是潜在的生理失衡的前驱症状，因此依然需要引起足够的重视和仔细的评估。

溢乳症实际上是以一种综合征的形式出现，多种因素都可以出现相同的临床表现。垂体瘤或者甲状腺功能减退症可以使泌乳素升高，而泌乳素又可以刺激乳腺实质泌乳。泌乳症也可以是一些临床用药的不良反应。这种情况多发生在多巴胺或者 5- 羟色胺产物或者代谢过程中（有些食物过量摄入也可以模拟药物的生理过程，如甘草）。有些自身免疫性疾病（如结节病、狼疮）或者库欣病可以使患者出现泌乳症状。慢性胸壁刺激，如来自带状疱疹、乳腺刺激或者乳腺激惹可以通过神经通路激活引起生理性的乳汁形成。慢性的神经通路的刺激可以引起泌乳症。妊娠期间的生理改变或者生育 / 哺乳都可以引起持续性的泌乳。多数引起泌乳症的病理生理过程基本都是由于造成血清泌乳素升高的结果所致，这有助于通过症状来判断病症的来源及预测危险性。

泌乳症通常伴随着其他的主诉或者情况：泌乳素升高的患者中有 1/3 伴有闭经或者不孕。高泌乳素血症导致的长时间的性功能减退性闭经常常伴随着骨质疏松、阴道和生殖器萎缩、性交困难及性欲障碍。

在处理部分泌乳症的患者时，需要注意可能的伴随症状以便发现潜在的其他疾病的可能。如果没有其他明显的伴随症状，检测血清泌乳素水平成为首要的诊断步骤（只要发生停经现象就要考虑妊娠的可能）。泌乳素的检测必须是在空腹的、静息状态下进行，因为进食和活动都可能刺激泌乳素的升高。发现高血清泌乳素水平提示应该进行脑垂体的放射学检查。推荐的方法有颅脑 CT 和 MRI 检查蝶鞍区。遗憾的是，脑垂体病灶的大小与血清泌乳素的水平并非直接相关。当垂体瘤大于 10 mm 时，可以检测出视野的改变。

如果血清泌乳素的水平并不高，同时蝶鞍区的检查也没有发现明显的病灶情况下，密切观察病情是最理想的方法。如果选择了观察病情，要一直监测到临床发现垂体肿瘤出现，这种肿瘤生长十分缓慢。受泌乳症困扰而又想要怀孕的患者或者垂体腺瘤较大者（> 10 mm）推荐采用溴隐亭治疗。可惜的是，药物治疗可能带来恶心、直立性低血压、困倦，或者是晕厥、高血压，或者是癫痫发作，同时溴隐亭可能会与吩噻嗪类药物或者丁酰苯类药物发生相互作用。

医学干预对高泌乳素血症的患者总体来说还是有效果的。应在每 6~12 个月时监测血清泌乳素的水平，每年检查一次视野范围。垂体应在每 2~5 年做影像学检查，并与初始诊断作相应的比较。当患者停止治疗后，患者的相应症状体征可能会复发。

快速生长的肿瘤、发现时就已经很大的肿瘤及溴隐亭治疗效果不好的肿瘤应该考虑采用外科手术或者放疗。外科手术可以采用经蝶窦入路。同时外科手术有可能造成垂体失功能的并发症，所以手术切除过程应格外小心，同时还要监测其他的内分泌功能，包括甲状腺和肾上腺功能。

## 十、Mondor 氏病（血栓性胸壁浅静脉炎）

Mondor 氏病也称为浅静脉炎，是乳腺血栓性浅静脉脉管炎，由法国外科医师 Henri Mondor（1885–1962 年）于 1939 年首先描述，并因他而命名。这是一种临床上不太常见的病症，常发生于育龄期的晚期或者围绝经期。发生该病的年龄为 30–60 岁。该病需要和 Paget-Schroetter 病相鉴别，后者是过度的活动后上肢深静脉血栓，包括腋静脉及锁骨下静脉（有时该病也可以自发性出现）。

乳腺的脉管炎通常由近期的妊娠、外伤或者手术引起，但更多的是自发性出现，常涉及乳腺的胸腹壁静脉或者侧胸壁静脉，还有些少见情况见于隆乳手术患者，出现自乳腺下方延伸到腹壁的一过性的条索样改变。这种情况的发生率占该术式患者总数不到 2%。这些患者胸壁上出现的条索常于术后 3~6 周出现，持续数月，然后可自行消失。

乳腺静脉的血栓性脉管炎多数出现在乳腺的外上象限，急性发作并伴有疼痛。体检时可以发现皮肤上凹陷及红斑边缘出现的明显的条索样组织。此外，当上臂上抬时，可以看到一条浅浅的沟朝向腋窝方向延伸。

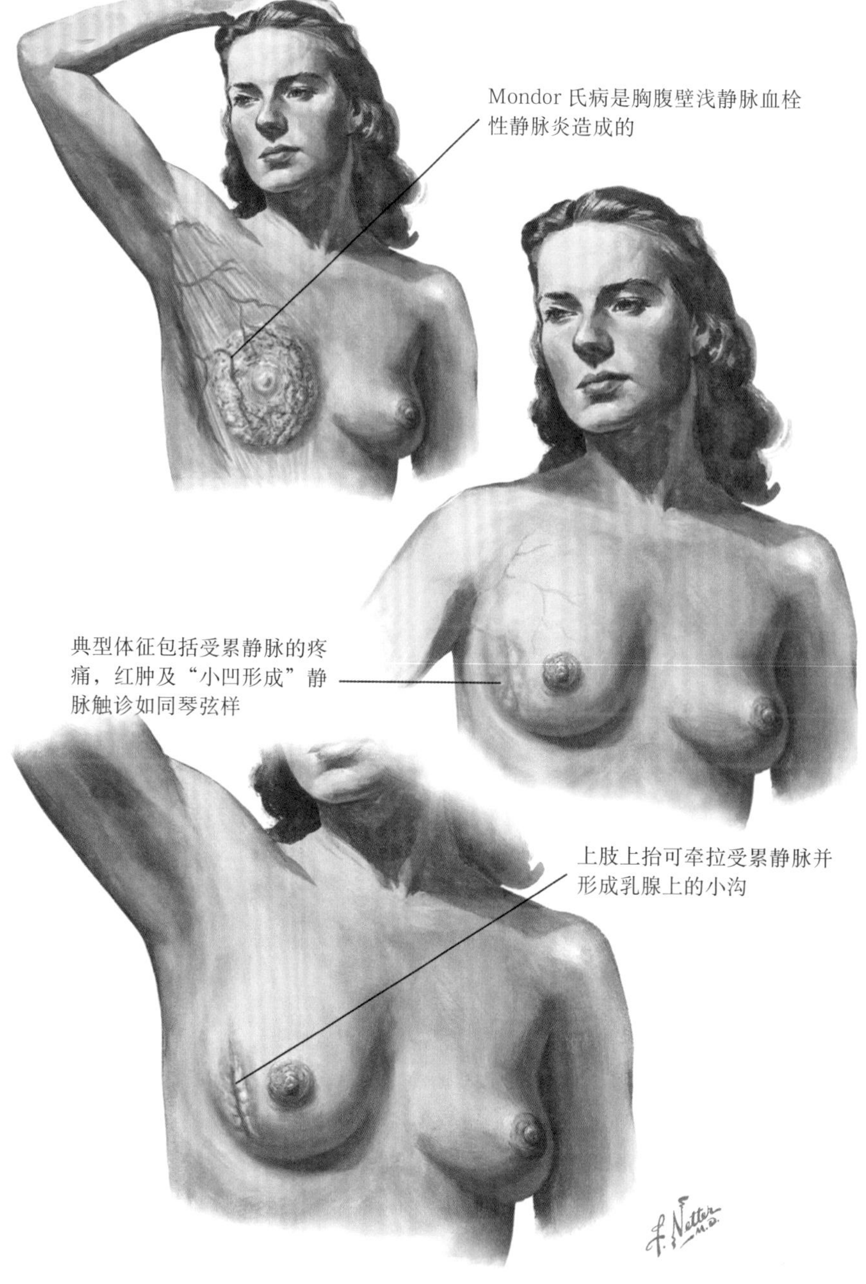
Mondor 氏病是胸腹壁浅静脉血栓性静脉炎造成的
典型体征包括受累静脉的疼痛，红肿及“小凹形成”静脉触诊如同琴弦样
上肢上抬可牵拉受累静脉并形成乳腺上的小沟
F. Netter M.D.

尽管这些临床症状是 Mondor 氏病的典型表现，但仍需要和乳腺炎、乳腺脓肿、乳腺导管扩张症、乳腺癌或者是乳腺脂肪组织坏死相鉴别。Mondor 氏病可因突发的疼痛、早期皮肤粘连、进行性地好转等这些恶性肿瘤不存在的特征而与恶性肿瘤相鉴别。手术后的瘢痕（活检手术、隆乳手术、切除手术）可以导致局部皮肤增厚或者回缩，这与 Mondor 氏病的表现相类似，但是通过仔细询问病史可以鉴别。

Mondor 氏病通过详细的病史采集及仔细的体格检查可以诊断。体检的重点是发现显著的皮肤凹陷及受累静脉形成的特征性的小沟。这在体检时同侧上肢上抬最为明显。乳腺 X 线造影特征性结果常可替代其他的技术手段，但是主要还是依靠体格检查和病史来诊断（乳腺造影片上可见到皮下静脉串珠样改变及受累皮肤的内陷，偶可见到静脉钙化）。超声检查中，相应的血栓累及静脉表现为管状的低回声结构。有少部分患者需要活检以明确诊断。

Mondor 氏病是良性的并且是自限性的。支持治疗是乳腺血栓性浅表静脉炎的主要治疗手段，包括镇痛、退热、减轻症状等对症处理。临床症状多在出现后的 2~3 周消失，但完全缓解需要 6 周或者更长的时间。尽管不需要严格的活动限制，但是合适尺寸的胸衣或者束带可以提供较好的支撑效果，从而可以在较剧烈活动时减轻症状。抗生素和抗血栓治疗疗效及病程的干预作用非常有限，所以不推荐使用。

阴茎浅静脉血栓性静脉炎（阴茎 Mondor 氏病）也有报道，临床上表现为阴茎背面突然出现硬结。病因尚不清楚。

## 十一、乳腺影像学检查

在目前的医学实践中，乳腺的影像学检查基本上依靠两种方法，乳腺X线检查及乳腺超声波检查，通过这两种方法对临床上有疑虑的病灶进行检查和评价。磁共振成像技术被认为是最有希望成为传统技术手段的有效补充。其他成像技术如依靠温度方法（热成像技术）、分子乳腺成像技术（频闪照相技术）、三维成像技术（断层摄片合成重建技术）、电子阻抗成像（T扫描）、透照技术，尚处于试验阶段或者尚未在临床上证明可靠。

乳腺X线检查是目前对早期病灶进行筛查的最佳手段，可以发现较小的病灶（1~2mm）、钙化灶及其他的可被怀疑为恶性疾病的病灶，这些病灶有些时候需要进展2年左右才能通过临床体检触及。由于约1/3的恶性病灶可以出现钙化现象，有时未发现明显肿物却发现钙化灶时应考虑到恶性。

广泛采用乳腺X线检查技术已经证实了能降低大约30%的乳腺癌导致的病死率，遗憾的是，并非所有女性接受了规范而正确的筛查方法。现行的乳腺癌诊疗指南中明确规定，对40—49岁的女性应每1~2年接受一次乳腺X线检查，之后应为每年一次。大多数的乳腺治疗指南指出应对年龄小于40岁的女性进行X线检查，以了解乳腺的基本情况。50岁以上的女性更应该每年接受一次乳腺的X线检查及乳腺的体格检查。但是关于这种筛查方法的利与弊之间的争论却从来没有停止过。

当女性患者有一级亲属罹患绝经前乳腺癌时，对这类人群应当将X线检查的年龄提前5年左右。对于那些拥有乳腺癌高危因素的患者（明确的家族史或者有遗传的BRCA-1、BRCA-2基因突变者），除乳腺X线检查外，应加行乳腺磁扫描。磁共振成像技术不可单独作为乳腺疾病的筛查手段，因为其有较高的假阳性率。

X线技术对于年轻女性患者乳腺的病灶识别能力要差于年龄较大者，这是由于育龄期女性的乳腺组织密度更加致密，也正是由于这样的因素，年轻女性的乳腺癌往往在早期被漏诊。总体来说，X线检查技术诊断乳腺恶性疾病可以达到85%的准确率，但也有10%~15%的假阴性率。也正是由于假阴性情况的存在，临床上发现可疑病灶时，应紧接着进行病灶活检，而不应忽略。大约10%的乳腺X线检查结果需要进一步检查予以明确。1%~2%的筛查结果需要通过组织学检查以明确诊断。乳腺X线检查技术的放射性暴露剂量极小（<1拉德）。

超声影像技术由于其方便、经济、无创的优势，与X线技术一同成为乳腺疾病的影像诊断方法。起初，超声影像技术只是用来区别乳腺的囊性和实性肿物，现在除此之外，超声影像还能看到实性肿物的本身及其侵袭情况，也可以识别其他形式的肿物。尽管超声影像技术的分辨能力要低于MRI，但是由于其花费较少，所以临床上更为常用。

乳腺超声检查并不作为乳腺疾病的筛查技术，但是当体检触及肿物而X线检查含糊不清而需要进一步评价时，或者对于年龄＜30岁的女性怀疑乳腺有病灶时，还可以对乳腺X线发现的异常病灶进行随访，这都可以依靠乳腺的超声诊断。研究证明，对较年轻的女性或者乳腺质地较致密的女性采用超声加乳腺X线检查应该作为一种常规。一项大样本的临床研究结果显示，采用乳腺超声加乳腺X线检查技术能检出更多的恶性病例，但是同时也有更高的假阳性发现，活检率也因此更高。公认的超声技术需要技术娴熟经验丰富的操作者、高质量的检查及高工艺水平的机器。

## 乳腺 X 线照相

### 上下位透照

通常每侧乳房采用呈直角关系的双曝光（上下位和侧位）

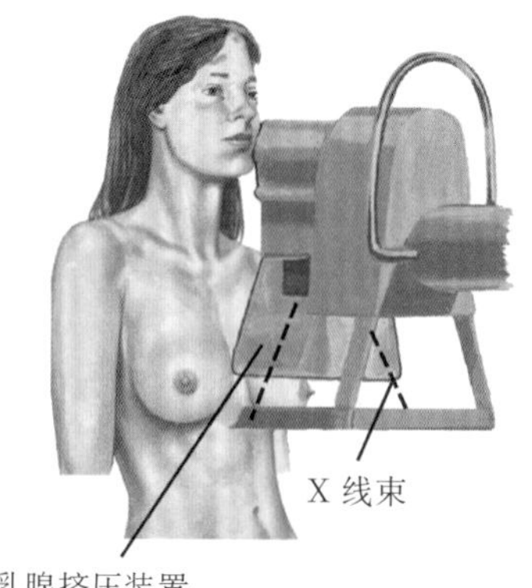


侧位透照

乳腺挤压装置

当乳腺或肋骨细节需进一步检查时，可以采用中外侧位透照

中外侧位透照

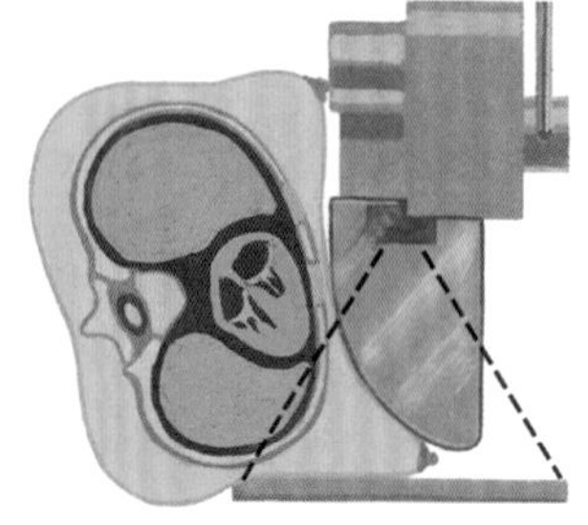

半透明脂肪组织

结缔组织

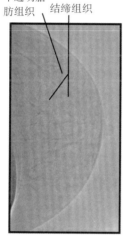

上下位透照所见正常脂肪型的乳房

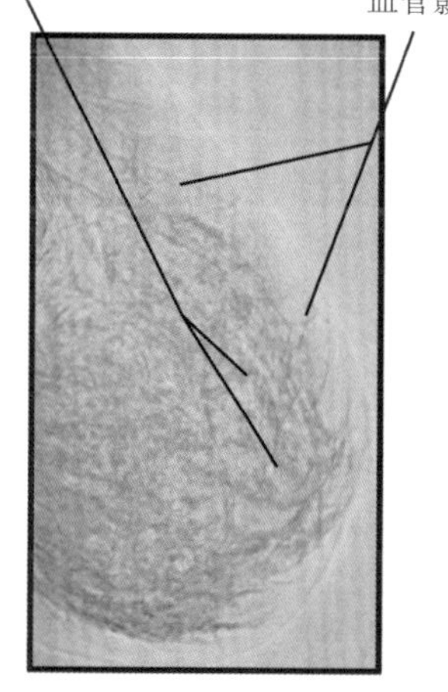


侧位透照下正常密度的腺体型乳房

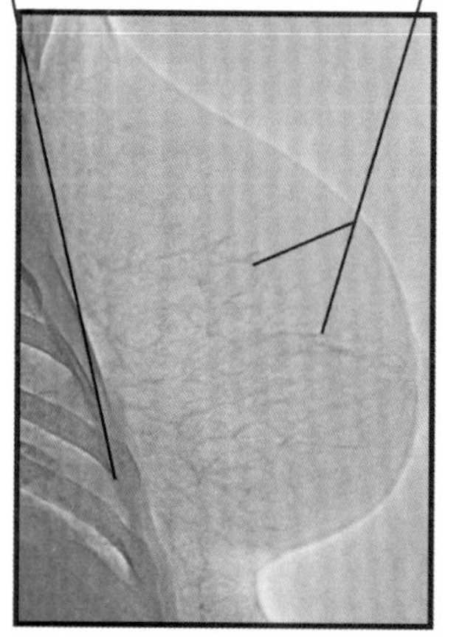


中外侧位透照所见正常乳房

### 乳腺超声检查

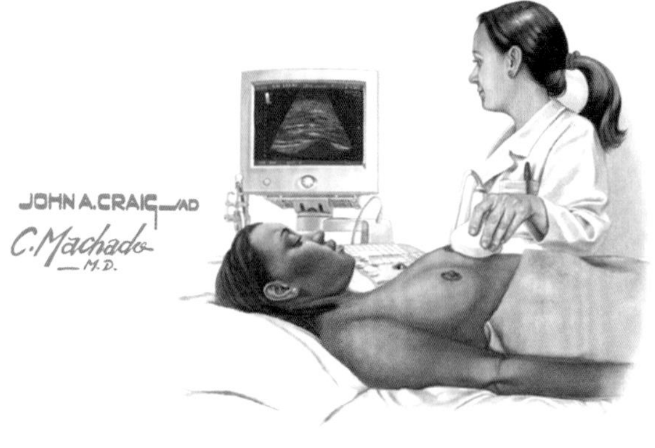


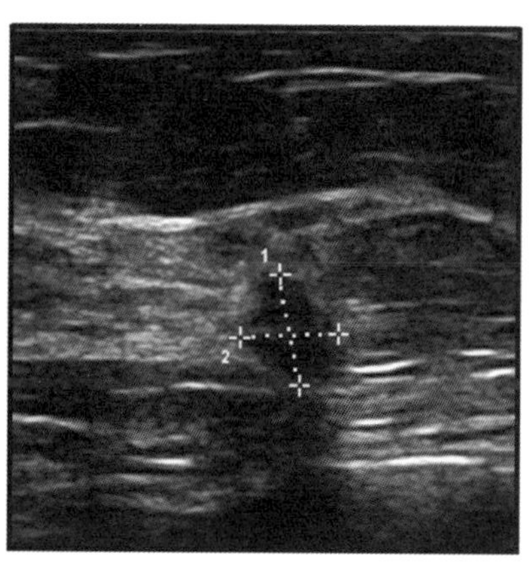


囊性肿物所见

## 十二、纤维囊性改变 I——乳腺痛

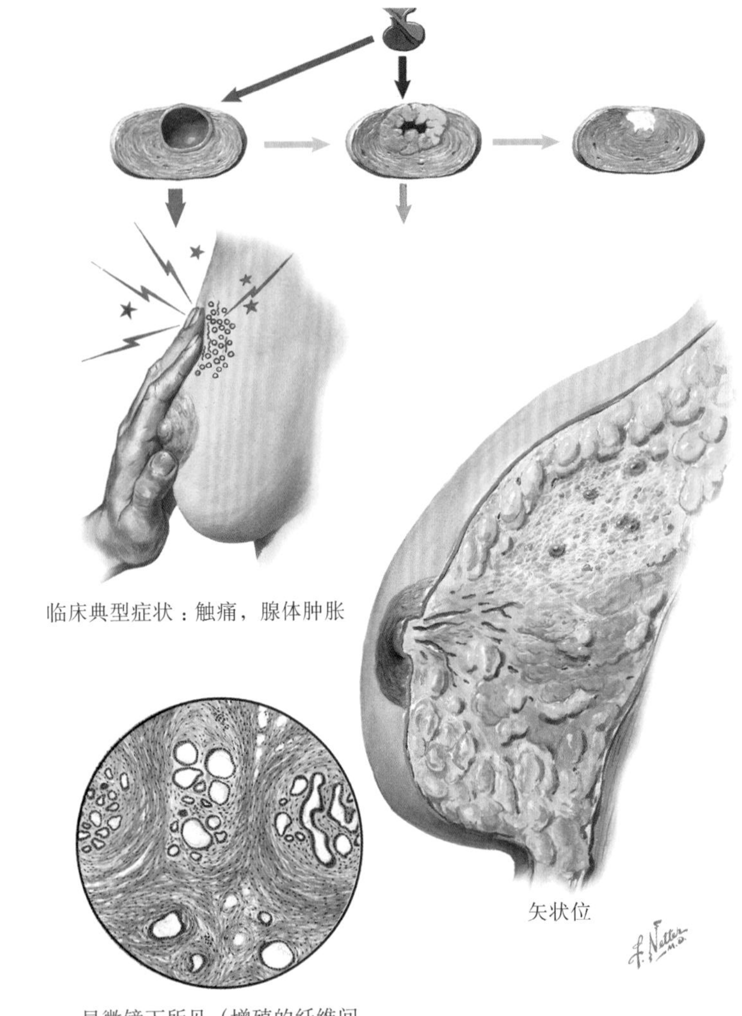

临床典型症状：触痛，腺体肿胀

矢状位

显微镜下所见（增殖的纤维间质中发育受阻的小叶）

纤维囊性改变（之前称为纤维囊性病）是一组非特异性的专业术语，包括乳痛症（乳腺痛）、乳房囊肿，还有些未命名的囊性病损。这些症状可以单独发生也可以伴随出现。此时乳腺出现结节性的致密而富有弹性的肿块，触诊时患者反应较敏感。纤维囊性改变是临床上最为常见的乳腺病症。

乳痛症一词指任何病因下的乳房疼痛。乳房疼痛可以发生在围绝经或者绝经后女性肥胖的、下垂的乳腺，是由于乳房的重量通过乳房悬韧带牵扯乳腺内的神经纤维而引起。但是这部分患者并不是真正意义上的乳痛症，当使用适当的乳罩或者减肥后，症状很快消失。还有种乳房疼痛，疼痛并非来源于乳房实质，而是由肋间神经痛引起，容易和脊柱炎、疲劳或者呼吸系统感染混淆。

绝大多数女性在一生中都经历过乳房疼痛，但这其中大多数是一过性的；而慢性持续性的乳房痛是乳腺纤维囊性改变引起的。乳房痛还可以是短期内体内激素迅速改变的结果（尤其是雌激素的大幅度升高，例如，口服避孕药、激素替代治疗或者怀孕）。乳痛症可能与咖啡因的摄入或者高脂饮食有关，但没有明显的病理改变，不过这一说法缺乏强有力的证据支持。妇科因素以外的原因还有脊神经根炎或者胸肋关节肋软骨炎（Tietze 综合征）、硬化性腺病、胸壁肌肉痉挛、肋软骨炎、纤维肌痛及牵涉痛。老年患者可能还有带状疱疹病毒感染引起的神经痛或者带状疱疹后神经痛的可能。上述疼痛与乳痛症很相似。

乳腺纤维囊性改变最早只在月经前出现，但随后会变得越来越严重而且持续时间也越来越长，甚至可以是整个月经期，受累的乳房常是发育较好的。触诊乳房能感觉到密度升高而肿胀的核团，乳腺外上象限出现这种核团的概率要明显多于乳房的其他位置。此时触诊时用手指轻压乳房肿胀区域可引起疼痛感。纤维囊性改变通常是双侧发生。通常触诊时无法发现明显而确切的肿块。单侧出现或者位置固定的疼痛则提示病理进展。乳腺 X 线检查常用于乳腺病损的检查，但是却很少需要用来辅助诊断乳痛症。

活检过程中，可以发现乳痛症的疼痛部位的乳腺组织比正常乳腺组织显得更加致密且纤维化更明显。点状而粉红色的小叶组织位于白色致密的间质中，间质中也可以偶见小囊形成。镜检可以发现小叶蜕变或者形态失常、微小囊性扩张形成。幼稚的结缔组织增殖，染色时着色较轻，包绕着上皮结构。

乳痛症患者常常会为排除恶性肿瘤而就医。常用治疗方法有镇痛药、良好的支持治疗（合适的乳罩全天佩戴）、局部热疗及安抚情绪。减少甲基黄嘌呤的摄入对病症是有好处的。对某些患者应建议月经前限制食盐和水的摄入。维生素 A 和维生素 E 的作用尚不清楚。夜来香和蔓荆子在少数试验中发现是有疗效的，但是这两种治疗方法存在着治疗标准化和有效成分多样性的问题，所以目前对两者的治疗价值的评判还比较有限。

口服复方避孕药可以使 70%~90% 的患者改善症状。在难治性的患者中，可以使用螺内酯或者达那唑钠盐（在月经期使用时需排除妊娠的情况），溴隐亭也是可选用的。在特定的患者身上可以使用促绒毛膜性腺激素激动药。利尿药使用时应注意水电解质的平衡。在治疗初期的几天内使用溴隐亭可能会导致低血压。治疗过程中对肝肾功能异常的患者更需要注意。

无论何种治疗方法，都应对所有患者时刻想到恶性肿瘤的可能性。

# 十三、纤维囊性改变 II——乳腺腺病

乳管和间质组织的增殖最终导致囊肿形成、弥散性的增厚、周期性疼痛，触诊疼痛是纤维囊性改变的典型表现。专业术语*纤维囊性变*涵盖了不同的病理生理过程，也包括以前的专业词——纤维囊性病。乳腺纤维囊性改变是女性最为常见的乳房问题或只是一种情况，改变术语的目的也是为跟其他确切的疾病相区分。某种程度上，女性人群中有 60%~75% 会发生纤维囊性改变。多数情况下发生于 30—50 岁的女性，而 21 岁以下的女性不超过 10% 会遇到这种情况。甲基黄嘌呤是目前被认为是致病因素，但是缺乏强有力的证据支持，也没有证据证明口服避孕药会增加其发生的风险。家族性乳腺纤维囊性变时常可见，但是并不能就因此确定这是一种遗传因素的结果。

乳腺腺病典型表现是单侧或者双侧乳腺出现直径 1 mm ~ 1 cm 的多发结节样改变，通常分布在乳腺的上侧或者外侧的周围部位。受累乳房感觉变小，更致密，边缘摸起来有点像茶杯托盘。查体中典型的体征包括双侧乳房散在结节背景下的乳房内囊性和结节性病变混杂在一起，有时还可以感觉到乳房模糊不清的增厚感，尤其是在乳房的外上象限比较常见。自发性疼痛或者触痛（程度随着月经周期变化）会在伴有乳痛症的患者中出现，月经前症状最明显（这种疼痛是由于乳腺纤维囊性变造成，可以向肩部及上肢放射）。尽管临床上最常见的乳腺纤维囊性变导致的腺病患者的主诉是乳房痛，但仍然有接近 50% 的患者可以无任何临床症状。

纤维囊性变一般按以下步骤进展：①间质增殖，多数发生在乳腺的外上象限；②导管和腺泡细胞的增殖，腺病形成，囊肿形成；③大的囊肿形成而疼痛减轻。增殖性的变化可以扩展到任何受累的组织（但通常是良性的）。总体上，乳腺组织的改变是致密的纤维组织、大量的微小囊肿、点状的上皮增殖。小叶结构变得扭曲。部分终末乳管的基质细胞形成栓样物，尤其是在管道的交汇位置，表现成乳管的腺瘤。其他的导管显著扩张成小叶样的结构，这些构成中又有致密的纤维组织形成的束带穿行从而构成纤维化的腺瘤。乳腺腺病有时和纤维腺瘤比较难区分，另外在罕见情况下，微小的乳管内乳头状瘤可以导致腺体出现乳腺腺病。围绝经期的女性，乳房靠外周部位可以出现多发的固定结节，乳头常会出现棕褐色的而不是血性的溢液，常双侧乳房出现，多数是乳腺腺病。

乳腺 X 线检查可以用于辅助诊断或者提供患者的乳腺影像的基线情况，但非诊断必需手段。在大多数主诉为乳房痛的年轻女性，乳腺 X 线检查的作用很有限，超声影像技术反而可以帮助诊断。当患者乳房出现囊性肿物时，采用 22-25 号穿刺针行囊肿穿刺，既是检查又是治疗。如果怀疑恶性病变时，细针抽吸或者组织穿刺应予以考虑。镜检中发现病变导管中出现非典型性增生或者发现顶浆分泌细胞，提示患者将来出现乳腺恶性肿瘤的概率比正常人群高 5 倍左右。

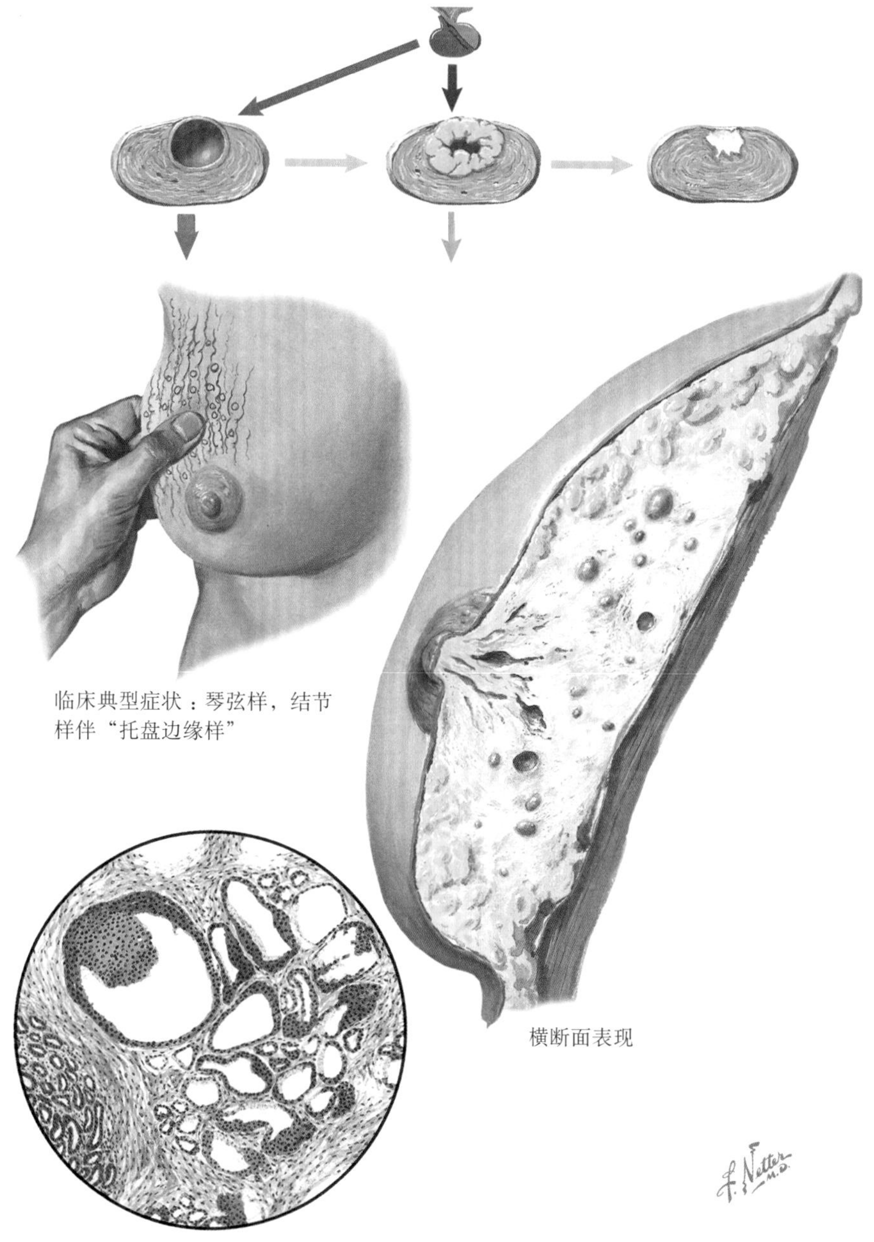

临床典型症状：琴弦样，结节样伴“托盘边缘样”

横断面表现

扩张的小泡及上皮细胞增殖

# 十四、纤维囊性改变Ⅲ——囊性变

在临床上经常见到女性乳腺囊性肿物，但是将这许多的囊性病变中可能有威胁的病例识别出来，仍然是具有挑战性的。有些学者估计育龄期的女性有大约 50% 会出现乳腺囊肿形成。大约 1/4 的女性会因为各种乳腺问题而就医，多数情况下是可以触及的乳房肿物。而其中最为常见的可触及的肿物为乳腺的纤维囊性变（约占所有女性的 60%～75%）。乳管扩张及哺乳相关并发症（积乳、脓肿）可能引发囊肿。

大多数类型的囊肿形成的原因并不清楚。周期性的激素变化引起了间质和上皮的改变，从而导致了纤维化和囊肿形成。囊肿可以是单发的也可以是成簇出现，直径最大可达 4cm。小囊肿常常质地坚硬，由于囊液清亮，外观上显出淡蓝色。而较大的囊肿可因为囊内出血而表现为棕褐色，较浓稠的分泌物或者乳汁可以引起乳管的扩张（积乳、导管淤滞），这种扩张的导管触诊起来也可以是囊性样的肿物。可以在间质周围组织发生不同程度的纤维化或者炎性反应（囊液渗漏到乳腺间质中可以引发炎性反应，从而导致体检触诊表现的变化并很难和癌症区分）。显微镜下囊肿的表现取决于其病理生理变化。

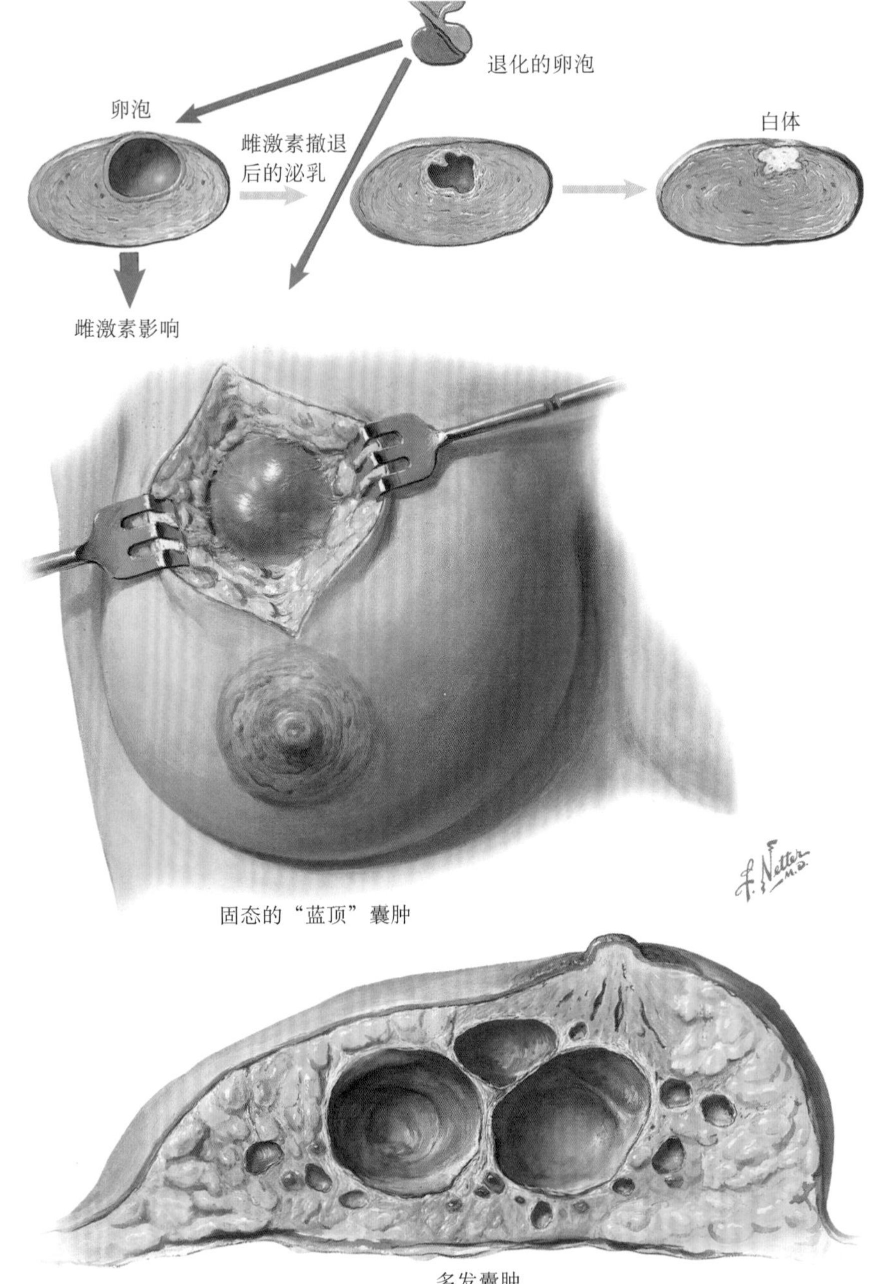


固态的“蓝顶”囊肿

多发囊肿

在纤维囊性改变中，之前的正常腺体组织被大量的脂肪替代，伴随黏着或者刺痛的感觉。囊肿在这种组织背景下显得明显而突出。大约有 6% 的患者会出现乳头浆液性渗出。触诊时可以摸到质韧的、活动的圆形肿物，双手触诊时来回挤压肿物，可触及波动感。透视检查时，乳腺和肿瘤都较容易传导光线。囊肿常位于乳头和乳腺边缘之间的位置。

肉眼巨检（当囊肿接受手术时）可以见到膨出于皮下脂肪组织的特征性蓝色的半球样肿物。囊壁多是菲薄的、纤维化的、导管上皮细胞排列类似于汗腺上皮结构。切开囊肿，可以见到淡黄色的浑浊液体流出。显微镜下可以看到囊壁有致密的纤维化的乳腺间质植入，腺体内少见腺泡组织。

乳腺囊性肿物的诊断和治疗依靠病史、查体、穿刺，有时候需要乳腺 X 线检查或者超声影像技术的应用（超声技术可以区分囊性和实性肿物），但超声影像缺乏空间分辨效果，并且较难区分良恶性组织。22–25 号细针穿刺抽吸是诊断也是治疗的方法。如果随访中囊肿在一个月内消失且没有再发，就不需要更多的治疗。纤维囊性变的患者囊肿穿刺出的囊液多是淡黄色的。如果囊液呈现出深褐色或者绿色，则说明囊肿存在时间很长，且这是无害的。如果是血性液，则需要进一步的评价。囊液细胞学分析往往因为太高的假阳性或者假阴性率而不应被临床采用。接受囊肿穿刺后，患者应该在 2～4 周接受复查。穿刺未彻底解决囊肿，或者囊肿复发，或者合并有可触及的肿物应当适当地进一步检查，比如细针穿刺活检或者手术切开活检。

## 十五、良性纤维腺瘤和囊内乳头状瘤

纤维腺瘤是乳腺病变中第二常见的病种，也是最常见的乳腺肿物。发病通常在 20—25 岁，低于 30 岁的这个年龄段里发病率最高，青春期这种肿瘤的生长速度更快。黑种人（约占乳腺就诊患者的 30%）、高激素水平人群（青少年、孕妇）及接受雌激素治疗的人群中，这种良性肿瘤的发生率要比普通人群高 2 倍。

纤维腺瘤是较坚硬、无痛性的、触诊活动的、类似橡皮似的固态乳腺肿物。在青春期或者怀孕、接受雌激素治疗的高激素水平人群中，纤维腺瘤生长得很快。多数情况下是偶然被发现，或者是女性自我乳房检查时摸到，直径常为 2～3 cm，大的可以长到 6～10 cm。乳腺纤维腺瘤患者中有 15%～20% 是多发病灶，10%～20% 为双侧乳腺分布。

主要症状是肿物在数月或者数年时间内逐渐长大，平均生长时间跨度约为 3 年。触诊上，肿瘤质地较坚韧、组织包被、结节样，可以随意推动。乳腺 X 线照相一般并非必须，但可以在辅助诊断时选择性使用。乳腺超声检查可以区分肿物实性或者囊性，但是也并不是必不可少的检查。

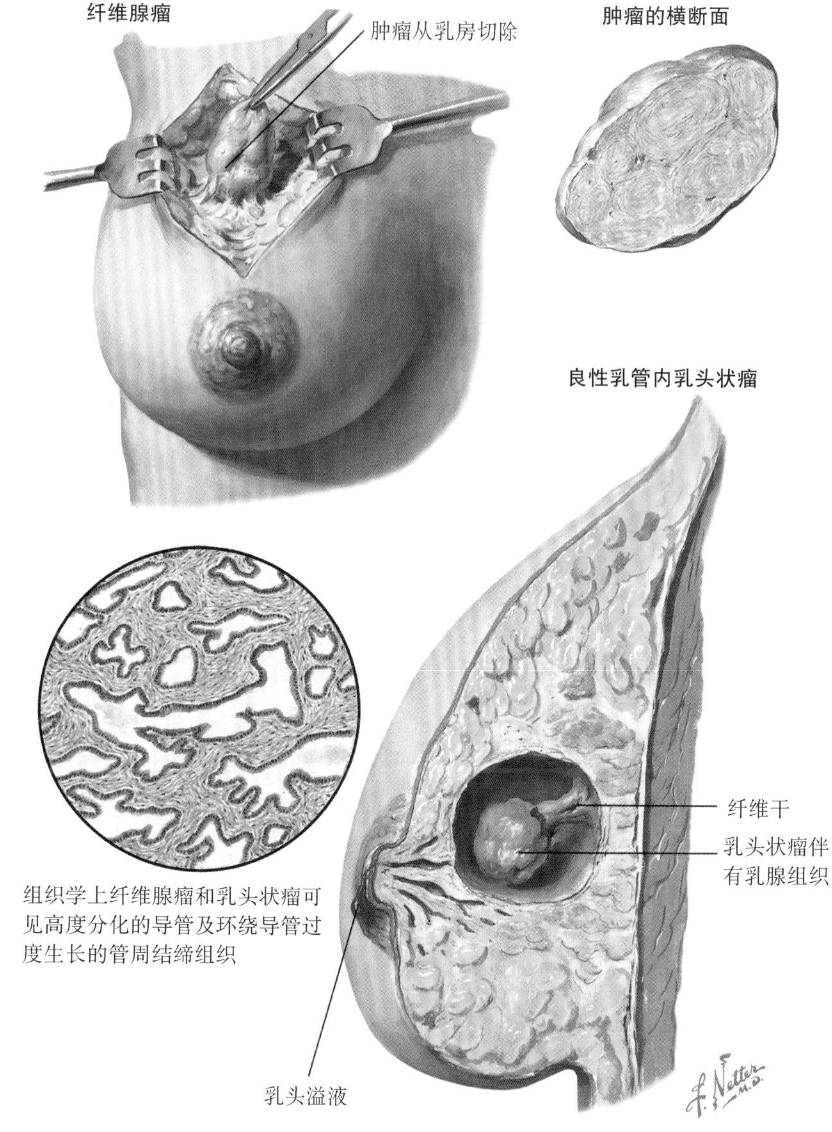


肿瘤的主要结构为小叶性的，多数偏心、边缘清晰、饱满的、质地均匀，常为球形或者椭圆形。当切开肿物表面时，粉红色或者灰白色的螺旋性内部组织膨出，出血性的坏死时常可见。显微镜下可以看到分化良好的导管，导管周围是过度生长的结缔组织。如果这些结缔组织染色灰白而且疏松，导管上皮组织为受压表现，则应考虑为导管内黏液瘤。如果纤维组织和导管生长的量比例相当时，则被称为纤维腺瘤。

在青春早期、妊娠期、绝经前期，雌激素分泌增加或占据优势，纤维腺瘤的生长速度明显增快，这些情况下称为乳腺巨大黏液瘤。恶变极为罕见，一般为巨黏液瘤中的纤维肉瘤变（叶状囊肉瘤）。绝经后，纤维腺瘤趋向退化，透明样变，在雌激素替代治疗下可以生长也可以保持不变，治疗仅需要单纯切除，这已足够达到诊断和治愈的需要。

良性囊内乳头状瘤由发生在乳腺导管或者囊性腺泡里的柔软光滑的上皮组织生长而来，发生率为乳腺纤维腺瘤的一半左右，通常在绝经期前后的女性乳房的中央位置发现。症状持续的时间可长可短，一般是 6 个月到 5 年。常见的临床症状为乳头的血性溢液（约一半的患者）或者是伴有轻度触痛的肿块。肿物通常不会太大，直径为一到数厘米。直径较大者可以在囊内储存血性液，同时也具有较高的恶变可能（发生率约为 10%）。多发性囊内乳头状瘤可以为单侧病变也可累及双侧乳腺。触诊时，良性乳头状瘤可以随意推动、质软，也可以质韧（囊性情况）或者具有波动性。

总体上，囊内乳头状瘤是具有包裹性的肿瘤，其内的上皮组织丛在腔内延伸，同时肿瘤浸泡在相当数量的浆液性或者血性囊液内。较小的乳头状瘤可以在核心肿瘤附近的导管内或者距核心肿瘤较远的一些导管分支内发现。镜检可以看到在具有完整基底膜的纤维干上，上皮组织像树冠一样外向性生长。单纯切除即可治疗，但是同时需要检查周围的导管以发现继发性的乳头状瘤，一旦发现应当一并切除。老年患者出现乳头状瘤复发则需要行单纯性乳房切除。

## 十六、巨黏液瘤和肉瘤

肉瘤

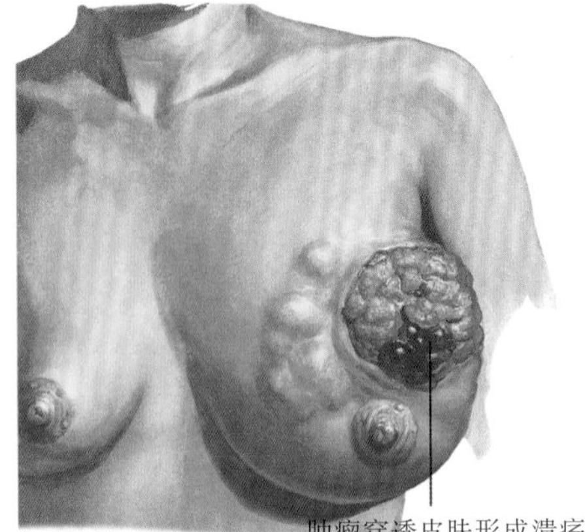


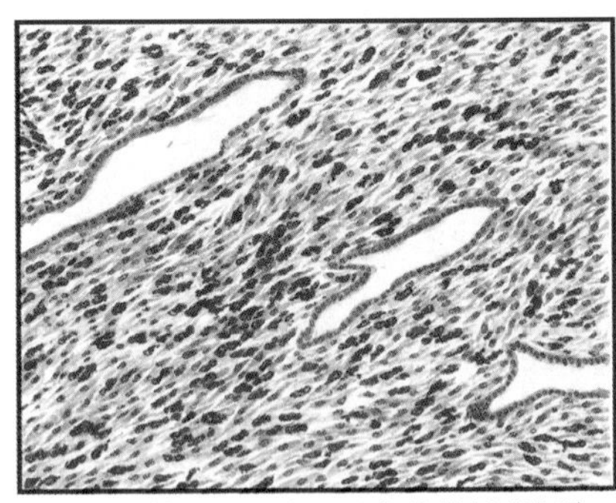
**肉瘤**显微镜下可见大量聚集的纺锤形细胞，其内有异常高染色的细胞核

巨黏液瘤

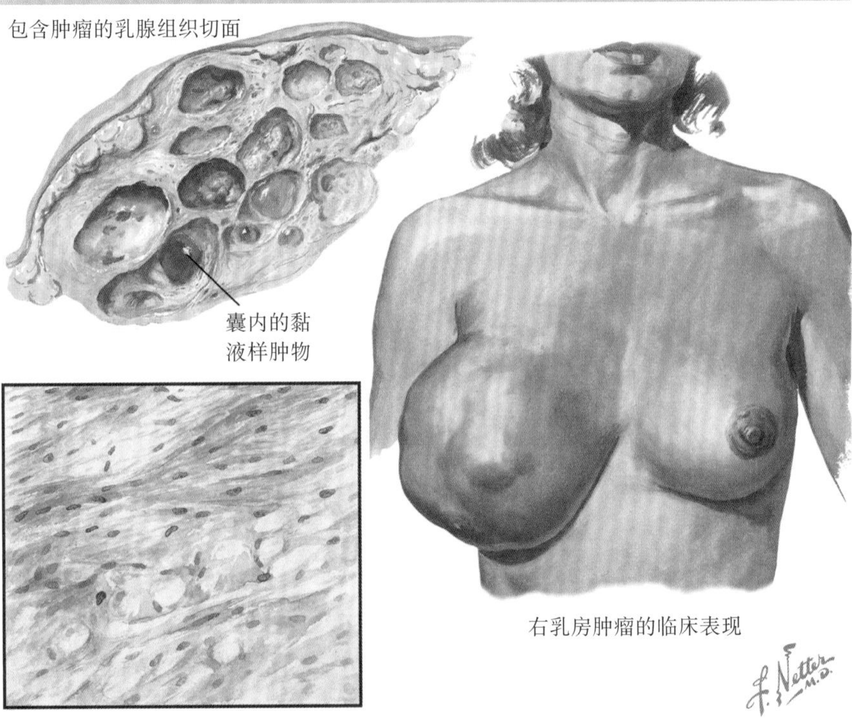


**巨黏液瘤**显微镜线可以见到温和的黏液样结缔组织，含有形态一致的纺锤细胞

许多种纤维腺瘤可以长到巨大尺寸，19 世纪初期一位叫 Johannes Müller 的医生首次将其命名为“叶状囊肉瘤”，这是一种极为罕见的、几乎只在女性乳腺中发生的以良性为主的肿瘤。在各种乳腺肿瘤中所占比例不超过 1%。生长期可以达 6~7 年，但是在接近生长后期时进展速度明显增快，可仅在数周内急速增长。之所以称为良性病变，是因为它缺乏局部皮肤的侵袭及淋巴结的转移。肿瘤瘤体质量大、体积大，分叶状生长并伴有囊性成分。边界清晰、质地光滑，触诊时可以推动。重量可以达 7~8 磅（3~3.5 kg，译者注）。尽管很大，但仍然是非浸润性的，通常乳头不会内陷。大体上，肿瘤表现为巨大恶性肉瘤，切开时可见到分叶状结构，组织学检查时可发现上皮囊性间隙。因为大多数此类肿瘤为良性，这种病名常会引起误导，会被认为是分叶状肿瘤或者巨黏液瘤。

这种肿瘤源于之前存在的导管内黏液瘤。螺旋状的致密纤维组织中存在的裂隙将其分成息肉样、纤维性及上皮性肿物突向囊腔。镜下检查可以看到主要的成分是黏液样结缔组织中间夹杂着纤维样的条索。大体上以良性方式生长，但是有 10% 左右的病例，尤其是多年生长的肿瘤也可以出现肉瘤样变。对于这种病例，最好的治疗手段是行单纯乳房切除加胸肌筋膜切除。尽管此类肿瘤通常不会转移，但是的确会有爆发式生长及局部复发的问题。恶性者也可以如同其他肉瘤一样出现血行转移。组织学表现对生物学行为预测没有太大的帮助。大约 30% 的恶性分叶状肿瘤患者死于该病。除了手术外，没有更好的方法治疗分叶状肿瘤，化疗、放疗基本无效。目前的研究尚不支持对手术切除范围足够的病例进行辅助性的放疗。

乳腺肉瘤相对较为罕见，在乳腺肿瘤中只占到 1%~2%。大多数肉瘤，如骨源性的、淋巴来源的、肌源性的、脂肪源性的及骨髓肉瘤都有记载。但是乳腺肉瘤中超过一半的病例组织学表现为从乳腺间质中或者从之前存在的纤维腺瘤中发生的纤维梭形细胞。该肿瘤在任何年龄都可能发生，但是最主要发生于 45—55 岁的女性，生长快、体积大、质地较硬。可能发生皮肤因真菌生长导致的溃疡。巨大的尺寸及不伴有腋窝淋巴结转移的特质可以将其与乳腺癌区分开来。患者常诉疼痛或者乳房快速生长的肿物，既有的无明显症状的乳腺纤维腺瘤在静止多年后出现疼痛，说明已经转变为突然快速生长的并且具有侵袭性的肉瘤。

肉瘤变在良性黏液瘤也可以发生。大体上，肿瘤是固态的、饱满生长，可以侵及胸肌筋膜，镜下由紧密包裹的多形梭状细胞构成。扩大的乳房切除手术是主要治疗方法。肺是最常见转移的靶器官，接下来是骨骼、心脏和肝。

## 十七、乳腺癌

美国女性的乳腺癌发生率高居全球之首。全世界范围内，乳腺癌是位列肺癌之后排名第二的危及人类生命健康的恶性肿瘤（占全部人群所有恶性肿瘤发病率的 10.4%），病死率排在第五位。接近 1/3 的女性恶性肿瘤为乳腺癌，这其中的 3/4 为浸润性硬癌类型或者小叶癌。乳腺癌造成接近 18% 的肿瘤病死率，和每年因汽车事故死亡的人数相当。发病的高峰位于 40 岁以上年龄段，85% 发生在 40 岁以上，75% 在 50 岁以上。有 5%～10% 的乳腺癌有家族史或者遗传关联性。

造成患者就医的最主要的症状是发现乳房肿块（55%～65% 的病例）、肿块进行性增大、偶发的一过性疼痛或触痛、皮肤或者乳头的改变。查体发现的可触及的肿瘤约有 60% 位于乳腺的外上象限。其次是靠无肿块而乳腺影像学异常来发现乳腺癌，1/4 的乳癌是在常规体检中发现。

最常见的临床表现是在 35 岁以上的女性乳腺查体时，在正常的乳腺组织背景下触及单发的肿块，肿物的形状不规则且质地坚硬；由于表面的脂肪层萎缩，显得肿物比其他乳腺组织更加靠近检查的手指；肿物活动受限；当与肿瘤同侧的上肢上抬时，可以发现肿物所在的乳腺局部皮肤或者乳头出现变平或者凹陷。无论有或无放射线检查，切除活检是确定诊断的唯一方法。

大体上乳癌是致密的、黄白色、星状的硬结样的肿物，切面上因含有沙砾样或者凹陷状而看起来像没长熟的梨。除非合并感染，一般癌肿生长不会出现坏死。肿瘤可向周围乳腺的脂肪组织、纤维间质浸润。显微镜下，肿瘤细胞中等大小，细胞核染色深重，细胞呈小巢样生长或者呈条带样生长，伴有明显的纤维组织穿插。在生长较慢的癌组织中，癌细胞呈散在的团样生长，并有向腺泡和导管分化的趋势。而生长较快的癌细胞则孤立地散在生长，结构与形态与正常腺体组织毫无相似性。

组织学上最常见的乳腺癌是浸润性导管癌，占到总数的 75%。乳腺硬癌是浸润性导管癌中最常见的亚型：界限清晰的质硬结节、含有条索样或小巢样的恶性导管细胞是其特征。髓质性和黏液形成也常可见。

根治性乳腺切除是治疗乳癌的方法，如果不伴有腋窝淋巴结转移的患者 5 年生存率可达 70%，而有淋巴结转移者则为 20%，但同时还受到很多其他因素的影响：肿瘤的大小、固有的侵袭性、原发病灶的组织学分型、转移阳性淋巴结的存在、肿瘤细胞受体表达的情况。近 20 年来，推动乳腺癌治疗变革的主要动力是对肿瘤生物学认识的改变。现在认为一旦乳腺的癌肿被确诊，就应认为是全身性的疾病。进展性的乳癌一般倍增周期为 100 d，也就是说经过数年左右的生长，才能临床发现癌肿。由于存在血管途径的转移，这种转移现象甚至可以在确诊病灶前就出现，现代治疗乳腺癌的方式是局部和全身性的，而非当初的根治性手术。

**浸润性癌**

乳房横断面所见

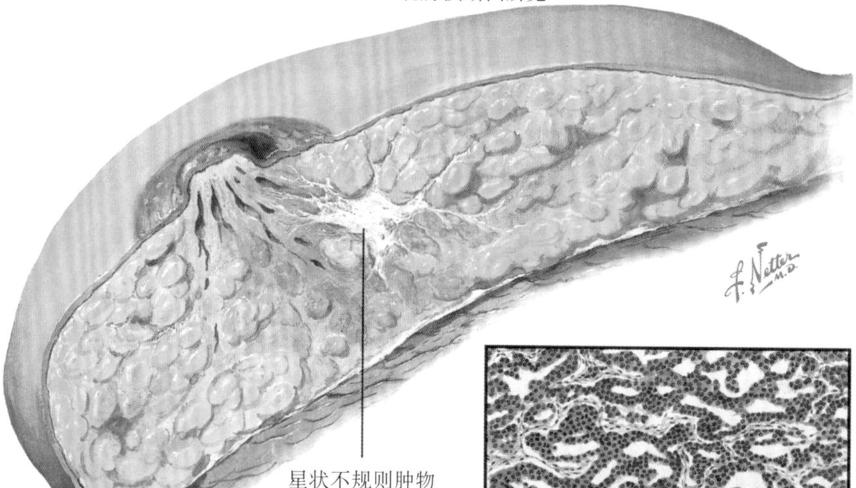

星状不规则肿物

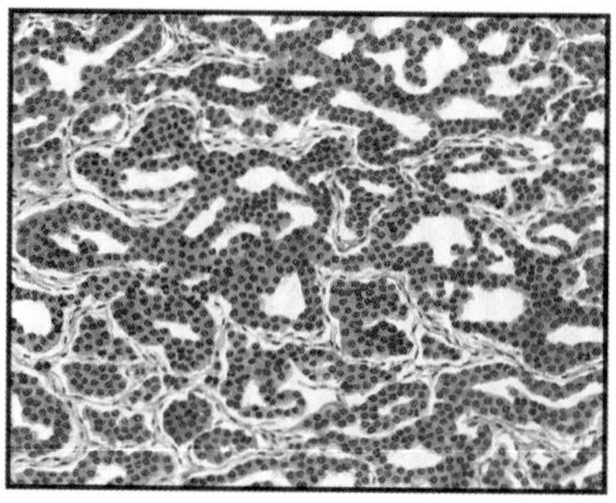

慢生长，伴有增大细胞核的导管细胞增殖及不规则的腺体状态

**乳头内陷**

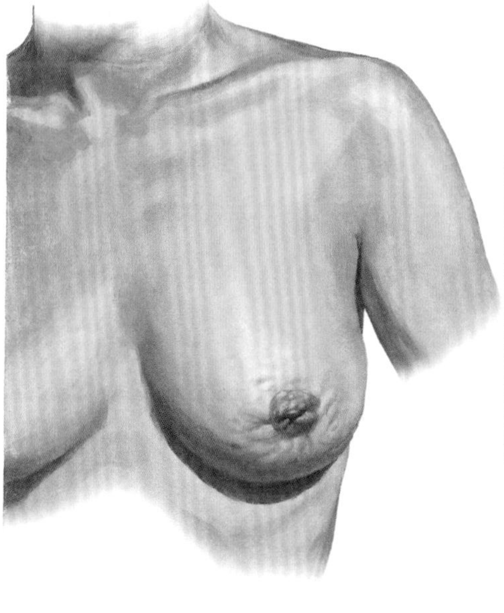

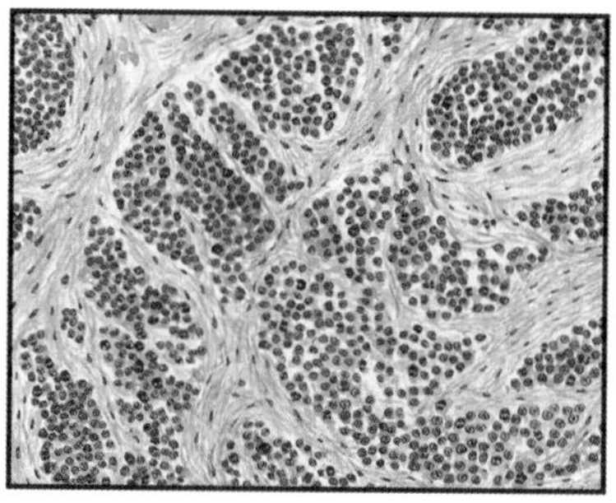

快生长，在固定切片中伴有浓染细胞核的导管细胞增殖并且失去腺体结构

## 十八、乳腺导管内腺癌和乳腺小叶腺癌

乳腺癌的主要两种病理类型是导管癌（85%）和小叶癌。基于癌肿的病理类型可以分为乳头状腺癌、合并胶质和黏液的腺癌或者一种乳管内腺癌细胞形成环样栓塞。这种环样栓塞类型的癌肿发生浸润行为时，通常是隆起于胸壁而很少形成内陷。这种癌形成皮肤粘连、溃疡及累及腋窝淋巴结的情况比常见的硬质癌肿要迟些。肿瘤可以缓慢地进展成为较大的癌体。腺癌中最为常见的类型是导管细胞癌，也就是来源于导管细胞。小叶癌通常来源于小叶或者腺叶细胞，而且与其他类型的乳腺癌相比，常常是双侧出现。一般是根据恶性肿瘤的细胞来源进行分类，但是有时候也能在一个癌肿内发现多种成分的细胞来源。

导管内原位癌指的是导管细胞来源的癌肿仅限于导管上皮组织中而没有突破导管基底膜。常发生在围绝经或者绝经期妇女。因为很少发生明显的肿物，靠乳房查体很难发现这种类型的肿瘤。导管内原位癌的组织学诊断包括异源性的、不同恶性潜能的肿瘤细胞组团。在患有导管内原位癌的女性中大约 35% 的患者肿瘤在 10 年内出现进展，同时 5%～10% 的女性在活检中可以发现同侧乳腺内的浸润性癌。

不同于导管原位癌，对于小叶原位癌的治疗更应当看作是发展成乳腺癌的高危因素，而并不需要将其作为癌或者癌前病变对待。肿瘤具有累及双侧乳腺的潜能及出现多中心病灶的可能。3/4 的小叶原位癌发生在绝经前期年龄组的女性患者。小叶原位癌发展成浸润性癌的时间要长于导管原位癌，通常需要 20 年左右的时间才会转变成为侵袭性的肿瘤。接近 20% 患有小叶原位癌的女性最终罹患侵袭性癌。较为反常的是，侵袭性癌中的主要组织成分是导管性质的而非小叶的。

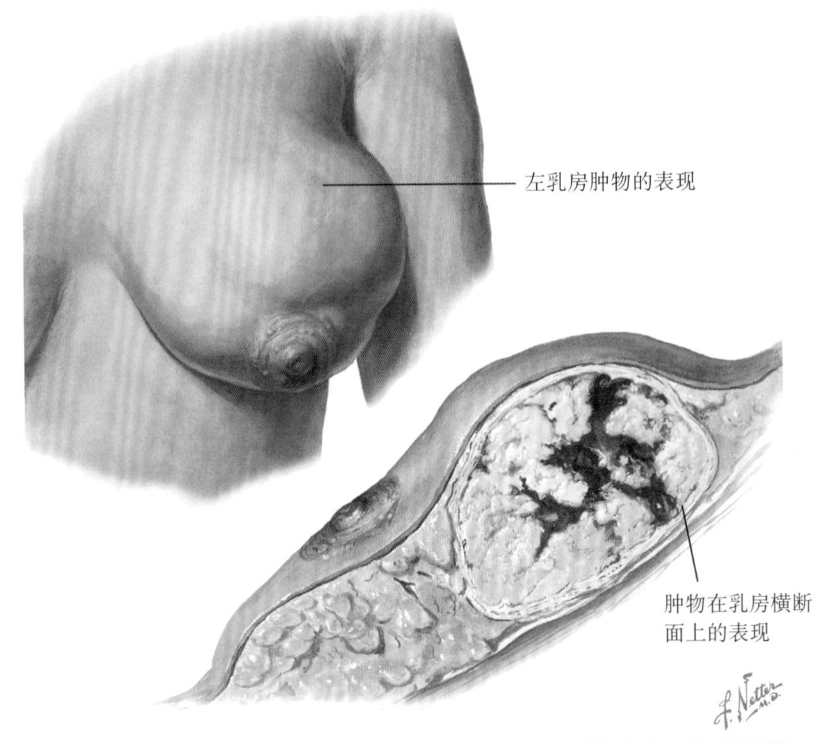


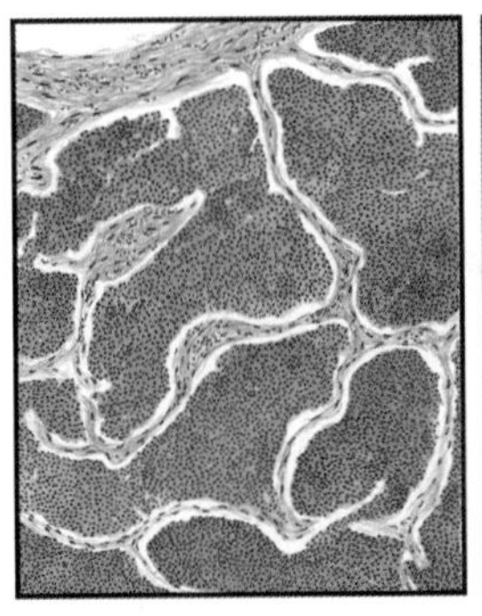

**乳头状腺癌**切片中可见在大量生长的乳头结构中拥有浓染细胞核的肿瘤细胞（见横断面图）

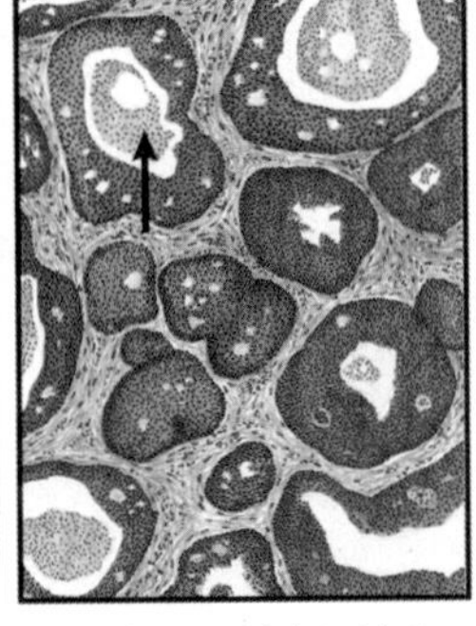

**导管癌（粉刺癌）**肿瘤细胞巢伴有中心小泡样坏死（箭头）

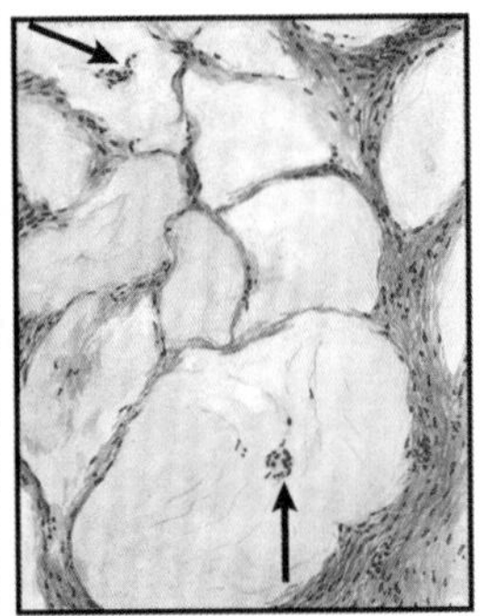

**胶质癌**大量的胶质样物中成簇的肿瘤细胞（箭头）

浸润性导管癌病例中，不均匀的恶性上皮源性的癌细胞大小不一、形状各异，而且向周围组织中浸润。癌肿中对上皮癌细胞的纤维反应程度决定了活检手术中触诊肿物的性质和弹性。通常间质反应是广泛的。接近 10% 的浸润性导管癌在组织学形态上具有一致性，常因此可被分类，可以是髓样的、胶质的、粉刺的导管或者乳头状癌。总体上，这类特化的类型常表现得更加软、可移动、细胞分化程度也更高，因此，也通常更小，预后也比常见类型组织学表现为异质性的浸润性导管癌要更好。髓样癌质软，间质中常伴有淋巴细胞和浆细胞的浸润。胶质样腺癌含有较均一的质软内容物，伴有导管外黏液延展性的沉积。

浸润性小叶癌组织学表现为明显一致的小而圆的肿瘤细胞，分为小细胞型、原细胞型、印戒细胞型腺癌几个亚型，通常恶性的上皮细胞以单一方式向间质浸润。这种恶性肿瘤具有同一乳房内的多中心原发病灶的特点，也比浸润性导管癌更容易累及两侧乳腺。触诊时，这些肿物摸起来比较模糊、移动性稍差，向上托举乳房时，会感到乳房变重及受牵拉感。乳头状癌有时会出现含血的囊腔，导管内癌的受累导管会形成栓子（粉刺）。交汇部位的胶质样癌含有纤细的灰色黏液样物质并从瘤体流出，由于这些物质存在，肿瘤显出蜂巢样的结构。

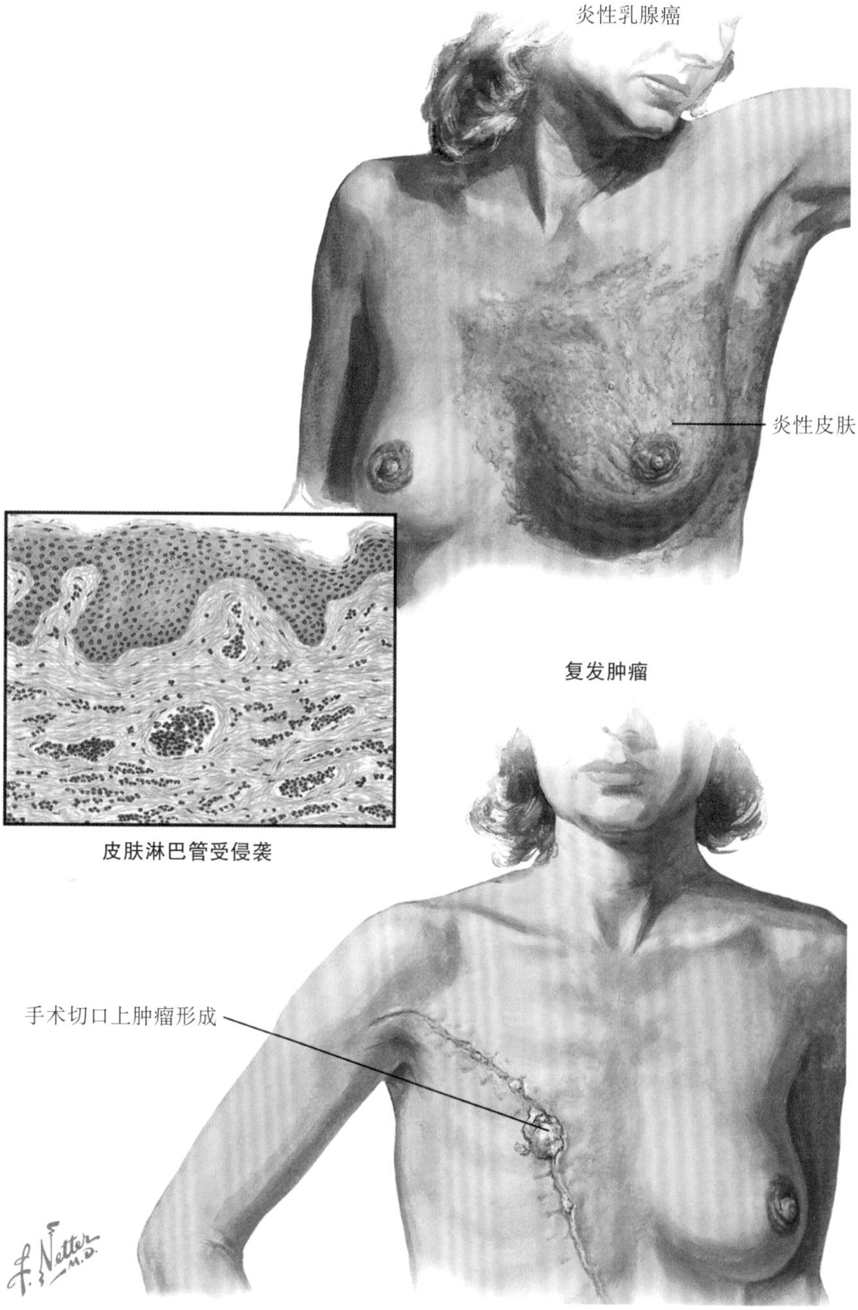

## 十九、炎性乳腺癌

炎性乳腺癌

炎性皮肤

皮肤淋巴管受侵袭

复发肿瘤

手术切口上肿瘤形成

炎性或者也称为急性乳癌，由于癌性的乳腺炎症而命名，常在肥胖者的乳房、孕妇的及哺乳期的女性乳房出现，以前也由于出现在哺乳期，曾经被称为*哺乳癌*。炎性乳癌发生率占所有类型乳腺癌总数的1%～5%。此种类型癌的特点是生长快、恶性度高、侵袭皮肤的淋巴管，由此造成在临床表现上很像皮肤感染。组织学上并没有什么特殊性。乳腺癌 TNM 分期中，炎性乳癌作为单独的分类，T4d 分期为Ⅲ b 期或更晚（Ⅲ B 期乳癌属于局部进展期癌，Ⅵ期乳癌则是癌细胞扩散至其他脏器）。由于生长迅速的特点，从外观上炎性乳癌很容易就和其他Ⅲ期乳腺癌的患者区分开来。

与其他类型的乳癌相比，炎性乳癌常在较年轻的患者发生，尤其是在黑种人或白种人中，低龄患者更多。同时，也和其他乳腺癌一样，炎性乳癌也可以在男性中发生，但是比起女性来，男性患者的平均年龄要大。目前有一部分研究发现了乳腺癌家族史与炎性乳癌的发生之间存在关联，但是尚需更多更严谨的研究加以证实。

在疾病早期，皮肤的炎性表现和快速扩展常比乳房内的肿瘤发生得早。皮肤的这种表现常由于肿瘤细胞在皮肤淋巴管内的逆行性扩展引起。大多数病例为原发性，这些患者常在乳腺皮肤出现特征性表现的数周前发现乳腺或者腋窝的肿物。而继发肿瘤常在皮肤出现临床表现前的数月即存在。肿瘤可能已经长到很大，或者已经因皮肤的改变而行乳房切除。皮肤特征性的表现为红色或者紫色改变、皮肤的水肿导致皮肤类似橘皮样的特征性变化，也可见到多发的小结节。炎性的颜色改变可向上累及颈部，向下可沿患侧上肢分布，或者可以累及对侧乳房皮肤甚至对侧肩部。伴随着肿瘤侵入皮肤，患者出现低热、肿大的腋窝淋巴结、白细胞升高可达 $15 \times 10^9$/L、腹股沟淋巴结可以出现肿大，腹部皮肤也可以表现出炎性，这种情况下称为类丹毒癌。典型病例常持续不超过 4 个月。治疗手段通常为化疗、靶向性手术、放疗、激素治疗，但是通常很容易复发，且 5 年生存率只有 25%～50%，这一结果明显低于其他类型的乳腺癌。靶向手术后的首选治疗就是化疗，其他治疗还应包括追加化疗、激素治疗，或者最近新出现的模式化的靶向治疗（如曲妥珠单抗）肿瘤 HER-2 过度表达的患者。

炎性乳癌的组织学切片中几乎和急性乳腺炎没有什么相似之处。最重要的表现是浅层皮肤淋巴管和血管内大量的肿瘤细胞团块。相同的转移侵袭到皮下的过程可以见于铠甲状癌或者豆状癌，这些侵袭更慢、更广泛，但是没有水肿。

## 二十、遗传性乳腺疾病

5%～10% 的乳腺癌有家族史或者遗传关联性。在这种家族中，乳腺癌更易侵害较年轻的女性，也更容易成为累及双侧乳腺的病变。遗传性乳腺癌及遗传性卵巢癌被称为*遗传性乳腺卵巢癌综合征*（HBOC）。

*遗传性乳腺卵巢癌综合征*特征性的表现是乳腺癌的发生年龄较早（常＜50 岁）。在患病家族中，常有罹患乳腺和卵巢癌的家族病史及更高的双侧乳腺癌的发生概率，另外出现同时患有乳腺和卵巢癌的个体。谱系图呈现出了常染色体遗传的方式（来自父系或者母系的基因垂直传递给下一代）。这些家族中的成员罹患其他器官（如输卵管、前列腺）恶性肿瘤的发病率会更高。有男性乳癌患者或者有北欧犹太先辈的家族中，这种 HBOC 综合征发生危险更高（10 倍左右）。

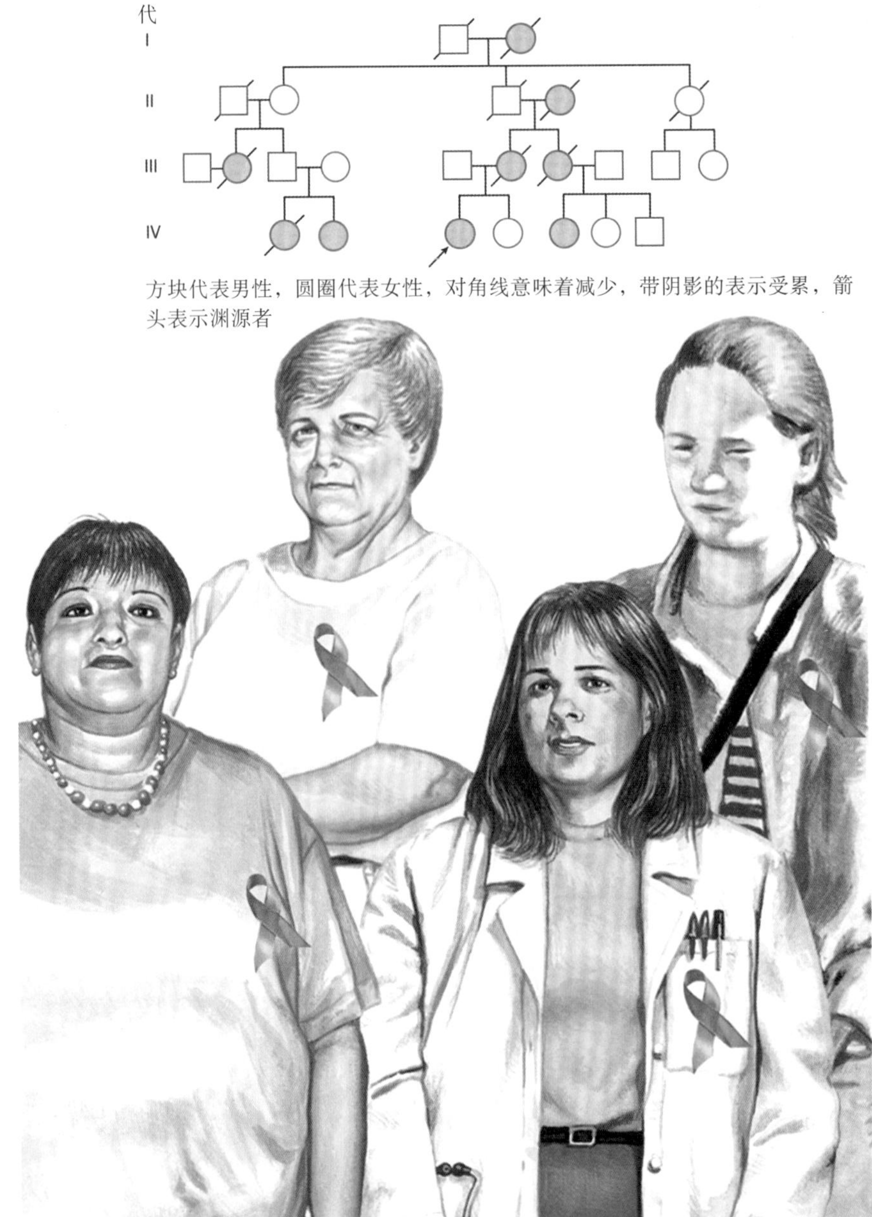


方块代表男性，圆圈代表女性，对角线意味着减少，带阴影的表示受累，箭头表示渊源者

至少两个基因位点的突变已经证实了可引起上述遗传方式的乳腺癌和（或）卵巢癌。种系中常染色体 17q 上的 *BRCA1* 基因突变可能是引起这些遗传性癌症的罪魁祸首，但是并非发生所谓遗传性的乳腺癌或者卵巢癌的家族中会出现 *BRCA1* 或者 *BRCA2* 基因的突变。这些基因中单一位点的突变看来并不足以引起肿瘤的发生。在生物理化因素的作用下，出现了两个等位基因的突变或者在基因复制过程中出现的错配才是引起肿瘤的原因。目前，已经有数以百计的突变位点在 *BRCA1* 和 *BRCA2* 基因中被发现，大多数是散发性突变，无论是发生在个体或者是家族中。在北欧犹太人的后裔、荷兰人、冰岛人及瑞典人中发现了特殊类型的复发性的突变。*BRCA* 基因家族中的突变可能造成携带者一生中罹患乳腺癌的记录高达 85%，而卵巢癌的发病可能却因为突变的位置不同而高低不同，范围为 40%～50%。

*BRCA2* 基因位于 13 号常染色体，1995 年将其测序成功。携带 *BRCA2* 基因突变的女性同样一生中罹患乳腺癌的可能性为 85%，而卵巢癌的可能性为 15%～20%。这种突变还与男性乳腺癌有关，男性携带这种突变的人群罹患乳癌的可能性为 5%～10%。*BRCA3* 基因最近在 8 号常染色体上被发现，但是其与临床综合征有何关联尚未验证。

目前治疗指南中推荐对于发现 *BRCA* 基因突变的女性应给予更早的及更密切的筛查，予以预防性措施包括使用他莫昔芬、乳房切除、卵巢切除。一个专业工作组建议对于这类人群应该从 20 岁开始进行乳腺的自我检查，25—35 岁开始每年或者每半年进行一次临床体检，25—35 岁开始接受每年一次的乳腺 X 线检查，但是并不建议行预防性的手术切除。尽管很好的循证医学证据显示他莫昔芬可以有效降低高危女性人群发生乳腺癌的概率，但是尚无充分证据证明使用他莫昔芬对于 *BRCA* 基因突变的人群有积极的作用。目前尚缺乏早期发现卵巢癌的筛查手段。基于此原因，有些高危女性选择做预防性的卵巢切除术。

# 二十一、乳头佩吉特病

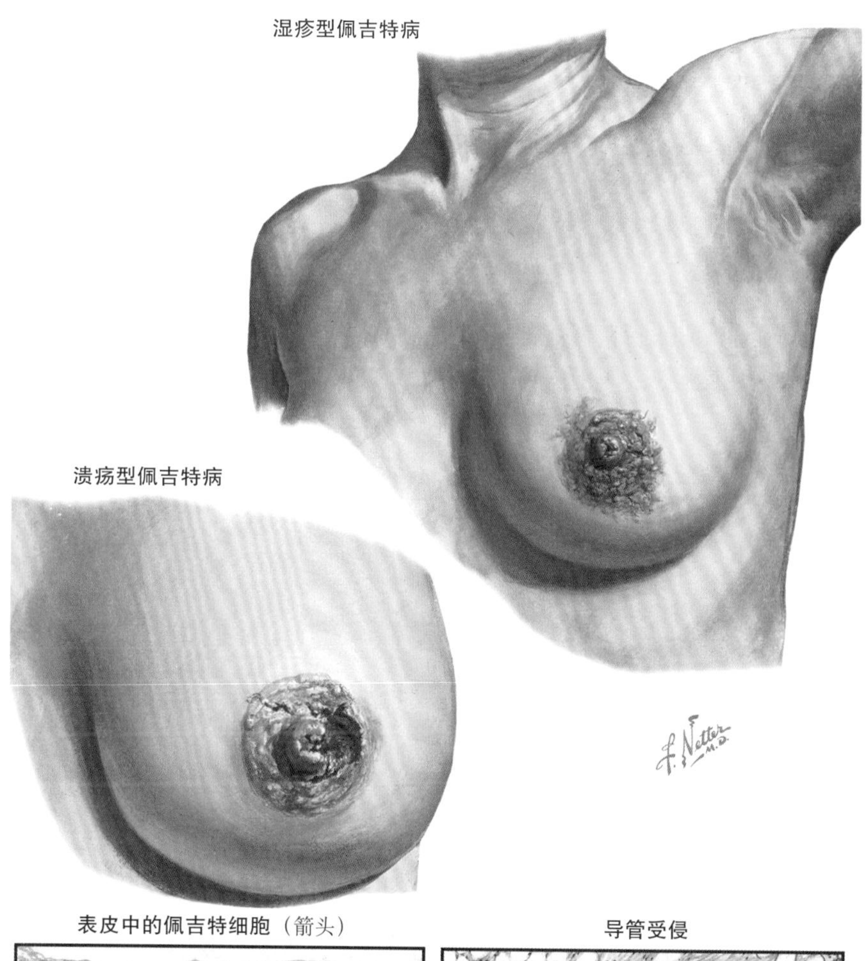


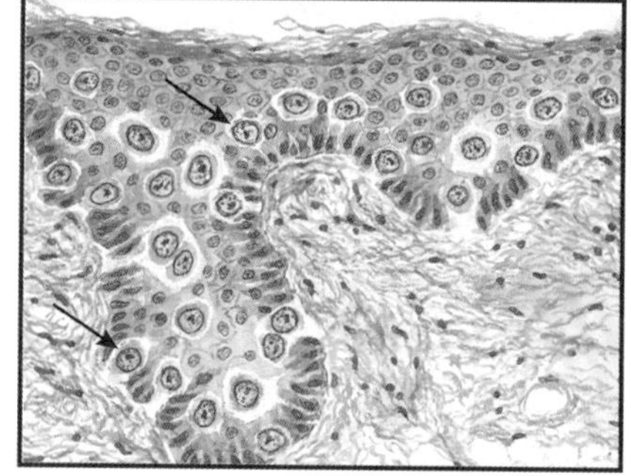
表皮中的佩吉特细胞（箭头）

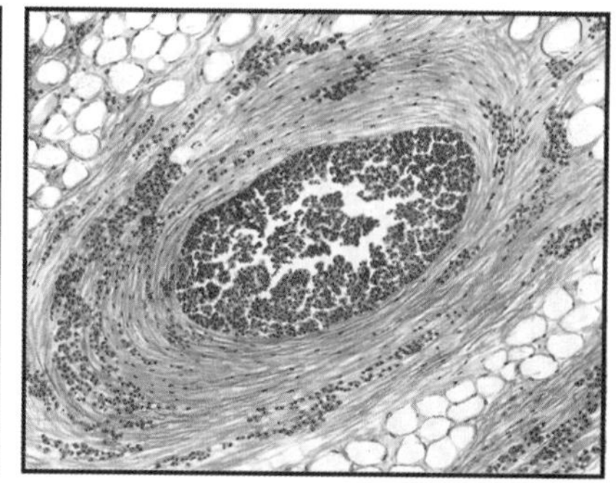
导管受侵

乳腺的佩吉特病比较罕见，占到乳腺癌的1%～2%。恶性病灶常累及乳头或者乳晕，也可累及女性的外阴皮肤。病灶常表现为乳头类似于湿疹或者皮炎样的良性改变。临床表现却呈现出浸润性导管癌侵袭表皮的过程。不过佩吉特病的预后还是比较好的。

佩吉特病特征性的表现源于类似侵犯身体其他部位黏膜的渐变样癌细胞出现并侵袭乳头。乳晕及乳管较大开口的位置癌细胞较大。现在认为这种细胞可能来源于皮肤表皮交界处的具有多种分化潜能的细胞，可以分化成腺体或分化成鳞状细胞。诊断佩吉特病的平均年龄在女性为62岁，男性为69岁。症状持续时间平均约为3年。乳头的症状是该病的特征性表现。佩吉特病常和深部乳腺的浸润性或者导管内癌有关（95%的病例）。大多数病例中出现乳头受累的情况常提示乳腺出现肿瘤，但是少数一些病例首先发现的是乳房的肿块。少于5%的病例是累及双侧乳房的。乳腺X线检查常用来检出深部乳腺组织或者对侧乳房内的肿瘤。此外，用生理盐水沾湿的棉签涂抹乳头病灶处，以获得其表面皮肤的特征性的脱屑，从而制成涂片，可以有助于诊断。

受累的乳头出现红色颗粒样表现或者如同湿疹样的结痂。经过几个月的时间，湿疹和颗粒样病变发生溃疡。浆血性的渗出液从溃疡面流出，手挤压可以有少量的出血。早期，紧贴乳头位置的皮肤受累出现硬结，但是到了后期，乳腺中央区及外周部分的皮肤都可以出现质硬的肿物，大约有一半的患者可以在腋窝触及淋巴结。

大体上，除了乳头的改变外，大乳管扩张并充满血性的或者浓缩的分泌物。显微镜下，乳头表皮组织中可见深染的大细胞或泡状细胞核及浅染的细胞质，常见有丝分裂象。大的肿瘤细胞（佩吉特细胞）的皮肤浸润是该病的特征性表现。这种细胞含有丰富的清亮的胞浆，含有黏液，细胞核内可见明显的不规则的多个核仁。通常，这些细胞从浸润性导管癌生成。乳头内的肿瘤细胞浸润突破了基底膜，将向大的乳管及乳腺组织浸润。

治疗主要针对其潜在恶性，主要方法是手术。如果只是乳头受累，可以考虑保留乳房。辅助激素治疗或者化疗应参考肿瘤的分期及肿瘤细胞的类型。在保留乳房的手术后辅助放疗是常用的辅助治疗方法。

需要和乳头的良性病变鉴别，如角化病和溃疡，主要依靠触诊发现潜在的乳腺肿块。尽管应尽可能避免进行乳头活检操作，但是对于某些特殊病例，比如在经过良好的卫生消毒及凡士林擦抹之后，乳头的病灶数日不愈合的患者应该考虑活检。

尽管腺体不一定已经出现受累的迹象，但是在活检标本中不但要取到皮肤的组织，具有代表性的乳腺导管也应包括在内。

## 二十二、男性乳腺恶性疾病

男性乳腺癌是非常罕见的恶性肿瘤，约占所有男性恶性肿瘤的 0.1%，发生率几乎是女性乳腺癌发生率的 1%，占所有乳腺癌的 1%。美国的男性乳腺癌每年少于 2000 例，只有不到 500 例死亡。尽管任何年龄的男性都可能发生乳腺癌，但是平均诊出年龄为 60—70 岁。从肿瘤生长到因出现临床症状而就诊的平均时间为 2 年。经过这么长的时间才就诊主要可能是男性患者及临床医生对于乳腺这个不很起眼的器官的关注度比较低。究其发生的原因可能包括放射性接触、雌激素治疗、伴有高雌激素的疾病（肝硬化或 XXY 综合征），还有些男性乳癌高危因素来自家族，其家族中有女性亲属患有乳腺癌并且其 13q 常染色体的 *BRCA2* 基因突变，这类男性具有乳腺癌的高发病风险，如果他们也发生这类基因的突变，则其一生中罹患乳腺癌的可能性为 5%～10%。

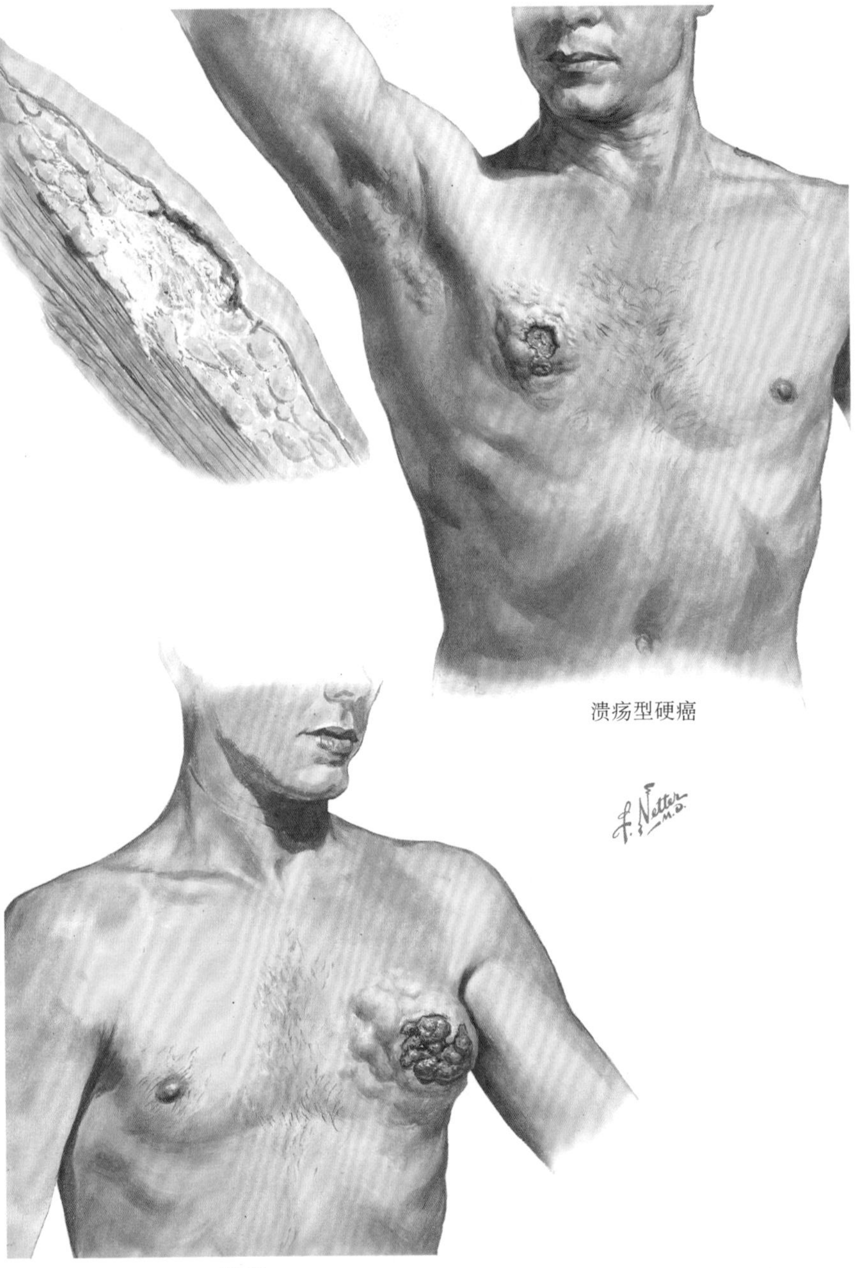
溃疡型硬癌

肉瘤

由于男性乳腺中脂肪间质和腺体组织较少，乳头受累或者皮肤溃烂是最常见的起病症状，疼痛或者创伤也是他们就医的常见原因。肿瘤质硬、不规则、紧紧贴附在前后组织间，溃疡很常见，腋窝淋巴结也常肿大。

参考发病年龄，该病和男乳女化相较容易鉴别。中年男性出现的乳腺结节性肿物应当切除并作组织学检查。纤维腺瘤、囊内乳头状瘤、脂肪瘤或者良性表皮样囊肿等与癌相比不与皮肤粘连而较易推动，或者质地较软而区别于癌，但是不能仅因为这些临床表现就将这类肿物简单定性为良性而排除恶性的可能。

剖开癌肿，可见肿瘤是致密的、白色的且具有浸润性。肿瘤细胞中大多数是低级别的腺癌，可能是汗腺或者是乳腺表皮结构的异常发展而来。病理学上，男性乳腺癌和女性的浸润癌相似，浸润性导管癌是最为常见的类型，小叶癌也和女性的类似，炎性乳癌及乳头佩吉特病也在男性中发生，但是乳腺小叶原位癌却不可见。同女性乳腺癌具有淋巴结受累和血行转移的模式相似，男性乳癌的 TNM 分期与女性乳癌也相同。

总体生存率和同病期的女性是一样的，但是由于男性对乳房疾病的不重视，导致罹患乳癌时就诊时间较晚，从而导致其预后要更差些。影响预后的因素包括病灶的大小、伴或者不伴淋巴结的转移，S 期的肿瘤细胞倍数与预后的关联性还需要有力的数据检验。雌激素受体及孕激素受体状态、HER-2/neu 基因的扩增情况，判断预后时上述因素都是应当考虑的。

尽管罕见，但是依然可以见到关于男性乳腺多种类型的肉瘤的报告，大多数是纤维纺锤样细胞肉瘤或淋巴肉瘤。这些肿瘤生长速度快，很快累及表面皮肤，恶性程度很高。单纯乳房切除可治疗。组织学检查提示为淋巴肉瘤，术后的放射照射应当进行。

（樊　庆　刘朝晖　译）